TRAITÉ DE PATHOLOGIE INTERNE ET DE THÉRAPEUTIQUE

TRAITÉ

DE

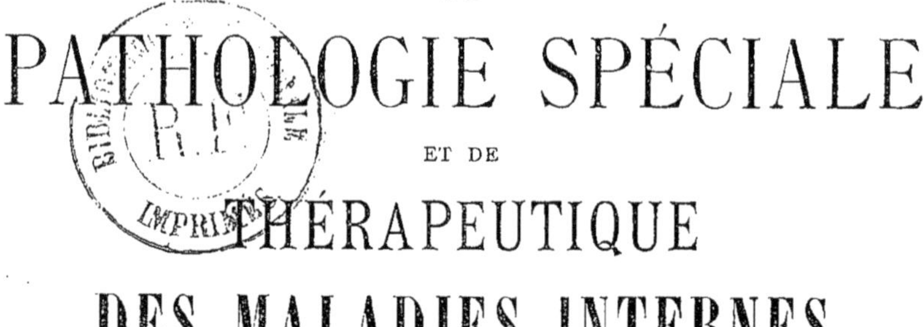

PATHOLOGIE SPÉCIALE

ET DE

THÉRAPEUTIQUE

DES MALADIES INTERNES

PAR

ADOLPHE STRÜMPELL

PROFESSEUR ET DIRECTEUR DE LA CLINIQUE MÉDICALE A L'UNIVERSITÉ DE LEIPZIG

SIXIÈME ÉDITION FRANÇAISE

TRADUITE DE LA DIX-HUITIÈME ÉDITION ALLEMANDE

PAR

G. AUGIER

PROFESSEUR A LA FACULTÉ LIBRE DE MÉDECINE DE LILLE

(Clinique médicale infantile)

ET

L. VOUTERS

PROFESSEUR SUPPLÉANT A LA FACULTÉ LIBRE DE MÉDECINE DE LILLE

(Clinique médicale)

TOME PREMIER

avec 68 gravures et 3 planches en couleur

PARIS

A. MALOINE, ÉDITEUR

25-27, Rue de l'École de Médecine

1914

PRÉFACE

Le grand succès qu'a eu mon traité en Allemagne et à l'étranger (1) me permet de penser qu'il a eu une certaine influence sur l'instruction et sur le développement professionnel d'un grand nombre de médecins; aussi je considère comme un devoir strict de travailler en toutes circonstances et dans la mesure de mes forces à l'amélioration et au perfectionnement de cet ouvrage. Je dois avouer qu'à chaque nouvelle édition cette tâche m'a paru chaque fois plus difficile. A l'heure actuelle les recherches scientifiques se multiplient et se précisent de telle façon dans les nombreux domaines de la pathologie interne qu'il devient de plus en plus difficile à un seul homme de se tenir au courant des perfectionnements incessants des méthodes et d'être assez à la hauteur des faits et des théories pour en faire un exposé sommaire correspondant à l'état actuel de la science. J'ai souvent constaté avec un certain regret les limites du savoir et du pouvoir personnels, j'espère toutefois qu'on n'aura pas à m'en faire de reproches et qu'en même temps cet aveu me servira d'excuse si dans telle ou telle partie spéciale de ce traité, le lecteur constate çà et là une lacune ou une donnée incomplète. Avant tout je ferai remarquer qu'un traité comme celui-ci ne peut ni ne doit remplacer les traités plus complets et plus étendus.

Je n'ai jamais eu comme but de rassembler tous les faits actuellement connus de la pathologie et toutes les méthodes de traitement, bonnes ou non, ou bien toutes les théories émises à chaque instant. Ce que j'ai voulu surtout, c'est, en me plaçant exclusivement au point de vue scientifique, offrir un résumé de nos connaissances essentielles actuelles à propos des divers états morbides, en y ajoutant les données de mes réflexions et de mes observations personnelles; je me suis surtout efforcé de faire comprendre au lecteur le *mode de développement* et les *relations réciproques des divers états morbides*. C'est le motif pour lequel, chaque fois que je l'ai pu, j'ai insisté sur les *faits cliniques* dans leurs rapports avec les données de

1. A ma connaissance, ce livre a été traduit jusqu'à présent en *français*, *anglais*, *italien*, *espagnol*, *russe*, *grec*, *turc* et *japonais* et souvent il a eu plusieurs éditions en ces différentes langues.

l'anatomie pathologique et de la pathologie générale, et c'est aussi le motif pour lequel en faisant l'exposé des méthodes de traitement, je me suis efforcé, sans vouloir diminuer la valeur des données de l'expérience de tous les jours, de rechercher, dans l'essence même des phénomènes morbides, la base d'une thérapeutique rationnelle et pratique. Un livre destiné aux étudiants et à l'ensemble du public médical ne peut se borner à exposer exclusivement les grands mouvements qui dominent la science actuelle; le lecteur doit y trouver au contraire, à propos des questions dont s'occupe la médecine interne, les principes directeurs qui lui servent tout au moins pour entreprendre des études plus approfondies.

Cette dix-huitième édition de mon traité, par suite d'une coïncidence très particulière, a été de nouveau mise à point par moi dans la même ville où j'ai commencé, il y a 28 ans, la première édition. Combien se sont modifiées pendant ce laps de temps, les données et les méthodes de la médecine clinique! J'ai l'espoir que les diverses éditions de mon ouvrage reproduisent, comme dans un miroir, les phases principales du développement de la médecine. Malgré cela, de jeunes cliniciens me reprochent de ne pas tenir assez compte de la direction nouvelle imprimée à la médecine interne dans la voie expérimentale; tout en accordant à la pathologie expérimentale, la valeur à laquelle elle a droit, je reste convaincu que la tâche du clinicien consiste avant tout à recueillir avec la plus grande précision possible les observations et à apprécier la valeur des faits que la nature nous permet de recueillir au lit du malade. Je continue toujours à accorder une importance capitale à l'étude des phénomènes cliniques tels qu'ils se présentent aux médecins, soit à l'état de fait isolé, soit dans l'étude de l'évolution des maladies. On doit laisser aux traités spéciaux la description minutieuse des nouvelles méthodes d'exploration si nombreuses et si importantes. Nous ne pouvons trop insister en disant combien le diagnostic a gagné en précision et en certitude grâce à ces méthodes et combien les médecins doivent s'efforcer toujours d'en faire bénéficier tous leurs malades. Il n'y a à mon avis qu'une réserve à faire, c'est que la tendance principale de ces méthodes est de transporter de plus en plus l'examen du malade dans le laboratoire au détriment de l'intérêt que présente et de l'utilisation que permet l'étude des phénomènes purement cliniques. Je ne cesse de répéter aux jeunes générations médicales que le développement remarquable de toutes méthodes de recherches bactériologiques, chimiques et microscopiques s'accompagne d'une insécurité et d'une inadaptation vraiment frappantes quand on les applique à l'observation et à l'appréciation des faits purement cliniques. C'est pourquoi je crois que pour nous, professeurs de clinique, non seulement pour des raisons pratiques, mais aussi pour des raisons scientifiques, il est de toute importance de ne pas perdre de vue et de mettre en valeur le côté purement clinique de l'enseignement à côté de toutes les méthodes nouvelles et importantes du diagnostic et de la physiologie pathologique.

Souvent on nous reproche « que ce qui est écrit dans les Traités ne correspond pas à la réalité », j'espère que mon ouvrage ne mérite pas ce reproche; il est le résultat d'une expérience médicale et clinique très étendue et il est écrit bien plus d'après ce qui se passe et se voit dans les salles d'hôpitaux qu'il n'a été composé dans un cabinet de travail; il ne faudrait cependant pas s'attendre à y trouver toutes les modalités possibles que l'on peut observer dans le cours des maladies; la façon dont on doit exposer les faits dans un Traité ne peut être, dans un certain sens, qu'une abstraction; il faut pouvoir comparer le cas isolé avec l'étude d'ensemble de la maladie afin d'arriver à reconnaître les particularités qu'il présente: c'est dans cette comparaison du *cas particulier* avec les données générales de l'expérience médicale que réside l'intérêt capital de l'observation clinique. Cette comparaison n'est possible que si le médecin connaît les lignes principales de l'évolution ordinaire et habituelle des maladies; c'est ce que je me suis efforcé de faire aussi clairement que possible dans ce Traité; si j'ai atteint mon but ce travail pourra être utile au médecin en lui permettant de se rendre compte que la vérité complète ne peut être que très rarement exposée et enfermée en une formule courte et simple.

Leipzig, janvier 1912. A. STRÜMPELL.

PRÉFACE DE LA SIXIÈME ÉDITION FRANÇAISE

C'est pour nous un honneur de présenter au corps médical la sixième édition française du *Traité de médecine interne et de thérapeutique*, du professeur A. STRÜMPELL ; l'accueil fait, soit en France soit dans les pays de langue française, aux précédentes éditions nous a encouragé à publier cette traduction d'après la dix-huitième édition (1912) allemande.

Nous estimons que ce Traité de pathologie interne et de thérapeutique, par la grande précision et la clarté de l'exposition, par l'exacte proportion des matériaux qui le composent, par la mise à point minutieuse et continue à laquelle s'est livré le professeur Strümpell et par sa valeur scientifique au point de vue de la clinique et de la thérapeutique, conservera sa place dans la bibliothèque de l'étudiant en médecine et du médecin praticien.

Nous croyons pouvoir affirmer que ce Traité se place exactement entre les Manuels et les Traités élémentaires qui servent à l'initiation des étudiants à la pathologie interne et les grands Traités de médecine où les problèmes de la pathologie interne sont exposés dans tous leurs détails et dans le but d'en faire un exposé complet.

Comme dans la précédente édition, nous ferons remarquer que la partie du Traité où sont exposées les maladies du système nerveux ont été l'objet plus spécial des soins de l'auteur; la grande compétence du professeur Strümpell comme clinicien et neurologiste donne à l'exposé qu'il fait des problèmes difficiles et controversés de la neuropathologie, une valeur incontestée qu'il est à peine nécessaire de signaler.

Nous devons indiquer enfin que l'auteur s'est attaché tout particulièrement à développer les indications thérapeutiques et les méthodes de traitement et qu'il a tenu compte, à ce point de vue, des récentes et vraiment utiles acquisitions de la science.

Dr G. AUGIER. Dr L. VOUTERS.

TABLE DES MATIÈRES.

Maladies infectieuses aiguës générales

Maladies de l'appareil respiratoire

PREMIÈRE PARTIE.

Maladies des fosses nasales.

DEUXIÈME PARTIE.

Maladies du Larynx

TROISIÈME PARTIE.

Maladies de la trachée et des bronches.

QUATRIÈME PARTIE.

Maladies des poumons.

QUATRIÈME PARTIE.

Maladies de la plèvre.

Maladies des organes circulatoires

PREMIÈRE PARTIE.

Maladies du cœur.

DEUXIÈME PARTIE.

Maladies du péricarde.

TROISIÈME PARTIE.

Maladies des vaisseaux.

MALADIES INFECTIEUSES AIGUËS.

CHAPITRE PREMIER.

FIÈVRE TYPHOIDE.

Étiologie. La cause de la fièvre typhoïde c'est l'infection de l'organisme par une espèce particulière de bacille pathogène, le « *bacille typhique* », découvert par Eberth et Koch et qu'après eux les recherches de Gaffky entre autres ont particulièrement fait connaître. Ces bacilles (fig. 1) ont environ comme longueur le tiers d'une hématie et ils sont trois fois environ moins épais que longs. Ils peuvent cependant, dans certaines conditions, se développer en filaments allongés. On ignore s'ils donnent lieu, à leur intérieur, à la formation de spores. Les bacilles typhiques sont animés dans l'eau d'un *mouvement autochtone* très vif. Ce mouvement est dû à des *cils* vibratiles très fins que Löffler a constatés aux extrémités et le long du corps de ces bâtonnets.

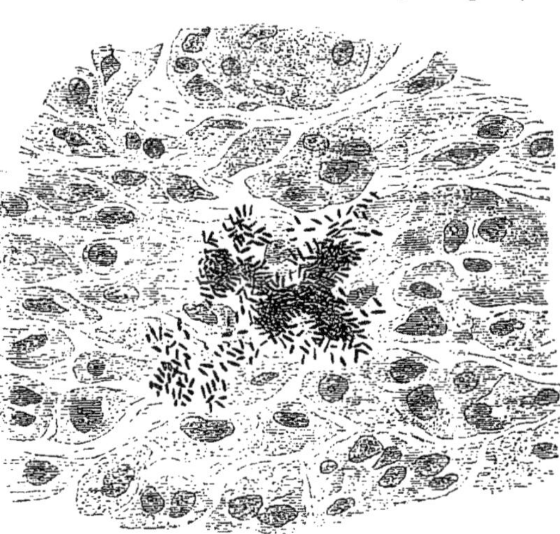

Fig. 1. (D'après FLÜGGE.) Bacilles typhiques. Coupe de la rate. 800 : 1.

Le bacille typhique a de très grandes ressemblances avec le coli-bacille (ESCHERICH), (voir le tableau annexé à ce chapitre), mais il s'en distingue surtout parce qu'il ne fait pas fermenter le sucre de raisin, parce qu'il rend le lait acide sans provoquer sa coagulation.

Contrairement au bacille typhique, les colibacilles provoquent la formation de l'indol dans le bouillon de viande et donnent naissance à une odeur putride. Le moyen de diagnostic le plus important réside dans la manière dont se comportent ces deux espèces de bacilles vis-à-vis du sérum sanguin des typhiques (voir plus loin le sérodiagnostic). Nous ne pouvons pas exposer ici les diverses particularités que présente le bacille typhique par le fait de son développement sur les divers milieux de culture artificiels. Nous ferons seulement remarquer cette particularité : c'est que le bacille typhique peut se développer à l'abri du contact de l'oxygène et ce fait explique son développement possible à l'intérieur de l'intestin.

Jusqu'ici l'existence des bacilles typhiques (fig. 2) a été démontrée d'abord dans les lésions typhiques de l'*intestin*, où on les trouve entre les cellules, puis sous forme d'amas épars dans les *ganglions mésentériques*, la *rate*, le *foie*, les *reins*, la *plèvre*, les *méninges* et les *foyers morbides typhiques des os*, dans les abcès des os, dans ceux de la glande thyroïde, dans les cas d'orchi-épididymite, dans la vésicule biliaire où ils peuvent cultiver durant des années sans provoquer aucun symptôme morbide, etc. Dans les selles on les décèle souvent à l'aide des méthodes appropriées d'exploration, ensuite et principalement dans le liquide obtenu par la *ponction* de la rate récemment tuméfiée, comme aussi dans l'urine (dans 1/4 à 1/3 des cas) et également dans le sang des *taches rosées* et enfin (fait très important au point de vue pratique), presque constamment dans le sang des typhiques.

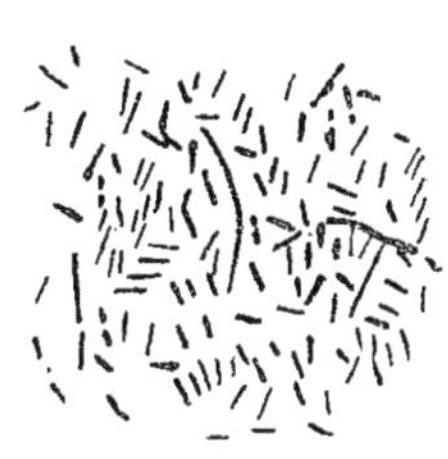

Fig. 2.
Bacilles typhiques en culture pure.

De nombreuses expériences ont été instituées pour provoquer artificiellement la fièvre typhoïde par l'introduction chez les animaux de bacilles typhiques provenant d'une culture. Ces expériences ne réussissent pas parce que les animaux n'offrent qu'une très faible prédisposition à contracter la fièvre typhoïde. Jusqu'ici les procédés d'infection artificielle n'ont fourni de résultat qu'en injectant aux animaux en expérience (lapins, cobayes) immédiatement dans une veine ou dans la cavité abdominale (E. Fränkel et Simmonds) de grandes quantités de bacilles, ou en introduisant ceux-ci directement dans le duodénum (A. Fränkel). Toutefois, en cette circonstance, il est probable qu'il s'agit plutôt d'une *intoxication* de l'animal que d'une véritable *infection*. Effectivement les altérations anatomiques de la fièvre typhoïde ne sont que peu développées chez les animaux, et les bacilles injectés eux-mêmes semblent être en grande partie rapidement détruits dans leur intérieur (FLÜGGE, SIROTININ et autres). Les humeurs normales de l'organisme animal possèdent la propriété de tuer les bacilles typhiques quand on les mélange avec elles en quantités déterminées, elles les dissolvent (propriété bactéricide). Par le fait de cette dissolution du corps des bacilles il y a mise en liberté de substances toxiques et ce sont elles qui produisent l'intoxication. Des essais d'alimentation avec des déjections typhiques sont restés jusqu'ici absolument sans effet chez les animaux.

Les investigations portant sur le mode de production de la fièvre typhoïde chez l'homme ne peuvent avoir d'autre but que de rechercher de quelle manière et par quelles portes les bacilles spécifiques pénètrent dans l'organisme humain, et dans quelles circonstances ils y trouvent des éléments favorables à leur multiplication et au développement de leurs facultés pathogènes.

Il est généralement admis qu'en dehors du corps humain, les bacilles typhiques ne vivent pas d'une manière indépendante et durable. Toutefois ces bacilles paraissent trouver parfois des circonstances favorables pour se conserver et vivre en dehors de l'organisme, aussi bien à l'état de dessication (sur des linges, des vêtements) qu'à l'état humide (dans des terrains humides, eaux stagnantes) pendant des années, dans une sorte d' « état latent ». A de fréquents intervalles et en certains endroits, surgissent des conditions favorables à une germination abondante de bacilles typhiques, de manière qu'un nombre plus ou moins considérable d'individus sont exposés à être atteints par le poison typhique, et par suite à tomber malades. C'est ainsi que se déclarent des *épidémies de fièvre typhoïde* plus ou moins étendues, et aussi des *cas sporadiques* qui naturellement peuvent se rencontrer au même titre et qui ne sont pas rares. Conséquemment, si dans un endroit complètement indemne de la maladie, se montre une épidémie de fièvre typhoïde, il faut, en dernière analyse, l'attribuer toujours à une *importation* de l'agent pathogène et chercher la source de ce poison chez un individu auparavant contagionné. Dès lors une condition indispensable, c'est que le germe de la fièvre typhoïde puisse, d'une manière ou d'autre, quitter le corps d'un *typhique*, et nécessairement on songera en première ligne aux *évacuations intestinales;* on pourra aussi incriminer l'*urine* des typhiques, par laquelle souvent d'énormes quantités de bacilles virulents peuvent être éliminés au dehors. Des personnes, qui ont eu la fièvre typhoïde, éliminent souvent durant des mois des bacilles typhiques virulents dans leurs selles. Il est aussi important de savoir que, pendant les épidémies de fièvre typhoïde, il y a de nombreuses personnes qui portent des bacilles dans leur tube digestif et les rejettent au dehors et ces personnes sont à peine souffrantes, elles n'éprouvent que des malaises insignifiants ou même paraissent tout à fait saines. Il est évident que ces « *porteurs de bacilles* » ont une grande influence au point de vue de la dissémination de la maladie, influence plus grande que celle de malades sérieusement atteints gardant le lit et isolés. Il est remarquable que certaines femmes sont souvent pendant des années porteuses de bacilles. Des *enfants* souvent atteints d'ailleurs de fièvre typhoïde légère et par cela même le plus souvent méconnue, jouent aussi un rôle important comme porteurs de bacilles et agents de dissémination de la maladie. Comme point de l'organisme où les bacilles vivent pendant longtemps et se multiplient chez les porteurs de bacilles, il faut signaler, en premier lieu, la *vésicule biliaire* et peut-être aussi, dans certains cas, les *reins*.

Quant à la voie et au mode intimes suivant lesquels le transport des bacilles s'opère de l'extérieur dans le corps d'un individu sain, les opinions sont encore très partagées sur ce point. Il existe sur ce sujet deux théories qui sont depuis longtemps en présence, la *théorie* dite *tellurique* et la *théorie* de l'*eau alimentaire* (1). D'après la théorie tellurique défendue par PETTENKOFER et son Ecole, le sol terrestre doit être considéré comme étant le principal foyer de la pullulation des schizomycètes de la fièvre typhoïde. C'est seulement par l'intermédiaire du sol que l'agent pathogène contenu dans les selles typhiques, et encore dépourvu de nocivité, subit des modifications telles qu'il acquiert de nouvelles propriétés infectantes et qu'il contamine l'organisme; cette contamination résulte alors de l'inhalation de cet agent pathogène qu'entraînent au dehors les gaz qui sortent du sol.

La théorie tellurique invoque comme principal appui, outre les résultats fournis par la comparaison de l'état du sol avec le degré d'extension des épidémies, la *concordance qui existe entre les oscillations de niveau de la nappe d'eau souterraine et le taux de la morbidité typhique*, concordance qui a été notamment démontrée par BUHL et PETTENKOFER, pour Munich d'abord (plus tard également pour Berlin et quelques autres endroits). Il est en effet avéré que, lors de l'ascension de la nappe souterraine, les cas de fièvre typhoïde sont moins fréquents, et par contre plus nombreux quand son niveau descend au-dessous de la moyenne. PETTENKOFER rend compte de ce fait en disant que l'état du niveau de l'eau souterraine est en quelque sorte un index qui renseigne sur le degré d'humidité

1. On comparera les considérations qui vont suivre aux données concernant l'étiologie du choléra, où ces mêmes points litigieux sont discutés.

et sur les autres conditions du sol d'où dépend le développement des bacilles typhiques.

La théorie tellurique n'est plus admise actuellement.

Les observations faites par PETTENKOFER démontrent seulement l'importance de l'état des couches superficielles du sol pour la dissémination des bacilles typhiques. L'hypothèse d'une inhalation des agents typhiques est tout à fait invraisemblable. Tous les faits connus tendent plutôt à faire admettre que les bacilles typhiques pénètrent par la bouche et sont déglutis. La source la plus fréquente de l'infection se trouve vraisemblablement dans les *eaux de boisson* et les *eaux ménagères*, lesquelles peuvent être souillées de diverses manières par le bacille typhique. Dans un grand nombre d'épidémies récentes on a constaté une relation très nette entre l'extension de la maladie et le mode de distribution de l'eau. En outre on est souvent parvenu à découvrir, sans doute possible, l'existence de bacilles typhiques dans des eaux incriminées et suspectes. Dans beaucoup de cas l'*infection par l'eau de puits* est due au voisinage de fosses d'aisance ou de foyers analogues de contamination. L'infection peut aussi être produite par l'intermédiaire de l'eau courante. Nous avons vu, par exemple, des cas nets de fièvre typhoïde se produire dans le personnel des marins de l'Oder. Il est important de savoir que des épidémies de fièvre typhoïde peuvent se produire dans les villes par la contamination de l'eau contenue dans les canaux; cette eau peut en effet provenir d'une source contaminée et être transportée dans ces canaux après une filtration insuffisante. L'existence endémique pendant plusieurs années de la fièvre typhoïde dans certaines villes (Hambourg, Munich, Pétersbourg, etc.) s'explique seulement par la constitution de l'eau potable de la canalisation de ces villes, puisque souvent par les soins apportés à la surveillance et à l'amélioration de ces eaux, on a pu faire disparaître presque complètement les cas de fièvre typhoïde. Souvent le transport du bacille typhique hors de l'eau se fait d'une manière *indirecte*, par exemple, par la glace, par l'eau minérale artificielle, par les légumes et autres aliments contaminés par l'eau; on doit citer surtout le lait mouillé, lequel est un excellent milieu nutritif pour le bacille typhique. En tenant compte de ces diverses possibilités d'infections on s'explique facilement pourquoi, dans certains cas, une épidémie éclate parfois brusquement dans une ville tandis que d'ordinaire les divers cas s'échelonnent en série et se relient les uns aux autres.

La contagiosité directe de la fièvre typhoïde par l'*air* n'existe pas. Le véritable danger est celui du transport de la fièvre typhoïde d'un malade à ceux qui l'entourent, si des mesures prophylactiques ne sont pas prises. C'est par la souillure et la contamination des doigts par les selles ou l'urine, par la souillure des objets usuels et avant tout par celle des linges, etc., que se fait souvent le transport des bacilles typhiques, surtout par les gardes-malades, les médecins et dans les hôpitaux parfois par d'autres malades qui séjournent dans la même salle que les typhiques.

Les mouches peuvent aussi être les agents de transport du bacille typhique, car elles peuvent le déposer sur les aliments. Plus les conditions extérieures s'y prêtent (encombrement, soins de propreté insuffisants) et plus facilement se produisent les contacts suivis d'infaction. Dès lors, il est désirable que dans tous les cas les typhiques soient isolés. Des médecins ont pu s'infecter dans le cours d'autopsie de typhiques.

La *porte d'entrée* du bacille typhique est donc, dans la plupart des cas, la cavité buccale. Les bacilles y sont apportés par l'eau de boisson, par les aliments ou autrement et sont déglutis. D'après nos connaissances actuelles, les bacilles parviennent rapidement dans l'intestin et là pénètrent dans les follicules clos, isolés et agminés (plaques de Peyer) où ils se multiplient et provoquent les divers phénomènes morbides habituels. Contre ce mode d'évolution apparent de l'infection on a récemment fait remarquer que les bacilles typhiques peuvent être décelés en grand nombre dans le *sang* dès les premiers stades de la maladie. Un grand nombre d'observateurs tendent actuellement à admettre que les bacilles typhiques sont dès le début englobés par les éléments lymphatiques du pharynx et que par cette voie ils pénètrent dans le sang. Dans certains organes internes (rate, moelle osseuse, etc.), ils se fixent, y prolifèrent et y forment des amas bacillaires. De là ces bacilles pénètrent en grand nombre dans le sang. Les lésions typhiques de l'intestin se produiraient donc secondairement par le fait de bacilles qui, partis du sang, se sont fixés dans les follicules de l'intestin.

Cependant, dans la fièvre typhoïde comme dans la plupart des autres maladies infectieuses, la contamination ne dépend pas seulement des conditions extérieures, mais aussi d'une *prédisposition individuelle*, c'est-à-dire de la capacité variable que possèdent les individus de détruire l'agent infectieux avant qu'il ait pu développer, dans l'organisme, ses propriétés pathogènes. Dans les foyers typhiques les plus virulents, où la chance d'une infection est assurément générale, beaucoup de personnes demeurent réfractaires à la maladie.

L'influence qu'exerce l'*âge* sur la prédisposition est incontestable. La fièvre typhoïde est avant tout une maladie de la *jeunesse*, des personnes vigoureuses entre 15 et 30 ans. Dans un âge avancé elle devient remarquablement plus rare, quoiqu'on l'observe encore de 60 à 70 ans. L'immunité des jeunes enfants à l'égard de la fièvre typhoïde, fréquemment signalée autrefois, repose sur une erreur de diagnostic. Au-dessous d'un an, les enfants semblent effectivement n'être qu'exceptionnellement atteints. Cependant les cas de fièvre typhoïde dans le jeune âge ne sont pas rares.

Il est impossible d'établir avec certitude si le *sexe* exerce une influence particulière sur la fréquence de l'affection typhoïde.

Les *excitations psychiques* et les grands *écarts de régime* semblent accentuer la prédisposition à la maladie. D'autre part on a cité beaucoup de circonstances qui paraissent conférer une certaine *immunité à l'égard* de la fièvre typhoïde comme la grossesse, l'état puerpéral, des maladies préexistantes (tuberculose, lésions cardiaques, etc.). Une expérience plus étendue est venue mettre en doute la plupart de ces assertions. Il est certain qu'une *première atteinte* de fièvre typhoïde donne une immunité très prononcée (quoique pas absolue) contre une invasion ultérieure. Ce fait déjà établi depuis longtemps empiriquement pour un grand nombre de maladies infectieuses, a été le point de départ de recherches, du plus haut intérêt, poursuivies par Büchner, Behring, Ehrlich, Pfeiffer, etc., sur l'immunité naturelle et artificielle, sur la production dans le sérum et dans les tissus de substances protectrices (antitoxines, bactériolysines, agglutinines, etc.).

Nous ajouterons enfin que les conditions qui favorisent la germination plus abondante et la dissémination du contage typhique, dépendent incontestablement des *influences saisonnières*. D'après les statistiques faites jusqu'à ce jour, la plupart des épidémies de fièvre typhoïde coïncident avec la période qui s'étend d'*août à novembre*, tandis qu'habituellement, de décembre au printemps, le chiffre des typhiques baisse considérablement.

Marche générale de la maladie. De nombreuses expériences ont montré qu'à partir du moment de l'infection par le poison typhique, il s'écoule un certain temps avant l'apparition des symptômes morbides. Ce laps de temps ou *période d'incubation* de la fièvre typhoïde, contrairement à beaucoup d'autres maladies infectieuses, n'a pas une durée exactement déterminée. Elle a en moyenne une durée de deux semaines; tantôt moins et tantôt, certainement, plus. Dans cette période, les malades se sentent encore en bonne santé, ou ils éprouvent quelques légers malaises, qui, d'après la plus ou moins grande impressionnabilité des sujets, éveillent plus ou moins leur attention. — Ces *symptômes prodromiques* consistent en une lassitude générale, de l'inaptitude au travail, de l'anorexie, de légers maux de tête, des douleurs articulaires, etc. Souvent ces prodromes ne durent que peu de jours; mais fréquemment aussi, les malades avouent, dans la suite, « avoir ressenti, depuis des semaines, les approches de la maladie ».

Le passage des prodromes à la maladie effective se fait souvent d'une manière si insensible, qu'il est de toute impossibilité de préciser le *premier* jour de la maladie et d'en établir ainsi le point de départ exact. Ce sont habituellement les premiers mouvements fébriles, les frissonnements, la chaleur et, en même temps, l'aggravation du malaise général, qui permettent de fixer, au moins approximativement, le début de la maladie. Un véritable *frisson initial est un phénomène tout à fait exceptionnel.* Une fois la fièvre commencée, la plupart des malades ne tardent pas à s'aliter; cependant il arrive assez souvent que, pendant plusieurs jours encore, ils réagissent par un effort de volonté, ou qu'ils continuent, par nécessité, à travailler.

On a essayé à diverses reprises de partager en plusieurs *périodes* l'ensemble du cours morbide de la fièvre typhoïde. La division la plus naturelle est celle qui partage l'évolution de la maladie en trois périodes, à savoir : *celles d'invasion, d'état et de déclin.* Dans la terminologie médicale usuelle, au contraire, on compte le plus communément par septénaires. La première semaine correspond au stade du début; la seconde et, dans tous les cas les plus graves, la troisième semaine aussi, appartiennent à la période d'état; la quatrième, et dans les cas légers, la troisième semaine constituent le stade de déclin. Mais en présence de la grande diversité de la marche morbide, cette classification schématique souffre nécessairement de multiples exceptions. Cette courte vue d'ensemble sur l'évolution de la maladie s'applique uniquement aux cas où la maladie bat son plein. Il faut remarquer que *certaines épidémies présentent souvent des particularités* relativement, soit à la gravité de la marche, soit à l'intervention de certaines complications, à la production de récidives, etc.

Dans *le premier septénaire* ou *stade initial*, les symptômes généraux s'accentuent rapidement. Chez les malades gravement atteints la prostration et l'affaissement deviennent très considérables; ils se plaignent d'une *céphalée* intense, éprouvent une anorexie totale et, par contre, une soif ardente. La *fièvre*, qui s'élève par une gradation constamment croissante, se manifeste subjectivement par des sensations alternatives de froid et de chaud, et objectivement, par la chaleur et la sécheresse de la peau, la *sécheresse* des lèvres et de la *langue* qui est couverte d'un enduit épais. Le sommeil est agité. Du côté des organes thoraciques et abdominaux, les symptômes sont ordinairement peu marqués. Parfois seulement les malades accusent une sensation d'oppression thoracique, ou bien ils ont une toux légère. Le *pouls* est accéléré sans exagération, plein, souvent dicrote dès ce moment. Fréquemment se déclarent des *hémorrhagies nasales* passagères et modérées. L'*abdomen*, d'ordinaire médiocrement tendu, est peu ou point sensible. Les *selles* sont habituellement en retard. La rate *présente* déjà à cette heure une tuméfaction manifestement appréciable.

Avant la fin même de la première semaine, commence d'ordinaire la *période d'état*. Les symptômes généraux graves persistent ou s'accusent davantage. La fièvre se maintient constamment à une assez grande hauteur. La stupeur s'accroît. Fréquemment, surtout la nuit, le *délire* se déclare. Une *bronchite* plus ou moins étendue et forte envahit les poumons. L'abdomen se ballonne de plus en plus. Sur la peau du tronc se montrent, d'ordinaire au début de la seconde semaine, une quantité de petites taches d'un rose pâle, les *taches rosées*. La constipation fait place à une *diarrhée* d'intensité modérée. Journellement se produisent de deux à quatre selles liquides, d'un jaune clair.

La *troisième semaine*, pendant laquelle, dans les cas graves, les symptômes ci-dessus continuent, est de préférence la période des *complications* multiples et des phénomènes morbides particuliers, dont il sera question en détail dans la suite. Si la maladie prend une tournure favorable, vers la fin de la troisième semaine une détente *de la fièvre* se produit. En même temps les symptômes généraux s'amendent. Le sensorium devient plus libre, les malades dorment mieux, leur appétit se réveille un peu. Les troubles qui existent du côté des poumons et des organes digestifs cèdent, et les malades entrent peu à peu en *convalescence*.

Nous commencerons l'exposé des phénomènes spéciaux par la description de la marche de la fièvre.

Marche de la fièvre. L'étude de la chaleur animale dans la fièvre typhoïde est si indispensable et si nécessaire afin de pouvoir porter un jugement sur chaque cas en particulier, qu'aucun médecin instruit ne traitera un typhique sans instituer une mensuration suivie de la chaleur fébrile. La température se prend, si possible, dans le rectum; elle peut aussi être prise dans l'aisselle. Naturellement on consultera le thermomètre dans la mesure où le permettent les conditions où l'on se trouve : mais il est préférable d'appliquer le thermomètre trois à quatre fois par jour. La nuit, principalement quand les malades dorment, il ne faut, en règle générale, pas prendre la température. On ne peut obtenir une vue d'ensemble du parcours de la fièvre qu'en reliant graphiquement

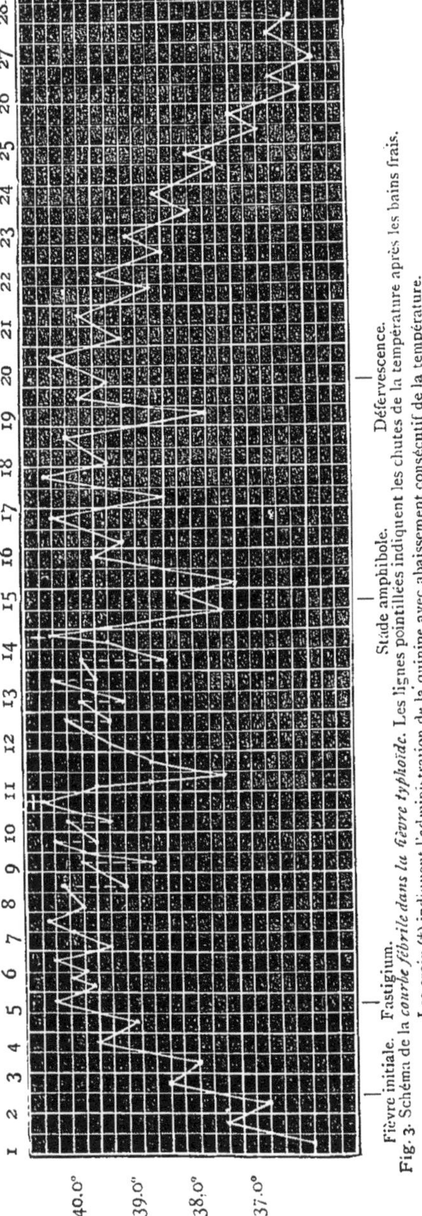

Fig. 3. Schéma de la *courbe fébrile dans la fièvre typhoïde*. Les lignes pointillées indiquent les chutes de la température après les bains frais. Les croix (†) indiquent l'administration de la quinine avec abaissement consécutif de la température.

les mensurations isolées, de manière à figurer un *tracé thermique* ininterrompu.

La *courbe typhique fébrile* de la fièvre typhoïde que nous devons toujours prendre pour modèle dans l'appréciation des nombreuses déviations qui se présentent, se partage en trois, même en quatre segments (fig. 3). Le premier segment (*période initiale* ou *stade pyrogénétique*), s'observe le plus rarement, car les malades, à cette époque, ne sont le plus souvent pas encore en traitement. La période initiale de la fièvre dure de trois à quatre jours environ, rarement davantage, pendant lesquels la température *s'élève par oscillations graduellement ascendantes*, de manière que la chaleur du matin aussi bien que celle du soir de chaque jour est d'environ 1° à 1 1/2° plus élevée que le jour précédent. Une subite et forte ascension fébrile, telle qu'elle se montre dans beaucoup d'autres maladies, ne marque presque jamais le début de la fièvre typhoïde.

Le second segment de la courbe représente ce qu'on appelle le *fastigium*. Il correspond à la période d'*acmé* de la maladie. Pendant cette période, dans la plupart des cas *graves*, la fièvre se montre en général sous l'aspect d'une *fièvre continue*, c'est-à-dire que les rémissions spontanées comportent rarement plus de 1° C. En même temps les plus fortes chutes ont presque toujours lieu le matin et les plus fortes exacerbations le soir. Les rémissions matinales oscillent dans le cas d'intensité moyenne entre 39°,5 et 39°, les exacerbations vespérales entre 40° et 40°,5. Des températures qui atteignent 41° C., ou les dépassent ne s'observent que dans des cas très graves. Des chutes matinales profondes sont toujours un signe favorable, tandis que des températures, le matin, de 40° C. et au delà, comportent d'ordinaire un pronostic sévère. La durée du fastigium est différente selon la gravité et l'opiniâtreté du cas. Elle peut n'être que de quelques jours ou s'étendre à 1 1/2 ou à 2 septénaires, et dans les cas intenses, encore au delà.

Dans beaucoup de cas dont *l'intensité est légère* ou *moyenne*, la période de déclin suit immédiatement celle du fastigium. Mais dans les cas graves, entre ces deux périodes, vient s'intercaler assez fréquemment un autre stade, que Wunderlich a qualifé très expressivement du nom de *stade amphibole*. La courbe thermique présente des oscillations irrégulières. Les rémissions matinales sont souvent déjà très profondes, s'abaissent même jusqu'à la normale, alors que les exacerbations vespérales sont parfois encore très élevées. C'est pour ce motif qu'on a aussi appelé ce stade, la *période des grandes oscillations*. On peut considérer comme une loi générale que plus une fièvre typhoïde a de durée, plus il faut s'attendre à des irrégularités dans le cours de la fièvre.

Le dernier stade, le *troisième*, dans les cas de légère et de moyenne intensité, et seulement le *quatrième*, dans les cas graves, est la période de *défervescence* ou de *déclin*. La caractéristique de cette période consiste en ce que la défervescence ne s'opère jamais par crise (rapidement), mais toujours par oscillations décroissantes, sous forme de *lysis*. D'ordinaire la chaleur baisse par degrés, de manière que chaque jour, les rémissions du matin comme les ascensions du soir sont plus basses de 1/2° à 1° C. que celles du jour précédent. La forme en zigzag de la courbe, qui naturellement n'est pas sans présenter de petites et fréquentes irrégularités, doit être considérée comme la règle. La durée de la défervescence est ordinairement plus longue que celle du stade de début. Elle est de cinq à huit jours, parfois plus encore. Assez souvent la défervescence s'effectue de façon que les rémissions matinales, au commencement de la période de déclin, sont d'emblée très profondes, descendent même jusqu'à la normale, tandis que les ascensions vespérales deviennent de jour en jour moins élevées, jusqu'à ce qu'elles aussi ne dépassent plus la normale. Beaucoup plus rarement on a l'occasion d'observer une troisième forme de décroissance thermique, dans laquelle les chutes matinales sont de jour en jour plus profondes, tandis que les ascensions vespérales conservent encore pendant quelques jours la même élévation. J'ai vu quelquefois, pendant le déclin, la fièvre adopter le type tierce.

A ce tableau du type fébrile nous devons encore ajouter une série de remarques pratiquement importantes.

La *période de début* ne dévie pas notablement de la marche que nous avons indiquée. Les différences observées dans sa durée totale se balancent dans des limites assez étroites.

La durée du *fastigium*, comme nous l'avons dit, présente de très grandes variations. Cette période fait *complètement défaut* dans les cas bénins, de manière que ceux-ci ne présentent qu'une période de fièvre à oscillations ascendantes, et une défervescence à oscillations descendantes qui vient s'y rattacher presque immédiatement. La durée totale de ces cas légers ne comporte qu'une semaine et demie à deux septénaires. Dans d'autres cas assez fréquents, qui durent parfois très longtemps, mais qui le plus souvent sont *bénins*, la fièvre n'a pas le caractère continu, elle est *rémittente*. La différence entre les températures du matin et du soir est de 1/2° à 2°. Dans ces cas les élévations absolues de la température ne sont souvent pas très importantes, aussi le tracé de la courbe fébrile peut-il au début induire en erreur, et faire soupçonner, par exemple, la tuberculose. Nous avons même vu à Leipzig, notamment dans l'épidémie automnale de 1878, une série de cas, dans lesquels la fièvre, pendant toute la durée à peu près de la maladie, était franchement *intermittente*, et où constamment, pendant deux à trois semaines, à des températures normales du matin succédaient des ascensions vespérales jusqu'à 40° et au delà. Ces cas aussi, à considérer leur physionomie générale, appartenaient aux cas bénins.

Diverses influences (indépendamment des interventions thérapeutiques) peuvent, au cours du fastigium, avoir pour conséquence une *rémission passagère et profonde de la température*. Une chute semblable se montre parfois spontanément du 7me au 19me jour de la maladie. A la suite de fortes *hémorrhagies intestinales* (v. plus bas) la chaleur baisse quelquefois de plusieurs degrés, de même dans les cas plus rares d'abondantes *epistaxis*. S'il se produit un *avortement* ou un *accouchement prématuré* chez une femme typhique, on observe également une chute profonde de la température, même quand la perte de sang n'est pas très abondante. Les *perforations intestinales* occasionnent fréquemment aussi un abaissement rapide de la température. Parfois l'entrée en scène d'une *psychose* est accompagnée d'une diminution modérée, mais frappante, de la chaleur. Enfin, il faut signaler les fortes et soudaines dépressions thermiques, ainsi que la prostration générale qui dénotent l'invasion de la défaillance du cœur (pouls très petit, mais extrêmement rapide) et qu'on désigne sous le nom de *collapsus*. Chacun de ces grands collapsus constitue un événement redoutable et réclame de la part du médecin une intervention prompte et énergique (v. plus bas).

Les *complications locales* incidentes (pneumonies, otites, parotidites, etc.), sont souvent accompagnées d'une *recrudescence de la fièvre*. En même temps la fièvre perd souvent de sa régularité. Ce sont ces circonstances principalement qui démontrent la *grande valeur pratique de la thermométrie*. On peut dire que presque chaque accroissement de température ou toute déviation quelque peu notable du tracé thermique ordinaire a une cause spéciale et doit par conséquent porter le praticien à un surcroît d'attention. Souvent la cause du changement de la marche fébrile ne se révèle que deux à trois jours plus tard.

La *période de défervescence* présente très souvent une modification dans sa marche typique; en effet elle traîne parfois beaucoup en longueur et se caractérise par une très grande lenteur d'évolution. La température alors est le plus souvent normale le matin, mais le soir se déclare constamment une nouvelle exacerbation, légère ou modérément intense. La cause de cette fièvre si opiniâtre peut consister dans quelque complication locale incomplètement guérie, mais très fréquemment elle échappe à toute analyse. En ce cas, on est tenté d'incriminer des ulcères intestinaux à évolution lente et sans tendance à la cicatrisation, ou bien des lésions des ganglions mésentériques, etc. La durée de cette fièvre lente peut embrasser des semaines entières. Elle est ordinairement consécutive à des cas *graves* dont l'évolution s'achève; mais chez des personnes âgées ou préalablement affaiblies, les cas bénins peuvent aussi, d'assez bonne heure, adopter cette marche traînante. A cette dernière catégorie de cas appartiennent encore quelques rares observations dans lesquelles, pendant toute la marche de la maladie, on n'a pu relever presque aucune ou seulement une légère ascension thermique.

Aucun signe n'annonce la pleine entrée en *convalescence* avec un aussi haut degré de certitude que la disparition des exacerbations fébriles. Pendant la convalescence, on voit cependant se reproduire des *élévations thermiques passagères*, après un *écart de régime*, une *constipation de longue durée* ou une *émotion psychique*. Parfois la reprise de la fièvre dépend de quelque *maladie locale* consécutive, comme un furoncle, un abcès ganglionnaire, etc. Mais souvent il arrive aussi que malgré l'investigation la plus minutieuse, on ne parvient pas à en découvrir la cause. C'est ainsi que, notamment dans les premiers temps de la convalescence, on observe parfois de fortes exacerbations, débutant même par un frisson, et qui peuvent se répéter plusieurs fois, mais pour retomber toujours promptement à la normale. Ces accès fébriles, courts mais intenses, ne s'expliquent d'ordinaire par aucune cause déterminée. Peut-être faut-il les rapporter à une lésion des ganglions mésentériques. Quoi qu'il en soit, ces brusques surélévations sont presque toujours sans importance ultérieure.

La persistance des élévations thermiques qui se produisent dans les conditions que nous venons de signaler, se désigne le mieux sous le nom de *fièvre consécutive*, par opposition aux *récidives typhiques* proprement dites. Dans la fièvre typhoïde en effet, lorsque la maladie est terminée, tout le processus peut se dérouler de nouveau; c'est ce qu'on a appelé *récidive* ou *rechute*. La description détaillée de cette fièvre sera faite plus tard avec les autres particularités de la fièvre typhoïde récidivée.

Symptômes et complications du côté des organes en particulier (1).

Avant de procéder à la description minutieuse des symptômes spéciaux de la fièvre typhoïde, je dois faire ici une courte *remarque générale* qui est d'une grande importance pour l'intelligence complète de la plupart des maladies infectieuses. Nous rangeons parmi les symptômes *typhiques* proprement dits, toutes les manifestations morbides qui sont provoquées directement par les *bacilles typhiques* eux-mêmes ou par leurs produits toxiques. Mais en outre, toute personne qui est atteinte de fièvre typhoïde est exposée à de nombreuses *infections secondaires* ou *infections* dites *mixtes* (provenant des ulcères intestinaux, de la cavité buccale, des poumons, etc.), qui deviennent possibles ou tout au moins plus faciles, grâce à l'infection typhique préexistante. Tous les phénomènes morbides qui ont cette origine et qui, dans le tableau général de la maladie, s'associent aux symptômes typhiques proprement dits, doivent, à strictement parler, être considérés comme des *complications*. Dans un cas donné, il n'est pas toujours facile de décider si tel symptôme en particulier est de nature typhique ou simplement une complication. Néanmoins nous devons nous en tenir à la distinction fondamentale de ces deux ordres de manifestations si nous voulons acquérir la notion de l'essence et de l'ensemble de l'évolution morbide.

1. Pour éviter des redites, nous avons, dans ce qui suit, réuni la description des altérations anatomiques à l'exposé des symptômes cliniques.

1. Appareil digestif, cavité buccale, organe de l'ouïe. Parotide. Si nous commençons l'étude détaillée des phénomènes observés dans la fièvre typhoïde par celle du tube digestif, c'est que, en réalité, les *altérations anatomiques* de l'intestin ont une valeur pathognomonique pour la fièvre typhoïde, auquel elles ont d'ailleurs donné son nom. Nous avons déjà signalé plus haut (page 6) les faits qui ont récemment modifié l'opinion des médecins sur le mode de développement des lésions intestinales. Sous le rapport *clinique* aussi les altérations de l'intestin peuvent souvent avoir une signification prédominante; mais, dans la majeure partie des cas, les symptômes intestinaux se placent à l'arrière-plan du tableau clinique, pour céder la première place aux signes généraux dépendant de l'infection générale de l'économie.

La *lésion intestinale* caractéristique de la *fièvre typhoïde* consiste essentiellement en des altérations des *plaques de Peyer*, principalement à la *fin de l'iléon*. La *première semaine*, ces plaques se tuméfient peu à peu *(stade de l'infiltration médullaire)*. Le reste de la muqueuse présente en même temps, à un degré plus ou moins prononcé, les caractères d'une inflammation catarrhale commune. La *seconde semaine*, il se forme, à la surface des plaques, des *escharres nécrosées* qui, dans la *troisième semaine*, se détachent, et donnent lieu, de la sorte, à la formation des *ulcères typhiques*. Vers la fin de la troisième semaine, ces ulcères *se détergent*, et dans la quatrième semaine, quand la marche est favorable, la *guérison* de l'ulcération a lieu. Alors il se produit des *cicatrices* lisses, souvent pigmentées d'une manière diffuse; ces cicatrices ne sont presque jamais sténosantes. Le même processus qui a envahi les plaques se passe également dans un plus ou moins grand nombre de *follicules isolés*. Dans les cas de fièvre typhoïde légère (v. plus bas), il est probable qu'il ne se produit pas de véritable travail d'ulcération. La tuméfaction du tissu lymphoïde rétrocède avant que la nécrose se soit produite. — Nous avons déjà signalé la présence des *bacilles typhiques* dans les plaques de PEYER et dans les follicules intestinaux.

Le nombre et l'étendue des ulcérations n'est généralement pas en rapport direct et constant avec la gravité de la maladie. Si, dans les cas terminés fatalement, on rencontre souvent des lésions intestinales particulièrement étendues, d'autre part, on observe des *cas mortels où l'on ne découvre que quelques rares ulcères dans l'intestin*. Quand la lésion intestinale est très étendue, le *gros intestin* même présente des ulcérations folliculaires *(colotyphus)*.

Les symptômes cliniques dépendant du canal intestinal n'apparaissent qu'exceptionnellement, comme nous l'avons dit, au premier plan de la scène morbide. Au commencement de la maladie, la *constipation* est la règle. Elle peut, dans beaucoup de cas, persister pendant toute sa durée, de sorte que les malades n'ont de selles qu'à des intervalles de deux à trois jours, et même seulement après un lavement. En général cependant, à partir de la seconde semaine, il s'établit une légère diarrhée; le nombre des garde-robes est de deux à quatre par jour, parfois davantage. Communément elles présentent une coloration jaune-claire caractéristique *(couleur de purée de pois)*. Par le repos, elles se partagent en une couche supérieure trouble, plus fluide, et une couche inférieure consistant en amas jaunes et grumeleux. Leur réaction est ordinairement alcaline. Au *microscope* on y trouve, outre des résidus d'aliments et un détritus granuleux, quelques cellules épithéliales, des cellules arrondies, très souvent des cristaux de triphosphate et d'innombrables bactéries. Les *bacilles typhiques* proprement dits peuvent parfois, mais pas toujours, être décelés dans les déjections à l'aide de procédés particuliers d'investigation.

Des selles profuses (de dix à vingt par jour) sont relativement rares. Dans quelques cas graves, nous avons vu les évacuations prendre un caractère dysenterique. Alors l'autopsie montre une lésion particulièrement intense du colon avec inflammation diphtérique de sa muqueuse. Il s'agit vraisemblablement de *complications* secondaires.

Le *météorisme* intestinal, principalement du gros intestin, se montre très fréquemment; une distension légère et nette de l'abdomen donnant, au palper, la sensation d'une poche à air modérément distendue est même pour le diagnostic un symptôme assez significatif. Mais ce météorisme est d'ordinaire modéré. Il y a des cas graves de fièvre typhoïde dans lesquels le ventre reste même constamment déprimé. Le météorisme porté à un haut degré est une complication toujours fâcheuse. Nous avons vu un cas de météorisme exceptionnellement développé à terminaison mortelle, où il s'agissait presque exclusivement d'un *colotyphus* et où la distension colossale de tout le gros intestin avait à elle seule produit la distension de l'abdomen.

Le bruit qu'on provoque chez beaucoup de typhiques par la pression de la région iléocœcale *(gargouillement iléocœcal)* est sous la dépendance du météorisme local de la région iléocœcale et il est jusqu'à un certain point caractéristique, quoique, à vrai dire, son importance, au point de vue du diagnostic, soit assez restreinte. La *douleur spontanée de l'abdomen* fait le plus souvent entièrement défaut. Parfois cependant il arrive que les patients se plaignent, pendant toute la durée de la maladie, de douleurs abdominales. L'abdomen est d'ordinaire un peu sensible à la *pression*, mais rarement à un haut degré. Une sensibilité plus vive à la pression s'observe quelquefois en cas de constipation. Elle indique souvent aussi que le péritoine a été touché (même *sans perforation*, v. plus loin).

Il nous reste maintenant à parler de deux phénomènes pratiquement très importants, qui sont tous deux en rapport direct avec la nature des lésions typhiques de l'intestin : les *hémorrhagies intestinales* et les *perforations*.

Les *entérorrhagies* observées, dans le cours de la fièvre typhoïde, sont dues à l'érosion des parois vasculaires, lors de la formation et de l'élimination de l'escharre au niveau de l'ulcération. Comme elles dépendent des processus anatomiques qui se passent sur les plaques de PEYER, les hémorrhagies se déclarent le plus fréquemment *à la fin de la seconde et pendant la troisième semaine*. Le sang s'écoule dans l'intestin et est évacué avec les selles. La quantité de sang évacué est minime ou comporte de $1/2$ à 1 litre et au delà. La couleur en est d'ordinaire assez foncée, les selles qui viennent plus tardivement sont le plus souvent noires comme de la poix. LIEBERMEISTER affirme avoir observé des hémorrhagies chez 7,3 % des malades et GRIESINGER chez 5,3 %. Nous-même avons vu à la clinique médicale de Leipzig 45 hémorrhagies sur 472 cas, donc dans le rapport de 9,5 %. La proportion diffère d'après les épidémies. En 1880, par exemple, elle monta jusqu'à 18 %.

La *signification des hémorrhagies intestinales* est toujours sérieuse. Les hémorrhagies même légères ne sont pas à dédaigner, attendu qu'elles peuvent précéder des pertes de sang plus considérables. Cependant les malades triomphent souvent de fortes entérorrhagies. Des 45 cas mentionnés plus haut, 26 se terminèrent par une guérison complète. Dans 8 cas la mort fut la suite immédiate de l'hémorrhagie, 11 fois la mort en fut la conséquence éloignée.

Après chaque hémorrhagie considérable se manifestent les signes de l'*anémie* générale, souvent aussi du *collapsus*. La *chute de la chaleur* a déjà été signalée. La perte de sang agit parfois avantageusement sur les symptômes cérébraux graves, à tel point que les malades plongés jusqu'alors dans la stupeur et le délire, reprennent plus de lucidité d'esprit. Souvent la guérison de la fièvre typhoïde suit immédiatement l'hémorrhagie.

Infiniment plus dangereuse que l'hémorrhagie est la *perforation* intestinale par rupture d'un ulcère typhique dans la cavité péritonéale, à cause de la *péritonite purulente* ou même *putride* qui en est la conséquence presque inévitable. Cette péritonite n'est presque jamais déterminée par les bacilles typhiques mêmes, mais par des agents de putréfaction (des cocci, peut-être aussi le bactérium coli?) qui ont pénétré dans la cavité péritonéale avec le contenu de l'intestin. La quantité de l'exsudat liquide péritonéal n'est généralement pas très considérable. Souvent la séreuse est seulement recouverte d'un enduit fibrino-purulent ou purulent et hémorrhagique. Le moment de la perforation est souvent marqué par une *douleur* vive, subitement ressentie par le malade, mais il peut aussi, dans des cas graves, passer facilement inaperçu. L'*abdomen* d'ordinaire se gonfle fortement (pas constamment) et devient *très sensible à la pression*, de façon que les malades, même dans l'état de stupeur, gémissent lors de l'exploration. Si l'air est entré dans le péritoine par l'orifice de la perforation, on constate souvent la disparition de la matité hépatique; cependant ce symptôme ne doit être invoqué qu'avec réserve pour le diagnostic, attendu que la matité hépatique peut aussi être masquée par des anses intestinales gonflées de gaz et placées au-devant du foie. Dès que la perforation s'est produite, le facies se grippe, les joues se creusent, le nez s'effile et se refroidit. Des *régurgitations* et des *vomissements* répétés apparaissent. Le *pouls* devient petit et très rapide, la *chaleur vitale baisse* ordinairement avec l'apparition de la péritonite, plus tard elle subit fréquemment de grandes oscillations.

Les perforations se montrent le plus souvent dans la troisième et la quatrième semaine, et un peu plus souvent chez les hommes que chez les femmes. Pourtant, dans les formes prolongées de la maladie, il peut se produire des perforations très tardives. La perforation se produit le plus souvent dans une des dernières anses de l'intestin grêle, de préférence celles qui occupent la moitié droite du bassin, plus rarement à l'appendice vermiculaire ou au niveau du gros intestin. Sauf rares exceptions, la mort survient rapidement, d'ordinaire après quelques jours. C'est seulement quand la perforation est petite et quand les intestins ont dès le début contracté des adhérences, que la péritonite évolue plus lentement, elle se traduit par des symptômes moins violents et la mort ne se produit qu'au bout de une à une semaine et demie. Sur 56 cas de mort par fièvre typhoïde à la clinique de Leipzig, nous en avons enregistré 5, c'est-à-dire 9 % à la suite de péritonite par perforation. On cite quelques cas isolés de *guérison*, dans lesquels l'inflammation put se localiser, probablement par l'adhérence rapide des intestins. — Pour les cas où la guérison s'obtient à la suite d'une opération, voir plus loin.

Signalons encore que, dans la fièvre typhoïde, la *péritonite* partielle ou générale peut s'établir par propagation directe du processus à la séreuse *sans perforation proprement dite*. Dans un cas, nous avons observé, à la suite de la production de brides péritonéales et de pseudo-membranes, une coudure complète de l'intestin, l'*obstruction intestinale* et la mort.

Les altérations anatomiques de l'intestin coexistent presque constamment, dans la fièvre typhoïde, avec une *tuméfaction des ganglions mésentériques* (plus rarement des ganglions rétropéritonéaux). Parfois ces ganglions se ramollissent (suppuration). Dans des cas dont l'évolution est achevée, on peut trouver ces ganglions infiltrés d'une grande quantité de sels calcaires. Ces lésions ont une certaine valeur *clinique*, car on leur attribue, comme nous l'avons dit, la fièvre secondaire plus ou moins prolongée qui se montre parfois, sans cause appréciable, consécutivement à la fièvre typhoïde. Dans quelques cas rares on a aussi noté la péritonite généralisée à la suite de l'ouverture d'un ganglion suppuré dans le péritoine.

Le *gonflement de la rate* (tumeur splénique aiguë) est, dans la fièvre typhoïde, comme dans beaucoup d'autres affections aiguës, un des symptômes les plus constants. Appréciable déjà vers la fin de la première semaine, la tuméfaction de la rate possède par conséquent une assez grande valeur diagnostique. Cependant la percussion de cet organe, précisément dans la fièvre typhoïde, est rendue difficile et incertaine par le météorisme coexistant. C'est pourquoi on se rend le plus sûrement compte de l'augmentation de volume de la rate par la *palpation*, qui, une fois qu'on en a acquis l'habitude, donne, dans la plupart des cas, un résultat positif. L'*absence de tuméfaction splénique* s'observe le plus souvent chez les vieillards. De même, on peut constater une diminution considérable du gonflement de la rate après de grandes hémorrhagies intestinales. Il est rare qu'on note, *dans la région splénique, des douleurs* provenant des tiraillements subis par la capsule distendue de la rate. Les *infarctus* qui s'y déclarent souvent, peuvent, dans certains cas, devenir le point de départ d'une péritonite.

Du côté du *foie*, il n'existe presque pas de symptômes, sauf un certain degré d'*hypertrophie*. Le processus anatomique de la *dégénérescence parenchymateuse* et les petites et nombreuses *productions lymphomateuses* découvertes dans le foie par Wagner, n'ont aucune valeur clinique. La *bile* sécrétée est ordinairement pâle, peu abondante, d'où dépend en partie la coloration claire des selles. L'*ictère* se rencontre exceptionnellement dans la fièvre typhoïde. Une complication très rarement observée par d'autres et une fois seulement par nous-même, c'est l'*atrophie jaune aiguë du foie*.

L'*estomac*, dans la fièvre typhoïde, ne présente pas de lésions anatomiques spéciales. L'*anorexie* est un symptôme presque constant au début et pendant la plus grande partie de la durée des cas graves. C'est seulement au début de la guérison que l'appétit s'éveille un peu, puis dans la convalescence régulière, il acquiert bientôt des proportions remarquables. Les *vomissements* ne se déclarent en général au début ou dans le cours de la maladie qu'à la suite d'un écart de régime. Nous les avons signalés plus haut, en tant que symptôme de péritonite. Il se produit quelquefois un *hoquet* persistant. symptôme très pénible que nous avons observé à plusieurs reprises.

Les altérations de la *cavité buccale* et du *pharynx* doivent attirer l'attention particulière du médecin. Les *lèvres* et la *langue*, dans les cas graves, sont sèches et crevassées. Les premières sont parfois couvertes de croûtes sèches et noirâtres *(enduit fuligineux)*. La langue, au début, est d'ordinaire fortement chargée, plus tard elle se nettoie à partir des bords et de la pointe. Dans les cas sérieux, notamment quand la bouche n'est pas tenue dans un état de propreté suffisante, il se déclare aisément une *stomatite* intense qui peut aboutir à des ulcérations superficielles de la muqueuse buccale et des bords de la langue. Les *gencives* sont souvent ramollies, saignent facilement et prennent un aspect *scorbutique*, *fongueux*.

L'*angine* véritable est rare en général. La *dysphagie* dont le malade se plaint, tient d'ordinaire à la sécheresse du pharynx. Dans quelques épidémies au contraire on a souvent observé l'angine au début de la maladie. Il peut même arriver que cette angine initiale soit accompagnée d'un érythème diffus de tout le corps, de manière à faire croire à une scarlatine. Un fait des plus curieux, ce sont ces cas assez peu fréquents et que nous avons pu observer à diverses reprises, dans lesquels, *dès le début*, existait, en plus des symptômes généraux de la fièvre typhoïde, une *gêne notable de la déglutition* et à l'inspection du pharynx une production de taches blanches particulières, légèrement saillantes sur les amygdales, et qui se transformaient par la suite en ulcérations superficielles. Au bout de quelque temps ces taches disparaissent, et la maladie continue son parcours ordinaire. On présume avec raison que, dans cette occurrence, il s'agit d'une affection typhique spécifique des amygdales (c'est-à-dire provoquée par les bacilles même) et on qualifie les cas de cette nature du nom de *amygdalotyphus* ou *pharyngotyphus* (par analogie avec le laryngotyphus, le pneumotyphus et le néphrotyphus dont il sera question plus loin). Il est probable que, dans ces cas, les bacilles typhiques se sont d'emblée, lors de l'infection primitive, implantés sur les amygdales. Dans quelques cas on a aussi observé, dans les derniers temps de la maladie, des lésions ulcéreuses au niveau de l'appareil lymphoïde du pharynx. — Nous devons signaler que, dans les cas graves, la bouche et le pharynx sont souvent largement tapissés de *muguet* qui se propage parfois profondément dans l'œsophage.

Les lésions de la muqueuse buccale et pharyngée acquièrent une importance spéciale étant donné qu'elles peuvent s'étendre par voie de continuité à d'importants *organes avoisinants*. A partir du pharynx, les agents phlogogènes (streptocoques et staphylocoques) passant à travers la trompe d'Eustache, pénètrent dans l'oreille moyenne, et ainsi se produisent ces *inflammations* assez fréquentes, dans les cas graves, *de l'oreille moyenne*, qui donnent lieu à la perforation du tympan et à l'otorrhée purulente. Les *inflammations de la parotide*, qui ne sont pas rares non plus, naissent, à notre avis, de la même manière, par le transport des germes inflammatoires de la cavité buccale dans la parotide, à travers le canal de Sténon. Nous considérons par conséquent l'otite et la parotidite non pas comme des localisations particulières du poison typhique, mais comme des lésions secondaires, dont la fièvre typhoïde n'est que la cause occasionnelle (défaut de propreté de la bouche, etc.). L'*otite* purulente *moyenne*, dans la fièvre typhoïde, passe facilement inaperçue au début, parce que les malades dans la stupeur typhique, d'eux-mêmes se plaignent rarement de douleur aiguë d'oreille ou de dureté de l'ouïe. En outre, il faut remarquer que la surdité des typhiques n'est pas toujours due à une inflammation de l'oreille moyenne. Nous avons observé plusieurs cas de *surdité* presque complète, à marche progressive, accompagnée de forts bourdonnements, qui à l'examen direct avec le miroir n'a été accompagnée d'aucune lésion apparente. On peut supposer qu'il s'agissait, dans ce cas, de lésions de l'oreille interne ou du nerf acoustique. La parotidite apparaît le plus souvent pendant la troisième semaine, d'ordinaire d'un seul côté, parfois aussi elle est bilatérale. Presque toujours elle passe à la suppuration, s'ouvre au dehors ou dans le conduit auditif externe, quand elle n'est pas incisée à temps.

2. Organes de la respiration. Les *affections pulmonaires* comptent parmi les complications les plus fréquentes et les plus importantes de la fièvre typhoïde, mais le plus souvent elles ne relèvent *pas directement* de l'infection typhique. Il s'agit donc d'ordinaire de complications vraies. La *bronchite* qui se produit très souvent dans les cas graves, et particulièrement dans ceux qui ne sont soumis que tardivement à un traitement approprié, *est due à l'expectoration insuffisante des sécrétions bronchiques et à l'aspiration d'agents inflammatoires provenant de la bouche et du pharynx.* Il est vraisemblable aussi qu'un organisme affaibli par une grave maladie générale, succombe plus aisément aux influences d'agents inflammatoires secondaires qu'un organisme sain.

Nombre de cas de fièvre typhoïde d'intensité légère et moyenne, traités convenablement, évoluent en l'absence de toute bronchite appréciable. Dans beaucoup d'autres cas, même graves, la bronchite se maintient dans des limites restreintes, surtout chez des malades qui sont entourés de bonne heure de soins et d'un traitement rationnels. Mais dans les cas sérieux où le système nerveux est profondément atteint, où les malades assoupis expectorent difficilement, avalent souvent de travers, et demeurent constamment déprimés et immobiles dans le décubitus dorsal, une bronchite intense, diffuse, surtout des lobes inférieurs, est presque inévitable. Dans ces cas il se produit souvent plus qu'une simple bronchite; il s'y joint une *pneumonie catarrhale* et *lobulaire* plus ou moins étendue, qui appartient dès lors à la catégorie des *pneumonies* dites *par aspiration* (v. le chapitre de la pneumonie lobulaire). Ce qu'on désignait autrefois du nom de *pneumonie hypostatique* se rapporte presque exclusivement à cette rubrique.

Cette origine des affections pulmonaires explique comment il se fait que la bronchite prend parfois le caractère putride et comment les foyers lobulaires passent souvent, dans les cas graves, à la purulence ou à la *grangrène* véritable. Lorsque ces foyers parviennent jusqu'à la plèvre, ils donnent lieu à la production d'une *pleurésie* presque toujours *purulente*. Le *pneumothorax* par perforation d'un foyer gangreneux dans la plèvre, est un fait rare. — Plusieurs circonstances favorisent l'apparition des phénomènes pulmonaires. C'est ainsi que, chez les *vieillards*, chez les *cypho-scoliotiques*, les *polysarciques*, les *emphysémateux* et les *cardiopathes*, etc., on voit se développer, avec une remarquable facilité, des bronchites intenses avec toutes leurs conséquences.

Quand la fièvre typhoïde se complique d'une affection pulmonaire, les *symptômes subjectifs thoraciques* prédominent rarement dans le tableau morbide. C'est par exception que les malades se plaignent dès le début de douleurs et d'oppression thoraciques, de toux et de point de côté. D'autre part, les données objectives fournies par l'examen du poumon ne présentent pas toujours des caractères nets. Les complications pulmonaires les plus graves se déclarent le plus souvent chez les malades dont l'intelligence est plus ou moins obnubilée. Ces malades par conséquent se plaignent peu, ont peu de dyspnée, ne toussent et ne crachent guère. Dans ces conditions, il n'y a qu'une minutieuse *exploration objective des poumons* qui puisse éclaircir la situation. L'attention doit être attirée par une *accélération notable de la respiration*. A l'auscultation, dans les cas légers, on trouve de préférence des râles bronchiques, secs, sibilants; dans les cas plus graves, notamment aux deux bases, des craquements humides plus ou moins gros. Quand les râles humides sont abondants, on sera déjà autorisé à soupçonner l'existence de pneumonies lobulaires, bien qu'on ne puisse en avoir la certitude que si les foyers deviennent confluents et forment des blocs étendus qui sont mats à la percussion. L'examen des poumons aux rayons de Rœntgen permet d'établir nettement leur état anatomique; malheureusement cet examen est difficile et rarement pratiqué.

Indépendamment des affections pulmonaires que nous venons de signaler, il se déclare aussi dans la fièvre typhoïde de véritables *pneumonies lobaires, fibrineuses*. De fait celles-ci sont certainement de véritables complications, c'est-à-dire qu'elles dépendent d'une infection secondaire par les diplocoques proprement dits de la pneumonie. Ces pneumonies se montrent parfois de bonne heure, quelquefois encore pendant la convalescence et atteignent tantôt les lobes inférieurs, tantôt les lobes supérieurs. — Selon toute probabilité, il y a en outre de véritables *pneumonies typhiques* qui sont dues à l'envahissement du poumon par des bacilles typhiques. La nature de ces pneumonies ne peut pas se déterminer anatomiquement; seul l'examen bactériologique peut les caractériser. Les fièvres typhoïdes qui *débutent* par une pneumonie lobaire présentent un intérêt particulier. Souvent en ce cas on ne songe guère dès l'abord à une fièvre typhoïde et on croit avoir affaire à une pneumonie fibrineuse commune. Cependant il est à remarquer que la maladie ne débute pas brusquement par un frisson, mais qu'elle a commencé petit à petit et que dès le principe, indépendamment des manifestations pulmonaires, les symptômes généraux, la céphalalgie et le gonflement de la rate, ont prédominé dans le tableau morbide à un plus haut degré que cela n'a lieu dans la pneumonie ordinaire. A la fin du premier septénaire, la crise ne se produit pas, mais la fièvre persiste; alors les symptômes thoraciques passent d'ordinaire de plus en plus à l'arrière-plan; par contre, les selles diarrhéiques apparaissent, ainsi que les taches rosées, la rate se tuméfie, — bref, on voit se dérouler le tableau complet de la fièvre typhoïde. Il est à présumer, bien que la supposition ne soit pas tout à fait fondée, qu'en ces cas désignés sous le nom approprié de « *pneumo-typhus* », l'infection par les bacilles typhiques a eu lieu, quoique exceptionnellement, par la voie pulmonaire et que dès lors c'est en cet endroit que les premières lésions anatomiques se sont développées.

Affections du larynx. La *laryngite catarrhale* simple qui produit l'enrouement, et qui, dans les cas graves, se combine avec des *ulcérations* superficielles des cordes vocales ou de la paroi postérieure du larynx, doit être imputée aux mêmes causes que la bronchite, ou parfois aussi à des causes mécaniques *(décubitus du larynx)*. Beaucoup plus dangereux, mais heureusement plus rares, sont les *processus qui attaquent plus profondément le larynx*, à savoir la *périchondrite laryngée* qui atteint les cartilages aryténoïdes. Elle est à juste titre envisagée comme une complication d'un pronostic toujours très défavorable, qui peut entraîner, par un brusque *œdème de la glotte*, une sténose excessive du larynx et la menace de l'asphyxie. Nous avons à diverses reprises observé au cours de la fièvre typhoïde le *croup laryngé*, événement toujours très redoutable. — Quant à leur mode de développement, la plupart des affections légères ou graves du larynx, nées au cours de la fièvre typhoïde, doivent être envisagées comme étant des inflammations secondaires. Cependant il paraît qu'il peut se produire aussi des *affections du larynx spécifiques typhiques*. Pareillement il est intéressant de noter ces cas dits *laryngo-typhus*, dans lesquels l'ensemble du processus morbide commence par une laryngite grave, à laquelle, dans la suite seulement, viennent se rattacher les manifestations typhiques ordinaires (v. plus haut le pharyngotyphus).

Parmi les *affections de la muqueuse nasale*, *les hémorrhagies* doivent être mentionnées comme ayant une certaine importance. Elles se montrent assez fréquemment au début de la maladie et exercent même alors une action favorable, en ce sens qu'elles calment parfois la céphalalgie. Plus tard, elles peuvent devenir une complication très fâcheuse, attendu que dans certains cas elles se répètent souvent et qu'elles sont parfois très difficiles à arrêter. Nous avons observé un cas de mort par épistaxis incoercible. D'autres affections du nez ne se déclarent qu'exceptionnellement. C'est même un vieil adage que la fièvre typhoïde ne commence jamais par un rhume de cerveau.

3. Système nerveux. La désignation ancienne de *fièvre nerveuse*, encore employée aujourd'hui par le public pour désigner la fièvre typhoïde, indique la fréquence et l'intensité des désordres nerveux qui lui sont propres. Il est rare que, dans les cas d'une certaine gravité, il n'y ait pas un léger degré de *torpeur*. Souvent cet état aboutit à une apathie plus profonde et à de la somnolence. Les malades alors répondent par monosyllabes et imparfaitement aux questions, leurs souvenirs sont confus et contradictoires. Même chez les malades qui, aux questions les plus communes, donnent des réponses correctes et claires, une investigation minutieuse (calcul mental, orientation dans le temps et dans l'espace) permet souvent de constater combien les facultés intellectuelles supérieures sont frappées. Dans les cas les plus graves le malade va jusqu'à la *stupeur* et à l'*état comateux* profond. Les vieux médecins appelaient toutes les affections de ce genre, caractérisées par de la dépression mentale, du nom de *fièvre nerveuse stupide*, par opposition à la *fièvre nerveuse versatile*, c'est-à-dire cette forme de fièvre nerveuse marquée par la prédominance d'excitations psychiques, surtout du *délire*. Dans les cas sérieux ce dernier est un phénomène habituel. Il est le plus intense pendant la nuit et quand les malades sont livrés à eux-mêmes. Par le fait de leurs hallucinations, les malades délirants cherchent à quitter le lit, s'entretiennent de personnes et de choses qui ont rapport à leurs relations antérieures, ou bien ils sont très bruyants et agités, et jettent des cris aigus quand ils sont tourmentés par des conceptions angoissantes. Ces diverses formes de phénomènes nerveux se succèdent très souvent ou se combinent entre elles. Parfois on entend des malades profondément stupéfiés marmotter doucement dans la poursuite de leur délire (délire avec marmotement).

Quand les désordres intellectuels s'accentuent, il s'y joint parfois des *troubles de la motilité*. Quelques petites secousses agitent les muscles de la face et des membres. Les anciens appelaient *soubresauts tendineux* le soulèvement visible des tendons, qui s'opère lors de ces contractions, notamment au dos de la main. On considère à bon droit comme de mauvais augure le *grincement des dents*, provoqué par l'état spasmodique des muscles de la mastication. Aux bras et aux jambes, de même qu'à la mâchoire inférieure, on voit parfois une *trémulation* continue, et c'est dans ces cas surtout, comme nous l'avons démontré chez de nombreux malades, que les *réflexes tendineux* et l'*excitabilité mécanique* des muscles s'exagèrent. Quand le coma devient plus profond, les muscles tombent au contraire dans le relâchement, les axes visuels perdent leur parallélisme, l'excitabilité réflexe diminue ou s'éteint presque complètement.

La *céphalalgie*, principalement à la région frontale et temporale, est un des symptômes les plus constants au *début* de la maladie. Le mal de tête peut prendre une grande intensité et acquérir parfois un caractère presque névralgique. Au second septénaire il disparaît presque toujours.

Si maintenant l'on recherche la cause de tous ces graves symptômes nerveux, il faut remarquer *a priori* que les *altérations anatomiques* constatées dans le système nerveux, spécialement dans l'encéphale, ne sont nullement en rapport avec la gravité des symptômes observés pendant la vie. De petites hémorrhagies dans les méninges, l'aspect trouble et l'œdème de celles-ci, l'état humide de la substance cérébrale, etc., tels sont les faits qu'on constate souvent, mais dont la relation avec les phénomènes morbides est parfois plus que douteuse. Les altérations microscopiques qu'on prétend avoir découvertes dans le cerveau n'ont aucune signification précise et positive. Rares sont les cas où on a trouvé de grandes hémorrhagies dans le cerveau ou une méningite purulente. On doit surtout être très réservé quant au diagnostic de cette dernière, parce que les *symptômes méningitiques* les plus saillants en apparence (raideur de la nuque, rigidité de toute la colonne vertébrale, douleur de l'occiput, etc.), peuvent se produire chez les typhiques sans que l'autopsie révèle aucune trace de méningite.

Pendant longtemps on a cru que les phénomènes nerveux étaient surtout la *conséquence* de la fièvre, c'est-à-dire de l'action du sang surchauffé sur le système nerveux. (Liebermeister, etc.). Toutefois cette théorie n'a pas été confirmée par une observation clinique instituée sans idée préconçue. Bien qu'on ne puisse nullement mettre en doute l'influence nocive de l'excès de la chaleur sur le système nerveux, le défaut de proportion entre le degré de la fièvre et la gravité des désordres nerveux, est, dans des cas nombreux, indiscutable. Il y a des malades atteints plusieurs jours de suite d'une forte fièvre continue, qui accusent subjectivement de grands malaises, et qui ne présentent aucun trouble cérébral important; d'autre part on cite des faits contraires beaucoup plus nombreux où, dès le début, il existe une fièvre à peine ébauchée, et où néanmoins les manifestations nerveuses sont des plus intenses. Récemment encore Fräntzel et autres ont publié des faits de ce genre, excessivement frappants.

Nous devons donc chercher une autre cause capable d'expliquer les symptômes nerveux graves, et, d'après l'état actuel de la science, cette cause ne peut être autre que l'action des toxines élaborées au cours de l'infection.

D'ailleurs l'existence de troubles nerveux dépend de la « prédisposition » des malades; en effet, certaines personnes ont une facilité remarquable à présenter des phénomènes nerveux graves, au cours de la fièvre typhoïde, comme par exemple les alcooliques, les « névropathes », puis les gens qui, avant de tomber malades, ont passé par de violentes émotions morales, etc.

Des *psychoses proprement dites* se révèlent très souvent sous la forme de *troubles intellectuels*. Les malades perdent le sens de l'orientation dans le temps et dans l'espace, ils ne reconnaissent plus les personnes ni les objets qui les entourent. Par un examen attentif il est facile de déceler des troubles de la mémoire relativement aux événements récents, ainsi que des pertes de mémoire. Accidentellement il se produit des états aigus d'excitation par suite d'hallucinations angoissantes. Dans d'autres cas ces états ont plutôt le caractère *dépressif*. Nous avons vu des cas où les malades étaient couchés dans leur lit presque sans bouger, les yeux ouverts et prétendaient « qu'ils étaient morts », etc. Une fois nous avons vu, chez une fille atteinte de nervosisme, éclater pendant la fièvre typhoïde une vraie *folie hystérique*. Parfois au début d'une *récidive* l'excitation mentale s'est montrée avec tant de véhémence qu'elle se transforma en véritable psychose. Toutes ces psychoses typhiques comportent en général un pronostic favorable; elles se terminent d'ordinaire par une guérison complète après quelques semaines ou mois.

Enfin il nous reste encore à mentionner quelques manifestations nerveuses qui se montrent pendant ou après la fièvre typhoïde. Des *névralgies*, principalement sur le trajet du trijumeau, des nerfs occipitaux, etc., se produisent accidentellement, soit au début, soit à la fin de la maladie. Une *hyperesthésie* prononcée de la peau et des muscles se produit parfois pendant la convalescence, notamment aux extrémités inférieures. On observe encore des *paralysies* musculaires isolées (comme, par exemple, du péronier, du grand dentelé) ou de toute une extrémité, à la suite de la fièvre typhoïde. Elles appartiennent le plus souvent à la classe des paralysies atrophiques et sont en général d'origine *névritique probable*. De même l'*ataxie* ou la *paralysie spastique* des jambes sont signalées exceptionnellement comme maladies consécutives. Finalement, au cours ou en suite de la fièvre typhoïde, apparaissent beaucoup de manifestations *cérébrales* en foyer (hémiplégie, troubles aphasiques, etc.), dont les causes anatomiques (hémorrhagies, processus emboliques, parfois aussi peut-être encéphalites circonscrites) ne semblent pas toujours être identiques. Il est rare que d'autres affections du système nerveux (par exemple sclérose en plaques) s'associent à la fièvre typhoïde.

4. Organes de la circulation. Les grandes lésions anatomiques du *cœur* sont rares macroscopiquement. Le péricarde paraît presque toujours normal. L'endocardite légère (mitrale ou aortique) qu'on rencontre quelquefois n'a aucune importance clinique. — Les lésions du *muscle cardiaque* ont plus d'importance. Ce dernier paraît souvent plus flasque que dans les conditions ordinaires. Les cavités du cœur, surtout celles du côté droit, sont fréquemment dilatées. Même à l'œil nu, le myocarde paraît assez souvent trouble ou graisseux. Mais les *altérations microscopiques* qui se présentent d'ordinaire sont beaucoup plus prononcées et consistent d'une part en une dégénérescence le plus souvent granuleuse (albuminoïde), plus rarement graisseuse ou hyaline des fibres, d'autre part en une myocardite en foyers interstitielle, véritablement inflammatoire (HAYEM, ROMBERG). Jusqu'ici on n'a pas démontré de modifications notables des ganglions cardiaques.

A mon avis la *valeur clinique* de ces altérations ne doit pas être exagérée. Selon toute vraisemblance elles n'entraînent pas de conséquences fâcheuses et guérissent avec l'ensemble des autres lésions. La mort subite (mort par le cœur) s'observe dans la fièvre typhoïde, mais elle est très rare (voir plus loin le chapitre de la diphtérie). Les troubles cardiaques persistants sont également peu fréquents et probablement il faut les attribuer au passage d'une myocardite aiguë à l'état de sclérose chronique.

La fréquence du *pouls* dans la fièvre typhoïde est presque toujours *augmentée* quoiqu'en général la fièvre typhoïde soit une maladie dans laquelle la vitesse des pulsations du cœur ne se règle pas toujours exactement sur le degré de chaleur fébrile. Ordinairement le pouls bat de 90 à 110 fois à la minute; cependant, parfois, malgré une fièvre élevée, le nombre des pulsations est au-dessous de ces chiffres. *Cette augmentation de la fréquence du pouls relativement assez faible si on la compare à l'élévation de la température* est assez souvent observée pour acquérir une certaine importance diagnostique. Une accélération qui se maintient à 140 et au delà chez les adultes est un symptôme toujours défavorable. Le plus souvent l'augmentation de la fréquence du pouls coïncide avec des complications. Des *accélérations passagères* par émotion morale, par un effort physique (parfois simplement le fait de se redresser dans le lit), etc., se produisent avec la plus grande facilité chez les typhiques. Une fois la maladie terminée, *le nombre des pulsations* est souvent *sub-normal*.

De faibles *irrégularités* du pouls s'observent parfois à l'apogée de la fièvre typhoïde ou après sa terminaison. Une arythmie plus accentuée est toujours un signe suspect. Cependant elle disparaît souvent sans conséquences ultérieures.

Le *dicrotisme du pouls* qui dépend d'une *diminution de tension* de la paroi artérielle, est si fréquent qu'aujourd'hui encore il est considéré par les vieux médecins comme caractéristique de la fièvre typhoïde, quoiqu'il se déclare de la même façon dans d'autres maladies aiguës. En beaucoup de cas, même graves par ailleurs, l'élévation et la force du pouls ne doivent pas, par elles-mêmes, inspirer de craintes. Par contre, il arrive souvent aussi que le pouls devient d'une faiblesse et d'une petitesse inquiétantes. En ce cas, ce n'est pas seulement l'influence de la maladie, mais les dispositions individuelles préexistantes qui jouent certainement un rôle important.

Il se produit parfois des *thromboses dans les veines*, principalement dans celles des extrémités inférieures, surtout dans les *veines crurales*. C'est la cause de l'œdème qui, dans les derniers stades de la maladie ou dans la convalescence, affecte parfois *l'un* des membres inférieurs, et qui, après quelques semaines, rétrocède presque toujours. Jusqu'à présent on a attribué le plus souvent la production de ces thromboses à un affaiblissement de l'activité circulatoire. Cependant des thromboses apparaissent aussi dans les premières phases de la maladie chez des individus encore assez vigoureux pour qu'on ne puisse pas les mettre uniquement sur le compte de la « faiblesse du cœur » et elles font plutôt songer à une action spécifique locale (une *thrombo-phlébite* locale, produite par les bacilles eux-mêmes, ou plus vraisemblablement par la pénétration dans les parois veineuses d'agents infectieux secondaires). Ces coagulations dans les veines crurales peuvent, dans des cas heureusement rares, donner lieu à une *embolie de l'artère pulmonaire* et à la mort subite.

Dans des cas graves, à terminaison mortelle, on trouve quelquefois des *thromboses dans le cœur* avec embolies dans les poumons, puis dans la rate, les reins et ainsi de suite.

C'est aussi à la faiblesse cardiaque et à l'état languissant de la circulation qu'il faut attribuer l'*œdème des malléoles et des jambes* qui se déclare souvent dans la convalescence, surtout quand les malades commencent à se lever. Dans un cas, nous avons vu chez une fille de 14 ans, se développer, vers la fin d'une fièvre typhoïde grave, une *hydropisie générale* où l'autopsie ne révéla d'autre cause probable qu'une atrophie et une flaccidité excessive du cœur.

5. Sang. Comme dans la plupart des affections fébriles accompagnées d'un amaigrissement considérable, dans la fièvre typhoïde la quantité des *globules rouges* (et conséquemment de l'hémoglobine du sang) baisse fortement quand le cas est *grave*. Nous en avons compté 2,8, à 3,2 millions par millimètre cube. Dans les cas bénins, au contraire, le chiffre ne s'écarte pas d'une manière appréciable de la normale. Il est d'un très grand intérêt et parfois d'une très réelle importance diagnostique de savoir, comme l'a le premier trouvé *Halla* et d'autres après lui, que, contrairement à ce qu'on observe dans un grand nombre de maladies infectieuses aiguës, on ne constate pas, dans la fièvre typhoïde, de leucocytose durable; on y trouve plutôt, après une légère et passagère leucocytose qui dure jusqu'à la fin de la première semaine, une *leucopénie* prononcée, c'est-à-dire une diminution du nombre des leucocytes dans le sang. Le nombre de ces leucocytes tombe à 5.000 ou 3.000 par mcc. et quelquefois plus bas encore dans les cas graves. La diminution du nombre des leucocytes porte avant tout sur les neutrophiles; en outre les éosinophiles disparaissent d'ordinaire complètement. Les lymphocytes sont aussi très diminués au début; plus tard leur nombre s'accroît notablement. Lorsque la fièvre a disparu le nombre des leucocytes augmente rapidement et souvent dans ces cas on a observé simultanément une lymphocytose et une éosinophilie importantes. Lorsqu'une complication inflammatoire survient, le tableau comparatif des éléments cellulaires du sang se modifie par l'apparition d'une importante augmentation des neutrophiles. — Pour ce qui concerne la présence des bacilles typhiques dans le sang, voir plus bas.

6. Peau. Comme exanthème caractéristique et très important pour le diagnostic de la fièvre typhoïde, il faut signaler les *taches rosées* très légèrement saillantes. Ces taches apparaissent en nombre très variable, *au début du second septénaire*, ordinairement au tronc et surtout sur la peau de l'abdomen et sur le dos. Dans des cas rares, principalement chez les vieillards, elles semblent faire complètement défaut. Parfois elles sont excessivement abondantes; on les retrouve alors sur les cuisses, les bras, rarement au cou et à la figure. Souvent elles pâlissent après peu de jours. D'autres fois elles sont beaucoup plus longtemps visibles et peuvent, à un *faible* degré, acquérir le caractère hémorragique, *pétéchial*, et ainsi ne plus disparaître complètement sous la pression. Parfois elles se développent de manière à former de petites papules aplaties. Parfois on observe des *poussées successives*. Nous avons vu plusieurs cas dans lesquels, quelques jours même après la cessation de la fièvre, de nouvelles taches rosées continuaient toujours à apparaître.

En ce qui concerne les autres exanthèmes, il faut rappeler tout d'abord que l'*herpès labial* est tellement *rare* dans la fièvre typhoïde, que son apparition dans des cas douteux est un argument à l'encontre de ce diagnostic. Comme autres éruptions, la *miliaire*, l'*urticaire* et les *pustules* superficielles s'observent parfois. On désignait autrefois sous le nom de taches bleues, de petites macules de couleur bleue qui se montrent de préférence sur le tronc. D'après des observations récentes, ces taches n'ont rien à faire avec la fièvre typhoïde comme telle, mais tiennent à la présence de *poux*. La désignation de *peliose* typhique pourrait peut-être s'appliquer aux *vésicules*, de la dimension d'un pois, et à *contenu séro-sanguin* que nous avons observées à diverses reprises sur la peau du ventre chez les typhiques gravement atteints. Les *furoncles* et les *abcès cutanés* sont des maladies consécutives désagréables qui s'observent souvent après la terminaison des cas les plus graves. Dans la peau du creux axillaire il se forme parfois chez les convalescents des *abcès des glandes sudoripares*. Toutes ces suppurations et d'autres encore que l'on rencontre dans la fièvre typhoïde ne dérivent pas en ligne directe de la cause morbide originelle, mais elles sont produites par des agents inflammatoires d'ordre secondaire (staphylocoques, streptocoques) dont l'introduction est seulement facilitée par l'état typhique antécédent. Des *hémorrhagies cutanées* étendues sont très rares (diathèse hémorrhagique généralisée). Par contre, dans la convalescence, la peau des jambes est souvent marquée de petites *extravasations sanguines*, siégeant habituellement dans les *follicules pileux*. Aux extrémités inférieures, aux orteils notamment, on a observé assez rarement de la *gangrène*. Dans un cas nous avons vu une gangrène étendue de la peau de l'abdomen (sans cause appréciable).

Finalement, il faut signaler ici les lésions de *décubitus* qui se manifestent facilement dans les cas graves et où les soins font défaut. Il se déclare de préférence aux fesses, dans la rainure qui les sépare et aux talons. Le décubitus gangréneux étendu avec de vastes décollements de la peau, peut devenir une complication dangereuse, même mortelle.

Pendant la convalescence des fièvres typhoïdes graves, *l'épiderme se desquame* souvent sur une grande surface. Tout le monde sait que les cheveux tombent en abondance après la maladie, mais repoussent toujours après quelque temps. Les *ongles* également sont parfois le siège d'altérations (état rugueux et cassant, chute, etc.).

7. Muscles, os, articulations. On ne peut affirmer si la *dégénérescence des muscles volontaires* (dégénérescence « granuleuse » et « cireuse ») découverte par Zenker, et qui se déclare dans la fièvre typhoïde comme dans d'autres affections graves, se traduit par des symptômes cliniques. Peut-être faut-il lui attribuer ces *hyperesthésies musculaires* excessives qui sont si fréquentes et ces *douleurs musculaires* spontanées qui font tant souffrir les malades. On rencontre aussi, dans des cas graves, des *hémorrhagies* intramusculaires, surtout dans les droits de l'abdomen.

Les affections *osseuses* et *articulaires* sont rares. Cependant, nous avons observé, à la fin de la fièvre typhoïde, ainsi que d'autres observateurs, des lésions de périostite et d'ostéite des côtes, du tibia, etc.

8. Organes urinaires et sexuels. La *néphrite* hémorrhagique aiguë vraie est une complication très rare de la fièvre typhoïde. On l'observe cependant et même elle donne lieu à « une forme rénale » particulière de la fièvre typhoïde (le *néphrotyphus*). Ce terme s'applique surtout aux cas où la maladie se montre d'emblée sous l'aspect d'une néphrite aiguë grave, et où plus tard seulement le cycle fébrile, les manifestations qui apparaissent du côté de l'intestin, les taches rosées, etc., font voir clairement qu'on a affaire à une fièvre typhoïde à prédominance rénale initiale. Le néphrotyphus est donc l'analogue du pneumotyphus et du tonsillotyphus. — Très souvent dans la fièvre typhoïde, au paroxysme de la maladie, se déclare une *albuminurie commune* (dite *fébrile*) qui n'a aucune signification fâcheuse. Elle est due à un léger degré de dégénérescence parenchymateuse qui se développe dans le rein typhique, au même titre que dans la plupart des autres maladies infectieuses graves. Dans l'urine albumineuse des typhiques, on a souvent constaté la présence de *bacilles typhiques*. Au surplus, l'urine dans la fièvre typhoïde offre les mêmes particularités que dans la plupart des autres maladies fébriles graves. La quantité en est diminuée, sa coloration est foncée; sa densité augmente et l'élimination de l'urée se fait en plus forte proportion. Il est remarquable de constater la rareté de l'existence de sédiments urinaires, ce fait est peut-être en rapport avec la leucopénie. Après la disparition de la fièvre, on observe souvent une forte *polyurie*, pouvant durer plusieurs semaines (3 à 5 litres d'urine, par jour, avec abaissement de la densité). Il faut signaler aussi que l'urine contient souvent de l'*indican* et qu'on constate presque constamment la *diazo-réaction* d'EHRLICH à l'acmé de la maladie. La disparition de cette réaction est d'un pronostic favorable; si cette réaction persiste malgré la disparition de la fièvre, il faut prévoir une récidive. — La *cystite* se développe assez souvent, surtout vers la fin de la maladie. Elle est presque toujours une complication secondaire, déterminée, par exemple, par un cathéterisme infectant, mais elle peut être aussi d'origine typhique spécifique. Nous avons déjà indiqué que parfois les bacilles typhiques sont éliminés en grand nombre par l'urine *(bactériurie)*. Enfin parfois on observe une *pyélite* typhique.

Chez les hommes l'*orchite* a parfois été observée. Chez la femme les *règles* apparaissent souvent au début de la maladie. Mais plus tard et dans la convalescence des cas graves, les règles se suspendent fréquemment pour quelques périodes. Les femmes *enceintes* atteintes de fièvre typhoïde courent grand risque d'*avorter* ou d'*accoucher prématurément*.

Particularités de la marche.

De tout ce qui précède il résulte qu'il y a dans la fièvre typhoïde une variété presque infinie de symptômes et de complications; de même, la *marche générale* présente tant de formes diverses et tant de particularités que, dans la suite, nous ne pourrons mentionner que les plus essentielles et les plus importantes.

Et d'abord il faut rappeler les cas si fréquents, dans la pratique, de fièvre typhoïde *légère* et *à peine ébauchée (typhus levissimus)*. C'est GRIESINGER surtout qui, le premier, a reconnu qu'il s'agit de fièvre typhoïde, tandis qu'autrefois toutes ces affections étaient désignées de tous les noms possibles, principalement de celui de *fièvre gastrique*. La durée de ces cas légers est seulement de 8 à 14 jours. La fièvre est modérée, parfois fortement rémittente. Le fastigium proprement dit fait presque totalement défaut. Tous les caractères typhiques ne sont que faiblement esquissés. Les symptômes pulmonaires et cérébraux graves manquent. Par contre, il y a une diarrhée le plus souvent modérée, la rate est nettement gonflée et les taches rosées existent ordinairement. Au point de vue clinique le *diagnostic* de ces cas est naturellement d'autant plus difficile que les symptômes typhiques sont moins prononcés. Il devient beaucoup plus vraisemblable si on peut découvrir une *relation étiologique de ces affections avec d'autres cas avérés de typhus*. Le diagnostic ne peut être ferme que si on obtient un examen bactériologique positif (voir plus loin).

LIEBERMEISTER distingue avec raison de la fièvre typhoïde légère le *typhus abortif*. Il s'agit alors de cas débutant par des *phénomènes initiaux violents* et une fièvre intense, qui font présager une marche grave. Seulement au bout de peu de jours déjà, ces symptômes violents disparaissent et sont suivis d'une prompte guérison.

D'autre part, on observe des cas qui, dès le début, donnent lieu, pendant un certain temps, à si peu de malaises subjectifs que les malades gardent à peine le lit *(typhus ambulatoire)*. C'est seulement un peu plus tard que souvent se manifeste une aggravation subite ou une complication redoutable. Il arrive que des personnes bien portantes en apparence meurent rapidement avec tous les symptômes d'une péritonite aiguë par perforation et chez lesquelles l'autopsie découvre une fièvre typhoïde parvenue au troisième septénaire. Parfois une infection typhique légère évolue sous la forme ambulatoire et sous cette forme ne peut être sûrement diagnostiquée; ultérieurement se produit une récidive sérieuse et parfois dangereuse.

Pour apprécier chaque cas en particulier, il importe de tenir compte des *dispositions individuelles* du malade, car elles peuvent modifier notablement la tableau morbide.

Il faut noter que chez les *enfants*, les *lésions typhiques de l'intestin ont beaucoup moins de tendance à l'ulcération que chez les adultes*. C'est ce qui explique la fréquence beaucoup moindre des entérorrhagies et des péritonites dans l'enfance. Par contre, des *symptômes cérébraux* graves s'y montrent très souvent. Il faut signaler comme étant propres aux enfants fortement atteints, les *cris* perçants et continus qu'ils jettent parfois. D'autres cas plus légers se distinguent par un *assoupissement* persistant. En général, chez les enfants, le pronostic de la fièvre typhoïde est favorable; nous avons déjà dit plus haut que, chez eux, fréquemment, cette affection est bénigne et à caractères frustes.

Chez les *vieillards* le diagnostic de la fièvre typhoïde est parfois très difficile, parce que la marche en est très souvent irrégulière. La fièvre n'est d'ordinaire pas très élevée, et ne revêt presque jamais, d'une façon évidente, le type thermique que nous avons décrit plus haut. Les taches rosées, l'intumescence de la rate, les selles caractéristiques manquent fréquemment. Le plus souvent les symptômes pulmonaires et cérébraux occupent le premier plan de la scène morbide. La faiblesse cardiaque doit aussi être redoutée.

L'expérience enseigne que chez les personnes *obèses* la fièvre typhoïde suit souvent une marche particulièrement grave, de sorte que le pronostic, principalement à cause de la fréquence des lésions cardiaques et à cause des complications pulmonaires, doit toujours être réservé.

Les *buveurs* sont, comme dans toutes les autres maladies aiguës, particulièrement menacés dans la fièvre typhoïde. L'affaiblissement si redoutable du cœur se montre aisément dans ces cas. Les symptômes cérébraux graves sont fréquents, mais, fait remarquable, affectent rarement la forme du delirium tremens proprement dit, comme cela se voit si souvent dans la pneumonie.

L'influence de fortes émotions morales antérieures, de même que l'action de certaines maladies préexistantes (*maladies du cœur, emphysème, cyphoscoliose*, etc.), ont déjà été signalées plus haut.

Enfin nous signalerons que parfois les *épidémies sont marquées par certains caractères particuliers*. C'est ainsi par exemple que les cas graves prédominent dans telle épidémie et les cas légers dans telle autre. Tantôt les récidives sont relativement nombreuses, tantôt elles constituent l'exception. Il en est de même en ce qui concerne la fréquence de certains phénomènes morbides (entérorrhagies, perforations, pneumonies, néphrites, etc.). On a même observé qu'au cours d'une épidémie donnée, les cas qui se déclarent dans une famille, dans une maison ou dans une habitation collective, présentent quelquefois entre eux des traits frappants de ressemblance (*groupes typhiques*, d'après E. WAGNER et autres).

Récidives de la fièvre typhoïde.

La fièvre typhoïde a cela de particulier dans beaucoup de circonstances, qu'après l'évolution complète de la maladie, toute la scène morbide peut se dérouler de nouveau, il s'agit dans ce cas d'une récidive. Ces récidives, selon toute probabilité, ne sont pas dues à une nouvelle infection, venue du dehors, mais à une répullulation (une génération nouvelle) du germe infectieux, persistant dans l'organisme. Il peut s'agir aussi d'une auto-infection surajoutée; parfois on peut incriminer une erreur de régime, une émotion; règle générale on ne trouve pas la cause de la récidive. La récidive complète est identique, dans toutes ses particularités cliniques et anatomiques, avec l'affection typhique primitive; seulement, dans la récidive, l'appareil symptomatique est d'ordinaire plus serré et à évolution plus courte que lors de la première atteinte. L'intervalle apyrétique qui sépare celle-ci de la récidive varie de 7 à 10 jours, rarement plus, le plus souvent moins. Parfois la récidive suit immédiatement la guérison. Il arrive même que cette dernière n'est pas encore confirmée, alors que déjà recommencent les oscillations thermiques ascendantes. Quand la nouvelle exacerbation se déclare *avant* le décours complet de la maladie première, on emploie le terme de *rechute*, laquelle parfois a la même signification que la récidive vraie. Pendant la durée qui sépare les deux atteintes, beaucoup de sujets sont parfaitement bien portants et présentent l'apparence d'une convalescence parfaite. Parfois pourtant il y a, pendant cet intervalle, de petites réminiscences fébriles vespérales. Il est remarquable que dans les cas où la récidive va se déclarer, la *rate* ne diminue d'ordinaire pas de volume après la première atteinte.

La *durée* de la récidive, comme il a été dit, est généralement plus courte que celle de la maladie première. Rarement elle comporte plus de 2 à 2 ½ semaines. La température monte plus rapidement, en deux ou trois jours, le fastigium est plus court, la chute plus raide. La hauteur absolue de la température peut être très considérable et dépasser les plus hauts sommets de la première attaque. Les taches rosées se montrent dès le troisième ou le quatrième jour. Les selles redeviennent liquides, la rate se tuméfie de nouveau dans des proportions plus fortes, toutes les complications possibles peuvent se produire. En somme pourtant, le danger de la récidive ne doit pas être exagéré, il faut remarquer notamment que les symptômes morbides subjectifs (la céphalalgie par exemple) sont quelquefois atténués pendant la récidive. Il est vrai qu'on observe souvent des rechutes très sérieuses aussi bien à la suite de cas légers que consécutivement à des cas graves. D'autre part, on voit fréquemment des récidives rudimentaires. D'autre part il existe aussi des cas avec récidives frustes.

La *fréquence* de la récidive varie considérablement dans les différentes épidémies. A Leipzig nous avons eu en tout 9 % de récidives, mais le chiffre selon les années, oscille entre 4 et 16 %. Parmi 600 cas, nous avons vu trois fois *deux* et une fois *trois* récidives complètes se déclarer à la suite l'une de l'autre.

Diagnostic. Le diagnostic de la fièvre typhoïde est quelquefois très facile, mais, dans des cas anormaux ou qui n'arrivent que tardivement à l'observation médicale, il peut offrir de grandes difficultés. Tout d'abord le diagnostic doit naturellement se baser sur des *signes classiques.* Il faut tenir compte avant tout du début *progressif de la maladie*, avec ses *signes classiques du début* (céphalalgie, abattement, anorexie, fièvre), du *haut degré* et de la *marche de la fièvre* que n'explique aucune *affection locale appréciable*, et puis des *taches rosées.* Les selles caractéristiques, le météorisme, l'intumescence de la rate sont des symptômes de valeur, mais qui peuvent pourtant s'interpréter diversement. L'accélération relativement peu prononcée du pouls, l'absence de leucocytose dans le sang (leucopénie), la diazoréaction de l'urine peuvent acquérir une certaine valeur dans les cas douteux. Si l'on possède des données étiologiques précises (principalement des cas incontestables de fièvre typhoïde dans le voisinage du malade), ils acquièrent, dans les cas douteux, une grande valeur diagnostique. Souvent le diagnostic ne peut être affirmé qu'à l'apparition de certains phénomènes, par exemple, une hémorrhagie intestinale, le mode typique de la défervescence, la récidive, etc. Un point important, c'est qu'on ne peut que par exception poser le diagnostic de fièvre typhoïde après un seul et *unique* examen. Ordinairement il n'y a qu'une observation minutieuse, poursuivie plusieurs jours de suite, qui autorise à poser le diagnostic avec une *certitude* absolue.

Le diagnostic présente ordinairement le plus de difficultés quand il s'agit de malades qui, sans commémoratifs suffisants et déjà dans un état de profonde stupeur, ayant une forte fièvre et de la somnolence, sont soumis à l'examen médical. C'est le cas où, outre la fièvre typhoïde, en première ligne, d'autres affections, la *tuberculose miliaire*, une *infection septique* ou *pyémique* aiguë (en y comprenant l'*endocardite* aiguë *maligne*), une *méningite*, une « *pneumonie typhique* » grave, etc., peuvent être soupçonnées. La question du diagnostic différentiel classique entre la fièvre typhoïde et les divers états morbides sera discutée plus loin. C'est précisément dans les cas douteux qu'il faut attribuer une valeur de tout premier ordre au diagnostic bactériologique.

Le *diagnostic bactériologique* de la fièvre typhoïde doit être cherché à l'aide de deux méthodes; d'abord par l'examen des propriétés spécifiques du sang typhique, ensuite par la recherche directe du bacille typhique. La première méthode (Sérodiagnostic. Réaction de GRUBER-WIDAL) se base sur ce fait que dans l'infection typhique (de même que dans un grand nombre d'autres infections) apparaissent dans le sérum sanguin de l'individu infecté des « anticorps » spécifiques. Pfeiffer a d'abord trouvé que les bacilles typhiques, préalablement tués, introduits par injection à l'aide d'une seringue dans la cavité péritonéale d'un lapin, y sont dissous si on injecte avec eux une petite quantité de sérum provenant d'animaux immunisés (action *bactériolytique*). GRUBER a trouvé que le sérum sanguin de personnes qui depuis peu de temps sont atteintes de fièvre typhoïde, exerce vis-à-vis de bacilles typhiques vivants une action *agglutinante* spéciale et WIDAL a montré le premier que cette action de l' « agglutinine » peut souvent déjà être nettement observée *pendant* le cours de la maladie.

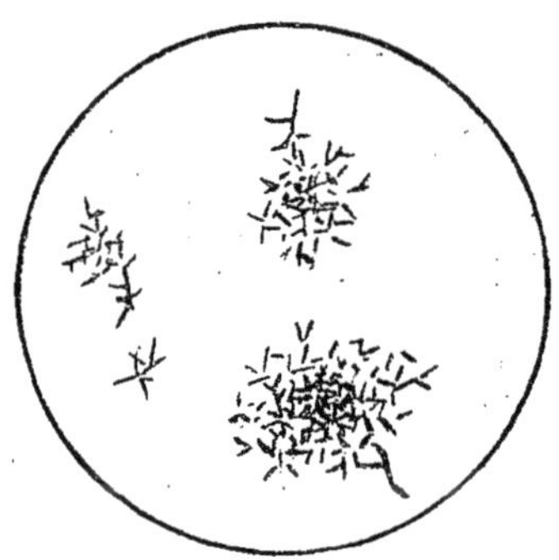

Fig. 4.

Réaction de WIDAL. Agglutination des bacilles typhiques (voir la figure 2).

La réaction de GRUBER-WIDAL, pratiquée avec les soins nécessaires, a acquis une très grande importance pratique. Quoiqu'elle ne soit pas absolument décisive, son existence comme son absence pèsent d'un grand poids dans le diagnostic. On distingue une réaction *macroscopique* et une réaction *microscopique*. La réaction macroscopique s'établit de la manière suivante; dans un tube à essai on verse une émulsion uniformément trouble de bacilles typhiques par leur mélange à 5 ccm. de bouillon et dans ce bouillon trouble on ajoute une à plusieurs gouttes de sérum sanguin d'un malade. On laisse pendant plusieurs heures le tube au repos (de préférence dans une étuve réglée à 37°). Si on a affaire à du sérum de typhique on obtient déjà une agglutination des bacilles du tube à essai avec une concentration de 1 à 100 ou au moins de 1 à 50. Les bacilles s'agglomèrent, ils tombent au fond du tube et le reste du bouillon devient clair. Le *séro-diagnostic microscopique* est encore plus caractéristique. On mélange une goutte d'un bouillon de culture récente de bacille typhique avec du sérum du malade en examen et en variant les conditions de la recherche. Si la réaction est positive, on voit, au bout de quelques minutes et tout au plus au bout d'une demi-heure, les bacilles malades et uniformément répartis dans le sérum, s'*agglomérer* et devenir *immobiles* (fig. 4). Le sérum sanguin des typhiques présente cette propriété d'agglutination à un tel degré qu'une goutte de sérum peut immobiliser les bacilles dans 20, 30 et jusqu'à 100 gouttes de bouillon de culture; par contre le sérum d'un individu sain ou d'un malade non typhique ne possède pas de propriété agglutinante ou bien elle est très peu prononcée.

Lorsque l'agglutination réussit avec une dilution de 1 à 50 ou même de 1 à 100, c'est qu'on a affaire presque sûrement à la fièvre typhoïde. La réaction est parfois déjà positive au bout de trois à quatre jours de maladie; règle générale on ne la constate que dans le cours de la deuxième semaine de la maladie. Il est rare qu'elle soit plus tardive. Si l'agglutination fait défaut chez un malade fébricitant depuis environ deux semaines, on peut presque à coup sûr éliminer le diagnostic de fièvre typhoïde. L'agglutination persiste longtemps, plusieurs mois et peut-être même plusieurs années après l'évolution de la maladie. On peut aussi obtenir la réaction de Gruber-Widal avec la sérosité d'un vésicatoire ou d'un exsudat inflammatoire prise chez un typhique.

La valeur de la réaction de WIDAL est un peu diminuée (R. STERN) parce que, dans quelques cas, malgré l'existence d'une fièvre typhoïde l'agglutination des bacilles cultivés, utilisés pour le sérodiagnostic, ne se produit pas et aussi parce que quelquefois le sérum des malades autres que des typhiques (infection par colibacilles, par proteus, ictère) exerce une action agglutinante sur les bacilles typhiques. Malgré cette réserve, la réaction de WIDAL, surtout lorsqu'elle concorde avec les autres symptômes, a une importance considérable pour le diagnostic de fièvre typhoïde. Dans la pratique ordinaire il est important de savoir qu'une émulsion de bacilles typhiques tués et triturés est agglutinée par le sérum des typhiques. Dès lors, sans utiliser les procédés bactériologiques usuels on peut faire l'épreuve macroscopique avec le *Typhus diagnosticum* de FICKER (s'adresser à la maison S. MERCK de DARMSTADT). Dans un tube à essai on mélange une goutte du sérum sanguin à examiner avec 30, 60 à 100 gouttes du liquide Ficker qui est uniformément trouble. Si le sérum provient d'un typhique, on obtient souvent encore une agglutination nette avec une proportion de 1 à 100; les corps des bacilles agglutinés tombent au fond du tube et y forment un dépôt net au bout de quelques heures.

Le but final du diagnostic bactériologique de la fièvre typhoïde doit être la *découverte du bacille typhique* lui-même dans le corps d'un malade. Cette preuve ne peut assurément être fournie qu'à l'aide des recherches de laboratoire et ne peut être considérée comme habituellement pratique; là où ce genre de recherches est possible, le diagnostic de la fièvre typhoïde a un degré de certitude tel, par la découverte du bacille, qu'aucun autre ne lui est supérieur. La recherche du bacille typhique dans l'*urine* des malades n'a, jusqu'à présent, tout au moins au point de vue diagnostic, qu'une faible importance. La preuve de l'existence des bacilles dans les *selles* est plus important surtout depuis que par l'emploi de milieux nutritifs de *Drigalski-Conradi* et de l'agar colorée au *violet* de *Malachit*, on a pu isoler les bacilles typhiques et les distinguer beaucoup plus facilement des colibacilles ordinaires. Le milieu nutritif de *Drigalski-Conradi* est composé de plaques d'agar qui, en plus du sucre de lait, du carbonate de soude, de la nutrose, etc., contiennent du tournesol. Par l'addition à ce milieu nutritif de Krystal violet, la plupart des autres bactéries peuvent être éliminées de telle sorte que les colonies de colibacille et de bacille typhique persistent seules. Les colibacilles fabriquent de l'acide lactique et leurs cultures se colorent dès lors en *rouge*, tandis que les bacilles typhiques donnent naissance à des cultures bleues; la nature exacte de ces colonies peut être ensuite établie par des recherches ultérieures (agglutination, etc.) Sur les plaques d'*agar colorées au violet de Malachit* on constate que seuls poussent les bacilles typhiques tandis que les autres bacilles contenus dans les selles se multiplient peu ou pas du tout.

L'examen bactériologique du sang a acquis une grande importance (SCHOTTMÜLLER). Avec une seringue de Luer on retire d'une veine du bras environ 20 ccm de sang et on mélange aussitôt ce sang dans plusieurs tubes à essai avec de l'agar liquéfié à 45°. (Bouillon fait avec quantité égales de tannin et d'agar à 2 %, et additionné en plus de sucre et de nutrose, le contenu des tubes à essai est versé dans des boîtes de *Petri* et mis à 37° dans une étuve. Au bout de 12 à 24 heures, dans les cas positifs, de petites taches grises apparaissent sur les plaques formées par le mélange de sang, d'agar et de tannin; ces taches présentent dans leur partie profonde un point noir (développement de sulfure de fer). Ces points noirs sont des colonies de bacilles typhiques dont on peut ultérieurement pratiquer l'examen microscopique. Bien appliquée, cette méthode donne de bons résultats. Elle est couramment employée à la clinique de

Leipzig, chez tous les typhiques et dans les cas soupçonnés de fièvre typhoïde. La preuve positive de l'existence des bacilles typhiques dans le sang réussit pour le moins dans 90 % des cas et certains diagnostics qui seraient restés incertains ou même irréalisables ont acquis par cette méthode une certitude absolue. L'existence des bacilles dans le sang réussit déjà presque toujours dès le premier jour de la fièvre. Dans les cas mortels le nombre des bacilles dans le sang augmente très fortement peu de temps avant la mort. Au point de vue pratique ces recherches nouvelles sont importantes, car on peut cultiver les bacilles typhiques à l'aide de petites quantités de sang (1 à 2 ccm.)...

Pronostic. Le *pronostic* ne pourra dans *aucun* cas être déclaré complètement favorable, puisque même dans les cas les plus légers en apparence, des accidents graves (par exemple, une perforation intestinale) peuvent se produire. Malgré cela la fièvre typhoïde, principalement, quand elle est soignée et traitée convenablement, n'appartient pas à la classe des maladies particulièrement dangereuses, et même dans les cas d'une gravité considérable, on peut encore espérer la guérison. Le *danger* gît surtout dans la *virulence de l'infection*, qui se révèle au médecin, particulièrement (mais pas toujours) par l'élévation de la fièvre et l'intensité des symptômes généraux. Une autre menace découle *des complications*, dont nous avons décrit plus haut en détail l'apparition et l'importance spéciale. Enfin, une troisième série de dangers réside dans la *constitution* et l'*individualité* du malade. A ce sujet, nous avons signalé, à différentes reprises déjà, les éléments qui doivent entrer en considération. Un examen sérieux de *toutes* ces circonstances doit guider le jugement dans l'appréciation du danger de chaque cas en particulier, et dès lors inspirer le pronostic à émettre.

La *mortalité* de la fièvre typhoïde est très diverse dans les différentes épidémies, attendu que les cas graves sont incontestablement plus nombreux à telle époque qu'à telle autre. Des données statistiques généralement applicables sont donc très difficiles à fournir. En moyenne, on peut à cette heure fixer à 10 % environ le chiffre de la mortalité typhique, et déterminer d'après lui le caractère de chaque épidémie. Suivant les relations concordantes de nombreux observateurs, la mortalité de la fièvre typhoïde, depuis l'emploi des moyens actuels de traitement, est manifestement inférieure à ce qu'elle était autrefois, alors qu'elle atteignait parfois 20 à 25 %

Traitement. Jusqu'ici nous ne connaissons pas de *traitement spécifique* de la fièvre typhoïde, c'est-à-dire de moyen capable de détruire ou de neutraliser dans le corps la cause spécifique de la maladie. Comme dans toutes les maladies infectieuses graves les bactériologistes se sont efforcés de trouver un traitement spécifique de la fièvre typhoïde. On a cherché, par des injections aux malades de petites quantités de bacilles typhiques morts, à provoquer le développement d'anticorps. On a aussi utilisé les injections d'autres espèces bactériennes (surtout le bacille pyocyanique). Dans de nouvelles recherches on a aussi essayé la sérumthérapie par l'emploi de sérums immunisants d'origine animale. Toutes ces recherches ont un très grand intérêt scientifique, mais jusqu'à présent les résultats pratiques sont encore très douteux.

Dans ces conditions, le traitement doit, actuellement encore, être principalement *diététique* et *symptomatique*, et en outre, en un certain sens, *prophylactique*, c'est-à-dire qu'indépendamment de la lutte à soutenir contre les symptômes déjà apparents, le traitement doit autant que possible *prévenir* l'apparition de certaines manifestations secondaires qui mettent la vie en danger. Dès lors, le traitement rationnel donne au médecin une mission d'une haute importance et une tâche qui n'est pas tout à fait ingrate.

Pour commencer par la description des procédés de diététique générale, la chambre du malade ne doit pas être trop chaude, elle doit être fréquemment et parfaitement aérée. Son lit doit être aussi bien aménagé que possible. Par la surveillance soigneuse du *décubitus*, non seulement on évite au malade un symptôme pénible et dangereux (v. plus loin), mais on épargne au médecin et aux garde-malades beaucoup de peine et de travail. Les malades gravement atteints seront pour ce motif couchés sur un matelas d'air ou, si possible, d'eau. On fera en sorte qu'ils ne demeurent pas constamment couchés sur le dos, mais qu'ils changent fréquemment de côté. Le dos, le sacrum et les talons doivent être lavés souvent avec de l'alcool camphré ou de l'eau-de-vie. La plus petite eschare doit être traitée avec soin, deux fois par jour détergée avec une faible solution salicylée ou lysolée et pansée avec l'onguent au baume de Pérou 1:30. L'eschare s'étend-elle, il est très avantageux de la saupoudrer avec de la poudre de dermatol ou d'autres poudres isolantes. Il faut veiller surtout à ce que la peau ne se décolle pas. En ce cas, il faut la fendre à temps.

La *bouche* doit être tenue dans le plus grand état de *propreté*. Les malades faiblement atteints peuvent se rincer la bouche eux-mêmes, mais dans les cas plus graves, la cavité buccale et la langue doivent fréquemment être nettoyées avec un linge fin trempé dans de l'eau froide ou dans une solution de borax (1:30). On comprend l'importance de cet état de propreté de la bouche, quand on songe à la coïncidence fréquente déjà signalée de l'otite moyenne et de la parotidite avec la stomatite. Quand la langue et les lèvres se dessèchent, il est utile de les enduire de glycérine.

Le *régime alimentaire* des typhiques doit être liquide et pourtant nutritif. Le lait est très approprié à leur état et doit toujours être recommandé, mais malheureusement beaucoup de malades ne continuent pas son emploi. L'addition de café, de thé ou d'un peu de cognac le fait mieux supporter. Le cacao bouilli dans du lait, peut aussi être donné pour varier, et chez les malades gravement atteints, nous avons souvent employé avec avantage les farines lactées ou des farines analogues. Outre le *lait* on fera prendre surtout des *soupes* mucilagineuses et *farineuses* (avoine), potages au tapioca, riz, semoule, etc. Les bouillons de viande sont recommandés et peuvent être rendus plus nutritifs par des additions variées (suc de viande, nutrose, peptone..., œufs de préférence). De même, les *gelées de viande* (faites à l'aide de pieds de mouton) peuvent, dans certains cas, être utilisées. Aux demandes réitérées des malades on pourra accorder des aliments un peu plus consistants (pain blanc trempé et biscuits divers). Si les forces baissent d'une façon dangereuse, on pourra, malgré la persistance de la fièvre, ordonner du bœuf cru finement râpé (suivi d'un peu d'acide chlorhydrique) ou mieux encore le *beef-tea* si hautement recommandable au lieu du jus de viande. Les diverses préparations artificielles de viande (*suc de viande, peptone de viande*, etc.), fabriquées en ces derniers temps, sont parfois employées avec succès. C'est surtout quand la marche de la maladie est traînante qu'on doit, même pendant que la fièvre dure encore, commencer à nourrir davantage. La meilleure boisson, c'est *l'eau froide*, qui doit souvent être *présentée* au malade. Les limonades et les jus de fruits le dégoûtent à la longue. Les boissons chargées d'acide carbonique doivent être évitées, parce qu'elles facilitent le météorisme. Le thé froid au contraire, mêlé au lait, est une boisson recommandable. On peut aussi donner du thé chaud mélangé à du jus de fruits (airelle). Du *vin* bon et généreux (Porto, Malaga, vin de Hongrie), doit être administré dans tous les cas les plus graves; cependant il n'est pas nécessaire en général de *contraindre* les malades à user de vin, quand il ne leur plaît pas. La *bière* aussi peut être accordée en petite quantité, quand elle a pour effet de réveiller l'appétit. Pendant la *convalescence*, on doit être particulièrement réservé dans l'alimentation, car des erreurs de régime ont parfois des suites désastreuses. C'est seulement quand la fièvre a disparu depuis une à une semaine et demie, qu'on permettra une alimentation plus solide à la viande (pigeon, poulet, cervelle) et qu'on passera petit à petit au régime habituel.

Outre les mesures très importantes de diététique générale décrites ci-dessus, il n'y a, d'après nous, en tenant compte des progrès réalisés en thérapeutique, qu'un *seul* mode de traitement qu'on doive surtout utiliser, c'est le traitement méthodique par *les bains froids* institué tout d'abord par BRAND, à Stettin. Quoique les indications de cette méthode ne doivent plus, à notre avis, être comprises dans le sens de leur auteur et que conséquemment beaucoup de détails qui s'y rapportent soient sujets à modification, il n'y a jusqu'ici aucune autre forme de traitement de la fièvre typhoïde qui, appliquée *à propos* et avec *méthode*, puisse revendiquer des succès aussi nombreux et aussi évidents. Il est vrai que, dans la pratique privée, la balnéothérapie est souvent entourée de difficultés beaucoup plus grandes que dans un hôpital bien tenu; mais avec de la bonne volonté et un peu d'énergie, les bains peuvent le plus souvent être aussi bien installés à domicile, et en tout cas, il est du devoir du médecin qui entreprend la cure d'une fièvre typhoïde grave, de recourir autant que les circonstances le permettent à la pratique des bains. De nombreux cas de fièvre typhoïde légère guérissent spontanément, par une bonne hygiène sans bains ni médicaments.

Les avantages que l'on retire des bains sont les suivants : 1° Quand on abaisse suffisamment leur température les bains font tomber la *fièvre* par soustraction directe de la chaleur. Donc tous les effets nocifs qui dépendent de l'augmentation de la température du corps sont prévenus dans la mesure du possible. 2° Un résultat plus important encore que celui de la réfrigération du malade, est obtenu par l'action directe que les bains exercent sur le *système nerveux*. Le sensorium se dégage, l'apathie et la stupeur diminuent, bref, tout le tableau morbide de « l'état typhique » grave, sous l'influence de la balnéothérapie, s'observe plus rarement que jadis. En même temps il est clair que l'action des bains sur le système nerveux non seulement provoque une amélioration du bien-être subjectif, mais encore entraîne à sa suite toute une série d'heureuses conséquences. Les malades s'alimentent plus volontiers, ils déglutissent plus facilement, ils toussent avec plus de force, ils se meuvent plus aisément, il est plus facile d'entretenir la propreté du corps et de la bouche, etc. 3° L'influence des bains sur les *organes respiratoires* est de la plus grande importance. Ils ont surtout pour résultat de provoquer des inspirations profondes et de faciliter l'expectoration. La meilleure preuve de l'efficacité de cette action, c'est que chez les malades qui, dès le début, ont été mis au bain, les bronchites graves, l'atélectasie pulmonaire et les pneumonies catarrhales se développent assez rarement. 4° La bonne *hygiène de la peau* rendue possible grâce aux bains, n'est pas à dédaigner non plus. Le décubitus est beaucoup plus rare qu'autrefois, depuis l'introduction du traitement balnéaire. 5° Enfin mentionnons encore l'*action diurétique* des bains qu'on a quelquefois pu observer.

Il suit de ce qui précède que, d'après nous, *les indications de l'emploi des bains* ne découlent pas uniquement *de l'intensité de la fièvre*, mais qu'à cet égard il faut principalement tenir compte de l'*état du système nerveux et des organes de la respiration*. Il est certain que nombre de fièvres typhoïdes légères évoluent avantageusement sans qu'il faille y soumettre les malades même une seule fois. D'autre part, cependant, on doit toujours se souvenir que le traitement balnéaire n'est pas seulement dirigé contre les symptômes actuels, mais qu'il a de plus une valeur *prophylactique* véritable, consistant à *prévenir* les manifestations graves du côté du cerveau et des poumons.

En ce qui concerne les détails des procédés de balnéothérapie dans la fièvre typhoïde, on se sert en général de *bains entiers*, de telle sorte que le malade soit plongé dans l'eau jusqu'au cou. La baignoire doit se trouver à côté du lit. Dans les hôpitaux, où l'on dispose de lits roulants, il est plus commode de transporter les malades dans la salle de bains. Tout malade gravement atteint doit être porté dans le bain, y être maintenu et soutenu, pour éviter la trop grande fatigue corporelle. Pendant le bain, la peau doit être légèrement frictionnée, afin que le malade ne ressente pas trop l'impression du froid. Le degré du froid, surtout lors des premières immersions, ne doit pas être trop bas pour commencer. On débute par 30 — 32° C. environ, et chez les personnes âgées, sensibles ou pusillanimes, les premiers bains doivent être encore plus chauds. Quand les malades se sont accoutumés à la température de l'eau, on peut graduellement la rafraîchir. Nous ne nous sommes presque jamais servi de bains au-dessous de 22° à 25° C. et nous croyons qu'on peut s'en passer. Ordinairement 25° à 30° C. suffisent pleinement. La durée du bain est en général de 10 minutes. S'il se produit un fort frisson ou si le malade est très agité dans le bain, on doit en abréger la durée. Aussitôt après, le malade est reporté au lit, enveloppé dans un drap étendu à l'avance et essuyé à sec en lui frottant assez vivement les extrémités et le dos. Le drap humide est ensuite enlevé, on recouvre le malade plus chaudement et on lui administre du bouillon chaud ou quelques gorgées de vin généreux. Une demi-heure environ après, on contrôle l'effet du bain sur la chaleur au moyen de la thermométrie rectale. Cet effet est considéré comme satisfaisant quand la température est tombée de 1° à 2°. Le refroidissement est parfois plus marqué encore; mais, dans des cas graves, la fièvre peut montrer une telle *résistance*, que la rémission obtenue ne descend pas au-dessous de quelques dixièmes de degré. Dans ces cas, on peut, en certaines circonstances, abaisser encore plus la température du bain ou bien en prolonger la durée. Si les bains froids sont mal supportés, des *bains tièdes prolongés* tels que Riess, etc., les a préconisés récemment, sont parfois tout à fait appropriés.

Comme base indiquant l'emploi du bain, on peut adopter le chiffre de 39°,8 dans le rectum comme le degré approximatif de la température auquel on peut y avoir recours. Cependant il y a lieu toujours de tenir compte des variations spontanées de la chaleur du corps. Dans les cas où, sans cause appréciable, la température baisse notablement le matin, l'ascension du soir ne fournit rarement, à elle seule, une indication pour l'emploi du bain froid.

Je considère comme très important de ne pas y recourir trop souvent, car les effets utiles des bains pourraient être neutralisés par leurs effets nuisibles qui ne sont pas à contester. Actuellement il ne nous arrive que très rarement d'ordonner plus de deux à quatre bains par jour. *La nuit* nous en donnons rarement, à moins qu'une chaleur très intense ou d'autres symptômes graves ne les imposent. C'est une véritable erreur de réveiller un malade qui dort tranquillement, même quand il a au delà de 40°, pour le plonger dans l'eau froide. Mais, lors même que la fièvre n'est pas élevée et *que la température est normale*, il n'y a pas, comme nous l'avons dit, de meilleur remède que les bains, contre les manifestations sérieuses qui existent du côté des poumons ou du cerveau. Dans ces cas on emploiera souvent des bains un peu plus chauds, et on y associera des *affusions* froides sur la tête et le dos. En même temps on aura soin de boucher les oreilles avec de l'ouate pour empêcher que l'eau froide y pénètre.

Malgré l'utilité du traitement par les bains, considéré d'une manière générale, il n'en doit pas moins, comme toute autre méthode thérapeutique, être institué dans une juste mesure et en ayant constamment égard aux conditions individuelles du sujet. Si les malades sont très faibles, s'ils éprouvent une grande aversion pour les bains, si à la sortie du bain ils se sentent déprimés et mal à l'aise au lieu d'être plus dispos, il faut sérieusement se demander si l'on rend service en insistant sur la médication balnéaire. Dans ces cas j'ai fréquemment, au cours de ces dernières années, substitué aux bains des *enveloppements froids* de tout le corps pratiqués au lit et je considère cette méthode d'application du froid comme très appropriée dans beaucoup de cas. L'action antithermique des traps mouillés est effectivement moins violente que celle des bains, elle peut d'ailleurs facilement être remplacée par l'administration d'antipyrétiques à l'intérieur. Mais l'influence qu'en ressentent l'appareil respiratoire et le système nerveux s'exerce presque toujours de la manière la plus avantageuse. La plupart des malades acceptent volontiers les enveloppements froids et demeurent tranquillement couchés pendant une à deux heures dans leurs linges humides. C'est spécialement dans la pratique privée, où le traitement balnéaire rencontre toujours de plus grandes difficultés que dans les cliniques et les hôpitaux, que je préconise vivement l'emploi plus fréquent des enveloppements froids. Dans ces considérations aussi on commencera toujours par un degré plus ou moins élevé de température pour descendre graduellement à une température plus froide.

Il y a également une série de contre-indications à l'emploi des bains, et il importe d'en tenir compte. Parmi elles signalons en premier lieu l'apparition de toute *entérorrhagie*, ou une *péritonite* imminente. En ce cas le *repos* est l'indication qui prime pour le malade, et les bains doivent être supprimés immédiatement. En outre le développement de l'otite, les affections laryngées graves, la néphrite aiguë, sont des complications qui contre-indiquent presqu'absolument l'usage des bains ou ne les autorisent qu'avec prudence (plus rares et plus chauds). Parfois encore l'apparition de *douleurs rhumatoïdes dans les articulations* ou, dans d'autres cas, celle *de furoncles* mettent obstacle à la continuation des bains. Bref, ce serait une véritable erreur que de prétendre formuler une règle générale pour l'emploi des bains dans le traitement de la fièvre typhoïde.

En dehors de l'emploi des moyens diatétiques et des bains le traitement médicamenteux de la fièvre typhoïde est souvent complètement inutile. Toujours est-il qu'on peut, dans quelques cas, utiliser certains médicaments. Nous signalerons tout d'abord l'emploi du calomel au début de la maladie. WUNDERLICH a cru avoir observé que l'emploi de 2 à 3 prises de calomel à la dose de 0,3 durant la première semaine, a une influence favorable sur le cours ultérieur de la maladie et a pu même l'écourter. Cette assertion manque de preuves. Toujours est-il que je considère comme indiqué l'emploi du calomel, notamment dans les cas si fréquents de constipation au début de la maladie. Ultérieurement je ne recommande plus ce remède et je me borne, à moins d'indications spéciales, à prescrire une simple solution d'acide chlorhydrique ou toute autre analogue. — On discute beaucoup pour savoir s'il est utile de lutter contre la fièvre des typhiques par l'emploi des antipyrétiques. Le point de vue exclusif d'après lequel, dans le traitement symptomatique de la fièvre typhoïde, on devait surtout combattre l'élévation de la température, est, à l'heure actuelle, presque complètement abandonné. Dans l'étude du traitement balnéaire de la fièvre typhoïde nous avons fait ressortir comment l'action réfrigérante du bain n'est qu'un des facteurs et peut-être pas le plus actif ni le plus important de l'action thérapeutique recherchée. Par l'usage des *antipyrétiques internes*, on n'obtient pour la plus grande part, qu'un effet antithermique et tout au plus, pour quelques-uns d'entre eux, une influence sédative sur le système nerveux. Mais le grand effet du bain sur la respiration et la peau fait ici entièrement défaut. Placé dans l'alternative d'avoir à traiter un typhique *exclusivement* par les bains ou seulement par l'antipyrine et remèdes analogues, nous donnons sans restrictions la préférence à la première manière. Cela ne veut pas dire que nous bannissons absolument l'usage des antipyrétiques internes, mais nous désirerions en restreindre l'emploi dans de plus étroites limites que cela n'a été fait trop souvent jusqu'ici. A notre avis, ils ne sont indiqués que lorsque, en présence d'une fièvre continue et intense, les bains sont pour l'un ou l'autre motif impraticables ou contre-indiqués (v. plus haut), ou que la fièvre, malgré les bains, se maintient constamment à un haut degré. Dans ces conditions, le traitement hydropathique peut convenablement être associé à l'administration interne des antipyrétiques, surtout quand ces derniers sont bien supportés par les malades et que ceux-ci se sentent subjectivement mieux après l'abaissement de la température qu'avant. C'est ainsi que nous traitons souvent les typhiques en leur faisant prendre des bains pendant le jour, et en leur administrant le soir, lors de l'ascension fébrile, une dose d'*antipyrine* (1,0 à 2,0) ou du pyramidon (0,3 à 0,5). De même, quand la céphalalgie est forte et qu'il y a de l'agitation nerveuse, etc., ce remède est particulièrement indiqué. Mais nous tenons pour inutile tout au moins, si pas tout à fait inopportun, de donner à des malades souffrant d'une fièvre modérément intense, sans raison suffisante, comme c'est malheureusement trop souvent le cas dans la pratique, de grosses doses d'antipyrétiques, car l'unique résultat qu'on obtient n'est fréquemment qu'une aggravation de l'état général et un trouble des fonctions de l'estomac. On a vanté comme spécifique la lactophénine (0,5 à 1 gr. par dose; 5 à 6 gr. par jour); son emploi ne s'est pas généralisé. Parmi les anciens antipyrétiques on peut signaler de préférence la quinine (1 gr. à 1,50 par dose) et récemment encore on a de nouveau vanté son influence favorable sur l'évolution de la maladie. Je ne puis recommander ce médicament.

Parmi les autres symptômes qui exigent un traitement spécial, vient en première ligne l'*hémorrhagie intestinale*. Nous avons dit plus haut qu'en ce cas les bains doivent immédiatement être suspendus. Alors la *glace* et l'*opium* sont les remèdes principaux. On pose sur l'abdomen des *vessies de glace*, étalées, pas trop lourdes, attachées à un cerceau, si possible. Comme alimentation, on donne exclusivement du lait froid, en petite quantité, et parfois de la gélatine. A l'intérieur on donne de deux en deux heures 15 à 20 gouttes de teinture d'opium ou de la poudre d'opium (0,03 à 0,05), pure ou additionnée d'acétate de plomb (opium 0,03, acétate de plomb 0,05, sucre blanc 0,5). L'opium paralyse le mouvement péristaltique des intestins, et dès lors la formation de caillots dans les vaisseaux qui fournissent le sang est rendue plus facile. Dans les cas graves on peut aussi tenter les *injections d'ergotine*, employer l'extrait fluide d'Hydrastis (20 gouttes 3 à 4 fois) ou bien notamment l'injection sous-cutanée de 200 ccm. d'une solution stérilisée de gélatine à 1-2 %, dissoute dans du sérum salé à 0,7 %. Dans les anémies graves à la suite d'hémorragies on peut employer des injections sous-cutanées de solution salée physiologique.

Quand la *péritonite* se déclare, le traitement est au fond le même. Avant tout on a recours à l'opium à doses élevées, malheureusement sans succès le plus souvent. Au *traitement chirurgical* de la péritonite est réservé un peu plus d'avenir. Mais l'expérience acquise dans cette voie est encore très limitée.

Lorsque la *diarrhée* est intense, on prescrit une mixture gommeuse, ou de petites doses d'opium, celles-ci parfois associées à du tannin ou tannigène, etc. En général il est prudent de « ne pas arrêter » la diarrhée de moyenne intensité de la fièvre typhoïde. La *constipation* persistante doit toujours être évitée. Au commencement de la maladie, elle cède le mieux au *calomel* (voir ci-dessus). Plus tard on cherchera, principalement au moyen de *lavements*, à amener les garde-robes. Si l'on n'y parvient pas, on donne de la rhubarbe ou de l'huile de ricin. Le *météorisme* excessif s'atténue par des applications froides ou des vessies de glace sur le ventre. Par l'introduction dans le rectum d'une longue sonde intestinale, on réussit souvent à évacuer des quantités notables d'air et du gaz. Nous manquons d'expérience personnelle relativement à la *ponction* des intestins *tympanisés*, telle que la préconisent quelques médecins.

En présence de *symptômes pulmonaires* graves, les *bains*, comme nous l'avons dit, accompagnés d'affusions froides, ou les *enveloppements* humides, constituent le remède capital. A l'intérieur on peut essayer la liqueur ammoniacale anisée et les fleurs de benjoin (dose de 0,1 à 0,2). Quand la *fréquence du pouls est considérable*, on place une vessie de glace sur la région précordiale et on prescrit, si en même temps le pouls est petit et faible, des *excitants*, parmi lesquels nous avons dans ces derniers temps employé le plus souvent le camphre, le strophantus, la caféine, les vins toniques; nous faisons rarement usage de la digitale. Si des phénomènes subits de grande faiblesse du cœur, ou *collapsus*, se déclarent, une intervention prompte et énergique s'impose impérieusement. Il faut s'adresser avant tout aux injections excitantes sous-cutanées (*injections d'huile camphrée, de caféine*, indépendamment du vin, du strophantus, de la digitale à l'intérieur). Si la respiration s'arrête on réussit parfois à la ranimer par des affusions froides sur la nuque. On peut encore réveiller par la *respiration artificielle* un arrêt de la respiration qui commence à se produire.

Les bains et les affusions sont également le remède le plus actif contre les *troubles nerveux*. Dans l'intervalle des bains, on recouvre la tête d'une vessie de glace. L'*antipyrine* agit parfois favorablement sur les symptômes nerveux. De *petites doses de morphine* (à l'intérieur ou mieux par la voie sous-cutanée) sont visiblement utiles dans les états de grande excitation (agitation vive, délire). Dans le cas d'insomnie on peut user du *véronal* (0,50 à 0,75), parfois associé au bromure de sodium (1 gr.).

Les complications et les maladies consécutives, qui peuvent survenir en grand nombre et que nous n'avons plus à énumérer de nouveau ici, doivent être traitées d'après les règles en usage.

Les *mesures prophylactiques* dirigées contre la dissémination de la maladie ne sauraient être indiquées qu'à grands traits. Avant tout il est de première importance d'*isoler* le malade le mieux possible. Si cet isolement ne peut être pratiqué au domicile du malade, il faut avoir recours à une maison de santé. Il faut aussi chercher avec soin les malades peu atteints, les formes frustes (porteurs de bacille, voir plus haut). Le point le plus important, c'est la *désinfection* rigoureuse des *évacuations* (selles et urines). On recommande le plus à cette fin une solution de *crésyl* (4 cuillerées à soupe de liqueur de crésyl saponiné dans un litre d'eau) mélangée à parties égales aux selles, à l'urine, aux matières vomies, ou bien une solution d'eau de chaux, de chlorure de chaux 2 %, de sublimé, de lysol, etc. Il faut veiller ensuite à ce que les vases plats dont se servent les malades, de même que les draps de lit, le linge de corps, le thermomètre, etc., entrent aussi peu que possible en contact avec d'autres personnes et soient désinfectés avec soin. De nombreuses recherches ont été faites pour obtenir un vaccin contre la fièvre typhoïde, mais sans succès, car les résultats publiés à ce jour ne sont pas probants [1]. — Si l'on a quelque motif de croire que la maladie est en rapport avec les eaux de boisson ou les eaux ménagères, il faut évidemment condamner les citernes et les conduits qui les fournissent. Nous n'avons pas à indiquer ici, d'une manière plus précise, les règles générales de l'hygiène.

APPENDICE. — PARATYPHOIDE

Von SCHOTTMÜLLER et d'autres ont observé à plusieurs reprises des cas d'affections typhoïdiques avec évolution ordinairement bénigne au cours desquelles on a trouvé des bacilles dans le sang, dans le foie et dans les taches rosées : ces bacilles se distinguent par certains caractères des bacilles typhiques proprement dits. Jusqu'à ce jour on a distingué deux types de ces sortes de bacilles (le type A et le type B). Le sérum sanguin des malades atteints de paratyphoïde ne produit *aucune agglutination* sur le bacille typhique proprement dit, tandis qu'il agglutine l'un ou l'autre bacille paratyphique. Ce caractère est important et décisif pour le diagnostic. Règle générale les bacilles paratyphiques sont agglutinés par le sérum des typhiques vrais. Les caractères distinctifs utilisables pour la distinction des quatre espèces de bacilles dont la parenté est très proche, c'est-à-dire le colibacille, le bacille typhique, les bacilles de la parathyphoïde A et B ont été groupés dans le tableau suivant.

Parmi les deux espèces de bacilles paratyphiques, le type B paraît surtout avoir une grande importance clinique. F. ROLLY distingue deux formes de l'infection par bacille paratyphique B. L'une de ces formes évolue en présentant les caractères cliniques d'une *gastro-entérite* grave aiguë avec vomissements et diarrhée. Ces cas, parfois nombreux et simultanés, s'observent surtout à la suite de l'absorption de viandes, de haricots, de gâteaux, etc. Il s'agit sûrement dans ces conditions de l'action de *toxines* élaborées par des bacilles dans la viande, les légumes, etc. — Dans d'autres cas le bacille paratyphique B détermine une affection qui, cliniquement, ne se différencie pas sensiblement de la vraie typhoïde

1. La *vaccination antityphique* est entrée depuis peu de temps dans une période pratique; elle a été pratiquée chez l'homme, simultanément en 1896 par PFEIFFER et KOLLE en Allemagne et par A.-E. WRIGHT en Angleterre; cette vaccination a été étudiée en *France* par CHANTEMESSE et surtout par H. VINCENT dont le vaccin polyvalent présente une supériorité très nette sur les autres vaccins antityphiques employés de divers côtés.

et qui ne peut être reconnue que par l'examen bactériologique. Nous avons observé à Leipzig, dans ces dernières années, une petite épidémie bien étudiée par F. Rolly dans laquelle la plupart des personnes traitées avaient mangé de la viande provenant du même boucher.

	CULTURE DANS LE LAIT	DÉVELOPPEMENT DANS LE SUCRE DE RAISIN	CROISSANCE SUR POMMES DE TERRE	FORMATION D'INDOL
fièvre typhoïde	pas de coagulation	pas de développement de gaz	incolore	néant
paratyphoïde A	pas de coagulation mais le lait devient acide	production de gaz	incolore	néant
paratyphoïde B	pas de coagulation le lait devient alcalin et se clarifie	production de gaz	brun	néant
colibacille	coagulation	production de gaz	brun	résultat positif

L'évolution de la maladie correspond tout à fait à celle d'une fièvre typhoïde ordinaire bénigne ou de moyenne gravité (fièvre, pouls lent, tâches rosées, diarrhée, météorisme, leucopénie habituelle, fréquence relativement assez grande des ulcérations au niveau des amygdales). La maladie se termine toujours favorablement. Dans le seul cas de paratyphus suivi d'autopsie, on a trouvé aussi des lésions de l'appareil lymphoïde de l'intestin, mais lésions moins accusées que dans la fièvre typhoïde ordinaire. En général ce sont les lésions de la gastro-entérite et parfois celles de la dysenterie qui prédominent. Ces lésions constituent aussi le caractère anatomique principal, dans les cas mortels, de la forme gastro-intestinale ci-dessus indiquée. Le bacille du typhus des souris employé par Löffler contre la peste des souris paraît être identique au bacille paratyphique B. — Dans les Indes, d'après les dernières recherches, on observe de préférence les affections à bacille paratyphique A.

CHAPITRE DEUXIÈME.

TYPHUS EXANTHÉMATIQUE.

(Typhus tacheté, Typhus pétéchial.)

Le typhus exanthématique est une maladie infectieuse aiguë, confondue primitivement avec la fièvre typhoïde, mais qui en diffère complètement. Les ressemblances qui rapprochent ces deux maladies et qui ont donné lieu à la dénomination clinique commune de « typhus », consistent seulement dans un état général fébrile grave et dans une série de complications propres aux deux affections.

Etiologie Pour ce qui concerne le mode suivant lequel l'infection se produit dans le typhus exanthématique, nos connaissances sont encore plus incertaines qu'à l'égard de la fièvre typhoïde. Nous n'avons jusqu'ici aucune connaissance certaine de l'agent spécifique du typhus, quoiqu'on ait à plusieurs reprises constaté la présence de microorganismes dans le sang. Il est incontestable que la maladie ne naît jamais spontanément et que son apparition dans une région, indemne jusqu'alors, doit toujours être attribuée à l'apport du poison morbide. Il est également établi par des observations nombreuses que le typhus appartient au groupe des maladies *contagieuses,* c'est-à-dire que le transport direct du germe morbide s'opère très facilement du malade aux personnes de son entourage. Mais quant à dire comment ce transport a lieu, si le poison est contenu dans l'air expiré, ou, ce qui est plus probable, dans les squames épidermiques, ou dans les autres produits d'excrétion ou de sécrétion des malades, on ne sait rien de positif à cet égard. On ignore tout autant par quelle porte le contage pénètre dans le corps, s'il est inspiré ou ingéré. Ce qui est acquis, c'est que le microbe peut aussi se transmettre par les effets des malades (habits, linge, etc.).

Lorsque les conditions hygiéniques sont bonnes, la contagiosité du typhus pétéchial peut diminuer notablement. Dans les baraquements bien ventilés de l'hôpital de Leipzig, par exemple, les cas de transmission de la maladie aux médecins, aux garde-malades et aux autres patients sont exceptionnels. Quand, au contraire, les conditions hygiéniques sont mauvaises, le typhus *étend au loin* ses ravages, et c'est alors que se produisent ces terribles *épidémies* décrites sous le nom de « typhus de famine » ou « des armées », etc., épidémies qui appartiennent en majeure partie au typhus pétéchial. Dans les petites épidémies également on constate souvent que ce sont des auberges infectes et encombrées qui constituent les principaux foyers d'où rayonne la maladie.

Actuellement le typhus pétéchial existe d'une manière permanente, principalement en Angleterre (en Irlande notamment), dans l'Allemagne orientale (*Posen*, la *Prusse orientale* et *occidentale*, la *Silésie*), la Pologne, la Galicie, la Russie, en partie aussi dans l'Europe méridionale. Au centre de l'Allemagne les cas isolés qu'on observe chaque année sont sans exception des cas importés.

Le typhus exanthématique atteint de préférence les jeunes sujets de 20 à 40 ans. Cependant il se présente aussi chez les enfants et assez souvent chez les personnes âgées. On n'a pas remarqué que les épidémies soient nettement sous la dépendance des saisons. Comme pour la fièvre typhoïde une première atteinte paraît conférer une immunité contre une invasion ultérieure.

Marche et symptômes de la maladie. Les traits caractéristiques du typhus, quand on les compare à ceux de la fièvre typhoïde, se résument en ce que la maladie débute beaucoup plus brusquement et plus rapidement, qu'elle atteint en moins de temps un degré thermique très élevé et présente une grande intensité des symptômes généraux, mais qu'elle dure moins longtemps, rarement plus de deux semaines et se termine par la guérison le plus souvent d'une manière *critique*.

La durée de la *période d'incubation* paraît varier beaucoup. D'une manière habituelle elle dure de 7 à 12 jours, jamais moins de 4 ou plus de 14 jours. Souvent, mais pas toujours, avant que la maladie se déclare effectivement, elle est précédée pendant plusieurs jours de *légers prodromes*, consistant en abattement, anorexie, douleurs de tête et des membres. Ensuite commence la maladie proprement dite, en général d'une façon assez soudaine, parfois par un *frisson initial* assez intense. En même temps, la température s'élève rapidement et peut dès le premier soir atteindre 40° à 40°,5. Souvent surviennent un ou plusieurs *vomissements*. En peu de jours on constate un état général grave avec fièvre. Les malades se sentent abattus et prostrés au plus haut degré. Souvent il existe des *douleurs* intenses *du rachis et des membres*. Bientôt se déclarent des *troubles nerveux* : céphalée opiniâtre, vertige, photophobie, bourdonnements d'oreilles, dans les cas graves une stupeur à marche rapide et du délire. La *fièvre*, dans beaucoup de cas, atteint souvent 41°, dépasse même parfois ce chiffre et suit une marche continue, marquée le matin seulement par de faibles rémissions. En même temps la peau est chaude et sèche, la langue desséchée et couverte d'un enduit épais, la respiration légèrement accélérée, le pouls très rapide. Dans les poumons se développent fréquemment les signes d'une *bronchite* généralisée. Parfois on observe également un *catarrhe nasal et conjonctival*. Des *symptômes abdominaux* prononcés manquent presque totalement. La *rate* est presque toujours fortement tuméfiée. L'*urine* est concentrée, rare, parfois légèrement albumineuse. Dans le *sang* on trouve le plus souvent une leucocytose notable contrairement à ce qu'on observe dans la fièvre typhoïde.

Du 3e au 7e jour apparaît l'*exanthème* caractéristique auquel la maladie doit son nom. Il consiste en une *éruption rubéolique* ordinairement très abondante et étendue avec profusion sur le tronc et les extrémités, parfois aussi à la figure. Quelquefois cet exanthème est à larges taches et peut avoir alors beaucoup de ressemblance avec un exanthème morbilleux récent. Dans l'intervalle des taches rubéoliques, la peau est souvent d'une rougeur érythémateuse diffuse. Après 2 ou 3 jours les taches deviennent hémorrhagiques et se transforment en *pétéchies* plus ou moins foncées. D'ordinaire c'est seulement dans les cas bénins que les taches rubéoliques, sans passer par l'état pétéchial, pâlissent. Dans des cas rares, mais parfaitement établis, l'éruption est clairsemée et peut même faire complètement défaut. L'*herpès* peut se montrer, mais rarement.

La *seconde semaine* déjà, quand la maladie est légère, la défervescence apparaît avec un amendement dans les symptômes généraux. Cet état s'annonce souvent par une profonde rémission de la température, coïncidant avec le septième jour environ. Dans les cas graves, au contraire, tous les symptômes s'accentuent. La faiblesse s'accroît progressivement, les troubles nerveux atteignent le paroxysme de l'*état typhique grave*, qui se traduit, soit par une *stupeur* profonde allant jusqu'au *coma* complet, soit par un *violent délire*. Parfois les malades éprouvent des hallucinations angoissantes, sont agités, en fureur, sortent de leur lit. Le *poumon* devient quelquefois le siège de pneumonies lobulaires, et la fièvre persiste avec la même véhémence. Dans le cours de ces symptômes, la maladie peut se terminer par la mort. Dans les cas favorables, au contraire, apparaît, parfois après une exacerbation fébrile excessivement élevée *(perturbatio critica)*, qui a lieu du quatorzième au dix-septième jour, rarement quelques jours plus tôt ou plus tard, une subite amélioration des phénomènes morbides. A ce moment particulier le thermomètre accuse une chute sous forme de *crise*, c'est-à-dire que la chaleur, à part de très courtes interruptions, descend en un ou deux jours jusqu'à la normale. Dans les cas aussi où la fièvre tombe par oscillations descendantes, la défervescence s'opère toujours dans un temps notablement plus court que dans la fièvre typhoïde. L'exanthème pâlit rapidement, les malades se remettent peu à peu et ordinairement la guérison s'établit entière et durable. Quelques observateurs ont bien vu des *récidives* dans le typhus maculé; mais elles sont en tout cas, au moins dans nos épidémies actuelles, extraordinairement rares.

Complications et modes d'évolution. Il résulte de l'exposé de la marche morbide que le typhus se révèle seulement par un ensemble symptômatique indiquant une *grave infection générale de l'organisme.* La seule affection locale qui ne manque pour ainsi dire jamais, l'exanthème caractéristique, n'a évidemment aucun rapport avec l'existence des graves symptômes morbides. Il est aussi très probable que la majeure partie des *complications* qui se déclarent parfois dans les cas graves, sont *de nature secondaire* et naissent, comme nous l'avons indiqué, dans le chapitre précédent. Ce sont d'ailleurs les mêmes complications qui, dans des circonstances données, se montrent dans *toute* maladie générale intense : l'*otite*, la *parotidite*, les *pneumonies lobulaires* étendues, plus rarement les *affections gangreneuses du poumon et la pleurésie*, puis les *furoncles*, les *suppurations du tissu cellulaire*, le *décubitus*, les *affections dysentériques de l'intestin*, *l'ictère*, etc. D'autre part il est encore douteux si plusieurs autres affections locales qui s'observent également, sont aussi en relation *directe* avec l'agent morbide spécifique. A cette catégorie appartiennent surtout les *pneumonies* lobaires et les *néphrites* qu'on rencontre dans des cas rares. — Les *maladies consécutives* sont rares après le typhus exanthématique; cependant on a parfois observé des *états anémiques* de longue durée, puis des *névralgies* et des *paralysies*, etc.

Les diverses épidémies de typhus diffèrent considérablement entre elles, aussi bien sous le rapport des complications particulières que sous celui notamment de la marche générale et de leur physionomie générale. C'est ainsi que certaines épidémies se distinguent par la proportion plus considérable des *formes légères* de la maladie *(typhus exanthematicus levissimus).* Dans ces cas la durée générale de la maladie n'est que de 5 à 8 jours. D'ordinaire, la fièvre est alors moins élevée, les symptômes généraux graves font défaut et les complications sont exceptionnelles.

Diagnostic. La distinction entre le typhus pétéchial et la fièvre typhoïde est parfois très difficile pendant un certain temps. On se guidera principalement sur les indications suivantes : 1. Le *mode du début*, qui dans le typhus tacheté est beaucoup plus brusque que dans la fièvre typhoïde et a lieu parfois par un fort frisson. 2. La plus grande gravité et la production plus prompte, en général, des *troubles nerveux* dans le typhus tacheté. 3. L'*exanthème* qui dans la fièvre typhoïde affecte rarement le caractère pétéchial et est rarement aussi étendu que dans le typhus tacheté. 4. Les *douleurs rachialgiques* et *articulaires* sont beaucoup plus prononcées dans le typhus pétéchial. 5. Les *manifestations intestinales* sont caractéristiques de la fièvre typhoïde et font défaut dans le typhus tacheté. 6. Si, malgré cela, le diagnostic demeure douteux, on finit par être fixé par le *mode de guérison* qui, dans les cas graves de fièvre typhoïde est en moyenne beaucoup plus tardive et plus lente (en lysis) que dans le typhus tacheté, dans lequel elle a lieu d'ordinaire au plus tard le dix-septième jour et le plus souvent d'une manière critique; abstraction faite des caractères cliniques, le diagnostic, avec la fièvre typhoïde, est rendu possible et sûr par la méthode de Widal (sérodiagnostic) et par l'examen bactériologique du sang. Dans les cas de typhus tacheté au début, le diagnostic différentiel avec la *variole* et la rougeole peut être difficile. Les conditions épidémiologiques générales et surtout l'évolution ultérieure de la maladie précisent de bonne heure le diagnostic.

Le **pronostic** se base avant tout sur l'intensité de la fièvre et des symptômes nerveux. Les pneumonies lobulaires étendues sont de toutes les complications les plus redoutables. La *mortalité* est très différente dans les diverses épidémies; souvent de 6 à 7 %, elle peut monter à 20 %.

Le **traitement** est basé en général sur les mêmes principes fondamentaux que ceux de la fièvre typhoïde. Il n'y a pas de remède spécifique contre le typhus pétéchial. Outre les soins hygiéniques à donner aux malades, le *traitement par la balnéation froide* intelligemment conduit est ici également le plus en état de mitiger efficacement l'intensité de beaucoup de phénomènes morbides (fièvre, symptômes nerveux et pulmonaires) et de prévenir une foule de complications dangereuses. Chez les malades dont le délire est intense, le bromure de potassium (à la dose de 2 à 3 gr.), le véronal, la morphine, etc., agissent favorablement. A cause de l'extrême contagiosité de la maladie, il faut pratiquer un isolement très précoce et sévère. Naturellement on doit aussi pratiquer une désinfection appropriée.

CHAPITRE TROISIÈME

FIÈVRE RÉCURRENTE.

(Typhus à rechute.)

Etiologie Le grand intérêt qui s'attache à la maladie appelée d'abord *relapsing fever*, fièvre à rechute, par les pathologistes anglais, et désignée ensuite par GRIESINGER sous le nom de *fièvre récurrente*, a sa raison d'être, d'abord dans sa marche particulière sous forme d'accès, puis surtout à cette circonstance que la fièvre récurrente est une des premières maladies infectieuses où l'on ait découvert un germe spécifique organisé, dont la facile constatation dans chaque cas peut servir à poser le diagnostic avec promptitude et sûreté. En 1873, OBERMEIER à Berlin trouva que, dans le sang des malades atteints de fièvre récurrente, se trouvent constamment, à certains moments, des microorganismes spéciaux. Cette découverte a depuis lors été confirmée de divers côtés, et on peut certifier qu'il suffit d'*une seule* démonstration certaine de la présence dans le sang de ces *spirilles* ou *spirochœtes*, pour pouvoir porter, avec une certitude absolue, le diagnostic de la fièvre récurrente.

La fièvre récurrente n'est connue en Allemagne à l'état épidémique que depuis 1866. En 1872 et 1873, de grandes épidémies ont régné à Breslau et à Berlin. En 1879 et 1880, la maladie s'est répandue pour la dernière fois sur la plus grande partie de l'Allemagne du nord et du centre et elle a fourni matière à des observations et à des études minutieuses et multiples. Ce sont les populations les plus pauvres qui ont été presque exclusivement atteintes et surtout la classe nombreuse des cheminots et des ouvriers sans travail. Les logements et réduits malsains qui servent d'abri à ces gens ont été signalés de tous côtés comme les principaux foyers d'infection de la maladie. La transmission de la maladie se fait probablement et surtout par les punaises qui puisent des spirilles dans le sang des malades et les inoculent à des individus sains.

La *contagiosité* directe est admise par tous les observateurs. Cependant, d'après les expériences faites dans la dernière épidémie, cette contagiosité n'est pas très active lorsque les conditions hygiéniques sont favorables. Dans l'hôpital de Leipzig, où plus de 250 cas de fièvre récurrente ont été traités et où l'isolement ne pouvait être pratiqué dans toute sa rigueur, pas un seul cas de contagion n'a été observé. L'exposé clinique ci-après est surtout fait d'après mes observations personnelles. Il est certain que la maladie peut se transmettre par l'*inoculation* directe avec du sang des typhiques récurrents, comme la preuve en a été faite par un médecin russe sur des personnes saines. Plusieurs fois des médecins se sont infectés eux-mêmes en faisant des autopsies. La maladie peut également être inoculée aux *singes*, tandis que les autres mammifères semblent être réfractaires.

Marche et symptômes de la maladie. *La durée de l'incubation* dans la fièvre récurrente est de 5 à 8 jours environ. Exceptionnellement à la fin de la période qui précède la maladie proprement dite, se montrent quelques *légers prodromes*. Généralement la maladie commence *brusquement* par un *frisson* plus ou moins fort, suivi aussitôt d'une *courbature générale* et intense. Il se déclare une céphalalgie violente, un abattement profond, de l'anorexie et avant tout *des douleurs vives dans le dos et les membres*. La chaleur s'élève rapidement et atteint dès le premier ou le second jour 41° et plus encore. La *peau* est chaude et sèche, et prend ordinairement de bonne heure une teinte très caractéristique d'un *jaune sale*. A Leipzig nous avons souvent observé de l'*herpès labialis*, il paraît avoir été plus rare dans d'autres épidémies. La *langue* devient sèche, fortement chargée. Parfois surviennent des *vomissements*. Les *selles* sont en retard, ou bien il y a une légère diarrhée. La *rate* se tuméfie rapidement et atteint fréquemment des dimensions plus considérables encore que dans la fièvre typhoïde et le typhus exanthématique. Le *foie* est aussi légèrement tuméfié. Le *poumon* présente parfois les signes d'une bronchite ordinairement légère, elle est exceptionnellement grave. Le *pouls* est très rapide. Des *symptômes cérébraux* intenses, sauf un faible degré d'apathie et de stupeur, se présentent *rarement*. Chez les buveurs seulement nous avons vu quelquefois éclater le délirium tremens. Comme on l'a déjà signalé, l'extrême *hyperesthésie des muscles* à la pression, principalement des muscles des mollets, est un signe très caractéristique.

Après que ces symptômes accompagnés d'une fièvre ininterrompue et d'ordinaire très élevée, ont duré de 5 à 7 jours, la sueur apparaît en même temps qu'une *défervescence critique* de la température. Puis une amélioration si notable de l'état général se manifeste que les malades se considèrent comme guéris complètement et ne croient pas le médecin lorsqu'il leur prédit une rechute. Très rarement, mais dans des cas positivement constatés, tout se borne effectivement à un *seul accès;* en général, après une pause d'une semaine environ, se montre un *second*, puis un *troisième* accès, plus rarement un *quatrième* ou même un *cinquième* dans lesquels tout l'appareil symptômatique déjà décrit se déroule de nouveau d'une façon plus ou moins complète. Mais comme le seul signe certain et constant du retour de l'accès (ou *rechute*) est la reproduction de la fièvre, il est préférable d'en décrire les particularités en même temps que le rythme fébrile. Parmi les autres signes objectifs il ne persiste d'ordinaire, pendant l'intervalle apyrétique, qu'une hypertrophie manifeste de la rate et parfois aussi le teint jaune-pâle particulier de la maladie.

Marche de la fièvre (v. fig. 5). Le début de la fièvre dans le premier accès, est comme il a été dit, presque toujours subit, de façon que la température atteint rapidement (en peu d'heures seu-

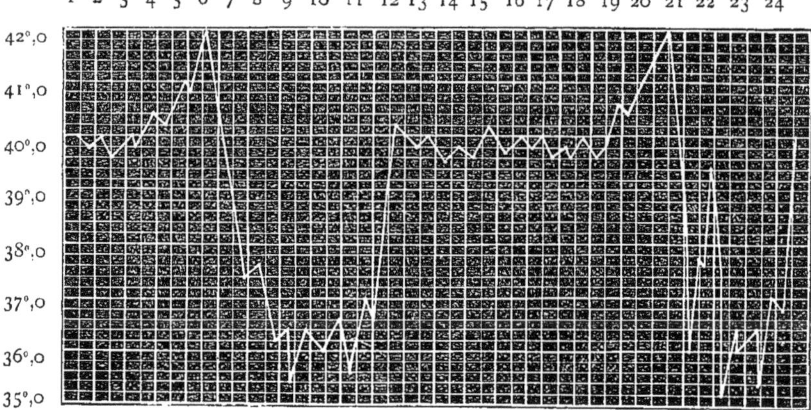

Fig. 5. Schéma de la courbe fébrile dans le typhus récurrent.

lement) un haut degré. La durée totale de la fièvre est le plus souvent de 5 à 7 jours, mais fréquemment aussi il y a des accès plus courts (de 3 à 4 jours seulement) ou plus longs (de 9 à 12 jours, comme nous l'avons observé). Pendant ce temps la fièvre peut se maintenir à une hauteur assez uniforme, plus souvent pourtant se déclarent des rémissions notables qui s'accentuent jusqu'à constituer de véritables *pseudo-crises*. Alors la chaleur baisse le matin jusqu'à la normale et même au-dessous, de telle sorte qu'on pourrait croire que la défervescence définitive s'est produite. Mais, le soir, la température remonte jusqu'à sa hauteur primitive. Ces pseudo-crises sont surtout communes vers la fin de l'accès, parfois aussi elles se déclarent dès ses premiers jours. Les degrés absolus de chaleur atteints pendant la fièvre récurrente, sont en général *très élevés*. Des températures variant entre 41° et 41°,5 s'observent très fréquemment; elles n'ont pas, dans la fièvre à rechute, une signification particulièrement fâcheuse. La plus forte chaleur que nous ayons observée était de 42°,2. Souvent aussi on observe des cas à élévations thermiques moindres (entre 39° et 40°). La *défervescence* à la fin de l'accès s'opère le plus communément sous forme *critique*, rarement par oscillations descendantes rapides. Comme la crise est souvent précédée d'une dernière ascension vespérale particulièrement élevée *(perturbatio critica)*, la chute critique qui se fait ordinairement la nuit, à la faveur d'une forte sudation, est très prononcée. Elle peut être de 5° à 6° c. La température descend presque toujours *au-dessous de la normale*, souvent jusque près de 35°; dans un cas nous l'avons même vue descendre à 33°,4.

Le premier accès est suivi d'une pause apyrétique *(apyrexie)* dont la durée est en moyenne de 6 à 7 jours, souvent moindre, d'ordinaire plus longue. La plus longue apyrexie observée par nous était de 17 jours. Pendant cette accalmie, la température tombée ordinairement au-dessous de la normale remonte au niveau normal pour s'y maintenir le plus souvent. Exceptionnellement il y a encore de légères exacerbations vespérales au-dessus de 38°, soit sans cause appréciable, soit dépendant de quelque complication (otite, furoncle, etc.). A un moment donné se déclare de nouveau, brusquement et ordinairement le matin et avec un frisson, une *reprise de la fièvre*, qui est le début du *second accès* (la première rechute). Durant cet accès, la température offre des particularités exactement semblables à celles du premier. Ordinairement cependant la durée totale de la première rechute est moins longue d'un à deux jours que celle du premier accès. Mais le contraire peut aussi avoir lieu. Je dois rappeler encore que nous avons noté assez souvent, un ou deux jours déjà avant le début véritable du second accès (de même que du troisième), une exacerbation vespérale assez notable (jusqu'à 38°,5).

Dans beaucoup d'épidémies la fièvre récurrente paraît s'être bornée en tout à deux accès, de sorte que dans 1/10 des cas seulement, ou moins souvent encore, un troisième accès a suivi. Dans la dernière épidémie au contraire il y a eu, dans la *pluralité* des cas, encore un troisième accès ou seconde rechute. En même temps l'intervalle entre le deuxième et le troisième accès était en général de 1 à 2 jours environ plus long que la première apyrexie. Dans les épidémies antérieures, par contre, la seconde apyrexie, quand toutefois il y en avait une, paraît avoir été plus courte que la première. La durée du troisième accès est, comme le prouvent toutes les observations, notablement plus courte que celle des deux précédents. D'ordinaire elle est de 2 à 3 jours; nous avons rarement vu la fièvre persister de 4 à 6 jours.

Un *quatrième* et surtout un *cinquième* accès sont des exceptions. Si pourtant ils se produisent, ils sont généralement à peine ébauchés, et ne consistent guère qu'en une exacerbation fébrile d'un jour de durée. Plus on met de soins et de persévérance à mesurer la température dans la convalescence du typhus récurrent, plus on observera, même après un laps de temps considérable, par-ci par-là quelques légères ascensions thermiques qui peuvent être considérées comme des accès terminaux avortés.

Etude des spirilles. Les cas de fièvre récurrente où, malgré une recherche *minutieuse*, on ne découvre pas de spirilles dans le sang, sont si peu nombreux que, à côté de ceux où cette démonstration se fait facilement et sûrement, ils ne comptent pour ainsi dire pas. L'examen se fait le mieux sur une goutte de sang extraite par une piqûre à la peau et sans aucun mélange. La coloration (avec des couleurs d'aniline basiques) s'obtient facilement, elle n'est pas indispensable. Avec un objectif à sec, grossissant 400 à 500 fois les spirilles sont faciles à voir. La recherche des spirilles demande évidemment un peu d'exercice qu'on acquiert d'ailleurs facilement. Parfois on aperçoit de petites poussées et des déplacements des globules rouges, et c'est alors qu'on voit des filaments minces et délicats dont la longueur est à peu près de 3 à 4 fois le diamètre d'une hématie (fig. 6). Ces filaments sont animés d'un mouvement d'ondulation vif et presque continu. Parfois le petit filament rapproche ses tours de spire puis se redresse de nouveau. Les spirilles sont tantôt isolées, tantôt agglomérées au nombre de 4 à 20, sous forme de pelotons. Leur nombre, sous le champ du microscope, diffère considérablement dans chaque cas et n'est *nullement* en rapport direct avec la gravité de la maladie. Parfois c'est seulement après de longues recherches qu'on découvre à peine quelques spirilles, en d'autres cas, dans un seul champ

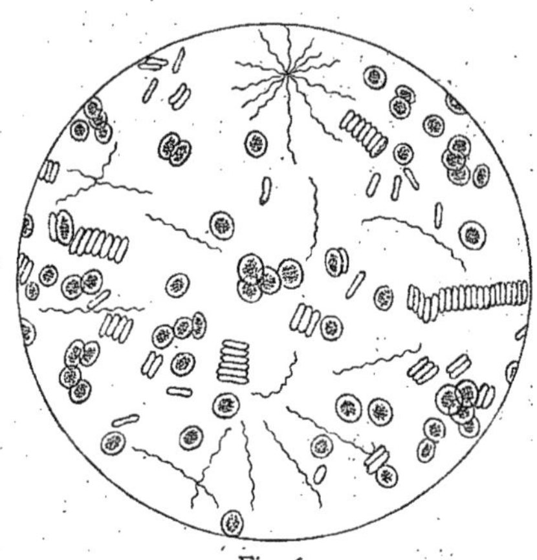

Fig. 6.
Spirilles de la fièvre récurrente dans le sang.

du microscope, on en voit vingt et plus à la fois. Un point du plus grand intérêt, c'est que *leur présence dans le sang est en relation avec les accès.* Il est rare qu'au premier jour de l'accès on trouve quelques spirilles isolées dans le sang. Leur nombre s'accroît les jours suivants. Peu avant la fin de l'accès, donc avant la crise définitive, elles disparaissent d'ordinaire complètement. Il est impossible d'affirmer si elles sont détruites par des toxines de nouvelle formation existant dans le sérum ou phagocytés par les leucocytes. Très exceptionnellement on en trouve encore, et en petit nombre, après la crise. Par contre, au cours des *pseudo-crises* décrites plus haut, elles ont été décelées fréquemment dans le sang par certains observateurs et par nous-même, de façon que leur persistance, alors que la température est redevenue normale, est le présage d'une réascension fébrile. Jusqu'ici on ne les a découvertes que dans le *sang* (dans le sang menstruel, dans l'urine hématique et les crachats sanguinolents, etc.), mais jamais dans l'intérieur des organes et les produits de sécrétion (urine, lait, sueur, contenu des vésicules d'herpès). Il n'y a pas de doute que les spirilles qui se montrent dans les accès successifs, doivent être considérées comme appartenant à des générations différentes. Mais nous ne connaissons rien jusqu'ici de leur mode ni de leur lieu de développement. Dans les derniers accès rudimentaires, on ne rencontre plus que de rares spirilles, si tant est qu'il y en ait. Si les malades succombent dans un accès, on en trouve encore dans le sang après la mort. Les essais de culture artificielle des spirochætes n'ont pas réussi jusqu'à présent et il a été impossible d'en obtenir des cultures pures. D'après une observation d'ALBRECHT, les spirilles se multiplieraient aussi en dehors du corps, dans le sang soustrait à un malade atteint de fièvre récurrente pendant la période apyrétique.

Quant aux autres *altérations du sang* dans la fièvre à rechute, signalons une légère augmentation des leucocytes polynucléaires neutrophiles, une multiplication des plaquettes sanguines et finalement des cellules spéciales, assez grosses, parsemées de granulations graisseuses que PONFICK a découvertes dans le sang veineux et qui proviennent vraisemblablement de la rate. On a encore trouvé dans le sang des cellules endothéliales graisseuses.

Les **complications** sont en général rares dans la fièvre récurrente, et ordinairement d'ordre secondaire. Les *affections oculaires graves*, comme l'iritis et l'iridochoroïdite sont à signaler à raison de leur importance. Parfois on rencontre la *parotidite*, la *laryngite* et des *pneumonies*. Une complication assez fréquente et qui peut devenir dangereuse, c'est l'*hémorrhagie nasale* profuse et difficile à arrêter. On a observé quelquefois des *affections intestinales dysentériques* graves. Dans un cas terminé par la mort, nous avons vu une affection intestinale tout à fait spéciale, consistant en foyers hémorrhagiques et nécrotiques de la muqueuse du gros intestin et de la partie inférieure de l'iléon. Assez souvent, dans les cas graves, on rencontre la *néphrite aiguë hémorrhagique.* — Comme résultats nécroscopiques importants et *caractéristiques*, il faut encore mentionner les amas blanchâtres, de forme conique, semblables à des infarctus et qu'on a signalés dans la *rate.* Ils sont importants au point de vue clinique à cause de la péritonite et des états pyémiques dont ils peuvent être le point de départ. On a aussi observé des *abcès de la rate.*

Comme toutes les autres maladies infectieuses aiguës, le typhus récurrent présente **plusieurs variétés dans son évolution**. Il y a d'abord des cas *bénins et abortifs*, dans lesquels les accès sont peu nombreux et où la durée de chaque accès est très courte. On a décrit d'autre part des cas présentant un caractère quasi intermittent. Mais il faut signaler surtout cette forme sévère de typhus récurrent que GRIESINGER a observée le premier en Egypte et décrite sous le nom du *typhoïde bilieuse.* La typhoïde bilieuse se manifeste par accès exactement semblables à ceux du typhus récurrent. Mais le tableau morbide en est beaucoup plus sombre; en règle générale il se déclare un ictère intense, des manifestations nerveuses graves, des hémorrhagies de la peau et des muqueuses et l'issue en est fréquemment mortelle. A l'autopsie on trouve parfois dans la rate fortement tuméfiée, des infarctus et des abcès, puis des abcès dans le foie, la néphrite septique, etc. Comme, d'après divers travaux, on a trouvé, dans le sang de malades atteints de fièvre typhoïde dite bilieuse, les mêmes spirilles que dans la fièvre typhoïde et même comme on prétend avoir provoqué une fièvre récurrente type par l'injection du sang d'un individu atteint de fièvre typhoïde bilieuse, on a considéré les deux maladies le plus souvent comme identiques, ou tout au moins comme très voisines. Mais de nouvelles observations, tout au moins pour ce qui concerne les cas observés en Egypte, ont été récemment encore considérées comme d'un diagnostic douteux; aussi la place nosologique de la fièvre typhoïde bilieuse n'est-elle pas, pour le moment, nettement établie.

Le **pronostic** est le plus souvent favorable dans la fièvre récurrente commune. Dans les dernières épidémies, la mortalité n'a oscillé que de 2 à 4 %. Les cas mortels observés étaient en partie dus au manque de soins. Dans les autres, la mort était le résultat d'une complication (pneumonie, néphrite, etc.).

Le **traitement** du typhus récurrent doit jusqu'à présent être purement symptomatique. Le traitement antipyrétique est ordinairement inutile, par suite de la courte durée relative et du caractère souvent fortement intermittent de la fièvre. Les bains froids au surplus sont mal supportés par la plupart des malades, à cause de la grande sensibilité des muscles. Le plus souvent une bonne hygiène et des aliments appropriés suffisent amplement. Si les douleurs musculaires sont très intenses, on prescrira des embrocations avec l'huile chloroformée. L'antipyrine, la phénacétine, etc., peuvent aussi être essayées. On traitera les complications selon les règles habituelles.

Récemment on a eu connaissance d'une méthode spécifique de traitement. D'abord on a affirmé que le calomel à la dose de 0,3 à 0,5 par jour exerçait une influence favorable sur le cours de la maladie. Récemment, Iversen a affirmé qu'on pouvait guérir rapidement et complètement la maladie par l'injection de Salvarsan, d'après la méthode employée contre la syphilis. Il faut attendre des observations ultérieures pour confirmer cette assertion.

CHAPITRE QUATRIÈME.

SCARLATINE.

Nous commençons par la scarlatine la description de ces maladies infectieuses aiguës qu'on comprend d'ordinaire sous le titre *d'exanthèmes aigus*. Outre la *scarlatine*, on range aussi dans ce groupe la *rougeole*, la *rubéole*, la *variole* et la *varicelle*. Le *typhus exanthématique* pourrait y être ajouté avec justesse. Ces maladies ont cela de commun, que dans toutes se développe une éruption cutanée très caractéristique, dont la signification clinique, la plupart du temps, a par elle-même assez peu d'importance, mais qui, à raison de sa physionomie toute spéciale dans chacune de ces maladies, sert d'élément principal au diagnostic. Une partie des exanthèmes aigus, notamment la scarlatine, la rougeole, la rubéole et la varicelle, ont entre eux un caractère commun, c'est qu'ils s'observent de préférence chez les *enfants*.

Etiologie. L'infection par l'agent spécifique de la scarlatine s'opère presque toujours par voie de contagion : la scarlatine est une *maladie* éminemment *contagieuse*. Un séjour de courte durée dans le voisinage d'un scarlatineux suffit pour donner la maladie et il n'est pas douteux non plus qu'elle se transmette par les objets avec lesquels le malade a été en contact, comme le linge, les habits, les meubles, les jouets, etc. Des personnes qui ont été en rapport avec des scarlatineux peuvent transporter la maladie sans en être atteintes. En Angleterre on a à maintes reprises admis la diffusion possible du contage par le lait.

De nombreuses observations tendent à prouver que le poison scarlatineux est excessivement résistant et que ses propriétés contagieuses peuvent se conserver de longs mois. On voit par là combien il est difficile, parfois même impossible, de dépister dans chaque cas la source de l'infection. La propriété infectante des scarlatineux dure jusqu'à la terminaison du stade de desquamation, peut-être même au delà. L'agent de la contagion réside surtout dans le pharynx

Le mode intime de l'infection, non moins que le poison spécifique lui-même, nous sont encore inconnus. Toutes les données fournies jusqu'ici sur l'existence d'un prétendu « microbe scarlatineux » sont très incertaines. Mais que les germes de la scarlatine doivent être contenus dans le sang et la sérosité des vésicules miliaires des scarlatineux, cela résulte de ce fait que la transmission de la maladie a été artificiellement produite à diverses reprises par l'inoculation directe de personnes saines avec les liquides en question.

La *prédisposition* à la scarlatine est infiniment moins générale que la prédisposition à la variole, par exemple, ou à la rougeole. Dans les familles nombreuses, où les chances de contagion sont les mêmes pour tous, quelques enfants sont atteints tandis que les autres demeurent indemnes. Avec le progrès de *l'âge*, la prédisposition diminue considérablement, bien que la scarlatine se présente encore assez souvent chez les adultes. La plupart des cas s'observent chez des enfants de 2 à 10 ans. Au-dessous d'un an, la maladie est rare. Il est intéressant de remarquer que, dans les cliniques chirurgicales, les enfants atteints de *plaies récentes* ou ceux qui sont récemment *opérés* prennent la scarlatine facilement. De même, on sait, depuis longtemps déjà, que les *femmes en couche* montrent une prédisposition particulière pour la scarlatine, et ce fait a probablement une signification analogue [1]. Il est exceptionnel que la maladie frappe une seconde fois le même individu, de sorte qu'une première atteinte confère le plus souvent l'immunité contre une contamination ultérieure. Il y a cependant quelques exceptions à cette règle.

1. Notons cependant à ce propos que, dans les maladies de femmes en couches, on a souvent confondu autrefois la scarlatine véritable avec des affections de nature septique (V. chap. XV).

La scarlatine est actuellement répandue sur tout le globe. En Allemagne, dans les grandes villes, la maladie se présente presque toujours sporadiquement, quoique de temps en temps, surtout en automne, des *épidémies* plus ou moins étendues se montrent en quelques régions. Comme pour beaucoup d'autres maladies infectieuses, ces diverses épidémies diffèrent considérablement par l'ensemble de leur physionomie, surtout par leur bénignité ou leur malignité et par la fréquence de certaines complications (néphrite, diphtérie), etc.

Marche et symptômes de la maladie. La *période d'incubation* de la scarlatine n'est pas établie d'une manière absolument précise. D'après certaines de mes observations, cette période peut être courte, de 2 à 4 jours, cependant elle peut être parfois un peu plus longue (4 à 7 jours et plus). Il n'y a presque jamais de prodromes nets pendant cette période. Aussi la maladie débute d'ordinaire assez brusquement et notamment par de la *fièvre* qui s'annonce par une sensation de froid, souvent même par un véritable frisson. A la fièvre se joint le *mal de gorge* qui le plus fréquemment dépend de *l'angine scarlatineuse* concomitante. En outre, dans tous les cas graves, il y a des *symptômes cérébraux* ordinairement assez intenses : la céphalalgie, l'accablement, l'insomnie, le délire, parfois même des convulsions chez les très jeunes enfants, et puis, à titre de phénomène initial très fréquent et caractéristique, des *vomissements* parfois répétés.

Ordinairement déjà vers la fin du premier ou le second jour, *l'exanthème scarlatineux* caractéristique apparaît, au cou d'abord, sur la poitrine et à la figure et bientôt sur presque toute l'étendue du corps. Cet exanthème consiste au début en une infinité de petits points rouges, très serrés les uns contre les autres, qui ne tardent pas à être reliés par un *érythème* diffus, d'un « rouge écarlate » vif. Ces petits points, légèrement saillants, correspondent le plus souvent à un gonflement des follicules pileux. La rougeur uniforme est produite par une hyperémie considérable de la peau, qui disparaît complètement par la pression. Dans son ensemble la peau paraît parfois légèrement gonflée et épaissie. La rougeur est d'ordinaire le plus foncée sur le dos. A la *figure*, le *front*, et surtout les *lèvres* et le *menton* conservent leur pâleur et tranchent d'une manière frappante et caractéristique avec la rougeur intense des joues. Si, avec un corps mousse, on trace quelques lignes sur la peau rougie par l'exanthème, on voit apparaître peu après, par suite de la contraction des vaisseaux, des raies claires correspondant aux points touchés. On peut de cette manière dessiner sur le dos des malades des lettres ou des figures entières. Ce phénomène n'est, du reste, pas propre à la scarlatine exclusivement, mais se produit de la même façon dans d'autres érythèmes. Si, dans le cas d'exanthème durable, on applique un lien sur le bras de manière à produire de la stase, on voit, au bout de peu de temps, se produire, au niveau du coude, de petites ecchymoses sous forme de stries et ce signe aurait une valeur diagnostique dans les cas douteux (RUMPEL-LEEDÉ).

L'exanthème se maintient en pleine floraison pendant 3 à 4 jours, et croît même encore en intensité dans les premiers temps. A la lumière artificielle il paraît souvent plus vif qu'en plein jour. Entre-temps, les symptômes généraux graves, la *fièvre*, *l'accélération excessivement marquée du pouls*, les *symptômes cérébraux* et les *phénomènes angineux* persistent. La *rate* est parfois un peu tuméfiée, mais presque jamais à un haut degré. Ensuite l'exanthème commence à pâlir, la fièvre diminue peu à peu par *lysis*, l'état général et la dysphagie s'améliorent et à la fin de la première ou au commencement de la seconde semaine, les malades, dans les cas à parcours normal, entrent en pleine convalescence. Avec la disparition de l'exanthème commence d'ordinaire aussi la desquamation épidermique, par *grandes lamelles*, très caractéristique dans cette maladie. C'est principalement aux mains et aux pieds qu'elle est le plus prononcée, et c'est souvent un amusement pour les petits convalescents de s'arracher eux-mêmes l'épiderme en lambeaux plus ou moins grands. Mais dans les cas même les plus légers et les plus bénins en apparence, la convalescence peut encore être compliquée par l'apparition de la *néphrite scarlatineuse* secondaire et aucun moyen ne saurait la prévenir avec certitude.

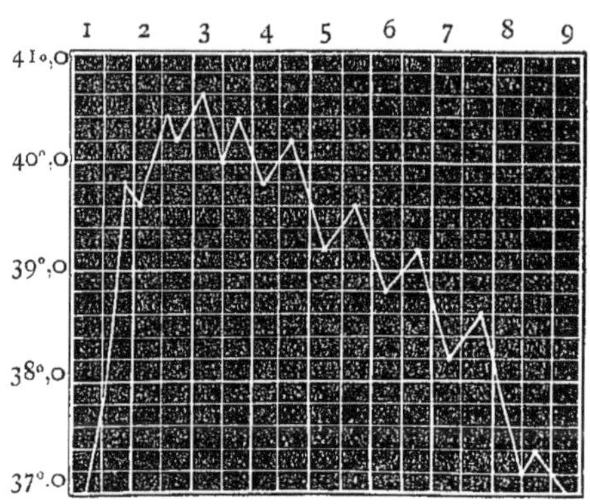

Exanthème.

Fig. 7. Schéma d'une courbe scarlatineuse normale.

Après cet aperçu général du cours de la maladie, nous placerons la *description détaillée de chacun des symptômes généraux et locaux*, pour montrer la grande diversité des aspects cliniques que la scarlatine présente.

1. *Fièvre* (fig. 7). Quoique, dans quelques cas *frustes* et *abortifs*,

la fièvre fasse complètement ou presque complètement défaut, cependant toute scarlatine quelque peu prononcée s'accompagne d'une fièvre le plus souvent intense. C'est par exception qu'on observe des cas de scarlatine grave, dans lesquels la température est peu élevée ou presque normale. En raison surtout de la brusque invasion des phénomènes morbides, la fièvre monte rapidement, dès le premier jour, jusqu'à 40° et 40°,5. Au second jour elle s'élève plus haut encore, pour persister ensuite, avec des oscillations peu considérables, pendant toute la période de l'efflorescence de l'exanthème. Les températures de 40°,5 à 41° sont fréquentes dans cette période. Quand l'exanthème commence à pâlir et que les autres symptômes rétrocèdent, la *défervescence* s'établit rarement, dans les cas légers, sous forme de crise, mais presque toujours d'une *manière* traînante et *lytique*, comme cela a lieu dans la fièvre typhoïde, mais la courbe est moins régulière et plus courte. La persistance de la fièvre jusque dans la deuxième semaine tient presque constamment (mais pas toujours) à quelque complication appréciable, principalement à une angine grave et prolongée, à des lésions inflammatoires des ganglions du cou, ou enfin à une otite purulente, assez fréquente, de l'oreille moyenne. — A la suite de l'exposé du cycle thermique, nous rappellerons de nouveau que la *vitesse du pouls* dans la scarlatine est parfois *remarquablement accélérée* (140 à 160 pulsations par minute), surtout par comparaison avec l'élévation de la température.

2. *Pharynx*. L'angine est la manifestation locale la plus constante de la scarlatine. Ce n'est que dans des cas très rares qu'elle fait complètement défaut (1); sa forme et son intensité cependant peuvent varier infiniment. Dans les cas les plus légers on constate une *angine* simple, *catarrhale*, *érythémateuse*, consistant en une rougeur plus ou moins intense du voile du palais et des amygdales, du pharynx et parfois de la voûte palatine, souvent accompagnée d'un gonflement nettement appréciable des petites glandes muqueuses. Quelquefois la muqueuse est parsemée de petites extravasations sanguines. Dans d'autres cas, l'angine scarlatineuse est d'emblée constituée par un gonflement considérable des parties atteintes, surtout des amygdales, de sorte qu'on a affaire à une *angine paren-*

1. *L'absence d'angine* a été notée par moi et par d'autres observateurs, notamment dans la scarlatine des *accouchées*. Comme je le présume, cela résulte peut-être de ce que, dans cette circonstance, l'infection n'a pas lieu de la manière habituelle, par la voie buccale, mais à partir de la surface d'une plaie produite dans l'acte de la parturition. D'autre part il est assurément remarquable que dans la scarlatine à la suite de plaies, où l'infection apparaît à la suite d'une plaie des doigts par ex., ou d'une autre région, on constate le développement d'une angine.

chymateuse. Souvent on voit se former dans les amygdales de petits *foyers purulents* situés dans les cryptes et lacunes, ou bien, à la surface de ces organes, des *plaques nécrosées* qui, en s'éliminant, peuvent donner lieu à des pertes de substance plus ou moins étendues et profondes, lesquelles sont parfois la source d'hémorrhagies assez sérieuses. On observe même de véritables *gangrènes* circonscrites des amygdales.

La lésion pharyngée de beaucoup la plus importante et en réalité le plus à redouter dans la scarlatine, c'est l'inflammation diphtéritique des amygdales et du voile du palais, et cette diphtérie prend souvent le caractère nécrosant. Cette diphtérie se greffe d'ordinaire sur une angine scarlatineuse datant de 3 à 5 jours. Sur les tonsilles ainsi que sur le voile du palais et la luette, se développent des taches d'un blanc pâle, qui s'étendent rapidement, provoquent la nécrose sèche de la muqueuse et, en s'éliminant, donnent lieu à de profondes pertes de substance. Il s'agit en réalité de la production d'un exsudat fibrineux dans l'épaisseur des tissus.

Un trait particulièrement caractéristique de la scarlatine diphtéritique, c'est, abstraction faite des cas qui deviennent fatals à courte échéance, la *tuméfaction* considérable *des ganglions cervicaux* qui s'établit presque invariablement. Il est vrai que ces derniers sont toujours plus ou moins gonflés même dans les formes les plus légères de l'angine scarlatineuse, mais il est rare que ce gonflement atteigne les mêmes dimensions que dans la scarlatine dipthéritique vraie. Dans ce cas ce ne sont pas les ganglions seuls qui s'infiltrent, mais aussi le tissu conjonctif périganglionnaire qui est atteint par l'œdème inflammatoire, de sorte que, dans les cas graves, la région cervicale tout entière et le plancher de la bouche sont affectés d'un œdème dur et très douloureux. Remarquons toutefois que la gravité de l'angine ne correspond pas toujours à la tuméfaction des ganglions cervicaux. Quelquefois aussi l'adénite cervicale se termine par la formation d'un abcès. — La diphtérie scarlatineuse est presque constamment associée à une *stomatite* de même intensité et très souvent à une grave inflammation de la muqueuse nasale, de nature *purulente* ou bien *diphtéritique*, tandis que la propagation de l'affection au larynx n'a lieu qu'exceptionnellement (v. plus loin). On voit parfois se former aux ailes du nez et aux angles de la bouche, des ulcérations superficielles. L'*otite* scarlatineuse (v. plus bas) est aussi une complication fréquente.

L'influence que la diphtérie scarlatineuse exerce sur l'ensemble de l'économie est presque toujours considérable. Indépendamment de l'intensité des désordres locaux, il existe souvent une *grave atteinte de l'état général, à caractère septique*. Il se produit notamment des signes promptement menaçants de *faiblesse cardiaque* (pouls très fréquent et filiforme). En outre dans les scarlatines avec angine diphtérique on observe fréquemment la coïncidence *d'autres complications septiques graves* (arthrites multiples, inflammations simples ou purulentes des membranes séreuses, néphrite, etc.). Beaucoup de cas se terminent fatalement en quelques jours, tandis que d'autres traînent plus ou moins longtemps, de façon qu'après plusieurs semaines la mort n'en arrive pas moins, souvent par suite de la débilité générale ou de phénomènes pyoémiques.

Quant à la pathogénie générale des lésions pharyngées de la scarlatine, les formes les plus communes de l'angine appartiennent indubitablement et par un lien immédiat au processus scarlatineux, c'est-à-dire qu'elles sont les conséquences directes de l'infection. Pour les formes angineuses plus graves, et en particulier pour la diphtérie scarlatineuse, il est au contraire presque certain qu'elles ne dépendent pas immédiatement du poison scarlatineux lui-même, mais qu'elles sont le résultat d'une *infection secondaire qui est venue se greffer sur le terrain d'une angine scarlatineuse primitive.* Ce sont avant tout les *streptocoques* qui provoquent les graves affections nécrosiques des muqueuses ainsi que les complications septiques secondaires des ganglions lymphatiques et d'autres tissus (Löffler). Dans presque tous les cas *graves* Jochmann a pu déceler les streptocoques dans le sang. Il faut nécessairement admettre qu'il existe entre les deux infections scarlatineuse et streptococcique une corrélation intime, car il ne faut pas oublier que c'est précisément la scarlatine qui est très souvent accompagnée de cette maladie secondaire spéciale, la « diphtérie scarlatineuse ». Déjà au seul point de vue clinique, les deux maladies présentent plusieurs différences importantes. Signalons notamment que la diphtérie scarlatineuse, contrairement à la diphtérie pharyngée primitive, ne s'étend que rarement au larynx. Le *croup laryngé* est donc exceptionnel dans la scarlatine, et les graves accès d'étouffement qui se montrent parfois dans la scarlatine tiennent d'ordinaire à un *œdème inflammatoire de la glotte.* Les *paralysies* du voile du palais, des muscles de l'œil, etc., ne se produisent *presque jamais* à la suite de la scarlatine. Outre l'inflammation pseudo-membraneuse d'origine streptococcique on observe parfois comme complication de la scarlatine, la diphtérie proprement dite avec toutes ses conséquences (diphtérie laryngée, etc.) et cette complication se diagnostique par la présence des bacilles diphtériques dans les pseudo-membranes.

3. A la description des manifestations pharyngées scarlatineuses se rattache naturellement celle des maladies de certains *organes de voisinage*, qui doivent être considérées, en majeure partie, comme

résultant d'une propagation ou d'un transport directs du processus inflammatoire provenant du pharynx.

Nous avons parlé déjà de la *stomatite*, ainsi que des lésions des *ganglions lymphatiques* avoisinants et du tissu qui les entoure. La *parotidite* s'observe assez souvent dans les cas sérieux. L'*otite scarlatineuse* (otite moyenne) a une importance particulière, parce qu'elle conduit souvent à des désordres irrémédiables du côté de l'ouïe.

Dans la période de desquamation on observe assez souvent une forme relativement *bénigne* d'otite suppurée, mais de plus une forme *maligne* avec tendance accusée à la destruction nécrotique des tissus atteints s'observe surtout à la période d'état de la maladie. Comme dans la diphtérie de la scarlatine il s'agit le plus souvent dans ces cas d'une inflammation streptococcique grave et même parfois d'une véritable diphtérie de l'oreille. En peu de jours les osselets de l'oreille moyenne ainsi que la muqueuse de cette cavité et le tympan sont détruits. Dans des cas d'une gravité particulière l'inflammation nécrosante s'étend à l'apophyse mastoïde, au labyrinthe, au golfe de la veine jugulaire, etc., et une méningite suppurée peut en résulter. Il est à remarquer que ce processus si grave évolue sans grandes douleurs. On doit faire remarquer que la surdité ne se constate pas facilement chez les petits enfants très malades. Si le tympan se perfore l'écoulement purulent de l'oreille acquiert une odeur fétide. Si les enfants ne succombent pas à la scarlatine, ils sont très souvent atteints d'une *surdité persistante*. Ainsi que l'ont démontré les statistiques c'est à une scarlatine de l'enfance qu'il faut attribuer 4 à 5 % de tous les cas de surdité relevés. L'otite de la scarlatine peut aussi, dans un certain nombre de cas, provoquer la *surdi-mutité*.

Nous avons déjà signalé l'*inflammation de la muqueuse nasale*, purulente ou même diphtéritique, qui accompagne presque toujours l'angine scarlatineuse grave. On voit aussi, mais très rarement, se manifester la *conjonctivite* purulente, très probablement à la suite d'un transport direct.

Signalons encore spécialement l'état de la *langue* dans la scarlatine. Après que l'enduit initial s'en est détaché, la langue le plus souvent présente d'une manière très caractéristique une rougeur diffuse et un fin pointillé constitué par les papilles tuméfiées *(langue scarlatineuse, langue framboisée).*

4. *Peau.* L'*exanthème scarlatineux* typique, tel qu'il se montre d'une manière presque uniforme dans la grande majorité des cas, a été décrit plus haut. Il nous reste à noter encore, concernant l'exanthème, quelques déviations du type commun.

D'abord l'exanthème peut n'avoir qu'un développement *rudimen-*

taire. Il est alors peu prononcé et visible seulement en quelques endroits limités du corps (face, tronc, extrémités).

Des *déviations de forme* se déclarent assez fréquemment : tantôt il se fait dans la peau un développement de nodules plus gros (*Sc. papulosa*); d'autres fois il se produit de petites vésicules (*Sc. miliaris*). Cette dernière forme, connue sous le nom de *suette scarlatineuse*, affecte de préférence le tronc, mais aussi les extrémités, et est souvent occasionnée par une forte sudation, par l'emmaillotement, etc. Certaines épidémies se distinguent par la prédominance de la suette scarlatineuse. Il arrive plus rarement que l'exanthème se présente avec un aspect *tacheté* qui le fait ressembler à l'éruption rubéolique. Dans ces cas où il y a répartition irrégulière de l'exanthème, on emploie le terme de *Sc. variegata*. Les petites *hémorrhagies* cutanées sont rares et n'ont pas de signification mauvaise. Mais les cas prononcés de *scarlatine hémorrhagique* sont toujours éminemment graves, puisqu'ils sont presque toujours l'expression d'une infection générale grave (vraisemblablement septique et secondaire) et le plus souvent associés à une *diathèse hémorrhagique généralisée*. D'autres affections cutanées, comme l'*herpès* et l'*urticaire*, se surajoutent assez souvent à l'exanthème scarlatineux. La *furonculose* a été observée plusieurs fois dans le décours de l'exanthème.

La *desquamation de l'épiderme* s'opère d'ordinaire lorsque l'exanthème a complètement pâli, mais il peut aussi se déclarer plus tard (après quelques jours ou même après une à deux semaines). Son intensité dépend en général de celle de l'exanthème, cependant un exanthème rudimentaire peut aussi être suivi d'une forte desquamation. Celle-ci est rarement à très petites squames, comme dans la rougeole; d'ordinaire elle est à squames plus ou moins larges, aussi voit-on parfois se détacher de larges lambeaux épidermiques.

Il faut enfin signaler que, dans des cas rares, on voit de l'anasarque se développer après la scarlatine, cette *anasarque* ne peut *pas* être mise sur le compte d'une néphrite (v. plus bas), mais dépend probablement d'une perméabilité anormale des vaisseaux sanguins cutanés, consécutive à l'exanthème scarlatineux.

5. *Reins.* Après les angines graves, les maladies des reins qui accompagnent la scarlatine constituent la complication la plus importante et la plus grave. Déjà, dès *la période d'acmé*, il peut y avoir des troubles du côté du rein, comme dans beaucoup d'autres maladies infectieuses. L'urine contient une faible proportion d'albumine, et dans quelques cas elle est assez élevée. En même temps l'aspect de l'urine n'est pas notablement chargé et, au microscope, elle ne renferme d'ordinaire que peu d'éléments anormaux : quelques hématies et leucocytes, de rares cylindres hyalins, parfois quelques cellules

épithéliales du rein. Cette *albuminurie initiale* dans la scarlatine, n'a presque jamais de signification mauvaise.

La *néphrite scarlatineuse* proprement dite ne se manifeste d'ordinaire que vers *la fin de la seconde, ou au commencement de la troisième semaine*, parfois plus tard (nous l'avons vue une fois débuter seulement le 33me jour de la maladie). Elle constitue donc, en quelque manière, une sorte de récidive, ou plus exactement, une *maladie consécutive* spécifique du rein, due probablement à une toxine scarlatineuse, produite tardivement ou du moins tardivement éliminée. Cette néphrite scarlatineuse peut être si bénigne qu'elle n'occasionne aucun malaise subjectif et elle passerait totalement inaperçue, sans un examen minutieux de l'urine. D'autres fois par contre elle s'allie aux phénomènes les plus graves et capables de déterminer rapidement la mort. La néphrite scarlatineuse se produit à la suite des cas les plus graves comme des plus légers de la maladie. De là cette règle pratique consistant à examiner les urines aussi fréquemment et aussi scrupuleusement que possible, dans la convalescence de tous les cas de scarlatine. On ne peut pas donner de formule précise sur la fréquence de cette complication, car elle varie nettement dans les diverses épidémies.

Le *début de la néphrite* est souvent marquée par une élévation légère ou même assez forte de la fièvre (allant jusqu'à 40° c.). D'après notre expérience, cette *fièvre* se déclare souvent un et même deux jours avant qu'apparaissent les modifications de l'urine. Au cours de la néphrite, on observe très fréquemment aussi une fièvre légèrement rémittente. Dans quelques cas, surtout les plus bénins, la fièvre peut presque totalement faire défaut. Le *pouls* d'ordinaire est plus tendu, il s'accélère, parfois cependant il se ralentit et devient irrégulier. Parmi les autres symptômes objectifs, celui qui frappe en premier lieu, c'est une légère bouffissure de la face qui est le plus souvent d'un *blanc mat*. Autour des paupières notamment, apparaît un *œdème* manifeste. Dans les cas légers, l'œdème reste limité, dans d'autres il gagne en extension et en intensité, d'abord aux parties déclives du tronc, ensuite aux extrémités. Dans les cas graves, l'œdème se transforme en *anasarque généralisée*. En outre, il se produit communément des épanchements dans les cavités internes, surtout l'*ascite* et l'*hydrothorax* avec leurs conséquences. Ce dernier met la vie en danger par l'obstacle qu'il apporte à la respiration, surtout quand il est accompagné d'une forte bronchite ou de pneumonie (v. plus loin). Quoique en général le développement d'une hydropisie considérable et généralisée soit précisément une caractéristique de la néphrite scarlatineuse, toutefois les œdèmes peuvent faire complètement défaut dans ces cas. D'autre part, il est à remarquer que ces œdèmes affectent parfois des localisations spéciales, en particulier les *muqueuses* (œdème de la conjonctive, des replis ary-épiglottiques avec des symptômes de sténose glottique, œdème de la luette et du voile du palais, etc.).

Des modifications très importantes s'observent dans l'*urine* (v. les maladies du rein dans le tome second). Minimes dans les cas bénins, elles sont très prononcées dans les cas graves. La *quantité* de l'urine diminue sensiblement. Souvent pendant plusieurs jours de suite, il y a anurie presque complète. Dans tous les cas graves, l'urine est trouble, haute en couleur, parfois manifestement *teintée de sang*, d'un poids spécifique élevé (environ 1015-1025) et fortement *albumineuse*. Dans le sédiment, particulièrement abondant, on trouve de nombreux *cylindres hyalins* de toute longueur et largeur, libres ou contenant des globules sanguins blancs ou rouges, des détritus, des grains d'hématoïdine, des bactéries, etc. Quand la maladie a duré longtemps, les cylindres sont souvent graisseux dans une certaine quantité. Très souvent on trouve des cylindres *jaunes, opaques*, remarquablement larges et longs, dit *cylindres cireux*. Dans beaucoup de cas de néphrite scarlatineuse, l'urine se distingue par la présence d'une foule de *leucocytes* isolés ou adhérents aux cylindres et qui certainement, pour la plupart, dérivent des reins eux-mêmes. Les *hématies* qui se montrent en partie sous forme d'anneaux décolorés, sont d'ordinaire rares au début, plus tard elles se présentent en abondance, principalement à certains jours. Nous avons observé des urines encore fortement hémorrhagiques, après que l'albuminurie proprement dite avait disparu. Des *épithéliums rénaux* se trouvent assez souvent, cependant ils n'y sont d'ordinaire ni très fréquents ni très nombreux.

Des *symptômes urémiques*, depuis les plus légers jusqu'aux plus menaçants, se manifestent parfois. Leur description détaillée sera donnée à propos des affections rénales (v. t. II). L'urémie grave (convulsions, coma) peut amener la mort; il est à noter cependant que, chez les enfants surtout, l'urémie la plus grave en apparence se termine encore assez souvent par la guérison.

La *durée* de la néphrite scarlatineuse est très diverse et dépend de la gravité de l'affection. Quand l'issue est favorable, les modifications de l'urine persistent d'ordinaire pendant 2 à 4 semaines, souvent même plus longtemps. La *mort* arrive soit par *urémie*, soit plus souvent par le fait d'une *dyspnée intense*. Cette dyspnée résulte tantôt d'hydropisies diverses (hydrothorax, ascite), tantôt aussi d'une *bronchite diffuse* grave ou d'une *pneumonie* accompagnant la néphrite. L'*insuffisance cardiaque* peut également être la cause d'une terminaison fatale.

Le passage de la néphrite scarlatineuse aiguë à *la forme chronique*, et en particulier à la *sclérose rénale* chronique, est rare, mais a été positivement constatée par nous et par d'autres observateurs. Il faut remarquer que souvent après une néphrite de 4 à 6 semaines environ de durée, on peut déjà diagnostiquer un commencement d'*hypertrophie du ventricule gauche*, par le déplacement de la pointe du cœur et par le renforcement de son impulsion. Friedländer a même démontré anatomiquement le développement rapide de cette hypertrophie.

Les *altérations anatomiques* de la néphrite scarlatineuse ne peuvent être longuement étudiées ici. Disons toutefois qu'il y a différentes formes. On rencontre souvent le « gros rein blanc », c'est-à-dire la néphrite aiguë diffuse avec dégénérescence graisseuse de l'épithélium, et en plus, des extravasations sanguines plus ou moins nombreuses. Dans d'autres cas les reins sont, à l'examen macroscopique, peu modifiés en apparence. Cependant on reconnaît dans la portion corticale, les glomérules vides de sang sous forme de petites saillies grisâtres dans lesquelles le microscope décèle les altérations les plus profondes (« néphrite glomérulaire » d'après Klebs et autres).

6. *Articulations.* Au début de la desquamation, ou plus tôt encore, on observe parfois, dans la scarlatine, de l'endolorissement et du gonflement d'un nombre plus ou moins considérable d'articulations des membres. Cette affection, appelée autrefois *rhumatisme scarlatin*, et aujourd'hui *synovite scarlatineuse*, est ordinairement de nature bénigne et passagère. Parfois cependant l'inflammation articulaire est plus intense, même purulente. Cette dernière forme d'arthrite fait d'ordinaire partie d'*états septiques* secondaires (pleurésie suppurée concomitante, abcès cutanés, ictère, tuméfaction splénique, néphrite septique, etc.), et dépend probablement d'une infection secondaire streptococcique.

Parfois nous avons constaté un endolorissement passager très net des *muscles* de la cuisse avec un gonflement léger et diffus.

7. Parmi les autres complications de la scarlatine il faut encore citer les *pneumonies*. Dans les cas graves, on voit parfois des pneumonies lobaires dès le premier stade de la maladie; mais on les observe plus souvent à la suite de la néphrite, et elles ont alors la valeur de pneumonies d'origine néphrétique (v. t. II). Par la gêne respiratoire qu'elles provoquent, elles peuvent prendre une haute importance clinique. Les *inflammations des séreuses* (endocardite, péricardite, pleurésie) qui tantôt accompagnent les affections ar-

ticulaires (v. ci-dessus) et tantôt en sont indépendantes, sont moins fréquentes. La *péricardite*, l'*endocardite* et la *myocardite* se développent parfois pendant la scarlatine; toutefois il est difficile d'affirmer s'il s'agit d'une lésion résultant directement de l'action du poison scarlatineux ou d'une complication septique secondaire. Les lésions de myocardite expliquent la ténacité de la tachycardie ou de la bradycardie ou les irrégularités des contractions du cœur qui s'observent parfois longtemps encore après la scarlatine. L'endocardite peut déterminer les lésions valvulaires persistantes. — Parfois se produisent des *symptômes intestinaux* intenses (diarrhée) qui dépendent ordinairement d'une entérite folliculaire. Des *phénomènes dysentériques* sont plus rares. Nous avons déjà signalé l'intumescence fréquente de la *rate*. Dans la néphrite scarlatineuse on note souvent une tuméfaction assez prononcée du *foie*. Pendant la période d'éruption il existe ordinairement un certain *gonflement* généralisé des ganglions *lymphatiques* (cou, aisselles, aines). Le *sang* présente quelquefois une *leucocytose* prononcée qui parfois persiste longtemps après les autres phénomènes morbides. Il est remarquable de constater que vers le troisième jour de la maladie on trouve déjà le plus souvent une forte augmentation des *éosinophiles* (15 à 20 % des leucocytes).

Modes divers d'évolution. D'après la diversité et la multiplicité des affections qui s'observent au cours de la scarlatine et dont il a été déjà question, on peut se convaincre de la grande variété des formes cliniques de la maladie. En outre, la *marche générale* de la scarlatine présente une série de particularités dont il est presque impossible de faire l'énumération complète. Nous nous bornerons à passer sommairement en revue les plus importantes d'entre les formes qui s'écartent du type normal.

1. *Formes rudimentaires et frustes*. Aux formes frustes bénignes, dans lesquelles la maladie n'arrive pas à son complet développement, appartiennent en premier lieu les cas d'*angine* simple sans exanthème net ou avec exanthème léger et partiel *(Sc. sine exanthemate)*. Parfois même l'angine est à peine esquissée et il n'existe qu'une fièvre légère, de durée éphémère, avec des phénomènes généraux insignifiants. On reconnaît qu'il s'agit d'une scarlatine à cause seulement du rapport étiologique qu'offrent les faits avec des cas *avérés* de la maladie. Nous avons pu observer des cas semblables quand la scarlatine avait éclaté dans les salles d'hôpitaux d'enfants. Le diagnostic de la nature exacte de ces angines se fait parfois parce que ultérieurement la peau (des mains, des pieds, des jambes, du dos, etc.) subit une desquamation manifeste quoique légère, et c'est surtout le fait que *les cas les plus bénins de cette*

catégorie peuvent entraîner à leur suite une néphrite aiguë. En effet il n'y a aucun doute, nous pouvons le certifier ici, que nombre de néphrites aiguës, spontanées en apparence et primitives, ne doivent être envisagées, sous le rapport étiologique, que comme des néphrites scarlatineuses.

2. *Formes frustes à marche maligne.* Il faut placer ici les cas dans lesquels l'exanthème manque ou existe à peine, mais où, dès le début, se déclarent les plus graves symptômes généraux : fièvre très intense, fréquence excessive du pouls, délire, etc. Ces cas indiquent, en tout état de choses, une infection générale extraordinairement violente. L'issue en est le plus souvent promptement mortelle. Des cas graves semblables, mais avec l'exanthème prononcé, se rencontrent aussi et tuent en peu de jours, sans autre détermination locale.

3. *Formes graves à marche plus lente*, lesquelles sont également dues à la gravité de l'infection, mais nullement ou du moins pas exclusivement à des complications particulières. A cette classe appartient la *forme* appelée *typhique* de la scarlatine, accompagnée d'une fièvre élevée et persistante et de phénomènes généraux graves. Finalement, il faut aussi ranger dans cette catégorie la *forme hémorrhagique*, ci-dessus signalée, *de la scarlatine*, dans laquelle se produisent des hémorrhagies étendues de la peau, des muqueuses et des membranes séreuses. Cette forme peut aussi affecter une marche très aiguë. Dans toutes les formes malignes peuvent apparaître en outre des *complications locales graves*, notamment des angines diphtéritiques ou gangreneuses, des inflammations des séreuses, etc. Dans ces cas il ne s'agit plus exclusivement des effets du poison scarlatineux proprement dit, mais de *complications par des processus secondaires.*

4. Il faut encore noter que, dans des circonstances à la vérité très rares, on voit des *scarlatines récidivées*, dans lesquelles, après le décours apparent de la maladie première, se produit un nouvel exanthème avec tous les autres symptômes de la scarlatine. Dans des cas anormaux à marche grave, on observe quelquefois, quand la maladie touche à sa fin, une éruption nouvelle incomplètement formée (le plus souvent tachetée) que THOMAS appelle *pseudorécidive.* Il s'agit vraisemblablement d'ordinaire dans ce cas d'un exanthème d'origine septique.

Le **diagnostic** de la scarlatine s'appuie la plupart du temps sur l'exanthème caractéristique, tout en tenant compte des symptômes concomitants. A ce sujet, il faut se rappeler que, par exception, des éruptions scarlatiniformes se rencontrent dans d'autres cas rares : 1. Après l'usage de certains *médicaments*, notamment l'atropine (belladone), la quinine, l'antipyrine, la morphine, le chloral hydraté, etc.; de même qu'après l'ingestion de crustacés, de poissons, etc., et aussi après l'injection sous-cutanée de certains sérums. 2. Comme symptôme *d'autres maladies infectieuses*, par exemple la fièvre typhoïde, la variole, et avant tout les *maladies septiques* (voyez plus loin). Dans le diagnostic de la scarlatine *anormale ou douteuse*, l'étiologie (relations avec des cas avérés de scarlatine), l'angine initiale et la production éventuelle d'une desquamation tardive ou d'une néphrite secondaire, méritent surtout d'être prises en considération.

Le **pronostic** *doit*, dans toute scarlatine, être très réservé. Il résulte suffisamment de la description de la marche de la maladie que, même dans les cas dont le début est le plus bénin en apparence, les complications les plus redoutables peuvent se produire. La complication la plus dangereuse au fort de la maladie, c'est l'angine scarlatineuse pseudo-membraneuse, et l'affection consécutive la plus à craindre, c'est la néphrite.

Traitement. La plupart des scarlatines à évolution normale guérissent complètement sans intervention de notre part. La mission thérapeutique du médecin se borne alors à la prescription des mesures hygiéniques et diététiques générales. La chambre du malade devra être fraîche et aérée, le régime assez sévère (lait de préférence, en outre un peu de bouillon avec un œuf et aliments analogues). Il faut veiller à la propreté de la peau et de la bouche, le changement fréquent du linge est non seulement permis, mais à recommander. L'onction de la peau avec de l'huile d'amande, la vaseline et autres corps gras, n'est pas à dédaigner et se recommande surtout quand elle reste sèche et rugueuse après la disparition de l'exanthème.

L'*angine scarlatineuse* doit être traitée avec la plus grande attention, la tâche principale du médecin consistant à *prévenir autant que possible la dangereuse infection secondaire dont il a été question plus haut*. Aussi sommes-nous d'avis que dans toute scarlatine, *dès le début*, il faut veiller à désinfecter parfaitement la cavité buccale et pharyngée. Les enfants un peu âgés se gargariseront assidûment (chlorate de potasse, borax, permanganate de potasse, etc.). Les pulvérisations avec de l'eau oxygénée ou boriquée, et autres sont aussi à conseiller, quand elles sont praticables. Dans les états généraux graves, chez les enfants très jeunes et indociles, la cavité buccale et le pharynx doivent être largement et fréquemment lavés, au moyen d'un irrigateur, avec des liquides désinfectants; si malgré ces moyens l'*angine scarlatineuse* pseudo-membraneuse se montre et si les ganglions cervicaux se tuméfient davantage, on pourra peut-être encore entraver l'extension ultérieure de l'infection secondaire en pratiquant dans la trame des amygdales et du voile du palais, d'après les expériences de Traube et de Heubner, des *injections intraparenchymateuses* d'une solution à 3 0/0 d'acide phénique (à l'aide d'une longue canule adaptée à la seringue de Pravaz, tous les jours deux fois de chaque côté, environ une demi-seringue). Catti emploi la solution de sublimé à 1 : 1000. — Parmi les autres moyens recommandés en grand nombre de toutes parts il faut encore citer les insufflations et les pulvérisations sur les amygdales de sucre en poudre. Dans les cas graves d'angine scarlatineuse les traitements locaux donnent des résultats incertains et, règle générale, on doit éviter aux enfants des manœuvres douloureuses et qui ne sont pas indispensables. Le sérum antidiphtérique *(Behring-Roux)* ne donne aucun résultat favorable dans l'angine pseudo-membraneuse scarlatineuse. Ce sérum ne doit être employé que lorsqu'il s'agit de complication par la diphtérie proprement dite. On a cherché dans ces derniers temps à lutter par des sérums antistreptococciques (charlachserum de la maison Hochst) contre les infections streptococciques graves de la scarlatine. Quoique d'excellents observateurs (Escherich) en aient obtenu des résultats favorables, il est impossible d'émettre une appréciation positive à ce sujet. En tout cas, chez les malades gravement atteints l'emploi du traitement sérothérapique est indiqué.

Quand les fosses nasales sont aussi atteintes, il faut surtout s'attacher à laver et à seringuer la cavité nasale, *la tête penchée en avant*. Il faut surveiller avec soin l'invasion probable de l'*otite*. Malheureusement, c'est précisément dans ces cas que des oublis sont fréquemment commis par les médecins. La surveillance minutieuse de la membrane du tympan et de la mastoïde est absolument indiquée dans tous les cas, car, par une intervention opportune (paracentèse du tympan) on peut empêcher des complications graves. On doit traiter les écoulements d'oreilles (lavages, etc.) d'après les règles habituelles en ces cas.

Les adénites cervicales passent très souvent, comme nous l'avons dit, à la suppuration et doivent alors être traitées chirurgicalement. Les applications de glace sont moins bien supportées que des fomentations chaudes (sachets remplis de son chaud ou cataplasmes).

Quand la *fièvre* est forte, continue et accompagnée de symptômes généraux, surtout du côté du système nerveux, l'*hydrothérapie méthodique* est à recommander instamment. Les bains ne doivent jamais se donner au-dessous de 27 à 30° C. et se prescrivent deux ou trois fois par jour, plus fréquemment quand le cas est grave.

Si les désordres nerveux prédominent, on donnera des affusions froides dans le bain, de même quand la respiration est insuffisante. Au lieu des bains, les *enveloppements humides* s'emploient aussi avantageusement. Les antipyrétiques internes (antipyrine) ne sont d'ordinaire pas à recommander, cependant dans la pratique on ne peut pas s'en priver entièrement.

Il faut veiller avec soin sur l'état du cœur. Quand le *pouls* est d'une fréquence excessive, on applique une vessie de glace sur la région cardiaque. Contre la *faiblesse* imminente *du cœur* le camphre, la caféine, la teinture de strophantus, etc., se prescrivent. *Les injections de camphre* sont le remède le plus efficace quand on a lieu de craindre le collapsus. — Dans les *arthrites* scarlatineuses légères, le salicylate de soude et l'antipyrine ont parfois un excellent effet symptomatique. Dans les cas graves ils sont complètement inefficaces.

Aucun moyen ne nous permet de prévenir la *néphrite scarlatineuse*. Le médecin prévoyant pour sa responsabilité doit prévenir dans chaque cas qu'il y a possibilité de complication rénale et recommander en conséquence d'éviter, autant que possible, les refroidissements et les écarts de régime. Le traitement de la néphrite et de ses conséquences, sera indiqué au chapitre des maladies des reins. Les moyens essentiels consistent dans la *diète lactée*, les bains et enveloppements chauds. — Les autres complications de la scarlatine doivent être traitées symptomatiquement de la manière usuelle.

Même dans une convalescence exempte de tout accident, les scarlatineux doivent ordinairement être tenus au lit de 3 à 4 semaines; quand la desquamation est terminée, la peau doit être nettoyée à fond par des bains chauds.

A raison du danger inhérent à la maladie, il faut, dès qu'un cas se déclare dans une famille, le faire *isoler*, *éloigner* autant que possible *les autres enfants*, et quand on refuse de suivre ce conseil, décliner toute responsabilité d'une contamination ultérieure et de ses conséquences. La période d'isolement des malades, spécialement dans les écoles, est, dans tous les pays (Allemagne, France, etc.), de six semaines. Tous les objets qui ont été en contact avec le malade (ustensiles, vêtements, jouets), doivent être ou détruits, ou soigneusement désinfectés. A la fin de la maladie la chambre du malade doit être soigneusement lavée, aérée et désinfectée.

CHAPITRE CINQUIÈME.

ROUGEOLE.

Etiologie. Contrairement à la scarlatine, la rougeole est une maladie d'enfants beaucoup plus bénigne et d'ordinaire très peu redoutée des mères. La diffusion et la réceptivité de cette maladie sont si universelles, qu'on la considère comme presque inévitable, mais aussi comme relativement bénigne. Il y a, en effet, relativement peu de personnes qui ne paient leur tribut à la rougeole, et le motif pour lequel les adultes en sont moins souvent atteints que les enfants, c'est qu'ils ont eu la maladie dans leur première enfance. Il est assurément très rare que la rougeole se produise une seconde fois chez le même individu.

La rougeole se montre le plus souvent à l'état *épidémique*. Les cas sporadiques, tels que la scarlatine en offre en tout temps, sont des exceptions. La rapide extension que prend la maladie, dès qu'elle a fait son apparition, est une conséquence de son extrême *contagiosité*. Si un enfant a la rougeole dans une famille, tous les autres y passent presque immanquablement. L'infection peut aussi se transmettre par l'intermédiaire de personnes saines ou d'objets divers qui ont été en contact avec un malade; toutefois ce mode de contagion est rare. Le poison morbilleux spécifique ainsi que son mode intime de transmission, nous sont encore inconnus. Toutefois il est très probable que le germe de la rougeole pénètre avec l'air inspiré, à travers la bouche et le nez, et par conséquent exerce ses premiers effets sur les voies respiratoires (voir plus bas). La maladie peut être provoquée artificiellement par l'*inoculation* d'enfants sains à l'aide du sang ou des produits de sécrétion de sujets morbilleux.

Marche et symptômes de la maladie. La durée du *stade d'incubation* est assez constante dans la rougeole. Elle est de 10 jours jusqu'au commencement des premiers symptômes morbides et de 13 à 14 jours jusqu'à l'apparition de l'exanthème. Ces chiffres ont surtout été établis par les observations de Panum aux îles Féroé, à l'occasion de la première invasion de ces îles par la maladie. A part quelques légers mouvements fébriles, on n'observe généralement pas de *symptômes prodromiques* particuliers pendant la période d'incubation. Au dixième jour, le *stade initial* [1] s'ouvre d'or-

1. Nous considérons le terme de « stade initial » comme plus correct que celui de « stade prodromique ». Les symptômes prodromiques sont les premiers symptômes morbides d'intensité légère qui se déclarent pendant

dinaire avec une certaine brusquerie et s'annonce par une rapide *exacerbation thermique* qui va jusqu'à 39 et 40° c. En même temps se déclarent les manifestations catarrhales caractéristiques de la rougeole : le *catarrhe de la muqueuse nasale* (rhume de cerveau) qui se traduit par de l'hypersécrétion nasale, par des éternûments fréquents, souvent aussi par des épistaxis, — puis une *conjonctivïte* plus ou moins intense, reconnaissable à la photophobie, à l'injection des yeux et au larmoiement et — enfin par les signes d'un *catarrhe*, d'ordinaire peu prononcé, *des voies aériennes supérieures* qui rend la voix légèrement voilée et rauque et produit une toux réellement caractéristique d'un timbre rude, parfois presque aboyant. En outre l'état général est troublé, les enfants sont agités, ont de la céphalée, de l'anorexie, etc. Les enfants tout jeunes sont gênés par l'accumulation de mucosités dans les fosses nasales et le larynx. — Dès le 2e ou encore le 3e jour de la maladie, la muqueuse de la voûte palatine et du voile du palais présente le plus souvent un *exanthème initial* très caractéristique qui consiste en taches rouges irrégulièrement disséminées, de la dimension d'une lentille ou davantage. A ce moment, ou même plus tôt encore, on aperçoit à la face interne des joues, au voisinage des gencives et de la muqueuse des lèvres, de petites taches punctiformes, ressemblant à de petites élevures blanchâtres, souvent entourées d'une auréole rouge (Taches de KÖPLIK). Au bout de quelques jours ces taches disparaissent complètement, elles ont une réelle importance diagnostique.

Ces signes initiaux persistent, comme il a été dit, de 3 à 4 jours. Puis commence la poussée exanthémateuse, le *stade d'éruption* de la rougeole. L'*éruption morbilleuse* proprement dite commence presque toujours à la face, aux joues, au front, autour de la bouche (à l'encontre de la pâleur du menton qui caractérise la scarlatine) pour de là s'étendre rapidement de haut en bas sur toute la surface du corps. Tout au début, elle consiste en petites saillies, correspondant aux follicules pileux, mais qui ne tardent pas à s'entourer d'une auréole rosée, légèrement saillante, et par-ci par-là à se fusionner. C'est ainsi qu'on voit surgir des élevures planes, de dimensions diverses, de forme très irrégulière, frangées, arrondies ou anguleuses, qui se touchent souvent, mais laissent presque toujours entre elles de petits îlots moins étendus de peau saine. Au milieu de chacune de ces plaques, les saillies folliculaires continuent à être visibles.

Au moment de l'apparition de l'exanthème, la fièvre, qui s'était

---

la période d'incubation d'une maladie infectieuse. Les symptômes de la rougeole qui précèdent l'éruption exanthématique, appartiennent donc déjà à la maladie confirmée.

maintenue à un taux modéré pendant les derniers jours du stade initial, s'exaspère de nouveau, jusqu'à atteindre 40 à 40°,5 environ. En 1 ½ à 2 jours l'éruption prend son complet développement et son maximum d'extension. La fièvre et les manifestations catarrhales persistent le même temps. Parfois il y a un léger gonflement ganglionnaire généralisé. Puis apparaît la *défervescence*, le plus souvent rapide et presque *critique*, tandis que l'exanthème, après un stade de floraison de courte durée, ne pâlit que graduellement pendant les deux ou trois jours qui suivent. En même temps, les signes de catarrhe disparaissent à leur tour, et la peau commence à présenter une desquamation épidermique plus ou moins forte, qui n'est presque jamais lamelleuse, comme dans la scarlatine, mais finement écailleuse ou « furfuracée »; 8 10 jours plus tard, quand la rougeole évolue normalement, les malades sont complètement guéris.

Après cet exposé sommaire de la marche habituelle de la maladie, nous étudierons un peu plus en détail les quelques symptômes et complications.

La *fièvre* (fig. 8) de la rougeole offre, comme nous l'avons déjà dit, une marche assez typique. Elle débute par une ascension thermique rapide et assez élevée au moment où la maladie se déclare. Le matin du second jour est marqué d'ordinaire par une rémission profonde qui souvent même descend jusqu'à la normale. Pendant les deux jours de la période initiale, la fièvre est modérée et rarement aussi élevée qu'au début de la maladie. Avec l'apparition de l'exanthème coïncide une brusque réascension, *plus forte* d'ordinaire que la fièvre du début, de façon qu'on peut très bien distinguer deux périodes fébriles, la *fièvre initiale* et la *fièvre d'éruption*. Celle-ci ne dure que peu de temps et ne persiste pas, comme dans la scarlatine, pendant toute la durée de l'exanthème. Elle présente une chute *critique* dès que l'éruption a atteint son apogée. De petites exacerbations peuvent bien encore se montrer pendant un ou deux jours. Mais un état fébrile plus intense et plus persistant, fait toujours présager l'imminence d'une complication, principalement du côté des organes respiratoires.

L'*exanthème* dont nous avons décrit la forme de beaucoup la plus fréquente, peut, dans certains cas, offrir de nombreuses variétés. Tantôt il n'a qu'un développement *rudimentaire*. Tantôt il ne débute pas, comme d'habitude, à la face, mais à un autre endroit du corps, ce qui indique souvent qu'on est en présence d'un cas d'ailleurs anormal. Les taches considérées isolément peuvent être plus petites qu'à l'ordinaire et rester complètement séparées les unes des autres *(rougeole papuleuse)*. Dans d'autres cas, l'éruption est tellement confluente qu'elle ressemble à l'exanthème scarlatineux *(rougeole con-*

fluente). Des *vésicules* peuvent se produire également, mais plus rarement que dans la scarlatine *(rougeole miliaire).* La *rougeole hémorrhagique* se voit aussi parfois, mais il s'agit le plus souvent de petites hémorrhagies capillaires, la maladie étant parfaitement bénigne d'ailleurs. Néanmoins on a aussi décrit des cas très rares, à allures pernicieuses et accompagnés d'une diathèse hémorrhagique généralisée, comme dans la scarlatine hémorrhagique. C'est ce qu'on appelait la « rougeole noire ». A côté de l'exanthème morbilleux proprement dit, on rencontre fréquemment sur la peau d'autres éruptions, comme, par exemple, de l'herpès, de l'urticaire, des pustules, etc. Dans la rougeole, la fréquence du pouls n'est pas en général aussi prononcée que dans la scarlatine.

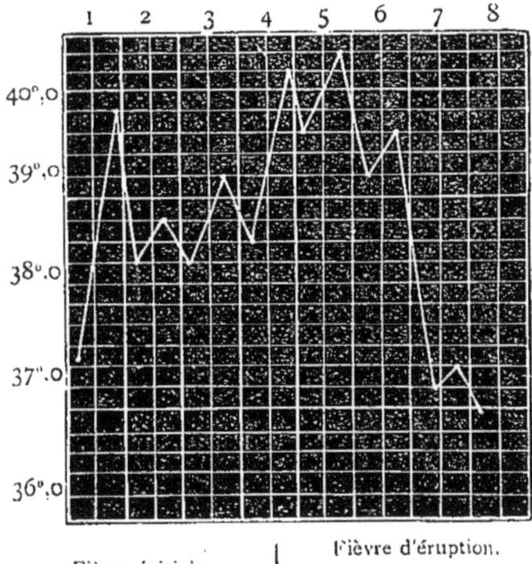

Fig. 8. Schéma de la courbe fébrile dans la rougeole.

La tuméfaction de la rate est peu prononcée lorsqu'elle existe. D'ordinaire il n'y a pas de leucocytose nette dans le sang.

Les **complications de la rougeole** sont dues le plus souvent à des aggravations, ou à des formes ou à des développements anormaux des diverses affections qu'on observe constamment dans la fièvre morbilleuse commune et peu intense. Tout comme dans la scarlatine (v. g.) il ne s'agit d'ordinaire pas non plus, en cette occurrence, des effets primitifs du poison morbilleux, mais d'*infections secondaires.* Eu égard à l'immense majorité des cas bénins et normaux, les complications graves se rencontrent beaucoup moins dans la rougeole que dans la scarlatine. Quelques épidémies seulement se distinguent par leur caractère malin.

Parfois on observe des *affections oculaires sérieuses*, et notamment la conjonctivite catarrhale, la kératite, l'iritis.

Des *inflammations* intenses *de la muqueuse nasale*, du *pharynx* et du *larynx* peuvent faire traîner la maladie en longueur. Quelquefois elles ne sont qu'une exagération du *catarrhe* commun de ces muqueuses. L'*otite moyenne* s'observe aussi. Une *laryngite* très intense avec un gonflement très considérable des parties atteintes peut donner lieu à des troubles multiples et même à des symptômes de sténose (faux-croup).

Le *processus diphtéritique* s'observe aussi *au niveau de l'arrière-bouche et du larynx* (*diphtérie morbilleuse*). Celle-ci est certainement beaucoup plus rare que la diphtérie scarlatineuse ([1]), mais elle peut avoir la même terminaison funeste. Il faut rappeler que c'est précisément dans la rougeole que se produit parfois le vrai *croup laryngé*, sans affection pharyngée concomitante.

La complication de beaucoup la plus fréquente de la rougeole et la plus digne d'attention, c'est la production de *symptômes pulmonaires graves*. La bronchite morbilleuse commune, de légère intensité, devient très violente, descend jusqu'aux petites bronches *(bronchite capillaire)* et conduit le plus souvent à des pneumonies lobulaires plus ou moins étendues, à des *pneumonies catarrhales*. D'après Köster, la pneumonie morbilleuse se traduit par l'apparition d'un nodule inflammatoire autour des petites bronches, cette lésion s'étend d'ordinaire par continuité aux alvéoles du voisinage en suivant les rameaux de l'artère pulmonaire. Il se produit ainsi une pneumonie à nodules, mais non une pneumonie lobulaire spéciale.

On peut diagnostiquer la pneumonie morbilleuse lorsqu'on constate l'existence dans les poumons de râles nombreux et disséminés avec fièvre concomitante persistante et gêne respiratoire prononcée. (Toux, dyspnée, cyanose). La percussion ne fournit de matité appréciable que grâce à la forte confluence de foyers isolés. Il est beaucoup plus rare qu'au lieu de la pneumonie lobulaire on voie se déclarer la *pneumonie lobaire fibrineuse* véritable qui reste limitée à un ou à plusieurs lobes, s'accompagne d'une forte fièvre et peut se terminer par une vraie crise.

Les symptômes pulmonaires en question se montrent ordinairement à l'acmé de la maladie et persistent après la rétrocession de l'exanthème. Ils peuvent retarder la convalescence pendant des semaines. Dans d'autres cas, la rougeole semble avoir un cours normal au début, la température est déjà tombée et alors seulement s'allume une fièvre nouvelle et se manifestent, du côté des poumons, des symptômes graves. Ceux-ci doivent toujours être envisagés comme une complication sérieuse, qui, surtout chez les enfants débiles, peut conduire à la mort avec les signes de l'insuffisance respiratoire ou par épuisement général. — On n'a pas encore

1. Le terme de diphtérie est employé ici pour indiquer l'existence d'un processus pseudo-membraneux avec participation de la partie superficielle du chorion de la muqueuse au processus inflammatoire; ce processus peut se développer, d'après la terminologie allemande, sous l'influence de microbes divers (bacilles de la diphtérie, streptocoques, etc.). (N. D. T.).

pu établir avec certitude dans quelles proportions les pneumonies rubéoliques sont déterminées par l'action du poison morbilleux même ou par des infections secondaires (streptocoques, diplocoques, etc.).

Souvent la rougeole se complique de *symptômes intestinaux* graves, notamment de diarrhées intenses occasionnées par un catarrhe intestinal.

C'est même un caractère propre à la rougeole que, dans des cas rares, les selles peuvent prendre un aspect *dysentérique* prononcé (selles sanguinolentes et glaireuses), état qui dépend du développement d'une affection ulcéreuse des follicules du gros intestin.

Dans certains cas on voit accidentellement surgir d'autres complications qu'il est impossible d'énumérer toutes. La *néphrite* s'observe, mais dans une proportion infiniment moindre que dans la scarlatine. Au fort de la maladie on a parfois signalé l'albuminurie commune, mais elle n'a le plus souvent pas de signification clinique spéciale. Il faut encore mentionner comme complication inhérente, paraît-il, à la rougeole, mais très rare, la gangrène de la joue, dite *noma*.

La rougeole présente dans sa marche beaucoup moins de *modalités* que la scarlatine. Pourtant on y observe aussi, d'une part, des cas *exceptionnellement bénins (rudimentaires)*, dans lesquels l'exanthème ou les autres symptômes locaux sont remarquablement légers, et d'autre part, des cas *extraordinairement graves*. Ces derniers se distinguent par l'élévation excessive ou la durée de la fièvre, par des phénomènes généraux et des symptômes nerveux sévères et l'apparition rapide des complications. On a donné à ces cas le nom de *rougeole typhique*. La forme grave de la *rougeole hémorrhagique* a déjà été signalée plus haut.

Il importe de faire remarquer la relation clinique qui rattache la rougeole à quelques autres maladies infectieuses, à la *coqueluche* et à la *tuberculose*. Non seulement la *rougeole* et la *coqueluche* peuvent alterner *à bref délai* chez le même individu, mais de vraies épidémies des deux maladies règnent souvent en même temps. La *tuberculose* doit aussi être citée à titre de *maladie consécutive* à la rougeole, comme ayant une grande importance clinique. Il est probable qu'en ce cas il s'agit presque toujours d'enfants qui, *avant* d'être atteints de la rougeole, portaient déjà en eux-mêmes (ganglions lymphatiques, poumons) un foyer tuberculeux dont le développement a été avivé et accéléré par la rougeole. On suppose aussi que bien souvent l'affection morbilleuse ne fait que créer la prédisposition à l'infection par les bacilles tuberculeux.

Le **diagnostic** de la rougeole comme des autres exanthèmes aigus se base principalement sur l'éruption cutanée, tout en tenant compte des autres symptômes concomitants (fièvre, phénomènes catarrhaux). L'expérience personnelle donne plus de sûreté au coup d'œil que les descriptions les plus détaillées. Pendant le stade initial, on ne peut présumer la maladie avec quelque certitude que si l'on est en présence d'une épidémie. Si, outre les manifestations catarrhales caractéristiques, on remarque au voile du palais l'*exanthème* déjà décrit ou les taches dites de Köplik sur la muqueuse des joues, le diagnostic de la rougeole est à peu près certain. Il faut se rappeler que des *éruptions rubéoliformes* se produisent aussi dans d'autres affections, surtout dans la rubéole, dans la scarlatine, le typhus tacheté, au début de la variole, dans la période secondaire de la syphilis (roséole), et enfin après l'usage de certains médicaments (surtout l'antipyrine, puis la térébenthine, le copahu, etc.). Dans le doute, les autres symptômes et avant tout la marche ultérieure de la maladie lèvent toute hésitation. Pour le diagnostic différentiel il faut aussi tenir compte de la différence très particulière de l'état du sang : en effet, dans la scarlatine il y a leucocytose et éosinophilie, et dans la rougeole, leucopénie.

Pronostic. Nous avons dit plus haut combien généralement le pronostic est favorable dans la rougeole. Pourtant, il faut redire que toutes les épidémies n'ont pas le même caractère de bénignité, et que l'attention doit être fixée dans chaque cas sur les complications possibles et notamment sur le danger des affections pulmonaires graves. Il faut faire remarquer que chez l'adulte la rougeole a souvent une évolution plus grave que chez l'enfant.

Traitement. Les malades atteints de rougeole doivent, en général, être tenus un peu plus chaudement que les scarlatineux. Même dans les cas les plus légers en apparence, il faut garder les enfants au lit jusqu'à complète desquamation et, à raison de la photophobie qui existe d'ordinaire au début, la chambre doit être mise dans une demi-obscurité. Les cas normaux évoluent favorablement sans aucune intervention thérapeutique particulière. Cependant les symptômes catarrhaux méritent toujours d'appeler l'attention, puisque la négligence, à leur endroit, entraîne sûrement leur aggravation. Le point capital ici c'est *la propreté;* il faut entretenir la propreté des yeux, de la cavité nasale et de la bouche par des lavages et des irrigations avec de l'eau tiède.

Si malgré tout certaines affections à caractère sérieux ou l'une ou l'autre complication se produisent, il faut les surveiller d'une manière particulière. Les *affections oculaires* graves, de même que les affections auriculaires doivent être traitées d'après les règles en usage. Le traitement des *affections croupales du pharynx et du larynx* s'institue de la manière que nous indiquerons plus loin. Contre les *affections pulmonaires* plus graves, les *bains tièdes*, associés au besoin à des *affusions fraîches*, constituent le meilleur remède; les *enveloppements* froids sont aussi très appropriés, comme d'ailleurs nous le décrirons plus en détail à propos de la pneumonie catarrhale. La tâche principale du médecin dans le traitement de la rougeole consiste au surplus à *prévenir* autant que possible l'entrée en scène de cette complication. — Nous ne connaissons aucun remède interne d'une véritable efficacité contre les complications pulmonaires. Assez rarement on sera obligé d'administrer un vomitif à cause d'une accumulation considérable de mucosités. Comme *expectorants* on essaiera l'ipecacuanha, la liqueur ammoniacale anisée, le benjoin, etc. S'il se développe des *symptômes intestinaux graves*, on prescrira parfois de petites doses d'opium, au besoin le calomel, la tannalbine, le sous-nitrate de bismuth, etc. — Il est à peine besoin de rappeler qu'indépendamment de tout autre traitement, les forces du malade doivent être soutenues, autant que possible, par l'administration de vin, de bouillon, de lait et d'œufs, etc. Dans le décours de la maladie, il importe de tenir le malade en observation au moins 2 à 3 semaines.

Une *prophylaxie* sévère ne s'applique guère à la rougeole en raison de la bénignité habituelle de la maladie. Si un enfant est atteint dans une famille, ce n'est déjà plus le moment d'isoler les autres enfants, et c'est même un avantage pour la famille que tous les enfants fassent à la fois cette maladie qu'on ne peut guère éviter. C'est seulement pour les enfants au-dessous de 2 ans ou déjà affaiblis en présence de cas malins que l'isolement est nécessaire.

CHAPITRE SIXIÈME.

RUBÉOLE.

La rubéole est une maladie qui a des analogies avec la rougeole, mais qui en diffère spécifiquement, quoiqu'elle ait été souvent confondue avec elle (peut-être aussi avec la scarlatine). Aujourd'hui cependant, après les observations de Steiner, de Thomas et d'autres, on ne peut douter qu'il s'agisse d'une entité morbide autonome. En effet, il y a des épidémies dans lesquelles *tous* les cas présentent les particularités caractéristiques attribuées à la rubéole. La meilleure preuve de la spécificité de la rubéole, c'est que les enfants qui ont eu la « rubéole » sont fréquemment dans la suite atteints de rougeole et, inversement, dans une épidémie de rubéole, les enfants qui ont eu la rougeole, sont atteints par l'épidémie. Parfois il peut être très difficile de déterminer s'il s'agit d'une rubéole ou d'une rougeole légère. L'existence de la rubéole comme maladie indépendante ne peut être niée que par ceux qui ne l'ont jamais observée.

Après une *incubation* de deux ou trois semaines environ, la maladie commence par l'éruption de l'exanthème qui d'ordinaire apparaît d'abord à la face. Les symptômes initiaux (toux légère, éternûments, etc.) qui précèdent l'apparition de l'exanthème manquent totalement ou durent tout au plus une demi-journée. L'*exanthème* a une ressemblance parfaite avec celui de la rougeole, mais les taches en sont plus petites. Prises isolément elles ont à peine la dimension d'une lentille, rarement on les voit plus étendues; de plus, elles sont rondes ou anguleuses et par exception seulement frangées et irrégulières comme les taches de la rougeole. Elles sont visibles sur toute la face, à la tête, au tronc et aux extrémités, d'un rose pâle ou d'un rouge intense, très peu saillantes et ayant peu de tendance à se fusionner. Dans des cas rares de petites vésicules se développent sur les taches. Souvent aussi, comme dans la rougeole, on voit au début une rougeur légèrement pointillée au palais. Certains observateurs admettent l'existence de taches de Köplik dans la rubéole et d'autres, pas. L'exanthème rubéolique pâlit après 2 à 4 jours. D'ordinaire, il n'y a pas de desquamation appréciable.

Outre l'exanthème, la rubéole ne produit qu'à un très minime degré d'autres phénomènes morbides. La *fièvre* paraît souvent faire complètement défaut. Pourtant on observe parfois pendant 1 à 2 jours une légère augmentation de température, tout au plus jusqu'à 39°. En outre on constate, indépendamment de l'exanthème, un *catarrhe* peu intense *de la conjonctive*, du *nez*, de la *gorge* et du *larynx*, produisant un léger degré de photophobie, d'enchifrènement et de toux. Les ganglions lymphatiques du cou et de la nuque présentent quelquefois une intumescence plus ou moins grande. L'état général est si peu troublé d'ordinaire qu'on a de la peine à retenir les enfants au lit. Il n'y a presque jamais de *complications* graves.

Le *pronostic* de la rubéole doit donc être considéré comme généralement favorable et l'usage d'un *traitement* spécial est sans objet.

APPENDICE. — LA 4e MALADIE.

(Rubéole scarlatineuse).

De même que la rubéole constitue, quoique ressemblant beaucoup à la rougeole, une maladie proprement dite, spécifique, il existe aussi une 4e maladie aiguë exanthématique (Filatow, etc.) qui se caractérise par un exanthème scarlatiniforme et dont l'évolution est bénigne. L'exanthème dure 2 à 3 jours seulement, à la suite on observe une légère desquamation furfuracée de la peau; il n'y a guère de complications. Ce qui fait qu'on a le droit d'admettre l'existence indépendante de cette rubéole scarlatineuse c'est la similitude des cas observés et aussi ce fait que les malades qui en sont atteints ne sont pas préservés de la scarlatine proprement dite.

CHAPITRE SEPTIÈME.

VARIOLE.

(Petite vérole.)

Etiologie. Connue depuis des siècles déjà, bien que maintes fois confondue avec d'autres maladies et comprise avec elles dans une même description (1), la variole est une des maladies infectieuses aiguës les plus redoutables; au cours des ravages qu'elle exerçait autrefois, elle emportait des milliers de victimes. C'est seulement depuis la découverte de la vaccination prophylactique et après sa généralisation, que la maladie inspire une terreur moindre qu'anciennement.

Malgré de nombreux travaux (L. Pfeiffer, Guarnieri, Wasilewski, etc.) on ne connaît pas l'agent spécifique de la variole. Les *corpuscules de la vaccine* de Guarnieri décrits sous la forme de petites enclaves arrondies, vivement colorables par les colorants nucléaires et que l'on trouve dans les cellules des pustules de la variole et de la vaccine, ne paraissent pas être des protozoaires, mais plutôt des parties détachées de la substance des noyaux. Toutefois, leur présence dans le processus varioleux est assez caractéristique pour

1. Les termes de *small-pox* et de *petite vérole* encore usités aujourd'hui, indiquent la confusion qui existait autrefois entre la variole et la syphilis qu'on désignait du nom de *grande* vérole.

être utilisable dans le diagnostic entre les vraies pustules de la variole et de la vaccine d'avec les autres affections pustuleuses. Les corpuscules de GUARNIERI sont très faciles à mettre en évidence dans les pustules d'inoculation que l'on obtient par l'inoculation du contenu des pustules de variole sur la cornée des lapins (JÜRGENS).

La *prédisposition* à la variole, lorsqu'elle n'a pas été atténuée par la vaccination (voyez plus bas), est universellement répandue. La maladie s'observe chez tous les peuples, à tous les âges, déjà même pendant la vie intra-utérine. Les femmes gravides et celles qui sont dans l'état puerpéral y semblent disposées d'une façon spéciale. Par contre, les personnes atteintes d'une autre maladie infectieuse aiguë (scarlatine, rougeole, fièvre typhoïde) sont, pendant sa durée, habituellement préservées de la contagion de la variole, cette règle n'est pourtant pas sans exception. Si les épidémies de variole se produisent surtout avec une grande force pendant l'hiver, cela s'explique aisément parce que pendant la saison froide, la cohabitation d'individus, vivant en commun, est plus étroite. Une première attaque de la variole procure, sauf de très rares exceptions, une immunité presque certaine contre une invasion ultérieure.

L'infection variolique s'opère toujours par le transport du poison morbide d'un malade à une personne saine. Le germe morbide adhère le plus souvent au corps des malades, surtout au pus des pustules varioliques, et quand celles-ci sont déjà desséchées, aux croûtes et aux squames cutanées. Comme des pustules se développent dans la muqueuse des fosses nasales, les produits de sécrétion (croûtes et mucosités) peuvent contenir le contage. Cependant la maladie est déjà contagieuse dès ses premiers stades, avant que les pustules se soient formées, et d'après quelques observations, peut-être même pendant la période d'incubation. En tous cas le poison variolique est très « subtil de sa nature », c'est-à-dire qu'il contamine facilement l'atmosphère qui environne le malade, de sorte que ce n'est pas seulement le contact avec ce dernier qui produit la maladie, mais le simple fait de séjourner quelque temps dans son voisinage. Très souvent on ne parvient pas à déterminer le mode intime de la contamination, car cette dernière peut s'effectuer, en dehors de la *contagion, par les objets* et *ustensiles* avec lesquels le malade a été en rapport (infection par le linge des varioleux, etc.). En outre, les cadavres des varioleux peuvent aussi être des agents de transmission, de nombreuses expériences tendent d'ailleurs à assigner une grande vitalité (des mois et des années) au germe variolique. La *voie d'introduction de ce germe* n'est pas encore connue avec précision. Le plus probable c'est qu'il est inhalé avec l'air inspiré.

La transmissibilité de la maladie par *inoculation directe* de personnes saines par le contenu des pustules, est un fait acquis (on prétend qu'elle se transmet aussi de cette façon aux singes et à d'autres animaux). On ignore encore si l'inoculation peut se faire à l'aide du *sang* des varioleux. Le germe infectieux ne semble pas se mêler directement aux produits de sécrétion (salive, sueur, urine, lait).

Marche de la maladie. Variole et varioloïde. Le *stade d'incubation* dans la variole est de 13 à 14 jours, parfois un peu moins. Pendant ce stade les *prodromes* font presque entièrement défaut ou sont peu marqués.

La maladie elle-même commence *brusquement* par des *symptômes initiaux* ordinairement très caractéristiques : *frisson*, *fièvre*, *céphalalgie* et *rachialgie* intense. Il est rare que l'un ou l'autre de ces symptômes manque ou ne soit qu'ébauché. Les *symptômes généraux* peuvent être excessivement prononcés, ce sont : la sécheresse de la langue, la stupeur, l'insomnie, le délire. La *fièvre* persiste avec toute son intensité les jours qui suivent. Le pouls est fortement accéléré. En outre, l'*anorexie* est le plus souvent complète et parfois se produisent des *vomissements*. Les selles sont supprimées, plus rarement diarrhéiques. Quelquefois se produit une *angine* légère, et dans les poumons un peu de *bronchite*. La *rate* est tuméfiée dans la plupart des cas graves, l'*urine* souvent légèrement albumineuse. Il importe de remarquer que chez les femmes les *règles* apparaissent quelquefois (à l'échéance habituelle, ou en avance). Sur la *peau* on ne voit encore aucune trace de l'exanthème varioleux proprement dit, mais à partir du second jour on aperçoit assez fréquemment d'autres éruptions caractéristiques qu'on considère comme des *exanthèmes initiaux* de la variole (le *rash* des Anglais). Ceux-ci sont constitués par un *érythème* tantôt diffus, tantôt tacheté, qui se répand sur le tronc et sur les extrémités, dans une étendue variable, ou bien par une *éruption finement ponctuée et hémorrhagique* qui se montre de préférence au bas-ventre et à la face interne des cuisses (dans ce qu'on appelle le *triangle crural* de SIMON, ou sur les parties latérales du tronc et des bras). Il est étrange que ce soit tout juste à cet endroit de la peau qui plus tard est quelquefois exempt de l'exanthème varioleux proprement dit. L'érythème disparaît promptement, les taches hémorrhagiques au contraire demeurent plus longtemps visibles. Ces deux formes d'exanthème initial peuvent aussi se combiner.

La durée du *stade initial* que nous venons d'esquisser, s'étend communément à trois jours. La gravité des manifestations pendant cette période n'exclut pas la bénignité de la marche ultérieure de la maladie, mais des symptômes légers sont presque toujours un indice favorable.

A la fin du troisième ou au quatrième jour de la maladie, commence, *en même temps qu'une baisse marquée de la fièvre*, le développement des vraies pustules cutanées de la variole : c'est le *stade d'éruption*. C'est pendant ce stade que, selon les cas, se manifestent dans l'évolution morbide deux tendances notablement divergentes, qui, à la vérité, n'ont pas de limites rigoureusement tracées, mais qui, en tout état de choses, sont assez tranchées pour autoriser l'admission de deux types de variole. Nous voulons parler de la division de la variole en une *forme grave (variole vraie)* avec *exanthème abondant*, formation *pustuleuse* très développée suivie d'un second stade fébrile qui en dépend, la *fièvre de suppuration*, et puis en une *forme légère* (*varioloïde*) avec *exanthème* beaucoup *plus discret* et fièvre de *suppuration* moindre ou même *tout à fait nulle*. Nous devons maintenant traiter à part de chacune de ces formes.

I. Variole vraie. L'éruption variolique commence presque toujours par la face (front) et le cuir chevelu, pour s'étendre un peu plus tard au tronc et aux bras et finalement aux extrémités inférieures. Elle se présente sous forme de petites taches rouges et acuminées qui, dans l'espace de deux jours, se transforment en petites papules *(stade de floraison)*. Si l'on promène la main sur ces papules étroitement serrées les unes contre les autres, on perçoit une sensation particulière de mollesse et de velouté. Au sommet de ces papules s'élève une petite vésicule qui s'accroît de plus en plus, et dont le contenu devient de plus en plus louche et purulent, et finalement au sixième jour à dater de l'éruption, par conséquent au neuvième de la maladie, le développement des *pustules varioliques* proprement dites est achevé (*stade de suppuration*). Celles-ci présentent généralement à leur sommet une petite dépression appelée *dépression ombilicale*, et elles sont entourées d'une zone rouge, sorte de *halo*. Aux endroits où les pustules sont les plus confluentes, comme à la face, la peau entre elles est tuméfiée sur une grande étendue et la gêne locale (sensation de brûlure) est très considérable. Les traits sont très altérés, et souvent les yeux, par suite de l'œdème, peuvent à peine s'ouvrir. Les mains et surtout leur face dorsale sont fortement envahies par l'éruption, de même que toutes les parties de la peau qui sont soumises à des frottements répétés (pression des habits, frottements, etc.). Au tronc les pustules ne sont presque jamais aussi serrées les unes contre les autres qu'à la figure et aux mains. — Il est à remarquer que souvent, pendant 2 ou 3 jours, il se produit des poussées successives d'efflorescence variolique.

Concurremment avec l'éruption variolique cutanée ou même un peu avant elle, des efflorescences tout à fait analogues se développent sur les *muqueuses*. Elles se montrent de préférence sur la muqueuse de la bouche et du pharynx, sur la langue, sur le voile du palais, dans les fosses nasales, puis, dans le larynx, la trachée, la partie supérieure de l'œsophage, rarement et d'une façon discrète, dans le vagin et dans le rectum. Seulement, ce ne sont pas des pustules proprement dites qui se forment en ces points; mais, par suite de la macération des couches supérieures, il se produit des *ulcérations superficielles* de petite dimension qui s'agrandissent parfois par confluence. Les malaises résultant de l'éruption variolique dans la bouche et le pharynx sont nécessairement très prononcés. Les pustules du larynx se manifestent par la raucité de la voix, souvent même par des phénomènes de sténose.

Comme nous l'avons dit, avec le *début de l'exanthème* la fièvre subit une détente très marquée, qui pourtant, dans la variole vraie, ne fléchit pas jusqu'à la normale ou ne l'atteint que passagèrement. Les autres symptômes morbides, surtout les douleurs de tête et la rachialgie, cèdent également. Au *début de la suppuration*, la fièvre reprend de nouveau, en même temps que l'état général empire. C'est le moment de ces délires graves et redoutables pendant lesquels les malades doivent être sévèrement surveillés, pour prévenir des accidents; c'est aussi l'heure où les complications peuvent le plus facilement survenir (voyez plus loin).

Au 12e ou au 13e jour commence le *stade de dessication* de l'exanthème. Le contenu purulent des pustules, dont quelques-unes se sont ouvertes, se dessèche en croûtes jaunâtres, la peau se dégonfle, et peu de jours après, ces croûtes et ces squames commencent à se détacher. Dès le début de la dessiccation, la fièvre tombe à son tour, les malaises locaux et généraux s'amendent de plus en plus, le malade entre en convalescence. La guérison des pustules varioliques est souvent accompagnée de démangeaisons extrêmement intenses. Après la complète élimination des squames, c'est-à-dire au bout de 3 à 4 semaines environ, la peau reste parsemée de taches pigmentées qui ne disparaissent qu'après des mois. Partout où la peau elle-même a été détruite par la suppuration sur une plus ou moins grande étendue, la guérison ne peut s'opérer que par un travail cicatriciel. Ainsi se forment ces *cicatrices varioliques* bien connues qui demeurent visibles pendant tout le reste de la vie. Très souvent dans le décours de la maladie il existe une *alopécie* presque complète, à laquelle succède parfois, quoique pas toujours, une poussée de nouveaux cheveux.

II. Varioloïde. La varioloïde n'est pas une maladie essentiellement différente de la variole vraie, elle ne constitue guère qu'une forme atténuée du processus varioleux. Comme nous venons de le dire, il n'y a pas de limite fixe entre ces deux formes. On observe principalement la varioloïde chez les gens dont la prédisposition pour l'infection variolique a été affaiblie par la vaccination (v. plus bas).

Comme nous l'avons exposé, on ne saurait affirmer avec certitude d'après la manière d'être de la maladie pendant son stade initial, si on aura affaire à une variole vraie ou une varioloïde. Des symptômes initiaux d'une bénignité particulière présupposent cette dernière, de même que l'apparition de l'exanthème initial érythémateux, dont nous avons parlé plus haut, est un signe qui permet également un pronostic favorable.

Cependant aussitôt après le début de l'éruption variolique, cette distinction est presque toujours facile à établir. Dans la varioloïde, l'éruption est plus discrète, parfois même très clairsemée. Elle se manifeste quelquefois très irrégulièrement, et ne débute pas toujours à la face, comme la variole vraie, mais souvent aussi sur le tronc. Les efflorescences, en elles-mêmes, ne se distinguent sous aucun rapport de celles de la variole véritable. Cependant il arrive qu'elles ne parcourent pas tous les stades jusqu'à complète suppuration, mais qu'elles rétrocèdent, avant d'y arriver. Souvent on désigne ces cas constitués uniquement de papules ou de vésicules, sous le nom de *varioloïde verruqueuse* ou *miliaire*. La rareté et la pustulation moins intense de l'exanthème expliquent comment, dans la varioloïde, la *fièvre de suppuration* fait complètement défaut ou est à peine marquée. Ordinairement la température, lors de l'apparition de l'exanthème, tombe, sous forme de crise, jusqu'à la normale, et y reste à partir de ce moment. La dessiccation commence dès le huitième ou dixième jour de la maladie, de manière que la durée totale de la varioloïde est, en réalité, plus courte que celle de la variole vraie. Les complications sérieuses sont très rares. Il se développe aussi dans la varioloïde des pustules sur les muqueuses, mais en général elles sont rares et petites.

Marche de la fièvre. Symptômes du côté des divers organes et complications.

1. *Fièvre* (v. fig. 9). Dès le *stade initial*, et le plus souvent à la suite d'un frisson violent, la température, comme nous l'avons dit, s'élève rapidement et très haut; elle atteint très fréquemment pendant les jours qui suivent 40 à 41° C. Du troisième au sixième jour de la maladie, en même temps que se développent les premières papules, la fièvre baisse et ne tarde pas, dans la *varioloïde*, à tomber au ni-

veau normal et elle s'y maintient. Par contre, dans la *variole vraie*, la chute s'opère avec plus de lenteur et moins complètement, pour faire place à une ascension nouvelle qui coïncide avec le début de la suppuration. L'intensité de cette *fièvre de suppuration* est ordinairement en rapport direct avec la violence de l'éruption cutanée. Par suite de ses multiples oscillations, la fièvre de suppuration, dans les cas graves, a rarement moins d'une semaine de durée à cette période. La température atteint souvent 40° et au delà. Puis elle décline en lysis. A l'approche de la mort, on observe quelquefois des températures excessivement élevées, jusqu'à 42 et 43° C.

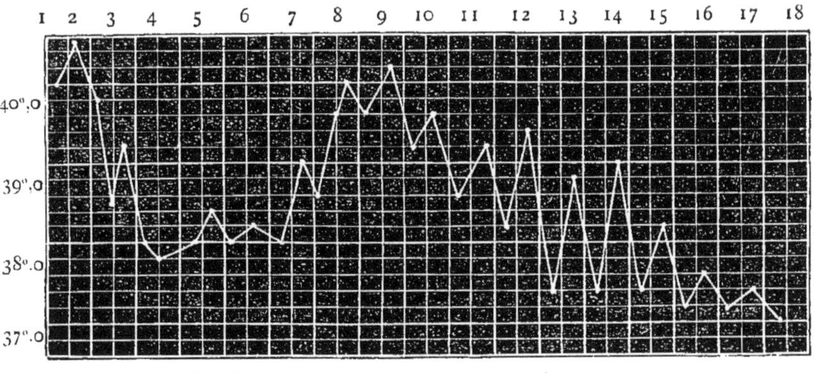

Fig. 9. Schéma de la courbe fébrile dans la variole vraie.

2. *Peau.* L'aspect macroscopique de l'éruption variolique a été décrit plus haut. Il nous reste à esquisser brièvement les *données histologiques*. Les premiers changements appréciables se rencontrent dans les cellules des *couches profondes du réseau de Malpighi*. Sous l'influence du poison variolique, ces cellules meurent, se gonflent en absorbant la lymphe issue des vaisseaux du corps papillaire et se transforment en blocs compacts, homogènes et sans noyau, « nécrose de coagulation » d'après WEIGERT. La lymphe, devenant de plus en plus abondante, dissocie peu à peu le revêtement épithélial, de sorte qu'il finit par n'être plus constitué que par des filaments et des membranes qui forment dans l'intérieur des vésicules varioliques un véritable réseau. De là vient qu'en piquant une de ces vésicules, tout le contenu ne s'en écoule pas en une fois. En même temps que la sérosité, il sort souvent des vaisseaux une masse de leucocytes qui à la fin convertissent en pus le contenu des vésicu-

les. Par la prolifération de l'épithélium encore sain du voisinage, les bords des vésicules se soulèvent, tandis que la partie centrale mortifiée se déprime, d'où résulte l'ombilication de la pustule. Lorsqu'une partie du corps papillaire est détruite par la suppuration, la guérison ne peut s'effectuer qu'à l'aide d'un travail cicatriciel, tandis que si le processus demeure limité à l'épithélium, la régénération s'opère complètement et la peau peut se restaurer complètement.

Comme complications *secondaires* pouvant se produire à la peau, il faut encore mentionner de vastes *abcès*, des *phlegmons*, *l'érysipèle*, la *gangrène* et le *décubitus*. Tous ces processus ne dépendent pas directement de l'infection variolique.

3. *Organes respiratoires*. Les altérations subies par les organes respiratoires ne sont qu'en partie des manifestations du processus spécifique de la variole : pour une autre part, ce sont des affections secondaires dont la fréquence dans la petite vérole est facile à concevoir (V. le chap. de la pneumonie lobulaire). Quant aux premières, signalons *l'éruption de vraies pustules varioliques* dans le *larynx*, la *trachée* et les *grosses bronches*. A la suite de ces pustules, on voit très souvent se développer des *affections consécutives* plus ou moins graves, des *processus ulcératifs dans le larynx* qui peuvent même donner lieu à la *périchondite laryngée* et à *l'œdème de la glotte*, puis à de la *bronchite* diffuse, à des *pneumonies lobulaires par aspiration*, parfois très étendues et accompagnées de *pleurésie*. — Cependant il est digne de remarque que la variole est quelquefois aussi compliquée de *pneumonie lobaire fibrineuse*. Mais on ne sait pas jusqu'ici si cette dernière est également de nature secondaire, ou bien si elle dépend directement du poison variolique.

4. *Appareil digestif*. Comme il a été dit, de *vraies pustules* se développent souvent dans la *bouche*, le *pharynx* et aussi dans la *partie supérieure de l'œsophage*. Sur la muqueuse de l'estomac et de l'intestin elles n'ont pas été constatées. La *diarrhée* qui se rencontre quelquefois avec une grande intensité tient à une affection catarrhale de l'intestin. Il est rare que celle-ci prenne un caractère *dysentérique*. L'éruption buccale et pharyngée amène quelquefois des lésions secondaires graves : *l'otite purulente*, la *parotidite*, la *diphtérie pharyngée*, etc. — La *rate* est d'ordinaire fortement tuméfiée, le foie l'est à un moindre degré.

5. *Appareil circulatoire*. A part de légères altérations parenchymateuses du muscle cardiaque, telles qu'elles se présentent dans presque toutes les infections graves, les lésions pathologiques du cœur sont rares. Parfois il existe une *endocardite* (presque toujours secondaire) de faible intensité. La *péricardite* est un peu plus fré-

quente. Dans le sang il y a une leucocytose prononcée, surtout de nombreux et gros mononucléaires, aussi quelques neutro et éosinophiles et quelques rares lymphocytes.

6. *Organes des sens.* Les paupières et la conjonctive oculaire sont le siège de pustules véritables. Dans les phases tardives de la variole se développent la *kératite*, l'*iritis* et la *choroïdite*. Nous avons déjà signalé les affections de l'*oreille*, qui sont relativement plus fréquentes, surtout l'otite moyenne purulente.

7. Des *gonflements articulaires* se montrent aussi dans la période de suppuration, notamment aux épaules et aux genoux; il en est de même des *périostites*.

8. *Système nerveux.* Tandis que tout substratum anatomique manque aux symptômes nerveux graves pendant la durée même de la maladie, après le décours de la variole se déclarent parfois des *affections spinales*, sous forme de paralysies ou d'états ataxiques, dont WESTPHAL en quelques cas a trouvé la cause dans de nombreux foyers inflammatoires disséminés dans la moelle épinière. Des processus *encéphalitiques* ont été observés à la suite de la variole de même que quelques cas de *paralysies névritiques*.

9. L'*albuminurie* est assez fréquente dans la variole grave, la *néphrite* vraie est par contre une complication très rare. — Chez les femmes enceintes frappées par la variole, l'avortement ou l'accouchement prématuré se produit très facilement. De même les enfants nés vivants meurent le plus souvent aussitôt après la naissance.

Anomalies de la marche. Indépendamment des deux formes typiques signalées plus haut, on voit la marche de la morbidité s'écarter d'une foule de manières du type normal. Et d'abord il est des *cas extraordinairement bénins*, avec des symptômes initiaux à peine marqués et avec exanthème nul ou à peine distinct *(Febris variolosa sine exanthemate)*. La vraie interprétation d'affections semblables n'est possible qu'au cours d'une épidémie régnante, en tenant compte des circonstances étiologiques. Puis, il y a aussi des *cas abortifs* avec des symptômes initiaux graves, mais avec guérison d'une rapidité remarquable.

Les *cas d'une gravité anormale* sont plus importants à noter. C'est à cette catégorie qu'il faut rapporter d'abord la *variole confluente*, qui n'est à proprement parler que la manifestation la plus accentuée du processus varioleux typique. Après des phénomènes initiaux le plus souvent très intenses et sans détente appréciable de la fièvre, éclate l'exanthème varioleux par centaines de pustules à la fois qui, plus tard, à la face surtout et aux mains, transforment la peau en une surface suppurée largement confluente. La gêne locale, de même que la violence de la fièvre et des symptômes généraux, principalement du côté du système nerveux, sont portées au plus haut degré. En même temps se déclare une éruption variolique d'une remarquable intensité sur les muqueuses. Les complications mentionnées plus haut, au niveau de certains organes, se manifestent fréquemment. L'issue de l'affection est souvent mortelle et la convalescence, si tant est qu'elle ait lieu, est ordinairement retardée par des maladies consécutives de longue durée.

De toutes les formes anormales, la plus maligne est la *variole hémorrhagique*, nom qui sert à désigner *des formes différentes de la variole*. D'abord, dans certaines circonstances, toute éruption variolique peut devenir plus ou moins fortement hémorrhagique, sans que pour cela l'aspect général de la maladie soit modifié dans son essence. C'est ce qu'on observe particulièrement chez les vieillards, les cachectiques, les alcooliques, etc. Mais de plus il existe aussi une forme variolique très grave, rapidement mortelle d'ordinaire, dans laquelle, après un stade initial se distinguant par une véhémence extraordinaire des symptômes, *l'éruption abondante de pustules devient promptement hémorrhagique* et s'accompagne en outre *d'hémorrhagies des muqueuses et des organes internes (petite vérole noire, variole hémorrhagique pustuleuse*, d'après CURSCHMANN).

Il est encore une forme de variole hémorrhagique, différente de cette dernière, bien que s'y rattachant par des formes de transition, dans laquelle la *diathèse hémorrhagique aiguë* se révèle *dès le stade initial* de la maladie et conduit presque constamment à la mort, même *avant* l'éruption de l'exanthème varioleux proprement dit. Cette forme, la plus redoutable de toutes, est ordinairement appelée *purpura variolique*. Sa parenté avec la variole ne se base avec certitude que sur les relations étiologiques. Dans d'autres conditions on pourrait difficilement la différencier de certains processus septiques aigus. Elle atteint surtout les individus forts et jeunes. Le frisson, la céphalalgie et la rachialgie constituent ici également les symptômes initiaux. Mais à partir du deuxième ou du troisième jour on voit déjà se produire des hémorrhagies cutanées qui s'étendent avec une rapidité presque appréciable à la vue et qui s'étendent de préférence dans la région inférieure de l'abdomen. Il y a aussi des hémorrhagies dans les paupières, la conjonctive, la cavité buccale et pharyngée, et comme l'autopsie le démontre, de multiples épanchements de sang dans les organes internes. La mort arrive avec les symptômes généraux les plus graves, rarement plus tard que le cinquième ou le sixième jour.

Diagnostic. Alors que le diagnostic de la variole est facile et certain dans les cas avancés, la distinction n'en est pas moins difficile et parfois même impossible au commencement de la maladie ou en présence de l'exanthème à son début. C'est ainsi que l'éruption variolique en voie de formation peut être confondue avec la rougeole papuleuse, avec le typhus exanthématique, avec des syphilides, avec certaines formes d'érythème exsudatif au début. Dans les cas douteux, il faut avant tout prendre en considération, non seulement les phénomènes que présente la peau, mais en même temps tous les autres symptômes, et ce n'est parfois qu'après l'observation prolongée de ces cas douteux qu'on arrive à en pouvoir établir un diagnostic certain. Quoique l'inoculation à la cornée de lapins et la constatation des corpuscules de Guarnieri soient démonstratives, nous devons attendre encore des recherches ultérieures.

Pronostic. La plupart des faits ayant une certaine valeur pronostique ont été mentionnés plus haut. Il est bon de rappeler encore une fois que dans la période initiale, le pronostic de chaque cas en particulier doit le plus souvent être tenu en suspens. Des signes initiaux de légère intensité, l'existence au début d'un exanthème érythémateux sont considérés comme de favorable augure. Dans la période d'efflorescence, c'est l'abondance de l'exanthème qui décide principalement de la gravité du cas. Il va sans dire que les circonstances individuelles (l'âge, la constitution, l'alcoolisme, etc.) entrent également en ligne de compte. Le danger de la variole confluente et le pronostic presque absolument fatal de la variole hémorrhagique vraie ont déjà été signalés. La *mortalité* varie considérablement dans les diverses épidémies. On admet qu'en moyenne elle est de 15 à 30 %. Il est indubitable que la mortalité variolique a baissé notablement depuis l'introduction de l'inoculation préventive, par suite de la moindre fréquence des formes graves.

Traitement. 1. *Prophylaxie, Vaccination.* Comme dans toutes les autres maladies contagieuses, c'est l'isolement aussi complet que possible des varioleux, qui peut seul empêcher l'extension de la maladie. C'est pourquoi, dans les épidémies récentes, on a cherché autant qu'on le pouvait à remplir cette indication par l'érection d'hôpitaux spéciaux. En outre, tous les objets avec lesquels un varioleux s'est trouvé en contact, ses habits, literies, etc., doivent être soigneusement désinfectés, de préférence par l'emploi du calorique à un degré très élevé.

Indépendamment de ces moyens de prudence applicables à beaucoup d'autres infections, nous disposons contre la variole d'une mesure préservatrice particulière qui repose sur un fait des plus étonnants et des plus mystérieux, mais en même temps des plus féconds dans le domaine des maladies infectieuses, — nous voulons parler de l'*inoculation prophylactique*. Depuis longtemps il devait paraître étrange qu'une première atteinte de la maladie conférât une grande immunité contre une contamination nouvelle. On en vint donc à l'idée d'exposer intentionnellement les enfants au danger de l'infection, afin de les garantir de la variole pour la suite de la vie. C'est ainsi qu'en réalité l'inoculation de la variole a été en usage depuis longtemps dans l'Inde et la Chine, et fut en premier lieu pratiquée avec succès, en 1717, par une anglaise, Lady MONTAGNE, sur son propre fils. Cette méthode de la *variolisation* ne put cependant acquérir beaucoup de crédit, puisque l'inoculation des pustules mêmes eut maintes fois une issue mortelle et provoqua, à son tour, une diffusion de proche en proche de la maladie par voie de contagion. En 1798, parut un écrit d'un chirurgien anglais, Edouard JENNER, qui fit part pour la première fois au public médical d'un fait, connu déjà des campagnards de son pays natal, mais que JENNER établit sur une base scientifique et dont il reconnut le premier l'importance capitale. Aux trayons et au pis de la vache se déclare parfois une maladie analogue à la variole *(variole vaccinale)*, qui constitue en apparence une maladie locale et qui peut facilement s'inoculer à l'homme. Au point d'inoculation du vaccin se développent, après coup, des pustules vaccinales qui presque sans exception, guérissent sans trouble notable du reste de l'économie et les *personnes vaccinées de cette manière possèdent alors contre la variole la même immunité que celles qui ont passé par la variole véritable.* Les idées de JENNER furent bientôt confirmées de toutes parts et conduisirent à la méthode de plus en plus répandue de la *vaccination prophylatique* qui, à cette heure, a déjà été introduite législativement dans plusieurs Etats et contre les bienfaits de laquelle l'ignorance des faits ou des préjugés déplorables peuvent seuls encore s'inscrire en faux.

La découverte de la vaccination préventive de la variole est le premier fait fondamental qui a été le point de départ de toutes les découvertes ultérieures si remarquables, relatives à l'immunisation et à la vaccination. Fischer et d'autres ont démontré que la vaccine n'est pas autre chose que du virus varioleux affaibli par son transport sur l'organisme des animaux. Si avec le contenu d'une vésicule variolique humaine fraîche on inocule un veau, il se développe chez ce dernier une vaccine typique. Avec le contenu de ces vésicules vaccinales, on peut de nouveau, sans aucun danger, inoculer des enfants qui à leur tour prennent la vaccine, mais pas la variole.

Quant aux nombreux détails concernant la vaccination et son application pratique, nous devons nous borner à dire ce qui est le plus essentiel. L'*inoculation* par le transport du contenu d'une vésicule vaccinale d'un homme à un autre homme (*lymphe humanisée*) est une méthode exceptionnellement employée, on utilise presqu'exclusivement la *lymphe animalisée* (provenant de pustules vaccinales du veau) qui est aujourd'hui fabriquée en grand et introduite dans le commerce. Le procédé d'inoculation consiste à pratiquer sur la peau du bras préalablement bien nettoyée à l'eau et au savon, trois incisions superficielles, distantes de 3 à 4 cm. l'une de l'autre, aussi peu saignantes que possible et à introduire la lymphe vaccinale. Après 3 à 4 jours le pourtour se gonfle et en 7 ou 8 jours, quand tout marche normalement, se développent les vésicules vaccinales qui suppurent d'abord, éveillent en même temps un mouvement fébrile passager, puis se dessèchent à partir du 11e ou du 12e jour et guérissent enfin en laissant la cicatrice bien connue. Le processus en son entier dure environ 3 semaines. Si l'inoculation ne réussit pas ou si on n'a qu'un résultat incomplet, on la répétera quelques mois après. Le pouvoir préservateur de la vaccination s'éteint avec le temps, aussi tous les 5 à 6 ans une *revaccination* est-elle nécessaire. La première vaccination chez les enfants se fait d'ordinaire dans la première année. On tarde plus longtemps chez les enfants débiles entachés de tuberculose, à moins que la variole ne règne épidémiquement.

La *revaccination* se fait chez les enfants des écoles avant la fin de la 12e année. En outre, en Allemagne, tous les soldats et marins sont revaccinés à leur arrivée au corps. Dans la revaccination les pustules se développent parfois notablement plus vite que lors de la 1re vaccination (déjà vers le 4e jour). L'aréole inflammatoire périphérique aux pustules est plus étendue. Le processus, dans son ensemble, évolue plus rapidement. Ces faits se rapprochent visiblement des phénomènes si remarquables de l'*anaphylaxie,* c'est-à-dire de l'hypersensibilisation de l'organisme par le fait de la répétition de l'action des toxines (comparez avec les phénomènes analogues dans les injections du sérum antidiphtérique).

L'inoculation n'est, à vrai dire, pas absolument exempte de danger. De même que toute plaie cutanée, si petite qu'elle soit, peut se compliquer d'érysipèle ou d'un processus septique, les plaies d'inoculation peuvent naturellement être dans le même cas (*érysipèle* dit *vaccinal*). Cependant ces fâcheux accidents sont excessivement rares. Il faut mentionner spécialement la *roséole vaccinale,* qui est une éruption rubéolique, se montrant d'abord sur le bras inoculé et s'étendant plus tard sur tout le corps, mais qui n'a pas de signification sérieuse. Par malheur il peut naturellement arriver qu'en employant la lymphe prise chez l'homme on inocule en même temps que la vaccine d'autres maladies (par exemple la syphilis), mais en tout cas cela est *excessivement rare* et ne se rencontre plus depuis l'usage universellement répandu de la lymphe animale. On a observé des cas d'inoculation concomitante d'impetigo contagiosa et d'herpès tonsurans, mais ces cas sont sans importance réelle.

2. Le *traitement de la variole* est purement symptomatique. Une fois la variole commencée, la vaccination pratiquée à ce moment n'a plus aucune influence sur la marche ultérieure de la maladie. Dans le *stade initial*, les *bains* frais peuvent être employés avantageusement contre la fièvre et les symptômes généraux. Contre la céphalalgie, on recommande la vessie de glace; contre la rachialgie, il faut être prudent dans l'emploi des révulsifs locaux, vu que l'éruption variolique imminente est le plus souvent d'une abondance particulière dans tous les endroits de la peau qui ont été soumis à une irritation quelconque. Si dans la période d'éruption on voit qu'on a affaire à une *varioloïde*, il est inutile de recourir à un traitement spécial, en dehors des mesures diététiques générales.

La *variole vraie*, au contraire, réclame l'intervention médicale dont le but doit consister *à garantir, autant que possible, l'évolution naturelle du processus qui a pour siège la peau et les muqueuses accessibles, contre l'intervention des inflammations secondaires.* Car à notre avis, il ne saurait être douteux que les pustules varioliques une fois ouvertes, ne constituent les meilleures portes d'entrée aux agents phlogogènes de toute nature qui voltigent dans l'air ambiant, de sorte qu'en présence d'une vaste suppuration cutanée ou des affections analogues bien plus graves des muqueuses qui se déclarent par la suite, on n'est presque plus en état de déterminer ce qui revient au processus variolique comme tel, ou ce qu'il faut mettre sur le compte de la suppuration secondaire. Si on parvenait à faire évoluer entièrement la variole sous l'influence de « l'antisepsie », on obtiendrait certainement de cette manière un résultat thérapeutique considérable. Du reste, les méthodes de traitement préconisées jusqu'à ce jour tendent jusqu'à un certain point vers ce but. SCHWIMMER recommande *dès le début de l'éruption* une pâte d'après la formule suivante : Acide phénique 4,0 à 10,0. Huile d'olive, 40,0. Craie finement broyée, 60,00. M. Faites une pâte molle. Avec cette pâte on enduit des morceaux de toile qu'on met sur les parties de la peau principalement atteintes et on couvre le visage d'un masque dans lequel sont pratiquées des ouvertures pour la bouche, le nez et les yeux. Beaucoup de médecins se bornent à utiliser les enveloppements froids; compresses de PRIESSNITZ, savonnages simples et huileux. Dans la clinique d'Hébra, à Vienne, on a obtenu de très bons résultats par l'emploi des *bains chauds prolongés*. Dans ces derniers temps, divers observateurs ont préconisé l'emploi de la lumière rouge (chambres dans lesquelles ne pénètrent que des rayons rouges) dans le traitement de la variole; les résultats obtenus doivent être confirmés.

Le traitement des *affections des muqueuses* au cours de la variole doit également être guidé par les principes énoncés ci-dessus; on cherchera par conséquent à *désinfecter* autant que possible la *bouche* et le *pharynx* à l'aide de lavages soigneux et de gargarismes avec des solutions de chlorate de potasse (10 °/°), de borax, de permanganate de potasse, d'eau oxygénée et ainsi de suite. Les *affections oculaires* doivent être traitées dans le même ordre d'idées. En ce qui concerne toutes les autres complications, les *bains froids* rendent les meilleurs services, ils sont d'un excellent usage dans la variole et sont surtout indiqués contre les graves complications pulmonaires et nerveuses, de même que contre un état hyperthermique persistant. Les antipyrétiques internes (quinine, antipyrine) sont parfois également usités. Les symptômes nerveux intenses (entre autres le délire) réclament quelquefois l'usage prudent des narcotiques. — Il n'y a rien à ajouter concernant le traitement des formes hémorrhagiques malignes, car malheureusement il est presque toujours impuissant, comme nous l'avons dit.

CHAPITRE HUITIÈME.

VARICELLE.

(Petite vérole volante.)

La varicelle est une maladie propre à l'enfance dont les adultes sont très rarement atteints. Elle est contagieuse et se montre souvent sous forme épidémique.

Après un *stade d'incubation* de 13 à 17 jours, tout au plus, la maladie commence par l'apparition de vésicules de la grosseur d'une lentille ou un peu plus, entourées d'ordinaire d'une petite aréole rouge, et dont le nombre varie à partir d'une douzaine jusqu'à cent et au delà. La plupart des vésicules siègent au tronc, tandis que les extrémités sont moins atteintes. L'éruption est parfois assez abondante à la face, elle est plus discrète au cuir chevelu. On constate aussi parfois quelques vésicules sur les muqueuses (bouche et pharynx). L'exanthème est rarement précédé de symptômes prodromiques particuliers. Par contre, la poussée éruptive elle-même est souvent accompagnée d'un léger *mouvement fébrile*. L'éruption ne se produit pas en une seule fois, mais par poussées successives pendant plusieurs jours et quelquefois pendant une semaine, de sorte que la peau présente simultanément des vésicules récentes, d'autres en plein développement et d'autres enfin qui sont en voie de guérison. Le contenu des vésicules devient constamment trouble, purulent, toutefois la formation pustuleuse n'atteint presque jamais aussi profondément la peau que la variole. Après 1 à 1 ½ semaine le processus morbide a fait son évolution complète. Pendant tout ce temps, la plupart des enfants sont dans un bon état de santé apparente, et c'est à peine si on les entend se plaindre parfois de quelques douleurs articulaires, d'anorexie et d'un léger enchifrènement, etc. Des *complications* particulières, des néphrites légères sont relativement assez fréquentes.

Dans des cas rares la maladie a une marche fruste, de sorte qu'il ne se manifeste qu'une *roséole varicelleuse* qui disparaît sans formation de vésicules. Inversement, quelques cas sont accompagnés de symptômes généraux un peu plus marqués, d'une fièvre plus élevée, atteignant même momentanément 41°. Mais le plus souvent l'état général des enfants est si peu troublé qu'on n'appelle même pas le médecin.

Le **diagnostic** de la varicelle est presque toujours facile et sûr. Autrefois, on a fréquemment confondu cette maladie avec la variole et, de nos jours encore, l'école d'HÉBRA, à Vienne, soutient la thèse inconcevable de l'identité de la varicelle et de la variole. Quoi qu'il en soit, la différence essentielle entre ces deux maladies résulte, d'abord de l'indépendance complète des épidémies de variole et de varicelle, puis de ce que l'une de ces affections ne garantit nullement contre l'invasion éventuelle de l'autre, et en outre de ce que jamais encore on n'a provoqué une forme de variole en inoculant directement la varicelle et réciproquement.

Le **pronostic** de la varicelle est tout à fait favorable. Un *traitement* spécial est inutile, cependant on laisse les enfants au lit jusqu'à la guérison de l'exanthème.

CHAPITRE NEUVIÈME.

ÉRYSIPÈLE.

Etiologie. Sous le nom d'*érysipèle* on décrit une inflammation de la peau se traduisant par de la rougeur, du gonflement et de la douleur; cette inflammation présente cette particularité que à *partir* *de son point de départ elle se propage peu à peu par continuité à une plus ou moins grande étendue de la peau.* La cause de cette inflammation est, comme l'a, le premier, prouvé FEHLEISEN, une infection locale et l'extension progressive dans la peau du *streptocoque pyogène.* L'agent de l'érysipèle est donc, au point de vue bactériologique, *identique* avec le streptocoque qui provoque les suppurations phlegmoneuses, les infections septiques graves, etc. Si, dans un cas donné, il se développe un érysipèle et non pas une autre affection streptococcique, cela dépend seulement du mode particulier de l'infection et du développement ultérieur du streptocoque dans les *voies lymphatiques* profondes *de la peau*, en partie aussi de la virulence spéciale de l'agent infectieux.

Les distinctions qu'on établissait dans le temps, entre l'*érysipèle traumatique* et l'*érysipèle idiopathique* ou *exanthématique* ne peuvent être maintenues. *Tout* érysipèle est, en un certain sens, d'origine traumatique, puisque l'infection par le streptocoque ne peut avoir lieu au niveau d'une peau intacte. L'érysipèle dit idiopathique ne se différencie de l'érysipèle par plaie ou traumatique (et à ce dernier appartiennent évidemment l'érysipèle puerpéral et celui des nouveau-nés provenant de la plaie ombilicale) que par ce fait que, dans le premier, l'infection se produit par une *petite plaie insignifiante* de la peau, plaie qui passe facilement inaperçue. Cet érysipèle s'observe tout spécialement au niveau de la face et de la tête, aussi la description symptomatique qui va suivre s'applique-t-elle surtout à cette localisation de l'érysipèle. La plupart de ces érysipèles débutent au niveau d'une petite excoriation, éraillures dues au grattage, dans les fosses nasales, sur le pavillon de l'oreille, plus rarement sur d'autres points de la face ou de la tête. Un coryza antérieur est parfois la cause occasionnelle d'un érysipèle parce qu'il a facilité la production d'une petite érosion au niveau du nez. Parfois aussi l'infection a pour point de départ la *muqueuse olfactive* ou *pharyngée.* Il se produit alors un *érysipèle* primitif de la *muqueuse* qui le plus souvent arrive à l'extérieur par les narines et finalement envahit la peau du nez.

L'érysipèle facial se déclare de préférence chez les individus jeunes, un peu plus fréquemment, semble-t-il, chez les femmes que chez les hommes. Dans le public, le refroidissement (la frayeur également) joue un grand rôle comme cause de l'érysipèle, bien à tort cependant. Le plus souvent, à part les causes prédisposantes susmentionnées (rhinite, petites blessures, etc.), on ne saurait assigner aucune raison déterminante à la genèse de la maladie. Parfois des *influences endémiques* sont incontestables. On sait depuis longtemps, au sujet de l'érysipèle traumatique, que, dans certains hôpitaux et certaines salles de malades, il s'est tellement bien implanté que toute plaie qui y est traitée, court risque de se compliquer d'érysipèle. Pourtant l'érysipèle apparemment idiopathique se montre quelquefois avec une fréquence remarquable en des endroits déterminés (par exemple dans les casernes). Il arrive également que plusieurs membres de la même famille sont atteints en même temps d'érysipèle de la face. Dans tous ces cas il est probable que la maladie provient de la même source d'infection externe, car la transmission directe du poison érysipélateux (fig. 10) d'un malade à un individu sain ne se voit que rarement. Les malades qui présentent des plaies ne doivent jamais séjourner dans le voisinage d'un érysipélateux, car le danger d'inoculation est toujours imminent. Par *inoculation* directe, comme la démonstration en a été faite, l'érysipèle peut facilement se communiquer d'un malade à une autre personne ou à des animaux.

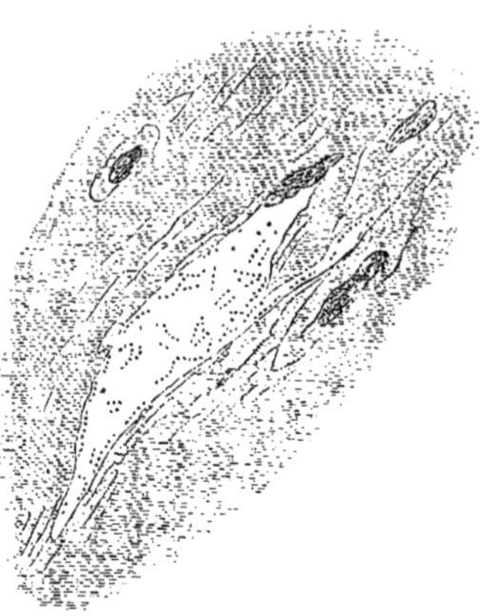

Fig. 10. Cocci érysipélateux, 700 : 1. Coupe à travers un lymphatique cutané.

Contrairement à ce qui a lieu pour beaucoup d'autres maladies infectieuses (fièvre typhoïde, scarlatine, variole, etc.), l'érysipèle a la propriété d'atteindre plusieurs fois avec une prédilection marquée la même personne. On cite des gens qui presque tous les ans ou tous les deux ans sont affligés d'un érysipèle de la face et chez lesquels la maladie a récidivé 10 à 15 fois. La cause probable réside souvent dans quelque affection chronique qui prédispose à l'érysipèle (comme l'ozène, eczema chronique des narines ou du pavillon de l'oreille). Dans d'autres cas il n'est pas possible de découvrir le motif de cette disposition individuelle spéciale. A vrai dire la fréquente répétition de l'érysipèle chez la même personne semble se faire avec des manifestations graduellement décroissantes. Les malades affaiblis y paraissent particulièrement sujets. Du moins nous avons vu, dans les hôpitaux, l'érysipèle facial se montrer avec une fréquence relativement grande chez les phtisiques, les cancéreux, etc., dans la dernière période de la maladie.

Marche et symptômes de la maladie. La durée de l'incubation de l'érysipèle est courte, elle n'est d'ordinaire que de 1 à 2 jours. Dans nombre de cas les premiers symptômes morbides subjectifs commencent en même temps que le gonflement cutané observé par le malade et sont alors surtout de nature locale : tels que la *douleur* et le *sentiment de tension*. Aussitôt après se déclarent d'ordinaire des *symptômes fébriles* subjectifs, du malaise général, de l'anorexie et des maux de tête, parfois des vomissements. D'autres fois la maladie débute par des symptômes généraux plus violents, par un frisson initial, une céphalalgie intense et une prostration générale. La tuméfaction érysipélateuse locale apparaît presque toujours en même temps que les phénomènes généraux déjà décrits ou bien seulement parfois *quelques jours après*, soit que l'inflammation locale soit d'abord assez légère ou qu'elle n'ait pas été remarquée au début (par exemple dans le cuir chevelu). Dans un petit nombre de cas, le début se fait par une *angine douloureuse*. Nous avons vu, il y a longtemps déjà, dans une même famille, trois cas presque simultanés d'érysipèle facial, dont la manifestation cutanée était précédée pendant quatre à cinq jours par une angine intense. Depuis lors plusieurs séries de cas semblables se sont présentées à notre observation, et nous croyons avoir eu affaire le plus souvent à une véritable *angine érysipélateuse*, c'est-à-dire à un érysipèle du voile du palais, lequel s'était propagé à travers la cavité nasale jusqu'au tégument externe. De même, dans les cas d'érysipèle qui viennent s'ajouter à un rhume de cerveau faut-il souvent supposer l'existence préalable d'une *inflammation érysipélateuse de la muqueuse nasale*.

La *dermite érysipélateuse* naît toujours en un endroit circonscrit, ordinairement au niveau du nez, plus rarement à la joue, aux oreilles ou au cuir chevelu. La peau se gonfle à vue d'œil, devient rouge, lisse et luisante, chaude au toucher, et la rougeur et le gonflement s'étendent de proche en proche. La ligne qui sépare la peau malade de la peau encore saine est habituellement formée par un rebord net, élevé, appréciable à la vue et au toucher. Tant que l'érysipèle poursuit sa marche envahissante, on voit, se détachant de ce bourrelet ou à quelque distance de lui, de petites stries ou taches rougeâtres qui s'étendent de plus en plus pour se fondre ensuite les unes avec les autres. Les plis cutanés profonds opposent parfois à la progression de l'érysipèle une barrière momentanée. C'est ainsi, par exemple, qu'on voit l'érysipèle s'arrêter au niveau du sillon naso-labial. Le bord de la chevelure forme aussi quelquefois la limite où l'érysipèle s'arrête. Cependant il arrive souvent que le cuir chevelu est envahi et que l'affection ne s'arrête qu'à la nuque. La limite jusqu'à laquelle l'érysipèle s'est étendu dans le cuir chevelu se détermine assez exactement à l'aide de la palpation (gonflement et endolorissement local).

Dans un très petit nombre de cas seulement, l'érysipèle s'avance plus loin encore, se propage au dos, aux bras, à la partie antérieure du tronc pour descendre même jusqu'aux pieds *(érysipèle migrateur)*. En pareil cas, l'érysipèle a depuis longtemps disparu de la face, tandis qu'il continue à se promener de haut en bas. Vers la fin de sa migration, l'inflammation érysipélateuse est visiblement plus faible, n'apparaît plus que sous forme de taches isolées, jusqu'à ce qu'enfin elle disparaisse complètement. Dans la majorité des cas, la face, les oreilles et une partie du cuir chevelu sont seules atteintes.

L'épiderme aux endroits affectés se soulève assez souvent en ampoules plus ou moins grandes, et on désigne alors l'érysipèle sous le nom d'*érysipèle vésiculeux ou bulleux*. Si le contenu des vésicules devient purulent, on a affaire à un *érysipèle pustuleux*. Dans des cas rares l'infiltration cutanée peut être tellement intense, qu'il se produit une nécrose ou une gangrène locale *(E. gangreneux)*. Cela s'observe le plus fréquemment aux *paupières* qui peuvent aussi être le siège d'*abcès*.

L'*examen microscopique* de la peau atteinte d'érysipèle montre une forte hypérémie de tous les vaisseaux et une infiltration séreuse et cellulaire très considérable de la peau et du tissu cellulaire souscutané. C'est surtout aux endroits où se forment des bulles qu'on voit le réseau de Malpighi parsemé de tous côtés de cellules épithéliales altérées et détruites. Aux endroits où les cocci sont le plus nombreux, les couches profondes du derme peuvent aussi être frappées de nécrose. Nous avons déjà mentionné la multiplication considérable des *streptocoques* dans les *vaisseaux lymphatiques* cutanés. Mais cela ne se rencontre que dans les premiers temps de l'inflammation. Dès que l'exsudation inflammatoire a atteint son apogée, les streptocoques ont d'ordinaire complètement disparu. Les streptocoques sont ordinairement peu nombreux ou absents dans le contenu des bulles érysipélateuses.

La guérison de l'affection cutanée s'opère le plus souvent, en quelqu'endroit de la peau qu'elle siège, dans l'espace de 4 à 5 jours. Ensuite l'épiderme se détache d'ordinaire dans une grande étendue. Enfin, après le décours de la maladie, la face a parfois un plus beau teint qu'auparavant. Les *autres symptômes morbides*, principalement les symptômes généraux et la fièvre, correspondent en général pour leur intensité à l'étendue et à la gravité de l'affection cutanée. Il n'est pas rare qu'il y ait un défaut de rapport entre les manifestations locales et générales.

La *fièvre* dans l'érysipèle de la face atteint d'ordinaire rapidement, dès le début, un degré élevé. Nous avons vu des cas où une fièvre intense ne se déclarait qu'un ou deux jours seulement après l'apparition de l'affection cutanée. Les degrés thermiques extrêmes atteints dans l'érysipèle sont parfois très considérables. Des températures de 41°, ne sont pas rares du tout. Le chiffre le plus élevé que nous ayons observé est de 41°,8. Tant que l'érysipèle dure et progresse, la fièvre n'est presque jamais continue, et rarement elle est rémittente à un faible degré; mais souvent elle est interrompue par de fortes rémissions qui descendent même jusqu'à la normale, pour remonter de nouveau brusquement à une grande hau-

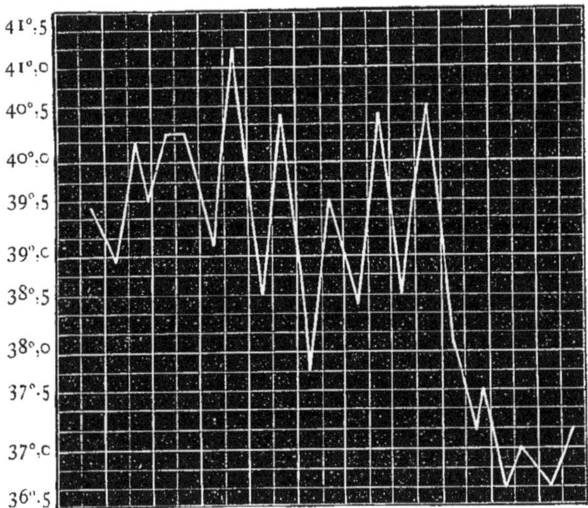

Fig. 11. Exemple de la courbe de la fièvre dans un cas d'érysipèle grave de la face. (Clinique médicale d'*Erlangen*.)

teur. La défervescence définitive se fait parfois sous forme de véritable crise (Fig. 11). Dans les érysipèles qui envahissent de larges surfaces au contraire, et dans l'érysipèle migrateur, la défervescence se fait plus souvent sous forme de lysis plus ou moins prolongée. Nous avons vu dans l'érysipèle ambulant l'affection cutanée continuer à évoluer d'une façon rudimentaire, quand la fièvre avait déjà complètement cessé.

Parmi les autres symptômes, mentionnons en premier lieu la *céphalalgie* qui est souvent très intense et ne dépend pas uniquement de l'affection locale du cuir chevelu, mais de troubles circulatoires dans les parties profondes, ou plus probablement d'influences toxiques. D'autres *symptômes cérébraux graves* se déclarent encore dans l'érysipèle de la face. Les malades sont parfois très agités, surexcités et privés de sommeil; la nuit ils ont du délire, tantôt léger et tantôt violent. Dans d'autres cas, ils sont profondément assoupis. Tous ces phénomènes sont dus en majeure partie à *l'intoxication générale* de l'organisme produite par l'infection, mais on peut aussi en seconde ligne les attribuer, comme il a été dit, à des troubles circulatoires dans les méninges et le cerveau même, occasionnés par l'état du cuir chevelu. Chez les buveurs on voit parfois éclater le delirium tremens.

Un des symptômes les plus constants dans l'érysipèle de la face, ce sont les *troubles du côté de l'estomac et de l'intestin. L'appétit* est le plus souvent complètement perdu, la *langue* est couverte d'un enduit épais. On observe souvent des *vomissements*, tant au début que pendant le cours de la maladie. Les *garde-robes* sont retardées, quoique souvent il y ait une assez forte *diarrhée*. La *rate* est ordinairement peu tuméfiée. Dans presque tous les cas graves l'urine est albumineuse, contient quelques cylindres et leucocytes. Dans le *sang* on trouve d'ordinaire une *leucocytose* prononcée (environ 16,000 à 18,000 leucocytes par millimètre cube). En général on ne trouve pas les streptocoques dans le sang.

La *durée totale* de la maladie est très variable selon les différents cas. Les cas très légers guérissent en peu de jours. La plupart des cas d'intensité moyenne durent d'une semaine à une semaine et demie. Dans l'érysipèle ambulant, au contraire, la durée totale de l'affection peut s'étendre à plusieurs semaines. Parfois nous avons vu, après un intervalle complètement apyrétique de plusieurs jours, l'érysipèle *récidiver*, soit à la face soit à un endroit de la peau intact jusqu'alors.

Les **complications** locales sont proportionnellement rares dans l'érysipèle. Les *ganglions lymphatiques* du cou et de la nuque sont fréquemment un peu tuméfiés, mais ce gonflement est rarement très prononcé. La *bronchite* et les *pneumonies lobulaires* peuvent venir compliquer les cas graves, mais elles n'ont rien de caractéristique. Quelques observateurs ont particulièrement appelé l'attention sur la *pleurésie*, l'*endocardite* et la *péricardite* qui peuvent survenir, mais ces complications sont très rares. Parfois il existe un *ictère* léger. L'*urine* contient quelquefois un peu d'albumine, la *néphrite aiguë hémorrhagique* vraie s'observe assez souvent dans le cours de l'érysipèle grave, mais elle guérit presque toujours complètement. Ordinairement l'albuminurie ne persiste que quelques jours après la cessation de la fièvre. A diverses reprises on a observé des *gonflements articulaires*. Ceux-ci sont plus fréquents dans les formes graves d'érysipèle chirurgical qui sont combinées avec des états généraux septiques et pyémiques. La *méningite purulente* peut venir s'ajouter à l'érysipèle de la tête; elle est très rare cependant, et même lors des phénomènes cérébraux les plus intenses on n'en formulera le diagnostic qu'avec réserve.

Les complications du côté de la *peau* même sont relativement fréquentes.

Nous avons vu assez souvent l'*herpès labialis*, quelquefois aussi l'*urticaire* s'associer à l'érysipèle de la face. On considère comme beaucoup plus importants les *abcès intradermiques* qui se forment dans les cas graves ainsi que les inflammations phlegmoneuses, même gangreneuses, du tissu cellulaire. A la face, comme nous l'avons dit, les paupières sont le plus souvent menacées de gangrène jusqu'à offrir du danger pour l'œil. Vers la fin de l'érysipèle ambulant, on voit parfois de nombreux abcès cutanés du tronc et des extrémités, qui retardent longtemps la convalescence définitive. Comme, ainsi qu'il a été dit, le streptocoque érysipélateux paraît être complètement identique au streptocoque pyogène, il est probable que toutes les complications inflammatoires de l'érysipèle doivent être mises sur le compte des influences locales ou métatastiques exercées par l'agent morbide primitif. La néphrite érysipélateuse par contre est vraisemblablement d'origine purement *toxique*.

Le **diagnostic** de l'érysipèle ne présente presque pas de difficulté dès que l'affection cutanée s'est déclarée. En y prêtant une attention suffisante, on évitera de le confondre avec les inflammations phlegmoneuses de la peau et les lymphangites. Cependant, à un examen superficiel, un eczéma aigu et intense de la face ou même l'urticaire de cette région, pourraient en imposer pour un érysipèle. Il faut surtout avoir égard au rebord caractéristique de l'érysipèle et à sa façon de progresser, il faut aussi tenir compte de la fièvre et des phénomènes généraux. Dans l'érysipèle qui débute par le cuir chevelu, l'inflammation locale commençante peut facilement passer inaperçue et être totalement masquée par la gravité des symptômes généraux.

Le **pronostic** de l'érysipèle de la face, quand il s'agit de personnes saines d'ailleurs, est, en règle générale, favorable. Chez les buveurs, affectés de delirium tremens, l'issue est souvent défavorable dans les cas graves. Nous avons observé un cas à terminaison funeste par suite de gangrène de la paupière avec inflammation purulente consécutive du tissu cellulaire de l'orbite. L'érysipèle migrateur peut, chez des gens débiles, devenir dangereux par l'affaiblissement général. — Le pronostic de l'érysipèle chirurgical est proportionnellement beaucoup moins favorable, mais sa description n'est pas ici à sa place.

Traitement. Le traitement de l'érysipèle commun de la tête et de la face, dont il s'agit principalement ici, ne saurait être que purement symptomatique. Aussi bien le grand nombre de remèdes qui continuent toujours d'être préconisés pour l'usage externe (teinture d'iode, nitrate d'argent, iodoforme, ichtyol, acide phénique, collodion, etc.), démontre qu'il est impossible d'attribuer à toute cette série de remèdes une influence effective sur le processus morbide, la bénignité relative de la plupart des érysipèles faisant croire trop aisément à un succès apparent de leur part. C'est pourquoi nous nous bornons presque toujours à cette heure, soit à *saupoudrer* la peau malade, soit à l'enduire d'*huile* ou de *vaseline* pour diminuer la tension et en outre, au cas où les malades le supportent, d'appliquer une *vessie de glace*. Des moyens *internes* (la cure au camphre de *Pirogoff*, la liqueur de sesquichlorure de fer, etc.), il n'y a guère à attendre d'action spécifique réelle.

A part l'amélioration symptomatique des malaises locaux, quelques autres manifestations réclament encore, le cas échéant, une attention spéciale. De violents *maux de tête* et des symptômes nerveux graves peuvent être calmés par l'*antipyrine* et des moyens analogue, outre l'*emploi* local *du froid*. Contre les exaspérations fébriles, indépendamment des antipyrétiques, on s'adresse souvent avec avantage aux bains frais. En général cependant la fièvre ne demande pas toujours à être énergiquement combattue, puisque c'est dans l'érysipèle précisément, comme nous l'avons dit, qu'on rencontre souvent de grandes rémissions spontanées de la température. Aux troubles gastro-intestinaux considérables on oppose de l'acide chlorhydrique, de l'opium, etc.

C'est seulement quand se développe un vrai érysipèle migrateur et que la maladie se propage au tronc, qu'on peut tenter un essai avec des méthodes de traitement plus énergiques. On peut essayer d'enrayer la progression de l'inflammation en appliquant à la périphérie de l'érysipèle des bandes de diachylon ou de leucoplaste destinées à comprimer les lymphatiques. Hueter a recommandé de faire à quelque distance du bord de l'érysipèle des *injections* sous-cutanées *avec une solution de 2 % d'acide phénique*. Cette pratique certainement rationnelle en elle-même ne nous a pas donné de résultats bien marquants. Plus efficace nous a paru la scarification, récemment préconisée, de la peau érysipélateuse avec lavage consécutif avec une solution de sublimé. On a déjà, à maintes reprises, cherché à utiliser, pour le traitement, des sérums antistreptococciques et certains thérapeutes pensent avoir obtenu d'excellents résultats par l'injection sous-cutanée de ces sérums. Je ne déconseillerai pas de nouvelles recherches dans ce sens, mais jusqu'à présent il n'y a pas de preuves certaines de l'action thérapeutique utile de ces sérums. L'essentiel, dans les cas graves, c'est de maintenir les forces du malade par des soins et une alimentation bien dirigée. Les abcès dermiques qui se forment doivent être ouverts opportunément, alors ils guérissent ordinairement en peu de temps et on est étonné de l'exiguïté de la cicatrice finale qu'ils laissent après eux.

CHAPITRE DIXIÈME.

DIPHTÉRIE.

Etiologie et pathologie générale. — Nous comprenons sous le nom de « diphtérie » pris dans le sens *clinique*, une *maladie infectieuse aiguë, spécifique*, nettement caractérisée, consistant en une inflammation croupale, diphtéritique dont la localisation anatomique principale se fait dans le pharynx et la partie supérieure des voies respiratoires. Cette affection n'est apparue en Allemagne que vers le milieu du XIXe siècle. Dans le sens purement *anatomique*, les expressions « croup » et « diphtérie » ont au contraire une signification plus générale. Elles servent à désigner une forme d'inflammation déterminée qui peut atteindre la plupart des muqueuses (principalement la muqueuse intestinale et vésicale) et être produite par des agents nocifs *de nature* très variée.

La caractéristique *anatomique* de l'inflammation croupale et diphtéritique consiste dans la formation d'un *exsudat fibrineux* qui, sous forme de membranes d'un blanc-grisâtre assez fermes, élastiques et assez faciles à arracher, adhère à la muqueuse dénudée de son épithélium *(membranes croupales)* ou qui, en outre, infiltre à une profondeur plus ou moins grande *le tissu propre de la muqueuse elle-même (infiltration diphtérique avec nécrose du tissu)* (1). Il n'existe pas de différence essentielle entre le croup et la diphtérie : l'inflammation diphtérique nécrosante est la forme la plus grave de la maladie et l'inflammation croupale, fibrineuse, la forme la plus

1. En France, le terme d'inflammation *diphtéritique* s'applique uniquement aux lésions produites par le bacille de la diphtérie, quel que soit le siège de ces lésions. Le terme d'inflammation *croupale* s'applique uniquement aux lésions pseudo-membraneuses que le bacille de la diphtérie provoque au niveau de la muqueuse laryngée, que ces lésions soient superficielles ou profondes. (N. D. T.).

légère. Dans la première il s'agit d'une nécrose de l'épithélium et du tissu muqueux sous-jacent, qui précède l'exsudation fibrineuse; dans l'inflammation croupale, au contraire, il n'est question que d'une nécrose épithéliale. La membrane croupale ne se superpose pas à la muqueuse intacte, mais se forme aux endroits où l'épithélium a été détruit préalablement en totalité ou de moins en majeure partie. Parfois on retrouve encore dans l'intérieur du feutrage à mailles plus ou moins serrées de cette membrane fibrineuse, des amas de débris épithéliaux dépourvus de noyau. La destruction préalable de l'épithélium est par conséquent indispensable pour la production de l'inflammation fibrineuse (croupale), et c'est seulement aux endroits où la cause productrice de l'inflammation détruit en même temps l'épithélium, que l'exsudat fibrineux peut se former. Il n'est pas possible de dire exactement si les cellules épithéliales participent au développement de l'exsudat croupal et dans quelle mesure. La plupart des auteurs admettent que les éléments de la formation fibrineuse dérivent de la matière fibrinogène du transsudat inflammatoire et des produits de décomposition des leucocytes qui ont émigré et qui pénètrent de toutes parts dans les membranes elles-mêmes ainsi que dans l'épaisseur de la muqueuse sur laquelle repose l'exsudat croupal ou diphtéritique. Lorsque la guérison des lésions dites croupales se produit, c'est qu'après l'élimination de la pseudo-membrane l'épithélium a pu se régénérer et cette régénération n'a pu se produire qu'aux dépens des éléments épithéliums qui ont persisté sur les bords de la lésion diphtéritique. Quant à la guérison de la lésion diphtéritique avec élimination d'eschare, elle ne peut se produire que par la chute de la portion de la muqueuse nécrosée, chute qui résulte d'une suppuration éliminatrice; la lésion laisse à sa place un tissu cicatriciel.

Telle est brièvement exposée l'opinion actuelle sur les inflammations croupales-diphtéritiques, telle qu'elle s'est graduellement édifiée par les travaux de E. WAGNER, de WEIGERT et d'autres. Les lésions croupales-diphtéritiques du pharynx et du larynx sont, comme je l'ai dit, presque toujours la conséquence de l'action d'une infection spécifique due aux bacilles de la diphtérie. Cependant, certains agents toxiques (ammoniaque, acides minéraux) peuvent aussi produire des inflammations croupales et escharifiantes. Au niveau de la muqueuse, de la vessie, de l'intestin et de l'utérus on peut voir se développer des inflammations diphtéritiques sous l'action d'autres microbes (streptocoques, etc.), par l'action de certains poisons (sublimé, etc.), dans les cas d'autointoxication urémique, etc.

Depuis longtemps déjà il est admis que la vraie diphtérie pharyngée ne peut être provoquée que par un agent morbide spécifique *organisé*. Cependant jusqu'à cette heure on a rencontré les plus grandes difficultés pour en faire la démonstration positive, parce qu'on trouve dans les foyers diphtéritiques une foule de microorganismes variés venus après coup et secondairement des cavités buccales et pharyngées et qui ne peuvent être distinguées qu'avec la plus grande peine des bactéries spécifiques de la diphtérie. En 1883 seulement, LÖFFLER est parvenu à fournir la preuve, contrôlée d'ailleurs de toutes parts, que des bacilles d'une espèce déterminée, remarquables par leur sporulation particulière et l'aspect renflé de leurs extrémités, de même que par leur mode spécial de croissance sur du sérum sanguin, sont les *bacilles* spécifiques *de la*

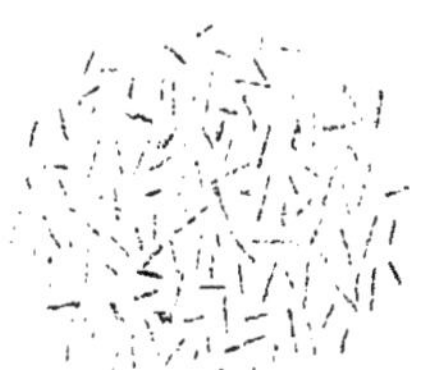

Fig. 12. Bacilles de la diphtérie. (Coloration au bleu de LÖFFLER.)

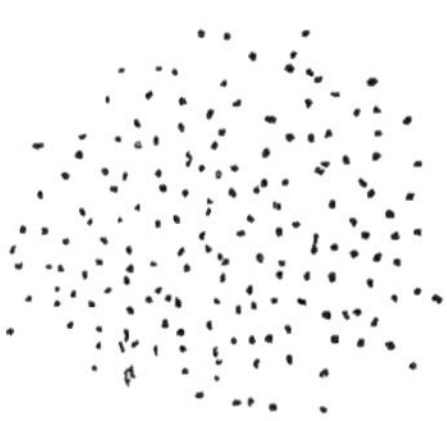

Fig. 13. Bacilles de la diphtérie. (Coloration polaire de NEISSER.)

diphtérie (fig. 12). Il est très important de noter qu'aussi bien chez l'homme que chez les animaux (diphtérie expérimentale), les bacilles diphtéritiques se rencontrent seulement *sur la région malade de la muqueuse*, à savoir *au lieu de l'inoculation* et jamais dans le sang ou dans les organes internes (1). — Dans la diphtérie pharyngée les bacilles occupent de préférence la profonde face des membranes récentes. Les symptômes généraux graves de la diphtérie dépendent dès lors, quand ils ne sont pas le résultat d'*infections secondaires*, de l'*action chimique, toxique* de certaines matières élaborées par les bacilles (toxines).

On ne peut plus contester que les bacilles de la diphtérie pénètrent *directement* par le courant inspiratoire ou d'autre manière dans le pharynx et que, s'ils parviennent à adhérer à la muqueuse, ils s'y multiplient et y provoquent la diphtérie. Dans quelques cas *rares* ils semblent être entraînés d'emblée jusqu'au larynx et y provoquent le *croup d'emblée* (V. plus loin). L'origine des éléments

1. Exceptionnellement les bacilles peuvent être constatés dans les organes (centres nerveux, etc.). N. D. T.

infectieux doit en dernière analyse être toujours rapportée à un autre individu atteint de diphtérie, quoique la voie suivie par la maladie en se propageant, ne puisse pas toujours être établie dans chaque cas en particulier. A la vérité, dans maintes circonstances, le mode du *transport immédiat contagieux de l'agent infectieux* est facile à reconnaître, par exemple le contact de membranes chassées par expectoration, puis pour les affections observées chez les médecins et les garde-malades, la succion de membranes croupales des enfants ayant subi la trachéotomie, etc. Lorsque plusieurs enfants, comme cela arrive souvent, tombent malades dans une même maison, c'est que, dans ce cas, une translation directe de la maladie a pu se réaliser. Il est possible cependant que les cas simultanément observés tirent leur origine de la même source infectante. Il paraît certain que l'infection peut s'opérer d'une personne à une autre personne, ou par des habillements, du linge, des jouets et autres objets auxquels l'agent diphtérique est resté adhérent. La *force de résistance* des bacilles diphtériques vis-à-vis d'influences extérieures, telles que la température, la dessiccation, est en tout cas très *manifeste*, surtout s'ils se trouvent en amas assez volumineux et s'ils sont protégés contre l'action de la lumière. Les bacilles de la diphtérie peuvent dès lors se conserver pendant longtemps à l'état virulent sur les parois des appartements humides et non ventilés. Il est très digne de remarque et partant à noter au point de vue pratique, qu'après la guérison en apparence complète de la diphtérie, la cavité buccale peut longtemps encore demeurer le réceptable de bacilles diphtéritiques virulents. On a trouvé aussi des bacilles de la diphtérie même chez des *personnes saines* (porteurs de bacilles) qui avaient vécu au contact de malades atteints de diphtérie. Pour finir, signalons que récemment on a appelé l'attention sur la possibilité de la transmission de la diphtérie *d'animaux malades* (poules, pigeons, veaux) à l'homme, puisque chez ces animaux domestiques on a constaté indubitablement l'existence d'affections ayant tout au moins une grande ressemblance avec la diphtérie. Toutefois, comme l'avait déjà démontré LÖFFLER, les bacilles des poules ainsi que ceux de la diphérie des veaux diffèrent généralement des bacilles de la diphtérie humaine, aussi la transmission de la diphtérie des animaux à l'homme est-elle peu vraisemblable.

La diphtérie, de l'avis de tout le monde, est surtout une maladie de *l'enfance*. Cependant quelques cas isolés et parfois très graves, se rencontrent chez les adultes. Dans un âge avancé la diphtérie ne s'observe qu'exceptionnellement. — Dans les grandes villes, des cas sporadiques sont signalés en tout temps et assez souvent la maladie revêt le *caractère épidémique*.

Marche et symptômes de la maladie. La *durée d'incubation* de la diphtérie est relativement courte et comporte rarement plus de 2 à 5 jours. La maladie proprement dite débute le plus souvent par un malaise général, de la céphalée, de la fièvre et de la *gêne de la déglutition*. Mais comme les petits enfants se plaignent à peine de cette dernière et que, même chez les enfants plus âgés, l'angine est rarement douloureuse au début de son développement, le médecin doit s'imposer comme règle essentielle d'inspecter soigneusement le pharynx de *tout enfant* qui présente des troubles généraux mal déterminés. Ce n'est qu'à ce prix qu'on peut éviter des surprises fâcheuses et des reproches justifiés de la part des parents. Quand la diphtérie commence, on voit la muqueuse du voile du palais injectée, les amygdales plus ou moins tuméfiées et sur la surface interne de ces dernières, déjà même sur les piliers, sur la luette, plus rarement sur la paroi postérieure du pharynx et sur la voûte palatine, de petites *plaques d'un blanc-grisâtre, assez fortement adhérentes à la muqueuse*. L'extension progressive de ces plaques varie beaucoup dans chaque cas. Dans les formes d'intensité légère, elles ne siègent que sur les amygdales et ne se propagent que faiblement au voile du palais ou à la surface de la luette en contact avec les amygdales. Dans les cas plus graves les membranes s'étendent rapidement les jours suivants. Presque constamment les *ganglions lymphatiques* de l'angle de la mâchoire ne tardent pas à *se tuméfier* considérablement. En même temps le malaise général persiste. Les enfants sont inquiets, complètement privés d'appétit, ils vomissent parfois. La *fièvre* n'a pas de marche typique, elle est irrégulière, mais atteint souvent un degré assez élevé, quoique dans la diphtérie proprement dite, il soit, à vrai dire, exceptionnel de constater des températures fébriles aussi élevées (40 à 41°) que dans l'amygdalite lacunaire. Il faut même remarquer que dans les cas les plus graves, elle peut être modérée ou à peine marquée. Le *pouls* est très accéléré. L'*urine* est souvent légèrement ou fortement albumineuse.

Tandis que dans les cas légers les symptômes locaux et généraux restent dans des limites restreintes et font place, au bout de 8 à 15 jours, à une amélioration accentuée et rapidement progressive, dans la diphtérie grave se déclarent, dès les premiers jours de la maladie ou même plus tard, d'autres symptômes menaçants. Ceux-ci consistent tantôt dans la *propagation de l'inflammation croupale* à des organes voisins, tantôt dans le développement d'une *infection généralisée*.

Très souvent l'inflammation diphtéritique du pharynx se propage aux fosses nasales. La « rhinite diphtéritique » n'est pas dangereuse par elle-même, mais pourtant elle est d'ordinaire l'indice d'un état plus sérieux. Quelquefois il ne s'agit que d'une inflammation catarrhale purulente commune de la muqueuse nasale, mais on voit s'y développer aussi des processus de nature diphtérique véritable. C'est surtout chez les nouveau-nés dont la salive à réaction acide empêche le développement des bacilles diphtériques sur le pharynx, qu'on observe surtout des cas de diphtérie exclusivement localisée aux fosses nasales. On reconnaît à l'abondance de l'écoulement purulent que les fosses nasales participent à la maladie. Au niveau des narines se voient ordinairement de bonne heure des excoriations et des ulcérations superficielles. Parfois encore il existe des *épistaxis.*

Une complication beaucoup plus redoutable que la précédente, c'est *la propagation du processus au larynx*, à cause de l'*obstacle mécanique de la respiration qu'elle produit;* celle-ci, à raison surtout des dimensions étroites du larynx chez les enfants, met très fréquemment la vie en danger. Autrefois le « croup » ou l'inflammation croupale du larynx était distraite de la diphtérie pharyngée et considérée comme une maladie à part; cette manière de voir ne concorde nullement avec les faits cliniques, anatomiques et étiologiques. Il y a certainement des cas dans lesquels l'affection du pharynx est peu marquée et l'inflammation croupale du larynx, au contraire, très fortement prononcée. Nous pouvons même admettre que dans certains cas *exceptionnels*, l'infection diphtéritique ne se traduit que par une laryngite et une trachéite croupables, sans atteindre le pharynx. Il n'en est pas moins vrai que l'opinion qui fait de ces deux maladies, le « croup » et la « diphtérie », deux affections distinctes, n'est pas admissible, car, *dans la pluralité des cas, l'affection pharyngée précède la maladie du larynx*, et il faut noter en outre la facilité avec laquelle des altérations peu étendues du pharynx peuvent passer inaperçues, surtout quand elles occupent la face postérieure du voile du palais ou l'épiglotte. En fait l'affection désignée du nom de *croup ascendant* dans laquelle le larynx est atteint avant le pharynx, est un phénomène très rare; rarement aussi, comme nous l'avons dit plus haut, on voit se développer une bronchite croupale primitive, suivie, elle aussi, d'une laryngite croupale secondaire.

La participation du larynx à la diphtérie se révèle d'ordinaire par de l'*enrouement.* Il vient s'y joindre *cette toux croupale* d'une raucité particulière, aboyante, si redoutée par les parents, et enfin, les signes d'une *sténose laryngée* commençante. Les mouvements respiratoires ne sont pas notablement accélérés, mais ils exigent plus d'efforts, les muscles auxiliaires de la respiration entrent de plus en plus en action, les enfants deviennent plus agités et anxieux, la face est pâle et livide. C'est surtout chez les enfants qui ne peuvent pas rendre suffisamment compte de leurs sensations subjectives que ces phénomènes méritent l'attention au plus haut degré. — La cause principale de la dyspnée est incontestablement la *sténose mécanique* occasionnée par les exsudats croupaux. Il est probable que la paralysie qui affecte les muscles du larynx joue aussi un rôle. Quand des membranes se détachent en partie et deviennent flottantes, il s'établit parfois un jeu de soupape, les membranes étant entraînées à chaque inspiration et rejetées latéralement par le courant d'air expiré. Quand une sténose plus forte est constituée, la respiration devient ronflante, bruyante, l'inspiration surtout est tirée en longueur, accompagnée d'un « bruit de scie » et d'un abaissement appréciable du larynx. La *dépression inspiratoire* du creux sus-sternal, de l'épigastre et particulièrement *des parties latérales et inférieures du thorax* ont une importance diagnostique particulière. Ils sont la conséquence directe de l'entrée insuffisante de l'air dans les poumons. Ceux-ci ne pouvant suivre d'une manière suffisante le mouvement d'ampliation inspiratoire du thorax, les parois thoraciques sont refoulées en dedans par la pression de l'air extérieur. L'intensité de la dyspnée est très variable. Par suite du détachement et du rejet des membranes, la respiration peut devenir momentanément plus libre, jusqu'à ce que des exsudations nouvelles ou des membranes qui viennent se mettre en travers, amènent de nouveaux accès de suffocation. La guérison spontanée est encore possible quand la maladie est arrivée à ce point. Les membranes sont expulsées par la toux et ne se reforment plus. Dans la plupart des cas insuffisamment traités (voir plus bas), les symptômes de suffocation s'accentuent graduellement, la respiration devient plus rapide, plus superficielle, les enfants s'assoupissent de plus en plus par l'effet de l'empoisonnement par l'acide carbonique. Le pouls devient très petit, fréquent, irrégulier, et la mort survient au milieu de légères convulsions.

L'*examen anatomique*, dans ces cas, fait voir le plus souvent que l'*inflammation croupale* s'est étendue *aux grosses et même aux petites bronches*, leur lumière est presque complètement obturée par les membranes. Cette *bronchite diphtérique* ne se révèle pendant la vie par aucun symptôme particulier d'auscultation, de façon que son existence est plus facile à présumer qu'à diagnostiquer. Sa valeur clinique est cependant très considérable attendu que chez les adultes surtout, elle peut déterminer la mort par asphyxie, même sans sténose laryngée proprement dite. Elle est cause également que malgré la trachéotomie, la gêne respiratoire persiste.

Outre les dangers que la propagation locale de l'inflammation diplhérique aux voies aériennes entraîne avec elle, *l'intoxication générale* de l'organisme doit être considérée comme un second facteur important quand on veut juger de l'ensemble de l'état morbide. Nous avons déjà dit que les bacilles diphtériques fabriquent une toxine excessivement active qui s'introduit dans la circulation et donne lieu aux manifestations morbides les plus graves. Il faut noter qu'assez souvent, malgré une inflammation croupale véritable, largement étendue, les symptômes généraux sont remarquablement mitigés. D'autre part, il y a des cas où une affection locale relativement légère est accompagnée de phénomènes généraux d'une haute gravité (somnolence, pouvant aller jusqu'au sopor complet, augmentation de vitesse du pouls jusqu'à 120 et 140 battements, faiblesse cardiaque croissante, hyposthénie générale), et où on doit mettre ces symptômes sur le compte de *l'empoisonnement diphtéritique*. Tout autres sont les circonstances dans les cas désignés sous le nom de *diphtérie septique* ou maligne. Ici la lésion locale du pharynx présente le plus souvent un aspect spécial : au lieu d'exsudats croupaux, on voit des *lésions nécrotiques* ulcérant profondément *la muqueuse*, qui est recouverte d'un dépôt purulent sale et nauséabond *(diphtérie gangreneuse)*. En même temps les ganglions du cou sont presque toujours fortement tuméfiés. La langue est sèche et fendillée, du nez s'écoule un exsudat repoussant. La fièvre n'est d'ordinaire pas fort élevée, mais le pouls est fréquent et très petit. En ce cas il s'agit certainement d'un processus *d'infection septique secondaire* et probablement encore, comme dans la diphtérie scarlatineuse (v. p. 61) de l'action des streptocoques. Il faut remarquer toutefois que les bacilles de la diphtérie ainsi que leurs toxines sont tout à fait capables de produire les mêmes phénomènes morbides à caractère malin. HEUBNER et d'autres nient tout à fait le rôle des infections mixtes dans les formes graves et malignes de la diphtérie et considèrent que les bacilles diphtériques sont dans tous les cas les facteurs de l'ensemble des troubles graves observés; à mon avis cette opinion est trop exclusive. Assurément il faut avouer que la preuve de la présence des streptocoques dans le sang dans ces cas de diphtérie dite septique a été rarement faite.

Quant à la participation des autres organes à la diphtérie nous avons déjà signalé la fréquence des manifestations diphtéritiques au niveau des fosses nasales, du larynx, de la trachée et des bronches, tandis que l'épithélium pavimenteux épais de *l'œsophage* et la muqueuse de *l'estomac* protégée par ses propres sécrétions, ne sont qu'exceptionnellement envahies par la diphtérie. Cependant, j'ai vu deux fois, après le guérison de la diphtérie, se produire des sténoses de l'œsophage consécutives à des cicatrices persistantes.

La diphtérie se propage assez souvent à la trompe d'Eustache et à l'oreille *moyenne*, rarement à la cavité buccale ou aux canaux lacrymaux et à la conjonctive. Cette dernière transmission peut aussi s'opérer par le transport de l'agent infectieux au moyen des doigts, c'est de la même manière que se produit la diphtérie qu'on observe parfois au niveau des *organes génitaux externes* (chez les filles) ou sur les *blessures* accidentelles et les plaies de la peau (par exemple la surface des vésicatoires).

Parmi les organes internes, les *poumons*, le *cœur* et les *reins* doivent surtout être examinés avec soin. Dans les *poumons*, abstraction faite de la bronchite diphtérique, des *pneumonies*, le plus souvent catarrhales et lobulaires, moins fréquemment de nature lobaire et diphtérique se forment souvent dans les cas graves. Bien qu'on ne puisse nier la nature franchement diphtéritique d'une partie des pneumonies dont il a été question, on n'en doit pas moins considérer la plupart de celles qui viennent compliquer la diphtérie comme étant certainement des *maladies secondaires;* ces maladies sont produites par l'aspiration facile et le développement d'agents inflammatoires concomitants (probablement des streptocoques). Ces *pneumonies lobulaires secondaires* peuvent même, après l'issue favorable de la diphtérie originelle, retarder la guérison pendant longtemps et finalement encore occasionner la terminaison mortelle. — L'état du *cœur* dans la diphtérie est pour ce motif d'une importance particulière, car de graves désordres fonctionnels (probablement d'origine toxique) s'observent souvent. Le *pouls* acquiert parfois, même avec une fièvre modérée, une *vitesse excessive*, devient petit et quelquefois irrégulier. Un *ralentissement* anormal de l'impulsion cardiaque est beaucoup plus rare. Il faut aussi remarquer spécialement que dans des cas bénins en apparence, des *états très menaçants* de *faiblesse de contractions du cœur* peuvent se déclarer. Ces phénomènes cardiaques dépendent soit d'une dégénérescence des fibres musculaires du cœur, soit d'une myocardite aiguë interstitielle, en foyers, reconnaissable au microscope. Les phénomènes cliniques de ces *myocardites infectieuses aiguës* (Romberg) sont l'arythmie, les intermittences, l'accélération (plus rarement le ralentissement) et la faiblesse du pouls. Souvent il se produit une dilatation du cœur et le début des troubles circulatoires se traduit par une tuméfaction du foie et par des urines peu abondantes. J'ai observé quelques cas où une myocardite aiguë a été la conséquence ultérieure d'une diphtérie fébrile. Parfois une mort *subite* et *imprévue* se produit par *paralysie du cœur*, alors que dans d'autres cas les phénomènes d'affaiblissement du cœur durent plusieurs jours ou même plusieurs semaines, pour se terminer enfin défavorablement ou aboutir très lentement à la guérison.

Comme la *néphrite* se rencontre très fréquemment au cours de la diphtérie septique, il est difficile de décider jusqu'à quel point elle dépend de la maladie fondamentale ou si elle doit être envisagée comme complication secondaire. Sa valeur *clinique* n'est généralement pas très grande, parce que d'une part elle ne produit pas de changement notable dans le tableau morbide général et que de l'autre elle n'influe pas d'une manière appréciable sur l'issue de la maladie. L'œdème, l'urémie, etc., ne s'observent que bien rarement dans la néphrite diphtéritique. Les *altérations anatomiques* du rein macroscopiquement appréciables, sont le plus souvent très minimes. Au microscope on constate les multiples états de dégénérescence de la néphrite aiguë.

Affections nerveuses consécutives à la diphtérie. Même après que la diphtérie s'est terminée favorablement, la convalescence peut être interrompue par l'apparition de certaines *affections nerveuses consécutives* parmi lesquelles les *paralysies diphtéritiques* sont les plus importantes. Celles-ci se déclarent 1 à 2 semaines environ après l'angine, parfois plus tôt encore, et font suite aux cas légers au moins aussi fréquemment qu'aux cas graves. C'est la *paralysie du voile du palais* qui s'observe le plus souvent. La voix devient nasonnée, la déglutition est gênée et à chaque mouvement que le malade fait pour avaler, le liquide sort par le nez, à cause de l'occlusion incomplète de la cavité nasopharyngée. En même temps, la muqueuse du pharynx est d'ordinaire plus ou moins *anesthésiée* et privée de son *excitabilité réflexe*. Puis vient la *paralysie* uni- ou bilatérale *des cordes vocales*, également associée à l'anesthésie de la muqueuse pharyngée, à la *paralysie des muscles oculaires*, notamment la paralysie de l'*accommodation* (qui se traduit par la vision imprécise des objets rapprochés) et le plus rarement à la paralysie des *muscles du tronc et des extrémités*, laquelle peut d'ailleurs être très étendue. Quelquefois plusieurs de ces paralysies se rencontrent simultanément. C'est ainsi qu'on observe assez souvent la paralysie du voile du palais concurremment avec la paralysie de l'accommodation. Dans quelques cas, sans qu'il y ait paralysie au niveau des jambes, on observe une *ataxie* prononcée avec ou sans parésie concomitante de ces membres. La marche alors devient très incertaine et vacillante; les réflexes tendineux sont presque toujours supprimés, mais la sensibilité n'est pas atteinte ou ne l'est qu'à un faible degré. Très rarement, après la diphtérie, on observe des *contractures* (particulièrement au niveau des mains), des *troubles du langage* ou de la *faiblesse vésicale;* parfois on observe une *paralysie* persistante de la *déglutition*, au point que les enfants doivent être alimentés des semaines entières à l'aide de la sonde œsophagienne. Il est digne de remarque que, non seulement dans presque tous les troubles nerveux que nous venons de nommer, mais très souvent aussi dans les cas exempts de tout trouble nerveux, le *réflexe rotulien disparaît dans le décours de la diphtérie* pour ne reparaître qu'après plusieurs semaines ou plusieurs mois. — En ce qui concerne les causes *anatomiques* de ces états, selon toute probabilité, il s'agit presque toujours, non seulement dans les *paralysies postdiphtéritiques*, mais encore dans *l'ataxie postdiphtéritique*, d'une dégénérescence qui atteint le domaine des nerfs périphériques (V. dans le tome III le chapitre sur la névrite primitive multiple). Ces dégénérescences sont probablement dues à l'*action chimique* de certaines toxines. Il est donc du plus haut intérêt, qu'on ait pu provoquer expérimentalement des paralysies chez des animaux par l'action des toxines diphtéritiques (Roux et Yersin, etc.). — Le *pronostic* de toutes les maladies nerveuses consécutives à la diphtérie est en général très *favorable*, et dans les cas graves même, la guérison complète se déclare finalement après une durée de quelques semaines ou mois. Cela concorde d'ailleurs avec la nature périphérique des lésions. Toutefois les paralysies des muscles respiratoires (diaphragme), les paralysies persistantes des muscles de la déglutition ainsi que les paralysies aiguës du cœur sont dangereuses au plus haut point.

Diagnostic. Les erreurs de diagnostic dans la diphtérie peuvent se produire dans deux cas. En premier lieu, les angines nécrotiques et lacunaires, surtout l'angine dite de Plaut-Vincent, sont souvent prises pour des angines diphtéritiques, d'où résultent des craintes inutiles de la part des parents et de ceux qui approchent les enfants malades; en second lieu, les formes atténuées, frustes, de la diphtérie peuvent être méconnues et dans ce cas parfois les précautions prophylactiques nécessaires sont laissées de côté.

L'examen clinique simple, c'est-à-dire avant tout, le simple examen de la gorge, est incapable de fournir dans TOUS les cas les éléments d'un diagnostic certain, quoique certainement dans un grand nombre de cas un œil exercé puisse, sans autre intervention, poser soit le diagnostic de diphtérie, soit celui d'angine lacunaire. Certains médecins prétendent pouvoir diagnostiquer la diphtérie rien qu'à l'odeur spéciale douceâtre qui s'exhale de la bouche. Si on constate une vraie pseudo-membrane diphtérique, non seulement sur les amygdales, mais aussi sur le voile du palais et la luette, le diagnostic de diphtérie est presque certain; au contraire les amas punctiformes qui siègent dans les cryptes de l'amygdale caractérisent surtout l'amygdalite lacunaire; cependant, il faut dire que les innombrables examens bactériologiques pratiqués durant ces dernières années ont permis d'affirmer que parfois la diphtérie se présente aussi sous la forme d'une angine catarrhale purulente légère ou sous celle d'une angine lacunaire; dès lors on ne peut instituer un diagnostic certain qu'à l'aide de l'examen bactériologique positif. Lorsque cet examen est irréalisable, il faut donc, lorsqu'il s'agit d'enfants, prendre certaines précautions.

Le *diagnostic bactériologique* de la diphtérie se fait d'abord par la coloration d'une lame (sur laquelle on a étalé l'enduit suspect), avec le *bleu alcalin* de LÖFFLER ou le bleu de méthylène à l'acide lactique (eau dist. 100, gl. de méthylène 0,2, acide lactique, 10 gouttes). Les bacilles diphtéritiques jeunes (fig. 12 à 14) se caractérisent

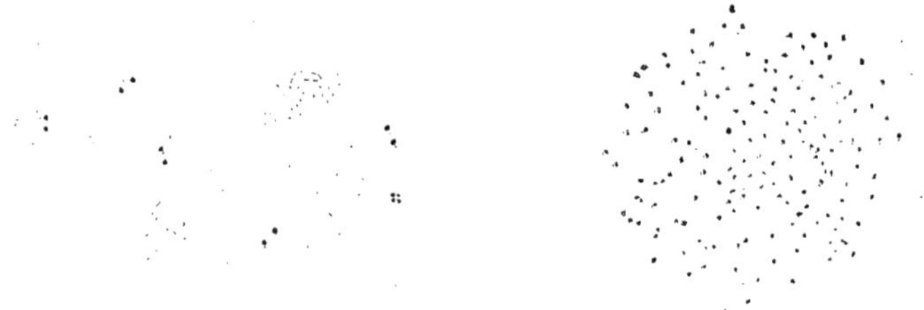

Fig. 14 a. Fig. 14 b.

Bacilles de la diphtérie. Coloration par le bleu de méthylène.

a) Bacilles provenant d'un exsudat des amygdales. — b) Après 14 heures de culture.

par l'épaississement de leurs extrémités qui sont renflées ou en forme de coin. En outre, ils sont souvent légèrement incurvés et disposés en forme de V ou superposés sans ordre, parfois ils forment des amas. Les bacilles diphtéritiques déjà âgés sont un peu plus longs, les extrémités sont plus épaisses et souvent ils présentent des traces nettes de fragmentation. Les bacilles sont dépourvus de mouvements et on n'a pu leur découvrir de spores. Ils prennent le Gram.

Le diagnostic acquiert un plus grand degré de certitude par la culture sur sérum de LÖFFLER ou sur sérum de cheval. Dans les cultures les bacilles de la diphtérie se présentent sous la forme caractéristique de petites gouttes ayant la coloration blanche de la cire quand on les examine à un faible grossissement microscopique. Pour distinguer les bacilles diphtéritiques proprement dits des bacilles dits pseudo-diphtéritiques qui leur ressemblent, il faut utiliser la coloration des bacilles provenant d'une culture fraîche avec la méthode de Neisser (coloration double avec le bleu de méthylène et le brun de Bismarck). Par cette méthode les bacilles diphtéritiques se colorent en brun, et les grains qui siègent à leurs extrémités en bleu foncé (fig. 13). Dans la coloration au bleu de méthylène lactique les grains polaires ressortent encore plus nettement de telle sorte que cette méthode de coloration remplace complètement celle de Neisser. C'est elle qui est exclusivement employée à notre clinique de Leipzig pour la recherche des bacilles de la diphtérie (fig. 14).

Pronostic. Le pronostic fâcheux de la *diphtérie* vraie est généralement connu, même dans le public. Précisément, le fait que ce sont quelquefois les enfants les mieux développés et les plus sains qui sont les victimes de la maladie, fait que dans beaucoup de familles le mot de diphtérie évoque les souvenirs les plus douloureux. Il y a certainement nombre de cas bénins dans lesquels la maladie cède déjà après huit ou quinze jours, et d'autre part, des cas graves qui guérissent au bout de trois à quatre semaines. Dans la plupart des circonstances où le processus s'étend au larynx et où des symptômes d'une affection générale grave se manifestent, le pronostic doit encore être très réservé et sérieux. Toutefois, depuis le traitement par le sérum, d'origine relativement récente, le pronostic des cas graves de diphtérie paraît être devenu beaucoup plus favorable. Antérieurement, avant le traitement par le sérum, on considérait qu'on avait obtenu un résultat relativement *bon* lorsque, parmi les enfants *trachéotomisés* pour diphtérie dans les hôpitaux, la moitié guérissait. A certaines époques 60 à 70 % des opérés succombèrent. Par contre, à l'heure actuelle, la mortalité des trachéotomisés préalablement traités par le sérum est descendue à 25 % et encore il ne s'agit que de cas *graves*, traités même tardivement par le sérum. Le pronostic est bien meilleur encore par le traitement à l'aide du sérum lorsqu'on compare entre elles la morbidité et la mortalité générales de la diphtérie avant et après l'introduction de cette méthode de traitement. (Heubner, Widerhofer, Baginsky, etc.).

En général la diphtérie doit être considérée comme d'autant plus grave que l'enfant est plus jeune. Chez les enfants d'un certain âge (entre 8 et 10 ans) le nombre des cas de diphtérie grave décroît beaucoup. Il ressort suffisamment de la description des symptômes, en quoi consistent les dangers de la maladie et comment on les reconnaît. J'insiste encore une fois sur ce point que, même en présence de la marche la plus bénigne en apparence, le danger de la paralysie subite du cœur, quoique heureusement très rare, doit toujours tenir en éveil l'attention du médecin.

Traitement. Alors que jusqu'à ces temps derniers il ne pouvait être question d'une méthode de traitement de la diphtérie dont l'action fût sûre et reconnue, récemment les recherches importantes de BEHRING et de ROUX ont découvert une méthode qui peut être considérée comme nettement spécifique. Cette méthode, dont les résultats actuellement connus s'appuient sur des observations approfondies, est une des acquisitions médicales les plus brillantes et les plus fécondes.

Prenant pour base les importantes découvertes de PASTEUR, BUCHNER, etc., BEHRING trouva que dans le sérum des animaux (moutons, chèvres, chevaux, etc.), inoculés avec des cultures artificiellement atténuées de bacilles diphtéritiques, il se développe des substances protectrices (antitoxines). Lorsque l'animal a résisté à une infection de légère intensité, il devient capable de résister à une infection plus grave et finalement, par des inoculations répétées, il peut être complètement immunisé vis-à-vis des infections les plus graves. Le sérum des animaux qui ont été immunisés par ce moyen (dans les instituts sérothérapiques on emploie presque exclusivement les chevaux dans ce but) peut alors être utilisé pour des personnes atteintes de diphtérie. Pour avoir une base relativement à la quantité de toxine et d'antitoxine contenues dans le sérum, on désigne sous le nom d'*unité toxique*, la quantité de sérum toxique suffisante pour tuer en 4 jours un cobaye de 250 gr. et comme unité antitoxique ou unité d'immunité (U. I.), la quantité de sérum qui est capable de neutraliser 100 unités toxiques. On a fait récemment certaines objections théoriques à l'établissement de cette base d'appréciation de la valeur des sérums au point de vue de l'immunité, mais elle conserve toutefois sa valeur pratique. On considère comme « sérum simple » celui qui contient une unité antitoxique par 1 ccm. Un flacon de HÖCHSTER contient, par exemple, par 5 ccm., 1000 unités d'immunité. Le traitement se fait simplement de la manière suivante : on injecte le « sérum antidiphtérique » sous la peau de l'enfant malade (de préférence à la paroi antérieure du thorax ou à la cuisse) à l'aide d'une seringue soigneusement désinfectée. Comme la quantité de sérum à injecter est de quelques centimètres cubes, on doit se servir d'une seringue à injection un peu spéciale, qui ne doit pas être trop petite, ressemblant à une seringue de Pravaz avec piston en amiante. Il est évident que ces injections doivent être faites avec toutes les règles de l'asepsie. La seringue et sa canule seront désinfectées par l'ébullition, la peau, au niveau du point de l'injection, sera soigneusement lavée à l'alcool et à l'éther. Le sérum antidiphtérique est actuellement préparé avec un soin égal par plusieurs fabricants. Nous utilisons presque exclusivement le produit de la marque Höchster qui se vend sous trois doses différentes (1). Le sérum, dose n° I contient 600 u. a. (unités antitoxiques), le n° II en contient 1000, le n° III en contient 1500. Récemment on a en outre préparé un sérum d'une valeur hautement antitoxique, qui contient par dose jusqu'à 3000 unités antitoxiques. Tandis que précédemment on injectait seulement 1000 à 1500 unités antitoxiques, on est arrivé à injecter le plus souvent dès le début des doses plus élevés, 3000 unités antitoxiques et plus encore.

Plus tôt on injecte à dose suffisante le sérum thérapeutique et meilleurs sont les résultats. Dès lors, dans les cas sérieux quoique douteux, on ne doît pas attendre les résultats des recherches bactériologiques, mais injecter le sérum le plus tôt possible. Selon la gravité du cas et selon la marche de la maladie on doit, au bout de 12 à 24 heures, renouveler l'injection de la même dose ou une dose plus faible. L'effet favorable du sérum se montre surtout parce qu'après l'injection l'affection ne progresse plus. Les exsudats pseudo-membraneux qui existaient se détachent dans l'espace de 4 à 5 jours. L'action du sérum est *antitoxique* et nullement bactéricide. L'antitoxine du sérum protège les cellules de l'organisme contre l'action de la toxine diphtéritique; elle s'oppose ainsi à l'extension ultérieure de la maladie.

L'injection de sérum n'exerce pas d'action *nuisible*. Les phénomènes que l'on observe parfois à la suite de l'injection ne sont pas dus à l'action d'une antitoxine, laquelle est tout à fait inoffensive, mais aux matières albuminoïdes du sérum d'un animal étranger. Il faut surtout noter les *exanthèmes sériques* (urticaire, exanthème rubéoliforme) qui apparaissent encore 8 à 15 jours après l'injection, parfois avec de la fièvre, des malaises généraux, des douleurs articulaires. Parfois l'exanthème se développe de bonne heure au voisinage du point injecté. — La sérothérapie n'empêche pas certains cas de diphtérie d'être mortels, mais il s'agit, soit de cas trop tardivement traités, soit de cas avec infections mixtes. Une appréciation définitive sur la valeur de la sérothérapie n'est pas encore possible actuellement. On ne peut pas contester toutefois que les résultats de la sérothérapie dans certaines épidémies ont été beaucoup moins favorables qu'on aurait pu l'espérer. Toujours est-il cependant que le plus grand nombre des faits connus à ce jour sont en faveur de la méthode de Behring-Roux. Si on jette un coup d'œil d'ensemble sur les découvertes de ces dernières années dans le

1. En France on emploie de préférence le sérum antidiphtérique préparé dans les divers Instituts Pasteur, par la méthode de *Roux*.

domaine de la sérothérapie et des recherches qu'elle a provoquées, on acquiert l'espérance que les médecins sont à l'aurore d'une ère tout à fait nouvelle pour le traitement des maladies infectieuses.

Il est très important au point de vue pratique que le traitement par le sérum soit institué aussitôt que possible. Les résultats les plus favorables sont obtenus chez les enfants qui sont traités dès les premiers instants de la maladie. Dans ces cas l'apparition des paralysies tardives paraît être devenue beaucoup plus rare. Il n'est pas nécessaire d'instituer un traitement local concomitant du pharynx. Il est utile d'employer des pulvérisations d'eau simple ou d'une solution de sel marin près le lit du malade. Il est préférable de s'abstenir de lavages et gargarismes désinfectants de la bouche et de la gorge. Il suffit de prendre des soins de propreté de la cavité buccale. En outre, on peut utiliser les applications locales glacées ou chaudes et les enveloppements de Preissnitz. Les remèdes internes (chlorure de calcium. Iodure de potassium, etc.) sont tout à fait inutiles. En outre, il est très important d'*alimenter* l'enfant avec soin et de soutenir ses forces. Lait, œufs, sucs de viande, vin en petite quantité, sont d'un emploi très utile.

Si malgré les injections de sérum, il y a danger d'asphyxie, par sténose *laryngée*, la *trachéotomie* est l'unique moyen dont on puisse attendre quelque bénéfice. La trachéotomie n'est pas indiquée par la maladie en elle-même, ni par la gravité du cas, mais *seulement par l'existence de la sténose mécanique du larynx.* Poser l'indication de la trachéotomie dans un cas donné, n'est donc pas toujours chose facile. Surtout quand l'état général est grave et lorsque la respiration est déjà très gênée, il peut être réellement difficile de se prononcer sur l'existence de la laryngosténose. Si le croup est descendu dans les bronches, la trachéotomie ne saurait avoir aucun effet utile, pas plus que dans les cas où le danger provient de la gravité de l'infection générale ou de la paralysie commençante du cœur. Nous avons déjà fait remarquer plus haut que le pronostic de la *trachéotomie* pour diphtérie est devenu meilleur depuis l'introduction du traitement par le sérum. Pour ce qui concerne son exécution et le traitement consécutif, on consultera les traités de chirurgie. On y trouvera également les indications pour le *tubage de la glotte* (1).

Lorsque des *phénomènes pulmonaires* graves accompagnent la diph-

1. Dans un très grand nombre de cas le tubage de la glotte a remplacé la trachéotomie parce qu'il est possible, et relativement facile, de pratiquer l'intubation avant la production des accidents graves, termin aux· en général l'intubation donne lieu à moins d'incidents opératoires et à moins de complication ultérieures que la trachéotomie.

térie, il faut avant tout employer les enveloppements humides de tout le corps ou des bains tièdes, avec affusions froides. Ces excitations de la peau relèvent et tonifient le système nerveux dans son ensemble et elles peuvent aussi être utilisées dans les cas graves avec infection septique secondaire. En outre, dans la diphtérie septique il faut avant tout surveiller l'état du cœur, on doit s'attacher tout au moins à prévenir la possibilité de la paralysie menaçante du cœur par des remèdes excitants (vin, camphre, strophantus). Dans tous les cas de diphtérie où on constate l'apparition des moindres signes de *faiblesse* ou *d'arythmie* cardiaques il faut d'urgence prendre les plus grandes précautions. Les enfants doivent aussi longtemps que possible garder le repos au lit, être nourris avec le plus grand soin et surveillés.

Les *troubles nerveux* consécutifs à *la diphtérie* sont surtout justiciables des *courants continus*. Parmi les remèdes internes on emploie les *préparations ferrugineuses* et en outre la *noix vomique* ou la *strychnine* (au besoin en injection sous-cutanée de 0,001 à 0,002). On a prétendu que, dans les cas de troubles nerveux déjà en évolution, la sérothérapie peut avoir une action favorable; on ne peut être affirmatif sur ce point.

Dans la *prophylaxie* de la diphtérie on doit séparer complètement les enfants sains de ceux qui sont atteints par la maladie. Comme, une fois la maladie terminée, des bacilles virulents persistent encore pendant plusieurs semaines dans la bouche et le pharynx, il ne faut pas interrompre l'isolement de bonne heure. Tous les objets qui ont été en contact avec les enfants malades (literie, jouets) doivent être désinfectés avec soin ainsi que la chambre du malade. D'après les recherches de Behring, par l'injection d'une petite dose de sérum (environ 500 unités antitoxiques) un enfant sain est sûrement immunisé contre l'infection diphtérique pendant environ 2 à 3 semaines. Il est difficile d'ailleurs d'avoir à ce point une opinion définitive et nous devons entre temps nous en rapporter à l'appréciation du médecin pour les indications des injections prophylactiques de sérum.

CHAPITRE ONZIÈME.

INFLUENZA.

(Grippe.)

L'influenza est une maladie infectieuse aiguë, autonome, qui se distingue surtout par l'extraordinaire extension que prennent ses épidémies. Si des années et des périodes décennales se passent souvent sans que cette affection se révèle d'une façon particulière, il arrive que tout d'un coup les cas sont tellement nombreux que la plus grande partie de la population est frappée et qu'en réalité la maladie revêt un caractère « pandémique ». En remontant jusqu'au seizième siècle, on peut relever plusieurs de ces pandémies d'influenza. Au cours du siècle actuel, l'influenza a parcouru de 1830 à 1833 presque toute l'Asie et l'Europe. Depuis lors de nombreuses épidémies de moindre importance se sont déclarées, mais elles ont si peu excité l'intérêt général, qu'à sa dernière manifestation pandémique de l'hiver 1889-1890, la maladie était presque entièrement inconnue de la plupart des médecins. Depuis cette époque, la maladie ne semble pas être éteinte complètement, puisque des cas isolés, aussi bien que des séries de cas simultanés de cette affection sont encore signalés (v. fig. 15).

Fig. 15. Bacilles de l'influenza provenant d'un crachat de bronchopneumonie.

Etiologie. Les agents morbides organisés de l'influenza sont très probablement les *bacilles de l'influenza* découverts par PFEIFFER. On les trouve constamment dans la sécrétion bronchique de malades atteints de la « forme catarrhale » de l'influenza (v. plus bas), soit libres dans le mucus, soit inclus dans les cellules du pus et ils ont la forme de très petits bacilles dont les extrémités arrondies ont une grande affinité pour les matières colorantes. Ces bacilles ne se cultivent que sur des milieux nutritifs contenant de l'hémoglobine, par exemple sur les plaques d'agar enduites de sang. Les bacilles de l'influenza sont rapidement détruits par la dessiccation et aussi au contact de l'eau.

Selon toute vraisemblance, l'infection a lieu le plus souvent par l'*inhalation* des germes morbides. Evidemment les bacilles de l'influenza doivent à certaines époques se développer avec une rapidité inouïe, de manière qu'ils peuvent se répandre partout sur de grands espaces de pays. Il est très probable, après les nombreuses observations d'éclosion de la maladie dans des établissements fermés, couvents et autres, que le poison morbide peut être transporté par une personne atteinte d'influenza dans un endroit jusque-là indemne. En tous cas la contagion directe joue un rôle effacé en regard de l'*extension indirecte du contage morbide*, puisque certainement, pendant une épidémie d'influenza, les occasions d'inhaler ce germe s'offrent de toutes parts.

C'est à peine s'il faut parler de *causes prédisposantes* spéciales, quand il s'agit d'influenza, attendu que, à l'occasion d'une épidémie intense, la presque totalité de la population, les personnes saines ou celles déjà malades, les gens solides aussi bien que les débiles, sont atteints. Aucun *sexe* n'est à l'abri de la contagion, l'*âge* seulement entre en ligne de compte, en ce sens que chez les enfants du premier âge, la maladie se rencontre moins souvent que chez les enfants plus âgés et chez les adultes. Puisque la maladie se déclare fréquemment chez des malades déjà alités, on est en droit de conclure que les refroidissements n'ont pas de valeur causale.

Il faut aussi remarquer que les animaux mêmes, surtout les *chevaux*, sont sujets à l'attaque d'influenza. Cependant il est jusqu'ici loin d'être certain que toutes les maladies désignées sous ce nom en médecine vétérinaire s'identifient réellement avec la véritable influenza.

Symptômes et marche morbide. Pour avoir une vue d'ensemble sur les manifestations si diverses de cette maladie, il faut se rappeler que l'influenza donne lieu d'une part à certaines *affections locales* se traduisant par des *symptômes locaux*, de l'autre à un *état morbide général*, manifestement infectieux (toxique). D'après la prédominance de l'un ou de l'autre groupe de ces symptômes et d'après la forme particulière de l'affection locale, le tableau morbide général présente les aspects les plus variés.

Le *début* de la maladie est d'ordinaire assez brusque. En général les cas types commencent par une *fièvre* assez forte, avec *frisson* initial, violent *mal de tête*, grande *prostration générale*, et le plus souvent des *douleurs* assez intenses *du dos et des lombes*. La prostration peut être tellement profonde que les gens le plus vigoureux sont obligés de se mettre immédiatement au lit. C'est par exception qu'on observe des symptômes nerveux plus graves (perte de connaissance, délire). Parfois, mais avec une fréquence relative, il y a des *vomissements* au début. A la rachialgie s'allient quelquefois des douleurs dans les muscles et les articulations des membres. On signale aussi comme vraiment caractéristique une tension douloureuse au niveau des yeux; elles se produisent surtout lors des mouvements oculaires et par conséquent ont leur siège probable dans les muscles externes du globe de l'œil. La *rate* est parfois un peu gonflée; la splénomégatie est rarement considérable.

Lorsque les manifestations morbides se bornent en somme aux symptômes généraux déjà signalés, tels que — fièvre, prostration, céphalalgie, myalgies — on peut admettre que ce symptôme constitue une *forme typhique* de la maladie. Cependant, indépendamment d'eux, certains symptômes *locaux* ne tardent pas à se montrer, et c'est principalement l'*appareil respiratoire* qui est atteint par le processus morbide. Toutefois ici encore se manifestent d'assez notables différences, suivant que le processus n'affecte que la partie supérieure de l'arbre respiratoire (nez, larynx, trachée) ou qu'il atteint d'emblée les petites bronches. Dans le premier cas il existe du *coryza*, souvent associé avec de la conjonctivite, de l'enrouement, dans le second, de la *toux* occasionnée par une bronchite sèche qu'on constate facilement par l'auscultation et qui occupe surtout les lobes inférieurs. Si ces symptômes locaux l'emportent considérablement sur les symptômes généraux, on a affaire à la *forme catarrhale* de l'influenza.

Il est beaucoup plus rare que, laissant les voies respiratoires libres, l'influenza se localise dans l'appareil digestif *(forme gastro-intestinale)*. En ce cas, outre les manifestations générales plus ou moins accusées, on voit apparaître des symptômes prononcés du côté de l'estomac et de l'intestin, et en particulier un état nauséeux avec des *vomissements* incessants, de la *diarrhée*, des *coliques*, etc. Une fois nous avons observé de l'*ictère*. Il faut aussi signaler la fréquence de la rougeur de la voûte palatine ainsi que la saillie des papilles de la pointe de la langue (Franke).

Le tableau morbide général prend un aspect particulier quand les *douleurs* dorsales, lombaires et celles des membres persistent avec une intensité marquée *(forme rhumatoïde)*. Il est probable que les muscles et leurs insertions sont le siège principal de ces douleurs, qui peuvent être d'une violence telle que les malades parfois ne savent presque pas comment se coucher et ne cessent de gémir et de se plaindre. Ce sont surtout les lombes, les bras, les genoux, les jambes, puis les yeux qui sont les points les plus douloureux. On ne constate presque jamais de lésions objectives dans les parties douloureuses, et notamment pas de gonflements articulaires Les troncs nerveux ne sont qu'exceptionnellement sensibles à la pression. Par contre les muscles endoloris sont généralement assez affaiblis.

La division de la marche de l'influenza en ces quatre formes facilite la connaissance des manifestations multiples de la maladie. Cependant il ne faut pas mettre trop de rigueur dans cette division, car il y a en réalité de nombreux cas qui constituent des *formes de transition* et des *combinaisons* de groupes symptomatiques particuliers. Aussi dans toutes ces formes faut-il simplement distinguer des cas *légers* et *graves*, étant donné que dans l'in-

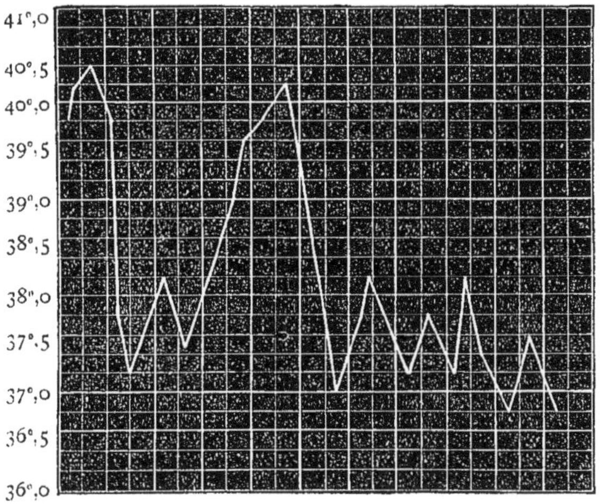

Fig. 16. Exemple d'une courbe de fièvre avec deux élévations thermiques dans l'Influenza. La seconde élévation thermique correspond au début d'une pneumonie catarrhale légère (Clinique médicale d'*Erlangen*).

fluenza, comme dans la plupart des autres maladies infectieuses, on cite, à côté des cas types, de nombreux cas frustes et atténués dont la signification ne peut être interprétée que par le fait de l'existence d'une épidémie.

La *durée* de la maladie se détermine le mieux d'après celle de la *fièvre*. Dans les cas les plus légers seulement la fièvre fait totalement défaut ou ne se révèle que par de faibles exacerbations vespérales. En général la fièvre est de moyenne intensité, oscillant entre 38°,5 et 39°,5, quoique des ascensions plus fortes allant jusqu'à 40° et au delà ne soient pas rares. Au début de tous les cas graves il y a élévation rapide de la fièvre. Après plusieurs jours de durée (1 à 7 jours), la fièvre peut tomber d'une manière presque *critique*. Plus fréquemment, et surtout quand il s'agit de manifestations catarrhales étendues du côté du poumon, la fièvre baisse en *lysis*. Assez souvent on remarque dans l'ensemble du tracé fébrile deux ou plusieurs périodes (v. fig. 16), lorsque par exemple la fièvre élevée du début tombe au deuxième ou au troisième jour, auquel succède une période presque apyrétique d'un à deux jours et qu'ensuite on note une nouvelle et forte exacerbation. Ces variations dans la courbe fébrile correspondent le plus souvent à d'autres modifications de l'évolution morbide. Dans l'influenza, le *cœur* prend souvent une grande part aux troubles morbides. Règle générale, le pouls est relativement fréquent. Chez les individus dont le myocarde était préalablement affaibli et surtout chez les gens âgés, il se produit souvent une faiblesse cardiaque inquiétante (arythmie, dilatation) qui même peut présenter du danger.

La *durée totale* de l'influenza simple non compliquée comporte, dans les cas légers, une demi-semaine environ et, dans les cas graves, une à une semaine et demie. Il importe d'ajouter que la *convalescence* est parfois remarquablement lente, de sorte que les reliquats de la maladie se traduisent, durant des semaines, par un certain état de dépression et par un endolorissement des muscles. Quelquefois il existe des *rechutes* complètes, et immédiatement ou peu de temps après la terminaison de l'influenza les mêmes phénomènes se reproduisent. Dans ces conditions, l'aspect clinique de la maladie peut changer, de manière par exemple qu'à une influenza avec prédominance de symptômes généraux succède une rechute à forme catarrhale prononcée. On a signalé également au cours de la même épidémie, deux atteintes chez la même personne, séparées par un long intervalle de temps.

Complications et maladies consécutives. Tandis que toutes les manifestations de l'influenza que nous venons d'énumérer sont les effets immédiats de l'agent morbide initial, la plupart des complications habituelles sont certainement imputables à des *infections secondaires*. Un organisme atteint d'influenza est très exposé à l'invasion de ces dernières, et presque tous les cas dangereux et de longue durée de l'influenza ne deviennent tels que par des infections mixtes. C'est principalement dans les *poumons* que les affections secondaires se déclarent le plus souvent, parfois dès les premiers jours de la maladie, quelquefois plus tard seulement. Les conditions sont exactement les mêmes dans l'influenza que dans la rougeole et la coqueluche : l'affection simple et légère de la muqueuse respiratoire est le fait de la maladie primitive, mais les lésions pulmonaires graves sont toujours des complications d'ordre secondaire dues à l'intervention de nouveaux facteurs morbides. Ces derniers dans l'influenza ne sont pas constamment les mêmes. D'après les recherches de Ribbert, Finkler et autres ce sont avant tout des streptocoques et des diplocoques de la pneumonie qui sont les agents spéciaux des *pneumonies* secondaires de l'influenza. Ces pneumonies se produisent sous forme de *pneumonies catarrhales* étendues, surtout dans les lobes inférieurs, soit plus rarement à l'état de *pneumonies fibrineuses* avec crachats caractéristiques. Il faut aussi ajouter que le *bacille de l'influenza* peut aussi provoquer lui-même des pneumonies lobulaires, lesquelles peuvent se caractériser par une forte tendance à la suppuration. Elles aboutissent relativement souvent à la formation d'abcès pulmonaires circonscrits. Souvent aussi on voit des pneumonies graves dues à l'influenza se présenter comme une sorte de rechute dans des cas d'influenza en voie d'amélioration très nette; il se produit alors de nouvelles poussées de fièvre associées avec un affaiblissement, dangereux pour la vie, des contractions du cœur et avec la faiblesse générale. Lorsque une pneumonie vient compliquer l'influenza, elle prend le pas, par son importance, sur le reste des phénomènes morbides. Les malades sont très dyspnéiques, toussent et crachent beaucoup, ont le teint pâle ou cyanosé, accusent une fièvre intense, jusqu'à ce que, après 2 à 3 semaines seulement, ces manifestations cèdent petit à petit. Dans certains cas seulement les lésions pulmonaires aboutissent à la sclérose du poumon avec dilatation des bronches, abcès pulmonaires, etc. Très souvent à la pneumonie grippale vient s'ajouter un *épanchement pleurétique* considérable, le plus souvent séreux, moins fréquemment de nature *purulente*.

Parmi les autres complications il faut signaler avant tout les *inflammations de l'oreille moyenne*, puis, quoique rares, de *graves affections oculaires* (kératite). Nous avons à diverses reprises observé la *néphrite aiguë* dont constamment la marche a été bénigne. Parmi les *affections cutanées* on cite l'*herpès labialis* comme étant un phénomène fréquent dans toutes les formes d'influenza, même les plus anodines. D'autres exanthèmes (urticaire, roséole) sont beaucoup plus rares.

Bon nombre des complications peuvent persister, même après la disparition de la fièvre et de toutes les autres manifestations, de telle sorte qu'elles doivent alors être également rangées parmi les *maladies consécutives;* il en est ainsi en particulier des affections auriculaires et oculaires, des bronchites prolongées, des pneumonies chroniques, etc. Une maladie consécutive importante, douloureuse et ennuyeuse pour les malades, c'est la *furonculose*, surtout quand les furoncles occupent le creux de l'aisselle ou les environs de l'anus, etc. — Très souvent encore l'influenza laisse à sa suite pendant un temps considérable des *douleurs névralgiques* dans le domaine du trijumeau, sur le trajet du nerf sciatique, etc. Toutefois ces douleurs peuvent également siéger dans les muscles, comme par exemple les douleurs persistantes parfois si pénibles des muscles des yeux. Dans des cas isolés on a encore observé de graves *affections nerveuses consécutives* (symptômes médullaires, psychoses, états neurasthéniques) à la suite de l'influenza. Il existe aussi une forme particulière d'*encéphalite aiguë hémorrhagique* (v. tome III) qui est en relation avec l'influenza. Enfin on observe parfois à la suite de l'influenza des troubles durables des contractions du cœur (faiblesse des contractions du cœur, pouls dépressible et irrégulier). Toutes ces manifestations tardives qui souvent persistent longtemps, ont été groupées par Franke sous le nom d'*influenza chronique*, mais on comprend aisément qu'il ne faut pas abuser de ce diagnostic.

Diagnostic. Le diagnostic de l'influenza n'est généralement pas difficile quand on a affaire à des cas types et en cas d'épidémie. Les symptômes caractéristiques du début (fièvre, céphalalgie, douleurs lombaires) doivent être avant tout pris en considération. Leur apparition est beaucoup plus brusque que, par exemple, dans la fièvre typhoïde. Dans une phase plus avancée, les phénomènes généraux et les diverses douleurs musculaires sont également, avec les manifestations catarrhales, les signes les plus caractéristiques.

Des *incertitudes et des erreurs de diagnostic* ne sont pas rares, parce que, en temps d'épidémie, d'une part on est porté à qualifier d'influenza presque toutes les affections catarrhales et les indispositions légères et indéterminées qui se présentent; d'autre part parce que, en dehors de l'épidémie, on ne distingue pas avec assez de netteté les cas isolés de maladies ayant des caractères *semblables à ceux de l'influenza*, d'avec les bronchites aiguës fébriles communes. A priori, il est très admissible que des germes morbides très divers produisent de légères affections aiguës des muqueuses entièrement identiques à celles de l'influenza. C'est ainsi que souvent *en pareille occurrence*, quand il existe des symptômes généraux très prononcés, une fièvre intense, etc., on doit se contenter de diagnostiquer une *bronchite ou une laryngite infectieuses*, etc., sans affirmer d'emblée que le cas relève étiologiquement ou non de l'influenza. De cette manière on n'abusera pas dans la pratique de la dénomination « influenza ». L'examen bactériologique peut cependant permettre un diagnostic certain, toutefois celui-ci offre encore à l'heure actuelle une grande difficulté pratique.

Pronostic. L'influenza n'est pas dangereuse, même dans ses formes graves, chez des personnes jusque-là saines et vigoureuses; mais pour des personnes âgées et déjà souffrantes, elle peut constituer une maladie sérieuse. Les gens atteints d'affections cardiaques ou pulmonaires, ceux qui traînent un état nerveux chronique en sont parfois victimes, de sorte que, pendant le règne d'une forte épidémie d'influenza, la mortalité générale est toujours accrue dans une proportion assez notable. Les graves complications pulmonaires dont nous avons parlé sont de beaucoup les plus dangereuses. Il est plus rare que la mort soit due à la faiblesse générale ou à la défaillance du cœur. Les maladies nerveuses consécutives signalées plus haut ont également de l'importance au point de vue du pronostic.

Traitement. On ne connaît pas de remède spécifique contre cette maladie. Dès lors on adoptera généralement un traitement purement *symptomatique*. Contre la fièvre initiale, les douleurs de tête et du dos, l'*antipyrine* rend parfois de bons services, quelquefois aussi la *phénacétine* et l'*antifébrine* et notamment la *salipyrine*. Ces remèdes se prescrivent aussi, indépendamment des embrocations narcotiques, contre les myalgies qui persistent après le déclin de la maladie. Dans beaucoup de cas, notamment dans les affections catarrhales intenses on obtient un bon résultat avec les *moyens diaphoritiques*. Le traitement des complications pulmonaires a lieu d'après les règles généralement en usage. La *morphine*, la codéine, la poudre de Dower, s'emploient contre la toux trop violente, les *expectorants* (apomorphine, sénéga), à l'occasion; des remèdes externes (vessie de glace, ventouses sèches), etc., sont les moyens auxquels on recourt le plus souvent. Quand il y a menace d'affaiblissement général, les excitants (champagne, camphre, caféine, strophantus) sont indiqués.

Comme l'influenza laisse souvent, après elle, ainsi que nous l'avons dit, un affaiblissement général de longue durée, on aura soin, durant la convalescence, que le malade évite de se fatiguer.

CHAPITRE DOUZIÈME.

DYSENTERIE.

Etiologie. Sous le nom de *dysenterie* on décrit une maladie sporadique ou plus souvent épidémique, du gros intestin, produite par une infection probablement locale à son début. La « dysenterie des tropiques », d'après plusieurs observateurs (surtout Kartulis), serait produite par une certaine forme d'*amibes*. On trouve, et presque constamment, soit dans les selles, soit dans les parois des ulcérations intestinales, soit enfin dans les abcès dysentériques du foie, de nombreux amibes (amœba histolytica, SCHAUDIM) qui font défaut dans presque toutes les autres maladies de l'intestin. On a pu provoquer artificiellement la dysenterie chez des chats en leur faisant ingérer des selles contenant des amibes. En Allemagne, dans les cas communs de dysenterie, on ne rencontre, d'une manière générale, pas d'amibes dans les selles, quoique des cas isolés d'*entérite aiguë* avec de nombreux *amibes* (Quincke) aient été observés aussi chez nous (v. fig. 17).

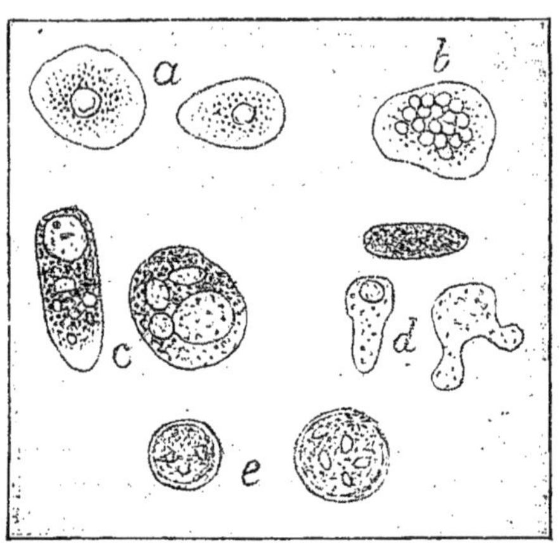

Fig. 17. Amibes de la dysenterie (d'après Roos). *a*) Amibes sans enclaves. *b*) Amibes contenant des hématies. *d*) formes jeunes. *e*) formes enkystées.

Le véritable berceau de la dysenterie se trouve dans les pays tropicaux et méridionaux où cette maladie règne avec beaucoup plus d'intensité et sur une plus vaste échelle que chez nous. C'est ainsi, par exemple, que la mortalité dysentérique parmi les soldats de l'armée indo-anglaise constitue 30 % du chiffre de la mortalité totale. Dans nos climats, la plupart des épidémies se déclarent à la fin de l'été et en automne. Les influences endémiques jouent incontestablement un grand rôle dans la dysenterie, puisque les conditions du sol favorisent manifestement, en certains endroits le développement et la propagation du germe dysentérique, tandis que d'autres terrains ne s'y prêtent aucunement. C'est ainsi seulement que s'explique l'immunité de certains lieux comparativement à l'énorme extension que le mal prend ailleurs. Le mode d'infection nous est encore inconnu. Beaucoup d'observations (surtout dans les pays méridionaux) prouvent que l'agent de la maladie pénètre dans le corps par l'*eau* des *boissons*. Par contre il est très probable que l'affection se communique par les selles dysentériques (fosses communes, vases de nuit, literie, etc.). Il est certain que les refroidissements et les écarts de régime, souvent invoqués autrefois comme causes de la maladie, n'ont d'autre valeur que celle de circonstances prédisposantes.

Les **altérations anatomiques** de la muqueuse du colon consistent, dans tous les cas graves, en une *inflammation exsudative et fibrineuse* prononcée de cette membrane. Les considérations de pathologie générale que nous avons émises au sujet du croup du pharynx et du larynx, s'appliquent par conséquent en entier aux lésions analogues de l'entérite dysentérique. Il s'agit également ici d'une destruction préalable de l'épithélium et de la formation d'un exsudat fibrineux en son lieu et place et plus profondément dans le tissu propre de la muqueuse. De plus, il se fait une *infiltration purulente* considérable et en même temps fortement *hémorrhagique, dans la muqueuse et le tissu sous-muqueux.* A l'œil nu, dans les cas les plus prononcés, la paroi intestinale tout entière est fortement épaissie, la séreuse injectée, la muqueuse transformée en une surface ulcéreuse blafarde, d'un rouge sombre, irrégulièrement boursouflée. L'affection n'atteint parfois que le rectum et l'S iliaque, mais dans les cas plus graves tout le gros intestin jusqu'à la valvule iléo-cœcale, voire même la partie inférieure de l'iléon sont atteints. A côté de ces formes sévères de dysenterie avec *exsudation fibrineuse* ou même *gangreneuse*, il existe aussi une forme plus bénigne qu'on qualifie de *dysenterie catarrhale.* Dans ce cas, la muqueuse présente les lésions d'une inflammation hémorragique et purulente aiguë; dans ce cas on voit aussi au lieu et place de l'épithélium, de petits exsudats blanchâtres, faciles à détacher, mais qui ne se réunissent pourtant pas pour former de larges membranes continues. Entre ces deux formes, la forme catarrhale et fibrineuse exsudative légère et la dysenterie exsudative grave, il n'y a pas de limite nette et on y observe beaucoup de formes de transition et de combinaison.

Nous devons remarquer pour finir que des altérations *anatomiques* exactement semblables, du gros intestin, peuvent être déterminées par d'autres causes que celle de la dysenterie spécifique. C'est ainsi qu'une stagnation longtemps prolongée de matières fécales dans le rectum peut, à la suite d'une lésion purement mécanique de l'épithélium, donner naissance à des processus fibrineux exsudatifs de la muqueuse. Pareillement, dans toutes les autres maladies générales, dans la fièvre typhoïde, la rougeole, la variole, les processus septiques, la phtisie, etc., il se produit dans le gros intestin des *dysenteries* appelées *secondaires* qu'on rencontre surtout dans les hôpitaux. Il n'est pas certain que ces formes s'identifient, *au point de vue de l'étiologie,* avec la dysenterie.

Symptômes et marche de la maladie. Pendant toute la durée de la maladie, ce sont les *symptômes intestinaux* qui prédominent. Après quelques jours où les selles ont été irrégulières, la maladie commence par une *diarrhée peu intense*. Les selles sont molles au début, mais encore féculentes, et se reproduisent de deux à six fois par jour. Quelques jours plus tard, la diarrhée augmente et prend le cachet très caractéristique de la dysenterie.

Les *selles* se multiplient considérablement, se renouvellent 10, 20, 60 fois et plus par jour; même dans des cas graves, il y a pour ainsi dire un besoin presque incessant et urgent d'aller à la selle. Pendant et surtout *après* chaque évacuation, se déclarent un *ténesme* très cuisant, des épreintes et une constriction qui sont accompagnés d'une douleur vive et brûlante à l'anus. Les selles perdent bientôt, en partie ou en totalité, leur consistance féculente habituelle. Elles deviennent peu copieuses, et se réduisent chaque fois à l'expulsion de 10 à 15 grammes de matières. Prises en masse, elles consistent d'ordinaire en un liquide séro-muqueux dans lequel sont suspendus une foule de particules et de lambeaux de plus ou moins grandes dimensions. Ces derniers sont formés de blocs de mucus teintés de sang, de petites stries sanguinolentes, de parcelles nécrosées de la muqueuse, etc. Selon que l'une ou l'autre des parties constituantes de la selle dysentérique, le mucus, le pus ou le sang prédomine, on distingue des *selles muqueuses*, *purulentes*, *sanguinolentes* ou toutes les combinaisons possibles de ces éléments. En outre on retrouve souvent quelques restes encore de matières fécales, ordinairement recouvertes de mucus. Parfois on remarque une grande quantité d'amas glaireux ressemblant à des grains de sagou ou à du frai de grenouille. Ils représentent vraisemblablement le contenu muqueux de glandes en tube détachées. L'examen *microscopique* des selles dysentériques fait surtout constater des corpuscules de pus et des globules rouges du sang. De plus, on trouve de l'épithélium cylindrique, un grand nombre de bactéries de la putréfaction et des détritus. Les selles uniquement dysentériques sont sans odeur. C'est seulement dans les cas graves de dysenterie gangreneuse que les évacuations deviennent noirâtres et excessivement fétides.

Outre le ténesme rectal, il se déclare parfois une *douleur spasmodique lors de la miction*. Souvent de violentes *coliques* se montrent *par accès*. L'*abdomen* est d'ordinaire un peu tendu et sensible à la pression sur le trajet du colon, mais il n'est pas augmenté de volume. L'*orifice anal* montre assez souvent de la rougeur inflammatoire et des excoriations. Les *symptômes du côté de l'estomac* sont rares en général, en dehors de l'*anorexie* complète observée dans tous les cas graves. Quelquefois il existe des *vomissements* répétés, rarement un *hoquet* pénible. La *langue* est sèche d'ordinaire et couverte d'un enduit sale.

Les symptômes que nous venons de décrire durent environ une semaine à une semaine et demie. Dans tous les cas sérieux, leur ensemble constitue un *état général* assez *grave*. Les traits des malades s'altèrent d'une manière remarquable, ils sont très prostrés et affaiblis, le pouls devient petit et précipité, la peau est froide et sèche, la voix rauque et voilée, les muscles s'endolorissent et l'amaigrissement progresse à vue d'œil. La *marche de la température* ne présente rien de caractéristique ni de typique. Dans beaucoup de cas il n'y a pas ou peu de fièvre, souvent même la température est au-dessous de la normale. Le plus souvent la fièvre est irrégulière, rémittente, et monte rarement au delà de 40°.

Dans les cas les plus graves, la *mort* peut survenir avec les signes d'un affaiblissement général de plus en plus profond. Cependant, dans nos climats, l'*issue favorable* est généralement plus fréquente. Les souffrances diminuent graduellement, les évacuations reprennent de plus en plus leur consistance féculente, les forces des malades renaissent et, après une semaine et demie à trois semaines, ils entrent en *convalescence*. Cependant il se passe parfois un temps considérable avant que les malades relevant d'une dysenterie grave soient complètement rétablis. Une troisième éventualité c'est le passage de la maladie à la *dysenterie chronique*, dans laquelle les symptômes d'une affection chronique du gros intestin se prolongent pendant des mois ou même des années, en s'accompagnant des signes d'une cachexie générale.

La dysenterie peut encore se présenter sous une forme *bénigne* et *rudimentaire*, dans laquelle les manifestations intestinales sont moins intenses et qui ne tarde pas à se terminer par la guérison, au bout de peu de jours. Dans ces cas aussi une grande sensibilité de l'intestin persiste longtemps encore, après la disparition de la maladie. On observe assez souvent de nouvelles aggravations de la maladie et des rechutes.

Rarement, au moins dans nos épidémies, la dysenterie donne naissance à des **complications** du côté des autres organes. Dans les régions tropicales on observe assez souvent les *abcès du foie* dont la production doit être attribuée à des processus métastatiques émanant des racines de la veine-porte. Aux abcès du foie s'associent, dans quelques cas, des *abcès du poumon* et de l'*encéphale*. Puis viennent les *affections articulaires* et les inflammations des *membranes séreuses*. Des *paraplégies* persistantes peuvent être la suite soit d'une *myélite* secondaire, soit d'une *polynévrite*. On a décrit également une combinaison de la dysenterie avec « la *dia-*

thèse scorbutique généralisée. » D'après toutes les probabilités il s'agit le plus souvent dans ces cas de complications *septiques*. On a noté quelquefois la *péritonite par perforation*.

Le **diagnostic** clinique de la dysenterie ne présente guère de difficultés spéciales. Il se base exclusivement sur les symptômes intestinaux et sur la nature des selles. Il n'y a que la dysenterie secondaire, venant compliquer d'autres maladies graves, qui puisse facilement être méconnue.

Le **pronostic** s'appuie principalement sur le caractère des épidémies qui, en général, comme nous l'avons dit, sont bénignes *dans nos climats*. L'affaiblissement général, surtout chez les gens avancés en âge, et l'apparition du collapsus, peuvent devenir dangereux.

Traitement. La *prophylaxie* réclame autant que possible l'isolement du malade et la désinfection de toutes ses évacuations. Les personnes saines doivent, en temps d'épidémie de dysenterie, se prémunir contre tous les refroidissements et les écarts de régime, puisque l'expérience apprend que ceux-ci augmentent la prédisposition à la maladie.

Les dysentériques devront se tenir chaudement et, même dans les cas bénins, garder le lit absolument. Le régime doit être sévère. Les individus vigoureux, peuvent, plusieurs jours durant, parfaitement se contenter de soupes mucilagineuses, de lait et de bouillon. On pourra, dès le début, mais avec prudence, accorder aux malades débiles une alimentation plus réconfortante, des œufs, du consommé, du jus de viande, du vin, des solutions de viande, etc. Les boissons tièdes sont mieux supportées par les malades que les liquides froids.

Le *traitement médicamenteux* consiste, au début de la maladie, conformément à l'expérience de presque tous les médecins, dans la prescription des *purgatifs* doux. Tandis que par l'opium on n'obtient le plus souvent aucune amélioration de la diarrhée et du ténesme, l'emploi des évacuants procure d'ordinaire un soulagement marqué aux malades. On donne pendant les premiers jours, au besoin plus tard encore, 2 à 4 cuillerées à soupe d'huile de ricin. Si le remède répugne beaucoup, on pourra le remplacer par une forte infusion de rhubarbe (10,0 pour 100,0). Dans les contrées méridionales, on recourt à de *fortes doses de calomel* (0,5 à 1,00) qui sont très vantées par les médecins de ces pays. Plus tard on pourra se borner à prescrire à l'intérieur une simple émulsion d'amandes ou bien on donnera une mixture, à agiter au préalable, composée de *salicylate* ou de *sous-nitrate de bismuth* : 5,0, mucil. gomme arab. et sirop simpl. ana. 15,0, eau distillée 120,0.

Pour peu que le mal empire de nouveau, on donnera derechef un laxatif.

Les *vomitifs* donnés au début de la maladie ont été usités fréquemment dans le midi, rarement dans nos pays. L'*ipecacuanha* (racine dysentérique) à fortes doses (1 à 2 grammes) est même considéré par un grand nombre comme un spécifique. Comme remèdes antiseptiques, on a employé surtout la *naphtaline* (0,50, 3 fois par jour) et le *salol* (4 à 8 fois par jour). On a fait en outre beaucoup de tentatives pour traiter *localement* le gros intestin au moyen d'irrigations. On ne peut pourtant attribuer à tous ces remèdes et procédés, de très brillants résultats. Des lavements d'un mucilage d'amidon peu épais avec addition de 20 à 30 gouttes de teinture d'opium exercent parfois un effet avantageux. Il en est de même des *suppositoires au beurre de cacao* avec de l'extrait d'opium qui calment parfois le ténesme. On a recommandé encore les lavements (de 60 — 100 grammes) au nitrate d'argent (0,05 — 0,3), à l'acétate de plomb (0,1 — 0,5), au chlorate de potasse (1 — 1,5) et surtout avec le *tannin* (3 lavages par jour avec une solution chaude à 1/2 0/0). On peut aussi employer des irrigations abondantes de l'intestin, avec des solutions de tannin, dans les cas graves, comme dans le choléra (voir plus bas). On doit, en tout cas, par des lavages répétés et des onctions huileuses, garantir le pourtour de l'anus de toute inflammation.

Le traitement de la dépression des forces et du collapsus se fait par les moyens excitants ordinaires (vin, éther, camphre, strophantus). Dans la *dysenterie chronique* il faut avant tout observer un régime diététique sévère, longuement poursuivi. On recommande de plus les *astringents* (tannin, tannigène, colombo, etc.), puis le *sous-nitrate de bismuth*, le *nitrate d'argent*, l'*acétate de plomb*, etc. Dans les cas chroniques enfin il se peut que de larges *irrigations rectales* longtemps continuées, au moyen d'un liquide quelconque légèrement astringent et désinfectant, exercent une action salutaire.

CHAPITRE TREIZIÈME.

CHOLÉRA.

(Choléra asiatique.)

Historique. L'Inde est le berceau du véritable choléra asiatique. Quoiqu'il soit probable que la maladie y ait régné d'une façon endémique dans des temps reculés, c'est seulement de 1817 que date la première grande épidémie dont on a une relation exacte. Dans les années qui suivirent, le choléra se répandit dans toutes les directions et, traversant la Perse, atteignit Astrakan. De 1830 à 1832, le fléau dévastateur parcourut l'Europe pour la première fois, ravagea la Russie d'Europe tout entière, visita l'Allemagne en 1831 et aborda en 1832 en Angleterre et en France. Jusqu'en 1838 se succédèrent plusieurs petites épidémies, puis il y eut une accalmie complète jusqu'en 1846, année où la maladie sortant de nouveau de l'Asie envahit toute l'Europe. Depuis lors, se sont déclarées dans beaucoup de contrées des épidémies sur la marche desquelles nous ne pouvons pas nous étendre ici. Pendant la guerre de 1866, des cas nombreux de choléra se produisirent en *Allemagne*. En 1883, et 1884, *l'Italie*, *la France* et *l'Espagne* furent visitées par le fléau. En août 1892, se déclara d'une façon tout à fait inattendue et éclata, comme une bombe, une épidémie à *Hambourg*, qui, pendant l'espace d'un trimestre, frappa près de 18.000 personnes et fit plus de 7.600 victimes.

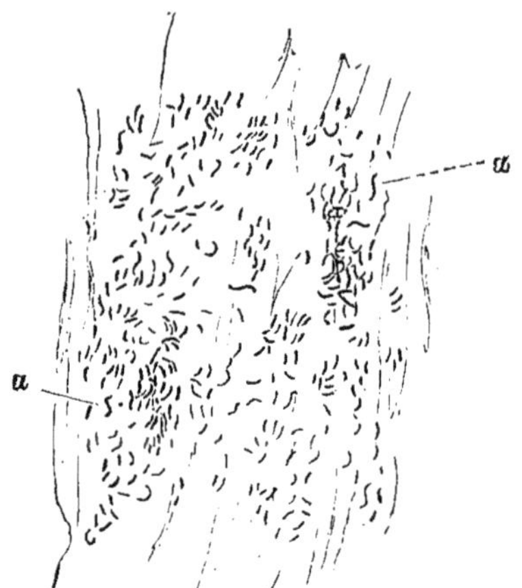

Fig. 18. (D'après Koch). Bacilles en virgule provenant d'une déjection cholérique conservée pendant 2 jours sur un linge humide. Bacilles en S au point a. Grossissement 600.

Etiologie. Depuis longtemps déjà personne ne doutait plus que la cause véritable du choléra ne consistât dans l'infection de l'économie par un microorganisme spécifique. Ce germe cholérique qu'on recherchait ne fut réellement découvert que par Koch, le chef de l'expédition scientifique qui, en 1883, fut chargée par le gouvernement allemand d'aller étudier le choléra en Egypte et dans les Indes. Koch trouva dans l'intestin de tous les cadavres des cholériques qu'il examina, une espèce déterminée de microbes qu'il appela *bacilles-virgules*. Actuellement on leur donne souvent le nom de *vibrions* ou de *spirilles du choléra*. Ceux-ci (fig. 18) sont plus courts que les bacilles tuberculeux, mais un peu plus gros, et ressemblent d'ordinaire à une virgule ou même à un demi-cercle. Dans des cultures pures, ces bacilles-virgules croissent jusqu'à former des filaments contournés en vrille (analogues aux spirilles récurrentes). Examinés dans un milieu liquide, ils sont animés de *mouvements indépendants très vifs*. Cette mobilité est probablement due à la présence des fins *filaments terminaux en forme de fouet* que Löffler a découverts aux bacilles-virgules.

Les bacilles-virgules prospèrent le mieux à une température variant de 30° à 40° C.; au-dessous de 16° C. ils cessent de croître, quoiqu'ils puissent résister à une basse température. L'accès libre de l'oxygène est une condition indispensable de leur développement. Au sein des liquides (par exemple du bouillon, du lait), ils se multiplient très rapidement et peuvent, dans des conditions favorables, conserver des semaines entières leur vitalité, tandis que *par la dessication ils ne tardent pas à périr totalement*. Sous ce rapport encore ils ressemblent aux véritables spirilles qui ne peuvent vivre aussi que dans des milieux liquides. Les bacilles-virgules succombent le plus souvent à la dessication au bout de deux heures, tandis qu'ils peuvent vivre pendant 8 jours sur des aliments pourvus qu'ils soient humides et même 14 jours sur des linges mouillés. Nous ne pouvons pas donner ici les caractères des cultures pures. Nous ferons seulement remarquer que dans le bouillon et par suite du grand besoin qu'ils ont d'oxygène ces vibrions se multiplient surtout à la surface du milieu nutritif et ils y forment de petits amas visibles. Dès lors si on dissémine à la surface du bouillon de culture des traces de selles cholériques, on peut obtenir, sans autre préparation, une culture presque pure de vibrion cholérique. Si on fait tomber quelques gouttes d'acide sulfurique sur un bouillon de culture récent de ce vibrion, il se produit une coloration rouge violette (choléra-rot) par l'action de cet acide sur l'indol qu'ont élaboré les bacilles du choléra. La gélatine nutritive des cultures est peu à peu liquéfiée par les bacilles-virgules.

On admet comme un fait nettement acquis que le bacille-virgule est la seule et unique cause du choléra. Il est démontré que les bacilles-virgules se rencontrent, *sans exception aucune*, dans l'intestin dès les cas de choléra asiatique vrai, tandis qu'on ne les rencontre jamais dans aucun autre cas. L'infection cholérique expérimentale ne réussit chez les animaux (cobayes) que si on a au préalable alcalinisé avec une solution de soude le suc stomacal. L'injection de cultures de bacilles-virgules dans la cavité péritonéale de cobayes détermine une intoxication rapidement mortelle due à l'action des protéines bactériennes. On peut *immuniser* les animaux en leur inoculant d'une manière lente et progressive avec de faibles doses, progressivement croissantes, de cultures cholériques. Le sérum sanguin des animaux ainsi immunisés devient *agglutinant* pour les vibrions cholériques. Ce sérum dissout rapidement ces microbes si on l'injecte dans la cavité péritonéale d'un cobaye en même temps que ces microbes (PFEIFFER).

La recherche de la genèse du choléra se résume par conséquent dans la question de savoir dans quelles circonstances et par quelle voie les bacilles-virgules pénètrent dans le corps humain, et de quelle manière ils y développent le processus morbide caractéristique. Il n'y pas de doute qu'en Europe (et probablement partout hors de l'Inde) le choléra se montre exclusivement à la suite de l'importation du germe pathogène. Il n'est pas moins certain que les *déjections* des cholériques, dans lesquelles fourmillent des masses de bacilles-virgules, constituent le principal, si pas l'unique facteur de la dissémination du fléau. Les germes cholérigènes évacués avec les selles trouvent au dehors de nombreuses conditions de développement. Sur du linge souillé, dans de l'eau qui contient des quantités suffisantes de substances organiques, à la surface et à l'intérieur des aliments (fruits, lait), dans le sol humide, etc., les bacilles-virgules se mettent à pulluler et les occasions qui s'offrent à eux pour pénétrer de nouveau dans le corps d'une personne saine, sont innombrables. Dès lors il est facile de concevoir que certaines personnes, comme les buandières et les garde-malades, sont plus exposées que d'autres au danger de la contamination. Cela explique également comment la marche envahissante de la maladie est parfois subordonnée à certaines circonstances extérieures. On sait depuis longtemps que le choléra suit presque toujours le même chemin que celui des grands déplacements d'hommes, et qu'il ne « voyage jamais plus vite » que ne le comportent les moyens de communication. Ce fait a de l'importance parce qu'il est opposé à l'hypothèse de propagation des germes morbides par les courants atmosphériques. On comprend en outre comment il se fait que l'extension de la maladie concorde souvent avec le mode de distribution des *eaux de boisson et de ménage*. Les faits observés pendant les dernières années ont fourni de nouveau la preuve évidente que l'*eau potable* constitue la cause principale (bien que naturellement pas unique) de la progression de la maladie. Si (comme cela a été le cas à Hambourg) une branche de canalisation d'eau est polluée par les bacilles-virgules, le fléau peut éclater avec une grande violence dans la zone correspondante. Les cas isolés se produisent pour la plupart à la suite de l'ingestion d'une eau courante souillée, servant uniquement à un nombre limité de personnes (bateliers, etc.). Il est important de savoir que les *mouches* qui se sont posées sur les évacuations alvines des cholériques, sur les linges souillés par eux ou sur d'autres objets aussi souillés peuvent transporter les agents d'infection sur les aliments, etc.

L'affection cholérique, naturellement, ne dépend pas uniquement de l'ingestion des bacilles-virgules, mais de ce que les bacilles *se fixent dans l'intestin et s'y multiplient.* On doit admettre comme certain que beaucoup de personnes, pendant que règne une épidémie de choléra, avalent des bacilles sans être aucunement malades ou ne s'en ressentent que d'une façon très légère, parce que les bacilles sont rapidement détruits par l'acidité du suc gastrique ou bien parce qu'ils ne se développent qu'en minime quantité dans l'intestin. On a trouvé à diverses reprises dans les garde-robes solides de personnes *saines*, qui s'étaient trouvées en rapports intimes avec des cholériques, des bacilles-virgules, de même que dans les déjections d'individus ayant été atteints de « diarrhée cholériforme » très légère. Ces faits sont d'une importance majeure. Ils permettent une plus juste appréciation des essais d'infection plusieurs fois institués dans ces derniers temps chez l'homme et ont d'autre part une haute signification pratique en ce qui concerne le danger de la transmission de la maladie.

La plupart des épidémies de choléra coïncident avec les mois *d'été*. La *prédisposition* à la maladie est universellement répandue, quoiqu'il y ait à cet égard quelques exceptions remarquables; le *sexe* n'a pas d'influence marquée. Celle de *l'âge* est plus importante. Quoique la maladie se rencontre chez les enfants au sein, elle est généralement plus rare chez les enfants que chez les adultes. Les vieillards sont également très exposés à la maladie (au rebours de la fièvre typhoïde). On attribue avec raison une grande importance à certaines *causes occasionnelles*, moins aux refroidissements qu'aux *écarts de régime* et à de légers *catarrhes gastro-intestinaux* préexistants qui, d'après de nombreuses expériences, augmentent considérablement la prédisposition à la maladie, car dans ces conditions, l'acidité du contenu gastrique est moindre et l'*arrivée* des bacilles-virgules dans l'intestin est facilitée d'autant.

La *durée de l'incubation* du choléra est de 1 à 3 jours.

Marche et symptômes de la maladie. Comme dans la plupart des autres maladies infectieuses aiguës, l'intensité de la maladie va des degrés les plus légers aux plus graves, ce qui fait qu'ordinairement on ne peut établir la signification des cas les plus anodins qu'en tenant compte de l'épidémie régnante et de la découverte des bacilles. Ces cas de faible intensité sont désignés sous le nom de *diarrhée cholérique simple*. Les symptômes sont ceux d'une forte entérite aiguë : selles diarrhéiques, assez abondantes, indolores, au nombre de 3 à 8 environ dans les 24 heures. Il existe en outre un malaise général assez notable, une perte complète d'appétit, de la soif, et parfois déjà les indices d'une atteinte plus grave : vomissements, légères crampes dans les mollets et diminution de la diurèse. Dans beaucoup de cas la guérison a lieu après quelques jours ou une semaine. Mais dans d'autres cas, la diarrhée initiale modérée est suivie, après un ou trois jours environ, rarement plus tard, d'une attaque plus grave de choléra. On dit alors qu'il y a « *diarrhée cholérique prémonitoire* ».

A cette forme légère de la maladie se rattachent par une transition graduelle les cas désignés sous le nom de « *cholérine* ». La cholérine se présente avec les symptômes d'un flux diarrhéique intense par le haut et par le bas, se déclarant assez soudainement et souvent la nuit. Outre le dévoiement qui quelquefois présente dès lors les particularités caractéristiques du choléra confirmé (v. plus bas), les *vomissements* ne tardent pas à apparaître. En même temps les symptômes généraux s'aggravent, l'abattement et la prostration sont considérables. La voix faiblit, les extrémités sont froides au toucher, le pouls est petit et précipité, des crampes douloureuses atteignent les mollets, l'urine devient rare, parfois un peu albumineuse. L'accès dans son ensemble dure de une à deux semaines, avant que le malade entre en pleine convalescence. Il n'est pas rare que la maladie affecte une marche oscillante avec de nombreuses alternatives en mieux ou en mal.

De ces cas d'intensité moyenne on passe par une transition continue aux *formes* prononcées et *graves du choléra proprement dit*. Il est impossible de formuler en chiffres la fréquence relative de ces diverses formes, attendu que beaucoup de cas bénins échappent à l'observation.

L'*attaque proprement dite de choléra* commence parfois brusquement par les manifestations les plus graves. En règle générale cependant elle est précédée, comme *premier stade*, ainsi que nous l'avons dit, d'une *diarrhée prémonitoire* de courte durée qui, le plus souvent, après un ou trois jours, passe avec la même brusquerie aux symptômes graves du *second stade*, le *stade* dit *algide* ou *choléra asphyxique*. Les premiers signes de ce stade sont une *profonde faiblesse générale* se déclarant subitement, des *frissons* et de *l'abattement.* Bientôt se manifestent également les *symptômes gastriques* et *intestinaux* caractéristiques.

La *diarrhée* devient très intense. A très courts intervalles se succèdent des évacuations très abondantes, incolores, qui au début ont encore un peu la consistance féculente, mais prennent très vite l'*aspect* caractéristique *d'une décoction de riz* ou *du petit lait.* La quantité de chaque selle est de 200 grammes environ. Les selles sont tout à fait incolores, presque inodores, aqueuses, et donnent lieu par le repos à un sédiment finement grumeleux, d'un blanc grisâtre. Leur réaction est neutre ou alcaline. Elles ne renferment que 1 à 2 % de substances fixes, peu d'albumine, mais assez de chlorure de sodium. Dans beaucoup de cas graves, on y voit aussi du sang mélangé plus ou moins abondant. Au *microscope* on y trouve de l'épithélium, des triphosphates et des microorganismes en grand nombre. Ces derniers sont en partie des *bacilles* spécifiques, en *virgule* (voir diagnostic), en partie des bactéries de la putréfaction, etc.

Les évacuations excessivement abondantes ne manquent que très rarement, en totalité ou partiellement. Cette absence de selles ne s'observe que lorsque la mort arrive après quelques heures seulement de maladie (*choléra* dit *sec*). Dans ces cas il s'agit d'une *intoxication* cholérique suraiguë.

Peu après l'apparition de la diarrhée, apparaissent des *vomissements* fréquents, mais se faisant sans effort. Les matières vomies sont formées en partie par la boisson ingérée, en partie aussi par un transsudat abondant provenant de la muqueuse de l'estomac et de l'intestin. En même temps que les vomissements et après eux, on observe surtout du *hoquet.*

Indépendamment des symptômes en question qui prédominent du côté de l'appareil digestif, de la diarrhée profuse et des vomissements, il y a une *anorexie* complète, mais en même temps une *soif* intense. La langue est fortement chargée et sèche. L'*abdomen* est ordinairement plat et mou, parfois aussi rétracté et dur. Quelquefois on sent le clapotement des intestins remplis de liquide. De vraies *coliques* n'existent qu'à un faible degré, ordinairement sous forme d'une « sensation de pression ou de chaleur » autour de l'ombilic.

En même temps que les symptômes gastro-intestinaux, se manifestent des signes graves du côté d'autres organes. L'*appareil circulatoire* souffre avant tous les autres.

L'*impulsion du cœur* est parfois plus forte au début de l'accès. Les malades se plaignent de *palpitations* et souffrent d'une vive *angoisse précordiale.* Mais, peu de temps après, l'*action du cœur fléchit* de plus en plus. Les contractions cardiaques deviennent très faibles et les bruits du cœur sont de plus en plus assourdis. Le *pouls radial* est très petit, ordinairement un peu accéléré, l'artère est amincie et contractée. Dans les cas graves, les malades après un petit nombre d'heures sont déjà sans pouls.

La faiblesse extrême de la circulation se traduit bientôt dans l'*habitus du malade*. Le facies et les extrémités deviennent froids et à la fin d'un froid glacial, la coloration est tantôt livide, tantôt plombée, presque noire aux lèvres. La température de la peau peut descendre au-dessous de 35° C. Par contre la température rectale est parfois de 39° et au delà. Les yeux s'enfoncent et les joues se creusent, la peau se ride et perd son élasticité. La *voix* devient rauque (voix cholérique) et aphone. La *respiration* est pénible et superficielle. Le *sensorium* reste parfois libre jusqu'à la fin, mais le plus souvent on observe une grande apathie et une obtusion générale de l'intelligence. Il est rare que les malades soient agités et surexcités. Les *réflexes* sont fortement diminués.

Comme phénomène caractéristique on signale les *crampes musculaires*, ordinairement *très douloureuses;* ce sont des contractions toniques des muscles, surtout au niveau des mollets, plus rarement des orteils, des cuisses, des bras et des mains. Ces crampes se montrent spontanément ou pour le plus léger motif, durant quelques minutes et se reproduisent après une courte interruption. On peut les attribuer à une action toxique spécifique. On les observe aussi en dehors du choléra, dans d'autres affections intestinales aiguës graves, notamment dans le choléra nostras.

La *diminution ou la suppression complète de la sécrétion urinaire* est presque la règle dans l'attaque de choléra confirmé. Quand la diurèse subsiste encore à un faible degré, l'urine est concentrée, sédimenteuse, très souvent albumineuse. Il se passe des jours entiers sans qu'une goutte d'urine arrive à la vessie. Cette suppression totale de la sécrétion urinaire persiste jusqu'à la mort ou jusqu'à ce qu'une amélioration survienne.

Les symptômes décrits jusqu'à présent et dont l'ensemble constitue le stade algide, ne durent guère au delà d'un à deux jours. C'est pendant cette période. souvent même après quelques heures. le plus fréquemment pendant la seconde moitié du premier jour. qu'en beaucoup de cas la mort arrive avec les signes d'une dépression générale extrême. Dans d'autres cas, c'est le moment où commence le *stade de réaction*. Celui-ci peut être un vrai stade de réparation et conduire directement à la *convalescence*. Les évacuations sont moins fréquentes et redeviennent féculentes. les vomissements cessent. Le pouls se relève. la cyanose et l'algidité des parties périphériques diminuent. parfois s'établit une diaphorèse abondante. Après quelques jours l'urine réapparaît, presque toujours assez fortement albumineuse et renfermant en outre des globules sanguins et des cylindres. Quand la convalescence est franche, la sécrétion urinaire ne tarde pas à revenir tout à fait à l'état normal et après une à deux semaines, le malade doit être considéré comme complètement rétabli.

Cependant la marche favorable de ce stade de réaction est souvent interrompue par des incidents variés. D'abord la guérison peut être interrompue par de fréquentes réapparitions des accidents antérieurs, ou *rechutes*, qui sont encore susceptibles de devenir mortelles. Puis, au lieu de la convalescence, il peut s'établir *un troisième stade*, grave, le plus souvent fébrile, qu'on désigne ordinairement sous le nom collectif de *choléra typhoïde*, quoique dans ses manifestations cliniques, comme dans ses causes productrices, il présente de nombreuses variétés.

La *forme typhoïde* du choléra est parfois constituée par un *état général* véritablement *typhique*, avec *fièvre intense*. Il existe une augmentation assez notable de la température, de la céphalalgie et de l'assoupissement. Le pouls est plein et accéléré, la face rouge. Sur la peau, principalement celle des membres, se montrent souvent *des exanthèmes* dits *cholériques*, sous forme d'érythèmes, de roséole, d'urticaire, etc. Au bout de quelques jours cette forme du choléra typhoïde passe à la guérison ou à quelques-uns des états suivants.

Une autre forme du soi-disant choléra typhique est le résultat d'*affections inflammatoires locales les plus diverses*. A cette classe appartiennent surtout les *inflammations* graves *pseudo-membraneuses* (dysentériques) *de l'intestin grêle et du gros intestin*, avec évacuation de selles purulentes et sanguinolentes fétides, puis des *pneumonies*, des bronchites *purulentes*, des inflammations pseudo-membraneuses du *larynx*, du *pharynx*, de la *vessie*, des *organes génitaux chez la femme*, de la *parotidite*, souvent de l'*érysipèle* et des *états pyoémiques*. Il est évident que la scène morbide peut présenter de cette façon des aspects multiples, surtout quand on se représente qu'à côté de tous ces états divers, les manifestations intestinales ou les symptômes de la néphrite cholérique peuvent exister concurremment. Ces affections locales deviennent parfois aussi le point de départ de diverses *maladies consécutives*.

La *néphrite cholérique* est la cause de la troisième forme ou *forme urémique du choléra typhique*. La sécrétion urinaire demeure supprimée. La région périrénale est parfois sensible à la pression. La petite quantité d'urine qui est encore évacuée renferme de nombreux cylindres, de l'albumine, souvent aussi de l'épithélium rénal, des hématies et des leucocytes. Vers la fin environ de la première semaine ou plus tôt déjà, se déclarent des *symptômes nerveux graves qui doivent être considérés comme urémiques :* d'abord de la céphalée et des vomissements, puis de la somnolence, du coma, ou du délire et des convulsions. La plupart de ces cas se terminent par la mort.

Altérations anatomiques et pathogenèse. Si, après avoir pris connaissance des variétés phénoménales et évolutives du choléra, nous recherchons les *désordres anatomiques* qui constituent l'essence du processus cholérique et si nous tâchons de faire la synthèse de l'appareil symptomatique, nous devons avouer que, sur beaucoup de points, nous ne pouvons donner une réponse satisfaisante à ces questions. Au fond, le choléra n'est dans le principe qu'une *affection locale très aiguë de l'intestin.* Dans les premiers stades du processus, on trouve que la séreuse qui revêt les anses de l'intestin grêle est injectée et de coloration rouge; la muqueuse est atteinte d'inflammation catarrhale, boursouflée, d'un rouge vif et couverte au début d'un enduit muqueux épais et vitreux. Bientôt cependant il se fait dans l'intestin une transsudation abondante, de façon que les anses intestinales sont remplies d'une grande quantité d'un liquide clair ressemblant à de « l'eau de riz » ou à de la « bouillie farineuse » et où l'absence presque complète de bile indique que la sécrétion biliaire est suspendue. Les lésions inflammatoires sont surtout nettes à la surface de la muqueuse : les follicules isolés et les plaques se tuméfient, leurs bords sont vivement injectés et parfois la muqueuse est parsemée de petites hémorrhagies. On a attaché beaucoup de valeur à la forte *desquamation de l'épithélium intestinal,* car elle serait en partie la cause de l'abondante transsudation. Cependant on se demande si, à un certain degré tout au moins, la desquamation épithéliale ne serait pas un phénomène cadavérique. Dans les phases ultérieures du processus, l'affection intestinale prend très souvent un caractère *pseudo-membraneux.* Alors la surface de l'intestin est en beaucoup d'endroits nécrosée et ulcérée, et le contenu de l'intestin n'est plus incolore, mais composé d'une sanie sanguinolente et fétide.

Les autres lésions cadavériques concordent pour la plupart avec ce qu'on observe pendant la vie. Les *muscles* sont de bonne heure atteints d'une raideur très persistante qui fait que les cadavres prennent parfois des attitudes bizarres. Les *organes internes* sont tous remarquablement *secs, pâles et exsangues.* Le ventricule gauche du *cœur* est contracté. Le *sang* est amassé pour la majeure partie dans les grosses veines, dans le cœur droit et les sinus de la dure-mère : il paraît épaissi, « semblable à de la gelée de groseille » et ne se prend que faiblement en caillots. La *rate* n'est pas tuméfiée, contrairement à ce qui a lieu dans les autres maladies infectieuses. Le *foie* est fréquemment revenu sur lui-même, comme atrophié, le canal cholédoque est souvent obstrué, de manière que la bile ne peut pas s'écouler dans l'intestin. Les *reins*, principalement leur partie corticale, présentent une forte hypérémie (veineuse). Au microscope on découvre les traces plus ou moins avancées d'une *néphrite parenchymateuse* avec une abondante nécrose épithéliale. Cette sécheresse caractéristique des tissus n'existe plus dans les cadavres de ceux qui ont succombé dans les périodes tardives de la maladie et, outre la néphrite, on peut, comme nous l'avons dit, constater comme cause de la mort les maladies locales les plus diverses.

Pour ce qui concerne la corrélation qui existe entre les lésions anatomiques ci-dessus et la cause pathogène, et puis entre ces mêmes lésions et les symptômes cliniques du choléra, il importe de faire observer encore une fois que les *bacilles-virgules* ne se rencontrent *que dans le canal intestinal*, et presque jamais dans le sang ou dans d'autres organes. Dès lors si l'affection locale de l'intestin rend suffisamment compte des *phénomènes* cliniques observés du côté de l'intestin, il faut, pour expliquer l'ensemble des symptômes graves, rechercher encore une cause spéciale. Il est certain que la *déshydratation considérable* que subit l'organisme par suite de l'abondance extrême des évacuations, n'est pas sans influence sur les tissus, mais elle ne suffit pas pour expliquer l'appareil symptomatique, puisque de grands désordres circulatoires et la faiblesse cardiaque, en particulier, peuvent exister alors même qu'il n'y a pas eu de flux intestinal notable. Des recherches récentes ont établi d'une manière indubitable que précisément les symptômes cholériques les plus graves (surtout la défaillance du cœur et l'algidité qui en dépend, les crampes musculaires et probablement aussi la néphrite) sont provoqués par des substances protéiques contenues dans les bacilles (endotoxines) ou par des substances chimiques toxiques élaborées par eux. A cet égard, il est intéressant de savoir que la quantité et la virulence des toxines élaborées par les bacilles-virgules paraissent dépendre de la nature du milieu nutritif qui leur a servi de culture.

Quant aux *complications* contemporaines des stades avancés de la maladie (le soi-disant *choléra typhique*), l'hypothèse qui les envisage comme des affections pour la plupart d'ordre *secondaire occasionnées* par le processus cholérique, mais non directement *causées* par lui, nous semble la plus probable. Au surplus, l'examen anatomique de l'intestin montre en ces circonstances que les bacilles-virgules entraînent immédiatement avec eux une foule d'autres bactéries, auxquelles les bacilles-virgules ont seules frayé le chemin à l'intérieur de l'organisme. La *néphrite cholérique* tient probablement à diverses causes. Quelques formes de néphrite paraissent provoquées par des toxines spécifiques du choléra (par analogie avec ce qui se passe dans la néphrite scarlatineuse), tandis que d'autres sont probablement de nature septique secondaire.

Diagnostic. Le diagnostic *certain* du choléra ne peut être établi que par la démonstration de l'existence des bacilles-virgules dans les évacuations intestinales. Au cours d'une épidémie régnante il n'est rigoureusement ni nécessaire, ni possible, de se livrer à cette recherche dans *tous* les cas donnés. Les cas sporadiques ou les *premiers* cas d'une épidémie commençante peuvent et *doivent seuls* être examinés de cette manière, — et cela pour donner une certitude *absolue*. C'est seulement ainsi que l'on obtient des indications suffisantes pour opposer aussitôt les mesures prophylactiques nécessaires afin d'arrêter l'extension de la maladie. Nous ne devons pas entrer ici dans les détails minutieux du *diagnostic bactériologique*. Bornons-nous à faire remarquer brièvement que, pendant que sévit le choléra, le simple examen microscopique d'une préparation étalée suffit quelquefois pour rendre le diagnostic *hautement vraisemblable*.

S'agit-il d'un choléra véritable, on trouve quelquefois alors les bacilles-virgules en grande quantité, comme dans une culture pure et surtout disposés en petits groupes caractéristiques. Mais pour faire un diagnostic complètement irréprochable, il importe d'instituer des cultures sur des plaques de gélatine, d'agar et ainsi de suite, à propos desquelles les traités de bactériologie donnent tous les renseignements voulus.

Il faut ensuite faire l'examen par les cultures, l'agglutination et la méthode de Pfeiffer. En outre, le bacille-virgule est agglutiné par le sérum des individus qui ont été atteints du choléra.

On peut confondre avec le choléra véritable tous les états morbides dont les symptômes *cliniques* sont identiques à ceux du choléra, avant tout la diarrhée de nos pays (choléra nostras), puis certains empoisonnements tels que l'*empoisonnement aigu par l'arsenic.*

Pronostic. Au début de la maladie même, quand les symptômes sont bénins, le pronostic doit toujours être porté avec réserve, puisque, comme il a été dit, une simple diarrhée prémonitoire peut précéder les attaques les plus intenses du choléra. Pendant l'accès même, le pronostic est d'autant plus sévère, que le tableau morbide du choléra asphyxique est plus accusé. La *mortalité*, dans beaucoup d'épidémies, s'élève à un degré inouï. Des familles, des maisons, des rues entières peuvent être décimées en peu de temps. Il n'y a pas moyen de dresser à cet égard des statistiques exactes. Si l'on ne compte que les cas confirmés, une mortalité qui se balance entre 50 et 70 % n'est pas rare. Dans les deux tiers environ des cas à terminaison funeste, la mort arrive pendant les premiers jours du stade asphyxique et, dans un tiers à peu près des cas, pendant la seconde période appelée « choléra typhoïde ». Les conditions hygiéniques et diététiques générales au milieu desquelles vivaient antérieurement les malades, exercent une grande influence. Chez les enfants et les vieillards, la mortalité est encore plus grande que dans la période moyenne de la vie.

Traitement et **prophylaxie**. Nous ne pouvons qu'indiquer sommairement ici les mesures à prendre contre la diffusion du choléra quand il a fait son apparition en un lieu déterminé. Il importe avant tout *d'isoler* aussi promptement que possible les premiers cas, de *désinfecter* les déjections et tous les linges et objets quelconques souillés par elles, et enfin de s'*assurer de la source d'infection* (eaux de boisson et autres) pour prévenir les contaminations ultérieures possibles. La désinfection des évacuations (selles et vomissements) s'opère le mieux avec l'acide phénique à 5 %, ou avec le lait de chaux, le chlorure de chaux, etc.; la désinfection du linge et autres objets a lieu dans les *étuves à air chaud*. Il est de la plus grande importance de surveiller l'eau potable, le lait, et en un mot toutes les substances alimentaires prises à l'état de crudité.

Pour la prophylaxie individuelle il faut avant tout, soigner tout catarrhe gastrique ou intestinal, quelque bénin qu'il soit, car il a pour effet d'augmenter la prédisposition à la maladie. C'est pourquoi, en temps d'épidémie, un régime diététique prudent est tout à fait de rigueur et tout dérangement, quelque léger qu'il soit, de l'estomac ou de l'intestin, réclame impérieusement un traitement très soigneux. Le mieux c'est de proscrire complètement l'usage de l'eau non bouillie et les fruits crus, etc. D'après les faits actuellement connus, il faut admettre comme démontré qu'on peut développer l'immunité pour un an à un an et demi contre le choléra en injectant des bacilles du choléra affaiblis (Haffkine) ou de petites quantités de bacilles cultivés sur agar, traités auparavant par la chaleur ou par les vapeurs de chloroforme (Pfeiffer et Kolle).

Contre l'*attaque de choléra* proprement dite, beaucoup de médecins recourent aujourd'hui encore de préférence à l'*opium* (teinture d'opium ou poudre d'opium pure 0.03 à 0.05), tandis que d'autres, surtout au début, préfèrent de grandes doses de *calomel* (0,3 à 0,5 plusieurs fois) qu'ils continuent à moindre dose (de deux en deux heures 0,03 à 0,05) au cours ultérieur de la maladie. En outre, pendant la période algide on emploie, avant tout, la chaleur. Des *bains chauds* et des enveloppements chauds, des sudorifiques avec utilisation de l'air chaud humide ou sec, des onctions avec de l'huile chaude, l'emploi de boissons chaudes abondantes (thé, café, vin chaud, bouillon), sont vantés par tous les médecins et doivent être employés sans hésitation. Au reste, le traitement doit être symptomatique. Contre les vomissements on se sert d'opium ou de glace, contre les crampes douloureuses des mollets, d'embrocations avec l'huile de chloroforme ou d'injections sous-cutanées de morphine. Plus l'action du cœur faiblit, plus faut-il recourir énergiquement aux *excitants* (injections d'huile camphrée, de caféine, champagne).

Parmi les nouvelles méthodes de traitement mises en œuvre pendant la dernière épidémie, mentionnons les *injections sous-cutanées* chaudes de 0,6 % d'une *solution de sel de cuisine* à la température de 40°, dans la région sous-claviculaire ou sous la peau de la cuisse. On peut introduire en 24 heures ½ à 1 litre de la solution saline. On a obtenu des succès plus éclatants, qui malheureusement sont le plus souvent restés temporaires, par les *injections intraveineuses*. — Cantani a recommandé avec insistance des *injections intestinales* (entéroclyse) avec des solutions portées à 38° jusqu'à 40° C. d'une solution de tannin (eau 2.000, acide tannique 5.0 à 10,0, gomme arabique 50,0 et 30 à 50 gouttes de teinture d'opium). Comme *médicament interne* on a surtout employé l'*acide lactique* (acide lactique, 15; eau dist., 200; sirop simple, 100; une à deux cuillerées par heure ou davantage) et aussi la poudre de talc en grande quantité. Toutes ces méthodes peuvent donner quelques résultats favorables; on ne peut rien dire pour ou contre.

Le *régime* doit être prudemment surveillé, non seulement pendant l'attaque même, mais encore longtemps après. Au commencement on ne donnera que des potages mucilagineux, du lait, du bouillon, des biscuits, etc. On recommande de donner concurremment avec les aliments un peu d'*acide chlorhydrique*.

Le traitement du choléra typhoïde est naturellement très différent d'après sa forme et on se guidera conformément aux règles prescrites pour chaque affection en particulier.

CHAPITRE QUATORZIÈME.

MALARIA.

(Fièvre intermittente. Fièvre d'accès. Fièvre paludéenne.)

Etiologie. La malaria est le type des maladies considérées et dénommées dans le temps comme purement *miasmatiques*. Le germe morbide de cette affection est tout à fait spécial à certaines localités déterminées dans lesquelles tout habitant court le danger d'être infecté. Si un paludéen vient dans une contrée vierge de la malaria et qui ne soit pas dans les conditions propres à en devenir le foyer, il ne deviendra pas la cause occasionnelle de nouveaux cas de cette maladie. On n'a effectivement jamais vu la maladie se transmettre à une personne saine à la suite de rapports, quelque intimes qu'ils soient, avec des individus infectés. La maladie n'est donc pas contagieuse en ce sens que le poison malarique une fois qu'il a pénétré dans le corps, n'a pas la possibilité de quitter l'individu malade pour apparaître au dehors sous une forme active. Par contre, la malaria peut se transmettre en injectant du sang d'un individu malade à une personne saine (Gerhardt et autres).

A l'exception des régions polaires, il y a peu de pays où, en certains endroits, la malaria ne puisse se montrer endémiquement d'une manière durable ou du moins par intervalles. Cependant il existe une grande différence dans la fréquence et surtout dans l'intensité de la morbidité malarique. Cela est dû à ce fait que la maladie diminue de plus en plus de fréquence à cause de l'amélioration générale des conditions sanitaires et de la culture. Tandis qu'en Allemagne les formes communes de la fièvre intermittente se présentent fréquemment dans de nombreuses localités (surtout dans la zone côtière de la mer du Nord et de la Baltique, puis dans les terrains alluvionnaires de la Vistule, de l'Oder et de l'Elbe, etc.), les formes graves de la maladie constituent de rares exceptions. Par contre, certaines régions de la Hollande, du sud de la France, de l'Espagne, en outre de la Hongrie, les régions du Bas-Danube, l'Italie (la campagne romaine, les marais pontins, la Sicile) sont des foyers très connus des formes graves de la malaria, de même que beaucoup de contrées des pays extra-européens, principalement les tropiques. Tous ces faits d'expérience, établis d'ailleurs depuis longtemps, ont été clairement expliqués par la découverte de l'agent spécifique de la malaria et par son mode de transport sur l'homme.

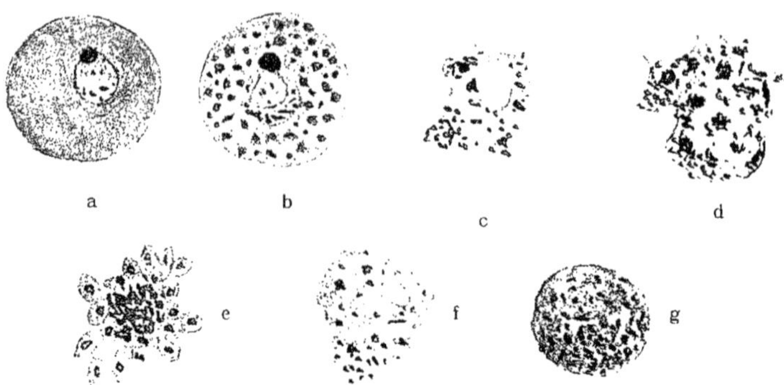

Malaria. Parasite de la fièvre tierce

a—d) Formes à développement intraglobulaire, e) Figures de division, f) Macrogamète, e) Mikrogametocyte, f et g) Parasites sexués.

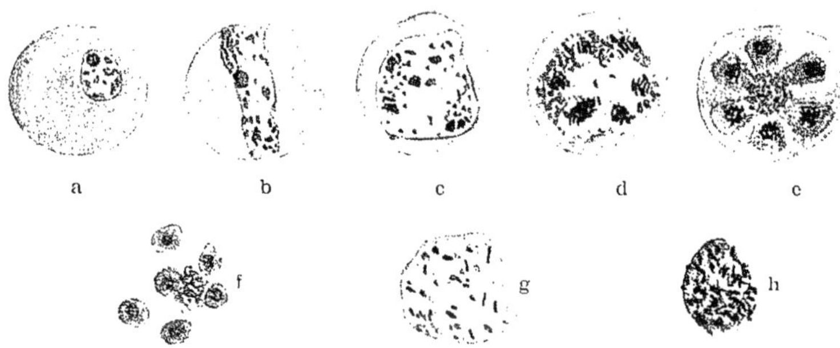

Malaria. Parasite de la fièvre quarte (légèrement schématisé)

a—e) Formes à développement intraglobulaire, f) Spores à l'état de liberté, g) Macrogamète, h) Microgamétocyte, g et h) Parasites sexués.

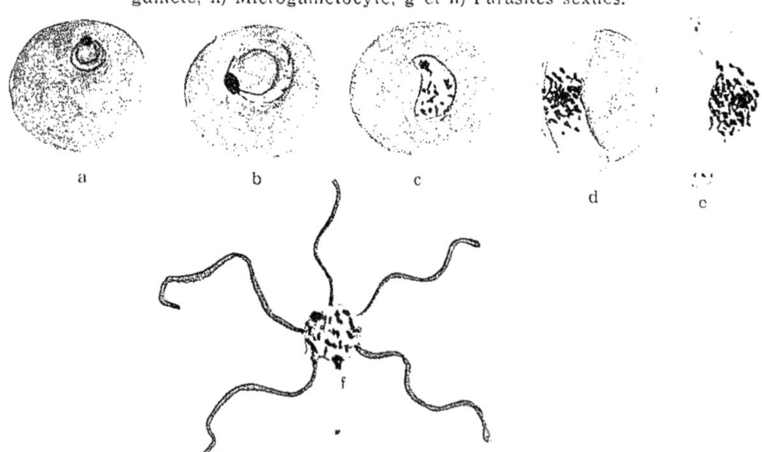

Malaria. Parasites des formes malignes de la malaria observées sous les tropiques.

Parasite de forme annulaire. a) petite, b) volumineuse, c) parasite en forme de croissant, d) intraglobulaire, e) libre, f) parasite en forme de flagella (microgamétocyte).

L'agent de la malaria a été décrit tout d'abord en 1881 par LAVERAN et ensuite par MARCHIAFAVA et CELLI. Depuis lors de nombreux observateurs et surtout des Italiens (GOLGI, GUARNIERI, GRASSI et d'autres) ont contribué par des recherches très intéressantes à l'étude de ces parasites d'un genre particulier. Le processus spécial de l'évolution malarique, produit par les moustiques, a été connu tout d'abord à la suite des recherches entreprises dans les Indes par Ross (sous la direction de MANSON) et en Italie par les derniers travaux de GRASSI. MANSON a fait piquer à Londres (où la malaria n'a jamais existé), des personnes saines par des anophèles après avoir nourri à Rome ces anophèles avec le sang d'individus atteints de malaria; les individus ainsi piqués à Londres ont eu la malaria.

Toutes les affections malariques se développent par la pénétration dans les hématies d'une espèce particulière de *protozoaires*, la *plasmodie malarique*. On classe l'agent de la malaria dans le groupe des *sporozoaires*, celui dit des *hémosporidies* que l'on trouve dans le sang d'un grand nombre d'animaux (grenouilles, serpents, oiseaux, mammifères). Quant aux affections malariques de l'homme on peut admettre vraisemblablement l'existence de plusieurs formes d'hémosporidies parentes, mais non identiques. On distingue les hémosporidies des formes malariques tertiaires (et quotidiennes, *voir plus bas*), les p. de la fièvre quarte et celles de formes graves, pernicieuses.

Les *plasmodies de la forme tertiaire de la fièvre intermittente (fièvre tierce)* achèvent leur évolution en 48 heures. Dans le sang des fébricitants (coloration du sang après dessiccation sur des lamelles, à l'aide du bleu de méthylène ou d'autres méthodes de coloration appropriées) on trouve à l'intérieur ou à la surface de quelques hématies de petits anneaux colorés en bleu dont une moitié est mince et l'autre plus épaisse, en forme de faux. Au centre de la moitié la plus mince on trouve un petit noyau. On donne le nom de *petit anneau tertiaire* à ces corpuscules qui ont la forme d'une bague avec un sceau. Au bout de 24 heures environ les hématies ainsi envahies deviennent pâles, notablement plus grosses que normalement et irrégulières, les parasites qu'ils contiennent ont nettement augmenté de volume, ils ont encore la forme de bague, mais cette forme est plus irrégulière *(gros anneau tertiaire)*. Ils contiennent une grande quantité de pigments très finement granuleux. Certains parasites ont perdu leur forme annulaire et ont l'aspect d'éléments amiboïdes très variés. Finalement tous ces parasites se transforment en amas volumineux qui remplissent presque toute l'hématie. Le pigment contenu dans ces hématies s'agglomère de plus en plus en amas et en traînées jusqu'à, finalement, ne plus former qu'un ou deux amas au centre du parasite. A cette période le corps du parasite présente des segmentations multiples, de sorte que ce parasite tout entier ressemble à une framboise. Ce qui reste de l'hématie, et enveloppe le parasite, éclôt et 15 à 25 petites spores (gymnospores) environ, d'origine asexuée, se disséminent dans le sang. Ces spores pénètrent dans d'autres hématies et un nouvel accès de fièvre commence.

Outre cette formation asexuée de spores, on trouve aussi, dans les préparations de sang frais, au niveau de quelques plasmodies en voie de croissance, des processus particuliers qui représentent un mode spécial de reproduction, la reproduction *sexuée*. Quelques plasmodies donnent naissance à ce qu'on appelle des *gamètes;* on trouve de petites gamètes mâles avec plasma hyalin, aux dépens desquelles bourgeonnent 4 à 9 longs et minces filaments en forme de cils (spermatozoïdes) ainsi que des gamètes plus gros, femelles, d'aspect granuleux. La fécondation du macrogamète femelle par les spermatozoïdes des microgamètes s'opère en partie déjà dans le sang, mais pour la plupart elle se fait dans l'estomac des moustiques femelles (anophèles) qui se nourrissent de sang. Toutefois le développement ultérieur des gamètes femelles n'a lieu que dans le corps du moustique. Les macrogamètes fécondés se transforment en petits corps vermiformes ayant l'aspect falciforme (ookinètes) lesquels s'introduisent tous dans la paroi de l'estomac du moustique. Au bout de 2 à 3 jours ils s'accroissent et donnent naissance à ce qu'on appelle des oocystes qui au bout de 2 à 3 jours permettent de voir dans leur intérieur de nombreux petits amas (kystes filles, sporoblastes)

Finalement l'ookyste est rempli par un très grand nombre de petits éléments germinatifs en forme de croissant qui prennent naissance de leur côté dans les sporoblastes. A ce moment les kystes éclatent, les germes en forme de croissant pénètrent dans la cavité abdominale et de là par le courant lymphatique dans les glandes salivaires du moustique; on les trouve dans ces organes en quantité considérable. environ 8 à 10 jours après que les moustiques ont aspiré le sang des malades. Le dard de ces moustiques introduit les germes en forme de croissant dans le sang de l'individu piqué. Aux dépens de ces germes se développent, d'après une évolution encore mal connue. les plasmodies de la malaria. lesquelles provoquent l'accès de fièvre.

Le *parasite de la fièvre quarte* affecte tout d'abord la forme du petit anneau de la fièvre tertiaire. Seulement, au bout de 21 heures l'anneau se transforme en une bande pigmentée qui se place transversalement dans l'hématie et qui augmente notablement de volume dans les 24 heures qui suivent. Il en résulte que les hématies atteintes conservent par ailleurs leur volume et leur coloration ordinaires. Finalement le parasite remplit entièrement l'hématie et se désagrège et se fendille à la manière des barbes d'une plume et donne ainsi naissance en plus à sept spores. L'ensemble de ce développement demande environ 72 heures. En outre, on constate la formation de gamètes ainsi que les formations sexuées de l'estomac du moustique et l'évolution est la même que celle déjà décrite à propos du parasite de la fièvre tierce.

Les *parasites de la fièvre des tropiques* forment de petits anneaux qui augmentent de volume à mesure que la fièvre se prolonge (petits et gros anneaux de la fièvre tropicale). Les hématies eux-mêmes ne deviennent ni plus gros ni plus pâles. Les gamètes des parasites de la fièvre tropicale se présentent sous la forme de petites demi-lunes. Nous ne pouvons insister plus longuement sur ces détails malgré leur intérêt.

La découverte du rôle important que jouent les moustiques dans le développement de la maladie, a rendu facile à comprendre un grand nombre de faits épidémiologiques relatifs au développement de la malaria. Nous savons que seuls les *anophèles* peuvent transmettre la malaria et non les culicides. En outre, il est à remarquer que seuls les anophèles *femelles* se nourrissent de sang et peuvent dès lors transmettre la maladie. C'est seulement dans les régions où les conditions de température et d'humidité sont favorables à la vie des anophèles que la malaria peut s'étendre. Là où les marais et eaux basses sont desséchés et où les moustiques périssent, là aussi la malaria disparaît. Là seulement où les moustiques peuvent se transporter, est possible aussi le transport de la maladie provenant d'un malarique dans une région non malarique. Puisque les moustiques ne se développent que dans les périodes chaudes de l'année, la malaria est aussi surtout une maladie de la période estivale. Depuis longtemps on savait que, dans les régions malariques, le fait de passer la nuit dehors et de dormir avec les fenêtres ouvertes était particulièrement dangereux. Ces faits s'expliquent clairement par cette circonstance que les moustiques ne piquent que la nuit. Les moustiques dans leur vol ne s'élèvent pas très haut au-dessus du sol; cela explique ce fait anciennement connu que les individus qui dorment au niveau du sol sont particulièrement exposés à la malaria et que ceux qui dorment sur des lieux élevés le sont beaucoup moins. Tous les moyens de se protéger des moustiques (moustiquaires, foyers allumés, etc.) protègent aussi contre la malaria. Si par un traitement général soigneux par la quinine on détruit les plasmodies chez l'homme, les cas de malaria disparaissent de plus en plus malgré l'existence d'un grand nombre d'anophèles.

Les plasmodies de la malaria dans les diverses périodes de leur évolution paraissent incapables de mener une vie indépendante prolongée en dehors du corps de l'homme et de celui des moustiques. Ce fait permet d'espérer que de plus en plus on parviendra à détruire les foyers malariques. La *durée de l'incubation* à partir du point de départ de l'infection par la piqûre de l'anophèle jusqu'au

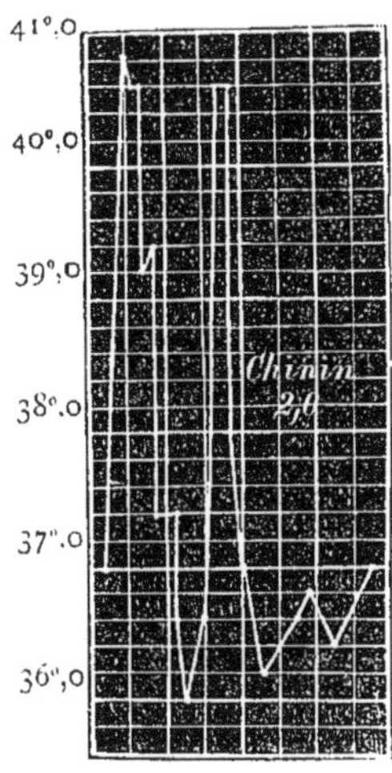

Fig. 19. Fièvre intermittente quotidienne.

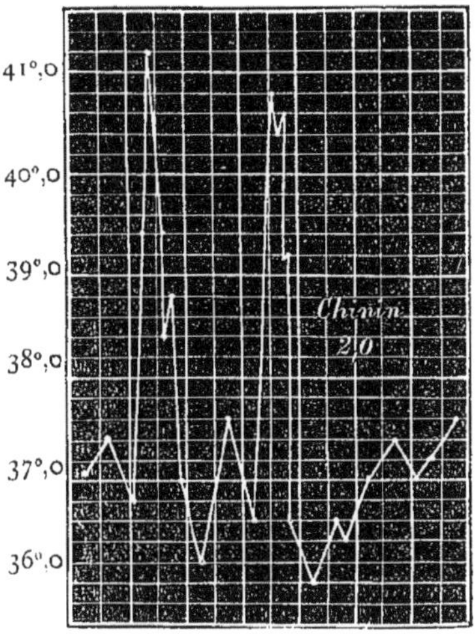

Fig. 20. Fièvre intermittente tierce.

début du premier accès de fièvre atteint pour le moins 5 à 6 jours, mais elle peut aller jusqu'à 21 jours. La *prédisposition* à la maladie est très répandue. Aucune race, aucun âge, aucun sexe ne sont à l'abri de la malaria.

Les recherches sur les plasmodies malariques ont également expliqué comment, dans la malaria chronique, se forment *dans les organes internes* ces fortes *accumulations de pigment* qu'on a signalées depuis longtemps. Le pigment est un produit élaboré par les parasites et il dérive de l'hémoglobine des hématies détruites. Le pigment mis en liberté est englobé par les leucocytes et déposé par eux dans les organes internes. Ce pigment s'amasse en grande quantité dans la *rate* qui, dans les formes chroniques, devient une tumeur dure et compacte. Cependant la *moelle osseuse*, le *foie*, le *cerveau* et les *reins* peuvent aussi devenir des réceptacles de pigment, et en outre le foie et les reins finissent par devenir le siège de lésions chroniques avec dégénérescence et inflammation. Mentionnons encore comme étant particulièrement digne d'être noté, le fait que, dans les cas d'altérations cérébrales graves (fièvre pernicieuse comateuse), on trouve les capillaires du cerveau complètement obstrués par des plasmodies pigmentaires.

Dans les pages qui suivent, nous n'insisterons que sur les fièvres intermittentes communes, telles qu'elles se montrent en Allemagne, nous bornant à mentionner brièvement les formes les plus graves.

Les différentes formes de la malaria.

1. **Fièvre intermittente.** Cette forme, la plus simple et la plus fréquente de la malaria, est caractérisée principalement par des *accès fébriles* d'une durée relativement courte, qui affectent presque toujours un *type d'une régularité* remarquable. Souvent un accès fébrile de ce genre constitue le premier symptôme de la maladie; dans d'autres cas, le paroxysme fébrile est précédé d'un *stade prodromique* de plusieurs jours de durée, pendant lequel les malades se sentent abattus, ont peu d'appétit, se plaignent de la tête, de la nuque, des membres et présentent dès lors une coloration subictérique de la face, de même qu'un gonflement appréciable de la rate.

On distingue trois stades dans l'*accès intermittent* proprement dit. Il commence par le *stade de froid*. En même temps qu'un malaise général prononcé, se déclare un frissonnement intense, un tremblement, tantôt modéré, tantôt très violent de tout le corps. En outre, la peau devient froide au toucher, pâle, la face est souvent un peu cyanosée. La température interne du corps est déjà *accrue* et elle continue à monter de plus en plus. Le plus souvent, l'accès commence le matin ou l'avant-midi, plus rarement l'après-midi ou le soir. La durée du stade de froid peut varier beaucoup; ordinairement elle est d'une à deux heures.

Après la cessation du froid, vient le *stade de chaleur sèche*. La peau devient très brûlante. La face est vultueuse, le pouls, petit jusque-là, acquiert de la plénitude, l'impulsion du cœur est très accrue. La température s'élève plus haut encore, surtout au début de ce stade, et atteint son apogée pendant cette période. C'est par exception qu'elle reste au-dessous de 40°, il n'est pas rare même qu'elle atteigne 40° à 41°,5. La durée de ce stade est presque toujours plus longue que celle du stade de froid. Elle comporte le plus souvent de 3 à 5 heures environ. Souvent déjà vers la fin du stade de chaleur, la température se remet à descendre, mais parfois seulement elle ne baisse qu'au début du troisième stade.

Pendant le *stade de sueur*, la peau devient moite et bientôt s'établit une transpiration profuse généralisée. En même temps, l'état général du malade s'améliore visiblement, la chaleur descend d'ordinaire en peu d'heures jusqu'au degré normal et dans l'espace de 8 à 12 heures à peu près, parfois plus tôt et parfois dans un temps plus long, l'accès est terminé. D'ordinaire la température continue à fléchir encore, de sorte que le lendemain matin elle tombe au-dessous de la normale (jusqu'à 36°).

Nous devons encore signaler ici, nous référant à notre propre pratique, quelques particularités de la *marche thermique* durant l'accès. Presque toujours la température monte plus rapidement qu'elle ne descend. L'ascension la plus vive a lieu pendant la première heure du stade de froid; elle est plus lente au commencement du stade de chaleur. La ligne thermique ascendante n'est presque jamais interrompue. Dans le stade de chaleur, pendant le paroxysme de la fièvre (ordinairement de 41° environ), la courbe fébrile, quand on prend fréquemment la température, présente souvent deux petits sommets. Mais souvent aussi, la chaleur se maintient avec une constance remarquable, plusieurs heures durant, exactement au même niveau. La chute de la température commence ordinairement un peu avant l'apparition de la sueur. Elle s'effectue lentement, d'après une ligne continue, mais qui est parfois interrompue par des zigzags plus ou moins accusés. On observe quelquefois une décroissance en échelons, c'est-à-dire que la chaleur demeure fixe pendant une demi-heure à une heure, puis tombe rapidement d'un degré encore, pour rester pendant quelque temps à ce point et ainsi de suite.

La caractéristique principale de la fièvre intermittente ne réside pas cependant dans la physionomie de chaque accès pris à part, mais dans le *rythme de leur succession*. Dans les cas abandonnés à eux-mêmes, les accès reviennent constamment pendant un temps très long et le type le plus fréquent est celui de deux jours l'un (*intermittente tierce*, v. fig. 19 et 20). Assez souvent les accès de fièvre sont quotidiens *(fièvre interm. quotidienne)*. La fièvre intermittente quotidienne n'est pas autre chose qu'une infection avec la parasite de la fièvre intermittente tierce au cours de laquelle évoluent deux générations différentes du parasite produisant chacune des accès qui alternent et se succèdent. S'il y a deux accès par jour, ce qui se présente bien rarement chez nous, cela s'appelle une *double quoti-*

dienne. S'il y a tous les deux jours un accès plus fort, et aux jours intercalaires un accès plus bénin, on désigne cette fièvre du nom de *double tierce.* Très souvent les différents accès ne tombent pas exactement aux mêmes heures; presque toujours ils se rapprochent ou s'éloignent de quelques heures. On désigne cette variété d'accès sous le nom de *type antéponent ou retardant* (par exemple *tierce antéponente* ou *retardante*). Dans des cas invétérés les paroxysmes finissent par perdre toute périodicité *(fièvre erratique).* Tous ces types irréguliers de la fièvre correspondent certainement avec des modifications du développement du parasite et de ses diverses générations. La *fièvre intermittente quarte* type dans laquelle l'accès fébrile ne se produit qu'au bout de 72 heures environ, est sous la dépendance d'une variété spéciale du parasite (parasite de la fièvre quarte).

En dehors des accès fébriles, le phénomène le plus constant et le plus important de la fièvre intermittente, c'est une *tuméfaction considérable de la rate*, appréciable par la percussion et la palpation. Ce gonflement augmente à chaque accès successif, et ne diminue que faiblement pendant l'apyrexie. Après la défervescence complète, l'intumescence de la rate persiste souvent encore quelque temps. La tumeur splénique est sensible à la pression. Le gonflement du *foie* est moins fréquent et présente moins d'importance.

Certains *changements de la peau* sont très caractéristiques, et surtout une *pigmentation jaune brunâtre particulière.* Celle-ci dépend d'un dépôt anormal de pigment dans le derme. Très souvent on voit, au cours des accès, se développer un *herpès* au niveau des lèvres ou du nez. Une fois, nous avons vu un herpès de la cornée. D'autres éruptions cutanées, comme l'urticaire, le purpura, etc., ont été signalées aussi.

Rarement il y a des désordres du côté d'autres organes internes. Notons la *dilatation aiguë* assez considérable *du cœur*, que nous avons eu occasion de voir plusieurs fois pendant l'accès et qui rétrocédait rapidement sans laisser de trace fâcheuse. Il arrive souvent que, durant l'accès, on entend au cœur un souffle passager. Les *poumons* peuvent également, au cours de l'accès, présenter les signes d'une *bronchite* sèche. Parfois on observe des *symptômes abdominaux* intenses (diarrhée). L'*ictère* catarrhal ne se montre que dans les formes plus graves. L'*urine* contient quelquefois de l'albumine en quantité modérée; la *néphrite* vraie ne se déclare non plus que dans les cas les plus sévères. L'augmentation de la *sécrétion de l'urée* aux jours de fièvre provient du surcroît de destruction de l'albumine qui accompagne chaque accès. On considère comme caractéristique de la fièvre intermittente une *sensibilité* marquée *des vertèbres cervicales et dorsales supérieures.*

Indépendamment des accès francs de fièvre intermittente, on voit parfois des accès *rudimentaires* et *modifiés* dans lesquels les différents stades sont peu distincts ou font même défaut en partie. Cela se remarque notamment quand le malade est déjà sous l'influence de la quinine. Chez les *enfants* il n'y a pas de frisson prononcé. On constate seulement qu'ils deviennent livides et qu'ils se cyanosent. Parfois ils présentent de graves symptômes nerveux.

2. **Fièvre intermittente pernicieuse (fièvres comitiales)**. Les parasites de la fièvre des tropiques que nous avons brièvement décrits ci-dessus évoluent aussi dans certains cas de manière à ce que les accès de fièvre soient de longue durée et ils se succèdent parfois si rapidement et de si près qu'ils donnent naissance à une fièvre presque continue. Les divers stades des accès de fièvre ne sont pas aussi nettement distincts que dans la fièvre intermittente ordinaire. La tuméfaction de la rate n'apparaît que dans les stades tardifs de la maladie tandis qu'une anémie intense se produit dès le début. C'est notamment dans les rechutes et dans les infections surajoutées qu'on observe les *formes graves* de la fièvre pernicieuse. Le plus fréquemment ce sont des *manifestations intenses du côté du système nerveux*, des états de torpeur et de coma, du délire ou des convulsions de nature épileptique ou tétanique. Tous ces phénomènes ne durent pas plus longtemps que les accès intermittents ordinaires et, dans les cas favorables, se dissipent complètement, à la faveur d'une diaphorèse profuse. Le danger naît surtout de la répétition des accès. — Une autre forme pernicieuse consiste en *symptômes gastro-intestinaux* graves, et revêt presque complètement l'aspect d'une *attaque de choléra algide* (vomissements, diarrhée, collapsus) ou se combine avec de violentes manifestations cardialgiques, dysentériques ou autres semblables. Dans l'*intermittente pernicieuse* dite *ictérique*, se montrent pendant l'accès un ictère intense, des vomissements, de la diarrhée, parfois aussi de formidables symptômes nerveux. — Cette forme a une vraie parenté avec la *pernicieuse biliaire hémoglobinurique*, forme grave qui s'observe dans l'est et l'ouest de l'Afrique, et qui est caractérisée par l'ictère, par des troubles graves du côté de l'estomac et une forte *hémoglobinurie*. Comme Koch l'a montré, les mêmes phénomènes peuvent s'observer chez les personnes prédisposées à la suite de l'emploi de doses de quinine.

3. **Cachexie paludéenne chronique**. Dans les contrées à malaria proprement dites, il se déclare souvent, tant chez les personnes qui ont payé leur tribut à la fièvre intermittente franche et à la

fièvre rémittente, que chez celles qui n'ont jamais eu d'accès aigu, des états morbides chroniques ayant des aspects variés et qui dépendent d'une infection palustre invétérée. Ces malades ont d'habitude une teinte paludéenne prononcée tirant sur le jaune. Ils présentent presque toujours une intumescence splénique nettement appréciable. Cependant ils n'ont presque jamais de vrais accès fébriles, mais accusent simplement les symptômes d'une faiblesse générale, de l'anorexie, des nausées, de la tendance à la diarrhée, rarement de la constipation, de l'obtusion cérébrale, de l'insomnie, des sueurs fréquentes, des douleurs musculaires et articulaires, de la dyspnée, des palpitations, etc. Parfois ces symptômes s'accentuent davantage. Des *phénomènes* plus graves se produisent du côté du système *nerveux*, comme du tremblement, des paralysies, des troubles mentaux ou bien des *symptômes intestinaux* et de l'*ictère*. L'*hydropisie* se développe à son tour et on observe des *hémorrhagies* nasales, cutanées, et des phénomènes scorbutiques. L'examen des organes internes montre que souvent la rate est grosse et dure et que le foie est hypertrophié. Souvent il y a de l'ascite. Dans quelques cas on observe encore toujours des accès de fièvre (fièvre malarique chronique) dans laquelle on trouve difficilement des plasmodies dans le sang et en tout cas en petit nombre. Finalement, des *maladies secondaires* peuvent se surajouter, comme la tuberculose, la dégénérescence amyloïde, la dysenterie, auxquelles les malades finissent par succomber. Les formes légères sont susceptibles de guérison, mais seulement à condition de quitter complètement la contrée à malaria.

4. **Fièvre larvée**. On désigne sous ce nom des cas dans lesquels, *en l'absence de fièvre*, certains *autres états morbides* se montrent sous forme d'*accès régulièrement intermittents*. A cette classe appartiennent d'abord un grand nombre de *névralgies*, principalement celle de la branche frontale, plus rarement celle des autres branches du nerf trijumeau, la névralgie du nerf sciatique, du nerf crural, des nerfs du bras, etc. On observe aussi des *cardialgies* et des entéralgies à type intermittent. Ces accès durent d'une demi-heure à plusieurs heures, sont fréquemment associés à toutes sortes de troubles de l'état général, et se passent, comme nous avons dit, sans fièvre. La rate en ce cas est souvent gonflée, ce qui n'est pas sans importance au point de vue diagnostique; parfois aussi l'intumescence de la rate fait entièrement défaut.

Outre les névralgies, on a décrit comme intermittentes larvées, une foule d'états morbides périodiques d'une autre nature, par exemple des troubles digestifs (estomac, intestin), des états convulsifs, des hémorrhagies, etc. Il faut avouer toutefois que dans la description de ces cas morbides qui sont parfois désignés par une épithète bizarre, on n'a pas toujours procédé avec l'esprit critique nécessaire et que beaucoup de cas de « fièvre larvée » ne peuvent être rangés sous la rubrique de la vraie malaria qu'avec les plus grandes réserves, d'autant plus que la recherche positive de la plasmodie dans le sang est presque toujours négative dans les cas de malaria dite larvée.

Diagnostic. Le diagnostic d'une fièvre intermittente, dans une contrée surtout où les cas de malaria sont relativement rares, est, au *premier examen*, parfois très difficile. Les commémoratifs ne donnent pas toujours les renseignements nécessaires, et, soit qu'on voie le malade pour la première fois dans la période apyrétique ou qu'on l'examine pendant le stade fébrile lui-même, on ne songe pas d'emblée à la véritable nature du mal. Mais en tenant le malade en observation, la périodicité des accès, concurremment avec le gonflement de la rate, la coloration caractéristique de la peau et l'herpès, mettent d'ordinaire facilement et sûrement sur la voie du diagnostic. Il peut arriver pourtant qu'une fièvre intermittente en impose dans le principe pour une fièvre paludéenne et que dans la suite on découvre une affection d'une nature toute différente. C'est ainsi notamment que beaucoup *d'états pyoémiques* à origine latente, la *phlébite* purulente, l'*endocardite ulcéreuse* aiguë, même la *tuberculose*, donnent lieu à des erreurs. On doit se garder surtout de poser prématurément le diagnostic d'une « fièvre intermittente irrégulière », puisque, comme nous l'avons appris par expérience personnelle, dans ces sortes de cas, il s'agit presque toujours d'autres maladies. Dans les cas douteux, indépendamment de l'appréciation consciencieuse de tous les symptômes et de l'investigation objective la plus minutieuse, l'action thérapeutique de la quinine sert aussi de pierre de touche au diagnostic (v. plus bas). Si une fièvre intermittente intense ne se ressent pas ou très peu de l'action de fortes doses de quinine, cela doit toujours faire suspecter le diagnostic supposé d'une intermittente paludéenne. La découverte au microscope des plasmodies dans le sang donne une certitude absolue *au diagnostic*. Par l'emploi judicieux de grossissements microscopiques suffisants, on peut même déjà reconnaître les parasites sur des préparations de sang bien étalées et non colorées. La coloration par le bleu de méthylène et l'éosine donne des préparations nettes. Nous avons dit plus haut qu'à l'égard du diagnostic de la « fièvre larvée » on ne saurait être assez sceptique.

Traitement. L'infection malariale est une des rares maladies qu'on peut combattre directement avec certitude de succès. Nous possédons dans la *quinine* un moyen qui agit vraisemblablement sur l'agent pyrétogène et dont l'efficacité thérapeutique est absolument incontestée. La quinine est donc le remède souverain, souvent le seul usité dans toutes les formes de la malaria. Il est fort à conseiller, ce qui dans la plupart des cas ne saurait nuire aux malades, d'attendre un ou deux accès, en partie pour rendre le diagnostic tout à fait sûr, en partie pour connaître le type des accès (quotidien ou tierce, antéponent ou à heure fixe). Pendant l'accès même un traitement spécial est d'ordinaire inutile. Les malades doivent naturellement garder le lit, être tenus chaudement pendant le frisson et plus fraîchement pendant le stade de chaleur. Pendant l'apyrexie ils peuvent, s'ils se sentent assez forts, quitter le lit avec prudence. *Cinq à six heures* environ *avant l'arrivée présumée du nouvel accès, on donne la quinine (chlorydrate ou sulfate)*, et de préférence une forte dose de 1,50 à 2,00 grammes en solution ou en cachets de $1/2$ gramme de poudre. Si l'on donne la quinine sous forme de poudre, il est convenable de faire prendre à la suite quelques gouttes d'acide chlorhydrique pour dissoudre plus aisément la quinine dans l'estomac. Souvent après *une seule* forte dose de quinine l'accès prochain est supprimé. En d'autres cas, il revient tout de même, mais avec des malaises subjectifs moindres, sans frisson et avec moins de fièvre. On doit alors administrer encore une forte dose de quinine pour prévenir l'accès subséquent. Si l'accès n'a pas lieu, on donne de nouveau pendant plusieurs jours 0.5 de quinine. Alors, même après quelques semaines, il peut se déclarer des *récidives* dont la quinine fait de nouveau promptement justice.

Les succédanés de la quinine employés de divers côtés ont été généralement trouvés moins actifs (cinchonine, quinoïdine, euquinine).

Dans les intermittentes pernicieuses, dans les formes larvées, dans les fièvres rémittentes et continues, dans la cachexie paludéenne, la quinine à doses suffisamment élevées, est aussi le remède capital. Contre la fièvre pernicieuse, l'injection directe de la quinine dans une veine est parfois en état de sauver la vie (Baccelli). L'emploi du bleu de méthylène 0,10 (4 à 6 fois par jour) est beaucoup moins sûr. Dans tous les cas à longue durée, il est en outre de la plus grande importance que le malade, s'il y a possibilité, abandonne complètement le pays des miasmes; parfois c'est ainsi seulement qu'on peut éviter les récidives et obtenir un entier rétablissement.

Dans les cas invétérés où la quinine souvent n'agit plus, l'*arsenic* passe pour le remède indiqué. On l'emploie principalement dans la cachexie palustre et les névralgies intermittentes, seul ou combiné au fer. On donne journellement deux ou trois fois de cinq à huit gouttes de la solution de FOWLER dans de l'eau, ou mieux encore des pilules de 0,002 ou 0,003 d'acide arsénieux, en augmentant graduellement de manière à administrer par jour jusqu'à 10 à 12 milligrammes. Un séjour prolongé dans une contrée indemne de malaria, surtout dans les altitudes, doit être conseillé d'urgence. Il va de soi que en outre il faut instituer un traitement soigneux à la fois symptomatique et diététique.

CHAPITRE QUINZIÈME.

PESTE [1].

Les relations relatives à l'apparition de la peste sont presque toutes très anciennes, ainsi que les relations historiques précises. Nous possédons des récits plus récents sur des épidémies de peste d'une effrayante gravité apparues entre le IIIe et le VIe siècle après Jésus-Christ. On connaît surtout l'extension extraordinaire de la peste au XIVe siècle. Entre les années 1346 et 1351, il mourut environ 25 millions d'hommes de la peste en Europe et environ autant en Orient. Depuis lors, de nombreuses épidémies ont encore fait leur apparition. Aux siècles derniers, ces épidémies se sont presque toujours limitées aux foyers, asiatiques et africains, d'origine de la peste (avant tout, dans les Indes, la Chine, la Perse, l'Egypte, etc.). L'accroissement des moyens de communication a, parmi d'autres causes, fourni un nombre de plus en plus grand d'occasions à l'extension de la maladie, et c'est ainsi que récemment non seulement l'Amérique et l'Australie, mais aussi l'Europe ont été atteintes par le fléau. Grâces à la grande perfection de nos moyens d'action hygiéniques, il n'est guère à craindre que, comme aux siècles derniers, la maladie puisse jamais atteindre une pareille extension parmi les populations ouvrières. Ce qui importe avant tout, c'est la rapidité d'un diagnostic exact et l'isolement complet du premier cas de peste observé. Le diagnostic est actuellement

---

1. Comme je n'ai pas d'expérience personnelle sur la peste, l'exposé ci-dessus est exclusivement tiré des récents travaux relatifs à cette importante maladie. Je signalerai surtout la monographie de H. F. MÜLLER et R. PÖCH dans le *Traité de pathologie spéciale de Nothnagel*. On trouve une excellente description de la peste et des autres maladies infectieuses tropicales dans le très recommandable livre de B. SCHEUBE, *Les maladies des pays chauds*, 4e édit. 1910. G. FISHER, IÉNA.

facile et sûr, depuis la découverte par Yersin et Kitasato de l'agent spécifique de la maladie.

Les bacilles de la peste (fig. 21, *a* et *b*) sont des bâtonnets immobiles, se colorant facilement sur lamelle par les couleurs d'aniline, surtout par le bleu de méthylène. Les extrémités des bâtonnets prennent d'ordinaire une coloration plus intense que leur partie moyenne (c'est la coloration dite polaire). Les cultures pures de ces bacilles s'obtiennent facilement sur les milieux nutritifs ordinaires. On ne connaît pas les formes persistantes (spores) des bacilles pesteux. Ces bacilles sont rapidement tués par une température de 60°, et presque instantanément à 100°. Ces bacilles peuvent

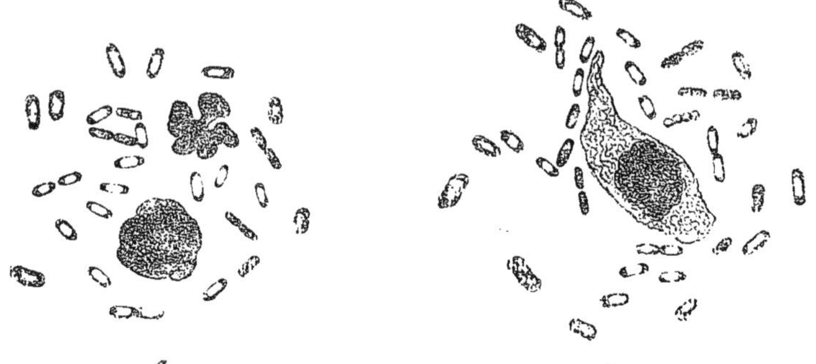

Fig. 21. Bacilles de la peste : *a*) dans le pus, *b*) dans un crachat (d'après Vierordt).

conserver leur vitalité, pendant des semaines, à une température moyenne après dessication sur des linges ou autres objets. Les bacilles pesteux se trouvent dans toutes les lésions spécifiques de cette maladie, notamment dans les tissus et les liquides des bubons, des abcès et des bulles cutanées, pourvu que ces lésions soient récentes. Dans le pus des bubons pesteux spontanément ouverts à l'extérieur, les bacilles font défaut ou y sont rares. Ils sont extrêmement abondants dans les crachats, dans les cas de pneumonie pesteuse ou d'œdème pulmonaire final; il en est de même dans le sang, quand il s'agit de cas graves et avancés.

L'extension de la maladie se fait d'individu à individu. Les bacilles pesteux se répandent autour du malade avant tout par les crachats, et plus rarement par d'autres produits de sécrétion; ils peuvent être transportés sur un autre individu directement ou par l'intermédiaire d'ustensiles communs; ils peuvent, dans ces contitions, parvenir sur une petite plaie de la peau ou d'une muqueuse (buccale, pharyngée, olfactive, bronchique) et s'y fixer. On n'a jamais observé le développement brusque d'un grand nombre de cas de peste dû à l'ingestion d'une eau alimentaire, comme cela se voit dans les épidémies de choléra et de fièvre typhoïde. D'ordinaire, les épidémies de peste se répandent lentement, mais elles finissent par acquérir une très grande extension. Après une première extinction apparente de l'épidémie, on voit souvent se produire une deuxième explosion, encore plus violente que la première.

Les animaux malades, surtout les *rats*, jouent certainement un rôle important dans l'extension de la maladie. Les rats (comme les autres rongeurs) sont très sensibles à la peste. Comme les animaux vivants dévorent ceux qui sont morts, la maladie prend une très grande extension parmi eux, et, comme les produits de sécrétion des rats contiennent les bacilles pesteux, ces animaux, par leurs migrations, transportent sûrement la maladie d'une maison à une autre. Depuis longtemps, on avait remarqué qu'une mortalité remarquable parmi les rats existait souvent au moment d'une épidémie de peste. Les *insectes* (mouches, moustiques, etc.) peuvent contribuer à l'extension de la maladie. Il résulte de cet exposé que la peste peut se propager d'autant plus facilement que les conditions hygiéniques sont moins bonnes, et d'autant plus que pèsent sur une population la misère, les privations et la fatigue.

Symptômes et évolution de la maladie. — Dans les cas nets, la peste commence d'ordinaire assez brusquement par un frisson, une fièvre intense et des phénomènes généraux graves. Ces derniers consistent en violents *maux de tête* et de la *région lombaire*, et une *sensation très prononcée de faiblesse générale*. Il y a rapidement perte de connaissance, de l'agitation et du délire associés à une indifférence complète ou dans d'autres cas avec des états d'angoisse et d'excitation cérébrale. La *fièvre* est élevée (40° à 41°) et légèrement rémittente, le *pouls* s'accélère, il est plein au début et dicrote, plus tard petit et irrégulier. La face est d'abord rouge, puis pâle, les yeux sont enfoncés, le regard fixe. La *langue* est sèche, et paraît souvent comme blanchie à la chaux. La *rate* est assez grosse ainsi que le *foie*. L'*urine* concentrée contient ordinairement de l'albumine. Dans le *sang* on constate une *leucocytose* modérée.

Au milieu de ces phénomènes d'infection générale grave, la mort peut survenir, dans quelques cas, en 2 ou 3 jours (*peste foudroyante*). En général, cependant, des *lésions locales* caractéristiques de la peste s'ajoutent aux phénomènes généraux. Selon leur localisation, on distingue les trois formes principales suivantes :

1. La *peste bubonique* se développe probablement de préférence

dans les cas où les bacilles pesteux pénètrent à la faveur de petites plaies de la peau et se généralisent ensuite par les voies lymphatiques. Selon le point de départ de l'infection, on voit apparaître, en deux ou trois jours de maladie, de volumineux gonflements des ganglions lymphatiques et du tissu conjonctif péri-ganglionnaire au niveau du pli de l'aine, du triangle de Scarpa, de l'aisselle, de la nuque, de la région sous-maxillaire, etc. Les bubons pesteux peuvent acquérir le volume du poing; par l'extension des lésions, les parties voisines sont atteintes d'œdème inflammatoire. Dans les cas favorables le gonflement rétrocède, mais habituellement, sauf dans les cas où la mort n'est pas le résultat précoce d'une infection générale grave, les *bubons pesteux suppurent* et *s'ouvrent* au dehors. Dans ce cas, les infections secondaires par microbes pyogènes (streptocoques, etc.) jouent probablement un rôle important.

2. La *peste à manifestations cutanées* est beaucoup plus rare que la peste bubonique. Elle est caractérisée par l'apparition de pustules ou de nodules, c'est-à-dire, de vésicules à contenu purulent, de nécroses hémorragiques circonscrites de la peau, d'inflammations furonculeuses et anthracosiques. Dans les cas légers, bénins, ces inflammations peuvent aussi se terminer par résolution. Toutefois le plus souvent la suppuration progressive aboutit à la destruction ulcéreuse des tissus.

3. La *peste à manifestations pulmonaires* se développe probablement par inhalation directe de bacilles pesteux. Elle évolue sous la forme d'une inflammation pulmonaire grave, souvent hémorragique (*pneumonie pesteuse*), et son issue est presque toujours fatale. Nous avons déjà signalé l'extrême abondance des bacilles pesteux dans les crachats. La peste pulmonaire s'observe surtout aussi chez des individus préalablement atteints d'affections des poumons. Les phtisiques succombent souvent à cette maladie dans le cours d'une épidémie de peste. Certaines épidémies sont caractérisées par une remarquable fréquence des cas de peste pulmonaire.

Ces trois formes de peste peuvent évidemment se combiner et se succéder de diverses façons, de telle sorte que l'*évolution générale de la maladie* peut être très modifiée. Outre la variété des localisations, il faut aussi tenir compte de la gravité de l'infection. Il y a des formes de peste, bénignes, *abortives*, des formes graves, à développement net, et des cas très graves avec issue rapidement mortelle avant que des manifestations locales de la peste aient pu se produire (*peste foudroyante*). On observe aussi des *complications* par infection septique, avec méningite, avec diathèse hémorragique générale, etc. Lorsque la durée de la maladie est longue, on observe vers les 3e, 6e et 9e jours une rémission souvent assez nette. La maladie paraît alors évoluer en plusieurs périodes. On observe aussi de vraies récidives de la peste. Des *affections* consécutives variables (paralysies, inflammations secondaires) sont souvent observées.

Le pronostic de la peste est très grave. La mortalité peut atteindre 50 à 60 % et même 70 à 80 %. D'ordinaire, la mort survient dans les 6 à 8 premiers jours. Lorsque la maladie évolue lentement, la guérison peut exiger des semaines, ou bien encore la mort survient tardivement par affaiblissement général.

Quant aux *lésions anatomo-pathologiques,* nous n'avons rien à ajouter, car la description en a été donnée, dans leurs traits généraux, à l'occasion de l'exposé clinique.

Nous n'avons pas à indiquer ici les règles générales hygiéniques et sanitaires par lesquelles on combat la peste. Les efforts qui ont été faits pour trouver une méthode d'inoculation préventive, prophylactique (HAFFKINE) de la peste n'ont pas donné jusqu'à présent de résultats satisfaisants. Nous sommes d'autant moins autorisés à espérer ces résultats qu'une première attaque de peste n'immunise pas d'une manière définitive.

Le **traitement** de la peste ne repose jusqu'à présent que sur les méthodes usitées dans tous les cas de maladies infectieuses graves. Nous ne possédons pas encore de traitement spécifique contre la peste, quoique la thérapeutique moderne expérimentale ait attaqué avec ardeur le problème de la découverte d'un sérum antipesteux. En attendant, le traitement consiste encore principalement à placer le malade dans les meilleures conditions générales possibles (au point de vue de l'air, de l'alimentation, du climat), à surveiller l'affaiblissement des fonctions cardiaques et respiratoires et à remplir les diverses indications symptomatiques. Quant aux interventions chirurgicales dans le cas de bubons et d'anthrax pesteux, etc., les appréciations des médecins expérimentés ne concordent pas. En général, l'expectation paraît préférable aux incisions et aux extirpations hâtives.

CHAPITRE SEIZIÈME.

MENINGITE CÉRÉBRO-SPINALE ÉPIDÉMIQUE.

Etiologie. La méningite cérébro-spinale épidémique n'est connue que depuis le commencement de ce siècle. C'est au sud de la France et à Genève que les premières épidémies furent observées. Des épidémies de moindre importance se sont montrées en Allemagne en 1822 et puis en 1853. Ce n'est cependant qu'à dater de 1863 que la maladie est devenue plus fréquente chez nous. Depuis lors, des épidémies plus ou moins étendues se sont déclarées presque tous les ans, surtout dans l'Allemagne centrale et méridionale. Durant les années 1904 et 1905, on a observé une forte et grave épidémie dans la Silésie supérieure. Dans les années suivantes (1906 et 1907), la maladie a été surtout observée dans les provinces rhénanes.

La plupart des épidémies sévissent en *hiver* et au *printemps*. Nous ne connaissons pas les conditions particulières qui favorisent l'éclosion de la maladie. Parfois, elle a un caractère manifestement *endémique*. C'est surtout dans les casernes, les ateliers, etc. qu'elle prend la forme d'une endémie assez étendue. Il est possible que la maladie *se propage* par des individus infectés à des localités jusque-là exemptes de la méningite; mais cette éventualité est peu fréquente. Les populations pauvres, à cause de leurs logements insalubres et de leur malpropreté, sont facilement atteintes par la maladie. Elle attaque de préférence *les enfants* et *les jeunes gens*, quoiqu'on observe aussi quelques cas chez les vieillards. La méningite n'a pas de prédilection marquée pour un *sexe* plutôt que pour l'autre.

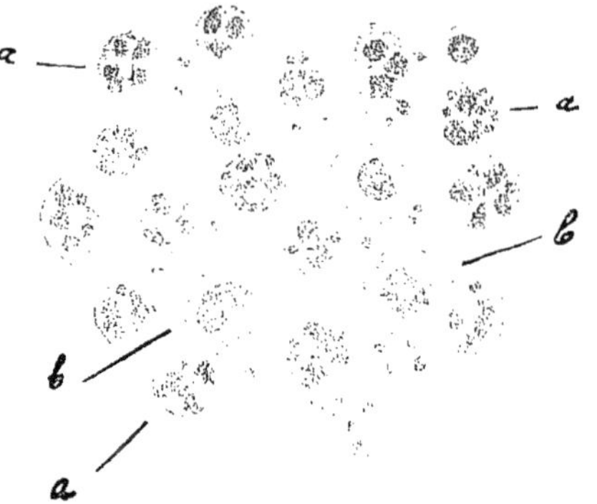

Fig. 22. Méningocoque intracellulaire provenant d'un liquide de ponction lombaire. *a*) Leucocyte polynucléaire avec méningocoque. *b*) Cellule endothéliale.

L'agent de la méningite épidémique est le diplocoque méningitique intracellulaire, décrit pour la première fois par Weichselbaum. On trouve avant tout les méningocoques dans le liquide céphalo-rachidien obtenu par la ponction lombaire; ils sont inclus dans les leucocytes et groupés deux par deux, en grains de café, ou bien accolés aux leucocytes; ils ressemblent beaucoup aux gonocoques. On a souvent trouvé les méningocoques dans la toux et dans le liquide des articulations atteintes. (Quant à leur existence dans les cavités nasales, voir plus loin). Ces microbes se cultivent facilement sur le sérum sanguin de *Lœffler*, il faut noter leur très faible capacité de résistance. La dessication, l'insolation, les températures basses, etc., les font facilement périr.

Quant au mode d'infection et de propagation de la maladie, il y a un fait fondamental comme importance, c'est qu'on trouve souvent les méningocoques, dès les premiers jours de la maladie, dans les sécrétions nasales et rhino-pharyngées des individus atteints de méningite; d'où l'hypothèse très justifiée que d'ordinaire l'agent infectieux pénètre dans l'organisme au niveau du nez, des amygdales pharyngiennes et du rhinopharynx. On ignore si de ces points ils pénètrent directement dans les méninges, ou, ce qui est à notre avis plus vraisemblable, s'ils n'y arrivent qu'après avoir passé par la voie sanguine générale. L'extension de la maladie à d'autres personnes est due très vraisemblablement à ce fait que les méningocoques sont rejetés au dehors avec les mucosités du nez et du pharynx, à l'occasion de la toux et des éternuements. La faible vitalité des méningocoques (v. fig. 22) explique comment il n'existe un danger véritablement prononcé de leur dissémination et d'une contagion que lorsqu'un grand nombre d'individus sont rassemblés dans un local humide et mal aéré. Dans les hôpitaux et les logements salubres, le danger de contagion est minime à l'aide de quelques précautions. Les « porteurs de germes » jouent, selon toute vraisemblance, un rôle important dans l'extension de la maladie. On a prouvé notamment qu'un certain nombre d'individus, habitant avec les malades atteints de méningite, peuvent héberger des méningocoques dans leurs fosses nasales sans éprouver eux-mêmes aucun symptôme morbide. Ce sont probablement ces porteurs de germes, sains eux-mêmes, qui disséminent la maladie, et plus facilement que les malades atteints de méningite, confinés au lit et séparés pour la plupart des autres personnes.

Il n'est pas rare d'observer des cas sporadiques de *méningite suppurée primitive* ou de petites épidémies de cette affection. L'étiologie de ces cas ne peut être précisée que par des examens bactériologiques. Parfois, les cas sporadiques sont dus à des méningocoques comme ceux appartenant aux formes épidémiques. Mais souvent, les cas sporadiques sont provoqués par d'autres agents pathogènes, en particulier par le pneumocoque (voir le chapitre de la *Pneumonie fibrineuse*), par le streptocoque et par le streptocoque dit muqueux, etc.

Anatomie pathologique. Les lésions anatomiques fondamentales de la maladie sont représentées par une *inflammation purulente aiguë des enveloppes du cerveau et de la moelle épinière*. Dans quelques cas foudroyants terminés par la mort, les altérations anatomiques sont légères et à peine esquissées. En général, l'étendue et l'intensité des lésions locales sont en rapport avec la gravité des phénomènes morbides. Dans le *cerveau*, l'inflammation purulente se développe à la convexité aussi bien qu'à la base, avec plus d'acuité d'ordinaire le long des vaisseaux de gros calibre, dans les sillons et les scissures de la surface cérébrale (scissure de Sylvius, chiasma, etc.). Dans la *moelle épinière,* c'est principalement la face postérieure qui est atteinte, la région lombaire beaucoup plus fortement que les régions supérieures. Le processus pourtant n'est pas toujours limité aux méninges, mais il se propage souvent à la substance propre de l'encéphale et de la moelle. A l'examen microscopique, on voit partout à la périphérie des vaisseaux qui s'enfoncent dans les centres nerveux, des amas considérables de globules de pus qui, même en beaucoup d'endroits, forment de véritables *foyers d'encéphalite,* lesquels ne sont visibles qu'au microscope ou qu'on peut déjà reconnaître à l'œil nu. Dans les cas rares, on rencontre aussi de grands *abcès* dans le cerveau. Les *vaisseaux* sont fortement hyperémiés jusque dans l'intérieur des ganglions centraux et l'on trouve fréquemment de petites hémorrhagies. Les *ventricules cérébraux* sont le plus souvent dilatés et remplis d'un liquide séreux, trouble ou même purulent. Il est évident que cette participation notable de la substance du cerveau et de la moelle est de la plus grande importance clinique et qu'elle jette infiniment plus de lumière sur la cause anatomique des graves phénomènes morbides que l'inflammation des membranes enveloppantes.

Marche et symptômes de la maladie. Il est relativement rare que l'explosion des symptômes méningitiques graves soit précédée de légers prodromes, consistant en une lassitude générale, des douleurs fugaces de la tête et des membres. Ordinairement, la maladie s'annonce assez brusquement et la scène s'ouvre par une *céphalalgie* intense, siégeant de préférence à l'occiput, des *douleurs* et de la *raideur de la nuque,* et une *forte prostration générale.* Souvent, des *vomissements* se déclarent au début. Très souvent, on ne tarde pas à voir se produire de graves désordres du sensorium, de la *stupeur* et du *délire.* La *fièvre* existe habituellement dès le début. Un *frisson initial* a lieu, mais ce n'est pas la règle.

Après ces symptômes initiaux se traduisant avec une intensité plus ou moins grande, la marche ultérieure de la maladie varie beaucoup. D'abord, il y a des *formes violentes et suraiguës* (*méningite cérébro-spinale foudroyante*) qui, au milieu des phénomènes cérébraux les plus formidables, tuent en peu de jours ou même après quelques heures. D'un autre côté, il existe aussi des *formes abortives* qui débutent également avec des symptômes intenses et en apparence excessivement graves, mais qui, au bout de quelques jours, font place à une détente complète et très rapide. Les cas les plus fréquents sont ceux de *moyenne durée,* qui oscillent entre 2 et 4 semaines environ. Dans les cas graves, la mort peut survenir dès le premier ou le second septénaire. La maladie a parfois une *marche* beaucoup plus *traînante* et peut se prolonger jusqu'à la 6me ou la 8me semaine ou au delà encore, jusqu'à ce qu'enfin la guérison arrive ou qu'une issue mortelle s'ensuive très tardivement. Les cas qui traînent si longtemps ont parfois un *caractère* très nettement *intermittent*. Les améliorations suivies de rechutes fréquentes sont très caractéristiques dans l'évolution de cette maladie. En dehors des formes graves, on voit aussi une notable proportion de *cas légers*, dans lesquels tous les phénomènes morbides ne se dessinent qu'à un faible degré et qui guérissent après un temps relativement court.

Les *symptômes de la méningite* sont en partie des *manifestations générales graves du côté du cerveau et de la moelle,* en partie des *phénomènes nerveux à localisation* spéciale, en partie enfin les suites d'une *infection générale* (fièvre et maladies localisées dans d'autres organes).

1. Aux *symptômes généraux encéphaliques* il faut tout d'abord rattacher la *céphalalgie*. Elle est ordinairement d'une violence excessive. Le plus souvent elle est fixée à l'occiput, parfois aussi à la région frontale ou pariétale. Comme la plupart des autres symptômes méningétiques, elle présente une intensité extrêmement variable pendant le cours de la maladie. Elle peut disparaître temporairement, pour revenir avec une acuité nouvelle. Outre la céphalalgie, il existe souvent une sensation prononcée de *vertige* et d'*obtusion cérébrale*.

A la céphalalgie viennent s'ajouter des *douleurs* vives de la *nuque* et du *dos* qui dépendent de la méningite spinale. On constate presque toujours une vive *sensibilité à la pression de toute la colonne vertébrale*. Celle-ci est fixée et raidie par la contracture des muscles extenseurs du rachis, souvent même elle est manifestement recourbée en opisthotonos. La tête est fréquemment renversée en arrière par la contracture réflexe des muscles de la nuque. Si on cherche à relever la tête et à la ramener en avant, il se produit aussitôt de vives douleurs (fig. 23).

Dans la plupart des cas graves on observe des *troubles du sensorium*, depuis un léger assoupissement jusqu'au *délire* le plus intense ou jusqu'au *coma* le plus profond. Quelques cas commencent avec une forte excitation maniaque. Ces symptômes aussi varient beaucoup dans leur intensité. Les *convulsions générales* ne se produisent que dans les cas très graves et surtout à la veille de la terminaison fatale.

Les *vomissements* qui se montrent souvent dans les premiers temps de la maladie, parfois aussi pendant son cours, doivent également être considérés comme des symptômes cérébraux.

2. Les *symptômes dérivant des nerfs crâniens* sont très variés et d'une mobilité extrême. Le plus fréquemment, on observe des désordres dans le domaine des *nerfs oculo-moteurs :* strabisme, nystagmus ou mouvements lents et automatiques du globe de l'œil, ptosis d'une ou des deux paupières supérieures, réaction paresseuse, inégalité étroitesse ou dilatation considérable de la pupille. Dans le *domaine du facial*, ce qui frappe surtout, c'est la contracture des muscles de la face, qui donne à la physionomie une expression étrange et douloureuse. Les contractions spasmodiques des masséters produisent le *grincement des dents*. La *crampe des masséters* (trismus) est rare et le plus souvent de mauvais augure.

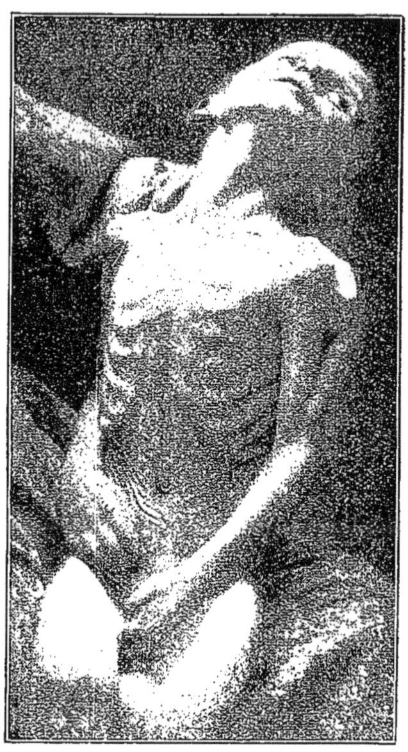

Fig. 23. Cas grave de méningite cérébro-spinale. Raideur de la nuque. Amaigrissement général.

Les *troubles dans le domaine des nerfs des organes des sens* sont très habituels. L'*affaiblissement de l'ouïe* a parfois sa raison d'être dans l'obtusion du sensorium, mais elle est fréquemment occasionnée par la participation du nerf acoustique au processus inflammatoire. L'inflammation purulente peut se propager jusqu'au labyrinthe ou même jusqu'à la caisse du tympan. Les *bourdonnements d'oreilles* s'observent également. Les *troubles de la vue* sont beaucoup plus rares. Cependant l'ophthalmoscope a révélé à diverses reprises les lésions de la *névrite optique*. On a rencontré aussi des ophtalmies graves, métastatiques et *l'iridochoroïdite*, lésions vraisemblablement dues à la propagation de l'inflammation purulente le long de la gaine du nerf optique ou à des infections d'origine circulatoire sanguine. La conjonctivite qui se voit souvent est au contraire l'effet probable d'irritations venant du dehors par suite de l'occlusion défectueuse des paupières, de la sensibilité émoussée de ces parties, etc. Nous pouvons encore ajouter à ces divers désordres sensoriaux, la *perte de l'olfaction* que nous avons constatée plusieurs fois.

Parmi les troubles dans le domaine des *nerfs spinaux*, il faut signaler, comme ayant une valeur diagnostique, l'*hyperesthésie cutanée* qui surtout est prononcée aux jambes. Elle peut être tellement exquise que les malades sont extrêmement sensibles à la plus légère pression de la peau ou la plus petite piqûre d'épingle. On observe parfois de *petites contractions* dans les membres, mais elles n'ont pas de signification particulière. On rencontre aussi de la *raideur* et de la *rétraction des muscles*. Si on soulève passivement le malade dans son lit pour l'asseoir, les membres inférieurs ne restent pas étendus, mais ils se fléchissent spontanément (signe de KERNIG) : De même la flexion des genoux se produit si on soulève passivement les membres inférieurs et si on les met à angle droit par rapport au tronc. Il n'y a rien de régulier, comme il est facile de comprendre, dans la manière d'être des *phénomènes réflexes*. Les réflexes cutanés sont le plus souvent exaltés, parfois aussi les réflexes tendineux. Dans quelques cas pourtant nous avons trouvé ces derniers sensiblement affaiblis ou même totalement absents, ce qui tient probablement à une altération des fibres des racines postérieures.

Tous les symptômes nerveux que nous venons d'énumérer sont dus en partie à l'altération des racines nerveuses par l'exsudat purulent méningitique, en partie aussi à l'extension de l'inflammation aux organes centraux mêmes. Cette dernière circonstance explique aussi les symptômes en foyer qu'on observe quelquefois, les *hémiplégies*, les *paraplégies*, les *convulsions partielles*, l'*aphasie*, etc.

3. Outre les manifestations nerveuses décrites jusqu'ici, on remarque encore des *symptômes du côté d'autres organes*. On attache surtout une grande importance diagnostique à une affection cutanée qui paraît souvent aussitôt après le début de la maladie, à savoir l'*herpes labial* ou *facial*. Signalé dans plus de la moitié des cas, il se montre dans les cas graves comme dans les cas légers. D'autres exanthèmes, comme la roséole, l'urticaire, les pétéchies, etc., se déclarent parfois isolément. Leur apparition symétrique des deux côtés du corps doit faire songer à une origine nerveuse.

On observe rarement, du côté des *organes digestifs*, des symptômes plus importants que les *vomissements* dont nous avons déjà parlé. La perte d'appétit et la constipation sont de règle, comme dans beaucoup de maladies graves. Il est rare qu'il y ait un peu de diarrhée. Nous avons vu quelquefois un léger degré de diarrhée. Parfois il y a un *ictère* d'intensité modérée. La *rate* est souvent un peu gonflée, mais rarement cette splénomégalie est très prononcée.

On a observé souvent, dans quelques épidémies surtout, des *gonflements articulaires multiples*. Ils se montrent quelquefois d'assez bonne heure; dans d'autres cas seulement pendant les phases ultérieures de la maladie. En général ils n'ont pas de signification plus fâcheuse.

L'*appareil urinaire* est rarement affecté. Quelquefois l'urine renferme un peu d'albumine et quelques cylindres. La *polyurie*, qui se déclare surtout dans les dernières périodes, est un phénomène intéressant qui est probablement d'origine nerveuse. On a également trouvé quelquefois une certaine quantité de sucre dans l'urine. La *cystite* se développe aussi à titre d'affection *secondaire*, surtout chez les sujets gravement atteints qui ont dû être sondés.

Les symptômes fréquemment observés, dans les cas graves, du côté des *poumons* et des *bronches*, sont également de nature secondaire. Il est facile de s'expliquer comment chez des malades en état de stupeur, il peut aisément se développer, par aspiration et par déglutition anormale, des *bronchites* et des *pneumonies lobulaires*.

Les désordres anatomiques dans les *organes de la circulation* sont rares. De temps en temps on a observé *l'endocardite* aiguë. La *fréquence du pouls* est d'ordinaire légèrement augmentée, rarement diminuée. Très souvent on note dans la vitesse du pouls de remarquables oscillations qui doivent nécessairement être en rapport avec la variabilité de l'influx nerveux. On observe également de petites irrégularités dans le rythme du pouls. — Dans le *sang* on trouve une assez forte *leucocytose*.

4. La *fièvre* dans la méningite épidémique ne présente pas de type uniforme et n'est nullement en rapport avec la gravité des autres symptômes morbides. Les cas les plus intenses peuvent évoluer sans fièvre ou seulement avec une fièvre légère. Le plus souvent il existe une fièvre irrégulièrement rémittente qui dépasse rarement 40°. Parfois le *type* fébrile est franchement *intermittent*. C'est alors qu'on observe ordinairement ces variations, signalées à diverses reprises déjà, dans l'intensité des symptômes méningitiques, sans que pour cela l'allure oscillante de la fièvre soit toujours parallèle à la marche changeante de ces symptômes. Dans les *cas légers*, la fièvre aussi est le plus souvent minime et de courte durée. Les *cas abortifs* peuvent au début présenter des températures élevées, mais qui tombent rapidement. En cas d'issue

funeste, la chaleur s'élève quelquefois avant la mort à des degrés hyperpyrétiques (42° à 43°). Dans les formes graves qui se terminent favorablement, la fièvre disparaît sous la forme d'une courbe en lysis irrégulière. Eventuellement les autres phénomènes méningitiques persistent beaucoup plus longtemps que la fièvre. Il faut signaler ce fait remarquable que dans beaucoup de cas l'*amaigrissement* est très rapide et très prononcé; les malades, surtout les enfants, présentent un aspect squelettique (fig. 23), la fièvre ainsi que l'alimentation insuffisante jouent certainement un rôle important, cependant on ne peut exclure l'action concomitante de troubles trophiques d'origine nerveuse.

Il est impossible de donner une analyse complète de toutes les formes, de toutes les modalités phénoménales et marches différentes de cette maladie. Ses formes principales ont été signalées plus haut, mais ce ne sont là que des types, qui en réalité se fondent l'un dans l'autre sans ligne de démarcation nette. Un signe caractéristique de la méningite épidémique, c'est précisément la marche fluctuante et capricieuse de la plupart des cas de longue durée. On assiste même à des rémissions complètes et prolongées de tout l'appareil symptomatique, de sorte qu'une exacerbation nouvelle peut être qualifiée de *récidive*.

Les cas graves, après leur évolution complète, laissent d'ordinaire derrière eux des **maladies consécutives**. Ce sont le plus souvent des *troubles* persistants de l'*audition* par suite des affections susmentionnées du labyrinthe et de l'oreille moyenne. Chez les petits enfants la perte de l'ouïe peut entraîner la surdi-mutité. Comme reliquats d'une méningite terminée on a encore observé des *troubles de la vision* dus à des affections de la rétine, à l'atrophie du nerf optique ou à des opacités de la cornée, etc. Parfois la méningite laisse après elle des *désordres nerveux* graves. Ils peuvent dépendre d'une *hydrocéphalie chronique* persistante. Cette dernière se traduit par de la céphalalgie, des absences momentanées ou même des convulsions, de la faiblesse intellectuelle, de la parésie des extrémités, etc. D'autres fois il reste des troubles localisés qui sont sous la dépendance d'altérations circonscrites plus profondes de la substance du cerveau et de la moelle, de l'hémiplégie, de la paraplégie, de l'aphasie, etc. Beaucoup de ces lésions peuvent se réparer lentement, plusieurs au contraire ne sont plus susceptibles de guérison.

Le **diagnostic** de la méningite cérébro-spinale n'est pas difficile dans les cas prononcés, surtout quand, en présence d'une épidémie, l'attention est appelée sur cette maladie. Le diagnostic est moins aisé dans les cas sporadiques, spécialement quand des malades déjà gravement atteints sont soumis à l'observation médicale sans renseignements anamnestiques. Les points les plus importants pour le diagnostic sont : le *début aigu* de la maladie, l'invasion rapide des *symptômes cérébraux*, les *douleurs* caractéristiques *de la tête* et *du rachis*, la *raideur de la nuque* et l'*herpès labial.*

Si l'on se trouve en face de signes méningitiques manifestes, il s'agit de distinguer si l'on a affaire à une méningite épidémique primitive, ou à une méningite secondaire ou propagée. A ce dernier point de vue, il importe d'examiner minutieusement les oreilles des malades, puisque la méningite purulente peut, comme on sait, faire suite à des affections chroniques de l'oreille moyenne. La distinction d'avec la *méningite tuberculeuse* peut également présenter de sérieuses difficultés. Ici il faut surtout tenir compte des divers éléments qui parlent en faveur de la tuberculose en général ; l'ensemble de l'habitus du malade, l'hérédité, une pleurésie antérieure, des altérations appréciables des poumons, des lésions tuberculeuses des os ou des articulations, etc. L'existence de l'*herpès* plaide toujours en faveur de la méningite épidémique, puisqu'il ne se montre qu'exceptionnellement dans les autres formes de la méningite. Souvent aussi on a de la peine à distinguer la méningite d'autres maladies infectieuses aiguës graves, par exemple, d'une *fièvre typhoïde*, des *affections septiques*, etc. C'est seulement l'appréciation rigoureuse de toutes les circonstances qui peut conduire à un diagnostic correct.

Récemment Quincke, par la *ponction lombaire*, a introduit dans la pratique un excellent moyen de diagnostic de la méningite et qui a été souvent employé depuis lors. Comme Quincke l'a montré le premier, on peut d'ordinaire, sans difficultés, sur un malade couché sur le côté, pratiquer entre la 3e et 4e vertèbre lombaire (sur la ligne médiane ou un peu latéralement) une ponction avec une aiguille longue environ de 8 cm. et pénétrer dans l'espace arachnoïdien de la queue de cheval ; on peut obtenir ainsi une plus ou moins grande quantité de l'exsudat méningitique. Dans la méningite en évolution, on constate souvent que le liquide céphalo-rachidien s'écoule sous une forte pression par l'aiguille. Ce liquide est d'ordinaire, mais non constamment, nettement trouble et laisse déposer au fond du tube une couche plus ou moins épaisse de pus ; les éléments de ce pus sont formés de leucocytes polynucléaires, aussi bien dans la méningite épidémique que dans les autres formes de méningite suppurée. Le liquide de la ponction lombaire (examiné par la méthode de Nonne, par mélange de ce liquide avec quantité égale d'une solution à 80 % de sulfate d'ammoniaque), est, règle générale, peu riche en albumine dans le cas de méningite épidémique et en tout cas moins riche que dans la méningite tuberculeuse. L'examen bactériologique du liquide extrait a une importance décisive. Dans la méningite épidémique vraie, on trouve les méningocoques dans le liquide de la ponction lombaire; dans les cas sporadiques de méningite suppurée on trouve aussi des méningocoques ou parfois aussi des pneumocoques; dans la méningite tuberculeuse, on trouve souvent des bacilles tuberculeux.

Le **pronostic** dans la méningite épidémique se base surtout sur la gravité des symptômes cérébraux. Pourtant, dans les cas d'apparence bénigne, et même dans les premiers temps d'une convalescence apparente, il faut être réservé dans son jugement, car la maladie prend souvent, et même tardivement, une mauvaise tournure. La mortalité est en général de 30 à 40 % des cas, parmi lesquels il ne faut pas compter une série de cas très bénins. Dans la dernière épidémie très maligne observée en Silésie, la mortalité s'est élevée jusqu'à 60-70 %.

Traitement. Dans les dernières grandes épidémies, on a employé de nombreux traitements, on a aussi cherché un traitement *spécifique*. On n'est pas parvenu à transmettre la maladie aux animaux, toutefois le sérum sanguin des animaux auxquels on a injecté préalablement des cultures vivantes ou mortes, sont capables d'*agglutiner* les méningocoques. Les sérums de chevaux ainsi traités, auxquels on avait injecté des méningocoques de diverses origines, ont été souvent utilisés comme sérums thérapeutiques (JOCHMANN, KOLLE et WASSERMANN, etc.). Les injections de ce sérum sont faites soit sous la peau, soit directement dans la cavité arachnoïdienne de la moelle, après ponction lombaire. Le mieux est de retirer d'abord par cette ponction 40 à 50 c.c.m. et de le remplacer par une quantité un peu moindre de sérum antiméningococcique. On ne peut donner actuellement d'appréciation certaine sur la valeur de ce traitement; cependant, dans les cas récents notamment, les résultats sont plutôt favorables. Les injections de sérum doivent être répétées souvent, dans beaucoup de cas, la simple évacuation de liquide par la ponction lombaire produit un excellent résultat au point de vue des manifestations symptomatiques. La diminution de la pression dans les cavités cérébrale et médullaire améliore souvent les symptômes dus à la compression (céphalée, stupeur, etc.). Dans les cas graves, on peut avec avantage renouveler la ponction tous les 2 ou 3 jours. On ne peut obtenir sûrement la guérison par ces ponctions. On emploie avec avantage les *applications réfrigérantes locales*. La vessie de glace sur la tête, sur la nuque et, si possible, le long de la colonne vertébrale sont bien tolérées par la plupart des malades et ont une action calmante. On ne peut nier l'effet favorable des *émissions sanguines locales* (sangsues en arrière des oreilles, ventouses à la nuque, le long de la colonne vertébrale) quoiqu'il soit difficile d'expliquer leur mode d'action. On emploie souvent les frictions mercurielles soit localement, soit sous forme de frictions ordinaires, leur utilité est douteuse. L'emploi des *narcotiques*, surtout des injections de morphine, est très recommandable; elles calment les douleurs et font dormir les malades agités et délirants. Le chloral, le bromure de potassium, l'antipyrine, le salicylate de soude peuvent être employés à l'occasion. On peut employer aussi l'iodure de potassium (à la dose de 1,50 à 2 gr.), surtout dans les formes traînantes... On a aussi employé l'urotropine (3 à 4 gr. par jour), et on a constaté son passage dans le liquide cérébro-spinal.

Contre la *fièvre* il n'y a pas de moyen sûr à employer. La *quinine* est sans action apparente sur la fièvre intermittente. L'antipyrine est plus utile et parfois, comme les autres médicaments nervins, elle calme les phénomènes nerveux. Les bains froids ne sont pas utilisables, au contraire les bains chauds et à température élevée sont d'un emploi utile. Dans les cas récents, et aussi dans les cas chroniques et traînants, nous nous sommes souvent bien trouvés de l'emploi des bains de vapeur avec sudation. Les diverses complications locales (du côté des oreilles, des yeux, etc.), doivent être spécialement traités. Contre les gonflements articulaires qu'on observe parfois, les préparations salicylées (aspirine, etc.), nous ont paru d'un emploi utile.

CHAPITRE DIX-SEPTIÈME.

MALADIES SEPTIQUES ET PYOÉMIQUES.

(Septicopyoémie spontanée ou cryptogénétique.)

Etiologie. — Si les processus septiques et pyoémiques qui viennent compliquer les grandes plaies et les opérations chirurgicales appartiennent au domaine de la chirurgie, il peut se déclarer chez des personnes d'une bonne santé apparente, des affections similaires qui se présentent sous la forme d'une infection aiguë, quelquefois légère et souvent très grave et quelquefois mortelle. Il n'est pas douteux que dans presque tous ces cas il y a, quelque part, au niveau de la peau ou d'une muqueuse, une petite solution de continuité qui a donné passage à l'agent infectieux. Mais par cela même que le mode d'infection a passé complètement inaperçu, l'affection générale du corps se présente sous les apparences d'un état morbide tout à fait primitif dont l'appréciation exacte n'est pas sans offrir au médecin les plus sérieuses difficultés. Même quand l'infection septique est véritablement reconnue, il peut être impossible d'en déterminer le lieu d'origine, et c'était pour des cas pareils que Leube avait adopté le nom de septicopyoémie *cryptogénétique*. Il faut avouer cependant que, tout au moins dans *beaucoup* de cas, des commémoratifs et une investigation exacte peuvent remonter à la source de l'infection. Parfois l'autopsie seule est capable de donner une solution complète du processus morbide. Assez souvent les infections générales septiques s'associent à une maladie préexistante et d'une autre nature (par exemple à la scarlatine, à la diphtérie), ou bien à une maladie qui, quoique provoquée par un microbe pyogène, s'est localisée dès le début de son apparition (érysipèle, furonculose). Dans ces cas on dit qu'il y a *septicémie secondaire*, consécutive.

Les germes proprement dits des affections pyoémiques et septiques sont les mêmes *microbes pyogènes* qui donnent aussi naissance à de nombreuses inflammations et suppurations circonscrites : surtout le *streptococcus pyogenes* et le *staphylococcus pyogenes albus ou aureus*. Cependant le pneumocoque, le colibacille, le gonocoque, le méningocoque, le bacille pyocyanique, le proteus, etc., peuvent provoquer des infections générales septiques. Il n'est pas possible d'établir, par la clinique, une distinction parmi les affections d'origine septique en se basant sur la nature du microbe.

On peut dire seulement, d'une manière générale, que les affections septiques *graves*, mortelles, accompagnées de phénomènes graves d'infection générale, d'hémorragies, d'amas bactériens, etc., mais sans foyers circonscrits de suppuration, sont surtout déterminées par le *streptocoque*, tandis que les staphylocoques ont une tendance nette à provoquer des foyers de *suppuration métastatique*. D'après la terminologie médicale ancienne on donne de préférence le nom de *pyoémie* à ces cas où on constate des foyers multiples de suppuration.

Un fait qui importe beaucoup pour la compréhension complète de tous ces états, c'est que, dans les divers cas, des organes et des points différents du corps peuvent devenir le siège principal de la colonisation des microbes. De là résultent des *affections graves et localisées* qui naturellement, d'après leur localisation, impriment à l'ensemble du tableau morbide un cachet entièrement différent. On s'explique ainsi qu'antérieurement on envisageait beaucoup de ces états morbides comme étant des maladies spéciales (comme par ex. « l'ostéomyélite aiguë » due presque toujours au staphylococcus pyogènes aureus, « l'endocardite maligne », « certains érysipèles malins » etc.), tandis qu'en réalité ce n'étaient que des localisations et des formes diverses du même processus infectieux. Il est évident qu'au point de vue *clinique*, ces distinctions ont à présent encore une grande valeur. Quoi qu'il en soit, la parenté étiologique de tous ces cas doit toujours être rétablie, car ce n'est qu'en se plaçant rigoureusement à ce point de vue qu'on peut concevoir correctement toutes les diversités et combinaisons de l'évolution clinique.

Avant d'entrer plus avant dans la description des altérations anatomiques qui s'observent dans les maladies septiques, nous mentionnerons encore les conditions (causes occasionnelles) qui, d'après l'expérience, favorisent le plus souvent ou facilitent la production d'une infection septique. 1. En première ligne se placent les *processus puerpéraux*. Après la délivrance, plus fréquemment encore après un avortement, la plaie utérine peut servir de porte d'entrée au poison septique. L'*avortement provoqué*, et souvent dû à une intervention coupable et sans les précautions nécessaires, est suivi d'une infection septique. Le médecin doit toujours penser à cette éventualité. Dans ces cas, l'utérus lui-même ou ses annexes n'offrent pas toujours une grosse lésion pathologique appréciable. Trop souvent en effet on trouve des processus pseudo-membraneux et gangreneux au niveau de l'insertion du placenta, des lymphangites, des tromboses purulentes des veines de l'utérus et du bassin, etc. Dans d'autres cas toutefois, l'utérus n'est que la porte d'entrée de l'agent septique et cet organe lui-même reste normal. 2. Un autre point de pénétration du poison morbide, ce sont parfois de petites *plaies cutanées externes*, de *petites excoriations*, des *panaris* et des *lésions périungéales*, etc., qui peut-être, au moment du développement des graves phénomènes morbides, sont déjà complètement guéris. Le *décubitus* est aussi compris dans cette catégorie. 3. L'infection septique peut également provenir de *surfaces muqueuses ulcérées;* à l'occasion des *angines*, quelle que soit leur nature, des infections septiques se développent souvent. D'autres fois, l'infection a pour point de départ les fosses nasales et souvent l'oreille (otite moyenne suppurée). Dans l'*intestin*, ce sont surtout les processus ulcéreux de ce canal et les diverses formes de cholécystites calculeuses qui provoquent l'infection septique, d'ordinaire par le colibacille. Dans des cas rares la septicémie gonococcique a pour point de départ la muqueuse de l'urèthre. Certains cas de septicémie (par colibacilles ou par streptocoques) ont leur origine au niveau des voies urinaires. 4. Parmi les maladies infectieuses, septiques, il faut réserver une place à part à l'*endocardite aiguë* qui souvent se développe sur des lésions préexistantes d'*endocardite chronique*. Nous parlerons plus tard d'une manière spéciale de cette forme de septicémie. 5. Enfin des *foyers purulents de date ancienne*, jadis développés au niveau des os, des articulations et en d'autres points, peuvent être le seul point de départ de la pyoémie. On doit supposer que, dans ce cas, entre le foyer de pus originairement circonscrit et les vaisseaux sanguins ou lymphatiques, il s'est établi une communication qui a permis d'emblée l'entrée des microccoques dans la circulation générale.

Anatomie pathologique. Le caractère prédominant des lésions anatomiques dans les maladies de cette nature, consiste en ce que ce n'est jamais un seul organe qui est exclusivement atteint, mais qu'on rencontre dans plusieurs organes et même souvent dans presque tous, de nombreux foyers morbides circonscrits. Ceux-ci sont formés de préférence, soit par *des abcès multiples*, soit par une foule d'*hémorrhagies* limitées, ou par la combinaison des deux. Les *abcès* se trouvent surtout dans les poumons, les reins, le foie, la rate, les muscles, le myocarde, le cerveau, la glande thyroïde, etc. Outre les abcès, on rencontre aussi des *inflammations purulentes* plus étendues, principalement des arthrites purulentes, des phlegmons des muscles et du tissu cutané, puis la pleurésie suppurée, la méningite et des processus purulents dans l'œil (la choroïdite purulente, la panophthalmite, les suppurations du corps vitré) et les phlébites suppurées. Les *hémorrhagies* s'observent surtout dans la peau, les séreuses (péricarde, plèvre), la rétine, la conjonctive, le cerveau, les bassinets du rein, etc. Outre ces abcès et ces hémorrhagies multiples, il est une autre affection qui semble fréquemment occuper le centre de cet état morbide : c'est l'*endocardite ulcéreuse aiguë* (voyez plus loin le chapitre qui s'y rapporte), qui a son siège habituel à la valvule mitrale, plus rarement aux valvules aortiques, et exceptionnellement aux valvules du cœur droit. Finalement on constate encore sur le cadavre une série d'altérations propres à toutes les grandes maladies infectieuses générales, notamment la *tuméfaction aiguë de la rate*, « la tuméfaction trouble » du foie, des reins, parfois aussi la néphrite aiguë, la *myocardite* infectieuse aiguë, un aspect rouge foncé et sec des muscles, etc.

En ce qui concerne la cause spéciale de la production de tous ces phénomènes, on doit rapporter les abcès, les inflammations purulentes et l'endocardite bien certainement et directement à la présence des microcoques mêmes, tandis que les dégénérescences parenchymateuses des organes en particulier, les hémorrhagies et probablement aussi le gonflement de la rate et la néphrite aiguë diffuse doivent être envisagés comme dus à l'action des *toxines*. Des données précieuses au point de vue de l'appréciation du processus morbide nous sont fournies par l'examen microscopique des organes internes, car il révèle souvent la présence de nombreux et très petits foyers au centre desquels on aperçoit encore un petit vaisseau sanguin complètement rempli de microcoques (« embolies microbiennes »). Ainsi que WEIGERT l'a découvert d'abord, le premier effet d'un petit foyer de microcoques sur les éléments du voisinage, consiste en une *nécrose cellulaire* circonscrite (production de petits foyers de cellules sans noyau, de « nécrose de coagulation »), à laquelle plus tard seulement, s'ajoute, le cas échéant, une suppuration périphérique.

Tableau morbide et symptômes. Nous aurons principalement en vue, dans l'exposé qui va suivre, les cas qui offrent de l'intérêt pour la médecine interne, c'est-à-dire ceux dans lesquels la septicopyoémie se présente sous l'image d'une maladie *aiguë* grave et *primitive en apparence.* Beaucoup de traits essentiels de ce tableau morbide sont identiques à ceux constatés dans la pyoémie qui succède aux grandes plaies et aux processus inflammatoires puerpéraux, etc. Mais c'est précisément l'absence apparente de toute cause étiologique qui transforme fréquemment cette maladie en une affection obscure et indécise pouvant donner naissance à de nombreuses erreurs de diagnostic. Ajoutons à cela que souvent les malades ne sont soumis à l'observation médicale qu'alors qu'ils sont déjà très gravement atteints, ce qui fait que l'appréciation exacte de ces cas rencontre une difficulté réelle.

Le *début de la maladie* est ordinairement assez brusque. Bien portants jusqu'alors, les gens qui en sont frappés présentent des symptômes fébriles, de la céphalée, des douleurs rhumatoïdes dans les muscles, les articulations, le dos, souvent aussi des manifestations gastro-intestinales graves, des vomissements et de la diarrhée. Souvent on observe un véritable *frisson.* En même temps le malaise est d'ordinaire si profond, que la plupart des malades ne tardent pas à garder le lit. Alors les phénomènes morbides s'accentuent rapidement et il s'établit un état général qui a de la ressemblance avec une fièvre typhoïde, une tuberculose miliaire, ou bien, quand les phénomènes cérébraux prennent le dessus (céphalalgie, assoupissement, délire), avec la méningite. Quand les manifestations articulaires prédominent (voir plus loin) et qu'il y a des signes peu appréciables d'endocardite, la maladie peut être prise au début pour un rhumatisme articulaire aigu intense.

Parmi les *symptômes particuliers*, il faut d'abord mentionner ceux qui appartiennent à toute maladie infectieuse aiguë grave et qui ne présentent rien de typique. Tels sont l'atteinte profonde portée à l'état général, l'anorexie, les désordres du côté du sensorium, la stupeur, le délire, la céphalalgie, les phénomènes fébriles subjectifs, la sécheresse de la langue, et enfin la *tuméfaction aiguë* de la rate assez fréquente. Mais outre ces symptômes, il s'en produit d'autres qui sont plus caractéristiques et sur lesquels le diagnostic, lorsqu'il est possible, se fonde principalement. Ce sont.

1. La *marche de la fièvre*. Celle-ci n'a, dans beaucoup de cas, rien de caractéristique et peut même, puisqu'elle ressemble au cycle thermique de la fièvre typhoïde, conduire à un diagnostic erroné. Dans d'autres cas cependant (fig 24), la courbe fébrile présente un aspect très typique, à l'instar d'une *fièvre intermittente* avec fortes exacerbations jusqu'à 41° et au delà, souvent précédées d'un frisson et suivies d'une chute profonde. La courbe peut de cette façon être complètement identique à celle d'une fièvre quotidienne ou tierce. Cette fièvre réellement « pyoémique » dans laquelle les ascensions thermiques sont ordinairement associées à un fort frisson, se rencontre surtout quand il y a *formation d'abcès multiples*. Parfois la marche fébrile se compose de ces mêmes paroxysmes fortement accusés séparés par des périodes de fièvre rémittente simple. En général, les infections streptococciques évoluent de préférence avec une fièvre presque continue. Les accès de fièvre intermittents s'observent surtout dans les infections par staphylocoques, par colibacilles et par gonocoques.

2. *Manifestations cutanées*. Celles-ci sont fréquentes et d'une grande importance pour le diagnostic. Mentionnons d'abord les *hémorragies* qui se montrent sous forme tantôt de petites hémorragies punctiformes, tantôt de sugillations plus étendues. Parmi les divers exanthèmes, l'*érythème scarlatiniforme* est relativement le plus fréquent. Il n'est pas improbable, comme il a été dit, que beaucoup de cas qui ont été décrits comme des scarlatines puerpérales graves, ne soient en réalité une maladie septique. On observe aussi des éruptions qui ressemblent à l'*érythème exsudatif multiforme* ou à l'*érythème noueux* et enfin à la *roséole*, à l'*impétigo* et à l'*herpès*. En certaines circonstances on cite comme particulièrement caractéristiques, des *dermatites érysipélatoïdes* étendues (sur les parois du thorax, sur le dos, les cuisses, etc.) qui se transforment parfois en *suppurations phlegmoneuses*. Leur apparition permet d'affirmer avec certitude le diagnostic d'une infection septique.

3. *Symptômes fournis par l'appareil circulatoire*. Il serait de la plus haute importance de pouvoir diagnostiquer les altérations anatomiques du cœur. Cependant les symptômes cliniques sont insuffisants pour établir un diagnostic. *Des bruits endocardiques manquent souvent à la région du cœur*, alors même que l'autopsie laisse voir sur les valvules des dépôts abondants et des ulcérations. Pourtant les bruits du cœur dans ces cas nous ont quelquefois paru particulièrement sourds. Parfois on entend des bruits de souffle mani-

festes, forts ou légers. Souvent il est difficile d'affirmer si ces bruits sont d'origine fonctionnelle, par trouble de la contraction musculaire ou provoquée par une endocardite. La matité cardiaque est souvent tout à fait normale, d'autres fois légèrement élargie. On a rencontré la péricardite fibrineuse ou même purulente. — Les *troubles fonctionnels du cœur* ne manquent presque jamais. L'action du cœur est d'ordinaire plus vive et *fortement accélérée* (120 à 140 pulsations par minute et davantage), rarement elle est anormalement ralentie. On constate parfois des *irrégularités* du pouls. La tension de l'artère est d'ordinaire diminuée, et la pâleur de même qu'une légère cya-

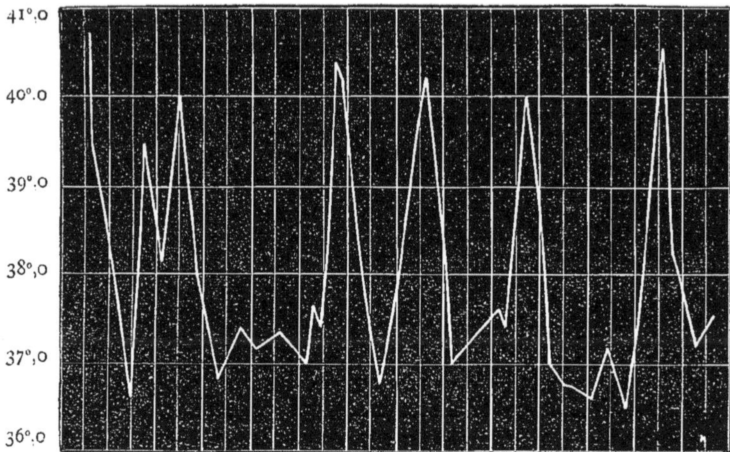

Fig. 24. Marche de la fièvre dans l'infection pyoémique. Les élévations brusques de la température s'observent toujours en même temps qu'un frisson. (Clinique médicale d'*Erlangen*.)

nose suffisent pour conclure à une diminution d'énergie de l'action cardiaque. Tous ces troubles cardiaques sont dus soit à l'action de toxines, soit à une myocardite aiguë, d'ordinaire en foyers. — Le sang présente presque toujours une diminution du nombre des hématies qui peut aboutir dans les cas graves à une *anémie* très prononcée et de la *leucocytose* à un degré plus ou moins prononcé (augmentation des neutrophiles avec diminution des lymphocites et des éosinophiles); cependant il y a des cas (et nous avons pu en observer un grand nombre) où au cours d'infections septiques on constate de la *leucopénie* (2000 à 2500 leucocytes par mmc.). C'est dans les cas graves et mortels que, à cause de l'altération trop prononcée de la moelle osseuse, la leucocytose fait défaut. La *constatation de microbes* par des cultures appropriées *dans le sang* a naturellement une très grande importance. Règle générale on peut arriver à faire cette constatation même pendant la vie du malade.

4. Les *symptômes cérébraux* sont tout à fait analogues, pour la plupart, à ceux des autres affections aiguës graves. Ils peuvent exister sans que l'autopsie révèle des lésions macroscopiques dans le cerveau. Dans des cas rares, ils sont le résultat d'une méningite purulente, d'une pachyméningite hémorragique, d'hémorragies et d'abcès cérébraux. Ces dernières altérations produisent aussi des symptômes cérébraux localisés, tels que l'hémiplégie, etc.

5. Les *affections articulaires*, les arthrites séreuses et surtout suppurées, des collections purulentes périarticulaires sont relativement fréquentes et très importantes au point de vue du diagnostic. Si elles se montrent de bonne heure, elles peuvent, comme nous l'avons dit, faire croire à tort à un rhumatisme articulaire aigu. Concurremment avec les affections articulaires, des foyers purulents se rencontrent aussi parfois au niveau du *périoste* et dans la *moelle osseuse*. Les os restent rarement tout à fait indemnes, comme le prouvent les *douleurs* si fréquentes dans les *os longs*. Si les os entrent fortement en suppuration, on a affaire à l'*ostéomyélite aiguë* (surtout aux extrémités inférieures), elle est presque toujours due au *staphylococcus aureus*. Autrefois des cas semblables étaient désignés du nom de *typhus des os*. Les *muscles* également sont parfois le siège d'abcès et de phlegmons suppurés étendus.

6. Les *symptômes rénaux* sont très fréquents. D'ailleurs des abcès et des hémorragies peuvent exister dans le parenchyme rénal, de nombreuses extravasations sanguines dans la muqueuse des bassinets, sans que l'état des urines en soit notablement modifié. Dans d'autres cas, il se produit, outre des infarctus et des abcès, une *néphrite septique aiguë* au cours de laquelle l'urine contient de l'albumine en plus ou moins grande abondance, des globules sanguins rouges et blancs, de l'épithélium et des cylindres.

7. Les *symptômes pulmonaires* sont en partie de nature secondaire. Comme dans toute autre maladie générale grave, on voit se développer de la bronchite et des pneumonies lobulaires. Les *foyers emboliques du poumon* et les *abcès* de cet organe ne donnent lieu le plus souvent à aucun symptôme objectif, mais seulement à une *dyspnée* d'une remarquable intensité, qui n'est aucunement en rapport avec l'insignifiance des symptômes d'auscultation. L'infection de la plèvre, à la suite de foyers pulmonaires situés superficiellement, produit parfois une *pleurésie purulente* dont la découverte à l'aide de la ponction exploratrice a de l'importance pour le dia-

gnostic de l'affection générale. Une pleurésie fibrineuse de faible intensité constitue une révélation nécroscopique fréquente et peut être diagnostiquée pendant la vie par la constatation d'un léger frottement pleurétique.

8. En ce qui concerne les *symptômes du côté des organes abdominaux*, nous avons déjà mentionné l'*intumescence aiguë* de la *rate*. Les infarctus et les abcès spléniques se dérobent presque entièrement au diagnostic, et on peut seulement en présumer l'existence, grâce à une sensibilité assez accusée de la rate hypertrophiée. — Des symptômes plus graves du côté des intestins, des *diarrhées septiques* profuses se déclarent parfois, sans que l'autopsie révèle des altérations intestinales particulièrement intenses. On a cependant rencontré des processus hémorragiques et pseudo-membraneux dans l'intestin. — Mentionnons la *coloration subictérique* assez fréquente de la peau, laquelle dépend parfois d'un catarrhe duodénal et qui peut aussi quelquefois être envisagée comme un ictère hépato-hématogène, dû à une altération du sang.

9. *Symptômes oculaires*. Si les *inflammations purulentes* de l'œil, de nature probablement embolique, qui peuvent se transformer en *panophthalmite septique* diffuse, sont connues depuis longtemps, l'attention a été appelée, dans ces derniers temps, par LITTEN entre autres, sur des altérations plus délicates du fond de l'œil. Celles-ci sont visibles à l'ophtalmoscope et ont une haute valeur diagnostique. Signalons avant tout les *hémorragies rétiniennes*. Le centre de celles-ci est parfois occupée par une *tache blanche* qui correspond à la partie centrale nécrosée de la rétine. Des taches blanches similaires se produisent aussi sans hémorragie.

Marche et pronostic. La *durée totale* des maladies septiques est parfois de quelques jours seulement. Cependant on observe des cas qui traînent et dont les manifestations morbides se prolongent de 1 à 2 semaines et même plus. Parfois il se produit des périodes alternatives d'amélioration et d'aggravation : finalement l'issue, même dans ces conditions, est assez souvent fatale. On sait aussi qu'il y a des *formes légères et curables d'affections septiques*. Dans ces cas on constate parfois de préférence des signes d'*infection générale* (fièvre avec intoxication générale, faiblesse cardiaque, douleurs articulaires, albuminurie, exanthèmes), dans d'autres cas l'agent morbide ou ses toxines déterminent des *localisations spéciales* dont les symptômes sont prédominants (endocardite aiguë, néphrite septique, inflammations septiques des séreuses, entérite septique, lésions septiques de la peau et du tissu cellulaire sous-cutané, etc.). Comme nous le verrons plus tard, les affections dites hémorragiques et aussi le rhumatisme articulaire aigu, l'endocardite aiguë, l'érythème exsudatif, etc., ont certaines relations avec les formes légères des infections septiques.

Diagnostic. Il est clair qu'un tableau morbide composé de symptômes si multiples et si divers doit donner lieu à de grandes difficultés diagnostiques.

A l'époque où on n'avait pas la possibilité de recourir aux recherches bactériologiques, le diagnostic de la septicémie était souvent très difficile. Actuellement à cause des progrès faits dans les *examens bactériologiques du sang*, notre diagnostic des maladies infectieuses aiguës est devenu incomparablement plus précis et non seulement ces examens rendent ce diagnostic possible, mais aussi ils permettent d'établir la nature exacte de l'agent microbien pathogène (streptocoque, staphylocoque, colibacille, pneumocoque, etc.). Toutefois ces méthodes de diagnostic ne peuvent devenir d'un usage général dans la pratique médicale et l'examen purement clinique, quoique moins sûr au point de vue clinique, conserve encore toute sa valeur.

Il faut se rappeler les différentes affections avec lesquelles les états septiques sont le plus souvent confondus. Ils peuvent avoir la plus grande ressemblance avec la *fièvre typhoïde* quand on se trouve en présence d'un état général grave accompagné de diarrhée, d'un exanthème rubéolique, d'une tuméfaction splénique. Tout en tenant compte des *éléments étiologiques* dont la réalité peut être constatée (plaies extérieures, etc.), la distinction deviendra possible, grâce au début relativement *plus prompt* de la plupart des affections septiques, à l'apparition de *gonflements articulaires*, d'*hémorragies cutanées*, *de la néphrite*, de *phlegmons suppurés*, d'une sorte de *fièvre intermittente*, et à la découverte de la *rétinite septique*. La *leucocytose* fait presque constamment défaut dans la fièvre typhoïde, tandis qu'il s'observe dans le typhus et souvent aussi dans les septicémies graves. En outre, lorsque le séro-diagnostic de WIDAL est positif, l'existence de la fièvre typhoïde devient extrêmement probable. La maladie peut d'autant plus aisément être confondue avec une *méningite* que des processus méningitiques, ainsi qu'il a été dit, se produisent et font comme partie intégrante de la septicémie et dominent alors toute la scène morbide. En dehors des symptômes septiques dont il a été parlé, la découverte d'une forte splénomégalie et d'un certain degré d'endocardite ont de la valeur pour le diagnostic. Le diagnostic peut être facilité aussi par une ponction lombaire. — Le diagnostic différentiel entre la septicémie aiguë et la *tuberculose miliaire aiguë* peut présenter les mêmes difficultés. Il importe ici, après avoir minutieusement pesé tous les symptômes en particulier, de considérer avant toute chose *les influences étio-*

logiques qui sont susceptibles d'expliquer, d'une part la production de la septicémie, et de l'autre, la genèse d'une tuberculose miliaire aiguë. L'existence certaine, prouvée au moyen de l'ophtalmoscope, de tubercules miliaires dans la choroïde et la présence, quelquefois difficile à établir, de bacilles tuberculeux dans les crachats, sont décisives en faveur de la dernière. Une forte diazoréaction de l'urine est aussi en faveur de la tuberculose. Au début d'une maladie septique, les frissons qui ouvrent la scène peuvent faire soupçonner une fièvre *intermittente*. Mais, en dehors des phénomènes morbides ultérieurs qui ne tardent pas à se montrer, l'inefficacité de la quinine doit faire naître un doute sur ce dernier diagnostic. — Si une maladie septique s'est compliquée d'une néphrite aiguë grave, tout l'appareil morbide peut à tort être mis sur le compte de l'*urémie*. Cependant une observation d'une certaine durée peut rendre la distinction possible et facile.

En général le diagnostic de la septicémie aiguë et de la septico-pyoémie ne peut s'établir dès les premiers jours de la maladie, mais on peut y arriver par une attention continuée pendant quelque temps. L'essentiel est de rechercher les circonstances étiologiques probables (suppurations circonscrites antérieures, angines, etc.), l'étude de l'ensemble de la marche morbide et de chacun des symptômes particulièrement caractéristiques de l'infection septique (frissons fébriles, hémorrhagies cutanées et rétiniennes, néphrite, gonflements articulaires, splénomégalie, coloration ictérique légère de la peau, leucocytose prononcée, etc.). Lorsqu'une fièvre forte, intermittente, avec frisson dure longtemps sans aucune localisation appréciable, il faut alors penser à un *foyer purulent latent*.

Le **traitement** ne saurait s'adresser qu'aux *symptômes*. On cherchera évidemment toujours à couper les accès sans cesse renaissants de fièvre par de fortes doses de quinine, par l'antipyrine, le pyramidon, etc., mais sans jamais atteindre un résultat durable. En présence de forts gonflements articulaires, on fera un essai avec les préparations salicylées. Pour le reste, les excitants (alcool, camphre, caféine), à l'adresse du cœur et au besoin les narcotiques peuvent trouver leur emploi. Dans certains cas, on emploiera, en temps opportun, surtout si le cœur faiblit et si la tension intravasculaire faiblit, les injections sous-cutanées répétées de sérum salé physiologique. Il faut insister *beaucoup* sur le maintien des forces au moyen d'une alimentation soignée. Jusqu'à ce jour le traitement spécifique des états septicémiques n'a donné aucun résultat certain, quelles que soient les espérances qu'on puisse concevoir pour l'avenir; nous avons employé sans résultats probants ainsi que d'autres médecins les divers sérums antistreptococciques et il en a été de même de quelques préparations chimiques (argent colloïdal, iodipine). Les suppurations circonscrites qui se produisent parfois doivent être traitées par une intervention *chirurgicale* appropriée (empyème, phlegmon, abcès profonds, etc.). Je dois seulement signaler ici les nouvelles recherches relatives au traitement de la fièvre puerpérale et des infections septiques à point de départ utérin par la ligature des veines afférentes et même de la veine cave inférieure (TRENDELENBURG).

CHAPITRE DIX-HUITIÈME.

TÉTANOS.

Le tétanos est une maladie infectieuse aiguë dont le symptôme principal consiste dans l'apparition de contractions musculaire très violentes, généralisées et toniques (tétaniques). Les germes spécifiques du tétanos, les bacilles tétaniques, ont été découverts tout d'abord par NICOLAIER dans le *terreau des jardins*, ils ont été isolés et cultivés à l'état de culture pure par KITASATO. ROSENBACH fit le premier une culture de ces bacilles pris dans la sécrétion d'une plaie d'un homme mort du tétanos traumatique. Depuis lors la spécificité du bacille du tétanos a été établie avec certitude et mise hors de doute par de multiples recherches. Les *bacilles* du *tétanos* sont de petits bâtonnets mobiles dont une des extrémités est légèrement renflée et donne naissance à une *spore* (fig. 25). Ces spores se caractérisent par leur grande capacité de résistance vis-à-vis des influences extérieures (chaleur, dessication). Les bacilles du tétanos ne poussent qu'en culture anaérobie, c'est-à-dire à l'abri de l'oxygène. Leur croissance est facilitée par la présence à côté d'eux d'autres bactéries qui utilisent l'oxygène. Si on injecte une petite quantité de ceux-ci sous la peau des souris, lapins, cobayes, ces animaux en expérience présentent au bout de 24 à 36 heures de très violentes contractions tétaniques. Comme le développement des bactéries reste limité à l'endroit de la plaie ou de l'inoculation, il était vraisemblable à priori que les contractions n'étaient pas immédiatement provoquées par les bacilles, mais par un poison chimique engendré par l'activité vitale des bacilles. En effet, récemment BRIEGER a réussi à extraire des cultures du tétanos, plusieurs toxines qu'il a désignées sous les noms de *tétanine*, de *tétanotoxine* et de *spasmotoxine*. Toutes ces substances sont de violents poisons qui, à l'instar de la strychnine, produisent les crampes tétaniques les plus violentes chez les animaux en expérience. D'après les recherches de H. MEYER la toxine tétanique se fixe d'abord sur les nerfs périphériques et par leur intermédiaire elle se propage de la périphérie au centre jusqu'au système nerveux central.

En ce qui concerne le *mode d'infection* chez l'homme, il a lieu de beaucoup le plus fréquemment au niveau de plaies à ciel ouvert (plaies d'opération ou petites blessures accidentelles). Comme les bacilles du tétanos se trouvent notamment dans le sol, on comprend aisément que précisément les blessures du pied chez des gens qui vont pieds nus, ou des écorchures aux mains chez les *jardiniers* et les *travailleurs de la terre*, etc., donnent particulièrement lieu à la production du tétanos. On peut incriminer maintes fois une infection par les muqueuses (pharynx). Lorsque la maladie est précédée par un fort *refroidissement* ou par le fait de s'être mouillé, ce qui s'observe souvent, on parle alors d'un *tétanos* d'origine *rhumatismale*.

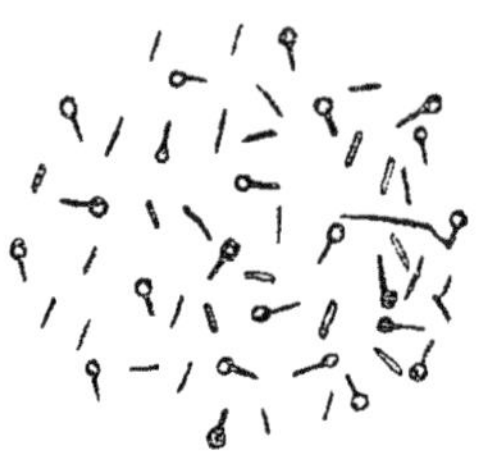

Fig. 25. Bacilles du Tétanos.

Malgré la grande extension des bacilles du tétanos cette affection est relativement rare chez l'homme. Ce fait s'explique probablement par le caractère anaérobie du développement du tétanos. Dès lors, les plaies profondes, *sous-cutanées*, souillées par de la terre de jardin (les plaies par piqûre, par échardes longues, etc.), sont extrêmement dangereuses. Il est pratiquement très important de savoir que les bacilles du tétanos se trouvent souvent dans le cæcum des herbivores (chevaux, bœufs). La terre souillée par du fumier est donc particulièrement dangereuse à ce point de vue. Les chevaux sont fréquemment atteints de tétanos.

Par opposition au *tétanos traumatique* on parlait dans le temps de *tétanos idiopathique* dans les cas où on ne trouvait aucune plaie extérieure pour expliquer le point de départ de l'infection, abstraction faite de toutes petites lésions, qu'on n'avait pas remarquées. Le *tétanos des nouveau-nés* est indubitablement un tétanos traumatique ordinaire qui dérive presque toujours d'une infection de la plaie ombilicale.

Le tétanos est dans nos pays une maladie relativement rare. Les *hommes* en sont manifestement plus souvent atteints que les femmes. Dans *les pays tropicaux* il se rencontre beaucoup plus fréquemment que chez nous. On sait notamment combien la maladie est fréquente chez les *nègres*. D'ailleurs le tétanos n'est pas toujours également répandu. En temps de guerre il règne parfois des *endémies* et des *épidémies* qui naissent pour une grande part sous l'influence funeste de certaines conditions extérieures (défaut de soins, milieu atmosphérique défavorable, couchage sur la terre humide, etc.).

Symptômes et évolution. Les symptômes du tétanos soi-disant rhumatismal surviennent d'ordinaire rapidement et à la suite d'un refroidissement. Cependant il peut aussi exister un certain temps, pendant lequel les malades sont dans un bien-être parfait ou ressentent quelques *prodromes* légers et peu marqués, comme de la lassitude, de la céphalalgie, etc. Quand le tétanos se présente avec les apparences de la spontanéité, ces signes avant-coureurs peuvent aussi exister.

Il est rare que le tétanos traumatique succède immédiatement à la blessure; des jours et des semaines se passent parfois avant que les symptômes tétaniques fassent leur apparition. Des signes prodromiques de légère intensité peuvent également devancer pendant quelque temps les manifestations graves. En général la plaie ne subit pas de modification apparente. Le tétanos complique les blessures aseptiques comme les blessures sérieuses, les plaies en apparence aseptiques comme les plaies négligées.

Les symptômes morbides proprement dits qui sont identiquement les *mêmes* dans le tétanos rhumatismal et dans le tétanos traumatique, commencent le plus souvent d'une manière insidieuse. Les malades éprouvent d'abord un sentiment de *raideur* et de *tension* dans les muscles de la *face*, de la *mâchoire inférieure* et de la *nuque*. Cette raideur s'étend progressivement aux muscles de l'*abdomen* et du *dos*, et parfois au bout de quelques heures, quelquefois seulement au bout de quelques jours, le tableau morbide du tétanos est complètement développé.

La contraction tonique des *muscles de la face* donne à la physionomie une expression de dureté particulière (fig. 26). Le front est d'ordinaire plissé et la bouche étirée dans le sens de la largeur (rire sardonique), ou bien la figure, à raison de l'approfondissement des plis naso-labiaux et de l'abaissement des commissures buccales, prend une expression larmoyante. Avant tout, c'est le spasme tonique des masséters, le *trismus*, qui prédomine. Les dents sont quelquefois si fortement serrées les unes contre les autres, que la bouche peut à peine s'ouvrir de quelques millimètres. Les yeux regardent fixement devant eux, les pupilles sont le plus souvent rétrécies. La *tête* est tantôt encore assez mobile, tantôt un peu renversée en arrière et immobilisée par la contracture des muscles de la nuque. La *colonne vertébrale* s'incurve en arrière, de telle sorte que le thorax fait saillie en avant et qu'on peut passer la main entre le lit et le dos du malade *(opisthotonos)*. Les muscles de la région dorsale sont fortement contractés. L'épigastre et la paroi antérieure de l'abdomen sont aplatis; les *muscles abdominaux* sont d'une dureté ligneuse. Les *jambes* sont quelquefois atteintes de tétanos en extension dans l'articulation du genou, les adducteurs sont également contracturés. Les pieds et les orteils au contraire restent générale-

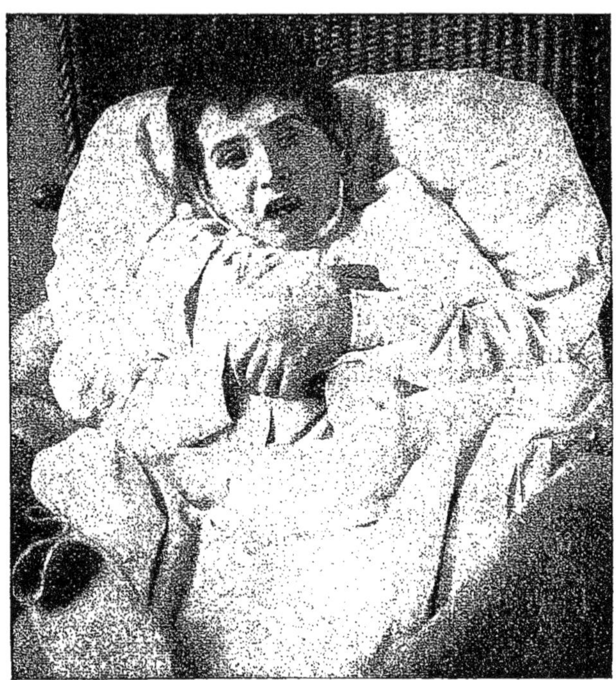

Fig. 26. Expression de la face dans le tétanos.
A cause du trismus l'ouverture de la bouche est impossible.
Observation personnelle.

ment indemnes, les *bras* par contre restent assez mobiles. Ce n'est que dans l'articulation de l'épaule que leur mobilité est le plus souvent manifestement troublée. Des *crampes* peuvent s'emparer *des muscles de la déglutition* comme dans la rage, mais elles sont rares.

La contracture tonique continue est souvent entrecoupée par des *secousses convulsives* répétées pendant lesquelles la tension de tous les muscles atteints est encore accrue. Dans les cas graves, le corps tout entier en ressent chaque fois un fort ébranlement et l'opisthotonos s'accuse momentanément davantage. Ces paroxysmes, dans les états les plus sévères, se suivent avec une grande rapidité; dans les cas légers ils se produisent moins souvent ou ne sont que faiblement marqués. Tantôt ils ont l'apparence de la spontanéité, et tantôt ils sont évidemment dus à des excitations extérieures, agissant par voie *réflexe* et parfois de très peu d'importance (léger mouvement imprimé au corps, bruits, etc.).

Les autres troubles dans le domaine du système nerveux sont peu connus, en partie peut-être parce qu'un examen objectif minutieux est rarement praticable. Il paraît que la *sensibilité* est émoussée dans certains cas; dans d'autres elle est tout à fait normale. Les muscles atteints de crampes sont d'ordinaire le siège de *douleurs* vives. Les *réflexes cutanés* sont presque toujours fortement exagérés. Dans plusieurs cas, que nous avons récemment observés, les *réflexes rotuliens* étaient très prononcés, et en outre dans l'un d'eux il existait un clonus du pied manifeste. On ne constate presque jamais de *signes de paralysie*. La *peau* est souvent inondée de *sueur*. Celle-ci perle souvent abondamment au front. L'intelligence reste parfaitement dégagée et lucide.

Il existe une forme particulière de tétanos qui mérite une courte mention. C'est le *tétanos* dit *céphalique* ou *hydrophobique* que ROSE a décrit le premier. Il ne se déclare qu'à la suite de plaies qui intéressent les nerfs crâniens (de la face et de la tête) et se distingue, dans la plupart des cas, par des *spasmes violents des muscles de la déglutition*, indépendamment des autres manifestations tétaniques. Il en résulte un tableau morbide qui, sous beaucoup de rapports, rappelle celui de la rage (l'hydrophobie). Un autre trait caractéristique du tétanos céphalique, c'est que presque toujours une paralysie faciale se manifeste du même côté que la plaie.

Les *organes internes* ne présentent d'ordinaire aucun trouble particulier. Dans un cas seulement observé à la clinique de LEIPZIG se déclara, les derniers jours de la maladie, une *pneumonie lobaire* et une *néphrite aiguë*. Parfois la *gêne respiratoire* et l'*oppression thoracique* sont très considérables; ces symptômes dépendent en grande partie de la contraction convulsive des muscles de la respiration, qui fixe le thorax dans la position d'inspiration. Lorsque par suite d'une expectoration insuffisante, les produits de sécrétion s'accumulent dans la bouche et dans les voies aériennes, il peut se développer secondairement une bronchite diffuse ou une pneumonie par aspiration. Une dyspnée très prononcée peut aussi résulter de l'*occlusion convulsive de la glotte*.

Le *pouls* dans beaucoup de cas reste longtemps normal. D'ordinaire cependant il est *accéléré:* on observe parfois dans les cas graves une vitesse de 120 à 160 pulsations. Alors le pouls est petit et un peu irrégulier. La *température* est normale au début ou modérément accrue (38°-39°). Plus tard elle augmente presque toujours et, comme WUNDERLICH l'a démontré le premier, atteint *souvent, peu de temps avant la mort, un chiffre très élevé* (42° à 44° c.). Il arrive même que cette surélévation thermique dure quelque temps après la mort. Cette exacerbation terminale de la température n'a pas encore été expliquée. Elle ne tient pas à un excès de calorique qu'auraient développé les contractures musculaires, puisque jusque-là la température n'est pas accrue du fait des attaques tétaniques les plus violentes. Dès lors on est plutôt enclin à attribuer l'hyperthermie à une *paralysie finale des centres régulateurs de la calorification*, à l'instar de ce qui s'observe dans d'autres maladies nerveuses graves (méningite, blessures de la moelle cervicale, urémie, etc.).

Les recherches qu'on a instituées sur les *échanges organiques qui ont lieu pendant le tétanos*, sont intéressantes à noter. *L'excrétion de l'urée* n'est *pas augmentée* dans cette maladie, ce qui s'accorde parfaitement avec l'opinion de VOIGT, d'après laquelle le travail musculaire n'a rien à voir avec la destruction de l'albumine. SENATOR n'a pas trouvé non plus dans l'urine une proportion plus considérable de *créatine* et de *créatinine*. Il est par contre très probable, pour des motifs d'ordre physiologique, que l'*acide carbonique* se forme en excès dans le tétanos, bien que jusqu'à ce jour la preuve n'en ait pas été faite. On a trouvé quelquefois dans l'urine une petite quantité d'*albumine* et de *sucre*. La *constipation* est de règle, probablement par suite du tonus permanent des muscles abdominaux, circonstance qui gêne aussi d'une manière considérable l'*émission de l'urine*.

En ce qui concerne l'*ensemble de l'évolution*, on peut distinguer une forme *grave* de tétanos et une *forme légère*. La description qui précède a trait surtout à la *forme grave*. Ici, tous les symptômes atteignent leur apogée en peu de jours, les attaques tétaniques se succèdent rapidement et la *mort* arrive le plus souvent au cours de la première semaine, par suspension de la respiration et paralysie du cœur. Il va sans dire que l'extrême difficulté ou l'incapacité complète dans lesquelles on se trouve d'alimenter le malade, ne sont pas sans influencer le pronostic. Il est rare que les cas graves durent au delà d'une semaine. Au bout de ce temps, on peut espérer la guérison. Les attaques diminuent graduellement de nombre et d'intensité, jusqu'à ce qu'elles disparaissent entièrement. Cependant, l'issue favorable est tellement rare dans le tétanos grave, que le *pronostic* doit *en tout état de choses* être *très sévère*. Dans la *forme légère*, la marche est ordinairement plus favorable. Alors les symptômes sont dès le début d'une plus grande bénignité. Parfois il existe un trismus plus ou moins fort, mais les contractions toniques des muscles du tronc manquent complètement ou sont à peine marquées. L'état général est peu compromis, la température reste normale et le *pronostic* est beaucoup plus favorable. Quoique la maladie puisse traîner pendant des semaines, elle *guérit* quelquefois complètement. Malgré cela, il ne faut pas perdre de vue qu'un cas qui semble léger à son début, peut, dans la suite, acquérir de la gravité.

Les *constatations anatomiques* faites au niveau du système nerveux dans les cas qui se sont terminés par la mort, sont généralement négatives. Quoique récemment on ait constaté des lésions microscopiques fines au niveau des cellules nerveuses de la moelle épinière, il faut encore attendre, pour conclure, des recherches plus complètes. Les extravasations sanguines qu'on rencontre occasionnellement n'ont qu'un intérêt accessoire.

Diagnostic. Le diagnostic du tétanos ressort la plupart du temps de la nature des symptômes convulsifs et de l'ensemble du tableau morbide. La méningite aiguë, qui produit aussi de la raideur de la nuque et du dos, pourrait mieux que toute autre affection prêter à des erreurs. Cependant il coexiste le plus souvent, en cas de méningite, certains phénomènes cérébraux (douleurs de tête, troubles de l'intelligence), et d'autre part le trismus qui est constant dans le tétanos, est exceptionnel dans la méningite. L'*empoisonnement par la strychnine* provoque également des accès tétaniques, mais ce sont les membres qui en sont les plus affectés. La *rage* se distingue du tétanos, la cause mise à part, par l'absence de trismus, la prédominance de la dysphagie, l'espacement plus net des accès. Les *états hystériques* analogues au tétanos se différencient le plus aisément du tétanos vrai, par la constatation des symptômes spécifiques de l'hystérie (anesthésie, etc.). Dans quelques cas de trismus il ne faut pas le confondre avec la contracture symptomatique des mâchoires qui s'observe dans certaines angines graves, dans certaines affections dentaires, dans les inflammations des mâchoires, etc.

Traitement. Les essais de traitement du tétanos, par l'injection de sérum antitoxique sont extrêmement intéressants (BEHRING-TIZZONI). On immunise des chevaux contre le tétanos. Dans le sérum sanguin de ces animaux immunisés il se produit une *antitoxine* qui neutralise la toxine du tétanos pendant le temps où elle circule dans le sang. Lorsqu'on peut traiter un cas de tétanos pendant les 36 premières heures, on peut avoir l'espoir fondé d'obtenir une amélioration par l'injection de sérum. On injecte 100 unités antitoxiques, c'est-à-dire le contenu d'un flacon du sérum de Behring, au voisinage du point primitivement infecté. Durant les jours suivants l'injection doit être renouvelée. Si on ne peut commencer le traitement par le sérum qu'à une époque plus tardive, les chances de succès sont faibles car la toxine tétanique s'est déjà fixée en grande quantité sur les cellules nerveuses et ne peut plus être influencée par l'action de l'antitoxine. Naturellement on doit toujours, autant que possible, s'occuper d'instituer l'essai d'un traitement antitoxique.

Si le médecin n'a pas à sa disposition de sérum antitoxique, ou si l'injection de sérum a été inefficace, il en est réduit généralement aux procédés en usage jusqu'ici. En ce qui nous concerne, nous avons traité tous les cas qui se sont présentés à nous dans ces dernières années avec l'*acide salicylique* (toutes les heures 0,50) et nous croyons avoir constaté de bons résultats de ce remède. Pour le reste les *narcotiques* doivent être employés. En outre, nous employons de préférence les *sudations* méthodiques qui améliorent l'état du malade en diminuant les accès très douloureux de crampes musculaires. Les *injections* sous-cutanées *de morphine*, l'opium à haute dose, parfois associé avec les *bromures* et l'*hydrate de chloral* (2 gr., 2 à 3 fois par jour en allant progressivement), sont surtout à recommander. Si la déglutition est gênée, on pourra donner le chloral en lavement. Pendant que par ces remèdes nous diminuons l'excitabilité des centres nerveux, nous possédons dans le *curare* une substance qui a la propriété reconnue de diminuer l'excitabilité des *expansions terminales des nerfs moteurs dans l'épaisseur des muscles*. Aussi bien on a institué avec le *curare* de nombreuses recherches thérapeutiques dont quelques-unes seulement ont eu du succès. Le dosage du remède n'est pas facile, parce que ces diverses préparations n'ont pas une composition de tous points identique. Il est à conseiller, par conséquent, d'essayer au préalable sur un animal l'activité de la solution qu'on emploie. Ordinairement on emploie une solution de 0,10 de *curare* dans 10 g. d'eau; on commence par injecter $1/4$ de c. c. et on augmente peu à peu les doses en observant minutieusement leur action. Autant que possible le malade doit être isolé dans une chambre obscure et à l'abri de tout bruit. On donne des aliments liquides et chauds et on supprime tous les aliments excitants (vin, camphre); l'emploi des *bains chauds* et *prolongés* est utile; nous avons constaté que les malades se sentent parfois très soulagés.

Il va de soi que dans le tétanos traumatique on doit s'occuper de la plaie primitive. Puisque les bacilles du tétanos séjournent et se multiplient seulement au point d'inoculation on doit, dans certains cas, au début du tétanos (plaie d'un doigt) envisager la possibilité d'une amputation. D'après les faits connus on ne peut être assuré d'un résultat heureux et positif.

CHAPITRE DIX-NEUVIÈME.

RAGE.

(Hydrophobie.)

Etiologie. Rage des chiens. Chez les chiens et plus rarement chez quelques autres animaux (loup, renard, chat, etc.), se produit une maladie infectieuse particulière qui peut se transmettre par morsure à l'homme et provoquer chez lui les plus formidables symptômes du côté du système nerveux central.

On distingue chez les chiens la *rage furieuse* et la *rage mue* ou *tranquille*. La première commence, d'après la description de BOLLINGER, par des symptômes prodromiques d'un à trois jours de durée (stade mélancolique). Les animaux sont tristes, effarés et refusent toute nourriture. Puis vient le *stade irritatif* ou *maniaque*, pendant lequel les besoins impulsifs de mordre se déclarent par accès en même temps que les animaux éprouvent une tendance irrésistible à échapper, à vaguer, leur aboiement étant devenu étrange et hurlant. Les chiens refusent leur nourriture habituelle, avalent souvent par contre de la paille, du bois, des poils, de la terre, etc. Dans le troisième stade ou *stade paralytique*, se déclarent des paralysies. Les chiens sont très émaciés et misérables, ils succombent sans exception vers le 10e jour de la maladie. Dans la *rage* dite *muette*, le stade maniaque fait défaut. Les manifestations paralytiques, principalement les paralysies du train postérieur et de la mâchoire inférieure, se montrent plus tôt et conduisent rapidement à la mort. On ne constate pas de *lésions anatomiques* très prononcées. Dans le poumon et l'intestin on découvre des altérations catarrhales, des stases dans les organes internes, et dans l'estomac, des corps étrangers anormaux, au lieu des résidus alimentaires habituels.

La transmission de la rage à l'homme a presque toujours lieu par la *morsure* d'animaux enragés et, la plupart du temps, par la morsure de *chiens*, beaucoup plus rarement par la morsure de loups ou de chats atteints. Un fait d'importance pratique et plusieurs fois établi, c'est que la morsure de ces animaux, quoique encore dans la période d'incubation de la rage, est capable de transmettre la maladie à l'homme. Le virus rabique qui ne nous est pas encore connu et n'a pas été isolé, réside manifestement dans la salive, la bave et le sang des animaux enragés, et peut à l'aide de ces substances être inoculé avec succès à d'autres animaux. PASTEUR a trouvé qu'on peut aussi provoquer la maladie expérimentalement en injectant dans les veines ou sous les méninges d'animaux sains préalablement trépanés, de petits fragments des *centres nerveux* (surtout le *cerveau* et la *moelle allongée*) d'animaux enragés. En ce cas la virulence du poison rabique subit, par suite de circonstances particulières, des modifications de nature spéciale, dont nous parlerons à la fin de ce chapitre.

Près de la moitié des individus qui ont été mordus par un animal enragé ne présentent dans la suite aucun signe de la maladie. Cependant cela peut dépendre, pour une très petite partie seulement, de l'absence de prédisposition, et en grande partie pour l'autre d'une morsure insuffisamment infectante. L'expérience a montré que l'infection se produit notamment lorsqu'une grande quantité de bave de l'animal malade contamine la plaie à la suite d'une morsure et surtout lorsque des branches nerveuses sont lésées. On admet que le poison de la rage aborde les organes centraux en suivant surtout les cordons nerveux et beaucoup moins par les voies sanguines et lymphatiques. L'infection se produira donc d'autant plus facilement que la plaie due à la morsure est plus étendue et plus voisine du cerveau. Les plaies de la tête sont donc beaucoup plus dangereuses que celles des mains. La *durée de l'incubation* jusqu'à l'explosion éventuelle de la rage paraît être très variable en longueur. Elle comporte au maximum de 3 à 6 mois, cependant on rapporte aussi des observations où le temps de l'incubation a été plus court, et d'autres où l'on prétend qu'il a été beaucoup plus long.

Tableau morbide et symptômes. La maladie débute avec les symptômes d'un malaise général, de l'anorexie, de la céphalée, de l'insomnie, de l'inquiétude d'esprit, laquelle tient en partie à la conviction que la maladie est imminente. Si la morsure infectante occupe la face, il y a parfois une série d'*éternuements* spasmodiques. Dès le *stade prodromique* se révèle une aversion marquée pour les liquides en même temps que de légers spasmes se produisent lors des essais de déglutition. A l'endroit de la morsure, d'ordinaire depuis longtemps cicatrisée, on observe quelquefois la réapparition de sensations douloureuses et les ganglions voisins sont parfois manifestement gonflés.

Après un ou deux jours tout au plus, commence le second stade ou *stade hydrophobique*. Celui-ci est surtout caractérisé par des *attaques* particulières *de convulsions* toniques qui affectent d'abord les muscles de *la déglutition*, surtout les *constricteurs de la glotte* et dans la suite les muscles *respiratoires*, ceux du *tronc* et des *extrémités*. Ces attaques sont accompagnées de gêne considérable de la respiration et de violentes sensations d'angoisse et d'étouffement, à tel point que l'image de l'hydrophobie s'imprime d'une façon indélébile dans l'esprit de celui qui ne l'a vue qu'une seule fois. Il est probable que ces convulsions se produisent constamment par voie réflexe sous la plus légère incitation venant du dehors, surtout à chaque tentative de déglutition, souvent même à la seule vue de l'eau. Moins fréquentes au début, elles se répètent à intervalles de plus en plus courts. Leur durée est de quelques minutes à une demi-heure. L'agitation du malade peut aller jusqu'au délire et à l'exaltation maniaque. Le *pouls* est plein et accéléré, dans la suite il devient petit et irrégulier. La *température*, le plus souvent modérée, s'élève d'autres fois à une hauteur considérable jusqu'à 39° et 40°. Peu avant la mort on observe parfois de l'hyperthermie. *La soif* est vive, accompagnée de douleurs brûlantes dans la gorge. Parfois il y a une forte *salivation*.

Après un à trois jours, la *mort* arrive, à la suite d'une faiblesse graduellement croissante du cœur, soit au milieu de violentes convulsions, soit après avoir été précédée d'un troisième stade de courte durée, le *stade paralytique*, pendant lequel les attaques convulsives ont cessé. Les cas de guérison de rage véritable chez l'homme sont très rares, si toutefois ils existent.

Les *données anatomo-pathologiques* sont à peu près négatives. Le cerveau en particulier et la moelle allongée ne présentent pas de grandes altérations, de telle sorte qu'on doit penser surtout à l'action de toxines. Souvent à l'examen microscopique du cerveau on trouve des hémorragies de faible intensité, des amas de cellules lymphoïdes accumulées à l'entour des vaisseaux et des cellules nerveuses, etc. On considère comme très importante une lésion spéciale des cellules nerveuses (fig. 27), qui a été décrite pour la première fois par Négri. Dans les cellules nerveuses de la corne d'animaux, de préférence, on trouve de petits corpuscules arrondis de structure radiée, contenant souvent 1 à 2 petites vacuoles. Sur les coupes colorées au bleu de méthylène éosine, les *corpuscules* de Négri sont colorés en rouge sur fond bleu. Selon toute vraisemblance il ne s'agit pas de microbes, mais plutôt d'altérations particulières du protoplasma des cellules; comme on les a trouvées presque constamment et exclusivement dans la rage de l'homme et dans celle des animaux, ils ont une *grande valeur diagnostique*. Dans le *pharynx* on voit souvent des signes de catarrhe, les *poumons* sont gorgés de sang, parfois œdémateux, le *sang* est noir, peu allongé. Le *cœur*, le *foie* et la *rate* sont dans leur état normal.

Le **diagnostic**, surtout quand il y a lieu de soupçonner une infection, est d'ordinaire facile à établir en se basant sur le pharyngisme caractéristique et tout l'ensemble des symptômes morbides. La rage se distingue du *tétanos* traumatique par l'absence du trismus, de la raideur typique des muscles du dos et de l'abdomen, par la nature paroxystique des convulsions et la durée infiniment plus longue de l'incubation. Il n'y a qu'une forme de tétanos, le *tétanos* dit *hydrophobique* (v. t. III) dont la ressemblance avec la rage est très grande. — Il faut rappeler encore que chez des individus très impressionnables, la seule appréhension de la rage peut faire naître des phénomènes nerveux qui lui sont analogues *(hydrophobie hystérique)*, mais qui naturellement ne présentent pas de conséquences graves. De même les spasmes hystériques des muscles du pharynx peuvent parfois offrir une certaine ressemblance avec la rage.

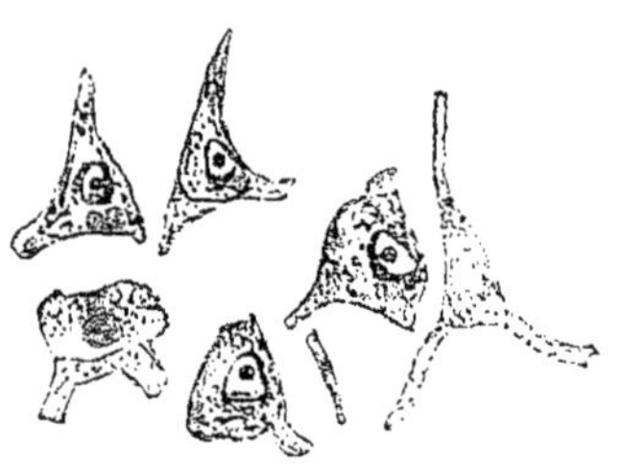

Fig. 27. Cellules nerveuses de la région de la corne d'Ammon chez un lapin, avec corpuscules de Négri.

Si désespérant que soit le **traitement** de la rage quand elle est déclarée, on doit tenter tout au moins de calmer les angoisses des malades. Les narcotiques (la morphine, le chloral), surtout le sommeil chloroformique, rendent en ce cas les plus grands services. Le *curare* a aussi été employé à diverses reprises et paraît effectivement pouvoir adoucir la violence des accès. Les recherches pour obtenir un sérum sanguin contre la rage n'ont malheureusement donné aucun résultat jusqu'à ce jour.

Nous ne pouvons nous étendre ici sur la grande importance des mesures *prophylactiques* (règlement sur les muselières, etc.), destinées à empêcher la propagation de la rage. En ce qui concerne la prophylaxie individuelle, toute morsure suspecte doit, si c'est possible, être désinfectée à fond et cautérisée (potasse caustique, acide phénique, fer rouge). On a recommandé aussi l'excision de la plaie entière ou de la cicatrice, ainsi que l'extirpation des ganglions voisins. Les moyens internes destinés à prévenir l'explosion de la rage, sont probablement sans utilité.

Cependant Pasteur dans ces derniers temps a fait une série d'observations très remarquables qui ont conduit à une *méthode* particulière de *vaccination prophylactique* de la rage chez l'homme. Quand on introduit sous la dure-mère d'un lapin dont on a trépané le crâne, un fragment de la moelle épinière d'un chien enragé, le lapin prend la rage après une période d'incubation de 14 jours environ. Si à l'aide de ce lapin on inocule de la même manière un deuxième, puis un troisième lapin et ainsi de suite, la virulence de la matière à inoculation s'accroît à chaque passage, en effet la durée du stade d'incubation se réduit de plus en plus, jusqu'à ce qu'enfin il ne s'écoule plus que 7 jours avant l'explosion de la maladie. Ce laps de temps ne paraît pas susceptible d'être raccourci davantage. Lorsque d'autre part on pratique ces inoculations successives sur des *singes*, l'activité du virus rabique, au lieu de s'accroître, diminue au contraire. Si alors avec un virus artificiellement affaibli, on inocule des chiens, non seulement ils restent réfractaires, mais en même temps on leur confère de l'immunité vis-à-vis de matières d'inoculation plus virulentes, de façon qu'ils peuvent dorénavant être mordus impunément par des chiens enragés !

En outre, il existe, d'après PASTEUR, une méthode d'atténuation artificielle du virus encore plus simple et pratiquement plus importante, qui consiste à suspendre dans de l'air parfaitement sec, de petits fragments de la moelle épinière de lapins enragés, et renfermant le poison rabique dans sa forme la plus active (v. ci-dessus). Dans ces conditions, le venin contenu dans la substance de la moelle perd de plus en plus de sa puissance, jusqu'à devenir finalement tout à fait inerte. Si alors on injecte sous la peau d'un animal (chien), d'abord un morceau de moelle épinière broyé dans du bouillon stérilisé et qui, par une dessiccation prolongée, a complètement perdu sa virulence originelle, puis, à des intervalles réguliers d'autres petits morceaux qui n'ont été exposés à la dessiccation qu'un temps moindre et qui par conséquent possèdent encore un certain pouvoir toxique, on parvient à la fin à pouvoir injecter au même animal des fragments tout frais de moelle, excessivement virulents, sans que l'animal s'en ressente. Il est donc devenu réfractaire.

Cette dernière méthode a déjà été appliquée par PASTEUR à plusieurs milliers de personnes qui avaient été mordues par des chiens enragés. Et en effet d'après les données actuelles une si petite proportion seulement (1 %) des personnes inoculées de cette manière a été atteinte de la rage dans la suite, qu'il n'y a plus moyen de douter de la valeur prophylactique de l'inoculation préservatrice de PASTEUR. Le danger consistant en ce que par l'inoculation susdite on pourrait provoquer par-ci par-là un cas de rage, est, d'après les faits connus, complètement écarté. Il est très rare d'observer des effets nocifs à la suite de ces inoculations. Il faut nécessairement mentionner certains faits de paralysies aiguës à formes paralytiques, motrices et sensitives, qui se sont toujours terminées favorablement.

L'emploi de l'inoculation prophylactique de la rage n'est jusqu'à présent possible que dans des Instituts spéciaux. Dans la plupart des Etats on a déjà fondé des instituts analogues sur le modèle de l'Institut Pasteur, de Paris. En Allemagne le traitement prophylactique de la rage peut être suivi actuellement à l'Institut pour les maladies infectieuses de Berlin et à Breslau dans l'Institut analogue. Il est très important que le traitement commence *aussitôt que possible* après la morsure, car l'immunité n'est obtenue qu'au bout de 2 à 3 semaines.

CHAPITRE VINGTIÈME.

MORVE.

(Farcin.)

Etiologie. La morve est une maladie qui se déclare chez les *chevaux* et quelques animaux de la même famille (l'âne, le mulet) et est transmissible à l'homme. Elle est caractérisée par des néoformations particulières de forme nodulaire (tubercules morveux), plus rarement diffuses qui ont une grande tendance à passer à la suppuration et à s'ulcérer. Ce genre de nodules et les ulcères qui résultent de leur nécrobiose se rencontrent le plus fréquemment sur la *muqueuse du nez*. Le jetage purulent chez les chevaux est un des premiers et des plus importants symptômes de la maladie. En outre, il se forme des nodosités semblables dans le larynx, les poumons, le foie, la rate, les reins et souvent aussi à la peau. Ce sont ces nodules morveux de la peau, disposés en longs cordons, et les ulcères profonds cratériformes qu'ils entraînent, qui sont désignés en Allemagne sous le nom de « *ver* ». Les vaisseaux et les ganglions lymphatiques de la région atteinte sont d'ordinaire fortement engorgés. Dans presque tous les cas, les animaux succombent après une à trois semaines à la fièvre et à la déperdition générale des forces.

Les lésions morveuses chez l'homme sont dues exclusivement à l'infection par un animal morveux, bien que parfois la source de l'infection ne puisse être découverte. La maladie se déclare donc de préférence chez des gens qui sont fréquemment en rapport avec les chevaux, comme les palefreniers, les cochers, les fermiers, les maquignons, etc. La transmission a lieu le plus fréquemment par le pus et le mucus nasal des animaux malades, sécrétions dont une parcelle a été mise en contact avec une écorchure de la main, une éraflure ou quelque lésion analogue. Du reste la prédisposition à la morve n'est pas bien grande chez l'homme. Cette maladie est donc un accident rare.

Le germe spécifique de la morve a été découvert par LÖFFLER et SCHÜTZ. Ces auteurs ont réussi à découvrir dans tous les produits morbides de la morve, de petits bâtonnets de la grosseur environ des bacilles tuberculeux. Ces bacilles ont pu être cultivés artificiellement et inoculés avec un succès non douteux aux chevaux et à d'autres animaux, chez lesquels on a reproduit constamment la maladie morveuse typique. Dans le sang on ne découvre presque jamais les bacilles de la morve. Il est très intéressant aussi de constater que par la culture isolante artificielle en dehors du corps, ils perdent très rapidement leur toxicité, ce qui constitue une preuve en faveur de l'idée qui, dans ces derniers temps, tend à prévaloir de plus en plus et d'après laquelle les influences extérieures sous lesquelles vivent les bactéries agissent puissamment sur leurs propriétés biologiques. Par des inoculations successives et répétées d'un cheval à un autre la virulence de la morve diminue rapidement, tandis que d'autre part par les inoculations successives à des belettes la virulence des bacilles augmente d'ordinaire beaucoup.

Tableau morbide et symptômes. La *durée d'incubation* de la morve est de trois à cinq jours environ, parfois un peu plus. Les *premières manifestations de la maladie sont de nature locale*, quand l'infection évolue au niveau d'une plaie périphérique. Il se produit alors un engorgement considérable et un endolorissement de la partie affectée avec accompagnement d'une lymphangite intense de la région correspondante. Dans d'autres cas, la maladie commence par des *symptômes généraux* indéterminés (fièvre, douleurs de tête et des membres), de sorte qu'au commencement elle présente quelque ressemblance avec le début d'une fièvre typhoïde. En même temps que les troubles locaux et généraux s'exaspèrent, des troubles localisés ne tardent pas à se produire. Au niveau de la peau on constate des taches et des nodules rouges isolés ou groupés qui se transforment en pustules varioliformes ou en abcès volumineux. Ces abcès crèvent et se transforment, après l'évacuation d'un pus sanieux, en ulcérations anfractueuses et profondes. Parfois les *articulations se gonflent.* Ensuite se développent des *affections des muqueuses*, surtout des *processus ulcératifs dans le nez.* Celui-ci s'enfle comme dans l'érysipèle et il s'en écoule une sanie purulente infecte. La lésion du nez fait très rarement défaut. Sur la conjonctive également, dans le pharynx, sur la muqueuse buccale, dans le larynx, se montrent des lésions inflammatoires et ulcéreuses. Dans les *poumons* se manifeste une bronchite intense et diffuse. Parfois se déclarent des *symptômes gastro-intestinaux* violents, des vomissements et de la diarrhée. Concurremment on voit se dessiner de plus en plus le tableau d'une infection généralisée grave. Les malades tombent dans l'assoupissement et commencent à délirer. Dans quelques cas les manifestations cérébrales dépendent d'une *méningite* purulente (par propagation de l'inflammation nasale?). La *fièvre* est vive, parfois assez continue; moins souvent, par suite de ses frissons intercurrents et de ses fortes exacerbations, elle affecte de la ressemblance avec la fièvre pyoémique. Le *pouls* est fréquent et petit. La *rate* est rarement gonflée d'une façon appréciable. Dans l'*urine* on trouve parfois de l'albumine en petite quantité.

Dans les *cas aigus* et graves, l'issue est presque toujours mortelle. La mort a lieu après deux à quatre semaines. Il y a pourtant aussi des *cas à marche plus chronique*, dans lesquels les affections cutanées et celles des muqueuses évoluent plus lentement et où la fièvre et les symptômes généraux sont moindres. Ces cas, bénins en apparence à leur début, peuvent, plus tard encore, à la faveur d'une fièvre persistante et d'un affaiblissement progressif, se terminer par la mort; dans d'autres circonstances, au contraire, souvent après des mois seulement et même des années, la guérison finit par être complète.

Les *résultats nécropsiques*, dans les cas mortels, ont beaucoup d'analogie avec ceux de la pyoémie. Dans la morve on trouve également des *abcès* dans une foule d'organes internes, ainsi notamment dans les muscles et les poumons, plus rarement dans la rate, le cerveau et les autres organes. La muqueuse des cavités nasales, du pharynx et du larynx présente des nodules et des ulcères identiques à ceux des chevaux. Dans les membranes séreuses et muqueuses on voit souvent, comme dans les processus septiques, de nombreuses *extravasations sanguines.* Nous avons signalé plus haut la présence des bacilles spécifiques de la morve dans les produits morbides.

Le **diagnostic** de la morve, en l'absence de renseignements étiologiques, est parfois très difficile, à tel point que jusqu'ici, tout en tenant compte des données de l'autopsie, la distinction d'avec les maladies pyoémiques était encore incertaine. C'est seulement depuis la découverte des bacilles de la morve que, même dans les cas douteux, on est parvenu à se prononcer. Nous ne pouvons entrer ici dans le détail des recherches bactériologiques (inoculation aux cobayes, examen des cultures, agglutination, etc.) qui peuvent être utilisées dans ces cas. — Sous le rapport clinique il faut aussi attacher une grande valeur aux influences étiologiques (infection possible, profession du malade). Parmi les symptômes morbides, les infections de la peau et du nez sont les plus caractéristiques. — Quand la maladie prend une marche chronique, la confusion de la morve avec les ulcérations syphilitiques ou tuberculeuses est possible.

Un fait très intéressant, mais qui jusqu'ici, à notre connaissance, n'a pas trouvé d'application chez l'homme, c'est la découverte de KELNING qui a extrait de la culture des bacilles de la morve une substance, appelée *malléine* qui, injectée en petite quantité à des chevaux morveux, donne lieu à une forte fièvre, tandis que son injection est inoffensive pour tous les autres animaux. La malléine possède par conséquent pour reconnaître la morve, une qualité identique à celle de la tuberculine pour diagnostiquer la tuberculose.

Le **traitement** de la morve, comme il résulte de ce qui précède, est presque désespéré dans les cas aigus. Lorsqu'un traitement local est possible, on cherchera à amender les affections de la peau, du nez et de la gorge, par des soins de propreté et de désinfection (acide phénique, acide salicylique, etc.). Tous les nodules et abcès morveux doivent aussitôt que possible être ouverts, grattés et désinfectés. On cautérise de préférence les ulcérations avec le *chlorure de zinc*. Le traitement ultérieur sera institué d'après les règles générales en usage dans les maladies infectieuses aiguës graves : des *frictions* avec l'onguent gris (2 à 3 fois par jour) seraient très avantageuses. On a aussi préconisé, à l'intérieur, l'iodure de potassium, l'arsenic. Les ulcérations morveuses chroniques sont parfois favorablement influencées par les rayons de RŒNTGEN et par la méthode de FINSEN.

CHAPITRE VINGT ET UNIEME.

CHARBON.

(Anthrax malin, pustule maligne, mycose intestinale.)

Etiologie. La cause des maladies charbonneuses, c'est l'infection de l'organisme par un bacille spécifique, le *bacille charbonneux*. Celui-ci a été découvert par POLLENDER en 1849, puis, quelques années après par BRAUELL, sans que celui-ci eût connaissance de la première découverte.

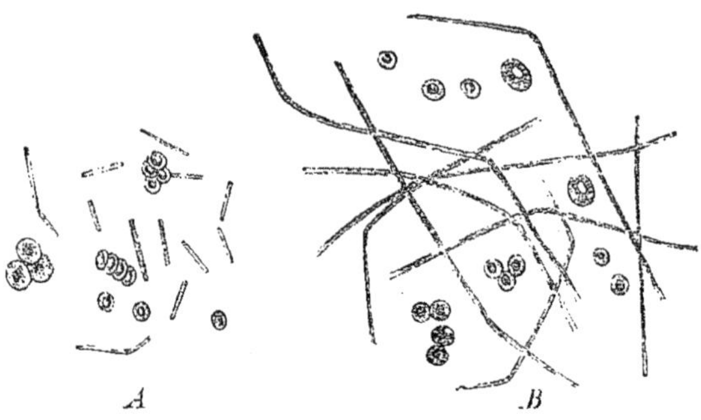

Fig. 28. Bacilles charbonneux (d'après KOCH), 650 : 1.
A provenant du sang d'un cochon d'Inde.
B de la rate d'une souris après une culture artificielle de 3 heures dans de l'humeur aqueuse.

Ces *bacilles* sont des bâtonnets cylindriques, excessivement petits, aussi longs à peu près que le diamètre d'un globule sanguin. Ils peuvent facilement être constatés, et en quantité infinie, à l'aide des matières colorantes d'aniline, dans le sang et les organes d'animaux morts du charbon. Avec du sang chargé de ces bacilles, le charbon peut être inoculé à toutes sortes d'animaux (souris, rats, cochons d'Inde, bœufs, moutons, chèvres et même aux oiseaux), comme cela a été démontré en premier lieu par les expériences de DAVAINE (1863). Les bacilles peuvent aussi être *isolés* en culture pure et puis inoculés avec succès. De cette manière on a fourni la preuve décisive que ces microbes sont les vrais agents de la contagion. La rapide multiplication des bacilles charbonneux dans le sang des animaux inoculés, a lieu par scissiparité. Par la culture artificielle, au contraire, comme KOCH l'a montré, ils poussent et forment des filaments allongés dans lesquels apparaissent rapidement des corpuscules brillants et ovoïdes (fig. 28 *a* et 29 *b*). Les filaments se désagrègent et les petits globules brillants, qui sont les *spores charbonneuses*, deviennent libres pour former de nouveaux bacilles. Tandis que ces derniers ont une résistance vitale relativement faible, les spores sont douées d'une ténacité peu commune et peuvent, même après une dessiccation de plusieurs années, être amenées à reviviscence, quand on les met dans des conditions favorables de température et d'humidité. Inoculées à des animaux, les spores donnent également lieu à une germination de bacilles charbonneux, et il n'est pas douteux que les affections qui se produisent chez les animaux et chez l'homme ne dépendent tout autant d'une infection par les spores que par des bacilles à développement complet. Une série de faits tend à faire croire que les bacilles charbonneux peuvent aussi subsister et parcourir toutes leurs phases évolutives en dehors du corps des animaux, notamment dans les endroits marécageux, aux embouchures des fleuves, etc. Si de là, grâce aux inondations, ils contaminent les pâturages, cela suffit pour expliquer l'explosion parfois soudaine d'endémies charbonneuses en des pays qui en étaient entièrement exempts jusqu'alors.

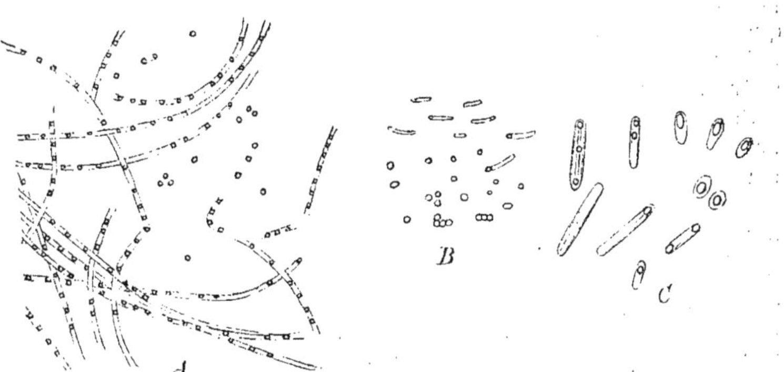

Fig. 29. Bacilles charbonneux ; développement et germination des spores (d'après KOCH)
A provenant de la rate d'une souris après une culture de 24 heures dans l'humeur aqueuse.
Spores en séries moniliformes dans les fibres, 650 : 1.
B Germination des spores, 650 : 1.
C Les mêmes à un plus fort grossissement, 1650 : 1.

Le *charbon des animaux* est d'une importance pratique d'autant plus considérable qu'il se présente de préférence chez les herbivores domestiques (bœuf, mouton, cheval) et peut exercer parmi eux de grands ravages. Il est très remarquable que les carnivores possèdent à l'endroit du charbon une immunité presque absolue. Chez les animaux la maladie a une marche ordinairement très aiguë, même tout à fait apoplectiforme, à telle enseigne que des bestiaux sains en apparence tombent foudroyés et expirent en quelques minutes avec des symptômes convulsifs et dyspnéiques. Dans d'autres cas la maladie est un peu plus longue et intermittente, mais néanmoins les cas de guérison sont très rares.

La *transmission à l'homme* s'opère le plus souvent par l'inoculation directe du poison. Les bergers, les cultivateurs, les bouchers, etc., qui manipulent les animaux charbonneux, peuvent s'infecter par toutes sortes de petites plaies ou excoriations aux mains. Très souvent la contagion a lieu par des dépouilles d'animaux, notamment par les *peaux* et les *poils*. Dans les ateliers et les fabriques où l'on apprête les laines et les peaux provenant d'animaux malades, l'anthrax malin s'est rencontré souvent, comme par exemple, chez les cordeliers, les tanneurs, les chapeliers, les pelletiers, les ouvriers qui travaillent le crin, la laine et le papier. On a constaté également la maladie chez les chiffonniers *(maladie des chiffonniers)*. Un autre mode de contamination, qu'on observe aussi fréquemment chez les animaux, c'est celui qui s'opère par des *piqûres d'insectes*, surtout de mouches qui se sont posées sur les animaux charbonneux. Il n'est pas probable que le virus puisse passer dans le corps à travers une peau intacte. Par contre, l'*intestin* peut certainement être la porte d'entrée de l'infection, comme le démontrent les essais d'alimentation de moutons avec des spores charbonneuses (Koch). Dans le charbon intestinal chez l'homme (v. ci-dessous), il faut tenir grandement compte de la possibilité de ce mode d'infection, et c'est pourquoi on a tenté de rattacher beaucoup de cas d'*empoisonnement par la viande* à l'usage de chair provenant d'animaux charbonneux. Quelques observations d'*affections charbonneuses des poumons* permettent d'admettre que le poison charbonneux peut être aspiré avec la poussière et se fixer primitivement dans le poumon.

Symptômes et marche morbide. Le *charbon chez l'homme* se présente sous deux formes différentes qui peuvent se combiner. La première forme consiste en une *affection cutanée primitivement locale*, se produisant à l'endroit de l'infection; c'est la *pustule maligne*. La seconde forme, la moins fréquente, se montre sous l'aspect d'une *infection générale aiguë grave*, qui est parfois accompagnée d'une lésion cutanée ou de quelque autre maladie locale.

1. La **pustule maligne** se produit d'ordinaire à la main, au bras, au cou, une demi-semaine à une semaine après que l'infection a eu lieu. A l'endroit de l'infection surgit une petite vésicule, qui croît rapidement, s'excorie et prend d'ordinaire un aspect caractéristique d'un bleu sombre, allant jusqu'au noir. Le pourtour présente un gonflement diffus et une vive injection. Autour de la lésion primitive se produisent parfois de petites vésicules secondaires. L'infiltration se propage de plus en plus et de la pustule charbonneuse partent, sous formes de traînées rougeâtres, des vaisseaux lymphatiques

et veineux enflammés, en même temps que les ganglions voisins sont envahis. De plus, il y a de la fièvre et un état général plus ou moins grave. Dans les cas favorables l'engorgement se dissipe, l'eschare s'élimine et la guérison complète finit par s'ensuivre. Dans d'autres cas, au contraire, en plus de l'affection locale, l'infection générale devient de plus en plus prédominante. La fièvre s'élève de plus en plus et l'état général devient alarmant. Des symptômes intestinaux et des manifestations nerveuses graves (assoupissement, délire) se déclarent et la mort arrive parfois en peu de jours. Une forme d'affection charbonneuse primitive de la peau, différente de la pustule maligne, est ce qu'on appelle l'*œdème charbonneux* (charbon blanc); cette lésion se développe de préférence au niveau des paupières, des lèvres, de la muqueuse buccale et jugale; on peut l'observer aussi au niveau d'autres points de la peau. On constate, dans ces cas, un gonflement œdémateux, mollasse, circonscrit, sur lequel apparaissent souvent de petites vésicules à contenu séro-sanguin. La gangrène peut se développer au niveau de ces vésicules. Au niveau du cou et du dos l'œdème charbonneux acquiert souvent une grande extension. Les autres phénomènes observés ressemblent à ceux de la pustule maligne. On ne peut pas toujours établir une distinction nette entre les deux formes.

2. **Charbon intestinal** *(mycose intestinale)*. Tout autre est l'aspect de la seconde forme de la maladie charbonneuse, à laquelle, en raison de la prédominance des lésions intestinales, on a donné le nom de *charbon intestinal* (autrefois de *mycose intestinale*). Dans cette forme, l'affection cutanée, lorsqu'elle existe, s'efface complètement pour céder la première place aux symptômes généraux graves, et ce n'est que dans ces dernières années qu'on a reconnu le lien qui rattache cette maladie aux affections charbonneuses, grâce aux travaux de BULH, WALDEYER, E. WAGNER et LEUBE.

Dans ces cas, il s'agit d'un état morbide d'ordinaire assez subit avec fièvre, vomissements, céphalée et prostration. Le diagnostic dans le principe est le plus souvent entièrement douteux, à moins que par la profession du malade l'attention ne soit appelée sur la possibilité d'une affection charbonneuse. Si l'on examine de près la peau du sujet, on trouve dans une partie des cas, mais pas toujours, une plaie ou une petite pustule charbonneuse caractéristique. Dans une de nos observations, semblable pustule existait depuis plusieurs semaines avant l'explosion des symptômes graves, au dos de la main droite, sans que le malade s'en fût aperçu. En ce cas l'infection générale semblait dériver également de la maladie locale. D'autres fois, c'est seulement au cours de la maladie que des manifestations surgissent *secondairement* sous forme de petites pustules. On voit aussi se produire des *extravasations sanguines* dans la peau et les muqueuses (surtout aux gencives).

Parmi les autres symptômes on signale principalement les *manifestations* du côté de l'*estomac et des intestins* (gastro-entérite charbonneuse). Les vomissements sont fréquents, de même que les selles qui sont peu abondantes, indolores et parfois teintes de sang. En outre, on constate d'ordinaire une *dyspnée* remarquable et un fort *sentiment d'oppression* thoracique sans affection pulmonaire appréciable. Bientôt se développe un état de collapsus général. Le nez et les extrémités se refroidissent, le pouls se précipite et devient misérable, le facies se cyanose. On observe parfois des convulsions tétaniques ou épileptiformes. Les paupières deviennent parfois œdémateuses. La *température* peu élevée d'ordinaire, s'abaisse quelquefois au-dessous de la normale. Peu de jours suffisent pour voir arriver la mort au milieu d'un collapsus des plus profonds. — Dans le « charbon pulmonaire » ces symptômes généraux se combinent quelquefois avec les signes d'une maladie circonscrite du poumon.

Cependant des *formes bénignes* peuvent exister dont l'interprétation n'est pas à l'abri de tout doute. Nous en avons vu quelques exemples provenant d'un atelier de corderie où l'on travaillait le crin de Russie, et qui après deux à trois semaines se terminaient favorablement avec une fièvre légère et des symptômes généraux de médiocre intensité.

3. Le **charbon pulmonaire** se développe probablement, comme nous l'avons dit, par l'inhalation de poussières contenant les spores charbonneuses. La maladie évolue en présentant les caractères d'une bronchopneumonie ordinairement double, avec fièvre élevée et pleurite concomitante, de la dyspnée intense, faiblesse cardiaque et collapsus prononcé. On a pu découvrir les bacilles charbonneux dans les crachats et l'exsudat pleural, parfois aussi dans le sang. Dans la plupart des cas la mort survient en quelques jours.

Anatomie pathologique. Les *lésions intestinales* sont l'élément le plus caractéristique dans les cas d'affection charbonneuse qui se terminent par la mort. Outre les signes du catarrhe, on trouve dans la muqueuse de l'intestin grêle et parfois aussi dans la partie supérieure du gros intestin, des foyers de la dimension d'un centime, infiltrés de sang noir, et dont le centre est escharifié. Le microscope y décèle, surtout à l'intérieur des vaisseaux, des masses de bacilles charbonneux. La *rate* n'est que médiocrement gonflée, mais elle est de couleur sombre et gorgée de sang. Dans les reins, le cerveau et les séreuses, on découvre parfois de petites hémorragies. Les *ganglions lymphatiques* sont quelquefois infiltrés. Nous avons vu dans un cas, outre une affection intestinale légère, une infiltration notable des ganglions du mésentère et un développement énorme des ganglions bronchiques. Dans tous ces divers organes on découvre également les bacilles.

Le **diagnostic** de la pustule maligne n'est ordinairement pas difficile, surtout si on pense aux conditions étiologiques. La découverte des bacilles donne un diagnostic certain. Le charbon intestinal et pulmonaire peut donner lieu à de plus grandes difficultés diagnostiques. L'essentiel est que par la profession du malade, les graves symptômes généraux et la découverte de quelque pustule cutanée, on soit mis sur la voie d'une infection charbonneuse possible. Pour s'en assurer entièrement, il va sans dire qu'il faut rechercher les bacilles dans la pustule cutanée ou dans le sang.

Traitement.. 1. *Inoculation préventive.* Toussaint et Pasteur les premiers ont découvert que la virulence des bactéries charbonneuses peut être artificiellement atténuée par certaines influences extérieures. Si pendant plusieurs semaines on cultive des bacilles charbonneux à une température constante oscillant entre 42° c et 43° c, ils conservent complètement leur forme extérieure et leur faculté germinative, mais ils se dépouillent petit à petit de leur pouvoir virulent, au point que les inoculations faites avec un pareil « vaccin » sont presque inoffensives ou n'entraînent qu'une indisposition insignifiante. Mais un fait particulièrement remarquable et énoncé tout d'abord par Pasteur, c'est que les animaux vaccinés de cette manière sont devenus réfractaires à toute véritable infection charbonneuse ultérieure. Se basant là-dessus, Pasteur proposa d'entreprendre sur une grande échelle l'inoculation prophylactique des moutons et d'autres animaux, sujets au sang de rate, et assura que l'agriculture retirerait de cette pratique les plus grands avantages. Autant que permettent de l'affirmer les faits actuellement connus, les vaccinations préventives pratiquées en grand nombre, notamment en France et en Hongrie, sont parvenues à diminuer notablement la mortalité par le charbon chez les bœufs et les moutons.

Tout récemment les recherches de savants français ont fait connaître d'autres influences encore qui sont capables d'atténuer artificiellement la force germinative et la virulence des bacilles charbonneux (et en partie aussi, d'autres genres de bactéries). Chauveau a trouvé que des cultures de bacilles charbonneux qu'on expose plusieurs jours durant à une *pression* de 3 à 12 atmosphères (à l'oxygène comprimé) perdent de leur virulence, et que les animaux inoculés au moyen de bacilles provenant de cultures affaiblies de la sorte, deviennent rebelles à une inoculation pratiquée avec le virus charbonneux primitif. ARLOING a signalé un fait non moins remarquable et consistant en ce que l'exposition d'une culture aux *rayons solaires* ou à la lumière artificielle concentrée, exerce également une action atténuante sur le développement et la virulence des bacilles. Les germes affaiblis de cette manière pourraient donc aussi servir à conférer l'immunité aux animaux. D'après des recherches récentes le sérum des animaux artificiellement immunisés a une action préservatrice très prononcée. LABERNHEIM a trouvé une méthode de *vaccination combinée* (injection simultanée de sérum charbonneux et de culture charbonneuse légèrement atténuée), grâce à laquelle on peut obtenir une très forte vaccination préservatrice.

2. Le *traitement de la pustule maligne* est purement chirurgical. On a fréquemment essayé les cautérisations avec la potasse caustique, l'acide nitrique, l'acide phénique, etc.; elles sont sans action et peuvent même être nuisible. Dans les cas légers on obtient la guérison avec le repos, la glace, etc. Dans les cas graves on doit recourir au chirurgien pour fendre la pustule, tracer un sillon de cautérisation entre les parties enflammées et les parties saines, injecter à la périphérie de la pustule quelques gouttes de teinture d'iode. — Dans le charbon intestinal et pulmonaire on doit toujours essayer l'emploi des sérums spécifiques. Chez les animaux le sérum détermine sûrement la guérison; chez l'homme les faits connus sont encore peu nombreux. Comme traitement symptomatique on emploie le calomel, la quinine, l'acide salicylique, etc.

CHAPITRE VINGT-DEUXIÈME.

TRICHINOSE.

Histoire naturelle des trichines. Quoique depuis longtemps déjà dans les muscles de l'homme et de certains animaux, on eût rencontré occasionnellement un ver de la classe des vers cylindriques (nématodes), appelé *trichine spirale*, ce fut seulement en 1860 que ZENKER démontra le premier que les trichines peuvent provoquer chez l'homme une maladie grave, parfois même mortelle. Depuis, on a publié beaucoup de cas sporadiques et des relations de grandes épidémies de trichinose, et les travaux de VIRCHOW, de LEUKART, etc., ont élucidé tout ce qui se rattache à l'organisation et à l'embryogénie de ce singulier parasite.

La trichine se présente sous deux formes à notre observation, comme *trichine intestinale* et comme *trichine musculaire*. Les trichines intestinales sont de petits vers blancs visibles à l'œil nu, la femelle a 3 à 4 mm. et le mâle 1 à 1,5 mm. seulement de longueur. Elles possèdent des organes digestifs et sexuels parfaitement développés. Le mâle se reconnaît à deux petits appendices situés à l'extrémité caudale. Les *trichines musculaires* sont (fig. 30) de petits vers de 0,7 à 1 mm. de long qui, enroulés en spirale et renfermés dans une coque celluleuse, souvent imprégnée de sels calcaires, sont logés dans les faisceaux musculaires.

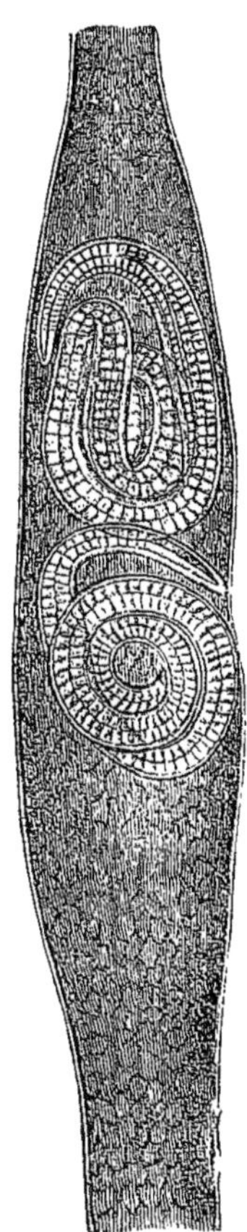

Fig. 30. (D'après HELLER.) Un faisceau musculaire primitif isolé avec deux trichines libres dans une gaine de sarcolemme. Fort grossissement.

Voici la remarquable histoire naturelle des trichines. Si des trichines musculaires vivantes sont introduites (par l'ingestion de chair de porc trichinée) dans l'estomac humain, leur coque se dissout aussitôt; mises en liberté et parvenues dans l'intestin, elles prennent en deux ou trois jours la dimension de trichines intestinales sexuées. Elles s'accouplent et, dans l'utérus des femelles, les œufs se transforment en embryons qui naissent vivants. La naissance des embryons débute sept jours après l'ingestion des trichines musculaires dans l'estomac et semble durer longtemps. Une seule trichine peut procréer au delà de 1000 jeunes. Les embryons commencent leur migration peu après leur naissance et parviennent jusqu'aux muscles striés. On n'est pas tout à fait certain de la voie qu'ils suivent. D'après les uns, les trichines traverseraient la paroi intestinale et la cavité du péritoine jusqu'au tissu cellulaire. Selon les autres, elles pénétreraient dans le courant lymphatique, peut-être aussi, mais rarement, dans le courant sanguin. Les recherches expérimentales récentes de STAÜBLÉ sont plutôt en faveur de l'extension par les voies sanguines, car cet auteur est parvenu à constater de nombreux embryons de trichine dans le sang. Arrivées aux muscles, elles s'insinuent dans les faisceaux primitifs qu'elles désagrègent, s'enroulent en spirale, grandissent dans l'espace de 14 jours jusqu'à la taille des trichines musculaires et s'enkystent, d'ordinaire isolément, parfois au nombre de 2 à 4 dans une seule coque. Cette coque est formée en partie d'une sécrétion chitineuse provenant des trichines mêmes, en partie d'une hyperplasie réactive du tissu cellulaire environnant. Alors le processus de développement des trichines est arrivé à son terme. Les trichines musculaires paraissent (par opposition aux trichines intestinales) avoir une vitalité très robuste et se conservent le plus souvent jusqu'à la mort de leur hôte. Dans les autopsies on les rencontre parfois accidentellement. Elles sont surtout abondantes dans le diaphragme, les muscles intercostaux, les muscles du larynx et du cou (sternomastoïdiens) et dans le biceps, etc.

Etiologie. La seule cause connue de l'infection trichineuse chez l'homme, c'est l'usage de *viande de porc* trichinée, crue ou demi-crue (fumée). Les porcs sont les véritables vecteurs des trichines. Il est probable qu'ils s'infectent de différentes manières; en avalant des excréments d'hommes ou de porcs trichineux, renfermant des embryons vivants de trichines et des trichines intestinales ou en mangeant de la chair trichineuse d'autres porcs. Les déchets de charcuterie servant fréquemment à engraisser les porcs, il en résulte que la trichinose se propage de plus en plus parmi ceux-ci. On a prétendu aussi que l'infection des porcs provient de ce qu'ils dévorent des *rats* trichinés. Cependant la proposition inverse, d'après laquelle les rats deviendraient trichineux en rongeant de la chair de porc trichinée, semble mieux s'accorder avec les faits.

Tableau morbide et symptômes. Les phénomènes morbides que l'invasion des trichines provoque chez l'homme, correspondent en général aux diverses phases du développement et de la vie des trichines, telles que nous les avons décrites plus haut. Cependant, dans un cas donné, les différents stades de la maladie se fondent assez souvent l'un dans l'autre, ce qui tient à ce que le développement des parasites est successif ou présente des invasions successives, etc. Les premiers symptômes sont des *phénomènes gastro-intestinaux*. Au début, on observe de la pesanteur à l'estomac, des nausées, des vomissements, plus tard de la diarrhée, qui parfois devient cholériforme. On peut retrouver les trichines intestinales dans les évacuations, mais l'examen est rarement positif. Parfois aussi, au lieu de la diarrhée, il y a de la constipation. Dans quelques cas enfin les symptômes initiaux du côté de l'estomac et de l'intestin sont assez peu prononcés. Quelquefois les malades, dès le commencement, se plaignent de douleurs et de raideurs musculaires qui ne sauraient pas encore être attribuées à l'immigration des trichines.

Des *symptômes musculaires plus prononcés*, dépendant effectivement de la myosite due aux trichines musculaires, ne se montrent que pendant la seconde semaine ou plus tard encore. Quand l'immigration semble être relativement minime, les symptômes musculaires ne sont que faiblement accusés, si même ils ne font totalement défaut. Dans les cas graves, au contraire, ils peuvent être excessivement intenses et pénibles. Les muscles se gonflent, se tendent, durcissent et deviennent extrêmement douloureux à la pression ou spontanément. Les malades évitent autant que possible tout mouvement et toute contraction musculaire, ils sont couchés avec les bras en flexion, les jambes étendues ou repliées, immobiles dans leur lit. Les *réflexes rotuliens* sont presque toujours abolis, et à l'exploration électrique on constate une diminution notable de l'irritabilité musculaire galvanique et faradique, accompagnée parfois d'un retard de contraction et d'une persistance anormalement prolongée de la contraction (Eisenlohr). L'invasion des masséters, des muscles de l'arrière-gorge et du larynx, produit des *troubles de la mastication*, de la *dysphagie* et de l'*enrouement;* l'envahissement des muscles des yeux donne lieu à des *douleurs oculaires.* Les *désordres respiratoires* dépendant de l'infection des muscles de la respiration (diaphragme, muscles intercostaux et abdominaux), ont une importance particulière. Il y a d'abord de l'anxiété respiratoire, et puis, par défaut d'expectoration, une accumulation de mucosités dans les voies aériennes. Une partie des terminaisons mortelles tient surtout à cette insuffisance respiratoire qui peut encore s'accroître par le développement de *bronchites diffuses* et de *pneumonies lobulaires.*

Le troisième symptôme capital de la trichinose, ce sont les *œdèmes* qui se manifestent vers la fin de la première semaine, d'abord aux *paupières* et un peu plus tard aux bras et aux jambes. La pathogénie de ces œdèmes n'est pas tout à fait claire. On les a considérés en partie comme des œdèmes inflammatoires, en partie comme la conséquence d'une obstruction ou d'une trombose de lymphatiques de petit calibre. Outre les œdèmes, il se produit aussi des *éruptions cutanées:* l'herpes, l'urticaire, de petites suffusions sanguines, des exanthèmes pustuleux, etc. Par suite de *sudations parfois très abondantes*, la peau se couvre de sudamina et d'une vaste éruption miliaire.

Outre les symptômes locaux décrits jusqu'ici, il existe aussi, dans les cas prononcés, de graves *symptômes généraux*, surtout une assez forte *fièvre.* Celle-ci peut atteindre par moments une hauteur considérable (40° à 41°), mais elle n'affecte que rarement un type continu; le plus souvent elle est entrecoupée de chutes fréquentes et assez profondes. Indépendamment de la fièvre, on note de l'accélération du pouls, de la céphalée, de l'insomnie, de la stupeur, etc.

de façon que l'habitus général du malade fait songer à la fièvre typhoïde. Le premier cas de trichinose reconnu sur le cadavre par ZENKER, à Dresde, avait été pris, pendant la vie du malade, pour une fièvre typhoïde. On a pu observer des phénomènes méningitiques prononcés (peut-être par œdème cérébral et hydrocéphalie). L'*urine* donne souvent une diazoréaction nette et renferme parfois un peu d'albumine et des cylindres hyalins; on a observé également des cas de néphrite.

La *durée* totale *de la maladie* est très variable. Il y a des cas bénins qu'on parvient à peine à diagnostiquer et qui font place à la guérison après des symptômes insignifiants de 2 à 3 semaines de durée. Dans les cas plus tranchés, les symptômes peuvent persister de 6 à 8 semaines, quelquefois beaucoup plus longtemps. Dans un tiers environ des cas graves, la *terminaison* est *fatale*. Celle-ci arrive le plus souvent de la 4e à la 6e semaine. Parfois elle résulte de la gravité des symptômes généraux et ordinairement des troubles respiratoires. Quand la trichinose se termine favorablement, la convalescence est souvent très lente.

Anatomie pathologique. L'examen anatomique dans les cas terminés par la mort ne révèle rien de bien caractéristique, à part la présence des parasites. Dans l'*intestin grêle*, on trouve les signes d'un catarrhe souvent légèrement hémorragique; les follicules intestinaux sont d'ordinaire un peu gonflés, la *rate* ne l'est pas. Très fréquemment on rencontre une forte *dégénérescence graisseuse du foie*, dont la production dans la trichinose n'a pas encore été clairement expliquée. Dans les *poumons* on constate parfois la présence de *foyers lobulaires*, même *gangreneux*. Dans les *muscles*, à partir de la 5e semaine, on découvre les trichines sous forme de petites stries blanchâtres déjà reconnaissables à l'œil nu. Nous avons indiqué plus haut les muscles les plus fréquemment atteints. Au *microscope*, les faisceaux dans lesquels se logent les trichines sont transformés en une masse finement granulée. Les noyaux musculaires se multiplient abondamment dans le voisinage de l'animal enroulé. A la fin, le sarcolemme revient sur lui-même et s'apaissit par une prolifération cellulaire qui vient recouvrir sa face externe. Les muscles présentent en outre divers autres états de dégénérescence (fragmentation, dégénérescence cireuse, formation de vacuoles) et dans le tissu interstitiel une forte multiplication des noyaux avec amas de cellules éosinophiles. Dans le contenu de l'intestin on trouve parfois encore après plusieurs semaines de maladie, de nombreuses *trichines intestinales* vivantes, ce qui importe au point de vue thérapeutique.

Diagnostic. Le diagnostic de la trichinose n'est en général pas difficile, car les manifestations propres à la maladie, surtout les inflammations douloureuses et étendues des muscles et les œdèmes ne se rencontrent de cette manière que dans une seule autre maladie, la *polymyosite aiguë primitive* (voir vol. III). La trichinose se distingue de cette dernière, en partie par les circonstances étiologiques particulières (nombre des malades, usage de viande de porc crue, etc.), en partie par les symptômes gastro-intestinaux du début. Elle pourrait également être confondue avec la névrite multiple, voire même avec le rhumatisme articulaire aigu; ici encore une observation minutieuse du malade apportera ordinairement la lumière. Le diagnostic acquiert une certitude complète par la découverte de trichines intestinales dans les évacuations des malades. L'examen du sang a une certaine importance (leucocytose, surtout éosinophilie, peut-être aussi présence des embryons).

Traitement. Les trichines pouvant continuer à vivre dans la chair de porc fumée, salée et peu bouillie (boudins, andouilles, etc.), la seule mesure de *préservation* personnelle possible, mais aussi la plus complètement sûre consiste à éviter l'usage de *toute* viande de porc imparfaitement rôtie ou bouillie. En outre on a créé une garantie efficace contre l'invasion de la maladie, en organisant dans beaucoup de localités *l'inspection microscopique officielle* de la viande.

Le *traitement* de l'infection trichineuse déjà accomplie doit, dans tous les cas où on a lieu de croire qu'il existe encore des *trichines* dans l'intestin, commencer par l'administration de forts *purgatifs* (infusion de séné composée, calomel, huile de ricin, etc.). Puisqu'on rencontre des trichines dans l'intestin jusqu'à la huitième semaine après le début des premiers symptômes, on ne négligera pas d'agir localement sur le contenu de l'intestin, même dans les phases tardives de la maladie. Parmi les moyens capables de tuer les trichines intestinales, la *glycérine* recommandée en premier lieu par FIEDLER, semble être le remède le plus certain. On devra la donner à assez grandes doses, toutes les heures une cuillerée à soupe. Entre autres moyens beaucoup moins efficaces, signalons la *benzine* (4 à 8 par jour dans des capsules gélatineuses) et l'*acide picrique* (en pilules 0,3 à 0,5 par jour).

Dans les phases ultérieures de la maladie, quand l'invasion trichineuse a déjà commencé dans les muscles, la thérapeutique est malheureusement presque entièrement impuissante. On calmera les douleurs musculaires par les narcotiques (piqûres de morphine), des cataplasmes chauds, des frictions avec l'huile de chloroforme. Des *bains chauds prolongés* sont très recommandables. L'*antipyrine* et l'*acide salicylique* rendront aussi de grands services dans beaucoup de cas.

MALADIES DES ORGANES RESPIRATOIRES.

PREMIÈRE PARTIE.

MALADIES DES FOSSES NASALES.

CHAPITRE PREMIER.

RHUME DE CERVEAU.

(Coryza, Rhinite.)

Etiologie. Les symptômes universellement connus du rhume de cerveau dépendent d'une *inflammation catarrhale* de la *muqueuse nasale.* Quoiqu'on sache que ce catarrhe est dû fréquemment à une origine infectieuse, le rhume cependant appartient avant tout à cette classe de maladies pour lesquelles le *refroidissement* en tant que cause morbide possible ne saurait être mis en doute. L'expérience de tous les jours enseigne avec quelle facilité, à la suite d'une cause évidente de refroidissement, surtout des pieds, le coryza se déclare. Toutefois lorsque l'hypérémie et l'hypersécrétion de la muqueuse nasale s'accompagnant d'éternuements, ne sont que des phénomènes *purement* réflexes provoqués par l'action du froid, ils disparaissent rapidement. Pour qu'un véritable rhume *avec troubles morbides plus prolongés* apparaisse, il faut qu'il y ait une infection, souvent favorisée d'ailleurs précisément par des lésions préalables de la muqueuse, dues au froid. La sensibilité de la muqueuse nasale vis-à-vis des excitants agissant par action directe ou réflexe est essentiellement variable suivant les individus et ainsi s'explique la tendance très variable, que présentent divers sujets au rhume de cerveau. La nature *infectieuse* de beaucoup de rhumes se démontre surtout par la *contagiosité* de la maladie. Le rhume se transmet souvent par les mouchoirs, les caresses, même parfois rien que grâce à la réunion de diverses personnes dans un même lieu. Souvent le catarrhe infectieux commence par le *rhinopharynx* et gagne de là la muqueuse des fosses nasales. Les premiers phénomènes consistent alors en sensation de brûlure et de sécheresse dans le cou.

Les irritants *mécaniques* (poussières) ou *chimiques* peuvent aussi provoquer le catarrhe de la muqueuse nasale. A cet égard le *catarrhe iodé,* qui provient de l'usage interne de l'iode, mérite une mention spéciale. Dans ce cas, on peut déceler l'iode dans le mucus nasal. On connaît également l'idiosyncrasie à l'égard de l'*ipecacuanha*, de beaucoup de personnes chez qui la seule odeur de cette plante suffit pour provoquer le coryza et même parfois des accès d'asthme assez forts. Une rhinite intense constitue aussi le principal symptôme de la maladie dite *fièvre des foins*. Cette affection est due, selon toute apparence, à l'action du pollen de certaines graminées sur la muqueuse respiratoire. Rappelons enfin que le coryza n'est parfois qu'un *symptôme d'une autre affection* (rougeole, syphilis, morve, etc.) et que le *transport des sécrétions de la conjonctivite blennorrhagique* sur la muqueuse du nez, peut y provoquer une violente inflammation suppurative.

Les **symptômes** du coryza sont, dans la plupart des cas légers, purement locaux. Les malades sont incommodés par la *sécrétion nasale* qui, rare et muqueuse au début, devient, dans la suite, plus abondante, plus fluide et parfois purulente. Les fosses nasales sont fréquemment *obstruées* par le gonflement de la pituitaire. Les malades sont alors obligés de respirer par la bouche et prennent la voix bien connue, nasonnée, de la rhinite. Chez les enfants cette obstruction des fosses nasales peut occasionner des accès de dyspnée assez intenses, surtout chez les enfants à la mamelle, qui, respirant d'ailleurs ordinairement par le nez, doivent en outre se servir de leur bouche pour la succion. Le sens de l'odorat devient plus obtus dans tout catarrhe nasal. Les *sensations locales* de douleur et de brûlure tiennent le plus souvent à une inflammation légère de la peau, au niveau de l'orifice des narines et de la lèvre supérieure, produite par l'irritation sécrétoire. Par suite de l'état d'irritation inflammatoire de la muqueuse, il se produit dans le nez une sensation de chatouillement et de démangeaison qui, par voie réflexe, provoque des éternuements répétés. La gêne devient plus grande quand le catarrhe envahit les *sinus maxillaires* et que les produits sécrétés s'y accumulent. Quand les *sinus frontaux* sont enflammés, il existe des douleurs frontales encore plus vives (parfois de nature névralgique). Les cavités ethmoïdales et sphénoïdales, de même que l'antre d'HIGHMORE, peuvent aussi participer à l'inflammation. Mais le catarrhe, pour peu qu'il soit intense, s'étend le plus souvent aux muqueuses avoisinantes. C'est ainsi qu'à un catarrhe nasal vient parfois s'ajouter une conjonctivite, une inflammation de l'oreille, une angine, une laryngite. Un rhume de quelque durée produit quelquefois de l'*eczéma* à la lèvre supérieure, et nous savons déjà que le coryza peut devenir la cause occasionnelle du développement de l'érysipèle.

L'*état général* peut être notablement troublé dans une rhinite violente; de petites ascensions fébriles ne sont pas rares. Chez les enfants surtout le *coryza fébrile* est un fait connu. Nous devons signaler ici une forme particulière du coryza; elle se révèle par une très *abondante sécrétion aqueuse* des fosses nasales, se produisant sous forme de crise. Il est probable que quelque trouble nerveux joue un rôle dans cette affection, la thérapeutique peut d'ailleurs n'avoir qu'une action minime sur elle.

Traitement. Comme la plupart des cas tendent d'eux-mêmes à la guérison en peu de jours, il est d'ordinaire inutile de recourir à un traitement spécial. Il paraît douteux qu'il soit utile, comme on l'a prétendu, d'administrer de la quinine à l'intérieur dans le coryza récent aigu. Quand la sécrétion est abondante et surtout quand le cas est récent, on recommande volontiers « le remède sternutatoire de HAGER » (alcool, acide phénique, ana 10,0, liqueur ammoniacale caustique 5,0). Beaucoup d'auteurs se louent également de l'emploi des badigeonnages de la muqueuse nasale avec une solution de cocaïne à 5 p. 0/0 ou 2 p. 0/0. Le remède le plus récent, d'ailleurs très actif contre le coryza, est le *formane* (pastilles de formane), qui dans l'eau chaude se décompose en aldehyde formique, menthol, acide chlorhydrique et doit être inspiré par le nez. Quand la sécrétion s'est accumulée en masse à l'état de croûtes sèches, il faut tâcher de les détacher en faisant renifler des liquides chauds (du lait chaud). Pour garantir la peau de l'action irritante des sécrétions, on enduit la lèvre supérieure et les narines de vaseline. — C'est seulement dans les cas de fort catarrhe purulent qu'un *traitement local* plus énergique de la muqueuse (la douche nasale, les injections, les inhalations) au moyen de remèdes astringents (tannin, alun) ou irritants (nitrate d'argent) peut devenir nécessaire. — Chez les enfants, qui ne peuvent renifler, il est recommandé de nettoyer fréquemment le nez avec une petite éponge imbibée d'une solution d'acide borique à 1 0/0.

L'*asthme des foins (Catarrhe estival)* est une maladie, qu'on observe souvent en Angleterre et dans l'Amérique du Nord, mais qui est assez rare chez nous. Elle atteint d'ordinaire les hommes adultes, moins souvent les femmes. Certaines personnes ont une prédisposition toute particulière à cette affection au point qu'il leur suffit de traverser une prairie ou de passer près d'un champ à l'époque de la floraison (le mois de juillet, par exemple), pour éprouver un accès. Comme nous l'avons déjà dit, on admet que c'est la poussière de pollen répandue dans l'air et inhalée qui est la cause de cet état catarrhal particulier. En fait, on a découvert à maintes reprises les graines de pollen dans le mucus nasal et dans la sécrétion bronchique. Les symptômes de la fièvre des foins consistent en un *coryza* intense avec sensation de brûlure dans les fosses nasales et violents éternuements. Le tissu érectile de la muqueuse nasale est presque toujours très turgescent. En même temps se développe le plus souvent une *conjonctivite* assez vive avec gonflement des paupières. Lorsque la maladie s'accentue, elle s'accompagne parfois d'un catarrhe des voies respiratoires les plus profondes (larynx, bronches). En outre, on voit souvent, et surtout la nuit, se manifester de violents *accès d'asthme* (voir le chapitre relatif à l'asthme bronchique).

Le traitement doit consister d'abord dans la suppression de la cause de la fièvre des foins (changement de climat, cure marine). De plus, on a de préférence recommandé les douches nasales avec solution de quinine (1 : 500 à 1 : 1000), d'acide phénique, etc. Certains auteurs préconisent le massage de la muqueuse olfactive et les attouchements locaux avec des solutions de cocaïne et d'adrénaline. Comme médicaments internes à employer dans les formes asthmatiques accusées on utilise l'iodure de sodium ou de potassium. DUNBAR a proposé une méthode de traitement particulière. Il a préparé un soi-disant sérum antitoxique par l'injection de graines de pollen à des animaux et il prétend qu'il a très notablement amélioré les crises d'asthme des foins en badigeonnant la muqueuse olfactive avec ce sérum ou en faisant aspirer par le nez une poudre imprégnée de ce sérum (Pollantine). Les résultats pratiques de cette méthode ne sont pas encore probants. WEICHARDT croit avoir trouvé dans le sérum des herbivores, au moment de la floraison des prairies, une substance protectrice vis-à-vis de la toxine du pollen. Ce sérum concentré est vendu sous le nom de *graminol* et paraît avoir une certaine action thérapeutique.

CHAPITRE DEUXIÈME

CATARRHE CHRONIQUE DES FOSSES NASALES.

(Rhinite chronique hypertrophique et atrophique. Ozène.)

1. **Rhinite chronique hypertrophique.** Les causes de cette affection nous échappent fréquemment. Parfois elle semble se développer à la suite d'accès fréquemment répétés de catarrhe aigu, à moins que la relation entre ces deux états ne doive s'interpréter en ce sens que la rhinite chronique ne constitue qu'une prédisposition au renouvellement incessant des exacerbations aiguës du catarrhe. Certains états organiques (anémie, scrofulose) paraissent avoir de l'influence sur la production de la maladie. A ce titre on cite également quelques agents nuisibles d'origine professionnelle (poussière, fumée), parfois une structure anormale du nez (déviation de la cloison), quelquefois aussi une tare héréditaire.

Les *altérations anatomiques* consistent en un gonflement et une hypertrophie de la muqueuse à marche lente et constamment progressive. Celle-ci est turgescente et d'un rouge vif, ou, dans d'autres cas, d'une coloration gris-rougeâtre. C'est le cornet inférieur qui est presque toujours le plus altéré et après lui le cornet moyen. Au plus haut degré de la maladie, il se forme des saillies inégales et mamelonnées de la muqueuse et même de véritables polypes. Ces lésions sont parfois visibles à la seule inspection des narines, mais elles deviennent plus manifestes par l'exploration rhinoscopique des orifices postérieurs des fosses nasales.

Les malaises occasionnés par la rhinite chronique hypertrophique sont quelquefois réellement pénibles. La respiration par le nez est empêchée, la voix est nasonnée, l'odorat et le goût sont altérés. La sécrétion est ordinairement accrue, plus rarement supprimée. Il existe parfois une tendance aux épistaxis. Beaucoup de malades se plaignent de céphalalgie.

Il existe un fait important à noter, c'est la *propagation fréquente* aux *organes du voisinage, surtout* à l'oreille. La simple oblitération du pavillon de la trompe d'Eustache, quelquefois aussi la propagation du catarrhe à la muqueuse de la trompe et à l'oreille moyenne, provoque de la *dureté de l'ouïe*. Très souvent encore il existe en même temps un catarrhe chronique du nasopharynx et de la pharyngite chronique. Il arrive même que la maladie se traduit à l'extérieur par la rougeur et le gonflement du bout du nez.

Une remarque d'un intérêt particulier, c'est que la muqueuse nasale altérée de la sorte peut être le point de départ de *névroses réflexes* (Voltolini, Hack et autres). Quoique, à notre avis, beaucoup de spécialistes aillent trop loin à cet égard, il est incontestable que des *attaques de migraine*, des *états vertigineux*, certains genres de *maux de tête* et surtout beaucoup de formes d'*asthme bronchique* sont en connexité avec des maladies du nez. Nous reviendrons sur cette question à un autre moment (v. plus loin le chapitre concernant l'asthme bronchique).

Le *traitement* de la rhinite chronique hypertrophique n'est efficace qu'autant qu'on réussit à détruire complètement et à enlever par le *galvanocautère* les parties hypertrophiées; pour ce qui concerne les détails précis relatifs à l'emploi de cette méthode, nous renvoyons aux ouvrages spéciaux. Dans les cas légers seulement les attouchements au pinceau avec la cocaïne, les douches nasales, les insufflations de nitrate d'argent (0,05 à 1,0 sur 10,0 d'amidon) peuvent être utiles.

2. **Rhinite chronique atrophique simple ou fétide. Ozène simple.** Cette maladie consiste en une atrophie lente (avec ou sans hypertrophie préalable) mais fatalement progressive, non seulement de la muqueuse avec ses vaisseaux et ses glandes, mais finalement aussi des os. La cavité nasale devient par suite excessivement vaste. Les cornets se réduisent de plus en plus, de sorte qu'à la fin il n'en reste plus que de minces fragments. En outre la sécrétion purulente devenue plus rare a de la tendance à se dessécher sous forme de grumeaux d'un jaune verdâtre et de croûtes fortement adhérentes, qui subissent une décomposition putride particulière, source d'une insupportable puanteur. On ignore encore quelle espèce de bactéries donne naissance à cette décomposition putride. Lorsque cette odeur très caractéristique et excessivement repoussante du nez existe, on désigne d'ordinaire la maladie sous le nom d'*ozène* (ὄζειν, puer), tandis que les autres cas, moins importants en pratique, s'appellent rhinite atrophique simple. Cette dernière peut, en certaines circonstances cependant, se transformer en ozène.

L'ozène débute d'ordinaire dans l'enfance. Il a généralement un début insidieux et inaperçu; d'autres fois il succède manifestement à des maladies aiguës antécédentes (rougeole, etc.). L'anémie et la scrofulose sont à juste titre considérées comme d'importantes causes prédisposantes. Storck est d'avis que dans la plupart des cas, l'ozène dépend d'une syphilis des *parents*. Cette hypothèse n'est pas suffisamment fondée. Il faut remarquer aussi que les malades atteints d'ozène ont souvent dès la naissance un nez à dos large et plat, circonstance qui constitue peut-être un caractère familial et favorise le développement de la maladie.

Les *troubles subjectifs* sont quelquefois peu marqués, car les malades ont le plus souvent perdu complètement l'odorat. Ce fait les rend d'autant plus incommodes pour leur entourage. Le sentiment de sécheresse nasale peut devenir gênant. Parfois aussi il y a de la céphalalgie et une tension oculaire, etc. Comme la cavité naso-pharyngée et la face postérieure du pharynx participent presque toujours au processus, les malades se plaignent en même temps de toux et de nausées. La déglutition des sécrétions donne parfois lieu à des troubles gastriques chroniques prononcés. — L'*examen objectif* permet de voir, de face, la largeur inaccoutumée des cavités nasales; par la rhinoscopie on constate mieux encore l'étendue de l'atrophie. La muqueuse est pâle ou d'un rouge terne, couverte de croûtes desséchées. Quelquefois il existe des ulcérations superficielles. Ordinairement, comme nous l'avons dit, la muqueuse de la voûte du pharynx participe également à la maladie. La paroi postérieure de ce dernier paraît atrophiée, lisse, comme laquée, et est souvent aussi revêtue de croûtes. Le processus peut s'étendre au voile du palais et même au larynx. En outre il y a parfois en même temps une inflammation de l'oreille moyenne.

Remarquons encore qu'il ne faut pas confondre l'ozène proprement dit avec les processus de nature différente qui provoquent également une puanteur du nez. Les vraies inflammations *tuberculeuses* de la muqueuse nasale et des os propres du nez ne sont effectivement pas rares chez les enfants scrofuleux (Demme). Enfin il y a lieu de se rappeler les affections *syphilitiques* du nez (syphilis tertiaire, principalement aussi les formes héréditaires).

Ce n'est qu'à l'aide des méthodes de *traitement local* perfectionnées par les spécialistes qu'on parvient à agir efficacement sur l'*ozène*. Alors même la cure est très longue et réclame beaucoup de patience de la part du malade et du médecin. La guérison complète de la rhinite atrophique est impossible. Indépendamment du traitement local, il faut tenir compte du *traitement général* et *constitutionnel*.

Le *traitement local* doit consister avant tout à *enlever les produits de sécrétion,* afin de corriger la fétidité de l'haleine. Les *douches nasales* avec des solutions désinfectantes, comme le permanganate de potasse (1 : 3000), l'acide phénique, le sublimé, etc., sont très employées. Ces solutions sont doucement injectées dans le nez, surtout à l'aide de petites poires en caoutchouc, pourvues également d'un embout en caoutchouc (seringue nasale de Heller), ou ce qui vaut mieux, à l'aide d'un irrigateur; on les laisse couler dans l'une des narines, la tête du malade étant inclinée en avant. Le liquide s'écoule alors dans l'autre narine en passant par l'espace naso-pharyngé. Les malades apprennent assez vite à cracher le liquide qui arrive au niveau du pharynx. Les douches, quelles qu'elles soient, doivent au début être pratiquées avec *prudence et* sous la surveillance du médecin. La pression sous laquelle le liquide coule dans la cavité nasale doit être aussi peu élevée que possible, pour qu'il ne passe pas dans les sinus voisins et dans les trompes. En outre, toutes les solutions employées en douches doivent être tièdes (25 à 28° C.). Outre les douches méthodiques, les *badigeonnages* et les *insufflations* de poudres médicamenteuses (l'acide borique, l'alun, l'aristol, etc.) sont parfois usités. On préconise à juste titre l'introduction dans le nez de *tampons secs d'ouate,* par lesquels on prévient la dessication des produits de sécrétion et on diminue la puanteur. Ces tampons sont renouvelés tous les jours. Il est bon d'imprégner ces tampons avec une solution de créoline à 1 0/0, avec du baume du Pérou ou des substances analogues.

CHAPITRE TROISIÈME.

HÉMORRAGIE NASALE.

(Épistaxis.)

Bien que l'épistaxis ne soit simplement dans beaucoup de cas que le symptôme d'une maladie, nous sommes cependant autorisés à en faire une courte description, d'une part parce que la répétition fréquente de cette hémorragie est très souvent le premier signe qui appelle l'attention sur une maladie préexistante, d'autre part parce que le traitement de l'épistaxis est important au point de vue pratique.

Beaucoup de personnes sont sujettes à des *saignements du nez habituels* qui surviennent sous l'influence de causes occasionnelles minimes, comme l'action de se moucher fortement, un effort, un échauffement, ou sans motif appréciable. Cette hémorragie habituelle est souvent (mais non toujours) l'expression d'une *diathèse hémorragique générale,* héréditaire dans beaucoup de familles (voyez le chapitre sur l'hémophilie). Dans d'autres cas l'épistaxis est la conséquence d'une maladie chronique. Elle est particulièrement fréquente dans la *leucémie,* les *lésions cardiaques,* la *cirrhose rénale,* puis comme épiphénomène des *maladies* appelées *hémorragiques,* telles que le scorbut, la maladie de WERLHOF, etc. Enfin les maladies du nez elles-mêmes peuvent donner lieu à des hémorragies. Nous avons déjà signalé souvent les épistaxis périodiques des jeunes filles résultant d'une *menstruation vicariante,* mais il faut toujours être réservé dans une appréciation de ce genre. Au début de certaines *maladies aiguës fébriles* (fièvre typhoïde, scarlatine, etc.), ainsi que dans les septicémies, l'hémorragie nasale n'est pas rare non plus. Signalons que le point qui saigne se trouve le plus souvent au niveau de l'extrémité antérieure et inférieure de la cloison (KIESSELBACH).

Très souvent l'épistaxis est une manifestation très passagère et d'une innocuité complète pouvant même dans un certain sens, avoir de l'utilité. C'est ainsi que la céphalalgie et la lourdeur de tête s'amendent parfois considérablement après un saignement de nez. Cependant toute hémorragie nasale peut devenir dangereuse, quand elle se déclare chez des personnes déjà affaiblies et anémiées, ou quand elle est assez persistante et assez profuse pour produire une profonde anémie générale. Celle-ci se reconnaît à la pâleur de la face, à la faiblesse générale, aux vertiges, aux bourdonnements d'oreilles et à la petitesse du pouls. En ce cas, l'intervention médicale est de rigueur. Il importe aussi, dans tous les cas d'épistaxis d'examiner la paroi postérieure du pharynx, pour constater si le sang ne s'écoule pas par les choanes. On s'imagine quelquefois que le sang s'est arrêté, parce qu'il n'en sort plus par l'orifice antérieur des narines tandis qu'il ne cesse de couler en arrière.

Dans toute hémorragie nasale abondante, il faut insister avant tout sur le repos et défendre au malade de se moucher inutilement comme aussi de se laver et de s'éponger constamment le nez. En tenant les narines doucement fermées au moyen d'un mouchoir pendant un certain temps, il se forme souvent, sans médication aucune, un caillot qui fait cesser l'hémorragie. L'application d'eau froide sur le nez (eau glacée) est avantageuse, on fait bien d'y ajouter un peu de vinaigre. L'adrénaline est un puissant hémostatique que l'on emploie en solution de 1 : 1000. Si l'hémorragie ne s'arrête pas, on essaie d'abord le tamponnement antérieur de la narine qui saigne, avec de l'ouate simple ou au perchlorure de fer très dilué ou même avec des bandelettes de gaze iodoformée. A ce qu'on dit, la plante dite Penghawar-Yambee est un bon hémostatique. Si l'on ne réussit pas, on doit procéder au tamponnement de la narine postérieure à l'aide de la « sonde de BELLOC ». En cas de besoin, on peut aussi tamponner avec une sonde élastique, qu'on glisse par-dessus la voûte palatine dans le pharynx et qu'on fait sortir par la bouche. On y attache le tampon qu'on fixe au niveau des choanes en ramenant le cathéter. Les *moyens internes* (ergotine, hydrastis, etc.), pour arrêter l'hémorragie sont très incertains dans leur action. Dans les cas graves on doit avoir davantage confiance en une injection de solution de gélatine.

DEUXIÈME PARTIE.

MALADIES DU LARYNX.

CHAPITRE PREMIER.

CATARRHE AIGU DU LARYNX.

(Laryngite aiguë.)

Etiologie. Le *refroidissement*, comme tout le monde le sait, joue un rôle capital dans l'étiologie du catarrhe aigu du larynx. Il serait injuste de vouloir complètement nier son action, car il résulte de nos recherches personnelles qu'une muqueuse soumise au refroidissement présente une *réceptivité plus grande*, vis-à-vis de l'infection. La *prédisposition* aux laryngites diffère beaucoup d'après les individus, c'est elle qui fait que beaucoup de gens sont plus facilement et plus fréquemment atteints de catarrhe que d'autres. A part le refroidissement, les *irritants directs* qui atteignent la muqueuse laryngée, provoquent souvent une laryngite, comme, par exemple, l'inspiration de fumée, de gaz et de vapeurs nuisibles. Les exercices immodérés de la voix, les cris, le chant occasionnent aussi des laryngites, surtout quand d'autres influences nocives agissent concurremment sur le larynx. Enfin la laryngite peut se montrer comme *épiphénomène* ou comme *affection secondaire* dans d'autres maladies, surtout dans la rougeole, puis dans la fièvre typhoïde, la scarlatine, l'érysipèle, etc.

Le catarrhe du larynx est très souvent combiné avec celui du nez, du pharynx et des voies respiratoires supérieures.

Symptômes. Bien que les symptômes de la laryngite permettent d'ordinaire d'établir facilement et sûrement le diagnostic, l'*examen laryngoscopique* permet de juger exactement de l'étendue et de l'intensité du catarrhe; cet examen ne saurait donc être négligé dans aucun cas sérieux. Le laryngoscope fait voir, d'après le degré du catarrhe, une rougeur et une tuméfaction plus ou moins prononcées de la muqueuse, surtout des cordes vocales, des ligaments thyro-aryténoïdes supérieurs ou fausses cordes vocales et de l'espace interaryténoïdien. Parfois on aperçoit par-ci par-là de petits amas de mucus adhérents à la muqueuse. Selon les cas, c'est tantôt telle partie, tantôt telle autre qui est plus spécialement atteinte. Quand l'inflammation est vive, elle peut provoquer, notamment sur les cordes vocales, des *érosions* superficielles. Dans d'autres cas, la muqueuse présente en divers points un aspect décoloré d'un blanc grisâtre qui tient à un état trouble de l'épithélium. Souvent aussi on y remarque de petites extravasations sanguines. Très fréquemment on constate, lors de l'émission des sons, que l'orifice glottique se ferme incomplètement et de façon à laisser entre les cordes vocales une petite fente ovale. Cette légère *parésie catarrhale des cordes vocales* est probablement d'origine musculaire et dépend le plus souvent d'un état morbide des muscles thyro-aryténoïdiens.

Parmi les autres symptômes du catarrhe laryngé, il faut mentionner avant tout l'*enrouement*, qui seul, dans beaucoup de cas, suffit à faire diagnostiquer la maladie. Il ne dépend qu'en partie des lésions anatomiques des cordes vocales; il est dû aussi pour une part à la parésie dont nous venons de parler. Naturellement le degré de l'enrouement diffère beaucoup suivant les cas et varie depuis la simple « raucité » ou « l'état voilé » de la voix jusqu'à sa complète extinction (aphonie).

La *toux* de la laryngite est parfois d'une violence excessive, et on reconnaît « la toux laryngée » à son timbre grave et enroué. Le plus souvent sèche au début, elle s'accompagne dans la suite d'une *expectoration* muco-purulente rare, souvent légèrement teintée de sang.

Les *douleurs* du larynx sont d'ordinaire modérées. Les malaises subjectifs consistent principalement en une sensation désagréable de chatouillement, de brûlure et sécheresse de la gorge. Après une conversation un peu soutenue la douleur au niveau du larynx peut devenir assez vive. La pression au niveau du larynx éveille aussi quelquefois de la sensibilité. La *dysphagie* concomitante dépend d'or dinaire de la coexistence d'une pharyngite, mais peut aussi être mise sur le compte d'une affection de l'épiglotte ou des cartilages aryténoïdes.

L'*état général* est très variable suivant les cas. Beaucoup de malades n'éprouvent aucun trouble à part l'enrouement; d'autres, au contraire, présentent un grand abattement, de légers maux de tête, souvent aussi des ascensions fébriles peu prononcées. Dans ces derniers temps nous avons encore vu divers cas de *laryngite aiguë primitive* (raucité complète, inflammation catarrhale intense de la partie supérieure du larynx, surtout des cordes vocales) qui commençaient par une *fièvre élevée* au delà de 40° et un état général assez grave et qui se terminaient complètement en 1 à 2 semaines environ. Ces laryngites aiguës sévères ont incontestablement une origine infectieuse; peut-être étaient-elles en rélation avec l'influenza.

La *dyspnée* n'existe guère dans la laryngite commune des adultes, même quand les cordes vocales supérieures ou les replis arytino-épiglottiques sont considérablement tuméfiés. Mais il existe une forme grave de laryngite aiguë, qui non seulement chez les enfants, mais même chez les adultes, provoque des signes manifestes de suffocation; c'est ce que l'on appelle la *laryngite sous-glottique aiguë grave*. Dans cette forme, la muqueuse de l'espace laryngé inférieur (sous-glottique) est atteinte d'une infiltration aiguë très intense qui conduit à la sténose. Les *inflammations phlegmoneuses* du larynx, rares d'ailleurs, peuvent aussi occasionner une sténose considérable et de la dyspnée.

Chez les *enfants*, au contraire, à raison de l'étroitesse plus considérable du larynx infantile, les symptômes de sténose ne sont pas rares, même dans les formes relativement bénignes de la laryngite et ils ont donné lieu à la description d'une forme particulière de la maladie, appelée faux-croup.

Le **faux-croup** *(laryngite striduleuse)* des enfants survient ordinairement à la suite d'un léger coryza. Subitement, et le plus souvent la nuit, surviennent des accès de toux rauque, aboyante, par laquelle les enfants sont tirés de leur sommeil. Les secousses de toux sont entrecoupées par des inspirations prolongées et bruyantes. Les enfants sont anxieux, agités, la respiration est pénible. Les muscles respiratoires auxiliaires entrent en action, mais le retrait inspiratoire profond des espaces intercostaux inférieurs et de l'épigastre démontre que l'air pénètre insuffisamment dans le poumon. Le pouls devient petit et fréquent. L'accès se prolonge de cette manière pendant plusieurs heures jusqu'à ce que petit à petit la toux devienne moins intense, et la respiration plus facile. Enfin les enfants s'endorment et se réveillent au matin le plus souvent assez dispos, gais et une toux légère rappelle à peine l'effrayant spectacle de la nuit antérieure. La nuit suivante et, parfois jusqu'à 2 à 3 nuits de suite, les accès graves se renouvellent de la même façon. Il ne reste plus alors d'ordinaire qu'un simple catarrhe qui guérit complètement au bout de 1 ou 2 semaines. La cause anatomique du faux-croup est une laryngite aiguë qui conduit à une tuméfaction particulièrement considérable de la muqueuse et de l'espace sous-glottique. A cause de l'étroitesse du larynx chez l'enfant, il se produit aisément une sténose marquée et il est probable que ce sont surtout les produits de sécrétion accumulés pendant la nuit et qui tendent à se dessécher qui sont la cause des accès. Il n'y a rien ni dans le larynx, ni dans le pharynx qui se rapporte à des lésions croupales diphtéritiques véritables. Il est remarquable que beaucoup d'enfants, souvent même plusieurs enfants d'une même famille, ont une *prédisposition* particulière pour le faux-croup. Quand on prétend qu'un enfant a déjà eu la diphtérie à plusieurs reprises, il s'agit presque constamment du faux-croup dont nous venons de parler.

La *durée de la laryngite aiguë* est courte dans les cas légers et s'étend à une ou plusieurs semaines dans les cas graves. C'est surtout à défaut de précautions suffisantes et par suite d'imprudences de la part des malades, que le catarrhe laryngé aigu passe à l'état chronique. La terminaison mortelle est excessivement rare, même dans la forme grave des adultes, et dans le faux-croup des enfants la maladie ne se termine fatalement que quand il s'agit exceptionnellement d'un enfant rachitique ou très débilité.

Le **traitement** de la laryngite aiguë doit avoir pour premier objet *d'écarter toutes les influences nocives*. Dans toute laryngite un peu intense, les malades garderont la chambre, et on fera bien de mettre les enfants immédiatement au lit. Les malades parleront aussi peu que possible. Dans tous les cas graves il est interdit de fumer. L'*usage de boissons chaudes et abondantes* est à conseiller. Le lait chaud mélangé à de l'eau de SELTERS ou d'EMS est pris volontiers par la plupart des malades. Si l'on dispose d'un *appareil à inhalation*, on fait simplement inhaler de la vapeur d'eau ou une légère solution d'un à deux p. % de sel marin. Les inhalations astringentes n'ont d'ordinaire aucune utilité. On peut faire respirer de la vapeur d'eau ordinaire sans recourir à un appareil spécial. Quand la *toux* est *fatigante* on donne un peu de *morphine*. Si les souffrances locales sont vives et si par suite du gonflement de l'épiglotte et de la muqueuse des cartilages aryténoïdes, il se produit de violentes douleurs en avalant, on peut faire déglutir lentement de petits fragments de glace. Dans la laryngite aiguë grave avec signes prononcés de sténose, on peut employer la glace à l'intérieur et faire des applications *très chaudes* à l'extérieur. Parfois aussi quelques sangsues placées sur la région du larynx procurent un soulagement manifeste. — Parmi les *applications externes*, un *sinapisme* au-devant du cou est à conseiller quand la gêne locale est considérable. En outre il est toujours utile d'appliquer des *compresses* de PRIESSNITZ autour du cou.

Dans le *faux-croup* des enfants, on peut utiliser la médication que nous venons de décrire. On fait prendre aux enfants des boissons chaudes, on leur fait respirer de la vapeur d'eau chaude ou des solutions salines, on met un sinapisme ou des cataplasmes chauds sur la région du cou. Parfois aussi il est utile d'appliquer une vessie de glace au-devant du cou. On doit être un peu réservé dans l'administration des vomitifs (ipecacuanha, sulfate de cuivre), si préconisés de toutes parts, bien qu'il soit impossible parfois d'en contester l'action bienfaisante.

Les moyens susdits sont largement suffisants dans le traitement de la laryngite aiguë. Ce n'est que par exception qu'on se croira autorisé, dans la laryngite aiguë, à instituer un *traitement local* plus énergique de la muqueuse (badigeonnage avec une solution de nitrate d'argent, 1 : 15).

Disons encore qu'il est de la plus haute importance, au point de vue de la *prophylaxie*, *d'aguerrir par des moyens rationnels* les personnes et surtout les enfants qui ont une tendance prononcée aux laryngites, aux angines, etc. Dans ce but on ne saurait mieux faire que d'ordonner des *lotions froides du cou et de la poitrine*, méthodiquement pratiquées le matin et le soir.

CHAPITRE DEUXIEME.

LARYNGITE CHRONIQUE.

(Catarrhe chronique du larynx.)

Etiologie. La laryngite chronique succède à la laryngite aiguë ou se développe petit à petit à la suite d'influences nocives qui ont agi sur le larynx pendant un temps prolongé (v. le chap. précédent). Il suit de là que souvent la laryngite chronique est une maladie professionnelle; c'est le cas pour les chanteurs, les orateurs, les professeurs, les crieurs publics, les hôteliers, les ouvriers qui sont exposés à respirer de la poussière, etc.; elle est fréquente chez les buveurs, et alors elle coïncide presque toujours avec une pharyngite chronique. Il est invraisemblable que l'irritation du larynx par une luette trop longue puisse provoquer parfois, comme on l'a prétendu, une laryngite chronique.

Symptômes. Si dans la laryngite aiguë l'examen laryngoscopique est nécessaire, à plus forte raison s'impose-t-il comme un devoir au médecin dans toute laryngite chronique, attendu que trop souvent on attribue à un « simple » catarrhe un enrouement de quelque durée, alors que le miroir laryngien vient démontrer que l'altération de la voix est due à de tout autres causes, par exemple, à la paralysie des cordes vocales, à des néoplasmes, etc. N'oublions pas non plus que la laryngite chronique peut être un épiphénomène de la *tuberculose*, de la *syphilis*, de la *néphrite chronique*, etc. Il ne faut jamais, en présence d'une affection du larynx, négliger d'examiner l'ensemble de l'organisme.

L'*image laryngoscopique* dans le catarrhe chronique du larynx ressemble tellement à celle de l'état aigu, que, sans les données anamnestiques fournies par le malade, il serait impossible de les distinguer. Cependant la rougeur de la muqueuse est d'ordinaire moins vive, les cordes vocales ont un aspect d'un gris-rougeâtre sale. En même temps que la rougeur, on observe souvent une *tuméfaction* considérable de la muqueuse. Il est beaucoup plus rare de constater une atrophie de la muqueuse analogue à celle qu'on observe dans l'ozène, et coexistant parfois avec cette dernière affection. Assez fréquemment, quand le catarrhe a duré longtemps, il se produit un épaississement de certaines parties de la muqueuse, surtout des replis inter-aryténoïdiens. Ce gonflement a une importance pratique, puisqu'il forme un obstacle mécanique au rapprochement des cartilages aryténoïdes et contribue ainsi à la production de l'enrouement. On a observé également des épaississements considérables au niveau des cordes vocales supérieures (principalement chez les orateurs et les prédicateurs) et aussi des cordes vocales inférieures. Virchow a décrit sous le nom de *Pachydermie laryngée*, une maladie assez fréquente chez les buveurs et consistant en un épaississement de l'épithélium au niveau de presque toute la partie moyenne du larynx. Turck a décrit, sous le nom de *cordite tubéreuse*, une forme particulière de laryngite chronique, dans laquelle se développent des saillies mamelonnées au milieu des cordes vocales. — Parfois le catarrhe chronique provoque surtout au niveau des cordes vocales véritables et de l'espace inter-aryténoïdien, des *érosions superficielles*. Il n'y a presque jamais d'ulcération vraie dans la laryngite simple. Très souvent aussi l'une des cordes vocales ou toutes deux sont atteintes de *troubles de la motilité*, qui sont tantôt de cause mécanique et tantôt sous la dépendance d'une parésie musculaire réelle.

Les autres symptômes de la laryngite chronique consistent dans l'enrouement, la toux et dans des sensations anormales au niveau du larynx. L'*enrouement* se montre à tous les degrés, depuis la simple rudesse et la tendance de la voix à « détoner », à se fausser, à tout instant, jusqu'à l'aphonie presque complète. La *toux* a un timbre voilé, sourd et rauque. L'expectoration est rare, composée simplement de mucus, parfois strié de sang. Les *sensations subjectives* ressenties dans le larynx donnent la sensation de brûlure, de râclement, de sécheresse et de chatouillement. Elles s'accentuent surtout après un usage immodéré de la parole.

Signalons encore, comme forme particulière de laryngite chronique, rare, mais importante au point de vue pratique, la **cordite vocale inférieure hypertrophique** (GERHARDT) ou la **laryngite sous-glottique chronique hypertrophique** (ZEIMSSEN). Elle consiste en une hypertrophie lentement progressive et une sclérose finale du tissu conjonctif de la muqueuse et surtout du tissu sous-muqueux de l'espace laryngé inférieur. Ces mêmes altérations se localisent plus rarement dans les parties supérieures du larynx. Les principaux symptômes de cette maladie consistent, outre l'enrouement chronique, dans les signes d'une *sténose laryngée* lentement et progressivement croissante. La respiration devient de plus en plus difficile, l'inspiration est sifflante et remplacée par un véritable tirage. Fréquemment on a vu se produire des accès de suffocation tels que le malade n'a pu être sauvé que par la trachéotomie. Le *diagnostic* ne saurait s'établir qu'à l'aide du laryngoscope. Alors on aperçoit au fond de la glotte l'étroite fente que les bourrelets indurés de la muqueuse laissent encore entre eux.

On ne connaît pas exactement la cause de cette maladie. Parfois il paraît s'agir d'une simple inflammation hypertrophique chronique; d'autres fois il s'agirait, d'après SCHRÖTTER, de la maladie de nature bacillaire qu'on désigne au niveau de la muqueuse des fosses nasales, sous le nom de *Rhinosclérome.*

Le **traitement du catarrhe chronique du larynx** est toujours difficile et de longue durée; le résultat dépend en grande partie de la bonne volonté et de l'énergie du malade. En effet, il importe en premier lieu d'écarter, autant que possible, toutes les influences nocives qui ont provoqué et qui entretiennent le catarrhe. Ici il est plus facile de donner un bon conseil que de le faire suivre. Ce n'est pas moins un devoir pour le médecin de convaincre le malade de la nécessité impérieuse où il est de ménager son larynx et de lui défendre, autant que faire se peut, toute conversation soutenue, le chant, le séjour dans une atmosphère enfumée et poussiéreuse, l'usage du tabac et des boissons alcooliques.

Le *traitement local* vient en seconde ligne. Les *inhalations* avec les solutions astringentes (la solution de tannin à 1 %, d'alun à 1 %) sont le plus usitées. Quand il y a une abondante sécrétion de mucus il y a indication de faire des inhalations avec le terpinol. Quand le larynx est très irritable, on peut faire inhaler des narcotiques (mélange de 50 parties d'eau de laurier-cerise avec 1000 d'eau, solution de bromure de potassium à 4 %). Ces inhalations se pratiquent deux à trois fois par jour et doivent durer chaque fois environ cinq minutes. Les *badigeonnages directs du larynx*, qui *ne doivent se faire* qu'à l'aide du miroir laryngien, sont beaucoup plus actifs que les inhalations. On se sert surtout, à cet effet, du nitrate d'argent, d'abord en solution faible (1 : 30), puis plus concentrée (1 : 10 jusqu'à 1 : 5). Ces badigeonnages ont lieu tous les deux ou tous les trois jours. Outre le nitrate d'argent, on emploie aussi en badigeonnage la teinture d'iode pure ou la glycérine iodée, les solutions concentrées d'alun ou de tannin (v. les formules dans l'appendice). L'importance du traitement local ne doit pas être exagérée et en tout cas il faut s'efforcer d'éviter une irritation trop forte et persistante de la muqueuse du larynx.

On prescrit fréquemment contre le catarrhe laryngé chronique, des *cures d'eau minérales* (1). Ces cures donnent déjà des succès, par cela même qu'elles imposent aux malades de plus grands ménagements et leur procurent un air pur. Comme l'expérience l'a consacré, on prescrit surtout aux tempéraments « sanguins » les sources sulfureuses froides (NENNDORF, EILSEN, WEILBACH) ou les eaux sulfatées sodiques (KARLSBAD, MARIENBAD), tandis qu'on envoie les tempéraments délicats à EMS, SALZBRUNN, REICHENHALL, SALZUNGEN.

Le traitement de la *laryngite hypertrophique* qui produit la sténose laryngée, doit être mécanique. SCHRÖTTER notamment a imaginé plusieurs méthodes pour remédier petit à petit à la sténose laryngée par l'introduction de bougies et de dilatateurs plus durs. Pour plus de détails on consultera sur ce point les spéciaux récents ouvrages.

1. En France on utilise dans ce but les eaux d'Allevard, Euzet-les-Bains (eaux sulfureuses, calciques, froides), ou celles de Cauterets, de Challes, de Luchon, des Eauxbonnes et d'Enghien-les-Bains (eaux sulfureuses, chaudes, sodiques ou calciques).

CHAPITRE TROISIÈME.

PÉRICHONDRITE LARYNGÉE.

Etiologie et anatomie pathologique. L'inflammation du périchondre des cartilages laryngiens semble être très rarement une affection *primitive*. Elle est beaucoup plus souvent *consécutive* à d'autres affections du larynx, principalement la *tuberculose* et la *syphilis*. En outre, elle se développe secondairement au cours de maladies aiguës graves, surtout de la *fièvre typhoïde*, puis de la *variole*, de la *diphtérie*, etc. Dans ces cas, la périchondrite est souvent précédée d'un travail ulcératif superficiel de la muqueuse, et ce n'est que lorsque ce travail marche vers la profondeur des tissus que la périchondre finit par participer à l'inflammation. La périchondrite se caractérise souvent au point de vue anatomique par une *inflammation purulente* du périchondre qui aboutit à la formation d'abcès circonscrits. D'ailleurs la plupart des *abcès* du *larynx* émanent du périchondre (1). Celui-ci est en partie détruit par l'abcès, en partie décollé du cartilage. Par suite le cartilage se nécrose, se désagrège et s'élimine par fragments ou en totalité.

La périchondrite atteint surtout le cartilage *cricoïde* et les *cartilages aryténoïdes*, plus rarement la surface interne ou externe du *cartilage thyroïde*. Dès lors on distingue une *périchondrite interne et externe*. On a observé également la périchondrite de l'*épiglotte*.

Symptômes. Dans les cas rares de périchondrite primitive, il se développe, en peu de temps, chez des personnes saines jusque-là, des troubles intenses du côté du larynx (douleur spontanée ou à la pression, enrouement, toux) auxquels ne tardent pas à s'ajouter les symptômes graves de la sténose laryngée. Dans les cas secondaires qui se déclarent presque toujours chez des personnes gravement malades, ce sont quelquefois les signes de sténose qui constituent le premier indice de cette grave affection du larynx. L'*examen laryngoscopique* permet quelquefois de voir en outre, de la rougeur et de l'infiltration généralisées, et en un endroit déterminé un soulèvement circonscrit de la muqueuse, qui est produit par un abcès. Si l'abcès est déjà ouvert, on aperçoit la cavité de l'abcès et parfois des fragments de cartilage libres dans son intérieur. De plus, on constate souvent un *œdème collatéral* prononcé de la muqueuse avoisinante plus important pour le développement de la

1. Ce n'est que dans des cas très rares qu'on voit se former des abcès uniquement sous-muqueux constituant *la laryngite dite phlegmoneuse*.

sténose que l'affection primitive elle-même. L'*œdème de la glotte* si redouté (œdème des ligaments aryténo-épiglottiques) dans la fièvre typhoïde, la tuberculose laryngée, etc. est le plus souvent le résultat d'une périchondrite aryténoïdienne ou cricoïdienne. Enfin c'est surtout dans la *périchondrite aryténoïdienne*, que le laryngoscope fait reconnaître l'existence de *troubles moteurs* considérables *des cartilages aryténoïdiens malades* et conséquemment aussi des cordes vocales.

La périchondrite laryngée aboutit dans un grand nombre de cas à la mort, par suite des phénomènes de sténose. Dans la périchondrite thyroïdienne, il se produit parfois des infiltrations purulentes avec fusées qui déterminent une médiastinite suppurée grave. Dans d'autres cas, il est vrai, les symptômes les plus menaçants peuvent être conjurés au début, mais la maladie principale (tuberculose) finit par amener un résultat funeste. Dans les rares circonstances où, soit après une périchondrite primitive, soit après la guérison de la maladie première (fièvre typhoïde), la guérison a lieu, elle est souvent incomplète, la rétraction cicatricielle qui ne tarde pas à se produire entraînant à sa suite une *sténose chronique du larynx*.

Le **diagnostic**, au début des graves phénomènes de sténose, n'est d'ordinaire basé que sur une probabilité, parce que l'examen laryngoscopique est difficile à faire et que d'ailleurs l'interprétation des lésions n'est pas toujours aisée. Cependant on est le plus souvent autorisé à porter ce diagnostic, quand, indépendamment des autres symptômes laryngés, une suffocation imminente se déclare au cours des maladies désignées ci-dessus, et dans lesquelles l'expérience nous apprend que la périchondrite se montre le plus fréquemment. Il importe d'ailleurs, au point de vue pratique, de reconnaître en temps utile l'existence de la sténose laryngée, puisqu'elle réclame, avant tout, une prompte intervention thérapeutique.

Traitement. Au début de l'affection, on peut encore chercher à modérer l'inflammation par l'application *intùs* et *extrà* de la glace ou par l'usage des sangsues. On calme les douleurs par des injections de morphine ou par des attouchements à la cocaïne. Mais quand la sténose laryngée est établie, l'intervention du chirurgien s'impose le plus souvent, puisque ce n'est que dans des circonstances exceptionnelles que l'ouverture spontanée de l'abcès a lieu et fait disparaître les symptômes menaçants. Ordinairement le malade ne peut échapper à l'asphyxie que par la *trachéotomie* pratiquée à temps. Plusieurs fois déjà des médecins familiarisés avec la laryngoscopie ont ouvert par l'intérieur et avec succès des abcès laryngés. Si après la guérison de la maladie, il persiste une sténose chronique du larynx, les malades doivent porter toute leur vie une canule trachéale, ou bien il faut tâcher de dilater petit à petit le rétrécissement par les méthodes mentionnées plus haut.

CHAPITRE QUATRIÈME.

ŒDÈME DE LA GLOTTE

L'importance pratique de l'œdème de la glotte, terme par lequel on désigne l'*œdème de l'entrée du larynx, principalement des ligaments aryténo-épiglottiques*, exige une courte description à part. Nous avons dit tout à l'heure que la *périchondrite laryngée* en est une des causes principales. Mais, dans les inflammations qui intéressent moins profondément le larynx et les tissus avoisinants, l'œdème de la glotte peut se produire et provoquer une complication dangereuse, notamment dans les laryngites qui se montrent au cours des maladies aiguës graves (fièvre typhoïde, variole, érysipèle), puis dans les inflammations du larynx, suite d'*irritations mécaniques ou chimiques violentes* (vapeur d'eau bouillante, substances caustiques), ensuite dans les *plaies du larynx* et encore comme conséquence de l'introduction dans le larynx de *corps étrangers*. De même, l'œdème collatéral qui accompagne l'angine de Ludwig, les inflammations intenses de la parotide et des amygdales, etc., peut, dans des cas rares, envahir jusqu'aux ligaments ary-épiglottiques. Enfin parfois l'œdème de la glotte n'est que la *manifestation locale d'un œdème généralisé* qui se déclare à la suite de la maladie de Bright, des lésions du cœur, de l'emphysème pulmonaire, etc. C'est surtout dans la *maladie de Bright* qu'on a observé à diverses reprises l'apparition presque subite de l'œdème glottique sans qu'il y ait d'œdème dans d'autres parties de l'organisme.

Le symptôme capital de l'œdème de la glotte est la *dyspnée* qui se produit à la suite du rétrécissement de l'orifice supérieur du larynx, dyspnée qui intéresse d'abord l'inspiration, et ne tarde pas à entraver à la fois l'inspiration et l'expiration. Les mouvements respiratoires, surtout l'inspiration, sont accompagnés d'un sifflement laryngé strident. Par suite de l'entrée insuffisante de l'air, on voit au niveau du creux sus-sternal, à l'épigastre et au niveau des parties latérales du thorax un retrait inspiratoire. A l'aide du laryngoscope, quand on réussit à s'en servir, on constate un gonflement œdémateux des ligaments aryténo-épiglottiques, parfois aussi de l'infiltration de l'épiglotte et des cordes vocales supérieures. On parvient même parfois à atteindre avec le doigt les parties tuméfiées.

Si la dyspnée va jusqu'à mettre la vie en danger, il n'y a que l'intervention opératoire qui puisse sauver le malade. Les médecins habiles à manier le laryngoscope cherchent à faire disparaître le gonflement en pratiquant plusieurs longues *incisions dans les parties œdématiées*. Si cela n'est d'aucun secours, la *trachéotomie* doit être faite. Le danger immédiat est-il conjuré de cette façon, le traitement ultérieur se réglera d'après les affections qui sont la cause de l'œdème de la glotte [1].

CHAPITRE CINQUIÈME.

TUBERCULOSE DU LARYNX.

(Phtisie laryngée.)

Etiologie. Comme la tuberculose du larynx coexiste, la plupart du temps, avec la tuberculose d'autres organes, surtout des poumons, nous renvoyons pour ce qui concerne l'étiologie et la pathologie générale de cette maladie, à la description de la tuberculose pulmonaire. Toutefois nous sommes autorisé à décrire à part les caractères propres à la phtisie laryngée, parce que la tuberculose peut parfois débuter par le larynx et y rester confinée au moins pendant quelque temps, et qu'au surplus, dans beaucoup de cas de tuberculose laryngée, manifestement compliqués de lésions pulmonaires, les symptômes cliniques du côté du larynx occupent le premier plan du tableau morbide. En vérité beaucoup de médecins contestent que la tuberculose puisse *débuter par le larynx*, mais c'est à tort d'après nous. L'expérience clinique nous enseigne que des personnes possédant toutes les apparences d'une parfaite santé, souffrent quelquefois d'enrouement et que la maladie prise au début pour une simple laryngite, ne révèle son caractère tuberculeux que par son évolution. Au début, l'exploration la plus attentive des poumons ne permet pas de découvrir le moindre signe physique d'une affection quelconque de ces organes et c'est seulement beaucoup plus tard qu'aux signes d'une maladie du larynx, viennent s'ajouter les symptômes indiscutables de la tuberculose pulmonaire. Admettre dans des circonstances semblables une tuberculose pulmonaire primitive,

1. On peut aussi pratiquer l'intubation.

qui à son origine seulement n'aurait pas été susceptible d'être diagnostiquée, nous paraît une subtilité. Tout concourt au contraire à faire croire que *les bacilles de la tuberculose peuvent quelquefois (bien que rarement) se fixer d'emblée au niveau du larynx*, y provoquer les premières manifestations de la tuberculose et ne se propager que secondairement aux poumons.

Il est certain que, *dans la plupart des cas* de tuberculose laryngée, les symptômes de celle-ci ne se développent que *secondairement* au cours d'une phtisie pulmonaire chronique. Nous verrons qu'alors l'affection du larynx doit être envisagée comme le résultat d'une infection produite par le passage des crachats tuberculeux. Il semble plus rare que l'agent infectieux puisse pénétrer dans le larynx par la voie lymphatique ou sanguine. En faveur de cette hypothèse on peut faire observer que, d'après certains auteurs très expérimentés (SCHRÖTTER et autres), lorsque les lésions laryngées prédominent d'un côté, le côté le plus atteint semble presque toujours celui qui correspond au poumon qui présente les lésions les plus étendues. Dans 1/4 environ de tous les cas de tuberculose pulmonaire, il se produit une tuberculose laryngée (v. fig. 31) secondaire en y comprenant toutes les affections légères du larynx. Par contre la tuberculose étendue et grave du larynx est beaucoup plus rare.

Anatomie pathologique. La tuberculose laryngée, comme celle de toutes les autres muqueuses, commence par la formation de petits nodules sous-épithéliaux qui ne tardent pas à se caséifier, à s'évacuer au dehors et à donner naissance à de petites ulcérations. Très souvent, dans le cours ultérieur de la maladie, il se produit des *infiltrations tuberculeuses plus étendues* qui tantôt se transforment en épaississements inégaux de la muqueuse, tantôt en ulcérations profondes. Ces infiltrations tuberculeuses siègent de préférence au niveau de la région inter-aryténoïdienne, sur les fausses cordes vocales, sur les cordes vocales vraies (au début, d'un côté seulement) et au niveau de l'épiglotte. En l'un quelconque de ces points se développent aussi, dans la suite, des ulcérations tuberculeuses. De l'épiglotte l'ulcération peut s'étendre à la base de la langue. Dans les cas graves on constate souvent un œdème inflammatoire collatéral intense des parties avoisinantes et même des lésions de *périchondrite tuberculeuse* dont il a été question plus haut.

En même temps que le *lupus* de la peau et du nez on peut voir se développer le lupus des parties supérieures du larynx, le plus souvent de l'épiglotte, cette forme de tuberculose est relativement bénigne, sa marche est très lente et a une tendance à l'infiltration et à la rétraction *(lupus du larynx)*.

Le reste de la muqueuse laryngée que la tuberculose spécifique a épargné, en particulier celle des cordes vocales, est le plus souvent atteint d'un simple catarrhe.

Symptômes. Au début de la tuberculose laryngée l'*examen laryngoscopique* ne montre d'ordinaire que l'aspect d'un simple catarrhe, car les tubercules miliaires primitifs ne sont que difficilement visibles. Si les lésions catarrhales n'existent que *d'un seul côté*, c'est presque toujours un signe de présomption en faveur de la tuberculose. A un stade plus avancé, au contraire, l'examen par le miroir révèle avec assez d'exactitude la plupart des particularités du processus de destruction (ulcérations tuberculeuses, infiltration, etc.). Tantôt les lésions d'infiltration et d'ulcération sont prédominantes au niveau d'une seule ou des deux cordes vocales, tantôt au niveau de la paroi postérieure du larynx, parfois aussi au niveau des cartillages aryténoïdes. Parfois l'épiglotte tout entière est infiltrée et ulcérée sur les bords. On aperçoit souvent quelques nodules tuberculeux isolés bien nets. Dans les cas graves le segment supérieur du larynx presque tout entier offre l'aspect d'une vaste surface ulcérée, recouverte de mucus et de pus. Par contre le voile du palais offre souvent une coloration blanchâtre et anémique dans les cas de tuberculose laryngée. La rougeur et la tuméfaction des parties malades sont beaucoup plus nettes à l'examen laryngoscopique que sur le cadavre. Par contre l'examen anatomique de l'organe démontre souvent l'existence de lésions tuberculeuses *beaucoup plus étendues* qu'on ne le supposait d'après l'examen laryngoscopique.

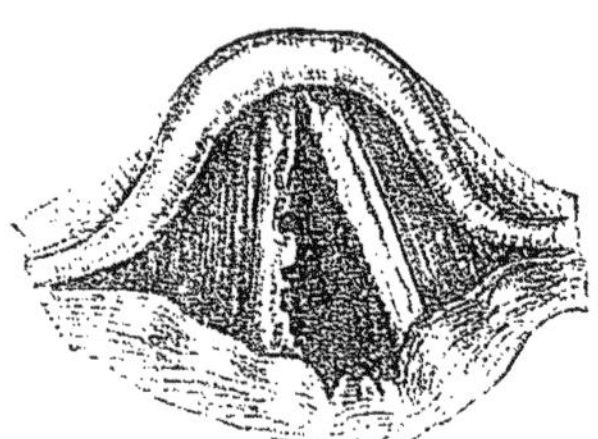

Fig. 31. Tuberculose du larynx, au début. (D'après SAHLI.)

Les autres *symptômes cliniques de la tuberculose laryngée* diffèrent notablement suivant l'étendue et l'intensité du processus. Parfois ils ne consistent qu'en une simple raucité et une rudesse modérée de la voix, mais dans d'autres cas ils arrivent à provoquer l'état le plus douloureux que l'on puisse observer dans la tuberculose. C'est le cas lorsque l'ulcération siège au niveau de l'épiglotte et des cartilages aryténoïdes. La déglutition est alors extrêmement pénible, au point que les malades osent à peine s'alimenter et que la toux survient sous forme de quintes déchirantes. Une oreille exercée distingue aisément le son « rauque » de la toux laryngée d'avec la toux pulmonaire habituelle. Si les ulcérations des cordes vocales deviennent plus profondes et si leur motilité est encore plus entravée, l'enrouement augmente et se transforme finalement en aphonie complète. La mort arrive par les progrès croissants de l'inanition, rarement par l'œdème de la glotte.

Le **diagnostic** de la tuberculose laryngée ne présente aucune difficulté quand la phtisie pulmonaire préexiste et a été reconnue. Si l'attention a été attirée par l'enrouement ou par un certain degré de dysphagie, on reconnaîtra à l'aide du miroir laryngien la nature et le siège des lésions. Si on est dans l'incertitude au sujet de l'affection pulmonaire concomitante, le diagnostic peut offrir des difficultés assez grandes. Comme nous l'avons dit, les signes du début ne diffèrent guère de ceux d'un simple catarrhe, et l'idée de tuberculose ne vient à l'esprit qu'en présence de l'opiniâtreté du mal, de l'état du malade, de tares héréditaires préexistantes, de la fièvre qui apparaît, d'une anémie et d'un amaigrissement frappants. Quand les lésions du larynx sont plus avancées, la distinction entre la tuberculose et la syphilis peut être très difficile. Cependant dans la syphilis laryngée on rencontre, plus souvent que dans la tuberculose, des altérations concomitantes du pharynx, et en outre, les *cicatrices* visibles en plusieurs endroits, constituent en faveur de la syphilis des signes très caractéristiques. Dans tous les cas douteux, le diagnostic de la tuberculose laryngée devient certain par la *découverte des bacilles tuberculeux* contenus dans les crachats ou dans les produits de sécrétion des ulcérations, que parfois on peut aisément se procurer à l'aide d'un fin pinceau laryngien. Disons encore, en ce qui concerne l'examen laryngoscopique, qu'une infiltration épaisse de l'épiglotte avec ulcération partielle, est un état pathologique qui ne s'observe guère qu'en cas de tuberculose. De même, une forte infiltration mamelonnée de la région interaryténoïdienne ne se rencontre pour ainsi dire que dans la tuberculose. Enfin, dans les cas douteux, l'épreuve faite dans un but diagnostique au moyen de l'*injection de tuberculine* et d'un autre côté les résultats du traitement antisyphilitique peuvent avoir leur importance (1).

Traitement. Si l'affection n'est qu'au début, on peut parfois obtenir une amélioration notable et quelquefois même la guérison complète, sans traitement local par le *repos complet* du larynx, en même temps que par un traitement général soigneux. Tout au plus est-il besoin d'employer des inhalations avec une solution de chlorure de sodium, ou des liquides alcalins, etc. Les inhalations avec des solutions d'acide phénique faibles et surtout avec les *vapeurs* de *baume du Pérou* (baume du Pérou 10 gr., esprit de vin 5 gr., 20

1. Dans les cas douteux on peut faire l'épreuve du Wassermann.

gouttes 3 fois par jour dans de l'eau bouillante, respirer par l'orifice d'un entonnoir) nous ont souvent paru utiles.

Dans les cas avancés, avec coexistence d'une tuberculose pulmonaire grave, on se bornera le plus souvent à un traitement purement palliatif. L'usage continu de fragments de glace et surtout l'emploi généreux des *narcotiques* sont excessivement utiles pour calmer les douleurs et la dysphagie. Les injections sous-cutanées de morphine, un quart d'heure avant chaque repas, procurent souvent un grand soulagement. Nous avons vu obtenir de très bons résultats par l'emploi de la *cocaïne.* En badigeonnant la muqueuse ulcérée de l'orifice supérieur du larynx avec une solution de 10 à 20 % de cocaïne (chlorhydrate de cocaïne 1,0 à 2,0, esprit de vin 2,0, eau distillée 8,0), après quelques minutes les parties atteintes sont anesthésiées au point que la déglutition peut se faire sans la moindre douleur. Malheureusement l'action de la cocaïne est tellement passagère, que les attouchements doivent être constamment renouvelés. On recommande aussi les insufflations d'*orthoforme* ou d'*anesthésine*, ainsi que l'injection intertrachéale d'huile mentholée (menthol 10, huile d'olive 50). On peut aussi utiliser les tablettes d'*anesthésine* de PITSERT. Quand la toux laryngée est intense, les inhalations avec une solution de 2 à 3 % de bromure de potassium dans de l'eau d'amandes amères (3,0 — 10,0 sur 100 parties d'eau) ont également un effet adoucissant. Lorsqu'il existe une lésion importante du larynx et que, en même temps, l'état général est bon et que les lésions tuberculeuses du poumon sont minimes, on peut se poser la question de savoir si, outre le traitement général, il n'y a pas lieu d'instituer un *traitement local de la tuberculose du larynx.* Comme pour tous les détails de traitement nous renvoyons aux traités spéciaux, nous dirons seulement ici, que l'on obtient parfois de bons résultats en cautérisant les ulcérations tuberculeuses avec une solution d'acide lactique à 20-50 % (après cocaïnisation préalable de la muqueuse) ou avec une solution de parachlorophénol à 10-20 %.

Les infiltrations tuberculeuses de l'épiglotte et des cordes vocales, etc., peuvent être partiellement enlevées par le galvanocautère ou par la curette double. Toutes ces méthodes ont donné de bons résultats dans les mains de laryngologistes expérimentés. Evidemment il ne faut pas trop se vanter de pouvoir obtenir des résultats définitifs et dans beaucoup de cas on doit défendre les malades contre des interventions locales inopportunes et dangereuses.

S'il se développe un *rétrécissement laryngé* considérable, la *trachéotomie* est indiquée. Plusieurs expériences récentes semblent prouver que, dans la tuberculose prononcée du larynx, la trachéotomie peut, par ailleurs, être utile. Il semble que les lésions tuberculeuses rétrocèdent plus facilement, grâce à la suppression de la respiration laryngée. Dans les cas de tuberculose laryngée grave, mais encore relativement circonscrite, *sans* qu'il y ait des lésions pulmonaires appréciables, on a essayé d'extirper aussi complètement que possible, les parties malades par une *intervention chirurgicale*, après une laryngotomie préalable. On n'est pas encore arrivé à des résultats pratiques à ce point de vue. Toutefois il me paraît désirable que les recherches soient continuées dans cette voie.

CHAPITRE SIXIÈME.

PARALYSIES DES MUSCLES DU LARYNX.

1. Paralysies dans le domaine du nerf laryngé supérieur.

Le nerf laryngé supérieur, branche du nerf vague, est le *nerf sensitif* de la muqueuse du segment supérieur du larynx jusqu'à la fente glottique, de la muqueuse de l'épiglotte et des parties qui l'environnent. En outre il contient des filets *moteurs* pour le *muscle crico-thyroïdien*, venant probablement du N. accessoire. Les recherches cliniques font croire que le laryngé supérieur innerve aussi les abaisseurs de l'épiglotte, les *muscles thyro- et arytino-épiglottiques*, voire même le *muscle aryténoïdien*. Cependant ces trois derniers muscles empruntent peut-être également des filets moteurs au nerf récurrent (nerf laryngé inférieur).

La paralysie des muscles crico-thyroïdiens et des abaisseurs de l'épiglotte s'observe le plus fréquemment à la suite de la *diphtérie*. D'ordinaire elle constitue un phénomène local au cours de paralysies généralisées et de plus elle se combine souvent avec l'anesthésie de la muqueuse qui est pourvue de filets sensitifs par le nerf laryngé (v. ZIEMSSEN). Le passage accidentel des aliments dans le larynx devient alors facile et il peut en résulter des broncho-pneumonies par aspiration.

On reconnaît la *paralysie des muscles aryténo- et thyro-épiglottiques* à la position immobile de l'épiglotte dressée contre la base de la langue.

La *paralysie des muscles crico-thyroïdiens* produit de l'enrouement de la voix et elle empêche notamment l'émission des notes élevées, puisque pour ces dernières le jeu des muscles susdits, en tant que *tenseurs des cordes vocales* (le cartilage thyroïde se rapprochant du cartilage cricoïde), est indispensable. Au laryngoscope la démonstration de cette paralysie est excessivement difficile. La forme concave des bords des cordes vocales, l'absence de vibration à leur niveau et peut-être aussi, quand la paralysie est unilatérale, la position plus élevée de la corde vocale non atteinte doivent en être les signes principaux.

Voir plus loin ce qui se rapporte à la *paralysie du muscle aryténoïdien.*

2. Paralysies dans le domaine du nerf laryngé inférieur ou récurrent.

Le nerf récurrent fournit des filets *sensitifs* à la muqueuse de la partie inférieure de la cavité laryngienne (située au-dessous de la fente glottique) et il est le nerf moteur de tous les muscles intrinsèques du larynx à l'exception du muscle crico-thyroïdien (et peut-être des abaisseurs de l'épiglotte, comme il est dit ci-dessus). Les muscles qu'il innerve se rangent d'après leur fonction, en trois groupes :

a) Les *dilatateurs de la glotte* qui sont constitués exclusivement par les muscles crico-aryténoïdiens postérieurs.

b) Les *constricteurs de la glotte*, ce sont les muscles crico-aryténoïdiens latéraux et les muscles aryténoïdiens (transverse et oblique).

c) Les *tenseurs des cordes vocales* sont les thyro-aryténoïdiens qui jouent en même temps le rôle de constricteurs, mais qui président surtout aux différents modes de tension délicate requise pour les nuances du chant et les modulations de la parole. Ils ont par conséquent la même mission, avec un degré de finesse de plus, que les muscles crico-thyroïdiens innervés par le nerf laryngé supérieur.

Les fibres motrices des nerfs de tous ces muscles émanent à proprement parler du nerf accessoire, d'où elles se rendent au tronc du nerf vague et de là seulement aux nerfs du larynx.

La plupart des paralysies récurrentielles sont d'*origine périphérique*. A part les *parésies* purement *musculaires* (v. ci-dessus) qui se déclarent parfois à la suite d'autres affections laryngées, les paralysies périphériques des cordes vocales résultent le plus souvent d'une *compression anormale du tronc du nerf récurrent.* Ce sont principalement les anévrysmes de la crosse de l'aorte qui donnent naissance à la paralysie récurrentielle latérale gauche. En outre, les engorgements des ganglions bronchiques, le carcinome œsophagien, les tumeurs du corps thyroïde et du médiastin, voire même les grands exsudats péricardiques, peuvent occasionner la paralysie récurrente unilatérale. La paralysie récurrentielle droite s'observe assez souvent dans la sclérose du sommet du poumon droit, puis dans les cas rares d'anévrysme de la sous-clavière. Il faut ranger également parmi les paralysies récurrentielles périphériques, celles qui se montrent quelquefois à la suite de la *diphtérie* (v. plus haut) et dont il faut chercher la cause dans une dégénérescence des rameaux nerveux. — D'autres fois la paralysie récurrentielle est due à une affection des filets propres du nerf récurrent, accolés au *nerf vague* ou même compris dans l'*accessoire*. Outre certaines plaies chirurgicales, il y a aussi des néoplasmes qui peuvent provoquer cette interruption de conductibilité. La paralysie récurrentielle peut être produite, en outre, par des lésions du noyau accessoire du spinal, dans les *maladies du bulbe*, assez souvent dans la syringomyélie et la gliomatose lorsqu'elles se propagent au bulbe, dans les différentes formes de la paralysie bulbaire aiguë, dans la paralysie bulbaire chronique, dans la sclérose en plaques et ainsi de suite. Les *paralysies hystériques*, assez fréquentes dans le domaine des dilatateurs et des constricteurs de la glotte, doivent être considérées comme des troubles d'origine centrale. (Voir le chapitre de l'hystérie).

1. La **paralysie récurrentielle complète** (paralysie de tous les muscles du larynx innervés par le récurrent) survient assez souvent en cas de compression du tronc du nerf récurrent ou de ses filets au niveau du nerf vague. Au *laryngoscope* (v. fig. 32) on voit, lors de la respiration et aussi pendant la phonation, la corde vocale du côté paralysé rapprochée de la ligne médiane du larynx (dans une position appelée à tort cadavérique) et complètement immobile. Le cartilage aryténoïdien du côté paralysé est aussi très souvent incliné en dedans. Dans une intonation forcée la corde vocale saine dépasse la ligne médiane et les cartilages aryténoïdes s'entrecroisent, et il en résulte une obliquité de la glotte. Les *autres symptômes* sont parfois si peu marqués que, sans l'examen laryngoscopique, on ne songerait pas à cette paralysie. Cependant la voix n'est d'ordinaire pas pure, à tout instant elle est discordante et les malades se fatiguent vite en par-

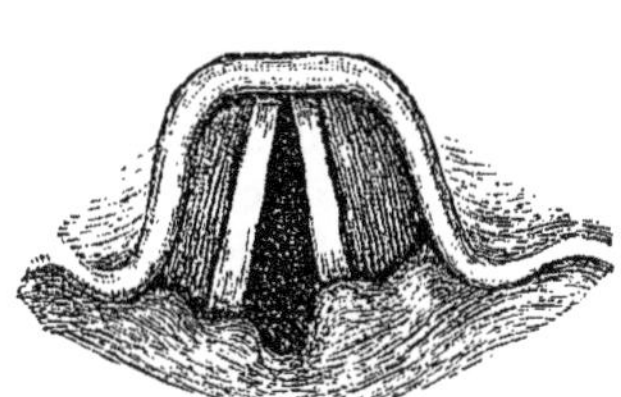

Fig. 32. (D'après ZIEMSSEN.) Position d'inspiration dans la paralysie de la corde vocale gauche, ou par paralysie du récurrent.

lant. Dans la *paralysie récurrentielle* bilatérale, qui est très rare, les deux cordes vocales sont immobiles en position moyenne. Il y a aphonie complète et impossibilité de tousser attendu que pour tousser il faut que la glotte commence par se fermer. Par contre, les malades à l'état de repos n'éprouvent aucune gêne de la respiration.

Un fait intéressant et qui a été découvert en premier lieu par Rosenbach, c'est que dans la *paralysie incomplète du récurrent*, ce sont presque exclusivement les seuls abducteurs de la glotte qui sont paralysés tout d'abord (dilatateurs de la glotte), d'où il résulte que celle-ci reste dans la position d'adduction. Ce n'est que plus tard, quand, par suite des progrès de la maladie, les adducteurs sont également frappés de paralysie, que la corde vocale complètement immobile prend une position moyenne, appelée position cadavérique.

2. **Paralysie des dilateurs de la glotte** *ou des muscles crico-aryténoïdiens postérieurs.* La paralysie bilatérale de ces muscles est un phénomène très rare en vérité, mais d'une importance clinique majeure puisqu'elle a pour conséquence un état de *dyspnée inspiratoire extrême.* Des altérations névritiques, des affections centrales, comme le tabès, la sclérose en plaques, etc., le carcinome de l'œsophage et ainsi de suite peuvent donner lieu à la paralysie dilatatrice. L'origine en demeure obscure en beaucoup de cas. Les suites de la paralysie se développent d'ordinaire lentement et progressivement. La maladie peut durer des années. L'obstacle le plus considérable à la respiration n'existe probablement que dans le cas où les cordes vocales se fixent dans la position d'adduction par quelque contracture antagoniste des constricteurs. En ce cas la dyspnée augmente, surtout sous l'action de causes accidentelles, jusqu'à donner lieu à des accès de suffocation tellement violents qu'ils ont plusieurs fois déjà nécessité la trachéotomie. La respiration, dans la paralysie des dilatateurs glottiques, est modifiée de telle sorte que l'*inspiration* seule est entravée, prolongée et bruyante, tandis que l'expiration se fait librement et sans la moindre gêne. Cela tient à un mouvement d'aspiration qui s'exerce sur les cordes vocales sous l'influence du mouvement d'expansion inspiratoire de la cage thoracique, tandis que la colonne d'air refoule aisément les cordes vocales sur le côté. La phonation a lieu d'ordinaire sans difficulté. Au *laryngoscope* (v. fig. 33) on voit l'ouverture glottique transformée en une fente étroite, qui, au lieu de s'élargir lors de l'inspiration, devient plus petite encore. Le pronostic est le plus souvent défavorable. C'est seulement chez les

hystériques qu'on voit cet état, en apparence grave, apparaître et disparaître en peu de temps.

Dans la paralysie dilatatrice *unilatérale* il ne se produit généralement pas de forte dyspnée. La voix se trouble légèrement et au laryngoscope on remarque au niveau la corde paralysée que la déviation en dehors fait défaut.

3. **Paralysie des muscles thyro-aryténoïdiens.** La paralysie ou la parésie de ces muscles qui sont situés dans l'épaisseur des cordes vocales elles-mêmes et qui en sont les principaux tenseurs, est une des paralysies musculaires les plus fréquentes du larynx. Elle se manifeste surtout dans les catarrhes aigus et chroniques de la muqueuse laryngée et est la cause principale de l'enrouement qui les accompagne. D'autre part elle se montre parfois à la suite du surmenage de la voix (chez les chanteurs et les orateurs). Enfin elle est une des causes les plus fréquentes de l'aphonie hystérique.

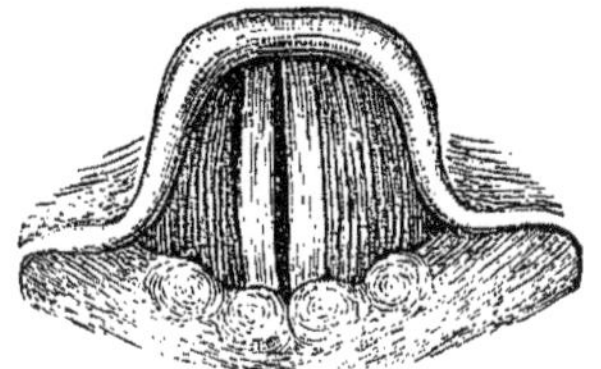

Fig. 33. (D'après ZIEMSSEN.) Paralysie bilatérale complète des muscles crico-aryténoïdiens postérieurs au moment de l'inspiration.

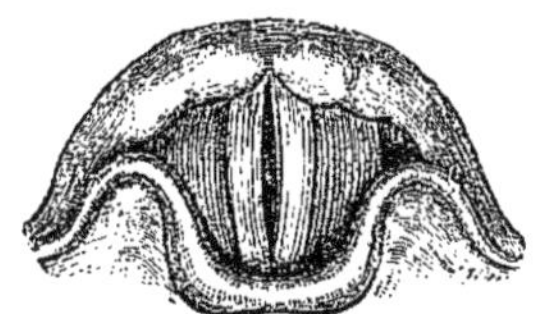

Fig. 34. (D'après ZIEMSSEN.) Paralysie des deux muscles thyro-aryténoïdiens internes à la suite de la laryngite aiguë.

La paralysie des muscles thyro-aryténoïdiens est bi ou unilatérale. Elle est souvent combinée avec une parésie des autres constricteurs de la glotte, des muscles aryténoïdiens et des muscles crico-thyroïdiens. Au *laryngoscope* (v. fig. 34) on voit, dans la paralysie ordinairement bilatérale des thyro-aryténoïdiens, que lors de l'émission des sons les cordes vocales ne s'affrontent pas, mais qu'il persiste entre elles une fente ovale. Dans la paralysie unilatérale la corde vocale intéressée présente une incurvation de son bord médian. La voix est toujours plus ou moins enrouée, chuchotante et la parole exige des efforts.

Dans beaucoup de cas, en ménageant l'organe vocal, et après la disparition du catarrhe, cause fréquente de la paralysie, celle-ci peut guérir complètement. Les paralysies des cordes vocales d'origine hystérique se distinguent par leur apparition et leur disparition subites, surtout à la suite d'émotions morales. Elles s'observent parfois aussi chez les enfants (principalement les filles) à l'âge de 10 à 11 ans. (Voyez le chapitre de l'hystérie).

4. **La paralysie du muscle aryténoïdien** se présente rarement à l'état isolé. On l'observe dans les catarrhes laryngés ou dans l'aphonie hystérique. La voix est très enrouée, et au *laryngoscope* (v. fig. 35) on voit que, pendant l'émission des sons, toute la partie antérieure des cordes vocales se ferme bien, tandis que la glotte intercartilagineuse, à raison du rapprochement insuffisant des cartilages aryténoïdes, reste ouverte sous forme d'une fente triangulaire. Quand les muscles thyro-aryténoïdiens sont atteints en même temps que le muscle aryténoïdien, la glotte, au moment de l'émission des sons, présente une ouverture ressemblant à un sablier (v. fig. 36), puisque la glotte interligamenteuse ainsi que la glotte intercartilagineuse ne se ferment pas, tandis que les apophyses vocales gardent, lors de l'émission des sons, leur position médiane habituelle, par suite de la rotation normale en dedans des cartilages aryténoïdes (sous l'action des muscles crico-aryténoïdiens latéraux).

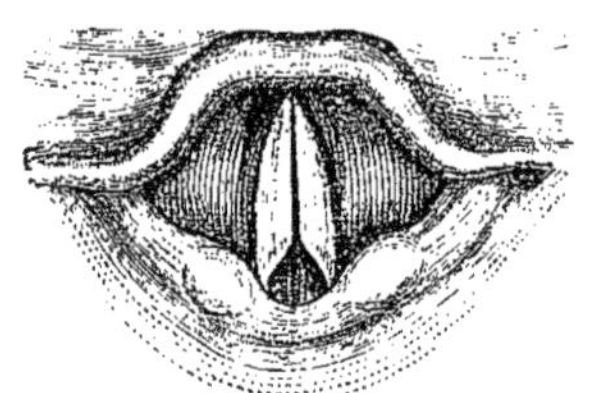

Fig. 35. (D'après Ziemssen.) Paralysie bilatérale des thyro-aryténoïdiens combinée avec la parésie aryténoïdienne.

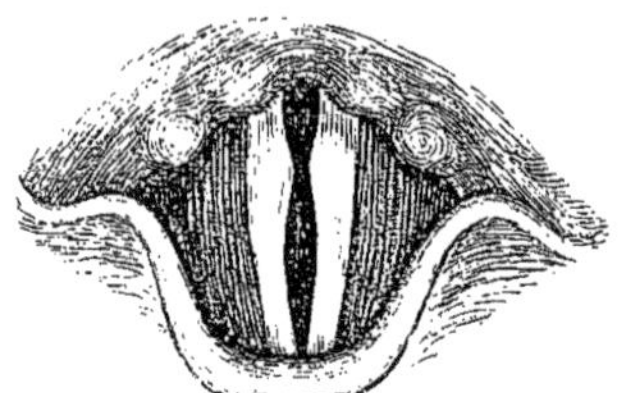

Fig. 36. (D'après Ziemssen.) Paralysie aryténoïdienne dans la laryngite aiguë.

5. La **paralysie** isolée **des muscles crico- aryténoïdiens latéraux** n'a pas été constatée avec certitude. Par contre, on a décrit quelques cas de *paralysie* complète, simultanée, *de tous les muscles constricteurs*, où les cordes vocales se trouvaient immobilisées sur le côté, la glotte étant démesurément béante.

Le **traitement** de la paralysie des cordes vocales ne peut être suivi de succès que si la maladie fondamentale est susceptible de guérison. S'il existe en même temps des maladies catarrhales ou autres du larynx, il faut commencer par les traiter d'après les règles énoncées plus haut. Les paralysies dues à la compression exercée par des tumeurs, etc., ne sont que rarement susceptibles de guérir par l'extirpation ou la fonte de celles-ci (masses tuberculeuses). — L'*électricité* agit parfois très avantageusement dans les parésies catarrhales, diphtéritiques et soi-disant « rhumatismales », c'est-à-dire produites sans cause appréciable, de même que dans toutes les aphonies hystériques. Von Ziemssen a construit des électrodes pour l'excitation intra-laryngée de chacun des muscles du larynx, mais la galvanisation externe suffit le plus souvent dans la pratique. Dans l'aphonie hystérique, la question capitale est d'habituer de nouveau le malade à l'innervation méthodique et indispensable de ses muscles par l'entraînement de sa volonté. On arrive d'ordinaire promptement au but en engageant les malades à tousser fortement et à dire « A » en même temps qu'on applique un courant faradique ou galvanique au niveau du cou, il est parfois utile de renverser le courant. Si l'on a réussi à faire émettre un premier A, la voix ne tarde pas d'ordinaire à apparaître promptement. Parmi les moyens *internes*, les *injections* sous-cutanées de *strychnine* peuvent, le cas échéant, être essayée (par 24 heures 0,0003 à 0,01).

CHAPITRE SEPTIÈME.

SPASME DE LA GLOTTE.

Etiologie. Le spasme de la glotte est une maladie qui survient presque exclusivement chez les *enfants* jusqu'à l'âge de trois ans et qui consiste en une occlusion spasmodique de la glotte donnant lieu à des accès de dyspnée intense. Les *garçons* y sont plus sujets que les filles. La cause véritable de la maladie nous est encore complètement inconnue. La vieille dénomination d'*asthme thymique* indique qu'on admettait autrefois comme cause des accès une hypertrophie du thymus. Cette hypothèse pourtant n'est aucunement justifiée. Un fait avéré, mais non expliqué, c'est la relation qui existe entre le spasme de la glotte et le *rachitisme*. Les 2/3 environ des enfants qui sont atteints de spasme de la glotte sont rachitiques; cependant l'opinion émise jadis et d'après laquelle le spasme glottique est en connexion étroite avec le craniotabès rachitique n'est pas nettement établie. Ceux qui attribuent la maladie à une origine centrale invoquent comme preuve qu'elle est souvent associée aux convulsions, à telle enseigne que les accès convulsifs de la glotte en se généralisant deviennent des attaques convulsives, ou bien que les deux genres d'attaques alternent les unes avec les autres. Quand les accès se déclarent à l'époque de la *dentition*, comme cela arrive souvent, on a attribué à la maladie une origine *réflexe*, de même que lorsqu'elle vient compliquer une laryngite occasionnée par un refroidissement.

Symptômes. L'*accès pris isolément* se manifeste d'ordinaire subitement, le jour ou la nuit, tantôt sans cause appréciable, tantôt à la suite d'une cause occasionnelle (cris, action de boire, émotion). Il commence le plus souvent par une inspiration profonde. Puis survient un arrêt complet de la respiration. Les enfants deviennent pâles, cyanosés, regardent avec terreur autour d'eux, ils ont les yeux hagards et font de grands et pénibles efforts pour reprendre haleine. Dans les cas graves il y a une perte de connaissance passagère et, comme nous venons de le dire, les muscles des extrémités et du tronc sont le siège de contractions toniques et cloniques. L'attaque dure à peine quelques secondes, tout au plus deux minutes. Un accès très violent peut entraîner la mort instantanée. Le plus souvent le spasme diminue, plusieurs mouvements inspiratoires profonds et bruyants se succèdent, et peu après les enfants sont de nouveau dans un calme parfait. L'intensité des accès diffère d'ailleurs considérablement dans chaque cas et est très variable chez le même enfant. Parfois tout se borne à une seule attaque ou à un petit nombre d'accès, tandis qu'en d'autres circonstances la scène se renouvelle jusqu'à 10 et 20 fois par jour et plus encore et la maladie dure des mois entiers avec des oscillations diverses. C'est seulement quand les enfants ont atteint l'âge de trois ans que la maladie disparaît presque toujours. Il est vrai qu'un assez grand nombre d'enfants meurent avant cet âge, soit au moment même de l'accès, soit consécutivement à des affections d'une autre nature.

Le véritable spasme de la glotte n'existe pour ainsi dire pas chez les *adultes*. Dans l'hystérie on observe parfois des accès analogues, mais qui ont une toute autre signification.

Le **traitement** doit s'occuper tout d'abord de l'état général. Si on réussit à améliorer l'état de nutrition de ces enfants (fer, huile de morue) qui sont le plus souvent atteints d'atrophie et d'anémie, les accès par le fait même peuvent devenir plus rares, plus faibles et finir par disparaître entièrement. En cas de rachitisme il y a lieu, avant tout, d'essayer le *phosphore* (0,01 dans 1000 d'huile de foie de morue). En outre ces petits malades doivent être tenus dans une atmosphère uniformément chaude et garantis contre tout refroidissement. Les *médicaments internes* destinés à empêcher le retour des accès sont d'une action assez incertaine. On a préconisé le *chloral* (1 à 2 pour 120 grammes d'eau, de 2 en 2 h. une cuillerée d'enfant), le *bromure de potassium* (0,5-0,2 *par jour*), l'extrait de belladone, etc.

Durant l'accès même l'enfant doit être relevé. On lui asperge la figure avec de l'eau; quand la convulsion dure longtemps, on lui fait une affusion froide. On lui frotte la peau, on le frictionne avec de l'essence de moutarde, ou bien on lui met des sinapismes sur la poitrine et des mollets. Si les accès se multiplient et deviennent très intenses, on a recours aux *narcotiques*, aux inhalations de chloroforme ou aux injections sous-cutanées de morphine employées avec prudence (0,001 — 0,005 chez les enfants).

CHAPITRE HUITIÈME.

NÉOPLASMES DU LARYNX.

Bien que les néoplasmes du larynx aient surtout de l'intérêt pour les spécialistes et pour les chirurgiens, nous en donnerons néanmoins un court aperçu. Et d'abord nous devons faire observer qu'ils ne sauraient être diagnostiqués *qu'à l'aide* du miroir laryngien. Malheureusement il arrive assez souvent que des malades sont vraiment traités depuis longtemps pour « un catarrhe chronique du larynx », quand à la fin l'examen laryngoscopique vient révéler que c'est un néoplasme qui est la cause de l'enrouement. Par conséquent il importe de reconnaître aussitôt que possible la présence d'un néoplasme, attendu que (surtout en cas de carcinome) l'opération a d'autant plus de chances de réussite qu'elle est pratiquée plus tôt.

A. Tumeurs bénignes du larynx.

1. Le *papillome* est un des néoplasmes les plus fréquents du larynx. Il est formé par une excroissance verruqueuse ou globuleuse en forme de choux-fleurs, qui siège ordinairement à la partie antérieure des cordes vocales, rarement sur les cordes vocales supérieures. La tumeur est sessile ou pédiculée. Les papillomes sont parfois multiples. On ne connaît pas les causes particulières de leur formation. Parfois les papillomes se développent au cours d'un catarrhe chronique. Il est remarquable que le papillome, comme généralement les tumeurs bénignes du larynx, sont notablement plus fréquents chez l'homme que chez la femme.

2. Le *fibrome* du larynx est aussi relativement fréquent. Les tumeurs pédiculées du larynx désignées sous le nom de *polypes laryngés* sont en majeure partie des fibromes. Ceux-ci s'insèrent le plus souvent au niveau des cordes vocales et forment des excroissances de la grosseur d'un pois à celle d'une cerise, le plus sou-

vent pédiculées et d'une teinte blanchâtre ou rouge-brunâtre (v. fig. 37 et 38). Les personnes qui fatiguent beaucoup leur larynx en parlant ont une tendance marquée à présenter des fibromes.

3. *Les kystes et les « polypes muqueux »* dus probablement à l'accumulation des produits de sécrétion dans une glande à mucus, après obstruction de son conduit, s'observent rarement. On les rencontre dans les ventricules de Morgagni, au niveau de l'épiglotte, etc. Dans des cas très exceptionnels on a rencontré aussi des *lipomes*, des *myxomes*, des fragments aberrants de *glande thyroïde*, qui commencent à s'accroître, des enchondromes, etc.

Les troubles qu'occasionnent dans le larynx les tumeurs bénignes dépendent en partie de leur situation et en partie de leur dimension. Les petits polypes peuvent ne provoquer aucun symptôme et ne se découvrent qu'accidentellement au moyen du laryngoscope. Ce sont d'ordinaire les *troubles de la voix* (enrouement,

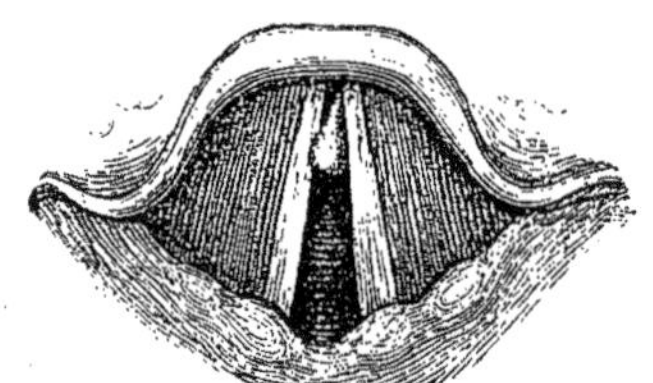

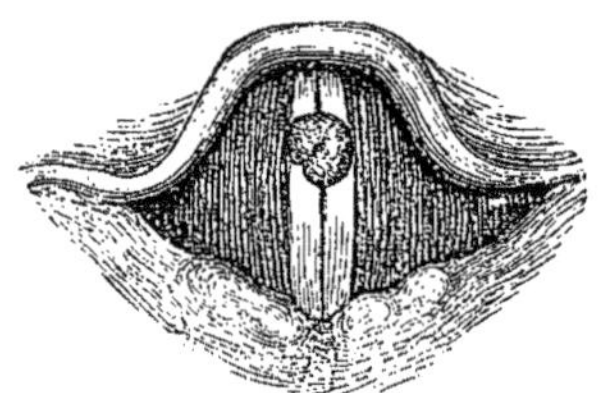

Fig. 37 et 38. (D'après Ziemssen.) Fibrome pédiculé.

variation dans la hauteur des sons, sons discordants, toux pénible) et dans les plus grosses tumeurs les troubles de la respiration, qui font qu'on est amené à pratiquer un examen local. Les sensations anormales au niveau du larynx ne sont nullement constantes. Les douleurs font complètement défaut.

B. Tumeurs malignes Carcinome du larynx.

Les *sarcomes* développés aux dépens des cordes vocales inférieures ou supérieures sont très rares. Le seul néoplasme malin du larynx, qui ait une importance pratique très grande est le *carcinome*. Le carcinome du larynx se développe le plus souvent chez les vieillards, soit primitivement, soit par propagation d'un organe du voisinage. Dans le premier cas, ce sont les cordes vocales ou les ventricules de Morgagni qui constituent ordinairement son point de départ. Quand il est secondaire, il dérive d'un cancer de la langue, du pharynx, plus rarement de l'œsophage.

Les *symptômes du cancer du larynx* se développent insidieusement. L'enrouement, la gêne de la déglutition, les douleurs laryngées qui s'irradient souvent du côté de l'oreille ou de la tempe, la dyspnée qui apparaît, et finalement (le plus souvent pourtant dans la période ultime) les signes d'affaiblissement et d'un amaigrissement général, comme c'est le cas pour tous les cancers, constituent l'ensemble des symptômes. L'envahissement des ganglions du cou est parfois précoce, d'autres fois il fait complètement défaut. Le *diagnostic* n'est possible qu'au moyen du laryngoscope. En outre, l'exploration digitale qui perçoit à l'entrée du larynx ou dans son voisinage une dureté caractéristique, vient en aide au diagnostic. La diversité des cas ne permet pas de donner une description uniforme de l'image fournie par le miroir laryngien. On aperçoit le néoplasme d'aspect irrégulier, ordinairement injecté, recouvert de mucosités, parfois déjà ulcéré, et à côté de lui les signes consécutifs du catarrhe, de la périchondrite, etc. Chez certains malades, le diagnostic est assez facile, tandis que dans d'autres cas il ne peut se faire que par une observation prolongée. Cependant la distinction d'avec la tuberculose (bacilles tuberculeux, injection de tuberculine) ou la syphilis (effet du traitement spécifique) offre parfois des difficultés. Il importe donc d'examiner soigneusement tous les autres organes. Dans les cas douteux, il est indiqué d'essayer d'obtenir de petits fragments de la tumeur et de les examiner au point de vue histologique.

Le **traitement** des néoplasmes du larynx ne peut être que chirurgical. Nous devons renvoyer aux ouvrages spéciaux pour tout ce qui concerne les détails. Les laryngologistes ont construit de nombreux instruments pour enlever, avec le secours du miroir laryngien, les polypes bénins, par la section, la torsion, le broiement et l'arrachement. L'opération est grandement facilitée par l'anesthésie locale de la muqueuse laryngée (v. ci-dessus), qu'on obtient à l'aide du *badigeonnage à la cocaïne*. Quoi qu'il en soit, ici comme pour le traitement local de la tuberculose, nous soutenons en principe que les opérations « endolaryngiennes » doivent de plus en plus dans les cas graves céder le pas à la laryngotomie. — Dans le carcinome du larynx il n'y a que l'ablation de la tumeur à l'aide de la *laryngotomie* ou par l'*extirpation totale* du larynx qui puisse aboutir à la guérison. La laryngotomie est un procédé relativement inoffensif, tandis que l'extirpation totale n'a été exécutée jusqu'ici avec un succès durable que dans des cas exceptionnels. Si l'intervention chirurgicale n'est plus possible, le traitement ne peut avoir pour objectif que de soulager les souffrances du malade (orthoforme, morphine, cocaïne, etc.).

TROISIÈME PARTIE.

MALADIES DE LA TRACHÉE ET DES BRONCHES.

CHAPITRE PREMIER.

CATARRHE AIGU DE LA TRACHÉE ET DES BRONCHES.

(Trachéite et bronchite catarrhale aiguë.)

Etiologie. Le catarrhe aigu des grandes voies aériennes (trachée et grosses bronches) est une maladie fréquente et qui peut souvent être attribuée au *refroidissement*. On comprend en effet que l'inspiration d'un air froid et humide exerce une influence directement nuisible sur la muqueuse des voies aériennes supérieures. Le catarrhe bronchique est très souvent associé à un catarrhe simultané du larynx, plus rarement de l'arrière-gorge. Dans le catarrhe bronchique ordinaire et léger, l'affection ne s'étend guère au delà de la trachée et des premières ramifications bronchiques, les bronches de fin calibre restant intactes.

Des inflammations bronchiques plus intenses se déclarent à la suite de fortes *irritations mécaniques ou chimiques*. Après l'inhalation de gaz irritant (principalement de vapeurs d'acide nitrique, d'acide sulfureux, de chlore et de brome), il se produit parfois une forte bronchite, qu'on observe principalement chez les ouvriers de fabrique. La respiration d'un air chargé de fumée, de poussières, notamment de poussières végétales, à laquelle sont particulièrement exposés beaucoup de métiers et de professions (meuniers, ouvriers de charbonnages, etc.), agit également d'une façon nocive. Dans ces formes de bronchite le catarrhe s'étend souvent jusqu'aux bronches les plus fines.

Plus fréquemment encore que les formes de bronchite primitive que nous venons de nommer, on voit la bronchite se déclarer au *cours d'autres maladies aiguës ou chroniques*. Les *causes infectieuses* prennent vraisemblablement une grande part à leur production, notamment dans certaines maladies infectieuses aiguës (surtout la *rougeole*, la *coqueluche*, l'*influenza*) où la bronchite constitue une détermination locale presque constante, qui est probablement sous la dépendance immédiate de l'*infection primitive*. Dans la plupart des autres maladies infectieuses aiguës, au contraire, la bronchite se développe *secondairement* et tient en majeure partie à l'*aspiration de substances nuisibles* provenant de la partie supérieure des voies aériennes. C'est ainsi que s'explique la bronchite dans la diphtérie du pharynx et du larynx, lorsque toutefois elle n'est pas due à une extension directe de la maladie; il en est de même dans la variole, etc. Dans toutes les autres maladies graves en général, la bronchite est une complication des plus fréquentes, attendu que dans la cavité buccale et le pharynx il se produit une accumulation de produits de sécrétion, un état phlegmasique, du muguet, etc., et que de là les agents phlogogènes, chimiques ou organisés, sont facilement aspirés jusque dans l'intérieur des bronches. Une autre condition nuisible chez tous les malades gravement atteints, consiste dans une *expectoration insuffisante*. Les produits de sécrétion s'accumulent dans les bronches, et dans ces produits stagnants surviennent des phénomènes de décomposition qui facilitent la fixation des bactéries et provoquent la bronchite d'abord et à sa suite les pneumonies lobulaires qu'on rencontre si fréquemment. La *diminution de la force de résistance de la muqueuse* vis-à-vis des agents nocifs qui existe dans toutes les maladies générales graves, rend plus facile encore l'apparition d'une inflammation catarrhale. — Dans toutes les maladies où la *déglutition* est défectueuse (par exemple, dans les paralysies de l'épiglotte, des muscles du pharynx) ainsi que dans toutes les autres maladies qui s'accompagnent de *vomissements* et de *régurgitations* fréquentes (dans le cancer de l'œsophage), par exemple, il se produit souvent une bronchite secondaire avec toutes ses conséquences, par suite de l'aspiration de petites parcelles d'aliments, dont l'altération est facile.

Nous ignorons jusqu'à quel point, dans la bronchite *primitive*, les *agents infectieux* entrent directement en cause, quoique cette étiologie soit très vraisemblable dans beaucoup de cas. On pourrait admettre en particulier que dans beaucoup de « bronchites par refroidissement » l'élément infectieux finit également par jouer un rôle, étant donné que le refroidissement initial a diminué la force de résistance de la muqueuse saine et que dès lors l'action des agents infectieux est devenue possible ou tout au moins a été rendue plus facile. Il ne s'agit probablement pas, dans ces cas, de bactéries spéciales spécifiques, mais des agents habituels de l'inflammation (staphylocoques, etc.).

Enfin, nous remarquerons que la bronchite aiguë n'est souvent qu'une simple *aggravation d'une bronchite chronique préexistante.* Nous reviendrons plus loin sur ce processus important et assez fréquent.

La *prédisposition* à la bronchite aiguë varie d'après les individus. Nous ne savons pas à quoi est due en fin de compte cette prédisposition plus prononcée à la bronchite, et pourquoi on la rencontre, d'une part chez les personnes faibles et anémiques, et de l'autre chez les gens qui jouissent d'une « vigoureuse complexion ». Chez les *enfants* et les *vieillards* la bronchite est plus fréquente que dans l'âge moyen. Elle se déclare, comme on sait, de préférence le printemps et l'automne.

Symptômes. La bronchite catarrhale commune est parfois accompagnée de *douleurs thoraciques*, mais peu prononcées. Quand la *trachéite* est intense, les malades éprouvent une sensation comme s'il existait une plaie au niveau du cou et derrière la partie supérieure du sternum, sensation que la toux rend plus pénible. La muqueuse des *bronches* n'a, paraît-il, pas de filets nerveux sensitifs, et les *douleurs* thoraciques qui appartiennent à la bronchite sont le plus souvent *musculaires* (intercostaux et insertions du diaphragme) et sont produites par les fortes secousses de la toux.

La *toux* est un des symptômes les plus constants de la bronchite. C'est par elle que le malade ou le médecin est averti tout d'abord de l'existence d'une affection thoracique. Quand il existe en même temps une laryngite, la toux peut naturellement dépendre de cette dernière. Cependant il n'y a pas de doute qu'elle ne puisse aussi émaner, par voie réflexe, de la muqueuse de la trachée, de celle des grosses bronches comme de celle des bronches capillaires. S'il faut en croire les recherches expérimentales, l'angle de bifurcation de la trachée serait doué d'une sensibilité exquise et beaucoup d'accès violents de toux seraient dus à une irritation de cet endroit par des produits de sécrétion accumulés. L'intensité de la toux est d'ailleurs très diverse dans chaque cas, ce qui tient autant à l'acuité et à l'étendue de la bronchite qu'à l'irritabilité de l'individu qui en est atteint.

L'*expectoration* est formée par les produits de sécrétion et d'exsudation de la muqueuse enflammée. La quantité et la composition des crachats diffèrent beaucoup dans chaque cas. On distingue des *catarrhes à sécrétion abondante* et des *catarrhes dits secs.* Dans ces derniers, le malade ne crache que quelques mucosités peu épaisses; dans les premiers, l'expectoration est plus abondante et muco-purulente, ou bien encore séro-muqueuse (liquide, se séparant en couches par le repos, voir plus bas). Au début l'expectoration est plus souvent rare, et constituée par des mucosités visqueuses (*crachats crus* des anciens); dans la suite, elle est plus copieuse, se dissout facilement et devient purulente *(crachats cuits)*. Dans le catarrhe des bronches de petite dimension, l'expectoration peut renfermer les moules des petites bronches, formés d'un mucus épais ou de muco-pus. Nous ferons remarquer que, en général, c'est surtout le *mélange de mucus* aux crachats de la *bronchite* simple qui est caractéristique de cette expectoration, par opposition à la nature plus nettement purulente ou séro-purulente des crachats provenant des cavernes des phtisiques. On reconnaît la présence de mucus dans les crachats surtout à leur *viscosité*, grâce à laquelle ils adhèrent au fond du crachoir renversé. Au *microscope* l'expectoration catarrhale ordinaire ne présente rien de caractéristique. Les corpuscules de pus sont souvent désagrégés et plus ou moins graisseux. De petites quantités de *sang* peuvent accidentellement se mêler aux crachats, quand la bronchite est intense : le fait ne comporte le plus souvent aucune signification particulière. Ce n'est parfois qu'un simple résultat des fortes secousses de la toux. Chez les alcooliques souffrant de bronchite aiguë, nous avons vu le sang se mêler constamment et en quantité considérable à l'expectoration catarrhale, de sorte qu'on serait autorisé à qualifier une bronchite de cette sorte du nom de *bronchite hémorragique.*

La *dyspnée* fait d'ordinaire complètement défaut dans la bronchite ordinaire légère, mais dans la bronchite étendue des petites bronches, une dyspnée intense peut exister.

Examen physique. Quand on a l'habitude de la laryngoscopie, on peut, à l'aide du *miroir laryngien*, juger de l'état de la *muqueuse trachéale*. En cas de trachéite, on constate une rougeur de la trachée et à sa surface des produits anormaux de sécrétion. Pour apprécier les altérations des *bronches*, nous devons recourir à d'autres méthodes d'investigation physique.

L'*inspection du thorax* n'offre rien d'anormal dans la bronchite légère. Quand la bronchite est plus intense et surtout quand elle intéresse les bronches de faible calibre, la *respiration* est un peu accélérée et l'expiration est prolongée. La *percussion*, dans une bronchite sans complication, ne révèle aucune modification de la résonance thoracique. Dans le catarrhe étendu des petites bronches, il se produit facilement un emphysème aigu du poumon (avec abaissement de la limite inférieure de cet organe). L'*auscultation* également n'apprend rien de particulier dans nombre de cas de bronchite légère qui se bornent à la trachée et aux grosses bronches. Mais quand les petites bronches sont atteintes en même temps et quand les produits de sécrétion s'accumulent en grande quantité dans l'arbre bronchique, on entend tantôt concurremment avec le murmure vésiculaire, et tantôt le masquant presque complètement, des *râles* dits *bronchiques*. Si la bronchite est sèche, ces râles, d'après le son qu'ils fournissent, s'appellent ronflants et graves *(rhonchus sonores)* ou sifflants et aigus *(rhonchus sibilants)*. Ce sont probablement des bruits musicaux résultant de la sténose et dus au passage de l'air à travers les endroits rétrécis des bronches. Ce rétrécissement résulte en partie du gonflement de la muqueuse, en partie des produits des sécrétions qui y adhèrent. Il est possible aussi que les matières sécrétées concourent elles-mêmes à la formation des râles sonores, quand elles entrent en vibration par le fait du brassage. Si la sécrétion qui humecte les bronches est plus purulente et si elle a une consistance plus fluide, il se produit, lors de la traversée de l'air, des *râles bulleux humides* et selon que ceux-ci se forment dans des bronches de gros ou de fin calibre, ils prennent le caractère de « râles bulleux moyens » ou à « petites bulles ».

En dehors des symptômes décrits jusqu'ici et dépendant directement de la bronchite, il se manifeste parfois d'autres phénomènes morbides. L'*état général* est d'ordinaire troublé quand la bronchite est intense. Les malades se sentent mal à l'aise et ont moins d'appétit que d'habitude. Il existe souvent, notamment vers le soir, une *fièvre modérée*. La température s'élève rarement au delà de 39°, si ce n'est chez les enfants. Les malades se plaignent quelquefois de *céphalalgie*, qui augmente principalement lors des forts accès de toux. On ne peut parler de complications que si le processus inflammatoire vient à s'étendre, dans diverses directions, à la muqueuse des autres portions de l'appareil respiratoire. Les bronchites légères s'accompagnent assez fréquemment de coryza et de laryngite, tandis qu'une bronchite grave peut être suivie d'une pneumonie catarrhale.

On distingue d'ordinaire les *différentes formes de bronchite* d'après le degré d'étendue du catarrhe.

1. **Formes légères de la bronchite aiguë.** Dans la plupart des bronchites primitives communes, consécutives au refroidissement ou à d'autres influences nocives agissant sur la muqueuse, le catarrhe reste limité à la *muqueuse des grosses bronches*, de même que dans un grand nombre de bronchites secondaires de légère intensité. Les malaises sont modérés. La toux seule est parfois réellement fatigante. La fièvre le plus souvent fait complètement défaut ou n'est qu'à peine marquée. L'auscultation permet de constater prin-

cipalement au niveau des lobes inférieurs ou disséminés dans toute l'étendue du poumon, mais presque également répartis des deux côtés, de gros râles ronflants peu nombreux, à moins qu'elle ne découvre, comme on l'a établi dans beaucoup de circonstances, aucun bruit anormal, de telle sorte qu'il n'y a que la gêne thoracique subjective, la toux et l'expectoration qui permettent de conclure à l'existence de la maladie. Quand le malade prend des précautions suffisantes, la bronchite commune primitive évolue en peu de jours, tout au plus en quelques semaines et se termine par une guérison complète. Lorsqu'il y a défaut de soins de la part du malade et aussi persistance des influences nocives, la maladie peut traîner en longueur et finir par passer à l'état chronique.

2. **Bronchite aiguë fébrile grave.** Parfois la bronchite aiguë primitive se déclare avec des allures plus sévères, soit que les agents nocifs en cause aient agi sur les bronches avec une violence particulière, soit que des influences de nature spéciale (probablement *infecticuses*) soient entrées en ligne de compte. Dans ces conditions, les troubles sont plus considérables, les râles bronchiques plus nombreux et l'état général est plus sérieusement atteint. Souvent il y a de la fièvre pendant plusieurs jours ou même plusieurs semaines (1 à 2), fièvre irrégulière, à caractère rémittent, qui, souvent, va jusqu'à 39-39°5, mais peut aussi atteindre des degrés plus élevés. L'*expectoration* est le plus souvent muco-purulente et contient parfois une grande quantité de pus; dans d'autres cas elle est plutôt *séreuse* et muco-purulente. Elle est plus abondante et montre par le repos des stratifications bien nettes. Nous avons remarqué que dans les formes graves de bronchite aiguë la bronchite se localise assez fréquemment au niveau d'un *seul* lobe inférieur ou d'un seul côté. Toutefois il existe aussi des bronchites graves, aiguës, diffuses, bilatérales.

L'étiologie de la bronchite aiguë fébrile est encore peu connue. L'examen bactériologique des crachats ne donne la plupart du temps aucun résultat, parce qu'il existe déjà toujours dans les crachats de nombreux micro-organismes. Certaines bronchites aiguës peuvent certainement être provoquées par les microbes ordinaires de la suppuration. Au moment d'une épidémie de pneumonie, nous avons observé à diverses reprises des *bronchites* aiguës (sans les divers signes d'une infiltration pneumonique et s'accompagnant de *fièvre élevée* et d'*herpès*). Il s'agissait probablement d'infections pneumococciques. Dans d'autres cas ce sont peut-être des infections grippales.

Nous voudrions insister particulièrement sur ce fait que bien des bronchites aiguës fébriles apparaissent à un examen plus complet (antécédents précis) comme des aggravations aiguës d'une bronchite *chronique* plus légère *(bronchite aiguë récidivante)*. La muqueuse bronchique chroniquement enflammée offre un terrain favorable à de nouvelles infections. Dans d'autres cas il ne s'agit que d'exacerbations aiguës du même processus chronique. Les bronchites aiguës de cette nature peuvent naturellement récidiver souvent chez le même malade.

3. **Catarrhe des petites bronches. Bronchite capillaire.** Il est rare que chez un adulte la bronchite primitive ordinaire se propage jusqu'aux plus fines bronches. Par contre la *bronchite secondaire* qui vient compliquer d'autres maladies graves (voyez plus haut) se propage souvent jusqu'aux dernières ramifications bronchiques et finit par produire des foyers pneumoniques lobulaires (« pneumonie catarrhale » voir ci-dessous). On s'aperçoit que les bronches de fin calibre s'enflamment quand l'auscultation commence à percevoir des râles d'une tonalité plus élevée à caractère sibilant et aigu, ou qu'il s'y mêle une certaine quantité de râles humides à fines bulles. La *gêne respiratoire* dans un catarrhe étendu des petites bronches est parfois très considérable. La respiration est fortement accélérée. L'inspiration prend le type costal et s'accomplit avec la participation des muscles respiratoires auxiliaires du cou (sterno-cléido-mastoïdiens, scalènes), l'expiration est prolongée. La *toux* est quelquefois très intense. Les *crachats* sont mucopurulents et d'ordinaire peu abondants.

La *bronchite capillaire des enfants* est très importante au point de vue pratique. L'expérience nous apprend que toute bronchite chez les enfants a de la tendance à envahir les bronches capillaires. Ces bronchites étendues à de larges surfaces s'observent particulièrement chez les enfants débiles, enclins à la tuberculose ou atteints de rachitisme. C'est surtout à l'époque de la première dentition qu'existe cette prédisposition marquée aux bronchites.

C'est ordinairement la *toux* qui avertit les parents que l'enfant est malade; elle se manifeste surtout au moment où les enfants se mettent à pleurer. Les petits enfants n'*expectorent* jamais, en effet, ils avalent les mucosités que la toux fait remonter dans l'arrière-gorge. Un symptôme consiste dans l'*accélération de la respiration* qui se monte parfois jusqu'à 60 et à 80 mouvements respiratoires et plus par minute. En même temps la respiration se fait avec effort, elle est le plus souvent superficielle et un peu irrégulière dans les cas graves. On constate ordinairement des battements des ailes du nez. Par suite de l'entrée insuffisante de l'air dans les petites bronches, il se produit fréquemment des *dépressions respiratoires à la base et sur les côtés du thorax*. L'expiration chez les enfants est souvent bruyante et entrecoupée de gémissements. Des *râles fins* et *humides* sont disséminés dans tout le poumon. Dans les cas graves, les enfants sont agités, anxieux, parfois manifestement cyanosés, et finissent par tomber dans l'apathie et l'assoupissement. Mais alors il ne s'agit plus d'une bronchite simple, car déjà se sont formés des noyaux de *pneumonie catarrhale.* — Cette maladie est presque toujours accompagnée de *fièvre*, qui peut atteindre 40° et même davantage. Le *pouls* s'accélère et s'élève à 120 et 140 pulsations et plus encore par minute. La *durée* de la maladie comporte rarement moins de deux à trois semaines, parfois elle se prolonge beaucoup plus. C'est principalement chez les enfants mal nourris que la mort peut survenir, tantôt par affaiblissement général, tantôt directement par insuffisance respiratoire. Dans ces cas, on trouve presque toujours à l'autopsie, en outre de la bronchite diffuse, des foyers de pneumonie lobulaire déjà formés. Pourtant, malgré les accidents les plus graves, on voit parfois encore la guérison se produire à la longue.

Les *bronchites consécutives* à la *rougeole*, à la *coqueluche*, à la *diphtérie*, etc., ont également de la tendance à envahir les petites bronches et à produire des pneumonies lobulaires, chez les enfants.

Disons enfin que chez les *vieillards* aussi la bronchite aiguë se propage aisément aux petites bronches et peut mettre la vie en danger, soit par épuisement général, soit par la gêne respiratoire et par les troubles cardiaques qu'elle occasionne (pneumonie lobulaires).

Diagnostic. Le *diagnostic* de la bronchite ne présente pas de difficultés sérieuses. Il se déduit directement de la constatation stéthoscopique des râles bronchiques. En l'absence de ces derniers, la toux et l'expectoration font conclure à un catarrhe léger des grosses bronches, pourvu que la toux ne soit pas imputable à une affection du larynx. Il est plus difficile de décider, mais il importe toujours de le faire, si la bronchite dont il s'agit, est un catarrhe primitif ordinaire ou une bronchite consécutive qui vient compliquer la marche de quelque autre maladie. Cette question ne peut naturellement être résolue qu'après un examen attentif et complet de tout l'organisme. De plus, il faut toujours se rappeler que les affections pulmonaires les plus graves peuvent à leur début être latentes, ou tout au moins masquées sous l'apparence d'une simple bronchite, pour apparaître plus tard avec les caractères d'une pneumonie, d'une affection tuberculeuse et ainsi de suite. Ce sont surtout les bronchites unilatérales et localisées, qui doivent éveiller les soupçons sous ce rapport. On sait depuis longtemps que la bronchite des lobes supérieurs « catarrhe du sommet » est parfois le premier signe objectivement appréciable de la phtisie pulmonaire. Quant à savoir si, à côté de la bronchite diffuse des petites bronches, il existe ou non des foyers de pneumonie lobulaire, la chose peut être supposée, mais ne saurait être démontrée objectivement avec certitude.

De tout ce qui précède, il résulte qu'au point de vue *pronostique*, on doit également être très réservé en ce qui concerne toute bronchite grave, notamment chez les enfants et les vieillards. Les formes légères autorisent naturellement un pronostic généralement favorable. Les bronchites primitives aiguës fébriles et graves guérissent la plupart du temps, quand il ne s'agit pas de personnes trop faibles ou trop âgées. Si le traitement et les soins ont été insuffisants, la bronchite peut passer de l'état aigu à l'état chronique.

Traitement. La *prophylaxie* du catarrhe bronchique primitif consiste dans la suppression de toutes les influences nocives que l'expérience nous a montré comme capables de provoquer la bronchite. Chez les individus qui ont une tendance particulière aux bronchites, principalement chez les enfants, il est utile d'*aguerrir* judicieusement *la surface cutanée* contre les influences atmosphériques, comme nous l'avons recommandé à propos de la prophylaxie de la laryngite. Il faut aussi se rappeler que nous pouvons intervenir efficacement par des mesures *préventives* contre les bronchites secondaires qui se déclarent au cours d'autres maladies. C'est ainsi qu'en désinfectant la bouche et l'arrière-bouche, en provoquant des mouvements inspiratoires profonds et aidant à l'expectoration par l'emploi opportun de bains tièdes accompagnés d'affusions, on peut parfois prévenir, ou tout au moins enrayer la bronchite qui se déclare inévitablement quand les malades sont livrés sans secours à eux-mêmes.

Dans les cas légers de *bronchite aiguë*, un *traitement* purement diététique peut suffire. Les malades se tiendront à la chaleur, ils garderont la chambre et le lit quand ils ont de la fièvre. Les enfants doivent être tenus au lit quand ils souffrent de bronchite. De tout temps on a préconisé le *traitement diaphorétique* comme particulièrement efficace dans le traitement de la bronchite aiguë. A cet effet, on fait boire au malade du thé chaud (infusion pectorale, infusion de sureau, etc.), ou du lait chaud avec de l'eau de SELTERS. Beaucoup de malades se louent de l'action bienfaisante de cette médication. Plus les crachats sont visqueux et plus, par conséquent, l'expectoration est difficile, plus il y a indication formelle d'*administrer abondamment des boissons chaudes* (Eau d'Ems, infusion pectorale, etc.). — *Le traitement local* de la muqueuse bronchique par la *méthode des inhalations* est le plus souvent illusoire, puisque le liquide inhalé ne parvient qu'en très petite quantité jusqu'aux bronches. Cependant, on peut toujours, surtout quand la toux est sèche et l'expectoration pénible, ordonner des *inhalations avec la vapeur d'eau chaude* ou d'une solution de *sel de cuisine* de 1 à 2 %.

Pour le reste, on se borne à *traiter les symptômes*. Quand les *malaises subjectifs du côté du thorax* sont intenses (douleurs, constriction), un sinapisme ou une compresse de PRIESSNITZ autour de la poitrine rend de grands services. Dans les cas graves quelques *ventouses sèches* peuvent avoir un effet utile chez les adultes, tandis que les émissions sanguines locales ne sont d'aucune nécessité dans la bronchite simple. Si la *toux est pénible* et qu'elle trouble le repos de la nuit, on ordonne de petites doses de morphine, la poudre de DOWER (0,4 à 0,5 *par dose*), de l'eau de laurier-cerise (15 à 20 gouttes), la *codéine*, etc. Les *expectorants* (ipecacuanha, sel ammoniac, apomorphine, senega, etc.) sont indiqués quand l'expectoration est difficile.

Nous avons signalé à diverses reprises l'efficacité marquée que possèdent les *bains tièdes* avec affusions dans les fortes bronchites diffuses qui se déclarent secondairement au cours d'autres affections aiguës.

Dans la *bronchite capillaire des enfants*, quand le cas est grave, le traitement le plus actif consiste dans des *bains chauds* ou *tièdes* associés à des affusions légèrement froides (deux à trois bains par jour). Les bains favorisent l'expectoration et préviennent, autant qu'il est possible, l'apparition de pneumonies lobulaires. Les enveloppements *humides* autour du thorax ou de tout le corps, donnent de très bons effets. On enveloppe les enfants jusqu'au cou dans un drap trempé dans de l'eau de 20-25 C. (d'après l'intensité de la fièvre) et puis bien tordu. Il est préférable de laisser les bras dehors. On recouvre le drap mouillé d'une flanelle sèche. Ces enveloppements doivent parfois être renouvelés 3 à 4 fois par jour. — Quant aux autres remèdes, ce sont les mêmes que ceux qu'on emploie chez les adultes. Chez les enfants faibles, il faut songer à *maintenir les forces* autant qu'on le pourra par une bonne alimentation et l'administration de petites quantités de vin. Quand les mucosités s'amassent en grande quantité dans les bronches, un vomitif peut être indiqué et avoir une utilité réelle. L'expérience enseigne qu'il faut toujours, chez les petits enfants, être très prudent dans l'emploi des opiacés. Comme expectorant, on se sert du senega, de benzoate de soude, etc.

Dans la *bronchite des vieillards*, il s'agit avant tout de maintenir et de relever les forces. Pour faciliter l'émission des crachats, rendue difficile par la faiblesse de la toux, on prescrira la liqueur ammoniacale anisée, une infusion de senega, etc. Il faut surveiller attentivement l'état du cœur (digitale). Les bains chauds peuvent avoir leur utilité, mais ils doivent être employés avec prudence.

CHAPITRE DEUXIÈME.

BRONCHITE CHRONIQUE.

(Catarrhe chronique des bronches.)

Etiologie. Le catarrhe chronique des bronches peut se développer d'emblée et graduellement, ou, ce qui est moins fréquent, succéder à une bronchite aiguë. Les mêmes influences nocives qui provoquent la bronchite aiguë donnent lieu, par leur répétition fréquente, à la bronchite chronique. L'*inhalation continue de poussières* constitue surtout la cause principale de la bronchite primitive. (Voir plus bas le chapitre des maladies dues à l'inhalation des poussières). Celle-ci est partant dans beaucoup de cas une maladie manifestement professionnelle, comme par exemple chez les meuniers, les boulangers, les cardeurs de laine, les marbriers, etc.

Cependant la plupart des bronchites chroniques *graves* ne sont pas des maladies protopathiques, mais elles forment, soit des éléments constituants, soit des conséquences d'autres états morbides. La bronchite chronique se combine le plus souvent avec l'*emphysème pulmonaire* (voyez ci-dessous). En outre un grand nombre de catarrhes chroniques des bronches sont consécutifs à des *maladies du cœur* (lésions valvulaires, myocardite, etc.) et *des gros vaisseaux*, qui donnent lieu à une stase de la circulation pulmonaire et consécutivement à une exsudation chronique dans les bronches. Les catarrhes chroniques qui viennent compliquer les *affections rénales*, dépendent aussi, en partie du moins, des troubles circulatoires propres à ces maladies, parfois aussi probablement de l'action toxique exercée par certaines substances de l'urine qui n'ont pas été éliminées comme à l'état normal. Enfin, on trouve les bronches atteintes de catarrhe chronique plus ou moins étendu dans d'autres *affections chroniques du poumon* et de la plèvre, dans la tuberculose pulmonaire, la pleurésie, etc.

La bronchite chronique s'observe de préférence chez les adultes et chez les vieillards, plus souvent chez les hommes que chez les femmes, à cause de l'action des maladies professionnelles.

Toutefois il existe aussi chez les enfants des cas nets de bronchite chronique diffuse. Ils semblent pouvoir être attribués parfois à une maladie antérieure des organes respiratoires surtout la *coqueluche*, parfois aussi la rougeole, etc. Ces bronchites des enfants durent souvent jusqu'à un âge avancé et par suite on peut quelquefois, grâce à un examen attentif, constater que bien des bronchites chroniques graves des adultes existaient déjà en évolution dès leur enfance.

Anatomie pathologique. Anatomiquement le catarrhe chronique se caractérise surtout par une *hyperémie* veineuse et une tuméfaction de la muqueuse bronchique s'accompagnent d'une augmentation de la sécrétion (mucus) et d'une exsudation anormale (globules rouges et globules de pus). Souvent aussi il existe un hyperplasie de la muqueuse, avec inégalités de sa surface. Dans les cas anciens, au contraire, l'*atrophie* finit par atteindre toutes les couches de la muqueuse. Une des conséquences les plus fréquentes de la bronchite chronique, est la *dilatation cylindrique des bronches de moyen et de petit calibre* (bronchectasie). Celle-ci est le résultat final de la perte d'élasticité et du défaut de résistance des parois bronchiques malades, ainsi que de la pression exercée par la stagnation des produits sécrétés.

Symptômes et marche. Les symptômes qui relèvent de la bronchite chronique elle-même consistent dans la gêne respiratoire, la toux et l'expectoration. Il faut y joindre les données objectives fournies par l'examen physique.

La *toux* est d'une intensité très différente dans les différents cas. Le matin de bonne heure, le soir, et pendant la nuit, elle est d'ordinaire plus forte que le jour. La quantité des *crachats* est également sujette à de grandes variations. Très fréquemment il existe une toux sèche (catarrhe sec, v. plus loin) qui ne ramène que des mucosités visqueuses. Dans d'autres cas l'expectoration est plus abondante, muco-purulente, parfois même très copieuse, relativement fluide et se sépare en diverses couches par le repos. Dans le catarrhe des ramifications bronchiques l'expectoration muco-purulente peut, en partie, indiquer son origine parce qu'elle affecte la forme de moules informes. Il faut également signaler l'existence possible de filaments en « spirales » (voir l'asthme bronchique). *Au microscope* l'expectoration ne renferme aucun élément particulièrement caractéristique, mais seulement les éléments figurés habituels des crachats : corpuscules de pus, lambeaux d'épithélium pavimenteux, souvent bactéries en grand nombre, parfois quelques acides gras en aiguille, cellules épithéliales à cils vibratiles, et rarement des cristaux octaédriques acuminés (dits cristaux de l'asthme, v. ci-dessous). Dans les bronchites chroniques plus graves (en particulier dans les catarrhes par stase, dans les bronchites avec accès de toux très violents), l'expectoration peut contenir parfois *de petites quantités* de sang, sans importance particulière.

Une dyspnée de moyenne ou de forte intensité peut être provoquée par un catarrhe étendu des petites bronches avec diminution de calibre de leur lumière. La dyspnée dans la bronchite chronique a le plus souvent sa raison d'être dans un état morbide concomitant du poumon, du cœur ou de l'aorte.

EXAMEN PHYSIQUE. La *percussion* ne subit pas de modification particulière par le fait de la bronchite elle-même. Tout au plus la sonorité pourrait-elle, surtout en arrière et à la base, être légèrement tympanique à cause d'un certain degré de raréfaction du tissu pulmonaire, ou un peu sourde par suite d'une accumulation abondante de mucus dans les bronches. L'expansion inspiratoire au niveau des bases est diminuée par suite de la gêne apportée au passage de l'air à travers les bronches rétrécies et oblitérées. Selon l'étendue du catarrhe, la quantité et la consistance des produits de sécrétion, l'*auscultation* permet de constater, soit des râles bronchiques secs (sibilants, ronflants), soit des râles humides. Ces râles sont répandus dans tout le poumon ou ne s'observent qu'au niveau des *lobes inférieurs*, puisque c'est là que le catarrhe est d'ordinaire le plus prononcé et que les produits de sécrétion s'amassent le plus aisément. Le murmure vésiculaire peut même par-ci par-là être complètement masqué par les râles muqueux. Partout ailleurs le murmure vésiculaire subsiste, il est parfois faible, parfois augmenté, souvent aussi plus rude et moins distinct. L'expiration est d'ordinaire prolongée. Là où les bronches sont obstruées par les produits de sécrétion, comme cela a lieu à la base le plus souvent, le murmure vésiculaire peut être très affaibli ou même totalement supprimé.

On distingue d'ordinaire, abstraction faite des formes légères, plusieurs *formes particulières de bronchite chronique*, mais qui peuvent facilement passer de l'une à l'autre.

1. Le *catarrhe chronique sec* (*catarrhe sec* de LAENNEC) est cette forme particulière de bronchite dans laquelle la sécrétion est peu abondante. La toux est d'ordinaire pénible et très laborieuse, mais ne ramène presque pas de crachats, ou tout au plus quelques mucosités visqueuses. A l'auscultation on entend des râles secs, sibilants, mais pas de râles humides. Cette forme de catarrhe est ordi-

nairement associée à l'emphysème pulmonaire; parfois aussi on observe des accès asthmatiques. La maladie est opiniâtre et dure des années entières.

2. La forme dite *bronchorrhée* (catarrhe muqueux), bronchite catarrhale, est la bronchite chronique dans laquelle il se produit une sécrétion muqueuse très considérable à la surface de la muqueuse. La toux est, par conséquent, suivie d'une expectoration très abondante, le plus souvent de consistance fluide et pouvant aller en 24 heures jusqu'à 1/2 litre et au delà. Les crachats s'agglomèrent dans le crachoir, et, par le repos, se séparent de façon que les matières purulentes les plus lourdes tombent au fond, tandis qu'au-dessus se forme une couche séro-muqueuse, et puis à la surface une couche spumeuse. Dans tout le poumon on entend, notamment au niveau des parties déclives, de nombreux râles humides. Ils disparaissent seulement quand de grandes quantités de crachats ont été évacuées par la toux. Anatomiquement, cette forme de bronchite chronique se distingue presque toujours par l'existence de *bronches dilatées*.

3. Une forme assez rare mais très intéressante, est la *bronchorrhée* dite *séreuse* (« catarrhe pituiteux » de LAENNEC). Cette forme se caractérise par l'expectoration de grandes quantités de crachats fluides spumeux, purement séreux ou séro-muqueux, contenant très peu de globules de pus. Ordinairement la toux survient par quintes répétées très violentes, qui durent 1/2 heure à une heure et au delà. La dyspnée, surtout pendant ces accès, est très intense et a donné lieu à la désignation, anciennement usitée, d'*asthme humide*. La quantité de crachats évacuée en 24 heures peut être d'un à deux litres. L'examen objectif fait percevoir des râles multiples disséminés dans tout le poumon. La résonance thoracique est normale ou un peu mate par suite de l'accumulation des produits de sécrétion.

La cause véritable de cette maladie *si spéciale* n'est pas encore complètement élucidée. Il existe dans cette forme de bronchite chronique des cas légers sans fièvre et des formes très graves. Nous avons vu plusieurs cas chroniques de ce genre, accompagnés d'une fièvre persistante et qui avaient occasionné un amaigrissement marqué et une grande faiblesse. Dans un cas qui se termina par l'autopsie, il existait une tuberculose très prononcée des ganglions rétro-bronchiques, tandis que le poumon lui-même ne présentait presque pas d'altérations appréciables. L'un des nerfs vagues était complètement englobé dans le paquet de ganglions tuberculeux, et il n'est pas impossible que l'irritation qu'il subissait de ce chef fût la cause des véritables accès d'expectoration séreuse qu'on avait observés. En tout cas il est bon à l'avenir de songer à ce fait. Il y a lieu de remarquer en outre que des accès d'asthme humide avec expectoration de grandes quantités de crachats séreux ont été signalés aussi dans la néphrite chronique (surtout dans la sclérose rénale).

Evolution. L'évolution de la plupart des bronchites chroniques est très lente. La maladie présente d'ordinaire des rémissions fréquentes et de nouvelles aggravations. Dans la bonne saison et quand les malades sont prudents, ils éprouvent un bien-être relatif, mais en automne et en hiver, ou bien sous l'empire d'autres causes défavorables, le catarrhe s'aggrave et les troubles reparaissent. Si la maladie a duré des années, il se manifeste peu à peu des symptômes plus graves du côté des poumons (emphysème, tuberculose chronique) ou du cœur (dilatation secondaire et hypertrophie du ventricule droit); nous reviendrons en détail dans des chapitres spéciaux sur ces suites de la maladie.

Diagnostic. Le diagnostic de la bronchite chronique n'offre pas de difficulté en lui-même et s'établit facilement à l'aide des symptômes que les malades accusent et des résultats de l'examen physique objectif. Mais il faut toujours se demander si la bronchite n'est pas une conséquence ou une complication de quelque autre maladie chronique. Donc indépendamment des *poumons*, le *cœur* et les *reins* (urines) doivent être l'objet d'un examen minutieux dans tous les cas de bronchite chronique. Lorsque la chose est possible, on explorera, dans les cas graves, la cage thoracique à l'aide de l'*examen radioscopique*. Assez souvent on découvre un anévrysme, une tumeur ou quelque autre lésion qui expliquent la persistance de la bronchite.

Pronostic. La bronchite chronique est, la plupart du temps, une affection très rebelle, interrompue par de fréquentes améliorations, mais qui ne parvient que rarement à la guérison complète; aussi bien le pronostic se base en grande partie sur le genre de vie du malade et sur la faculté qu'il a de se ménager et de se tenir à l'écart de toutes les influences nuisibles. Dans la bronchite chronique secondaire, c'est évidemment de la nature de l'affection principale que dépend la possibilité d'arriver à une amélioration plus ou moins notable.

Le danger de la bronchite chronique primitive réside dans le développement final de maladies consécutives, notamment dans la production lente de l'emphysème, de la dilatation du cœur, de la tuberculose secondaire, etc.

Traitement. Le traitement de la bronchite chronique grave, quelle que soit la méthode à laquelle on s'adresse, ne peut prétendre au succès qu'à condition de soustraire totalement le malade, du moins pour un certain temps, aux influences nuisibles qui agissent sur lui. Le grand avantage de toutes les stations balnéaires et thermales qu'on recommande, consiste en majeure partie dans le repos complet du corps dont les malades y jouissent, et en ce qu'ils y sont, mieux que chez eux, à l'abri de la poussière et des intempéries atmosphériques, etc. On doit avertir les malades que c'est là une condition indispensable pour toute médication. Si, pendant la saison d'hiver, ils ne peuvent faire choix d'un climat approprié, ils devront, dès que le temps devient défavorable, garder la chambre, bien que, en temps ordinaire, le séjour au grand air puisse être autorisé. De plus, les malades doivent être avertis qu'ils ont à éviter, autant que possible, toutes les influences résultant de leur profession et de leur manière de vivre, parmi lesquelles il faut signaler avant tout l'atmosphère malsaine des estaminets et des restaurants. L'alimentation doit être de digestion facile et modérée chez les sujets enclins à l'obésité. Les boissons alcooliques ne doivent être permises qu'en petite quantité. On combattra la tendance si fréquente à la constipation, par un régime approprié (usage de fruits, de raisins, de pruneaux, etc., de miel, de pain non bluté), ou par de légers purgatifs, surtout par l'emploi des eaux salines (Friedrichshaller, Ofner, etc.), car c'est un fait d'expérience que toute constipation opiniâtre augmente les souffrances du malade.

Si l'état social du malade le permet ou le réclame, on l'enverra de préférence pendant l'automne dans le midi, pour le soustraire aux rigueurs des hivers septentrionaux. Toutefois il faudra toujours se rendre compte si l'état du malade lui permet de supporter les ennuis et les incommodités inévitables d'un tel voyage sans dommages ultérieurs pour lui. Il est de règle de diriger les malades atteints de catarrhe à sécrétion abondante vers les climats secs, comme à la Riviera di Ponente (San Remo, Bordighera, Menton, Cannes, etc.). Le climat de Meran, d'Arco ou de Gries qui est également sec, mais plus frais, convient aux tempéraments plus vigoureux. Ceux qui sont atteints de catarrhe sec se trouvent d'ordinaire le mieux dans une contrée chaude, mais pas trop sèche [1]. Si l'on veut *sûrement* éviter le froid hivernal, on doit aller en Sicile, en Egypte, à Alger ou à Madère. Parmi les stations hivernales situées plus au nord, citons les stations de la Riviera di Levante (Nervi).

Aux catarrheux des grandes villes dont l'air est chargé de poussière, il faut surtout recommander un *séjour d'été* convenable. Une

1. Biarritz, Arcachon.

simple habitation à la campagne dans un site abrité et au milieu de grands arbres, peut être utile. Si l'on veut envoyer les malades dans une station balnéaire, Marienbad, Kissingen et Hombourg sont des endroits qui conviennent aux personnes corpulentes souffrant en même temps de troubles digestifs, tandis que les personnes débiles seront dirigées plutôt sur Ems, Soden, Badenweiler, Ischl, Reichenhall, etc. (1). En beaucoup de cas on prescrit en outre, dans la bronchite chronique, des *cures au lait, au petit lait, au raisin*, les premières surtout aux individus faibles et anémiques. Un *séjour d'été au bord de la mer*, de préférence à l'est, est aussi très utile à beaucoup de malades atteints de bronchite.

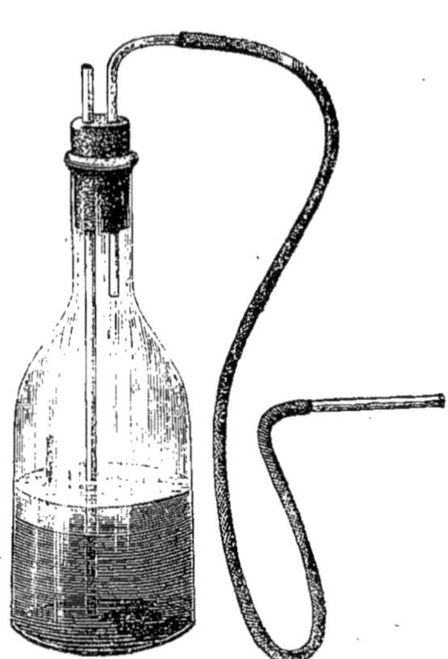
Fig. 39. Flacon à inhalations thérébentinées.

La *méthode des inhalations* a été fréquemment appliquée au traitement de la bronchite chronique, mais on ne doit pas s'en promettre beaucoup de résultats. Dans le catarrhe sec, les vapeurs d'eau ordinaire, de solutions à 2 % de sel de cuisine, de bicarbonate de soude, d'eau d'Ems, etc., conviennent le mieux en inhalation. Quand la sécrétion est abondante, les inhalations de térébenthine sont très à recommander. Le plus simple est de verser une cuillerée à thé d'huile de térébenthine sur de l'eau chaude et de faire inhaler les vapeurs qui s'élèvent. Mais les inhalations se pratiquent plus efficacement et plus facilement au moyen de ce que l'on appelle la *pipe de térébenthine* (fig. 39). Celle-ci consiste en un flacon rempli d'eau à la hauteur de quelques pouces, sur laquelle on verse une couche d'huile de térébenthine de 2 centimètres à peu près d'épaisseur. A travers le bouchon de la bouteille passent deux tubes en verre ouverts aux deux bouts. L'un qui est droit, plonge jusqu'au fond de la couche d'eau, l'autre se termine librement dans l'espace

1. Les malades obtiendront aussi de réels bénéfices des cures aux stations thermales sulfureuses des Pyrénées (Eauxbonnes, Cauterets, Amélie-les-Bains) ou en Savoie (Challes), en Dauphiné (Allevard) particulièrement dans les formes torpides et chez les lymphatiques, ou aux stations à sources arsenicales (la Bourboule, Mont-Dore).

vide qui occupe la partie supérieure de la bouteille. L'extrémité extérieure assez longue de ce dernier tube se recourbe à angle et constitue l'embouchure de la pipe par laquelle le malade pratique l'aspiration. C'est ainsi qu'il inspire l'air imprégné de vapeurs térébenthinées. Nous avons traité de cette façon beaucoup de malades qui « fumaient » journellement pendant plusieurs heures, avec des intervalles de repos, leur pipe de térébenthine.

Dans le traitement de la bronchite chronique, la *pneumothérapie*, c'est-à-dire l'inspiration d'air artificiellement comprimé, suivie de l'expiration dans de l'air raréfié, à l'aide des appareils pneumatiques transportables (WALDENBURG, et d'autres) a été beaucoup employée pendant un certain temps. Cette méthode est délaissée depuis quelque temps, parce que ses succès ont été exagérés au début. Toujours est-il que certains médecins continuent à l'employer. En beaucoup d'endroits (Ems, Reichenhall), on a construit des installations pneumatiques spéciales dans lesquelles les malades occupent des cabinets complètement remplis d'air comprimé.

Nous considérons comme beaucoup plus actifs que le traitement pneumatique, les cures méthodiques dans des étuves à vapeur humide et avant tout les bains caloriques électriques; dans ces étuves le malade est assis à l'aise, les bras libres, tandis que la tête hors de l'étuve est recouverte d'une serviette imbibée d'eau froide. Dans les cas graves, exigeant des soins spéciaux on peut, avec des dispositifs spéciaux, diriger localement les radiations électriques chaudes sur le dos et la poitrine. Nous avons obtenu des résultats excellents de cette méthode dans des cas graves de bronchite chronique. Les bains de lumière sont journellement employés, ils ont une durée de 15 à 20 minutes jusqu'à production d'une forte sudation générale. Les malades sont mis ensuite dans un bain chaud, ils sont frottés et séchés et ils gardent le repos 1 à 2 heures. Si on ne peut employer le bain aux radiations électriques caloriques on peut les remplacer par les bains dans des étuves à sudation ordinaires et les méthodes de sudation habituelles. Toutes ces méthodes de cure nécessitent évidemment une surveillance particulière du malade par le médecin.

Parmi les autres remèdes l'ingestion abondante de boissons chaudes (infusions pectorales, eaux minérales) est la plus avantageuse dans le *catarrhe sec chronique des bronches*. L'*iodure de potassium* ou de sodium, la saiodine, etc., agissent favorablement en fluidifiant les crachats. Comme expectorants l'ipeca et l'apomorphine sont le plus recommandables dans cette forme de bronchite. Dans les cas de toux tenace et fatigante, on cherche à la calmer avec la poudre de Dower, la morphine, la codeine. Dans la *bronchite ca-*

tarrhale, l'expérience apprend que l'usage interne des remèdes *balsamiques* diminue considérablement la sécrétion. Le terpinol est le plus actif à ce point de vue; on l'administre à l'intérieur en capsules gélatineuses (trois à six par jour) ou mêlé au lait (deux à trois fois par jour de cinq à dix gouttes). Après chaque dose de térébenthine, le malade doit boire une tasse de lait. Des médecins français (Lépine, G. Sée et d'autres) donnent la préférence, comme étant encore plus active, à la *terpine* (térébenthine bihydratée). On la prescrit de préférence en pilules de 0,1 (à prendre 3 fois par jour 2 pilules et plus encore) ou en solution (10,0 de terpine, alcool q. s. pour dissoudre, eau distillée 200,0, à prendre 2 à 3 cuillerées à soupe par jour). Le myrtol, le baume de copahu et celui du Pérou, etc., s'emploient aussi à l'intérieur. A titre d'*expectorants*, l'infusion de racine de sénéga, la liqueur ammoniacale anisée sont les plus employées. Il faut être sobre dans l'emploi de *narcotiques* au début; dans les cas graves on ne saurait pourtant s'en passer tout à fait.

C'est surtout quand la dyspnée devient intense, qu'il y a des douleurs thoraciques et de l'oppression, qu'il faut recourir aux *applications locales*, sous forme de sinapismes, de ventouses sèches et de compresses de Priessnitz.

Dans toute bronchite chronique *secondaire*, il faut, à part le traitement des symptômes, avoir surtout en vue le traitement de la *maladie fondamentale*. Si l'on parvient, à l'aide de la *digitale*, à régulariser l'action cardiaque dans les maladies du cœur mal compensées, et à rétablir la diurèse dans les affections rénales, à améliorer, grâce à des mesures diététiques convenables, l'état de santé générale, chez les obèses, les alcooliques, les goutteux, etc., on voit le plus souvent se produire par le fait même une amélioration notable du catarrhe bronchique coexistant.

CHAPITRE TROISIÈME.

BRONCHITE FÉTIDE.

(Bronchite putride.)

Etiologie. Par bronchite putride ou fétide on entend cette forme de bronchite dans laquelle les produits de sécrétion de la muqueuse subissent la décomposition putride, et dans laquelle l'expectoration prend une odeur spéciale extrêmement fétide. Les agents spéciaux de la bronchite fétide ne sont pas encore exactement connus.

Les circonstances grâce auxquelles les agents de putréfaction pénètrent dans les bronches avec le *courant d'air inspiré*, sont assurément nombreuses, seulement, ces agents ne peuvent provoquer la bronchite fétide que s'ils se fixent dans les bronches et s'y multiplient. Il est relativement rare dès lors que la bronchite fétide se développe dans des poumons préalablement tout à fait sains *(bronchite fétide primitive)*. L'expérience démontre que cette fixation et cette germination sont particulièrement favorisées par des altérations préexistantes des bronches. Conséquemment, un grand nombre de bronchites fétides se produisent *secondairement sur un terrain préparé par des affections pulmonaires anciennes*. C'est ainsi qu'au cours d'une bronchite chronique, rarement aussi d'une bronchite aiguë ou pendant l'évolution de la phtisie pulmonaire, l'expectoration peut s'altérer tout à coup et devenir putride. Les processus putrides sont éminemment favorisés par l'existence de *dilatations bronchiques* (voy. plus loin), dans lesquelles l'accumulation abondante et la stagnation des masses sécrétées constituent autant de conditions adjuvantes pour le travail de décomposition putride. Lorsque la décomposition a commencé à se produire en un point de l'arbre bronchique, la marche envahissante du processus s'opère par la propagation de proche en proche de l'infection.

Dans quelques cas rares, la bronchite putride se manifeste encore à la suite de la gangrène pulmonaire d'origine embolique.

Symptômes et marche. Altérations anatomiques. Si, au cours d'une affection pulmonaire chronique quelconque, se développe une bronchite fétide, le début d'ordinaire en est aussitôt signalé par une aggravation subite de l'état général, par une *fièvre* intense, parfois accompagnée de frissons multiples et par l'exacerbation des symptômes thoraciques (douleurs et toux). Cependant, le signe le plus caractéristique est la modification que subissent les *crachats* dont Traube le premier a décrit la composition intime. Cette composition est la même pour les crachats de la bronchite putride en apparence primitive.

Ce qui frappe d'abord c'est l'*odeur* douceâtre et fétide excessivement repoussante que répand l'expectoration. La *quantité* en est ordinairement assez abondante et la consistance relativement fluide. Par le repos elle se sépare très nettement *en trois couches*. Cette stratification est due à l'état relativement liquide des crachats et dépend de l'exsudation *séreuse* abondante au niveau de la muqueuse bronchique elle rend possible la répartition inégale et le dépôt des éléments solides. La partie supérieure consiste en une couche fortement spumeuse, muco-purulente, composée de masses pelotonnées, d'où pendent en flottant, dans la couche sous-jacente, des traînées de filaments plus ou moins épais. Cette couche intermédiaire est constituée par une liqueur séro-muqueuse d'un vert sale. Le fond du vase est occupé par la troisième et dernière couche, épaisse, constituée exclusivement par du pus. Ce sont les globules de pus qui ont gagné la partie déclive du crachoir où ils forment une couche onctueuse et presque fluide. A l'œil nu on y reconnaît ordinairement une quantité de petits *bouchons* et de particules d'un gris blanchâtre. Ces « *bouchons* dits de Dittrich » qui se laissent aisément aplatir sous la lamelle couvre-objet, sont particulièrement caractéristiques. Au microscope on voit qu'ils consistent en corpuscules de pus désagrégés, en détritus et en bactéries, et qu'ils renferment d'ordinaire une grande quantité d'*acides gras* sous forme de belles aiguilles contournées et disposées en faisceaux (v. fig. 40). Souvent aussi on trouve dans les crachats des amas de champignons, notamment de grands amas de *leptothrix* enroulés, qui peuvent être aisément confondus avec des fibres élastiques. Ces dernières naturellement ne se rencontrent jamais dans les crachats de la bronchite fétide simple, mais seulement quand il existe en même temps des processus destructifs qui entament plus profondément le poumon (gangrène pulmonaire). A l'*analyse chimique* des crachats, on a trouvé les produits habituels de la putréfaction, des acides gras volatils (principalement l'acide butyrique et valérianique), puis de l'hydrogène sulfuré, de la leucine, de la tyrosine, etc.

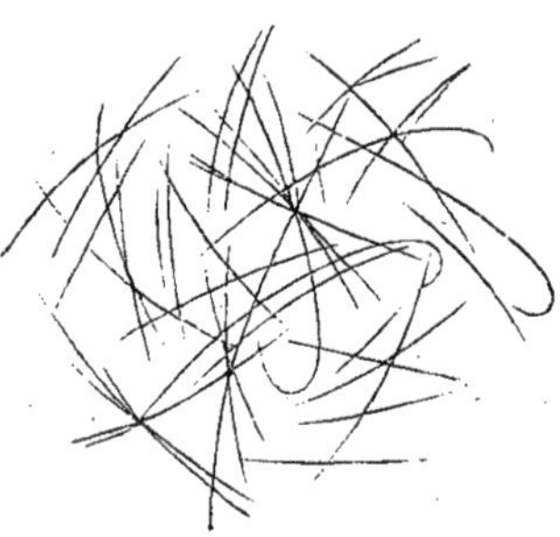
Fig. 40. Cristaux d'acides gras.

Il est réellement caractéristique pour beaucoup de cas de bronchite fétide que les crachats ne sont pas constamment et en tout temps putrides. Quelquefois, pendant plusieurs jours de suite, l'expectoration est simplement catarrhale, puis tout à coup survient une nouvelle poussée et les crachats prennent une odeur insupportable. Ce phénomène dépend probablement de ce qu'un foyer putride circonscrit reste fermé pendant un certain temps durant lequel l'expectoration provient uniquement des bronches atteintes de simple catarrhe, jusqu'à ce que la sécrétion putride qui s'est amassée s'évacue en masse et d'un seul jet (« à pleine bouche »).

Quand les crachats putrides sont évacués, l'haleine du malade devient aussi très nauséabonde, ce qui incommode excessivement le voisinage.

Les symptômes objectifs que la bronchite fétide présente à l'*examen physique* sont ceux de toute autre bronchite ordinaire. Cependant dans beaucoup de cas, contrairement à ce qui se passe dans la bronchite chronique commune, les signes physiques (râles sous-crépitants, râles bronchiques secs) sont en réalité limités à un segment pulmonaire déterminé (principalement un des lobes inférieurs). Dans nombre de cas, on trouve en outre les signes d'une condensation ou d'une sclérose du poumon, d'une pleurésie, etc., phénomènes qui n'appartiennent pas en propre à la bronchite fétide, mais qui doivent être rapportés à des états concomitants ou consécutifs.

Le plus fréquent de ces états consécutifs, c'est le développement d'une *inflammation lobulaire* « *réactionnelle* » d'une *pneumonie* véritable, venant s'ajouter au catarrhe qui atteint jusqu'aux plus petites bronches. Ces inflammations réactionnelles, soit aggravations de la bronchite, soit pneumonies lobulaires, surviennent souvent sous forme de poussées isolées. Assez rapidement la toux et l'expectoration augmentent en même temps qu'apparaît un point de côté, de la fièvre, etc. Au bout de quelques jours, mais parfois seulement au bout de 2 à 3 semaines et même plus longtemps, les troubles disparaissent et sont remplacés par une période apyrétique au cours de laquelle les symptômes morbides s'atténuent. Au niveau des lobes pulmonaires qui sont le siège principal de la bronchite fétide, on voit se développer peu à peu des lésions de pneumonie interstitielle chronique avec condensation plus ou moins considérable du tissu pulmonaire, adhérences pleurales, etc. Il peut se produire également des lésions de *gangrène*. Une fois que les agents de la putréfaction ont pénétré dans le poumon, toute pneumonie qui apparaît peut, dans certaines circonstances, se terminer par *la gangrène pulmonaire*.

On trouve alors à l'autopsie, à côté de bronchites fétides étendues, dans la substance pulmonaire, des foyers gangreneux véritables de plus ou moins grande dimension. Dans nombre de ces cas, la bronchite fétide constitue indubitablement le processus primitif, et le développement des foyers pulmonaires gangreneux le processus secondaire; cependant nous verrons dans la suite que le contraire peut être vrai. Quoi qu'il en soit, la bronchite fétide et la gangrène pulmonaire se confondent si souvent l'une avec l'autre, au double point de vue de la clinique et de l'anatomie pathologique, qu'il n'existe pas de ligne de démarcation nette entre ces deux maladies. Si ces foyers, en progressant vers la surface, atteignent la plèvre, l'infection s'y propage et donne lieu à une *pleurésie purulente ou même putride.*

Les bronches de petit et de moyen calibre sont toujours, dans les bronchites fétides de vieille date, parsemées de *dilatations cylindriques.* Leur muqueuse est très vivement enflammée, souvent ulcérée superficiellement. A l'autopsie même, on voit, encore adhérentes à la muqueuse, ces amas purulents sales parsemés des grumeaux qu'on rencontre dans les crachats du vivant des malades.

En ce qui concerne la *marche générale de la bronchite fétide*, le début tant dans la forme *primitive*, que dans la forme secondaire, comme nous venons de le dire, est souvent brusque et aigu. Les malades ont une fièvre qui peut parfois être violente; ils présentent un point de côté, de la toux avec expectoration. Cette dernière prend bien vite l'aspect caractéristique décrit plus haut. La marche ultérieure de la maladie est presque toujours très longue, s'étendant à des années, mais sujette à beaucoup de fluctuations. Très souvent il se produit des améliorations notables, même des guérisons apparentes, jusqu'à ce que tout à coup survient un nouvel accès de fièvre et de dyspnée. L'état général et la nutrition du malade peuvent assez longtemps rester satisfaisants, abstraction faite des périodes d'exacerbation de la maladie. Les malades atteints de bronchite fétide chronique ont parfois le facies légèrement bouffi; de plus ils sont pâles et un peu cyanosés. A l'*extrémité des doigts* (plus rarement des orteils) se forment peu à peu ces *renflements caractéristiques en massue*, tels qu'ils existent dans beaucoup de cas de bronchectasie. Les extrémités inférieures sont aussi quelquefois modérément œdématiées.

Les *autres organes* peuvent ne donner naissance à aucun symptôme. Assez souvent on constate des *troubles gastriques* (anorexie, nausées) dus probablement à la déglutition de crachats putrides. Les malades se plaignent aussi parfois de *douleurs rhumatoïdes* passagères *dans les muscles et les articulations.* Elles dépendent probablement de la résorption de substances septiques. Disons enfin que, dans des cas heureusement rares, il arrive que dans les affections pulmonaires fétides les agents de suppuration parviennent au *cerveau* par voie métastatique et y donnent lieu à une *méningite* suppurée ou à des *abcès cérébraux.*

Abstraction faite de pareilles complications, d'ailleurs excessivement rares, le principal danger de la maladie réside dans la propagation possible du processus aux poumons, dans le développement de la gangrène pulmonaire et de ses suites. Sur le cadavre on ne trouve presque jamais la bronchite fétide à l'état isolé, mais presque toujours on constate à côté d'elle les autres processus mentionnés ci-dessus (pneumonie réactionnelle, gangrène pulmonaire, etc.). Ces processus se développent avec une facilité et une rapidité excessives chez les personnes âgées, décrépites, vivant dans de mauvaises conditions hygiéniques et chez lesquelles d'ailleurs les processus de putréfaction pulmonaire ne sont pas rares.

Le **diagnostic** de la bronchite fétide en elle-même ne souffre pas de difficulté, puisque de la fétidité seule des crachats on peut conclure à l'existence d'un travail de décomposition putride dans le poumon. Mais il est parfois malaisé de savoir si l'on a affaire à une simple bronchite fétide ou à une gangrène pulmonaire coexistante. Cette question n'est pas toujours susceptible d'être résolue. Les données fournies par l'examen physique (matité, souffle bronchique, gros râles, symptômes cavitaires) ainsi que la découverte de fibres élastiques et de lambeaux de parenchyme dans les crachats, sont des arguments concluants en faveur de la gangrène du poumon.

Le **pronostic** dans tous les cas de bronchite fétide doit être réservé. Si les malades vivent dans un milieu favorable, ils peuvent parfaitement se maintenir en assez bon état pendant des années. Toutefois on doit toujours s'attendre à des exacerbations nouvelles de la maladie et à des affections du parenchyme pulmonaire. Il faut songer également aux phénomènes consécutifs plus rares (l'empyème et les abcès cérébraux). Les guérisons complètes vraies sont certainement très rares.

Traitement. L'objet principal du traitement devrait consister à enrayer le processus putride des bronches par la destruction des ferments de putréfaction. Mais ce but est difficile à atteindre, vu l'impossibilité de faire agir les médicaments désinfectants sur la muqueuse en quantité suffisante et au degré de concentration voulue. Malgré cela, on peut certainement, au moyen d'inhalations appropriées, améliorer jusqu'à un certain point la bronchite fétide. Les inhalations d'acide phénique à 2 p. 0/0, répétées plusieurs fois par jour, chaque fois pendant cinq à dix minutes, sont d'un emploi facile. A la longue cependant elles finissent par n'être plus tolérées et par donner lieu à une légère intoxication (céphalalgie, malaise, urine noirâtre phéniquée). Nous nous sommes souvent servi avec avantage du *masque phéniqué* recommandé par CURSHMANN. Ce masque adapté au devant de la bouche et du nez, renferme, dans un récipient spécial, de l'ouate imprégnée d'acide phénique (acide phénique et alcool, parties égales) ou d'autres remèdes (térébenthine, créosote). Ce masque peut être porté par beaucoup de malades, sauf quelques interruptions, pendant plusieurs heures par jour. Après l'acide phénique, c'est la *térébenthine* qui est le plus souvent employée en inhalation (pipe de térébenthine, vapeur de térébenthine) de même que l'huile de pin nain et la créosote. En outre l'*usage interne* de ces remèdes et de quelques autres pareils semble être avantageux dans la bronchite putride. Nous préconisons avant tout l'usage interne de la *térébenthine* (6 à 8 et un plus grand nombre de capsules gélatineuses par jour), puis le *myrtol* également en capsules, au besoin aussi la *terpine hydratée* (en pilules de 0,1, 6 à 10 par jour), la créosote, le sirop de sulfo gaiacolate de potassium, etc.

Du reste, toutes les mesures de *diététique* générale et celles relatives au traitement des symptômes et qui sont prescrites à propos de la bronchite chronique commune, trouvent aussi leur application dans la bronchite fétide (expectorants, narcotiques, cures d'air et de repos, etc.). Pour diminuer l'odeur nauséeuse qu'ils répandent dans le voisinage, les crachats doivent être désinfectés par l'addition au crachoir d'acide phénique en solution forte, de chlorure de chaux, etc. Il est très recommandable de faire dans l'appartement du malade, aussi souvent et aussi longtemps que possible, des pulvérisations d'acide phénique ou d'huile de pin.

CHAPITRE QUATRIÈME.

BRONCHITE PSEUDO-MEMBRANEUSE.

(Bronchite fibrineuse.)

La bronchite pseudo-membraneuse est une variété morbide spéciale et très rare de bronchite qui donne lieu à la production de coagulations fibrineuses étendues dans l'arbre respiratoire. Il n'est question ici que de cette forme de bronchite fibrineuse qui se montre *primitivement dans les bronches*, et non de la bronchite pseudo-membraneuse secondaire qui se manifeste, tantôt à la suite de la diphtérie pharyngée et laryngée, et tantôt concurremment avec la pneumonie fibrineuse.

L'**étiologie** de cette maladie est presque entièrement inconnue. Ce sont d'ordinaire des individus jeunes ou d'un âge moyen, entre 10 et 30 ans environ, qui sont atteints de cette maladie. Les hommes y sont un peu plus sujets que les femmes. Elle se déclare chez des personnes parfaitement bien portantes auparavant *(bronchite pseudo-membraneuse essentielle)*, ou chez des gens souffrant déjà de quelque autre affection, surtout d'une affection pulmonaire chronique *(bronchite fibrineuse secondaire ou symptomatique).* Il n'est pas sûr que ces derniers cas doivent être assimilés, étiologiquement, à la véritable bronchite fibrineuse primitive. Ainsi, par exemple, on a observé une bronchite fibrineuse au cours de la fièvre typhoïde et d'autres maladies infectieuses aiguës. Quelques cas de bronchite fibrineuse me paraissent en relation évidente avec la bronchite exsudative qui accompagne l'asthme.

Symptômes et marche. La bronchite fibrineuse primitive se présente sous deux formes différentes : la forme *aiguë* et la forme *chronique.* La *forme aiguë* débute assez brusquement par de la fièvre, de la toux, des douleurs thoraciques et une dyspnée intense qui ne tarde pas à apparaître. Immédiatement après ou seulement après quelques jours de bronchite catarrhale, d'apparence commune, apparaissent dans les crachats les *concrétions fibrineuses* qui seules permettent d'établir le diagnostic.

Ces *concrétions* représentent exactement des moules plus ou moins ramifiés des bronches. Ils sont de couleur blanchâtre et de consistance assez ferme et élastique. Le tronc principal peut avoir jusqu'à 1 ^{cm} de diamètre. Il donne naissance à une succession de rameaux qui se subdivisent dichotomiquement. Les coagulas les plus considérables ont de 10 à 15 ^{cm} de longueur. Coupés en travers, on constate le plus souvent qu'ils sont formés par un tube membraneux dont la lumière est libre et la structure manifestement lamelleuse. En beaucoup d'endroits ces lamelles présentent des bosselures et des épaississements. Au *microscope* on aperçoit à l'intérieur et à côté de la masse hyaline fondamentale, des globules blancs du sang, parfois aussi des globules rouges, des cellules épithéliales vibratiles, et assez fréquemment des *cristaux octaédriques* allongés d'un genre particulier qu'on rencontre également dans les crachats de l'asthme bronchique. On a aussi rencontré des filaments appelés spirales, dans l'expectoration de la bronchite fibrineuse (v. plus bas). Quant à leur composition *chimique*, ces membranes semblent constituées par de l'albumine coagulée. On ne sait pas exactement si elles se composent aussi de « fibrine ». La coloration de la fibrine par la méthode de WEIGERT ne donne aucun résultat. Au point de vue thérapeutique, il n'est pas sans intérêt de noter qu'elles sont solubles dans les liquides alcalins, notamment dans l'eau de chaux.

Outre les concrétions rameuses, la toux ramène communément encore des matières muqueuses ou muco-purulentes dans lesquelles sont inclus les produits coagulés. On ne découvre ceux-ci qu'après avoir versé le tout dans l'eau où les arborisations se déploient et se dévident. Parfois aussi de petites quantités de sang se mêlent aux crachats.

Les *malaises subjectifs* peuvent présenter une grande intensité. La dyspnée atteint de temps en temps un degré excessif et alarmant. Elle ne cède qu'après que grâce à de violents accès de toux les malades ont expulsé un tube de gros calibre. Ces quintes peuvent se reproduire une fois par jour ou tous les deux jours. D'autres fois cependant les troubles subjectifs sont relativement modérés.

L'*examen physique* des poumons ne présente rien de bien caractéristique. La *percussion* ne révèle aucune anomalie dans les cas sans complication, il y a tout au plus les signes d'un « emphysème aigu du poumon ». L'*auscultation* fait percevoir des râles bronchiques secs et humides, propres au catarrhe, mais n'ayant rien de caractéristique par eux-mêmes. Si une grosse bronche est oblitérée, les excursions respiratoires et le murmure vésiculaire sont presque entièrement suspendus dans le territoire pulmonaire correspondant. Ce n'est qu'après l'expectoration du bouchon de fibrine que le murmure vésiculaire se perçoit de nouveau.

La *durée des cas aigus* n'est d'ordinaire que de quelques jours, tout au plus de quelques semaines. Dans les cas favorables, la *fièvre*, parfois si intense, ne tarde pas à baisser, la dyspnée diminue, les membranes disparaissent des crachats et la guérison se produit complète et durable. Dans les cas graves, au contraire, l'issue mortelle arrive parfois au milieu des phénomènes de suffocation. La forme aiguë peut aussi faire place à la forme chronique, mais cela est rare.

La *forme chronique* de la bronchite fibrineuse peut durer des années. Après des intervalles de temps de longueur différente, on voit d'ordinaire se produire, sous forme de *paroxysmes*, des exacerbations de l'état morbide, chacune d'elles étant marquée par l'expectoration de crachats membraneux; la période intercalaire présente alors simplement les apparences du catarrhe chronique. La littérature médicale renferme aussi quelques observations concernant des personnes qui peuvent, des années entières, rendre de temps en temps de ces arborisations fibrineuses, sans que leur santé générale et leur vigoureuse complexion s'en ressentent notablement. En général la forme chronique de la bronchite fibrineuse se termine par une guérison complète. Toutefois d'autres affections pulmonaires (la tuberculose) peuvent finalement se greffer sur la bronchite fibrineuse.

L'*anatomie pathologique* de la bronchite fibrineuse est encore obscure à raison de la rareté de l'affection. Les lésions pulmonaires trouvées à l'autopsie étaient le plus souvent des complications (pneumonie, pleurésie, tuberculose) n'ayant aucun rapport direct avec la bronchite fibrineuse.

Pronostic. Dans tous les cas aigus, le pronostic doit être réservé, puisqu'il est établi qu'un quart environ des cas se termine par la mort. Les cas chroniques, comme il a été dit, sont d'ordinaire de très longue durée et sujets à de fréquentes rechutes, mais ils sont beaucoup moins dangereux que les cas aigus.

Traitement. On s'adresse de préférence aux remèdes qui jouissent de la propriété de dissoudre les membranes et on les emploie en *inhalation*. A cet effet on recommande principalement les solutions de 2 à 5 0/0 de carbonate et de bicarbonate de soude, et surtout l'*eau de chaux* (pure ou mélangée à parties égales avec de l'eau). L'usage interne de l'*iodure de potassium* (1,5, à 3,0 grammes par jour) a été utile dans beaucoup de cas. De même les frictions énergiques avec l'onguent mercuriel gris ont parfois donné des résultats. J'ai employé sans résultats une cure méthodique de sudation énergique dans un cas de longue durée. L'émission des crachats fibrineux peut quelquefois être facilitée par des expectorants (senega, acide benzoïque, etc.) ou par un *vomitif* donné en temps opportun. On ne connaît pas de remède capable de prévenir le retour des accès dans la forme chronique. En dehors des accès, la thérapeutique est la même que dans la bronchite chronique commune.

CHAPITRE CINQUIÈME.

COQUELUCHE.

Etiologie. Par *coqueluche* on désigne une maladie spécifique de la muqueuse respiratoire, qui attaque de préférence les enfants et est caractérisée par une toux intense d'une nature particulière et survenant par quintes. Dans les grandes villes on rencontre presque en tout temps quelques cas isolés de cette maladie. Mais il arrive fréquemment qu'elle se montre sous *forme épidémique*. Il est à remarquer que les épidémies de coqueluche viennent très souvent à la suite de celles de rougeole.

La coqueluche est incontestablement *contagieuse* et par conséquent elle atteint souvent les enfants d'une même famille les uns après les autres. Les jardins d'enfants, les salles d'asile, les crèches, etc., contribuent beaucoup à la propagation de la maladie.

L'air expiré par les malades semble être le vecteur du contage qui paraît adhérer aux mucosités expulsées par la toux. C'est surtout jusqu'à l'âge de six ans que la maladie est la plus fréquente. A partir de ce moment, la prédisposition décroît rapidement avec les années. Il est vrai que la coqueluche s'observe aussi chez les adultes, mais seulement par cas isolés et presque toujours sans revêtir des caractères absolument nets.

L'invasion épidémique, la contagiosité et la marche de la maladie sont tout à fait en faveur de son caractère *infectieux*. La découverte de l'agent spécifique de la maladie a offert pendant longtemps de grandes difficultés, mais récemment elle paraît avoir été faite réellement BORDET et GENGOU ont trouvé constamment dans les crachats, à l'acmé de la maladie, un bacille spécial qu'ils ont cultivé à l'état de pureté, il est difficile à colorer et est agglutiné par le sérum du sang des enfants atteints de coqueluche. Il paraît probable que Jochmann a découvert ce même bacille dans une épidémie antérieure observée à Hambourg. — Une première atteinte du mal garantit presque toujours contre la récidive.

Symptômes et marche. La coqueluche débute plus ou moins rapidement par les symptômes d'un catarrhe *trachéobronchique* qui, au début, ne présente parfois rien de caractéristique. C'est seulement quand la maladie règne à l'état d'épidémie, ou lorsque divers cas ont éclaté dans le voisinage, qu'on peut, à ce moment déjà, en porter le diagnostic avec une certaine probabilité. La toux, il est vrai, est dès le commencement assez intense, fatigante et tenace, mais elle ne se manifeste pas encore sous forme d'accès francs. L'examen de la poitrine ne fournit aucun signe particulier, à part quelques râles bronchiques. Parfois il existe simultanément un *coryza* accompagné de fréquents éternuements; souvent aussi une *conjonctivite* légère. Les enfants sont agités et fiévreux, surtout le soir. Cette *fièvre initiale* peut par intervalles monter à 39° et à 40°. La durée totale de ce *premier stade dit catarrhal*, est assez variable, et comporte ordinairement de 1 à 1 1/2 semaine.

Peu à peu, sans limite de séparation précise, le stade catarrhal passe au *second stade*, le *stade convulsif*, *spasmodique*. La toux devient plus intense et se montre de plus en plus sous forme de *quintes* isolées qui sont le trait saillant de la maladie. La cause propre de cette toux qui survient par accès, nous échappe complètement. Il est probable que l'*élément nerveux* joue ici un grand rôle.

Le caractère particulier de ces accès consiste en secousses violentes et convulsives de toux, entrecoupées de temps en temps par des inspirations profondes, prolongées et accompagnées d'un sifflement aigu, dû à la contraction spasmodique de la glotte. Ce n'est que par exception qu'on observe des accès de toux où manque le bruyant sifflement inspiratoire. Pendant ces accès, les enfants deviennent cyaniques, les veines du cou deviennent turgescentes et les yeux sont remplis de larmes. Parfois la stase sanguine produit des *ecchymoses* de la conjonctive, des épistaxis et même, dans quelques cas, des hémorragies dans d'autres organes (oreille, peau, cerveau). Dans le cours ou à la fin des accès il survient presque toujours des vomissements. Souvent il se produit une *émission involontaire d'urine et des matières fécales*, par suite des contractions violentes des muscles de la paroi abdominale. Exceptionnellement les accès s'accompagnent de phénomènes plus graves à arrêt convulsif total de la respiration avec danger d'asphyxie, ou dans d'autres cas des convulsions généralisées. Dans deux circonstances nous avons même constaté chez les enfants une hémiplégie, qui d'après l'affirmation très positive des parents, s'était produite pendant un violent accès de toux. Nous ne savons pas encore si ces hémiplégies de la coqueluche sont dues réellement à une hémorragie cérébrale, ou à la stase veineuse considérable au niveau de l'encéphale.

Les quintes sont plus ou moins nombreuses suivant la gravité des cas : tantôt dix à quinze fois seulement dans les vingt-quatre heures, parfois plus fréquemment, cinquante fois et davantage. La nuit elles éclatent aussi, plus souvent même que pendant le jour. Elles se déclarent soit spontanément, soit après des causes accidentelles particulières. Les accès les plus pénibles sont ceux qui surviennent pendant les repas, car les aliments ingérés sont presque toujours rendus. C'est ainsi, par exemple, qu'on peut provoquer artificiellement un accès — signe diagnostic important — en introduisant une cuiller dans la bouche, en exerçant une pression sur le larynx de l'enfant ou en le faisant crier. Si plusieurs coquelucheux se trouvent dans la même chambre et que l'un d'eux ait un accès, aussitôt les autres se mettent à tousser en chœur. L'accès proprement dit est quelquefois précédé de quelques *signes prodromiques*, consistant en une agitation générale, une accélération de la respiration, des vomissements prémonitoires, etc. La crise terminée, les enfants sont généralement très fatigués et abattus, d'autres au contraire se remontent très vite et quelques minutes après se livrent de nouveau au jeu avec leur gaieté accoutumée.

Au surplus, dans l'intervalle des accès, les enfants sont en assez bon état. Parfois pourtant leur physionomie porte les traces des violents paroxysmes de la toux. Outre les suffusions sanguines de la conjonctive, leurs paupières sont œdématiées, et leurs veines turgides ont un reflet bleuâtre à travers la peau. Quelquefois aussi il se forme *sur le frein de la langue une petite ulcération* dont il faut attribuer l'origine à une irritation mécanique. La langue, lors des violents accès de toux, est fortement repoussée en avant, il en résulte que le frein est tiraillé, déchiré ou blessé par le rebord tranchant des incisives inférieures.

L'examen physique des poumons dans les cas non compliqués ne fournit rien d'anormal, si l'on excepte quelques râles bronchiques humides ou secs. Souvent même les râles bronchiques manquent ou n'existent qu'en petite quantité, un peu avant la quinte. Dans d'autres cas, au contraire, il se développe une bronchite diffuse intense qui peut aboutir finalement à la pneumonie lobulaire (v. plus loin). — Parfois, mais pas toujours, la coqueluche est accompagnée d'une laryngite catarrhale aiguë, surtout de la paroi postérieure du larynx.

La *fièvre* qui existe le plus souvent dans le premier stade, ou stade catarrhal, cesse dans le stade convulsif. Les enfants n'ont généralement pas de fièvre. C'est le soir seulement qu'on trouve parfois une légère élévation de température allant jusqu'à 38°, et 38°,5. Une fièvre plus élevée et persistante indique le développement de complications, notamment du côté des poumons.

La durée du stade convulsif comporte rarement moins de deux à quatre semaines, souvent elle s'étend beaucoup plus et va jusqu'à trois et quatre mois. Chez certains enfants nerveux et sujets à des spasmes on constate souvent une persistance de longue durée des quintes de toux et ces quintes sont particulièrement violentes. Peu à peu les quintes diminuent de fréquence et perdent de leur intensité *(stad. decrementi)*, jusqu'à ce qu'elles disparaissent complètement. Toutefois même à ce stade il y a souvent des rechutes et des exacerbations nouvelles. Après la coqueluche la muqueuse des bronches reste pendant longtemps très vulnérable. Finalement, quand la maladie évolue sans complications, elle fait presque toujours place à une *guérison* complète et durable.

Complications et maladies consécutives. Les suites graves que la coqueluche entraîne quelquefois ne sont évidemment pas toutes directement imputables à la cause morbide spécifique; quelques-unes d'entre elles sont des complications de nature secondaire, dont la coqueluche n'a fait que favoriser l'éclosion. Les *complications* les plus importantes sont celles qui ont le poumon pour *siège*. A la suite d'une bronchite intense qui s'étend jusqu'aux bronches capillaires, on voit se développer des *pneumonies lobulaires catarrhales*. Dans ces conditions, la respiration, même pendant l'intervalle des accès, reste accélérée et superficielle, la fièvre est plus élevée et l'état général plus sérieux. A l'examen du poumon on constate, principalement aux deux bases, des râles humides nombreux, et parfois quand l'infiltration pneumonique s'est étendue, il y a de la matité d'un seul ou des deux côtés. Ces cas traînent toujours en longueur, beaucoup d'enfants y succombent, en partie par suite de troubles respiratoires, en partie avec les signes d'un amaigrissement et de faiblesse générale.

Les *complications au niveau des autres organes* sont beaucoup plus rares. Une des plus fréquentes c'est la *diarrhée* qui épuise les enfants. En outre beaucoup d'observateurs ont signalé au cours de la coqueluche la présence accidentelle d'une *inflammation aiguë fibrineuse* dans le pharynx et le larynx. Enfin nous citerons encore un cas observé par nous-même et où la mort se présenta avec un cortège de *manifestations nerveuses graves* (convulsions, coma). L'autopsie fit voir que le cerveau était parsemé d'une multitude d'hémorragies capillaires.

Parmi les *maladies consécutives* à la coqueluche, mentionnons d'abord l'*emphysème pulmonaire*. Par la forte tension qui, pendant les violentes et nombreuses secousses de la toux, s'exerce sur la surface interne des alvéoles pulmonaires, celles-ci se dilatent peu à peu. Il se produit de la sorte une « dilatation aiguë du poumon » qui se transforme souvent en véritable emphysème pulmonaire chronique. La *bronchite chronique* peut également persister un temps considérable après la guérison de la coqueluche. Nous avons déjà fait remarquer plus haut que certains cas de bronchite chronique incurable des adultes devaient être rapportés à une coqueluche survenue dans l'enfance.

Une troisième conséquence importante de la coqueluche, est la *tuberculose pulmonaire*. C'est surtout chez les enfants débiles et très disposés à la tuberculose que la bronchite et les pneumonies lobulaires, suites de la coqueluche, ne rétrocèdent pas. La fièvre persiste, les enfants maigrissent et deviennent de plus en plus malingres. A l'autopsie on trouve des foyers caséeux dans les poumons, des ganglions bronchiques caséifiés, et çà et là de la tuberculose dans d'autres organes. Pour interpréter ces faits, on dit que la coqueluche a provoqué l'éclosion de la tuberculose existant en germe, mais encore latente, ou bien que la coqueluche a créé un état de réceptivité plus grande vis-à-vis du germe tuberculeux.

Dans quelques cas (Möbius) on a tout dernièrement signalé à la suite de la coqueluche, des paralysies, à invasion aiguë, remontant d'ordinaire des extrémités inférieures jusqu'aux membres supérieurs et qui étaient probablement d'origine nerveuse.

Le **diagnostic** de la coqueluche, comme nous l'avons dit, ne peut être fait avec certitude que pendant le second stade ou stade convulsif. Alors il n'est guère douteux, attendu que dans aucune autre affection pulmonaire, les accès caractéristiques décrits ci-dessus ne se rencontrent de la même façon, avec la même fréquence et la même durée. Si l'on n'a pas l'occasion d'observer soi-même un accès et qu'on doive s'en rapporter à la description des parents, le diagnostic peut parfois être incertain. Toutefois le mode d'apparition de la toux sous forme d'accès isolés s'accompagnant de vomissements est le plus souvent si caractéristique, que les erreurs sont en somme rares. Même en dehors des accès, il existe certains indices (bouffissure de la face, extravasation sanguine dans la conjonctive, ulcération du frein de la langue) qui rendent le diagnostic très probable. Au besoin, on peut même essayer de provoquer un accès artificiellement (v. ci-dessus). — Comme nous l'avons dit, les accès chez les *adultes* sont rarement aussi typiques que chez les enfants. Il n'existe guère alors que les signes d'une bronchite plus ou moins intense s'accompagnant de toux opiniâtre convulsive, mais sans accès caractéristiques et le plus souvent aussi sans vomissements. Dès lors le diagnostic de la coqueluche se base surtout sur les conditions étiologiques particulières (existence simultanée de la maladie chez les enfants, présence des bacilles de la coqueluche dans les crachats, etc.).

Le **pronostic** est favorable chez la plupart des enfants forts et bien portants auparavant. Pour les très jeunes enfants il y a plus à craindre que pour ceux qui sont plus âgés. Il y a danger véritable quand se développent des pneumonies secondaires et que la nutrition et l'état général sont sérieusement atteints. On doit toujours, dès que le diagnostic n'est plus douteux, avertir les parents de la longue durée possible de la maladie. Il faut également se préoccuper du développement possible d'une affection consécutive, notamment chez les enfants faibles et entachés de tuberculose. Certains cas de bronchite chronique, qui durent toute la vie d'un individu, sont attribuables à une coqueluche de la période de l'enfance.

Traitement. Comme la coqueluche n'est pas exempte de danger et qu'elle est par sa nature de longue durée, c'est un devoir pendant le règne d'une épidémie, de *garantir* les enfants, autant que possible, *contre la contagion.* Si donc un enfant est atteint dans une famille, il importe de tenir les autres complètement isolés de lui, et mieux encore, si les circonstances le permettent, de les envoyer dans un endroit indemne de la maladie.

En ce qui concerne le *traitement de la maladie* en elle-même, il faut toujours, si faire se peut, commencer par remplir certaines *conditions* commandées par la *diététique* et l'*hygiène* générales. Comme les petits malades ont besoin de respirer un *air pur et sain*, il y a parfois lieu de les transporter de leur étroite chambrette dans une chambre plus vaste, largement aérée et ensoleillée. L'atmosphère de l'appartement ne doit pas être trop sèche et, à cet effet, il est à conseiller d'arroser fréquemment la pièce avec une solution phéniquée ou d'y suspendre des draps imprégnés de cette substance. Quand le temps le permet et à condition qu'ils n'aient plus de fièvre, les malades peuvent aller au grand air. C'est pour cela que, pendant l'été, les enfants des villes sont, autant que possible, envoyés à la campagne. L'*alimentation* doit être bonne et tonique, mais il faut éviter les aliments secs et grumeleux, qui provoquent la toux. On conseille beaucoup d'avoir fréquemment recours aux *bains chauds* ou *tièdes*, surtout quand la bronchite est intense, pour parer, dans la mesure du possible, au danger possible d'une broncho-pneumonie.

Le *traitement médicamenteux de la coqueluche* n'a pas jusqu'ici enregistré de bien grands succès, malgré la multiplicité des remèdes qu'on a préconisés. Pendant la *période catarrhale*, il suffit le plus souvent d'administrer un simple expectorant (ipeca ou remède analogue) ou des boissons chaudes en abondance. Dans la *période convulsive*, la *quinine*, l'*antipyrine*, la *belladone*, le *bromure de potassium* et le *bromoforme* récemment recommandé, sont les médicaments qui méritent le plus de créance. La *quinine* se donne en poudre (de 0,1 à 0,3 et à 0,5), plusieurs fois par jour, dans des cachets, ou avec du chocolat chez les très jeunes enfants. Plus tôt on l'emploie, et plus tôt on s'apercevra de son efficacité. Au lieu de la quinine qui est très amère on peut employer l'*enquinine* qui l'est très peu à la dose de 0,1 pour les petits enfants et de 0,20 à 0,50 pour les plus âgés, 3 fois par 24 heures. Plus souvent que de quinine on se sert aujourd'hui d'*antipyrine* qui, à la dose de 0,25 à 0,5 plusieurs fois par jour, provoque souvent une amélioration marquée. On prescrit la *belladone* en paquets de 0,005 à 0,01 d'extrait, 3 à 5 par jour. Elle nous a paru également diminuer le nombre et l'intensité des accès. Le *bromure de potassium* et de sodium se donne à la dose de 1 à 3 grammes par jour dans une solution aqueuse. Son action est due, selon toute probabilité, à la propriété qu'il possède de diminuer l'excitabilité réflexe. Les inhalations de bromure ont aussi quelquefois une action calmante. Le bromoforme est le médicament le plus employé dans ces derniers temps; il se donne à la dose de 2 à 5 gouttes plusieurs fois par jour dans de l'eau sucrée. Il se prend volontiers et semble agir favorablement aussi bien sur l'intensité des accès en particulier que sur l'ensemble du cours de la maladie. Signalons enfin qu'on a beaucoup préconisé dans ces derniers temps sous le nom de *Pertussine* un extrait fluide de thym (3 à 4 fois par jour une petite cuillerée à coupe), ainsi que la teinture de drosera et le pyrénol, 0,30 3 fois par jour. Je n'ai pas d'expérience à ce sujet.

Quand les accès sont très violents, on pourra quelquefois recourir avec prudence à de petites *doses de morphine* ou de *codéine*. En outre, on a recommandé des inhalations de *chloroforme* et d'*éther*, dans les cas où le spasme laryngé est intense. Le mélange suivant pourrait convenir : chloroforme 30,0, éther 60,0, huile de térébenthine rectifiée 10,0, une à deux cuillerées à thé versées sur un mouchoir pour inhaler. Enfin on a récemment essayé, non sans succès, de diminuer la fréquence et la véhémence des accès, en anesthésiant l'arrière-gorge et le larynx à l'aide de badigeonnages pratiqués avec une *solution de cocaïne* de 10 à 15 %. Ce mode de traitement n'est toutefois pas entré dans la pratique courante.

Les complications et les maladies consécutives seront traitées d'après les règles habituelles, formulées dans les chapitres qui s'y rapportent.

Dans beaucoup de cas on doit se borner finalement à entourer les enfants de soins généraux attentifs et lorsque le temps est favorable organiser un séjour prolongé à l'air extérieur, aussi pur que possible.

CHAPITRE SIXIÈME.

DILATATION DES BRONCHES.

La dilatation des bronches ne constitue pas une maladie protopathique, mais n'est que la conséquence d'autres affections des bronches et des poumons. Cependant, un court aperçu de cette affection ne sera pas déplacé ici, puisque beaucoup de cas de bronchectasie présentent des symptômes assez caractéristiques.

Au point de vue anatomique, on distingue une *bronchectasie cylindrique* et une *bronchectasie sacciforme*.

Les **bronchectasies cylindriques** sont constituées par des dilatations uniformes des cavités bronchiques et affectent aussi bien les bronches de moyen que celles de fin calibre, dans un ou plusieurs lobes du poumon. On les reconnaît ordinairement sur le cadavre, rien qu'en incisant les bronches, quand la branche introduite des ciseaux pénètre dans les bronches élargies presque jusqu'au-dessous de la plèvre. Les bronchectasies cylindriques se développent le plus souvent à la suite de catarrhes bronchiques de longue durée, comme par exemple chez les emphysémateux, puis dans la coqueluche, la rougeole, parfois la tuberculose pulmonaire, etc. Il est probable que le processus *primitif* consiste toujours dans l'atrophie de la paroi bronchique, consécutive au catarrhe, et dans la moindre résistance qui en résulte. Cette dilatation du calibre bronchique se produit peu à peu, en partie par un effet de l'expansion inspiratoire de la cage thoracique, plus encore par l'augmentation de pression que provoquent à l'intérieur des bronches les secousses violentes et répétées de la toux, et enfin peut-être par la pression incessante des produits de sécrétion accumulés.

Le diagnostic de la dilatation cylindrique des bronches ne peut jamais être fait qu'avec un certain degré d'approximation. On suppose son existence quand on se trouve en présence des conditions qui, comme on le sait par expérience, favorisent sa production. Dans le catarrhe chronique des emphysémateux, on conclut à l'ectasie cylindrique des bronches, quand l'expectoration est très abondante, relativement fluide et que dans le crachoir elle se sépare en plusieurs couches. D'ordinaire les crachats sont évacués en quelques violentes quintes de toux qui surviennent le matin et après que la sécrétion s'est accumulée en grande quantité pendant la nuit. L'*examen physique* fait généralement percevoir une multitude de râles humides, à bulles fines et moyennes, sans résonance musicale, principalement à la base des poumons. Quand les dilatations bronchiques sont nombreuses, le murmure respiratoire perd quelquefois son caractère vésiculaire pour devenir faible et indistinct. Assez souvent il est entièrement masqué à la base des poumons par l'abondance des râles.

Les **bronchectasies sacciformes** consistent en dilatations sphériques ou ovoïdes qui occupent d'ordinaire un segment circonscrit de l'arbre bronchique. D'ordinaire on trouve plusieurs dilatations et elles existent sur les grosses et sur les petites bronches. Les volumineuses ectasies bronchiques ont les dimensions d'une cerise ou tout au plus d'une noisette. La bronche afférente débouche brusquement ou progressivement dans une cavité. La communication s'oblitère parfois, de manière que la bronchectasie représente une caverne fermée de toutes parts. La paroi de la dilatation sacciforme a perdu presque entièrement les qualités d'une muqueuse normale. En général elle a subi un haut degré d'atrophie. Non seulement les glandes, mais les fibres musculaires, le tissu élastique, même le cartilage, participent à cette atrophie, au point que la caverne bronchectasique ne paraît plus revêtue que d'une fine membrane. On constate l'existence de *nombreux vaisseaux dilatés* au sein de la paroi des dilatations bronchiques; ces dilatations sont dues à l'atrophie des parois de ces vaisseaux. C'est là un phénomène qui a une grande importance clinique. Dans d'autres cas, au contraire, on observe un travail d'hypertrophie qui intéresse le tissu conjonctif de la muqueuse et donne naissance à des saillies et à des travées d'apparence ligamenteuse. Finalement on voit se produire à la surface interne de la bronchectasie des ulcérations qui se propagent au tissu pulmonaire environnant, et transforment la caverne bronchectasique en une vraie caverne par ulcération.

Ce n'est que par exception (par exemple dans l'emphysème pulmonaire), qu'on rencontre par-ci par-là des ectasies sacciformes entourées d'un tissu pulmonaire à peu près sain. Leur genèse alors doit être attribuée aux mêmes causes que celles que nous avons mentionnées plus haut et qui donnent lieu aux ectasies cylindriques beaucoup plus fréquentes. Le plus souvent ces bronchectasies ampullaires, qu'elles soient isolées ou nombreuses, sont enveloppées d'un tissu pulmonaire induré et scléreux. Elles ne sont qu'une manifestation de la *sclérose pulmonaire* (presque toujours combinée avec de la sclérose pleurale). C'est à bon droit que, depuis Corrigan, on considère ce processus de rétraction comme la cause principale du développement des bronchectasies sacciformes. Par la condensation et le retrait progressif du tissu conjonctif interstitiel du poumon, que de solides adhérences rattachent généralement à la plèvre costale, il s'opère sur la paroi des bronches une traction excentrique à laquelle elle finit par céder. L'accroissement de la pression inspiratoire ainsi que la stagnation des produits sécrétés et la pression qu'ils exercent sur la paroi des bronches agissent dans le même sens pour dilater le calibre des bronches d'autant plus que leur paroi a une tendance à céder par le fait des lésions dont elles sont le siège.

La pathogénie du développement des dilatations bronchiques se confond avec celle des *scléroses primitives du poumon*. Sur ce rapport une enquête précise sur les antécédents nous apprend que la dilatation des bronches doit être considérée très souvent comme la conséquence d'un processus inflammatoire aigu antérieur. Souvent la *pneumonie aiguë fibrineuse*, parfois aussi les broncho-pneumonies consécutives à la rougeole, à l'influenza et à la coqueluche, etc., sont les affections qui s'accompagnent d'une inflammation chronique interstitielle avec dilatations bronchiques secondaires. Comme souvent la pleurésie se joint à la pneumonie commençante, certains observateurs (par exemple Laennec) ont émis de bonne heure l'hypothèse que le processus a la plèvre comme point de départ et qu'il se propage de là au poumon. Cette hypothèse ne peut pas cependant être considérée comme exacte; là où l'on peut constater les lésions d'une pleurite antérieure, il s'agit toujours d'une pleurite ou d'un emphysème métapneumonique. Dans quelques cas les signes d'une bronchectasie s'associent si rapidement avec une pneumonie antérieure qu'on a pu alors parler, dans ces cas, d'une dilatation aiguë des bronches (v. Criegern). Probablement il s'agit dans ces cas du développement d'un abcès métapneumonique circonscrit qui, après évacuation du pus par expectoration, a laissé à sa place une cavité persistante. Dans un petit nombre de cas seulement de dilatation des bronches on ne parvient pas à constater l'existence d'une lésion pneumonique aiguë préalable. Dans ces cas alors on doit admettre un processus inflammatoire à évolution d'emblée chronique et déterminé par l'inhalation de poussières, de corps étrangers, etc. Il faut faire remarquer que la dilatation des bronches se développe le plus souvent dans le *jeune âge*. La dilatation des bronches siège d'ordinaire dans les lobes inférieurs du poumon tout comme la pneumonie, assez souvent on l'observe aussi dans le lobe moyen droit, elle est naturellement plus rare dans les lobes supérieurs du poumon. Règle générale la lésion est unilatérale ou tout au moins atteint de préférence un des poumons tandis que l'autre ne présente que des lésions secondaires peu importantes (emphysème, bronchite).

Les cas de « dilatation des bronches pure, n'ont rien à voir avec la tuberculose. Autrefois, avant la découverte du bacille tuberculeux, il existait une certaine confusion entre les scléroses, dues à la dilatation des bronches et les scléroses pulmonaires chroniques de nature tuberculeuse. Toutefois il faut se souvenir que, dans certaines circonstances, la tuberculose chronique peut provoquer une dilatation des bronches, et que d'un autre côté, à côté du processus de dilatation des bronches, il n'est pas rare de voir se *développer secondairement* des lésions de *tuberculose*. Il y a des cas où, même après l'examen anatomo-pathologique, il est difficile de dire si une sclérose chronique d'une partie du poumon avec induration du tissu pulmonaire et dilatation des bronches est de nature tuberculeuse ou non.

Les *symptômes* auxquels donnent naissance les dilatations sacciformes sont fournis en partie par l'examen physique des poumons, en partie par certains caractères spéciaux aux crachats et par l'évolution de la maladie dans son ensemble. Si des cavernes bronchectasiques de grande dimension sont situées près de la paroi thoracique, elles doivent donner lieu exactement aux mêmes *symptômes cavitaires* que ceux que nous décrirons ci-après, à propos des cavernes tuberculeuses. Par contre, les dilatations bronchiques situées dans la profondeur du poumon se dérobent le plus souvent aux investigations stéthoscopiques, de telle sorte qu'on est réduit à en supposer l'existence d'après d'autres symptômes (caractère des crachats, etc.). Plus la bronchectasie est étendue, plus le *murmure respiratoire* perd son caractère vésiculaire, plus il devient rude et finalement soufflant. Comme la sécrétion muqueuse est le plus souvent très abondante, on entend généralement un *grand nombre de râles humides moyens et même gros.* Le nombre des râles varie naturellement avec l'expectoration et selon l'abondance, d'ailleurs variable, des produits de sécrétion. S'il y a d'épaisses adhérences pleurales, le murmure vésiculaire est très affaibli et souvent on ne perçoit que des bruits bronchiques rudes mal définis. La percussion au niveau de la partie du poumon parsemée d'ectasies bronchiques donne le plus souvent un son mat ou submat, par suite des lésions de pneumonie chronique interstitielle qui existent au voisinage de la bronche dilatée. La portion du thorax au voisinage de lésions étendues est souvent en retrait et déprimée. Dans ces cas le cœur et le médiastin peuvent être déplacés plus ou moins fortement. Les rayons de Rœntgen permettent d'établir une appréciation exacte de l'état de la poitrine.

L'*expectoration* est ordinairement très abondante, s'évacue fréquemment après des accès de toux (expectoration à pleine bouche) et, à cause de sa grande fluidité relative, elle se partage par le repos en *couches très distinctes*, une supérieure muco-purulente et spumeuse, une moyenne séreuse et une inférieure puriforme. Le plus souvent elle répand simplement une odeur fade et douceâtre, mais quelquefois aussi elle tourne à la fétidité. L'odeur fétide dépend presque toujours d'une stagnation des produits de sécrétion. Aussi longtemps que les crachats sont peu épais, et qu'ils sont évacués facilement, l'expectoration n'a pas d'odeur fétide, et les malades se sentent bien portants. Alors à un moment donné, il y a parfois suppression de l'expectoration. Les malades se sentent mal à l'aise, ils ont de légères ascensions de température et les crachats peu nombreux qui sont évacués à ce moment ont une odeur horriblement fétide. Les périodes d'amélioration alternent ainsi souvent avec des périodes d'aggravation fréquentes. Lorsque l'expectoration diminue sans devenir fétide, et sans que les malades en éprouvent de troubles, c'est un signe favorable. Comme les bronchectasies peuvent donner naissance à la bronchite fétide, et qu'inversement la bronchite fétide chronique elle-même, comme nous l'avons vu, coïncide souvent avec des dilatations des bronches, on conçoit les liens multiples et les nuances de transition qui rattachent l'une à l'autre ces deux formes morbides. Souvent l'expectoration est particulièrement abondante le matin ou le soir; dans ce cas les produits de sécrétion s'accumulent en grande quantité pendant la nuit ou pendant le jour. Les changements de position du malade (le fait de se baisser) provoquent souvent de forts accès de toux. QUINCKE a montré qu'on peut favoriser l'évacuation du contenu des dilatations bronchiques du lobe pulmonaire inférieur en pratiquant l'inversion du tronc (méthode de QUINCKE) et cette méthode peut même acquérir une certaine importance diagnostique.

Les *hémoptysies* qui se produisent dans les cas de dilatation des bronches ont une grande importance clinique. Quelques globules rouges se trouvent presque constamment dans les crachats. Souvent des crachats muqueux sont intimement mêlés à du sang et ils prennent l'aspect de gelée de groseille. Les grosses hémorragies sont dues à la rupture des vaisseaux dilatés (voir plus haut) au niveau de la paroi des dilatations bronchiques. Parfois elles reconnaissent aussi pour origine, des ulcérations. Les hémoptysies violentes sont souvent précédées de prodromes légers. Elles peuvent être très abondantes, et se reproduire de nouveau pendant longtemps (jusqu'à plusieurs semaines), et les malades peuvent finir par être atteints d'une anémie profonde. Enfin les hémorragies cessent et l'état général des malades se relève ensuite relativement vite. Dans le cours de plusieurs années, ces crises d'hémoptysie peuvent se répéter très fréquemment. Si des malades atteints d'une affection pulmonaire, et encore relativement bien portants, vous disent qu'ils sont sujets depuis des années à de fortes hémoptysies on peut déjà supposer presque, par le fait même, qu'il s'agit d'une dilatation des bronches.

L'*évolution* de la maladie est sujette à de nombreuses variations, mais elle dure souvent plusieurs années. Il paraît douteux qu'il y ait des *guérisons* véritables dans les cas de dilatation sacciforme des bronches. Toutefois, s'il ne survient pas de complications graves, beaucoup de malades peuvent vivre pendant bien des années dans un état satisfaisant et atteindre même un âge avancé. L'état général reste souvent bon, bien qu'une coloration anémique et cyanique de la peau très caractéristique, donne même aux individus obèses atteints de cette affection un air de souffrance très net. Un des phénomènes les plus caractéristiques consiste dans l'*épaississement de l'extrémité des premières phalanges des doigts en baguette de tambour* (v. fig. 41) avec incurvation prononcée et souvent éclat particulier des ongles. Ce phénomène spécial serait dû à la résorption de substances toxiques et septiques. On a essayé d'expliquer de la même manière les hyperplasies chroniques des os et des articulations plus étendues qu'on observe chez les malades atteints de dilatation des bronches (*Ostéo-arthropathie hypertrophiante* d'après P. Marie). Il n'est pas rare non plus d'observer chez les malades de cette sorte, des *gonflements articulaires* aigus de nature « rhumatoïde ». Parfois on constate des *complications fébriles intercurrentes* dues à des processus pneumoniques secondaires aigus, à des pleurites, à de la gangrène, etc. Ces incidents peuvent se répéter à plusieurs reprises dans le cours des années jusqu'à ce que finalement il se produise un état grave incurable. Certains malades sont exposés à des troubles cardiaques (hypertrophie secondaire du cœur droit); des

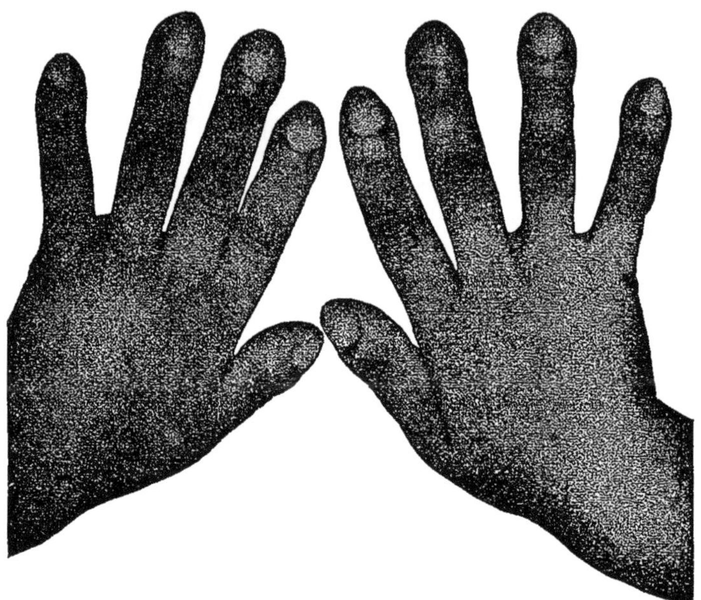

Fig. 41. Doigts renflés en baguettes de tambour dans un cas de dilatation des bronches (observation personnelle).

œdèmes peuvent apparaître. Dans quelques cas il se produit une dégénérescence amyloïde des organes, surtout des reins. Enfin, il faut signaler encore comme complications rares, les *abcès métastatiques du cerveau*.

Diagnostic. Il est facile le plus souvent de penser à l'existence d'une affection chronique des poumons, seulement il est parfois difficile d'en préciser la signification exacte et notamment d'exclure la tuberculose chronique des poumons. On se basera surtout sur l'aspect général du malade, sur les doigts renflés en massue, sur les caractères des crachats (absence des bacilles tuberculeux), sur le siège des lésions dans les segments inférieurs du poumon et sur la marche générale de la maladie (recherche minutieuse des anamnestiques).

Pour ce qui concerne les relations qui existent entre les bronchectasies et la bronchite fétide ainsi que la gangrène pulmonaire, voyez les chapitres qui s'y rapportent.

Traitement. Il faut d'abord assurer au malade les meilleures conditions d'hygiène possibles (repos, aération, alimentation, cures climatériques) et agir de manière à améliorer les sécrétions, faciliter l'expectoration. Dans ce but surtout si les sécrétions ont une odeur fétide on fera des inhalations avec la térébentine, avec le masque à inhalations phéniquées de Curschmann, etc. A l'intérieur, on emploiera de préférence les préparations de créosote (gaiacol). Outre les expectorants habituels on doit employer la méthode d'inversion de Quincke de manière à évacuer mécaniquement les sécrétions bronchiques. On doit naturellement s'occuper du traitement des diverses complications (hémorragies, pleurésies, empyème). On a cherché récemment à traiter les cavités bronchiques dilatées par une intervention chirurgicale (ouverture de ces cavités), toutefois les résultats obtenus ne sont pas encourageants.

CHAPITRE SEPTIÈME.

RÉTRÉCISSEMENT DE LA TRACHÉE ET DES BRONCHES.

(Sténose trachéale et bronchique.)

1. Sténose trachéale.

Etiologie. Les sténoses de la trachée se produisent à la suite des maladies siégeant dans son voisinage ou de maladies de la trachée elle-même. Le premier mode de production est le plus fréquent. A cette classe appartient en premier lieu la *sténose par compression de la trachée.* Les hypertrophies du corps thyroïde (goître simple et néoplasmes), les anévrysmes de la crosse de l'aorte et de l'artère innominée, les tumeurs et les abcès du médiastin antérieur, les infiltrations ganglionnaires au niveau de l'angle de bifurcation de la trachée, les abcès de la face antérieure de la colonne cervicale et ainsi de suite, peuvent de dehors et dedans exercer une compression assez forte sur la trachée pour que la lumière en soit rétrécie. Outre la compression qui s'exerce directement dans la plupart de ces cas, d'après Rose, l'atrophie lente résultant de la compression, de même que le ramollissement des anneaux cartilagineux, jouent un rôle important dans la pathogène des sténoses. Par suite de ce ramollissement accompagné de dissociation, il peut se faire une coudure de la trachée avec inflexion subite et mort foudroyante par suffocation.

Les *altérations de la trachée elle-même* qui donnent lieu à la sténose, sont assez rares. Les plus fréquentes sont les *sténoses cicatricielles* à la suite d'ulcérations syphilitiques. Mentionnons en outre les *néoplasmes qui se forment dans la trachée*, les polypes et les carcinomes, ces derniers dérivant le plus souvent des organes du voisinage et envahissant la trachée. Il est très rare que des processus inflammatoires aigus ou chroniques (par exemple des périchondrites) occasionnent un gonflement de la muqueuse capable de produire la sténose. Enfin il faut signaler encore les rétrécissements de la trachée dus à l'introduction de *corps étrangers*.

Symptômes. Un rétrécissement trachéal d'un faible degré peut être toléré pendant des années entières sans occasionner beaucoup de gêne. Par contre, un rétrécissement considérable doit nécessairement provoquer une dyspnée des plus pénibles. Parfois le besoin d'air peut encore être satisfait, grâce au repos complet du malade, tandis que le moindre effort corporel est immédiatement suivi de dyspnée.

Si la sténose est assez prononcée pour constituer un obstacle réel à l'entrée de l'air, on voit se produire une *altération* frappante du *rythme respiratoire*. La respiration est difficile, laborieuse et ne s'opère plus qu'avec le concours des muscles auxiliaires. L'inspiration et l'expiration sont prolongées, et accompagnées d'un *cornage strident*. Dans beaucoup de cas l'inspiration est plus pénible que l'expiration, de telle sorte que la *dyspnée inspiratoire prédomine*. En même temps le *nombre des mouvements respiratoires, à la minute, est diminué*. Si, malgré le ralentissement de la respiration, l'air n'entre plus en quantité suffisante dans le poumon, il se produit au niveau des parties latérales et inférieures du thorax, parfois aussi au niveau de la fosse sus-sternale et des creux sus-claviculaires, des *dépressions inspiratoires*. Par contre, le larynx dans la *sténose trachéale* n'exécute pas ou peu de mouvements respiratoires ascendants et descendants. C'est là le signe diagnostique qui distingue la sténose trachéale de la sténose laryngée, dans laquelle les excursions respiratoires du larynx sont très accusées.

Pendant les mouvements inspiratoires, le pouls présente parfois une diminution notable de la tension et de l'amplitude de l'ondée sanguine *(pouls paradoxal)*. Le sphymographe traduit plus nettement encore les oscillations respiratoires relativement considérables que subit la tension artérielle. La *fréquence du pouls* est parfois plus grande, quelquefois aussi elle est ralentie.

Les symptômes que nous venons de décrire, pris dans leur ensemble, forment un tableau morbide si caractéristique qu'à première vue on peut reconnaître la maladie. Pour en déterminer plus exactement le siège, puis, pour discerner avec certitude le rétrécissement trachéal d'avec le rétrécissement laryngé qui offre avec lui la plus grande analogie, il faudrait *explorer* directement *le larynx et la trachée* au moyen du laryngoscope, exploration qui est d'ailleurs très difficile à pratiquer chez des malades très dyspnéiques.

2. Sténose bronchique.

Les rétrécissements d'une *bronche principale*, dont il est seul question ici, sont le plus souvent le résultat de l'introduction d'un *corps étranger* (fragments d'os, noyaux de prunes, boutons). C'est pendant les repas ou pendant le sommeil que le corps étranger pénètre dans les voies respiratoires à la faveur d'une inspiration profonde. C'est un fait d'expérience que les corps étrangers s'insinuent plus fréquemment dans la *bronche droite*, qui est la plus large, que dans la bronche gauche. En outre il y a des *sténoses par compression* de la bronche principale par des anévrysmes de l'aorte, des tumeurs du médiastin, des ganglions bronchiques hypertrophiés, etc. La sténose par compression de la bronche gauche par l'oreillette gauche fortement dilatée, a été observée quelquefois dans le rétrécissement mitral. On observe des rétrécissements directs des grosses bronches dans le cas de carcinome de ces canaux.

Les *symptômes*, qui d'ailleurs ne sont pas toujours également prononcés dans tous les cas, dépendent de la suppression du segment pulmonaire auquel se distribue la bronche oblitérée. La *dyspnée* qui en résulte est intense, surtout quand il s'agit d'un cas aigu. En même temps les excursions respiratoires ont beaucoup moins d'amplitude du côté malade que du côté sain. La *sonorité à la percussion* reste assez claire; parfois il est nettement grave lorsque la portion du poumon sous-jacent à la bronche dilatée reste distendu en inspiration. Le *murmure vésiculaire disparaît* à l'auscultation. A la place de celui-ci on entend parfois dans tout le côté malade un *fort râle sibilant* ou *ronflant* dont les vibrations sont quelquefois perçues par la main appliquée sur la paroi thoracique. Les *vibrations vocales* sont diminuées du côté atteint. Dans le poumon opposé se développe bientôt de l'*emphysème vicariant.*

Souvent un corps étranger, en pénétrant dans une bronche, donne lieu à une *broncho-pneumonie* ou à la *gangrène*, parce qu'il entraîne avec lui des agents d'inflammation qui restent fixés dans les bronches par suite de la difficulté excessive qu'éprouve le malade à expectorer. Dans les rétrécissements par compression le tableau morbide se modifie nécessairement beaucoup du fait de la maladie fondamentale.

Le **pronostic** et le **traitement** des rétrécissements de la trachée et des bronches dépendent entièrement de la nature de la maladie première. Il n'y a donc pas moyen de donner de règles générales au point de vue du traitement. Dans des cas spéciaux (sténoses cicatricielles) on pourrait soumettre les rétrécissements de la trachée à un traitement mécanique direct, à l'aide des diverses *méthodes de dilatation* (v. plus haut). Les procédés d'extraction des corps étrangers hors des voies aériennes sont du domaine de la chirurgie. L'usage d'un *vomitif* a eu, dans quelques cas, des avantages incontestés, mais il n'est pas sans danger, attendu que par l'effort du vomissement le corps étranger peut s'engager dans la glotte et provoquer l'asphyxie immédiate.

CHAPITRE HUITIÈME.

ASTHME BRONCHIQUE.

Définition et causes. Sous le nom d'*asthme bronchique* nous désignons un état morbide dans lequel une *dyspnée* intense d'une *forme particulière* constitue le symptôme capital. La cause de cette dyspnée accompagnée d'une forte sensation d'oppression est due sans aucun doute à un rétrécissement étendu et assez ordinairement rapide des ramifications bronchiques les plus fines.

Règle générale la dyspnée asthmatique se présente sous forme de *crises paroxystiques* (accès d'asthme), se produisant plus souvent la nuit. Lorsque l'accès d'asthme est terminé, l'état du poumon peut redevenir complètement normal (forme nerveuse pure de l'asthme) ; ou bien les accès d'asthme se produisent à la suite et comme conséquence d'une affection morbide ancienne et persistante de la muqueuse des bronches (bronchite asthmatique).

La question de la production de l'asthme bronchique s'identifie par conséquent avec celle de la genèse de la sténose étendue des bronchioles qui est l'essence même de l'asthme. Les auteurs anciens et notamment TROUSSEAU et BIERMER, ont attribué le rétrécissement subit du calibre des bronches à une *contraction spasmodique des muscles circulaires des petites bronches*. Abstraction faite de ce que ce spasme n'a pas été constaté directement et qu'il est difficile à expliquer théoriquement, cette application me paraît insuffisante parce qu'elle ne donne pas le motif des caractères particuliers de l'*expectoration* qui accompagne et suit l'accès d'asthme. Les caractères spéciaux de cette expectoration dans l'asthme bronchique, caractères qui seront indiqués ci-après, s'accordent plutôt avec l'hypothèse d'un processus morbide particulier existant au niveau de la *muqueuse* des bronchioles. A cause des répétitions fréquentes des accès d'asthme et de la durée parfois très courte de quelques-uns de ces accès, il est impossible d'admettre qu'il s'agisse d'un processus inflammatoire vrai et il est préférable d'attribuer les phénomènes observés à un simple *trouble de sécrétion*, trouble siégeant au niveau de la muqueuse et des cellules glandulaires sécrétantes ou dépendant d'une *action nerveuse*. La nature nerveuse d'un grand nombre d'accès d'asthme se révèle d'abord par ce fait que souvent l'asthme bronchique s'observe chez des personnes présentant un *tempérament nerveux* nettement accusé et chez lesquelles l'accès d'asthme est parfois provoqué par une *voie réflexe*. Il y a, par exemple, des asthmatiques chez lesquels l'accès d'asthme est déterminé par certaines odeurs ou poussières (ipéca, odeur de violette, de café torréfié, etc.). On observe parfois chez les asthmatiques des lésions de la muqueuse olfactive (hypertrophie du corps spongieux, polype du nez, catarrhe chronique), lésions dont les poussées artificiellement provoquées peuvent s'accompagner, dans certains cas, d'un accès d'asthme; par contre l'amélioration de ces lésions peut faire disparaître les accès d'asthme. Quelques médecins ont même de la tendance à attribuer la plupart des cas d'asthme bronchique à des lésions primitives des fosses nasales. C'est là une grande exagération; toutefois la possibilité de l'origine nasale de l'asthme ne peut être niée. Il est douteux que l'asthme d'origine réflexe puisse avoir pour point de départ d'autres organes que les fosses nasales. En premier lieu on peut accorder quelque créance à l'hypothèse d'après laquelle il existe des relations entre l'asthme bronchique et les lésions du pharynx (hypertrophie des amygdales), tandis qu'il faut être très sceptique au sujet de l'hypothèse qui admet des relations entre l'asthme et les lésions de l'oreille, de l'estomac (asthme dyspeptique), de l'intestin et des organes génitaux de la femme. Le plus souvent il s'agit, dans ces cas, d'une confusion entre l'asthme vrai et divers états morbides accompagnés de dyspnée (asthme hystérique, affaiblissement des contractions du cœur, etc.). Dans la plupart des cas d'asthme bronchique l'*origine réflexe n'est pas prouvée.* Les accès d'asthme et le gonflement aigu de la muqueuse bronchique qui s'y associe sont nettement d'origine spontanée ou tout au plus sont dus à l'action de certains agents externes comme l'inhalation d'air chaud, ou chargé de poussières, etc. Lorsque l'accès d'asthme cesse rapidement et que les poumons et les bronches reviennent complètement à l'état normal, on dit habituellement qu'il s'agit d'un *asthme nerveux simple.* Dans des cas plutôt fréquents les crises d'asthme s'associent avec un *état catarrhal inflammatoire durable des petites bronches.* Les relations entre l'asthme et la bronchite des petites bronches ne sont pas toujours les mêmes. Parfois la bronchite chronique se développe peu à peu à la suite d'accès d'asthme répétés et prolongés. Il s'agit alors d'une inflammation chronique secondaire sur une muqueuse prédisposée et préparée. Toutefois, dans certains cas, il s'agit d'une forme spéciale primitive de bronchite chronique dans laquelle les accès d'asthme caractéristiques ne doivent être considérés que comme étant dus à des poussées d'un processus chronique persistant. CURSCHMANN, auquel nous devons les premières recherches cliniques précises sur cette forme d'asthme bronchique, désigne l'affection bronchique qui en est le point de départ sous le nom de « bronchiolite exsudative », tandis que nous-même lui avons donné le nom de « bronchiolite asthmatique ». Par ces dénominations on désigne une affection particulière des fines bronches et des bronchioles qui se caractérise par la nature spéciale des crachats (voir plus bas) et par de violents accès de dyspnée s'aggravant sous forme de paroxysmes. Il est très vraisemblable que le développement des accès d'asthme de cette bronchiolite asthmatique est aussi favorisée par des influences nerveuses d'origine réflexe. J'ai une tendance à attribuer une plus grande importance aux variations dans le gonflement de la muqueuse des bronches qu'à un état spasmodique des muscles des bronches. Certains auteurs ont admis l'existence d'une contracture spasmodique primitive du diaphragme comme cause de la dyspnée dans l'asthme, mais cette explication ne repose sur aucun fondement. L'inhalation des poussières (farines, laines, etc.) joue parfois un rôle très net dans le développement de la bronchite asthmatique. En outre, on peut incriminer les bronchites aiguës antérieures. Certains cas peuvent être attribués à l'action d'une bronchite consécutive à la rougeole ou à la coqueluche, développée dans l'enfance.

La cause proprement dite de l'asthme bronchique ne doit pas, à mon avis, être cherchée dans les causes *externes* provoquant l'accès d'asthme ou la bronchite asthmatique, mais dans la manière spéciale avec laquelle l'asthmatique *réagit* vis-à-vis de ces causes. Dans l'asthme bronchique le médecin ne doit pas étudier seulement les manifestations de la *maladie*, mais aussi le *malade* lui-même. Il constate alors que « l'asthmatique » présente souvent une « constitution » particulière, existant souvent depuis sa plus jeune enfance. Beaucoup d'asthmatiques ont, durant leur enfance, souffert d'eczéma, plus tard ils ont eu souvent de l'urticaire, de la migraine, des troubles des sécrétions gastriques et intestinales, etc. CZERNY a groupé tous ces troubles sous le nom de *diathèse exsudative*. Nous pouvons considérer l'asthmatique comme un malade qui, à cause d'une prédisposition morbide, réagit fortement et d'une manière spéciale vis-à-vis de causes banales (poussière, refroidissement, etc.), ou souvent vis-à-vis de certains agents spécifiques (par exemple fièvre des foins, asthme due à l'ipéca). Il est particulièrement intéressant et instructif de rapprocher l'asthme bronchique de l'*urticaire* dans lequel on observe au niveau de la peau un processus exsudatif analogue, d'autant plus qu'il se développe souvent sous l'influence de certaines causes spécifiques (fraises, homards) et révèle une constitution particulière chez les individus qui sont sujets à l'urticaire. De plus, il faut tenir compte des observations de LENHARTZ et des miennes qui montrent que souvent les asthmatiques présentent une tendance à faire des poussées d'urticaire dermographique, provoqué par les irritations artificielles de la peau (par exemple par la tige de l'instrument qui sert à la percussion).

Symptômes et évolution. Nous commençons la description de la symptomatologie par celle de l'*accès* de l'asthme. Dans sa forme la plus nette, l'asthme bronchique *nerveux* consiste effectivement en *accès* de *dyspnée* qui se déclarent avec une fréquence diverse et une durée plus ou moins longue, chez des personnes ayant *d'ailleurs toutes les apparences de la santé*, tantôt à la suite de circonstances déterminées et tantôt sans motif appréciable. Dans l'intervalle qui sépare les accès, les malades se trouvent en parfait état de santé et surtout ne présentent aucun signe de lésions du côté des organes de la respiration. Dans d'autres cas d' « asthme bronchique » cependant, les accès, comme nous l'avons dit, surviennent sous forme de paroxysmes se greffant plus ou moins brusquement sur un état intermédiaire qui n'est pas tout à fait normal. Tandis qu'en temps ordinaire il n'existe que des signes d'une bronchite chronique, parfois associée à de l'emphysème pulmonaire, il se manifeste de temps en temps des aggravations sous forme d'une dyspnée asthmatique de plus longue durée et s'étendant à plusieurs jours ou même à plusieurs semaines. Cette dernière forme surtout ne peut s'expliquer que par l'hypothèse d'une véritable bronchiolite.

L'*accès d'asthme* commence tantôt subitement, tantôt il est précédé pendant un temps plus ou moins long de *signes prodromiques*. Ceux-ci consistent en un malaise général, en sensations anormales au niveau du larynx et de l'épigastre, parfois en une succession de bâillements, plus rarement en un *coryza* prononcé, accompagné d'une forte sécrétion et d'une série d'éternuements. L'accès proprement dit débute le plus souvent la nuit (avant minuit). Les malades se réveillent avec un sentiment d'angoisse et de constriction thoracique extrêmes. Quelquefois ils se plaignent de douleurs précordiales. Ils sont obligés de se redresser, et dans les cas graves, de sauter à bas du lit. Souvent ils se précipitent vers une fenêtre ouverte pour se « donner de l'air ». Leur facies est anxieux. La peau devient d'une pâleur cyanique. Elle se couvre d'une sueur froide. A l'examen objectif les *modifications caractéristiques de la respiration* sautent immédiatement aux yeux. L'inspiration aussi bien que l'expiration est presque toujours accompagnée d'un *sifflement aigu perceptible à distance*. Les deux temps de la respiration s'accomplissent avec effort et avec l'aide des muscles auxiliaires. Pendant l'*inspiration*, ce sont les parties supérieures du thorax qui se soulèvent le plus. Au niveau du cou se dessine la tension inspiratoire des sterno-cléido-mastoïdiens, des scalènes, etc. Mais ce qui frappe davantage, c'est l'*expiration prolongée*, pénible et gémissante, pendant laquelle les muscles de l'abdomen se tendent et prennent une dureté ligneuse. C'est pour ce motif que la gêne respiratoire des asthmatiques est appelée *dyspnée* à prédominance *expiratoire*. La *fréquence de la respiration* est normale en beaucoup de cas, ou même un peu moindre que d'ordinaire. Nous avons pourtant compté plusieurs fois de 30 à 40 mouvements respiratoires par minute.

L'*examen physique du poumon* pratiqué pendant l'accès, donne à la percussion un son normal ou même remarquablement renforcé et grave *(bruit de carton)*. La limite inférieure du poumon descend d'ordinaire d'un ou de deux espaces intercostaux plus bas que normalement. Cet état de choses ne se rencontre pas seulement dans les cas accompagnés d'emphysème permanent, mais pendant l'accès d'asthme même, une *distension aiguë* du poumon se déclare. Cette dernière peut s'expliquer par ce fait que le poumon se dilate considérablement par les inspirations forcées, grâce à l'aide des muscles auxiliaires, tandis que les forces expiratrices plus faibles ne sont pas en état d'expulser complètement l'air à travers les bronchioles rétrécies. C'est pourquoi aussi dans l'asthme bronchique, comme du reste dans toute affection des petites bronches, l'expiration est ordinairement plus difficile et plus longue que l'inspiration. Si on examine un asthmatique à l'aide des rayons de RŒNTGEN pendant un accès d'asthme, on constate l'*abaissement* du diaphragme et la diminution de ses excursions. Naturellement ce phénomène n'indique pas qu'il y a une contracture primitive du diaphragme. — A l'auscultation on entend dans presque toute l'étendue du poumon et surtout pendant la longue phase expiratrice, des râles sibilants élevés et musicaux qui masquent complètement le murmure vésiculaire. *Le murmure vésiculaire a disparu totalement* en beaucoup d'endroits, là où les bronchioles sont presque entièrement oblitérées, ou bien on ne perçoit qu'un léger sifflement à l'expiration. Vers la fin de l'accès, les râles deviennent plus graves, plus ronflants et

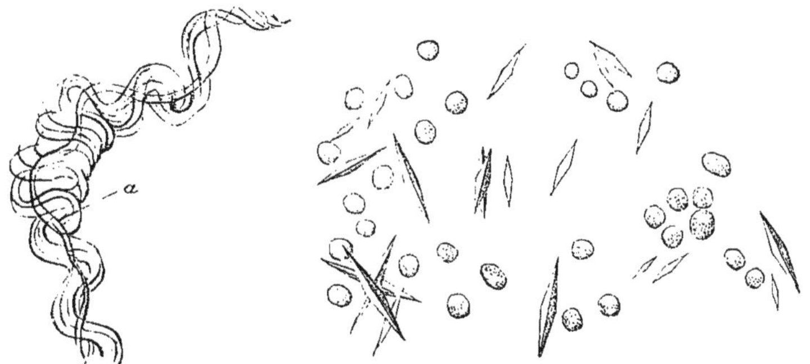

Fig. 42. Cristaux de l'asthme et spirales de CURSCHMANN.
a fibres centrales.

parfois aussi on entend quelques râles humides. Dans les cas d' « asthme nerveux » le murmure vésiculaire redevient tout à fait normal dans l'intervalle des accès. Dans les cas de bronchiolite asthmatique on constate, même en dehors de la période, des accès d'asthme, l'existence de signes anormaux à l'auscultation : quelques bruits bronchiques, l'inspiration est affaiblie et gênée et l'expiration est prolongée.

La *toux* et l'*expectoration* peuvent faire entièrement défaut dans les accès de courte durée. Mais dans la plupart des cas, notamment dans ceux de plus longue durée de la vraie bronchiolite asthmatique, la toux ramène quelques *crachats rares* composés de *mucus visqueux*. On y découvre, outre les éléments ordinaires des crachats de la bronchite commune, des flocons *jaunes* ou *jaunes-verdâtres* et d'autre part des flocons à aspect *grisâtre*, très caractéristiques et en nombre plus ou moins considérable. Ces amas *jaunâtres*, d'ordinaire très denses et formés le plus souvent de filaments enroulés, consistent en corpuscules de pus désagrégés et devenus graisseux, parmi lesquels on trouve fréquemment une assez grande quantité de *cristaux octaédriques aciculés.* C'est LEYDEN qui le premier a démontré la présence de ceux-ci dans les crachats des asthmatiques et ils sont d'ordinaire désignés sous le nom de cristaux asthmatiques (v. fig. 42). Au point de vue chimique, ils sont identiques aux cristaux dits de CHARCOT, qu'on a signalés dans la rate leucémique, dans la moelle osseuse, dans le sperme, etc., et ils constituent probablement l'élément phosphatique d'un composé à base organique particulière. (Base de SCHREINER, C^2H^5N). Ce fait a été nié dans ces derniers temps. Quand l'accès est terminé, le nombre des cristaux diminue également dans l'expectoration, et alors on constate souvent qu'ils présentent déjà les signes manifestes d'un commencement de décomposition. Nos connaissances sur la genèse de ces cristaux sont nulles. Il est vraisemblable que leur présence est en rapport avec celle des cellules éosinophiles dans les crachats. Tout au moins peut-on dire qu'on voit les cristaux de CHARCOT partout où il y a des cellules éosinophiles en voie de désagrégation. Les flocons jaunes renferment aussi quelquefois, indépendamment des cristaux, de nombreuses *cellules épithéliales à cils vibratiles.* — Les *amas grisâtres* qui se rencontrent dans les crachats des asthmatiques consistent principalement en filaments de mucus enroulés et ils renferment ces *spirales* d'un genre particulier qui ont été décrites tout d'abord par UNGAR et CURSCHMANN. Plusieurs d'entre elles sont parfaitement reconnaissables à l'œil nu, sous forme de filaments contournés en vrille, d'autres au contraire ne sont visibles qu'au microscope, à l'état de corpuscules clairs et luisants, qui ne sont que de simples pelotons plus ou moins gros de bandelettes ou de fibrilles contournées sur elles-mêmes (v. fig. 43). Un filament central fin et brillant parcourt parfois ces écheveaux. A l'entour des spirales, on voit des cellules sphériques, des gouttelettes de graisse et de myéline, de l'épithélium vibratile, et de nom-

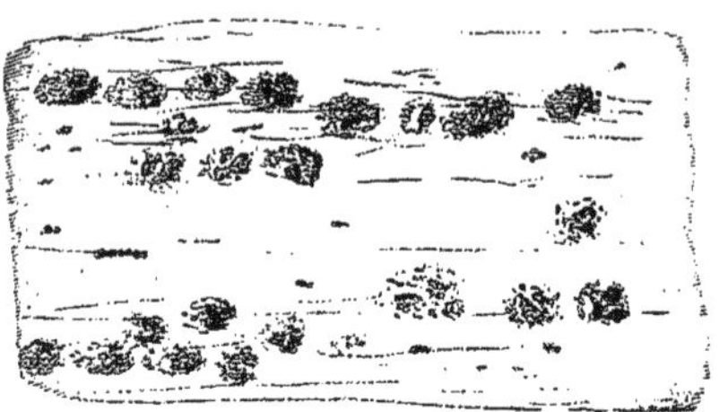

Fig. 43. Cellules éosinophiles dans les crachats de l'asthme bronchique.

breuses cellules épithéliales des alvéoles pulmonaires. On n'est pas encore complètement fixé sur le mode intime de production de ces spirales et de leur filament central; il est certain cependant que ces spirales sont des moules des plus fines ramifications bronchiques et dénotent par conséquent l'existence d'une altération particulière des toutes dernières ramifications bronchiques. La production du filament central dépend peut-être des secousses de la toux.

Parmi les autres particularités des crachats de l'asthme bronchique, signalons encore et surtout la présence presque constante de nombreuses et remarquables *cellules éosinophiles* (qu'on rencontre, d'ordinaire, aussi dans le sang). La signification de ce fait est totalement inconnue. A titre de découvertes accidentelles dans les crachats des asthmatiques, mentionnons encore des cristaux d'*oxalate* et de *phosphate de chaux*.

Le *pouls* est ordinairement accéléré pendant l'accès d'asthme, les artères dures, la *température* normale, parfois même un peu au-dessous de la normale. Chez les asthmatiques présentant des accès prolongés, nous avons souvent constaté une légère *ascension de température* allant jusqu'à 39°.

La *durée* de l'attaque d'asthme, comme nous venons de le dire, varie beaucoup suivant les cas. Parfois il ne dure que quelques heures, dans d'autres circonstances il se prolonge pendant plusieurs jours et même des semaines entières. Le plus souvent alors se manifestent des alternatives d'exacerbation et de rémission. La *fréquence* des accès dans l'asthme ordinaire est également très variable. Tantôt ils se renouvellent presque chaque nuit, tantôt l'accalmie persiste des mois et des années, de telle sorte qu'il est impossible d'émettre des données générales sur l'évolution de la maladie. Beaucoup d'asthmatiques font au sujet des causes occasionnelles de leurs accès des révélations réellement intéressantes. C'est ainsi que plusieurs malades prétendent n'éprouver des accès qu'en certains endroits, tandis qu'ils en sont complètement exempts en d'autres lieux; certains disent ne pouvoir habiter que les étages supérieurs, etc. Certains malades constatent que leurs accès ne se produisent que sous l'influence de certaines odeurs (violette, ipéca), de certaines poussières inhalées (écuries), de la fumée de tabac, après l'action du froid, etc. Il ne faut pas négliger de pareils aveux, mais très souvent ils ne reposent que sur des erreurs. Dans les cas légers la guérison se produit assez souvent, toutefois il faut toujours craindre les rechutes et le retour des accès. Dans les formes graves de l'asthme la guérison complète est rarement obtenue, mais on obtient souvent des améliorations importantes, l'asthme de longue durée finit presque toujours par se compliquer de *bronchite chronique* et d'un *emphysème chronique* avec toutes ses conséquences. On a souvent observé le développement d'une *tuberculose pulmonaire* secondaire.

Diagnostic. Le diagnostic de l'asthme bronchique n'est pas difficile quand on s'en tient strictement au tableau morbide précis — respiration pénible, accompagnée d'un sifflement perçu à distance, expiration prolongée, état physique caractéristique du poumon, nature spéciale des crachats. — On peut dès lors distinguer aisément la dyspnée due à l'asthme bronchique de l'*asthme cardiaque*, du *spasme de la glotte* et aussi de la *dyspnée hystérique* avec sa respiration superficielle et fortement accélérée, par l'état du poumon qui reste physiquement le même. La distinction entre l'asthme bronchique vrai et l'*asthme hystérique* a une réelle importance au point de vue pronostique et thérapeutique et d'ailleurs les erreurs à ce sujet sont fréquentes. — Lorsque l'existence de véritables accès d'asthme est établie, il importe de savoir s'il s'agit d'un asthme « purement nerveux », d'un asthme réflexe ou d'une bronchiolite asthmatique exsudative. Ici naturellement il n'y a que l'examen approfondi et minutieux du malade (surtout l'examen des cavités nasales) et l'étude de la marche de la maladie qui puissent apporter une solution. Enfin il y a lieu en outre de songer à la possibilité d'un *asthme* purement *symptomatique* de l'emphysème pulmonaire chronique, de la bronchite chronique des brightiques, des arthritiques, etc. Cependant il faut bien se dire que la désignation d' « asthme bronchique symptomatique » ne peut être employée que lorsqu'on se trouve réellement en présence d'une dyspnée qui présente toutes les particularités caractéristiques d'un asthme bronchique véritable.

Traitement. Dans un cas quelconque d'asthme, il faut voir tout d'abord s'il n'y a pas moyen de supprimer la maladie en écartant l'une ou l'autre cause déterminée susceptible de la produire. A ce point de vue il importe surtout d'*explorer minutieusement la cavité nasale*, puisque l'expérience a montré qu'après la guérison de l'une ou l'autre affection nasale (extirpation de polypes, destruction de tissu érectile par le galvano-cautère), un asthme qui existait jusqu'alors a disparu pour toujours, ou s'est considérablement amélioré.

Evidemment ces résultats ne doivent pas être exagérés. A diverses reprises les spécialistes ont assuré que chez certains asthmatiques on peut trouver dans les fosses nasales des points déterminés dont l'attouchement avec une sonde peut provoquer un accès d'asthme. Dès lors, ces points doivent avant tout être l'objet d'un traitement. Je ne veux pas révoquer en doute ces faits quoique je sois quelque peu sceptique. En tout cas on ne doit imposer un traitement des fosses nasales que si on y constate des *lésions* positives.

Si en procédant de la sorte, on ne peut remplir l'indication causale, il y a lieu, pour commencer, de s'adresser à un remède qui a presque la valeur d'un spécifique, c'est l'*iodure de potassium.* Pris à la dose quotidienne de 1,5 à 3,0 grammes, qui peut au besoin être augmentée, ce remède produit presque invariablement une prompte amélioration, qui à vrai dire n'est pas toujours durable, mais peut l'être cependant. C'est surtout contre la bronchiolite asthmatique que l'iodure de potassium à haute dose a d'ordinaire un effet marqué. Il semble rendre plus fluides les produits de sécrétion, faciliter l'expectoration et de cette manière réaliser une diminution de la sténose des bronchioles. L'emploi de l'iodure de potassium lui-même ne donne que rarement des guérisons durables. L'*iodure de sodium* agit d'une manière un peu moins puissante que l'iodure de potassium; dans les cas légers, et pour remplacer les iodures, après leur emploi prolongé, on peut employer certaines préparations iodées nouvelles (saiodine, iodoglidine, etc.). J'ai obtenu habituellement de bons résultats avec des bains de *lumière électrique* et aussi par les méthodes de bains de vapeur ordinaires, et ce traitement a pu amener des guérisons en apparence complètes de l'asthme nerveux et de la bronchite asthmatique. Les malades prennent tous les jours ou un jour non l'autre, un bain de radiations électriques caloriques, ils y restent au début 10 à 15, puis 25 à 30 minutes. Puis ils prennent un bain chaud simple et ils restent au repos pendant 1 à 2 heures. Déjà au bout de 4 à 5 bains on constate une amélioration appréciable, les accès se suppriment, la respiration devient plus facile et le murmure vésiculaire plus pur. Au bout de 3 à 4 semaines il se produit une guérison apparente complète. C'est seulement lorsqu'on a employé les iodures et les cures de sudation qu'on doit avoir recours aux autres moyens usités contre l'asthme. Récemment on a préconisé à diverses reprises l'*atropine* et l'*adrénaline*, toutes deux en injections sous-cutanées et à doses croissantes très surveillées. Pour l'atropine on injecte d'abord une dose de 0,0005 et on va par 24 heures jusqu'à la dose de 0,002, puis on rétrograde lentement. Pour l'adrénaline on injecte 1/4 à 1/2 et jusqu'à 1 seringue de PRAVATZ d'une solution à 1 0/00. L'action au cours même d'un accès est parfois remarquablement favorable.

Parmi les autres médicaments nous indiquerons le *nitrite de soude* (2,0 sur 120,0 d'eau, 2 à 3 cuill. à thé par jour) et la *nitroglycérine* à effet analogue (20 gouttes d'une solution alcoolique à 1 p. 0/0 pour

200,0 gram. d'eau, 2 à 3 fois par jour une cuill. à soupe), puis le *bromure de potassium*, la *belladone*. Dans certains cas on a obtenu des résultats à l'aide du *traitement pneumatique* (inhalation d'air comprimé), parfois aussi, prétend-on, avec le traitement *électrique* (galvanisation et faradisation dans la région du cou) ou avec l'*hydrothérapie*. Les cures climatériques ont quelquefois été d'une véritable utilité. Beaucoup de malades se trouvent bien de l'air de la mer, tandis qu'en d'autres circonstances le séjour dans les pays montagneux exerce une influence favorable. En tenant compte de l'ensemble de la constitution des malades, on peut également recommander avec profit des stations spéciales (Marienbad, Kissingen, les eaux ferrugineuses, etc.) (1).

Dans les cas graves il devient même souvent nécessaire d'instituer un *traitement symptomatique* particulier *des accès*. Il est incontestable que les *narcotiques* et surtout l'opium sont le plus actifs. Quand l'attaque est intense, les *injections de morphine* sont presque indispensables, mais il faut toujours être prudent, pour ne pas trop accoutumer les malades à ce remède. L'*hydrate de chloral* (1 à 2 grammes) calme souvent aussi l'accès isolé. Nous avons déjà signalé l'action parfois nettement favorable de l'adrénaline. Parmi les autres moyens et procédés auxquels on peut recourir, signalons : les *sinapismes* sur la poitrine et les mollets, *les manuluves et les pédiluves* chauds, les inhalations de vapeur d'eau ou de solutions alcalines, les inspirations de *nitrite d'amyle*, de *vapeurs de térébenthine*, de *chloroforme*, de *pyridine*, etc.; les fumigations si souvent usitées de *papier nitré* (papier non gommé trempé dans une solution concentrée de nitre, puis desséché) ainsi que les cigarettes de *Datura*, qu'on trouve dans toutes les pharmacies, ont également de bons effets. On peut parfois obtenir de bons effets en faisant respirer la fumée de poudre de feuilles de datura ou de belladone qui ont été préalablement imbibées d'une solution de nitrate de potasse. Différentes sortes de cigarettes et de remèdes antiasthmatiques, qui se trouvent dans le commerce, sont très vantées par certains malades. Nous ordonnons souvent un mélange à parties égales de feuilles de datura pulvérisées et de nitrate de potasse.

1. La Bourboule, Saint-Honoré-les-Bains.

QUATRIÈME PARTIE.

MALADIE DU POUMON.

CHAPITRE PREMIER.

EMPHYSÈME PULMONAIRE.

Pathogénie de la maladie et étiologie. L'emphysème pulmonaire, c'est-à-dire la distension des poumons avec raréfaction de leur parenchyme, peut n'atteindre que des portions restreintes des poumons, et dans ce cas il s'efface pour laisser la première place dans le tableau morbide aux autres altérations pathologiques coexistantes dans le poumon. D'autres fois, il constitue une maladie affectant dans la majeure partie de leur étendue les deux poumons à la fois, se traduisant par des symptômes parfaitement caractérisés et se reconnaissant d'ordinaire avec la plus grande facilité. Il faut insister sur ce fait que l'emphysème pulmonaire est, règle générale, un état secondaire qui ne se développe qu'en s'associant à d'autres maladies antérieures. Comme maladie primitive l'emphysème pulmonaire est vraiment exceptionnel (voir plus loin les remarques faites à propos du diagnostic).

Le caractère essentiel de l'emphysème pulmonaire, c'est-à-dire le phénomène d'où découle, comme une conséquence immédiate, toute la série des symptômes, c'est la *perte de l'élasticité pulmonaire*. Si nous nous figurons le poumon sain avec toute sa force élastique naturelle comme une bande élastique, neuve encore et résistante, le poumon devenu emphysémateux ressemblera par contre à une bande usée, étirée, allongée et lâche. Cette comparaison nous permet de comprendre immédiatement comment il se fait que le poumon atteint d'emphysème est plus volumineux que le poumon sain. Par suite de la perte d'élasticité qu'il a subie, il n'est pas susceptible de reprendre son volume primitif. On peut par conséquent appeler l'emphysème un état d'*expansion inspiratoire permanente du poumon*, d'où il ne peut plus revenir à l'état normal d'expiration. Si l'on ouvre la cage thoracique d'un cadavre ayant des poumons intacts, ceux-ci, comme on le sait, s'affaissent aussitôt. Les poumons emphysémateux, au contraire, demeurent, après l'ouverture du thorax, à l'état de distension.

Si maintenant nous recherchons les causes qui provoquent la disparition de l'élasticité pulmonaire, nous rencontrons exactement les mêmes influences qui affaiblissent le ressort de tout autre corps élastique. De même qu'une bande en caoutchouc, à force d'être tiraillée et tendue, finit par devenir plus longue et moins élastique, de même les poumons, par une tension trop forte et trop souvent répétée, perdent petit à petit leur élasticité et deviennent emphysémateux. L'emphysème est en beaucoup de circonstances une véritable *maladie par usure* du poumon. Le seul effort de l'inspiration ordinaire, qui, sans lui laisser un instant de répit, met incessamment en jeu la force élastique du poumon, amène à la longue une diminution de son élasticité. En effet, à un âge avancé, la plupart des poumons, les uns plus, les autres moins, ont perdu leur élasticité. Le poumon du vieillard ressemble à un ressort, qui après avoir rempli son office pendant des années, a fini par se relâcher. On considère donc l'*emphysème sénile des poumons* beaucoup plus comme un état d'involution, qui affecte presque tous les organes dans la vieillesse, que comme une altération *pathologique* véritable. D'ailleurs la plupart des poumons atteints d'emphysème sénile se distinguent des autres poumons emphysémateux, en ce que leur volume n'est en général pas plus grand, mais plutôt moindre que celui des poumons sains, attendu qu'ils présentent en même temps d'autres processus *atrophiques* considérables dépendant de l'âge.

Cependant quand la perte d'élasticité des poumons apparaît dès le jeune âge, on est en présence d'un état réellement pathologique, surtout quand aucune des influences nocives que nous mentionnerons tantôt, n'a pu agir sur le poumon. Pour l'emphysème qui se déclare à l'âge adulte, souvent même dès l'enfance, l'hypothèse d'une *faiblesse native des éléments élastiques du poumon* ne saurait être absolument écartée. Celle-ci consiste, selon toute vraisemblance, en un défaut de développement quantitatif ou qualitatif du tissu élastique. Quelques expériences semblent prouver que cette propension à l'emphysème peut se manifester chez plusieurs membres de la même famille.

Si un poumon dont l'élasticité est originairement amoindrie, finit par devenir incapable de remplir convenablement sa fonction ordinaire, un poumon normal doit également perdre à la longue de son élasticité lorsque la somme de travail qui lui est imposée dépasse la mesure. C'est de cette manière qu'on explique comment l'emphysème pulmonaire est effectivement pour une bonne part une *maladie professionnelle*. En disant cela nous n'avons pas seulement en vue toutes les influences nocives qui donnent lieu à la bronchite, et puis, par voie de conséquence directe (v. plus bas), à l'emphysème, mais surtout ces *exercices exagérés des poumons* inhérents à diverses professions qui nécessitent de *grands efforts musculaires*. Il importe dans ces cas de tenir compte non pas seulement du surcroît d'amplitude et de fréquence des mouvements respiratoires, mais encore du renforcement de la pression expiratrice à laquelle les poumons sont souvent exposés quand on soulève de pesants fardeaux, etc. C'est ainsi qu'on se rend raison du nombre considérable d'emphysémateux dans la classe ouvrière, puis de la prédilection de la maladie pour le sexe masculin. En outre, il faut ajouter que dans certains métiers (souffleurs de verre, joueurs de cor, etc.) la fatigue pulmonaire semble encore plus directement en cause. Dans toutes les circonstances de cette nature, l'emphysème peut être considéré comme dû à une *usure prématurée du poumon*.

Très fréquemment, je dirais volontiers dans la plupart des cas, l'emphysème se développe à la suite d'une *bronchite chronique*. C'est surtout le catarrhe sec des bronches de moyen et de fin calibre qui aboutit, après une durée prolongée, à l'emphysème pulmonaire. Les influences mécaniques anormales auxquelles les poumons sont soumis dans ce cas, agissent aussi bien pendant l'inspiration que pendant l'expiration. Comme, par suite du gonflement de la muqueuse des petites bronches, l'accès de l'air dans les alvéoles est devenu plus difficile, il faut que les inspirations soient extrêmement profondes, forcées et accompagnées d'une dilatation considérable des alvéoles, pour que l'air entre en quantité suffisante dans celles-ci. A chaque inspiration par conséquent, les parois alvéolaires sont soumises à une *traction* anormale. Pendant l'expiration, une *pression*, peut-être plus nuisible encore, agit *de l'intérieur* sur les alvéoles. L'expiration habituelle dont les seules forces élastiques du poumon font en majeure partie les frais, ne suffit pas, dans la bronchite chronique, pour chasser l'air des alvéoles à travers les bronches rétrécies. C'est ainsi que se produit l'expiration pénible et prolongée, propre à la bronchite chronique et qui réclame la participation active des muscles expirateurs (muscles des parois de l'abdomen). Toutefois, dans l'expiration forcée, la compression n'agit pas uniquement sur le contenu de l'alvéole, mais aussi sur les petites bronches elles-mêmes. Par conséquent la voie d'échappement de l'air alvéolaire se rétrécit encore davantage. Comme cet air ne trouve pas d'issue, la pression expiratrice, et par suite la paroi alvéolaire subit encore de ce chef une distension plus grande. Une autre cause nuisible agissant d'une façon tout à fait identique, c'est la *toux* qui est l'accompagnement obligé de la bronchite chronique. Les secousses de toux commencent par une forte contraction des muscles expirateurs qui a lieu, la glotte étant dès le début tenue fermée. Il en résulte que jusqu'au moment où la glotte vient à s'ouvrir, les segments pulmonaires inférieurs surtout sont soumis à une forte pression. L'air qui y séjourne, ne pouvant s'échapper au dehors, est refoulé dans les lobes supérieurs, y provoque l'expansion des alvéoles et finalement de l'emphysème.

Nous voyons donc que dans le développement progressif de l'emphysème, à la suite d'une bronchite chronique, entrent en jeu une série d'influences agissant dans le même sens et qui, tôt ou tard, ont pour résultat la distension graduelle du poumon. Il y a lieu pourtant de tenir compte de la *différence* qui existe *dans la force de résistance du poumon selon les individus.*

Des conditions tout à fait analogues à celles qu'on observe dans la bronchite chronique, se rencontrent aussi dans d'autres maladies et conduisent à l'emphysème par le même mécanisme. C'est ainsi notamment qu'on voit l'emphysème se développer après une *coqueluche* violente et de longue durée. Indépendamment de la bronchite qui existe également ici, les violentes quintes de toux constituent l'élément causal le plus défavorable. Beaucoup d'emphysèmes et de bronchites chroniques se rapportent, en dernière analyse, à une de ces graves maladies des bronches, contemporaines de l'enfance En outre, en décrivant l'asthme bronchique, nous avons signalé, d'une part, la distension aiguë du poumon qui se déclare pendant l'accès même, et d'autre part le développement final d'un emphysème qui persiste.

Enfin il nous reste à parler d'une théorie imaginée par Freund, d'après laquelle l'emphysème dépendrait d'un état de *dilatation fixe primitive du thorax.* En effet, on conçoit parfaitement qu'une cage thoracique fixée dans l'inspiration par certaines altérations pathologiques des cartilages costaux, comme Freund l'admet, puisse exercer une traction anormale et continue sur les poumons et donner ainsi naissance à l'emphysème. Quoi qu'il en soit, jusqu'aujourd'hui l'existence présumée de cette affection *primitive* des cartilages n'a pas été établie sur des bases certaines. Ces altérations ont été considérées par la plupart des auteurs, plutôt comme concomitantes ou secondaires, et seulement comme des conséquences de l'emphysème. D'un autre côté, il est à remarquer que parfois chez les enfants, on a l'occasion d'observer « l'habitus emphysémateux » de la cage thoracique et du cou, que nous allons décrire plus loin, et qu'effectivement on peut quelquefois de bonne heure constater chez les mêmes enfants l'existence d'un emphysème pulmonaire. On pourrait peut-être penser, dans ce cas particulier, à une disproportion d'origine congénitale entre le volume de la cage thoracique et celui du poumon de telle sorte que ce dernier se trouverait primitivement déjà en état de tension permanente prononcée.

On ne doit pas confondre avec l'*emphysème essentiel* dont nous avons parlé jusqu'ici et qui constitue une maladie spéciale, atteignant simultanément les deux poumons, un autre *emphysème* appelé *vicariant* ou *complémentaire.* Quand, par suite d'une affection quelconque, quelques segments pulmonaires ne fonctionnent plus, les parties restantes, demeurées saines, doivent assumer tout le travail de la respiration. La tension inspiratoire y est élevée à son plus haut degré, et par conséquent elles finissent par devenir emphysémateuses. C'est ainsi que dans les affections de la base, on voit l'emphysème se développer au niveau du sommet. En clinique, on rencontre le plus souvent l'emphysème d'un *seul* poumon, quand son congénère est malade dans sa plus grande étendue, comme notamment dans la sclérose chronique (le plus souvent tuberculeuse) unilatérale du poumon et de la plèvre. Cet emphysème compensateur peut même être limité à de très petites parties du poumon, mais alors il n'a qu'un intérêt anatomo-pathologique et non clinique.

Anatomie pathologique. Comme nous venons de le voir, la lésion qui affecte le poumon au début de l'emphysème, n'est, à proprement parler, pas anatomo-pathologique de sa nature, mais purement mécanique. La perte de l'élasticité du poumon se déduit de l'accroissement de son volume, de son défaut de contractilité et de la permanence de son expansion inspiratoire.

On comprend que, dans ce cas, les alvéoles pris à part sont soumis à une tension aussi forte que celle qui agit sur le poumon tout entier; cependant leurs parois ne laissent voir au début aucune modification histologique. Nous sommes alors en présence de l'état que Traube a appelé « *accroissement de volume du poumon* et qu'il a distingué de l'*emphysème pulmonaire* proprement dit ». Cette distinction se justifie incontestablement au point de vue anatomique, mais cliniquement elle ne peut être rigoureusement admise. Quand l'expansion est durable, les parois alvéolaires sont les premières à céder sous l'influence de la persistance de la pression et de la tension. Il en résulte une *atrophie par compression de leur tissu*, c'est-à-dire une *véritable destruction des éléments élastiques du poumon.* Les cloisons inter-alvéolaires commencent par se perforer, et disparaissent en partie ou en totalité. Les alvéoles voisins se fusionnent de plus en plus les uns avec les autres. C'est ainsi que se forment à la fin des *ectasies alvéolaires et infundibulaires*, qui sont déjà visibles à l'œil nu et peuvent acquérir un diamètre de 1/2 à 1 centimètre et même davantage. Si des bulles d'air pénètrent dans le tissu cellulaire interlobulaire, interstitiel ou sous-pleural, comme cela peut arriver dans les grands efforts de toux, on dit que l'*emphysème* est *interstitiel* ou *interlobulaire*, par opposition à l'*emphysème vésiculaire* ou *alvéolaire* commun.

L'atrophie qui frappe les cloisons alvéolaires n'affecte pas seulement le tissu élastique, dont l'usure à elle seule suffit pour rendre compte des désordres fonctionnels du poumon emphysémateux, mais elle supprime en même temps les capillaires qui se ramifient dans les parois des alvéoles. La destruction et l'*atrophie* terminales *des capillaires du poumon constituent le second élément d'importance majeure dans la pathologie de l'emphysème.* La suppression d'une si grande partie du réseau circulatoire du poumon a pour effet de diminuer considérablement les canaux afférents qui déchargent le cœur droit. Par le fait même, il doit en résulter une stase dans les artères pulmonaires et dans le ventricule droit. Celui-ci ne peut surmonter cette plus grande somme de résistance, que par un surcroît de travail, et ainsi s'établissent à la fin, dans tout emphysème pulmonaire chronique, une *dilatation et une hypertrophie consécutives du ventricule droit* avec toutes leurs conséquences.

Marche et symptômes.

Marche générale de la maladie. Bien que l'emphysème, comme cela a lieu pendant la coqueluche, puisse se développer dans un temps relativement court, la marche de la maladie n'en est pas moins essentiellement chronique. Il se développe plus souvent avec une grande lenteur, notamment quand il succède à la bronchite chronique, à l'asthme, ou quand il est dû à des influences professionnelles. Insensiblement les symptômes de l'emphysème viennent se joindre à ceux de la bronchite chronique.

D'ordinaire les troubles propres à l'emphysème ne se déclarent que dans la *période moyenne* ou *avancée de la vie.* Cependant on voit des cas prononcés d'emphysème dans *la jeunesse* et chez des *enfants.* La maladie se prolonge toujours pendant des années ou des dizaines d'années, à moins d'incidents particuliers.

Les symptômes objectifs et subjectifs se rapportent en partie à la bronchite chronique qui existe presque toujours simultanément, ou appartiennent à l'emphysème seul. La bronchite chronique est le plus souvent, comme nous l'avons vu plus haut, la maladie primitive et l'emphysème s'y ajoute peu à peu et après coup. D'autre part l'emphysème produit la stase circulatoire dans les poumons et cette stase favorise par contre-coup l'accroissement de la bronchite. L'*emphysème et la bronchite chronique* sont donc *deux états morbides ayant des connexions étroites au point de vue clinique.*

La *bronchite* donne naissance aux symptômes banaux : toux, expectoration, légère dyspnée et oppression thoracique. Les bronchectasies qui se produisent lentement, surtout à la base des poumons, donnent souvent à la toux et aux crachats un cachet spécial (v. p. 264). C'est l'*emphysème* surtout qui aggrave la *dyspnée* dans des proportions qui ne sont plus imputables à la bronchite seule. Bientôt les poumons emphysémateux ne suffisent plus à un travail plus prononcé. A l'état de repos, beaucoup de malades ne s'aperçoivent pas que leur respiration est plus difficile. Mais dès qu'ils font le moindre exercice, qu'ils montent un escalier ou qu'ils marchent un peu plus que d'habitude, la dyspnée se manifeste immédiatement.

Aux oscillations que subit la bronchite dans son intensité et son étendue, correspondent les *changements* fréquents et considérables *qu'on observe dans l'état des emphysémateux.* Ces changements dépendent principalement de la façon de vivre des malades, des circonstances qui les entourent et de la facilité qu'ils ont de pouvoir se ménager. Les variations de saison ont aussi leur influence. Beaucoup d'emphysémateux traversent la belle saison dans un état de santé tolérable, tandis que l'automne et l'hiver amènent, avec une aggravation de la bronchite, une augmentation de toutes leurs souffrances.

La dernière période de la maladie se caractérise par des *troubles de la compensation cardiaque* qui viennent terminer la scène morbide. Nous avons démontré plus haut que c'est dans la disparition en masse des capillaires du poumon, que réside la cause de la gêne de la circulation pulmonaire et l'origine de l'hypertrophie du ventricule droit. Disons encore qu'étant donné l'influence que les mouvements respiratoires exercent sur la circulation, le *trouble respiratoire en lui-même constitue une entrave de plus à la circulation du sang.* Pendant un temps limité, le surcroît de travail du cœur suffit à prévenir une augmentation des désordres circulatoires. Seule la cyanose de la plupart des emphysémateux indique qu'il leur manque de l'oxygène et que la stase sanguine s'est étendue par voie rétrograde en deçà du cœur droit jusqu'aux grosses veines du corps. Finalement le cœur droit se paralyse de plus en plus. La stase veineuse s'accentue. Il se produit de l'œdème au niveau des membres, des épanchements dans les cavités internes, et les malades, après de longues souffrances, succombent à l'hydropisie.

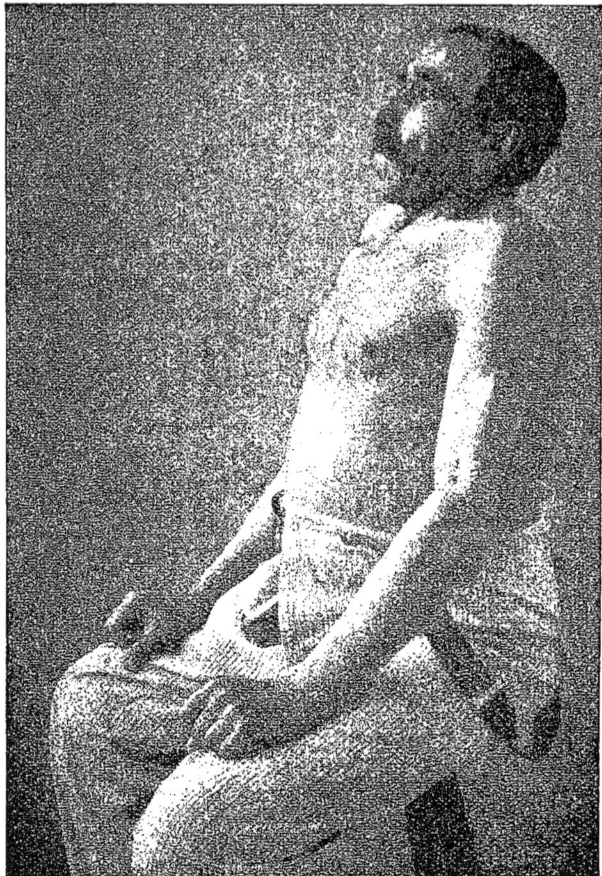

Fig. 44. Emphysème pulmonaire très prononcé (clinique de Breslau).

L'emphysème se *combine* fréquemment, dans sa période ultime, avec d'autres maladies chroniques. A l'autopsie il est assez rare de rencontrer comme lésion unique, l'emphysème avec ses conséquences. Ordinairement on trouve *en même temps des affections chroniques du cœur, des vaisseaux et des reins*, tous véritables *signes d'usure* d'un organisme vieillissant. Parfois aussi on voit finalement se développer chez les emphysémateux, la *tuberculose pulmonaire*, le plus souvent sous la forme d'induration chronique peu étendue.

Examen physique. 1. *Inspection.* Un simple coup d'œil suffit bien souvent pour reconnaître avec assez de certitude la plupart des emphysémateux. Ce n'est donc pas sans raison qu'on parle d'un *habitus emphysémateux* (fig. 44). Ce sont d'ordinaire, au moins au début de la maladie, des individus dont la nutrition générale est assez bonne, parfois même gros et gras. Ils ont la face pleine, parfois un peu bouffie et en outre plus ou moins fortement cyanosée. La configuration du cou et du thorax est particulièrement caractéristique. Le *cou* est le plus souvent court, ramassé, les muscles sterno-cléido-mastoïdiens qui, en tant que muscles auxiliaires, sont mis à contribution dans l'acte respiratoire, se tendent et paraissent hypertrophiés, principalement à chaque mouvement d'inspiration. La *tension inspiratoire des scalènes* aussi est manifestement perceptible à la vue et au toucher. Les veines jugulaires sont turgides et prennent dans les cas graves la forme de cordons bleuâtres et épais. Elles sont quelquefois manifestement soulevées par des mouvements ondulatoires et des battements. Le *thorax* est relativement court, mais élargi dans tous ses diamètres et remarquablement amplifié *(thorax globuleux ou en tonneau).* Les espaces intercostaux sont étroits, l'obliquité des côtes inférieures est peu prononcée. L'angle épigastrique des côtes est par conséquent plus ouvert, parfois presque entièrement effacé. Les *mouvements respiratoires* sont toujours accélérés dans les cas graves. L'inspiration est brève et difficile. En outre les excursions des côtes sont restreintes et le thorax se soulève plutôt en masse comme une *cage rigide*. L'expiration est évidemment prolongée. Dans les parties latérales inférieures se dessinent souvent des retraits inspiratoires marqués des espaces intercostaux.

Cette forme de thorax, caractéristique de l'emphysème, doit être considérée comme une position permanente d'inspiration de la cage thoracique et correspond par conséquent à l'expansion inspiratoire continue du poumon. La fixité particulière du thorax dépend probablement des altérations des cartilages costaux dont nous avons parlé plus haut (et qui sont primitives d'après Freund). Dans beaucoup de cas, la forme emphysémateuse du thorax ne se développe que peu à peu au cours de la maladie, dans d'autres elle paraît due à une cause originelle (v. plus haut).

Disons pour finir que la description qui précède est l'image de l'emphysème *type* dont il existe dans la pratique de nombreuses variétés. Même dans le thorax paralytique on peut voir se développer un emphysème essentiel, considérable, ce qui a souvent donné lieu à des erreurs de diagnostic.

2. *Percussion.* C'est la percussion qui fournit les données les plus démonstratives pour le diagnostic de l'emphysème pulmonaire. La limite inférieure des poumons, conformément à leur état permanent de distension inspiratoire, se trouve à *un ou deux espaces intercostaux plus bas* que dans les conditions normales. La sonorité pulmonaire s'étend à droite et en avant au niveau de la ligne mamillaire jusqu'au bord inférieur de la septième, parfois jusqu'à la huitième côte. A gauche et en avant, elle va jusqu'à la cinquième ou la sixième côte, de telle sorte que la matité cardiaque est diminuée et que la percussion profonde ne peut presque pas ou seulement dans des limites plus étroites en démontrer l'étendue relative. Au niveau du dos, la sonorité pulmonaire descend de part et d'autre jusqu'au niveau de la première ou de la deuxième vertèbre lombaire. Cependant ces résultats de la percussion dans l'emphysème sont parfois modifiés par la coexistence d'autres états morbides qui font *remonter* le diaphrague (foie de stase, météorisme, ascite). Il en résulte que la détermination de l'emphysème par la percussion rencontre parfois de grandes difficultés. Dans l'*emphysème sénile* dû à l'atrophie sénile des poumons, cette extension des limites de la sonorité pulmonaire font également défaut.

Les *modifications qualitatives de la percussion* peuvent faire complètement défaut dans l'emphysème. Parfois la sonorité est particulièrement forte et à timbre creux *(bruit de carton)*. Dans d'autres cas, au contraire, on trouve, principalement au niveau du dos, un son généralement un peu sourd. Cela peut tenir en partie aux mauvaises conditions vibratoires des parois rigides du thorax. Dans d'autres cas, c'est l'accumulation abondante de produits de sécrétion à la base des poumons, qui en est cause.

Un autre signe diagnostique important consiste en ce que, au *moment de l'inspiration, le bord inférieur des poumons ne s'abaisse pour ainsi dire pas ou peu.* Comme les poumons sont constamment en état de distension inspiratoire anormale et comme l'entrée de l'air est souvent rendue plus difficile par le catarrhe bronchique concomitant, la différence de la dilatation pulmonaire à l'état d'inspiration et d'expiration est très faible. La recherche de la mobilité respiratoire de la limite inférieure des poumons constitue un bon signe objectif pour apprécier les troubles de la respiration qui existent au niveau des lobes inférieurs.

La *détermination de la dilatation et de l'hypertrophie du cœur droit à l'aide de la percussion* est douteuse dans beaucoup de cas parce que le poumon vient recouvrir le cœur. On ne peut obtenir de résultat positif à cet égard qu'en délimitant exactement la matité cardiaque relative. Au surplus, on considère comme des signes assez certains de la dilatation du cœur droit, les *pulsations épigastriques* qui se manifestement fréquemment chez les emphysémateux ainsi que les soulèvements ondulatoires et les battements des *veines jugulaires.*

3. *Auscultation. L'expiration prolongée* est le signe caractéristique de l'emphysème. De même qu'une bande élastique devenue flasque, ne revient plus brusquement et rapidement sur elle-même, quand on la tend et puis qu'on l'abandonne, de même le poumon emphysémateux en état de tension inspiratoire ne s'affaisse qu'avec lenteur. A ce moment on perçoit d'ordinaire un bruit sonore, un peu aspiratif, qui dépasse notablement comme durée le murmure vésiculaire de l'inspiration. Le murmure vésiculaire lui-même se modifie parfois dans l'emphysème. Parfois il a un timbre plus aigu, plus sonore; dans d'autres cas, il est plus rude et indéterminé. Dans l'emphysème très prononcé, le murmure vésiculaire est parfois très doux et indistinct, évidemment parce que la colonne d'air inspirée reflue dans une certaine mesure dans un poumon déjà dilaté outre mesure. Le plus souvent on entend, indépendamment du bruit respiratoire, *des râles bronchiques multiples*, des sifflements, des ronflements et des râclements secs à l'inspiration et à l'expiration. Si des dilatations bronchiques se sont déjà formées, on perçoit, surtout à la base, de nombreux râles humides, à fines et à moyennes bulles, mais pas de crépitation. Ces râles bronchiques peuvent même voiler complètement le bruit respiratoire. Quand les produits de sécrétion sont accumulés en grande quantité, il arrive qu'on n'entend autre chose que quelques râles bulleux, faibles et étouffés.

Les bruits du *cœur* sont le plus souvent plus difficiles à percevoir, parce que les poumons s'avancent au-devant de lui. Le « bruit systolique emphysémateux accidentel » signalé à la pointe du cœur par quelques auteurs, a été perçu par nous plus rarement que nous nous y attendions, nous fiant aux relations publiées. S'il existe, il doit dépendre d'altérations valvulaires concomitantes, ou d'une insuffisance cardiaque musculaire. — Le *second bruit pulmonaire* est d'ordinaire nettement accusé dans l'emphysème par suite de l'encombrement de la petite circulation.

On juge de la diminution de la pression expiratrice dans l'emphysème au moyen du manomètre (le *pneumatomètre* de WALDENBURG). Cette pression qui est normalement de 110 — 130 mm., tombe à 100 — 80 mm. dans l'emphysème. On mesure la diminution, facile à expliquer d'ailleurs, de la capacité vitale du poumon, au moyen du *spiromètre*. Cette capacité, qui est normalement de 3500 ccm. environ, descend jusqu'à 2000 et à 1000 ccm.

Autres symptômes du côté des poumons et dans les divers organes.

En ce qui concerne les autres *symptômes pulmonaires*, nous avons peu de chose à ajouter à ce qui précède. L'intensité de la *toux* diffère naturellement dans chaque cas d'après la gravité du catarrhe coexistant. Beaucoup de malades sont tourmentés par une toux sèche, tandis que d'autres *expectorent* copieusement. Il n'y a rien dans la composition des crachats qui soit caractéristique de l'emphysème en lui-même. Toutes les variétés d'expectoration qui se rencontrent dans les différentes formes de bronchite chronique, se retrouvent aussi dans l'emphysème. La *dyspnée* dont nous avons signalé le caractère éminemment expiratoire, s'élève dans les cas les plus avancés, jusqu'à un degré très prononcé. Parfois elle se manifeste sous forme d'accès d'asthme se renouvelant périodiquement. Ces accès doivent réellement être envisagés comme de l'*asthme bronchique symptomatique*. On ne doit pas oublier pourtant que des recrudescences passagères de bronchite, l'accumulation de produits de sécrétion et l'insuffisance cardiaque, provoquent des paroxysmes de dyspnée qu'on ne peut pas, rigoureusement parlant, désigner sous le nom d'asthme.

Nous avons déjà parlé des conséquences importantes qu'entraîne l'emphysème du côté du *cœur*. L'insuffisance du ventricule droit fait que le cœur n'a plus la force de surmonter la résistance accrue dans la petite circulation. La gêne respiratoire s'accroît de plus en plus par le trop-plein de la circulation pulmonaire. La peau se cyanose graduellement et on voit finalement apparaître l'œdème et l'hydropisie générale. Le défaut de compensation se traduit par la petitesse du *pouls*, sa plus grande fréquence, parfois aussi par son irrégularité. Nous avons parlé plus haut de la difficulté qu'on éprouve à faire l'examen objectif du cœur dans l'emphysème.

Les phénomènes de stase dans les organes internes se font le plus souvent remarquer au niveau du foie et des reins. Le *foie* se tuméfie, son augmentation de volume *(congestion hépatique)* peut quelquefois être déterminée par la percussion ou la palpation. Les douleurs de la région hépatique, dont beaucoup d'emphysémateux se plaignent, peuvent provenir de la tension de la capsule du foie.

Mais il est probable que ce sont le plus souvent des douleurs musculaires produites par les secousses violentes de la toux.

La stase *rénale* se traduit surtout par une diminution de la sécrétion urinaire. L'*urine* devient plus rare, plus concentrée, d'un poids spécifique plus élevé et plus colorée. Ordinairement on y voit des dépôts uratiques considérables et souvent de petites quantités d'albumine. Le microscope y décèle quelques cylindres hyalins, des globules sanguins rouges et blancs. Il est évident que cette diminution de l'activité rénale favorise la production de l'hydropisie.

La *congestion passive de la rate* n'est pas rare sur le cadavre. Mais pendant la vie la démonstration de l'hyperémie splénique est parfois incertaine, parce que l'emphysème met obstacle à la percussion de la rate et que la palpation est rendue difficile à raison du développement de l'abdomen.

Il y a parfois des symptômes *gastro-intestinaux*. A la longue l'appétit se perd toujours. Beaucoup d'emphysémateux souffrent de constipation opiniâtre. Rarement il y a de la tendance à la diarrhée.

La *fièvre* n'existe pas dans l'emphysème en lui-même. Toute fièvre qui dure quelque temps dénote l'existence de quelque complication (bronchite intense, pneumonie, tuberculose, etc.).

L'emphysème se **complique** souvent d'autres maladies chroniques L'idée admise autrefois de l'incompatibilité entre l'emphysème et la *tuberculose*, de même qu'entre l'emphysème et les *maladies organiques du cœur*, est complètement erronée. Ces complications ne sont même pas très rares. Il faut mentionner encore la coïncidence de l'*artério-sclérose* généralisée et de la néphrite chronique, surtout de la *sclérose rénale*. Parmi les maladies aiguës, il faut surtout signaler les complications pulmonaires aiguës accidentelles auxquelles sont particulièrement exposés les emphysémateux des classes inférieures de la population, à la suite de travaux fatigants, de refroidissements, etc. Les *bronchites* aiguës *fébriles* et les *broncho-pneumonies* occasionnent de notables aggravations; des attaques de véritable *influenza* et la *pneumonie* mettent souvent en danger la vie des vieux emphysémateux.

Le **diagnostic** de l'emphysème découle immédiatement des données fournies par l'examen physique et ne présente guère de difficultés. J'insiste tout particulièrement sur ce fait qu'il ne faut pas attribuer trop de valeur à la situation basse de la limite inférieure du poumon, lorsqu'elle existe *seule*. Bien des sujets ont visiblement des poumons dilatés et n'en éprouvent cependant aucun trouble. Le fait essentiel consiste donc (outre la distension pulmonaire) dans la constatation d'une expiration prolongée et difficile ainsi que dans la faiblesse de l'inspiration. Ces deux derniers signes suffisent à eux seuls pour reconnaître l'*atrophie sénile* du poumon (emphysème des vieillards), car, comme nous l'avons dit, les poumons dans ce cas ne sont pas dilatés, mais au contraire diminués de volume et atrophiés. Si, dans un cas d'affection thoracique caractérisée, on trouve de l'emphysème pulmonaire net, on doit toujours se poser la question de savoir si l'emphysème pulmonaire est la cause seule des phénomènes constatés ou s'il n'existe pas en outre une maladie du cœur, des vaisseaux, ou des reins (reins contractés). Le petit rein contracté peut d'ordinaire être diagnostiqué par un examen soigneux de l'urine. Il est plus difficile, lorsqu'il existe en même temps une distension des poumons, de pratiquer l'examen du cœur et de l'aorte. Le diagnostic d' « emphysème pulmonaire » était dans le temps plus souvent porté qu'à l'heure actuelle où on accorde une attention plus particulière aux lésions du myocarde et à la sclérose de l'aorte que précédemment et de plus nous possédons dans l'examen radioscopique un moyen nouveau et possédant une grande valeur pour reconnaître les lésions. En tout cas ce mode de recherche ne doit jamais être omis dans les cas difficiles. Le diagnostic devient particulièrement difficile si l'emphysème pulmonaire n'est observé qu'à son dernier stade lorsqu'il y a des hydropisies. Alors il est parfois très malaisé de ne pas le confondre avec les maladies du cœur (hypertrophie primitive, myocardite, rétrécissement mitral), avec la sclérose rénale, etc. Il n'est pas facile non plus de juger des cas où, en plus de l'emphysème, il y a des signes manifestes d'une affection cardiaque ou rénale concomitante. Ici il est à peine possible de décider à laquelle des lésions organiques en présence desquelles on se trouve, il faut attacher le plus d'importance. Dans tous les cas de ce genre, il faut ajouter une valeur particulière à la *connaissance exacte des antécédents* en même temps qu'à l'examen objectif soigneux (examen radioscopique). La nature particulière et l'ordre de succession des divers symptômes existants sont parfois d'un précieux secours pour interpréter le tableau morbide dans son ensemble.

Pronostic. L'emphysème pulmonaire d'origine subite, tel, par exemple, qu'il se manifeste après la coqueluche ou après des affections analogues, peut rétrocéder dans nombre de cas. Par ailleurs, cependant, le pronostic de l'emphysème pulmonaire, en ce qui concerne la guérison finale de la maladie, est généralement défavorable. Il est vrai que la durée du mal et l'intensité des désordres diffèrent considérablement dans chaque cas pris en particulier. Presque tout dépend, dans ces cas, des conditions du milieu dans lequel vit le malade. A l'aide d'une bonne hygiène, il peut aisément supporter son affection pendant des années et des dizaines d'années, tandis que, dans des circonstances opposées, les signes avant-coureurs de l'insuffisance pulmonaire et cardiaque se produisent beaucoup plus tôt. L'issue finale funeste est ordinairement amenée par des complications (voir plus bas).

Traitement. Comme l'emphysème est en lui-même assez peu accessible à un traitement quelconque, la plupart des prescriptions thérapeutiques s'adressent aux états concomitants d'où dépendent une grande partie des troubles, — à la *bronchite chronique*. Si l'on réussit à améliorer cette dernière ou seulement à la supprimer momentanément, on réalise toujours par là même une amélioration notable dans la santé générale de l'emphysémateux. Donc tous les remèdes que nous avons énumérés à l'article bronchite chronique, trouvent également leur application dans l'emphysème.

En première ligne, il importe de ménager les malades autant que possible et d'écarter d'eux toutes les influences nocives (poussière, mauvais air, exercices corporels fatigants). En cas de catarrhe sec, on emploie de préférence les *eaux minérales alcalines*, et quand la sécrétion muqueuse est abondante, ce sont les *balsamiques* (térébenthine à l'intérieur et en inhalation) qui sont surtout indiqués. Parmi les *expectorants*, le *bromure de potassium*, l'*apomorphine*, l'*ipéca*, la *liqueur ammoniacale anisée*, le *sénéga*, dans les cas de sécrétion abondante, etc., sont les plus recommandables. Un mélange souvent employé consiste dans : *liqueur ammoniacale anisée*, *teinture de datura stramonium*, *teinture d'opium*, de chaque 10 gr., 3 fois par jour 15 à 50 gouttes. Leur action ne répond pourtant pas toujours à l'attente, de telle sorte qu'il faut parfois varier les remèdes. Quand la toux est pénible et qu'elle trouble le sommeil, on ne saurait se passer des *narcotiques* (morphine, codéine, poudre de DOWER). S'il se déclare une *dyspnée* intense, on cherche à procurer du soulagement par des sinapismes sur la poitrine, des maniluves et des pédiluves chauds. Quand il y a des *accès d'asthme*, on essaie surtout l'*iodure de potassium*, à côté des autres remèdes usités en pareil cas. Un mélange de caféine 0,2 avec 0,8 cg d'antipyrine ou les préparations de stramonium sont parfois utiles. On finit presque toujours par recourir en même temps aux narcotiques.

Il faut veiller attentivement à l'état du *cœur*. Quand la rupture de la compensation menace de se produire, quand le pouls faiblit et devient irrégulier, la digitale est indiquée et on la donne parfois avec les meilleurs résultats. Si des signes d'*hydropisie* se déclarent, on prescrira, indépendamment de la digitale, des *médicaments diurétiques* (baies de genévrier, acétate de potasse, diurétine, théocine, calomel). Si la *faiblesse du cœur* persiste outre la digitale, d'autres excitants (strophantus, camphre, vin, etc.) sont à employer.

A part le traitement purement symptomatique dont nous venons de parler, on a tenté d'obéir à l'indication causale de l'emphysème, et surtout de *faciliter l'expiration laborieuse des emphysémateux*, et d'améliorer de cette manière, autant que possible, la force contractile du poumon. C'est dans ce but que GERHARDT a recommandé de venir mécaniquement en aide à l'expiration par la *compression du thorax*, en faisant comprimer méthodiquement par les deux mains [1] largement appliquées d'un assistant, et cela pendant 5 à 10 minutes tous les jours, les parties latérales et inférieures du thorax, pendant le mouvement d'expiration. L'effet symptomatique de ce procédé (diminution de la dyspnée, expectoration plus facile) a parfois été d'une utilité réelle. C'est une action mécanique semblable que ROSSBACH a voulu réaliser par la « chaise respiratoire » qu'il a fait construire.

D'ailleurs la pratique de la *pneumothérapie* s'est assez bien répandue surtout depuis l'introduction des appareils transportables (WALDENBURG). C'est principalement *l'expiration dans une atmosphère raréfiée*, qui remplit l'indication causale, procure du soulagement aux malades et a parfois comme conséquence une amélioration objectivement appréciable de l'emphysème. Les inhalations d'air comprimé ont été également employées en cas de catarrhe intense des bronches. Mais en général il ne faut pas trop compter sur le traitement pneumatique.

CHAPITRE DEUXIEME.

ATÉLECTASIE PULMONAIRE.

Etiologie. L'atélectasie du poumon est constituée par un état diamétralement opposé à l'emphysème. Tandis que dans l'emphysème le poumon est insufflé outre mesure, dans l'atélectasie il est

1. Un de mes malades de la polyclinique de Leipzig s'était fabriqué avec deux planchettes dont les bouts étaient solidement fixés en arrière par une corde de longueur suffisante, un appareil très simple, mais approprié, pour se comprimer lui-même le thorax. Ces planchettes qui étaient échancrées pour s'adapter à la paroi thoracique, se plaçaient des deux côtés de la poitrine de manière à laisser déborder leurs bouts libres en avant d'un ½ à 1 pied, et à les faire agir à la façon d'un levier à long bras. Le malade en ramenant les bouts l'un vers l'autre pouvait lui-même à chaque expiration et sans le moindre effort, exercer ainsi un compression considérable sur sa cage thoracique.

anormalement rétracté. L'air a disparu des alvéoles pulmonaires et des petites bronches, et, dans les cas les plus prononcés, des grosses bronches elles-mêmes. Les parties atélectasiées du poumon ne sont pas altérées dans leur structure intime, mais condensées en un tissu compact et vide d'air *(splénisation)*.

L'*atélectasie des nouveau-nés* tient uniquement au manque de respiration et par suite à l'entrée insuffisante de l'air. Chez les enfants débiles qui meurent aussitôt après la naissance, on constate assez fréquemment que les lobes inférieurs du poumon sont demeurés en tout ou en partie à l'état fœtal, ne contiennent pas d'air et que partant ils sont atélectasiques. En les insufflant artificiellement, on peut aisément démontrer qu'ils ont conservé leur extensibilité normale. Dans beaucoup de circonstances il existe chez des nouveau-nés atteints de débilité congénitale une atélectasie de quelques points du poumon, qui disparaît complètement dans la suite et fait peu à peu place à l'état normal.

L'*atélectasie acquise* se produit de deux manières. Comme cause première et principale, signalons d'abord l'*obstruction des petites bronches*. Quand une bronche est entièrement oblitérée par les mucosités, comme c'est le cas surtout pour les bronches de faible calibre des *enfants*, l'air ne peut plus désormais être aspiré dans le segment pulmonaire desservi par la bronche oblitérée. L'air qui y restait encore est lentement *résorbé* par le sang. La zone pulmonaire environnante se dilate, tandis que le fragment qui ne respire plus s'affaisse et donne naissance à une atélectasie pulmonaire circonscrite, le plus souvent gorgée de sang, mais privée d'air. Des atélectasies semblables se rencontrent en plus ou moins grand nombre et sur une étendue plus ou moins vaste, dans les cadavres d'enfants qui ont succombé à une bronchite intense, par exemple après la rougeole, la coqueluche, la diphtérie, etc. En plus de l'action directe de l'oblitération des bronches, le peu d'énergie des mouvements respiratoires et de la toux, résultant de la faiblesse générale, joue aussi un rôle considérable.

Une deuxième cause très fréquente et très importante d'atélectasie pulmonaire, c'est la *compression des poumons*. Dans tous les processus morbides qui restreignent l'espace où le poumon doit se déployer librement, cet organe est comprimé à sa périphérie dans une étendue plus ou moins considérable, et par conséquent l'air en est chassé. C'est ainsi que se produisent les *atélectasies par compression* en cas d'*épanchement pleurétique*, d'*hydrothorax*, de *pneumothorax*, d'*hypertrophie* considérable *du cœur*, d'*exsudats péricardiques* et d'*anévrysme de l'aorte*. C'est encore de la même manière que se développe l'atélectasie des lobes inférieurs du poumon lors des *soulèvements* excessifs *du diaphragme* par l'ascite, le météorisme et les tumeurs abdominales, etc.

La forme d'atélectasie pulmonaire qui naît des déviations et des difformités du thorax est d'une importance pratique plus grande. Dans la *cyphoscoliose* prononcée, c'est la moitié du thorax correspondant à la convexité de la colonne vertébrale qui est la plus rétrécie. Il en résulte que le poumon ne peut se déplisser convenablement, et que sa croissance est considérablement entravée quand la difformité existe dès l'enfance *(aplasie du poumon)*, état qui peut donner lieu à des conséquences graves (v. plus bas).

Symptômes. Le plus souvent les symptômes de l'atélectasie cèdent le pas à ceux de la maladie principale. C'est le cas pour la plupart des atélectasies par compression, bien que ce soit dans la compression pulmonaire que réside d'ordinaire le plus grand danger.

L'*atélectasie pulmonaire qui se produit à la suite de la bronchite capillaire diffuse, surtout chez les enfants*, ne se reconnaît évidemment à l'examen objectif qu'après qu'elle a pris un assez grand développement. Comme elle atteint de préférence les lobes inférieurs, la *respiration*, quand l'atélectasie est très prononcée, s'écarte fréquemment du type normal d'une façon frappante et très caractéristique. Elle est accélérée, pénible, se fait aux dépens des parties antéro-supérieures du thorax. A la base on voit de fortes *dépressions inspiratoires* qui tiennent en partie à la pression de l'air extérieur, en partie aux contractions exagérées du diaphragme.

L'examen physique ne peut naturellement fournir des résultats anormaux que si l'atélectasie est étendue; le premier résultat, c'est la *matité à la percussion.* Celle-ci est difficile à apprécier, surtout et précisément chez les enfants. A l'*auscultation* on constate les signes de la bronchite concomitante, parfois aussi on perçoit du souffle bronchique, quand la condensation est très prononcée. Dans d'autres cas, ce qui se conçoit aisément, le murmure vésiculaire est notablement affaibli, même complètement supprimé. Comme on le voit, les caractères physiques de l'atélectasie ne diffèrent pas essentiellement de ceux de la pneumonie, surtout de la broncho-pneumonie. Et, en effet, au point de vue clinique, il n'y a pas moyen d'établir de limite précise entre les foyers atélectasiques et ceux de la broncho-pneumonie.

L'*aplasie pulmonaire de la cyphoscoliose* qui a plus d'importance pratique, mérite une description spéciale. Beaucoup de gens atteints de cyphoscoliose peuvent vivre des années sans être particulièrement gênés de la respiration. Cependant, quand on les observe attentivement, on voit d'ordinaire qu'ils respirent assez rapidement et avec effort, ce à quoi ils se sont d'ailleurs accoutumés. Dans d'autres cas, la dyspnée devient le symptôme prédominant. Les personnes en question sont incapables de tout exercice corporel quelque peu soutenu, elles sont toujours courtes d'haleine et souffrent souvent de toux et d'expectoration. Pourtant chez les personnes de la première catégorie qui, pendant des années entières, n'éprouvent que peu ou presque pas de malaise, se déclarent parfois des troubles respiratoires *assez subits*. Ceux-ci se produisent le plus souvent à la suite de quelque bronchite légère, purement accidentelle, fréquemment aussi sans cause particulière, et ils peuvent atteindre un degré très alarmant. Cet état peut s'amender de nouveau, mais parfois (et même souvent en *très peu de temps*) il devient mortel. L'examen du poumon pendant la vie ne fournit d'ordinaire que les signes d'une bronchite généralisée. Assez souvent une percussion soigneusement faite démontre que la matité cardiaque s'est étendue vers la droite. D'autres fois il se produit de légers œdèmes. Dans ces cas, l'*autopsie* ne fournit d'autre lésion anatomique comme cause de la mort, qu'un poumon presque totalement privé d'air, petit, comprimé, mais présentant par-ci par-là des dilatations emphysémateuses circonscrites. Le *cœur* est la plupart du temps *dilaté* et *hypertrophié du côté droit*. Il n'y a donc aucun doute que la cause de la manifestation des symptômes graves et de la terminaison fatale ne doive être recherchée dans des troubles du côté du cœur.

Signalons encore une forme fréquente d'atélectasie plus légère des lobes inférieurs, qui s'observe souvent chez les *personnes gravement malades, couchées dans le décubitus dorsal* (par exemple les typhiques). Quand on fait asseoir ces malades, on entend, à la base des poumons, lors des premières inspirations, des *râles crépitants nets* qui disparaissent parfois après quelques mouvements inspiratoires profonds. Il s'agit ici d'un état atélectasique peu accentué avec accolement passager et peu prononcé parfois des alvéoles et des petites bronches.

Le **traitement** de l'atélectasie est en grande partie le même que celui des affections fondamentales et doit, par conséquent, être consulté aux chapitres qui s'y rapportent. Au point de vue pratique, il est de la plus haute importance de *prévenir l'atélectasie* en surveillant assidûment la respiration. Il faut défendre, autant que possible, le décubitus dorsal continu. On engagera les malades à faire de temps en temps des inspirations forcées. L'emploi opportun de bains tièdes associés à des affusions peut, mieux que tout autre remède, obvier au développement de l'atélectasie, et même guérir des atélectasies déjà produites.

Dans le traitement de la dyspnée de la *cyphoscoliose*, on peut également employer avec prudence les bains tièdes. Mais il faut accorder une attention spéciale à l'état du cœur *(excitants, digitale)*; on consultera également l'exposé que nous avons fait du traitement général des troubles circulatoires au chapitre des maladies du cœur. Pour le reste, le traitement des symptômes (expectorants, etc.) est le même que dans toute autre affection pulmonaire chronique. Je me suis demandé, il y a longtemps déjà, s'il ne serait pas possible de favoriser le jeu de la cage thoracique en faisant pratiquer de larges résections costales au voisinage du poumon comprimé dans le cas de cyphoscoliose; à ma connaissance cette idée n'a pas encore eu d'application pratique (1).

CHAPITRE TROISIÈME.

ŒDÈME PULMONAIRE.

Etiologie et pathologie générale. Etant donné la structure anatomique des poumons, l'œdème pulmonaire consiste en une transsudation d'un liquide albumineux et ordinairement teinté de sang, non seulement dans le tissu conjonctif interstitiel, mais aussi à l'intérieur même des alvéoles. On s'explique aisément le danger de cet état par les troubles considérables de la respiration qui doivent en résulter immédiatement. En effet, l'œdème pulmonaire est très fréquemment le *phénomène terminal* qui survient dans toutes les maladies possibles, aiguës et chroniques. Beaucoup de malades meurent, comme on a l'habitude de dire, avec les signes de l'œdème pulmonaire. Ce sont de préférence ceux qui sont atteints de *maladies du cœur*, du *poumon* et du *rein*, mais aussi ceux qui souffrent des affections les plus diverses.

Il arrive moins souvent que l'œdème pulmonaire ne soit qu'un trouble transitoire. Ainsi, au cours d'affections du cœur et de maladies chroniques du rein, on voit parfois se déclarer des attaques répétées d'œdème pulmonaire dont les malades triomphent, au moins pour quelque temps.

Il règne encore beaucoup d'obscurité sur les *causes véritables* de l'œdème pulmonaire, malgré les nombreux travaux cliniques et expérimentaux sur la matière. Dans toute une série de cas, il nous sem-

1. Elle a été appliquée en Allemagne et en France (opération de FREUND) avec des résultats inégaux et inconstants.

ble, d'après les recherches de COHNHEIM et de WELCH, que l'œdème pulmonaire doit être envisagé simplement comme un *œdème par stase.* L'œdème pulmonaire se produirait quand le dégorgement des veines pulmonaires est entravé par un obstacle qui ne peut plus être vaincu par la force de propulsion du ventricule droit. L'obstacle qui joue ici le rôle capital et qui peut se présenter dans toutes les maladies possibles, — plus facilement, cela va sans dire, dans celles que nous venons de nommer que dans les autres, — c'est la *défaillance du ventricule gauche.* Si, de ce chef, la progression du sang est enrayée d'une façon considérable, il en résulte par une conséquence inévitable et malgré les plus énergiques efforts du cœur droit, un trop plein de la circulation pulmonaire et la formation de l'œdème. En particulier beaucoup de cas d'œdème terminal semblent résulter de ce que l'action du ventricule gauche fléchit plus tôt que celle du ventricule droit.

La défaillance du ventricule gauche n'est certainement pas la seule condition capable de provoquer l'apparition de l'œdème pulmonaire. Il est certain qu'on doit également tenir compte de l'*état des parois vasculaires* au niveau du poumon et dans beaucoup de cas, notamment chez les brightiques, l'œdème du poumon qui s'observe quelquefois semble dépendre principalement d'altérations locales des parois des vaisseaux sanguins (SAHLI). Cette forme d'œdème pulmonaire constitue déjà une transition jusqu'à l'*œdème* réellement *inflammatoire.* Ce dernier se rencontre surtout au pourtour de foyers d'infiltration pneumonique, il est ordinairement d'étendue restreinte et partant de moindre importance au point de vue de la respiration, que l'œdème passif généralisé.

Dans des cas très rares, chez des personnes ayant tous les attributs de la santé, il peut se manifester, comme nous l'avons observé, un *œdème* en apparence *primitif, aigu, se terminant par la mort subite* et dont l'autopsie ne révèle pas la cause productrice. Il est probable qu'il s'agit également d'une insuffisance soudaine du ventricule gauche, peut-être aussi de lésions inflammatoires aiguës des vaisseaux.

Symptômes. Le symptôme le plus frappant dans l'œdème pulmonaire, c'est la *dyspnée* extrême. Toutefois quand les malades sont déjà agonisants et n'ont plus conscience d'eux-mêmes, la gêne de la respiration passe à l'arrière-plan.

La *respiration* dans l'œdème pulmonaire est accélérée, pénible et râlante. Tous les muscles auxiliaires se contractent à la fois. Les malades se dressent ordinairement sur leur lit. Les lèvres et les joues se cyanosent de plus en plus. A distance même on entend les râles humides qui bouillonnent dans les grosses bronches.

A l'examen du poumon, s'il n'y a pas d'autre maladie pulmonaire concomitante, la *percussion* ne donne généralement que des sons normaux. La résonance est parfois un peu plus brève, quelquefois légèrement tympanique. A l'*auscultation* on perçoit de tous côtés de nombreux râles humides à fines et à moyennes bulles. Si les malades sont encore capables d'émettre des crachats, ils évacuent en abondance un *liquide spumeux et sérosanguinolent.* L'ensemble du tableau morbide est tellement caractéristique que la situation ne peut que rarement être méconnue.

Traitement. Comme, dans la plupart des cas, l'œdème pulmonaire est beaucoup moins la *cause* qu'un *indice* d'une mort prochaine, les moyens dont nous disposons sont bien souvent impuissants contre lui. Néanmoins nous devons tâcher, surtout quand l'état n'est pas absolument désespéré, d'obvier à l'encombrement de la petite circulation. Il résulte clairement de la pathogénie de l'œdème pulmonaire que c'est l'état du cœur, et principalement du ventricule gauche, qui doit attirer l'attention. Dès lors il faut recourir à des *excitants énergiques*, surtout aux *injections* sous-cutanées de *camphre* et d'*éther* (toutes les demi-heures ou toutes les heures), aux injections intraveineuses de digitale ou de strophantine. A l'intérieur on donnera surtout le *strophantus* (teinture de strophantus, 10 gouttes par heure), puis le *camphre*, du *vin* et du *fort café noir.* De plus, on appliquera de forts *excitants sur la poitrine*, de grands sinapismes, des éponges chaudes, etc. Parfois les *affusions froides* dans le bain procurent une amélioration marquée de la respiration déjà embarrassée. Si les malades sont encore vigoureux, la *saignée* (soustraction de 300 à 400 gr. de sang), en cas de cyanose considérable et généralisée, produit quelquefois un résultat très appréciable. On donne plus souvent des *expectorants* (fleurs de benjoin, liqueur ammoniacale anisée), et parfois encore une forte « dérivation intestinale » (sené, calomel, lavements vinaigrés) peut avoir un avantage réel. Enfin l'*acétate de plomb* à hautes doses (une dose de 0,05 à 0,1 par heure), préconisé empiriquement par Traube, mérite d'être essayé.

De cette manière, on peut, notamment dans les maladies aiguës (fièvre typhoïde, pneumonie), avoir la chance d'empêcher l'invasion de l'œdème pulmonaire, grâce à une prompte et énergique intervention. Malheureusement quand l'œdème pulmonaire vient compliquer des maladies chroniques incurables (maladies du cœur et du rein), les moyens énumérés plus haut sont incapables de conjurer la mort et elle survient au milieu de tout l'appareil symptomatique de l'œdème du poumon.

CHAPITRE QUATRIÈME.

BRONCHO-PNEUMONIE.

(Pneumonie catarrhale, Pneumonie lobulaire.)

Etiologie. La pneumonie catarrhale, pas plus dans le sens étiologique qu'au point de vue anatomique, ne constitue une entité morbide complètement autonome. Si on se place au point de vue clinique on est cependant pleinement autorisé à réunir dans un seul groupe les pneumonies *catarrhales, lobulaires* qui se déclarent le plus souvent *consécutivement* à d'autres maladies et surtout à une bronchite préexistante et d'opposer ce groupe à la pneumonie franche lobaire et « protopathique ». Pour le plus grand nombre des pneumonies catarrhales il est un fait acquis, c'est que les agents inflammatoires ne pénètrent pas immédiatement du dehors et d'emblée dans les alvéoles pulmonaires, mais que le processus inflammatoire occupe originairement les bronches d'où il se propage plus profondément au parenchyme véritablement respirateur du poumon. Dans ces conditions, les progrès de l'inflammation peuvent se faire entièrement par continuité, à moins qu'ils ne se fassent par bonds, étant donné que les agents inflammatoires sont susceptibles d'être aspirés directement à partir des bronches jusque dans les infundibula et les alvéoles. Toutefois ces derniers doivent posséder une force de résistance assez grande contre les agents inflammatoires, car le danger de la transmission de la bronchite aux alvéoles n'existe généralement qu'en cas de bronchites graves et étendues ou dans d'autres conditions particulières. Au surplus, l'extension du processus n'a pas lieu également dans tous les sens, mais presque toujours seulement dans le domaine de quelques petits rameaux bronchiques, et c'est ainsi qu'on explique comment l'infiltration pneumonique n'atteint que des territoires bronchiques isolés, autrement dit des lobules isolés.

A l'encontre de ce mode de formation, généralement admis des vrais foyers « lobulaires » ou « broncho-pneumoniques », on a cherché à prouver dans ces derniers temps que le processus inflammatoire, partant de la paroi d'une petite bronche, peut se communiquer immédiatement à travers celle-ci au parenchyme pulmonaire *adjacent* et se propager le long des vaisseaux lymphatiques. Mais sous le rapport clinique nous ne pouvons pas encore pour le moment distinguer cette forme de pneumonie en foyers, de la broncho-pneumonie commune.

Si nous cherchons maintenant en quelles circonstances nous observons le plus souvent le développement des pneumonies lobulaires, nous aurons à mentionner tout d'abord une série de maladies infectieuses aiguës dans lesquelles les voies respiratoires sont d'emblée elles-mêmes atteintes, ou tout au moins facilement intéressées par le processus morbide. A cette classe appartiennent principalement la *rougeole* et la *coqueluche*, puis également la *diphtérie*, l'*influenza*, la *variole*, etc. Dans toutes ces maladies, ou bien il existe dès le début une bronchite, ou bien elle peut s'y déclarer avec une facilité particulière. Et c'est pour cela aussi que dans ces mêmes affections la bronchite commune se transforme fréquemment dans la suite en *broncho-pneumonie.*

En outre *presque toutes les maladies aiguës graves* pour ainsi dire et *beaucoup de maladies chroniques* présentent des conditions propres au développement de la bronchite secondaire et à la suite de celle-ci, en certaines circonstances, à la broncho-pneumonie. Sur tout le trajet des voies respiratoires, de même que plus haut dans les cavités buccales et pharyngiennes, s'accumulent facilement chez les individus gravement atteints, de la salive, du mucus, etc. L'expectoration est incomplète et le décubitus dorsal continu favorise l'accumulation des sécrétions, notamment dans les lobes inférieurs. On a plus de peine que, dans les conditions normales, à entretenir la propreté de la bouche et du pharynx. Dans les produits de sécrétion ainsi que dans l'épithélium qui reste en place et dans les débris d'aliments, se logent des bactéries qui provoquent et entretiennent des processus de décomposition. Les agents inflammatoires qui parviennent dans les voies aériennes avec l'air inspiré trouvent partout des conditions favorables pour coloniser et se multiplier. Des voies supérieures ils sont aspirés plus avant dans les parties profondes. Des bronches, le processus se propage aux alvéoles et aboutit à la pneumonie catarrhale. Il importe également de noter que probablement dans les maladies graves en question la *force de résistance vitale des tissus* est diminuée et que dès lors la production d'inflammations secondaires de cette nature est facilitée. En outre il faut considérer que beaucoup de malades de cette sorte avalent avec peine. Ils avalent de travers et, des particules alimentaires avec les agents d'inflammation qui y adhèrent, pénètrent dans les canaux respiratoires; les matières expulsées d'ordinaire par la toux, restent en place, se décomposent et donnent lieu à la formation de bronchites et de pneumonies lobulaires.

Ainsi s'explique comment, au cours de maladies très dissemblables entre elles, se déclarent souvent des broncho-pneumonies : nous les observons notamment chez des *malades gravement atteints, depuis longtemps couchés au lit et plongés dans la stupeur* (maladies infectieuses graves, maladies avec méningite, etc.), puis dans les *maladies nerveuses* qui, par suite de *complications bulbaires*, entravent la toux et la déglutition. Dans tous les cas semblables les broncho-pneumonies doivent être considérées comme des complications et méritent, à raison de leur mode de formation, le nom de *pneumonies par aspiration* ou *par déglutition de travers*. Nous verrons tantôt que ces dernières, dans certaines conditions, se terminent par la gangrène pulmonaire circonscrite.

Si dans ce qui précède, nous n'avons jamais parlé que d' « agents d'inflammation » en général, nous y avons été contraint, parce que la nature intime de ces agents n'est pas la même dans tous les cas. Dans les pneumonies lobulaires qui viennent compliquer la rougeole, la coqueluche, l'influenza, etc., il est *possible* que les agents originels spécifiques eux-mêmes pénètrent jusqu'aux alvéoles et y provoquent l'exsudation inflammatoire. Cependant cela n'est pas tout à fait certain, et beaucoup de motifs permettent de croire que dans ces maladies comme dans toutes celles désignées ci-dessus, les broncho-pneumonies constituent des *complications secondaires* dépendant de l'arrivée d'agents inflammatoires d'une autre nature. Il est probable que des microorganismes *divers* remplissent ce rôle. D'après les recherches actuelles, il y a lieu de croire que les *streptocoques* sont le plus souvent les véritables agents de la broncho-pneumonie, en d'autres circonstances parfois aussi les *staphylocoques* et les *diplocoques*. Au point de vue clinique il est encore tout à fait impossible d'établir une distinction entre eux d'après des règles étiologiques rigoureuses.

L'expérience montre que la transformation de la bronchite en pneumonie lobulaire s'opère avec le plus de fréquence chez les *enfants* et les *gens âgés*. La fréquence de la pneumonie catarrhale dans l'enfance tient en partie au moindre calibre des bronches. En outre les maladies dans lesquelles les broncho-pneumonies se rencontrent particulièrement, surtout la rougeole et la coqueluche, sont surtout des maladies d'enfants. Chez les vieillards, la fréquence relative de la pneumonie lobulaire dépend du manque d'expectoration et peut-être encore de la résistance affaiblie des tissus.

Les bronchites primitives légères ne conduisent presque jamais à la broncho-pneumonie; cependant chez les enfants et plus rarement chez des adultes on observe des bronchites fébriles primitives graves qui peuvent donner naissance à des foyers broncho-pneumoniques. Nous avons vu toute une série de cas qu'on ne pouvait envisager que comme des *broncho-pneumonies primitives*. — Enfin disons encore que l'inhalation de substances *chimiques* fortement irritantes peut provoquer, outre la bronchite, des pneumonies lobulaires.

Anatomie pathologique. La broncho-pneumonie a cela de caractéristique que l'inflammation se borne et se circonscrit à l'étendue du département dépendant d'une petite bronche (v. plus haut). De là le nom de pneumonie *lobulaire* ou de broncho-pneumonie par opposition à la pneumonie fibrineuse *lobaire*. Souvent, pas toujours cependant, l'inflammation est précédée d'une *atélectasie* du lobule pulmonaire consécutive à l'oblitération de la bronche qui s'y ramifie. Naturellement l'atélectasie ne passe à l'état de pneumonie que quand les agents inflammatoires pénètrent dans la région atélectasiée. — Le processus phlegmasique lui-même est constitué par l'exsudation, dans la cavité des alvéoles, d'un liquide séreux peu abondant, qui ne se coagule *pas* d'ordinaire, et par de nombreux corpuscules de pus (globules blancs du sang). Il s'y mêle le plus souvent une quantité plus ou moins forte de cellules épithéliales alvéolaires détachées par « desquamation », très souvent nécrosées ou en état de dégénérescence graisseuse. Ces leucocytes et ces cellules épithéliales remplissent complètement les cavités alvéolaires; les globules rouges du sang y figurent à peine ou pas du tout, dans quelques cas ils y sont en grand nombre. Les vaisseaux des travées alvéolaires sont hyperémiés, le tissu conjonctif est également parsemé de quelques leucocytes qui y ont émigré.

Les lobules enflammés se révèlent immédiatement à la vue et au toucher par leur manque d'air et leur consistance ferme. Leur coloration est foncée au début « splénisation », plus tard elle devient d'un gris rougeâtre, d'après la proportion plus ou moins grande de sang que renferme la partie enflammée. Un fragment enlevé avec le rasoir d'un endroit enflammé de la sorte, ne surnage pas dans l'eau, mais tombe au fond parce qu'il est privé d'air. — La limite des foyers lobulaires d'avec le tissu pulmonaire sain qui l'avoisine est ordinairement facile à reconnaître. Cependant la *confluence* de plusieurs foyers avoisinants peut donner à de grandes étendues de poumon, et même à des lobes entiers, l'aspect d'une infiltration ininterrompue *(pneumonies lobulaires généralisées)*.

Symptômes morbides. — 1. Broncho-pneumonie primitive des adultes. — La *broncho-pneumonie primitive* des adultes qui s'observe assez rarement, débute le plus souvent par les mêmes symptômes que ceux d'une bronchite aiguë grave. Les malades éprouvent une grande lassitude, toussent, se plaignent de gêne respiratoire et de douleurs dans le côté de la poitrine particulièrement atteint. Il n'y a presque jamais de frisson initial intense comme dans la pneumonie fibrineuse. La fièvre n'est pas particulièrement élevée, elle varie entre 38°,5, et 39°,5, quoiqu'il y ait aussi des ascensions plus fortes surtout au début de la maladie. L'expectoration est purement catarrhale, muco-purulente, jamais muco-sanguinolente comme dans la pneumonie fibrineuse. L'examen physique révèle presque invariablement au niveau d'un des lobes inférieurs, des râles humides assez nombreux, en même temps qu'une résonance légèrement tympanique ou submate. La matité complète est rare, il en est de même du souffle bronchique prononcé. Dans le lobe inférieur du côté opposé non atteint, on constate souvent les signes d'une bronchite légère. En général cependant l'*unilatéralité* de symptômes est caractéristique de la broncho-pneumonie primitive à l'opposé des bronchites communes et des broncho-pneumonies secondaires. Dans les cas anodins, la fièvre dure de 4 à 8 jours, la maladie persiste quelquefois de 2 à 3 semaines ou plus encore. Jamais elle ne se termine par crise, la fièvre baisse peu à peu en lysis.

L'*étiologie* de la pneumonie catarrhale primitive a été peu étudiée. Beaucoup de cas peuvent être des pneumonies à streptocoques; il faut aussi songer aux bacilles de l'influenza, surtout parce que les broncho-pneumonies se rencontrent particulièrement en temps d'épidémies d'influenza.

2. Broncho-pneumonies secondaires. — La plupart des broncho-pneumonies se développent, ainsi qu'il a été dit, *secondairement* au cours d'autres maladies. De là vient que les symptômes qui lui appartiennent en propre s'effacent fréquemment pour laisser prédominer d'autres phénomènes morbides. Souvent à l'autopsie on découvre à la base du poumon quelques foyers lobulaires qui ne se sont révélés par aucun signe clinique.

Dans d'autres cas cependant le développement de broncho-pneumonies plus étendues a une importance clinique manifeste. Ainsi certaines aggravations subites avec fièvre, de l'état des malades atteints de *bronchite chronique*, d'*emphysème*, de *tuberculose pulmonaire*, etc., indiquent sûrement le développement de foyers pneumoniques lobulaires. Ces complications peuvent rétrocéder complètement au bout d'un certain temps ou bien encore provoquer une aggravation durable de la maladie primitive (par exemple la tuberculose). L'apparition d'une broncho-pneumonie au cours des *autres maladies* aiguës a une très grande importance. Du vivant du malade, la dyspnée constitue déjà le symptôme le plus frappant, et à l'autopsie la pneumonie lobulaire apparaît comme la cause immédiate de la mort C'est ainsi que la majeure partie des décès consécutifs à la *rougeole* et à la *coqueluche*, un bon nombre de ceux qui suivent la *diphtérie*, la *scarlatine*, la *fièvre typhoïde*, la *variole*, etc., doivent être attribués en dernière analyse aux troubles respiratoires dépendants de la broncho-pneumonie.

Comme l'invasion de la pneumonie lobulaire est presque toujours précédée d'une bronchite diffuse s'étendant jusqu'aux bronches du plus fin calibre et qui, par elle-même, donne lieu à une forte dyspnée, il n'y a, *au point de vue clinique, pas moyen de tracer de limite précise entre la bronchite capillaire diffuse et la pneumonie lobulaire.* Seul le fait cent fois constaté de broncho-pneumonies, faisant suite avec la plus grande facilité à toute bronchite capillaire un peu étendue, permet de présumer l'existence de la broncho-pneumonie avec une certitude suffisante, alors même qu'il n'y a pas moyen d'en faire la démonstration clinique. Le symptôme physique objectif le plus important de la broncho-pneumonie, est constitué par les *râles* humides, à bulles moyennes, parfois à forte consonance, qui existent presque toujours au niveau des lobes inférieurs. La matité à la percussion ne se produit qu'après la confluence de nombreux foyers lobulaires et la formation d'une infiltration pulmonaire largement étendue et cohérente. Alors aussi on entend du souffle bronchique.

Les broncho-pneumonies sont presque toujours accompagnées de fièvre, qui est peu élevée et a d'ordinaire le caractère rémittent. Il est évident que cette fièvre peut dépendre de la maladie fondamentale ou de quelqu'autre complication.

Il n'est pas possible de formuler de règles générales en ce qui concerne la *durée* des broncho-pneumonies secondaires. Parfois les manifestations aiguës ne semblent durer que peu de jours, dans d'autres cas elles se prolongent pendant plusieurs semaines. Assez souvent un *épanchement pleurétique* vient s'ajouter à la broncho-pneumonie, quand les foyers lobulaires sont voisins de la plèvre. Ceux-ci peuvent aussi se gangrener ou s'abcéder, mais c'est là un phénomène rare.

3. Broncho-pneumonies de l'enfance. — Un tableau morbide très caractéristique de la *broncho-pneumonie* et des plus importants au point de vue clinique, est celui qu'elle présente *chez les enfants;* on l'observe surtout dans la rougeole et la coqueluche, et dans d'autres circonstances encore, notamment chez les enfants débiles, malingres et rachitiques. Ce qui frappe tout d'abord dans ce cas, c'est l'*accélération de la respiration.* La respiration est superficielle, mais pénible, comme le démontrent la tension des muscles auxiliaires et le battement des ailes du nez. Le sillon chondrocostal se dessine souvent au niveau des parties inféro-latérales du thorax, par suite de l'entrée insuffisante de l'air. Le nombre des mouvements respiratoires chez les enfants est quelquefois de 60 à 80 à la minute, et même davantage. Presque toujours ils ont une *toux* fréquente et qui semble leur occasionner une douleur aiguë. L'*expectoration* fait complètement défaut chez les tout petits enfants. Quand elle a lieu, elle n'a rien de caractéristique et ne diffère pas de celle d'un catarrhe ordinaire. L'*état général* est constamment grave. Les enfants sont agités, indifférents, parfois légèrement assoupis. Leur facies est ordinairement pâle, souvent manifestement cyanosé. Le *pouls* est fortement accéléré, et donne chez les plus jeunes enfants jusqu'à 140 et 180 pulsations à la minute. Presque toujours il y a de la *fièvre*. Celle-ci n'est pas régulière, elle est tantôt rémittente, tantôt intermittente, et présente quelquefois une exacerbation vespérale allant à 39°,5 et à 40°,5. Ces fortes exacerbations fébriles ne sont pas sans valeur pour le diagnostic de la broncho-pneumonie. Si, au cours d'une bronchite capillaire diffuse, il existe une fièvre intense de longue durée, on peut avec assez de certitude admettre que des foyers de broncho-pneumonies sont en voie de formation.

C'est l'*examen physique* qui fournit la preuve directe de l'affection pulmonaire. Cependant ses données se rapportent pour la plupart à la bronchite diffuse et non à l'infiltration lobulaire. L'*auscultation* donne les signes les plus nets. On entend dans une étendue plus ou moins grande du poumon, principalement à la base, de nombreux râles humides, à fines et à moyennes bulles, et parfois des râles secs sonores. Strictement parlant, ces râles permettent seulement de diagnostiquer une bronchite et n'autorisent à affirmer la broncho-pneumonie qu'avec un certain degré de vraisemblance. Ce n'est qu'après que les foyers broncho-pneumoniques auront conflué sur une grande étendue, qu'à l'auscultation on pourra percevoir, indépendamment des râles sous-crépitants, du souffle bronchique et de la bronchophonie.

Il est facile à comprendre que de petits foyers lobulaires, entourés d'une zone pulmonaire normalement aérée, ne donnent lieu à aucun symptôme spécial à la percussion. C'est seulement quand des foyers multiples se sont fusionnés les uns avec les autres, qu'ils donnent un *son mat à la percussion*, quelquefois accompagné d'un retentissement tympanique. Parfois cette matité n'existe que dans l'étendue d'une bande longitudinale située à côté de la colonne vertébrale (*pneumonie* dite *marginale*). Les foyers de pneumonie lobulaire sont très nettement visibles à l'examen radiographique.

L'évolution des broncho-pneumonies étendues est ordinairement assez lente. Même en cas d'issue favorable, la maladie dure rarement moins de deux à trois semaines, parfois elle est beaucoup plus longue et dans ce cas on observe fréquemment des oscillations dans la marche de la maladie marquée avec améliorations et aggravations nouvelles. C'est la tendance de cette affection à traîner et à se prolonger pendant des semaines et des mois, qui en constitue le principal danger. Beaucoup d'enfants finissent par succomber, non pas à la broncho-pneumonie elle-même, mais à l'affaiblissement général et à l'émaciation qui suivent les maladies fébriles de longue durée. Cependant il importe de dire qu'il peut encore se produire assez tard une guérison complète.

Le *passage de la broncho-pneumonie à la caséification et à la tuberculose* est un fait d'expérience clinique très familier aux médecins. En effet, on trouve souvent dans la poitrine d'enfants qui succombent après avoir été longtemps malades de la rougeole, de la coqueluche, etc., de véritables lésions tuberculeuses. Il ne saurait évidemment être question d'une transformation réelle d'une maladie en une autre. Dans ces cas il s'agit, soit d'une infection tuberculeuse acquise qui a trouvé un terrain favorable dans un poumon déjà malade, soit (ce qui est le plus ordinaire) de l'impulsion donnée par la maladie du poumon au développement d'une tuberculose *latente*. Ce sont le plus souvent des enfants débiles, héréditairement voués à la tuberculose, qui, à la suite des maladies susdites, deviennent tuberculeux. Le diagnostic de cette tuberculose commençante n'est pas toujours facile, attendu qu'elle ne donne lieu que par exception à des lésions phtisiques considérables et physiquement appréciables (matité du sommet, cavernes). D'ordinaire on ne soupçonnera la tuberculose que grâce aux conditions générales, à l'amaigrissement, à la fièvre hectique continue, à la tare héréditaire, ou à quelque affection tuberculeuse secondaire, etc. (comme, par exemple, la méningite), étant donné surtout que chez les enfants la question peut rarement se résoudre par la démonstration des bacilles tuberculeux dans les crachats.

Traitement. Comme en décrivant les maladies qui se compliquent le plus souvent de broncho-pneumonies secondaires, nous avons parlé du traitement de celles-ci, nous pourrons nous borner à quelques courtes indications. Nous avons dit et répété qu'il est possible en pratique et excessivement important de prendre les *mesures préservatrices* qui découlent de l'appréciation raisonnée du mode d'origine de la pneumonie lobulaire. Outre les soins de propreté des cavités nasale, buccale et pharyngée, des *bains* tièdes, parfois associés aux affusions froides, constituent le remède le plus sûr pour prévenir la broncho-pneumonie et en arrêter la propagation dans les limites du possible. Les *enveloppements froids* sont souvent employés avec avantage. Les bains et les draps mouillés qui ont aussi pour effet d'abaisser la température sont utiles à leur tour. Toutefois cette action des bains n'est que secondaire, si on la compare à l'amélioration de la respiration qu'on observe par l'emploi de ce moyen.

Dans le traitement de la *broncho-pneumonie des enfants*, les *enveloppements mouillés* de tout le corps constituent le meilleur remède et on en recouvre le corps tout entier, à l'exception de la tête et des bras. A ce drap mouillé on superpose une couverture sèche (de laine) ou une enveloppe de toile gommée. La température de l'eau doit varier entre 20° et 24° environ. Plus la fièvre est intense, plus l'eau peut être froide et les enveloppements doivent être renouvelés plus souvent (toutes les heures). Dans des cas légers et pendant la nuit, les draps mouillés peuvent rester appliqués 3 à 4 heures. L'effet utile de cet enveloppement ne se fait pas seulement sentir sur la fièvre, mais aussi et surtout sur la respiration. Il est parfois étonnant de voir comme les enfants deviennent calmes dans leur maillot. Si, malgré les draps humides, la respiration ne s'améliore pas et s'il se produit un certain degré de torpeur, les enveloppements doivent être remplacés par des bains tièdes (25° à 30°) avec des affusions fraîches. On recommande parfois, dans les cas graves, d'ajouter à l'eau du bain ou à celle dans laquelle on plonge les linges qui servent aux enveloppements, quelques poignées de farine de moutarde *(bains sinapisés, draps sinapisés)*. L'irritation provoquée de cette manière sur la peau est très considérable.

Parmi les *applications sur la poitrine*, il faut, outre les sinapismes, mentionner les cataplasmes, les *ventouses sèches* qui rendent parfois de grands services chez les enfants vigoureux d'un certain âge, mais principalement chez les adultes. Les *émissions sanguines locales* au contraire ne sont pas usitées dans la broncho-pneumonie.

Parmi les *médicaments internes* les *expectorants* sont le plus en usage; on donne la préférence à l'*ipecacuanha*, à l'*apomorphine*, au *senega*, à l'*acide benzoïque* (v. les formules dans l'appendice), ce dernier surtout dans la broncho-pneumonie des enfants. Chez les enfants *vigoureux* on peut parfois remédier à une accumulation surabondante de mucus bronchique, par l'administration d'un *vomitif*. Cependant on se décidera rarement à recourir à ce remède; de même on sera très réservé chez les enfants dans l'emploi des narcotiques. Les *excitants* (camphre, caféine) doivent souvent être administrés dans les cas graves. Chez les petits enfants, les injections d'huile camphrée produisent aussi de bons effets. Les *antipyrétiques* peuvent être prescrits pour combattre la fièvre, ordinairement on peut s'en passer à cause de l'emploi des enveloppements frais. Les *inhalations* sont assez inutiles dans la broncho-pneumonie; cependant on recommande d'entretenir une atmosphère légèrement humide dans la chambre du malade, en y suspendant des linges mouillés ou en pulvérisant de l'eau. Lorsqu'il y a une forte cyanose et de la dyspnée intense, les inhalations d'oxygène sont indiquées. Le *traitement diététique* général est de la plus grande importance. Un des principaux objectifs du médecin et dont il ne doit jamais se départir, consiste à maintenir les forces du malade par une *alimentation appropriée et suffisante.* Au début de la convalescence, le rétablissement intégral de la santé peut être grandement activé par un séjour convenable à la campagne ou dans une station thermale appropriée.

CHAPITRE CINQUIÈME.

PNEUMONIE.

La pneumonie, dans la grande majorité des cas, est une maladie des poumons nettement caractérisée, aiguë, fébrile, et parfaitement autonome au point de vue clinique et anatomique de même qu'en grande partie au point de vue étiologique. Elle est, parmi les maladies aiguës graves, une des plus importantes et des plus répandues et généralement connue dans le public sous le nom d'*inflammation du poumon.*

Dans le plus grand nombre des cas, le début de la maladie est presque subit, et cela souvent sans cause appréciable chez des personnes en état de parfaite santé. (*Pneumonie primitive*, « essentielle »). D'un autre côté on observe parfois aussi une pneumonie véritable mais secondaire, au cours de toutes sortes d'états morbides *(pneumonie secondaire).* Comme dans ces derniers cas le tableau symptomatique de la pneumonie est la plupart du temps confus et peu caractéristique, le tableau que nous allons faire s'adresse surtout et tout d'abord à la pneumonie primitive essentielle.

Etiologie. L'idée que la pneumonie fibrineuse est une maladie infectieuse aiguë s'était depuis très longtemps imposée à la plupart des médecins. C'est seulement depuis les découvertes bactériologiques récentes que cette présomption a trouvé dans les faits une base suffisante. Après que FRIEDLANDER le premier eut trouvé une espèce particulière de bacille dans des poumons atteints de pneumonie, A. FRÄNKEL d'abord et peu après WEICHSELBAUM démontrèrent que ces « pneumo-bacilles de FRIEDLANDER » peuvent être considérés dans quelques circonstances comme les causes probables de la pneumonie vraie, mais que, dans la très grande majorité des cas, un autre microorganisme, le *diplocoque de la pneumonie*, en est, selon toute vraisemblance, le véritable facteur.

Ce diplocoque se distingue par sa forme lancéolée, en flamme de bougie en même temps que par la disposition des éléments deux par deux, qui d'ordinaire sont juxtaposés par leur grosse extrémité. On les trouve souvent réunis en courtes chaînettes. Ainsi que les bacilles de FRIEDLANDER, les diplocoques de FRÄNKEL sont enveloppés d'une capsule gélatineuse. Nous n'entrerons pas ici dans les détails caractéristiques de la culture pure sur agar, etc. Les pneumocoques ont une grande virulence vis-à-vis des souris, cobayes et lapins; inoculés à ces animaux ils provoquent une septicémie à pneumocoques rapidement mortelle. Les diplocoques de la pneumonie sont des agents morbides extrêmement répandus et qui peuvent provoquer des maladies graves non seulement dans le poumon, mais encore au niveau d'un grand nombre d'autres organes. En ce qui concerne l'origine de l'infection pneumococcique, il est intéressant de savoir qu'on a trouvé des diplocoques dans la cavité buccale d'individus sains. Ceci permet de supposer que les agents morbides sont aspirés dans le poumon avec l'air inspiré et qu'ils peuvent s'y fixer et s'y développer dans certaines circonstances (diminution de résistance de l'organisme ou peut-être aussi virulence spéciale des diplocoques). Chez les animaux, l'injection de diplocoques dans les poumons, provoque presque toujours une pneumonie. Pourtant il est douteux que l'infection se produise toujours chez l'homme, suivant le mode indiqué plus haut. Dans bien des cas l'*infection générale* est dès le début assez intense pour permettre de croire que dans certains cas tout au moins, l'infection provient du sang et que les agents d'infection sont apportés au poumon par la voie sanguine. On a trouvé à diverses reprises des diplocoques dans le sang de malades atteints de pneumonie. Certains faits cliniques permettent de croire que peut-être dans certains cas il existe aussi d'autres modes d'infection (par exemple, par l'intestin, dans les cas qui débutent par des phénomènes intestinaux intenses). Du poumon les diplocoques se propagent à la plèvre, plus rarement dans le péricarde, dans les méninges, etc. Dans le pus des empyèmes métapneumoniques, des péricardites, des méningites, on trouve par conséquent toujours des pneumocoques. Leur existence presque constante dans les crachats pneumoniques est un signe très important au point de vue clinique (fig. 15). On les décèle facilement par la coloration d'une préparation sèche avec le violet de gentiane; toutefois la preuve certaine de leur existence ne peut être faite que par des recherches plus approfondies.

La nature infectieuse de la pneumonie étant admise comme certaine, toutes les « causes » de pneumonie qu'on invoque ne peuvent naturellement être envisagées qu'à titre de « causes occasionnelles ». L'opinion ancienne qui jouit encore aujourd'hui d'un certain crédit et d'après laquelle la pneumonie serait une *maladie à frigore*, ne peut plus être soutenue qu'avec la plus grande réserve. Très souvent, en effet, on voit se déclarer des pneumonies fibrineuses, sans qu'aucun refroidissement apparent puisse être invoqué. Dans plusieurs circonstances, assez peu nombreuses d'ailleurs, il est certain qu'un refroidissement marqué a immédiatement précédé l'invasion de la maladie. Mais ce refroidissement ne doit alors, selon toute probabilité, être considéré que comme une condition adjuvante de l'infection (peut-être par l'altération qu'il produit dans l'épithélium des bronches et des vésicules pulmonaires). C'est ce qui explique également que chez certaines classes de gens (manouvriers, soldats, etc.) la pneumonie survient avec une fréquence particulière. Les choses se passent dans la *pneumonie* dite *traumatique* comme dans la pneumonie par refroidissement. Les pneumoniques de la classe ouvrière adonnée à des travaux rudes, prétendent parfois s'être donné la maladie en soulevant de lourdes charges, ou en recevant un choc sur la poitrine. Il est probable que dans des cas pareils le point de côté qui succède à ces violences, n'est pas la conséquence du traumatisme, mais un symptôme de la maladie déjà en voie de développement. Dans des cas *isolés* cependant un traumatisme antérieur peut avoir facilité le développement de l'infection.

Fig. 45. Diplocoques de la pneumonie dans un crachat.

Un des faits qui permettent le mieux de considérer la pneumonie comme une maladie infectieuse aiguë, c'est son *apparition* sous *forme endémique*, rare il est vrai, mais qui ne présente plus de doute. Des maisons isolées, des casernes, des prisons, de même que des habitations agglomérées et des quartiers, sont parfois le siège d'endémies pneumoniques étendues qui revêtent d'ordinaire un caractère assez malin. Il est *possible* que ces pneumonies malignes qui se déclarent endémiquement se distinguent étiologiquement de la pneumonie fibrineuse commune et qu'elles soient provoquées par un agent morbide d'un genre différent. Toutefois le diplocoque de la pneumonie lui-même paraît présenter des variations très considérables dans son degré de virulence.

La pneumonie ne sévit pas en général à l'état d'*épidémie* prononcée. Dans une population nombreuse, des cas isolés se présentent en tout temps. Dans tous les pays on sait par expérience que les pneumonies sont très rares et même parfois manquent complètement à certains moments, tandis qu'à d'autres elles se présentent avec une fréquence indéniable. On peut donc parler avec raison dans un certain sens d'épidémies de pneumonie qui d'ailleurs se distinguent d'elles-mêmes par certaines particularités et surtout par leur caractère relativement bénin ou malin. Ordinairement la plupart des pneumonies se montrent au moment de l'hiver ou du printemps, sans qu'il y ait pourtant de rapport nécessaire entre le taux de la morbidité et l'avènement de la saison froide et humide.

Comme pour toutes les maladies infectieuses, la *prédisposition individuelle* joue dans la pneumonie un rôle indéniable. La pneumonie appartient à cette catégorie d'affections qui, à l'instar de l'érysipèle de la face et du rhumatisme articulaire aigu, atteignent *plusieurs fois* le même individu avec une prédilection marquée. On cite des personnes qui ont payé quatre, cinq fois, et plus encore leur tribut à la pneumonie aiguë.

On ne saurait prétendre avec fondement que cette prédisposition dépend d'une constitution organique particulière. Si les plus forts et les plus robustes sont frappés, les personnes délicates, faibles et à tendance phtisique ne sont pas épargnées non plus. Les *buveurs* y paraissent particulièrement enclins, mais il est évidemment très difficile de fournir à cet égard une statistique convaincante.

La pneumonie est de *tous les âges*, mais attaque surtout la jeunesse et l'âge moyen de la vie. Cependant elle n'est pas rare du tout chez les petits enfants, de même que chez les vieillards jusqu'à 60 à 70 ans. En général on l'observe un peu plus fréquemment chez l'*homme* que chez la femme.

Anatomie pathologique. Le processus anatomique de la pneumonie fibrineuse consiste dans l'infiltration *des alvéoles pulmonaires et des plus fines bronches* par un *exsudat hémorragiqué qui s'y coagule* (*exsudat fibrineux* ou *croupal*). L'invasion totale de ces parties par cet exsudat visqueux qui d'ordinaire envahit, dans toute leur étendue, un ou plusieurs lobes, transforme le tissu spongieux et aéré du poumon en une masse compacte, absolument privée d'air, traversée par les plus gros tuyaux bronchiques.

Le développement de ce processus comprend trois stades, d'après LAENNEC. Dans le *premier stade (stade de l'engorgement inflammatoire, engouement)* le poumon est fortement hypérémié, de couleur rouge foncée; son parenchyme contient beaucoup moins d'air que normalement, mais il n'en est pas tout à fait privé. Les alvéoles sont remplis d'un exsudat abondant, déjà hémorragique, mais encore fluide et non coagulé.

Dans le *second stade (stade de l'hépatisation rouge)* la coagulation de l'exsudat est terminée, ce qui donne au poumon une consistance semblable à celle du foie. Le poumon hépatisé a un peu augmenté de volume et est remarquablement pesant. La surface de section présente un aspect rouge et est, de plus, manifestement *granuleuse* ou *chagrinée*, grâce à la saillie d'une infinité de petits amas fibrineux occupant les alvéoles. En raclant cette surface avec le couteau on recueille un liquide dense, crémeux, d'un gris rougeâtre. Dans les petites bronches, coupées dans le sens de la longueur, on trouve des *concrétions bronchiques* tubulées caractéristiques.

Dans le *troisième stade (stade de l'hépatisation grise ou jaune)* qui dérive graduellement du second, la coloration rouge de la surface de section passe à une teinte gris-jaunâtre et parfois marbrée, parce que le poumon devient plus anémique, que l'exsudat s'appauvrit en globules rouges et devient de plus en plus riche en globules blancs. La consistance du poumon est encore ferme, mais plus friable. Le liquide qui suinte d'une coupe qu'on y pratique, est plus abondant, laiteux et puriforme.

La liquéfaction de l'exsudat est aussi un acheminement vers la *guérison du processus*. L'exsudat liquéfié est en partie résorbé, en partie expulsé par la toux.

Il n'est pas nécessaire que toute pneumonie passe par ces trois stades complets. Dans les cas légers le processus peut s'arrêter plus tôt et passer à la guérison.

En ce qui concerne le *processus histologique* intime de la pneumonie croupale, il est vraisemblable qu'au début il consiste en une altération et une destruction partielles de l'endothélium des alvéoles et des petites bronches, provoquées par l'agent morbide spécifique, cause de la phlegmasie. A l'instar de ce qui se passe dans toute inflammation fibrineuse des muqueuses (comparez le chapitre de la diphtérie), dès que l'épithélium a disparu, un exsudat *coagulé* apparaît à la surface des alvéoles et des petites bronches. Au microscope on le voit sous forme d'un reticulum fibrineux combler les alvéoles. Entre les mailles de ce lacis s'amassent de nombreuses hématies (hépatisation rouge). Là où des restes de l'épithélium alvéolaire sont demeurés en place, on remarque qu'ils deviennent souvent le siège d'une prolifération active (gonflement et multiplication de cellules). Dans une phase plus avancée, des globules *blancs* en nombre toujours croissant passent des vaisseaux dans l'intérieur de l'exsudat (hépatisation jaune). Les globules rouges, s'ils ne sont pas chassés par la toux, se dissolvent. Peu à peu l'exsudat fibrineux se liquéfie à son tour et cela, comme l'ont démontré les recherches de Fr. MÜLLER sous l'influence de processus chimiques qui ressemblent à beaucoup de points de vue, aux processus de digestion des substances albuminoïdes dans l'intestin et l'estomac. Sous l'influence d'un ferment probablement sorti des leucocytes, l'albumine coagulée se transforme en albumoses solubles et en certains autres produits de décomposition (leucine, tyrosine, etc.). Aux dépens des noyaux désagrégés des cellules qui se décomposent, il se forme de nombreuses bases xanthiques (xanthine et hypoxanthine) en même temps que de l'acide phosphorique. Grâce à tous ces processus, la résorption de l'exsudat pneumonique peut s'effectuer rapidement. Les cellules épithéliales intactes deviennent le point de départ de la régénération de l'épithélium disparu, et par suite, de la restauration progressive et intégrale.

Le processus en son entier évolue assez rapidement, d'ordinaire en 1 à 1 semaine et demie. L'issue la plus fréquente est la guérison complète. Nous mentionnerons plus loin, concurremment avec les symptômes cliniques, les autres *terminaisons* qui peuvent se présenter et qui *s'écartent* de la marche habituelle, de même que les complications du côté des autres organes. Nous rappellerons ici que la *plèvre* du segment pulmonaire enflammé, aussitôt que la maladie atteint la périphérie, participe fatalement à l'inflammation sous forme de *pleurésie fibrineuse* en général d'intensité modérée (d'où la désignation usitée autrefois de *pleuro-pneumonie et de péri-pneumonie*).

La pneumonie aiguë occupe le plus souvent, par un envahissement rapide, une grande étendue du poumon. Très fréquemment elle se renferme exactement dans les limites d'un seul lobe (« pneumonie lobaire »), de manière que la travée de tissu conjonctif qui sépare deux lobes forme la ligne de démarcation nette entre l'infiltration pneumonique et le tissu pulmonaire sain. Cependant cette barrière n'est nullement infranchissable, et assez souvent la pneumonie s'étend à plusieurs lobes en partie ou en totalité. D'après les résultats concordants de toutes les statistiques, les *lobes inférieurs* sont plus souvent affectés que les lobes supérieurs. La pneumonie isolée du lobe *médian* se rencontre également, mais moins fréquemment que celle des sommets. Des deux poumons, le droit est manifestement *plus souvent* atteint que le gauche. Nous-même avons vu dans 244 pneumonies, la maladie siéger 137 fois à droite, 86 fois à gauche et 21 fois des deux côtés dans une grande étendue. On dit que la *pneumonie* est *croisée* quand elle frappe simultanément la base d'un côté et le sommet de l'autre (ce qui est un phénomène assez rare).

Marche générale de la maladie. Bien que la marche de la pneumonie présente des variations nombreuses, on peut cependant, si l'on se rapporte à la grande majorité des cas, la considérer comme une *maladie typique*. En effet, les symptômes subjectifs et objectifs qui révèlent l'*affection locale du poumon*, occupent le plus souvent, sauf de rares exceptions, le centre du tableau clinique. C'est par là que la pneumonie se distingue de beaucoup d'autres maladies infectieuses (la fièvre typhoïde par exemple), dans lesquelles l'affection locale cède complètement le pas à l'infection générale.

Le *début* de la pneumonie est d'ordinaire assez brusque. Dans le plus grand nombre des cas, la maladie commence par un *frisson* intense d'une demi-heure à une heure de durée, ou du moins par une sensation de froid vive et prolongée. Le frisson initial peut saisir le malade en plein état de santé. Il se déclare le jour, le soir même, au milieu de la nuit, après quelques heures de paisible sommeil. En même temps le malade éprouve presque toujours le sentiment de l'imminence d'une grave maladie. Il devient presque immédiatement incapable de tout travail, éprouve un *mal de tête* violent et perd l'appétit. Il n'est pas rare de voir survenir au début un vomissement. Parfois dès le début on voit se manifester les signes d'une affection pulmonaire (*point de côté* et *toux*). D'ordinaire cependant ces symptômes n'apparaissent qu'un peu plus tard (voir plus bas).

Dans d'autres circonstances moins fréquentes, le début de la pneumonie est plus insidieux. Les phénomènes graves sont précédés d'un stade prodromique d'une durée de plusieurs jours ou plus encore. Ces prodromes tantôt affectent l'état général et sont tout à fait diffus, consistant en un sentiment de courbature et d'abattement, avec perte d'appétit, mal de tête, tantôt révèlent nettement les signes d'une affection pulmonaire. Plusieurs jours, ou même plusieurs semaines avant que l'affection prenne de la gravité, les malades se plaignent de toux, de vagues douleurs thoraciques, d'un léger sentiment d'oppression, etc. Il est difficile d'ordinaire de dire si ces prodromes appartiennent déjà à la pneumonie ou non. Certainement d'ordinaire la bronchite commune qui préexiste ne fait que prêter un *terrain* favorable au développement de la pneumonie. Toutefois cependant la bronchite légère du début peut être parfois aussi un effet de l'infection diplococcique existante, mais non encore complètement développée.

Dans les cas qui évoluent lentement, l'entrée en scène des symptômes plus graves est quelquefois encore nettement marquée par un frisson ou par des phénomènes thoraciques d'une gravité soudaine. Dans d'autres cas ces symptômes graves viennent insensiblement et sans transition brusque prendre la place des signes prodromiques plus légers.

Peu de temps après le début de la maladie, parfois dès le premier jour ou peu après, apparaissent en général des *troubles subjectifs du côté de la poitrine*. Les malades ressentent (à chaque inspiration profonde) une *douleur pongitive dans un des côtés*. La respiration devient plus superficielle, plus rapide, souvent un peu irrégulière, la parole est entrecoupée. Plus tard, quand le cas est grave, la *dyspnée* est très considérable et la *respiration excessivement précipitée*. Ordinairement le besoin de tousser existe dès le début. La *toux* est le plus souvent pénible, partant brève, fréquente et agaçante. Le second jour déjà les *crachats* prennent leur aspect visqueux et rouillé caractéristique (hémorragique). L'*examen objectif* par la percussion et l'auscultation fournit exceptionnellement dès le premier jour, plus souvent au second ou au troisième, parfois plus tard seulement, les renseignements physiques dont nous parlerons en détail plus loin.

Dans les cas graves les phénomènes généraux persistent ou deviennent encore plus prononcés : faiblesse générale, céphalée, perte complète de l'appétit. Parfois aussi il existe des *symptômes nerveux* plus graves : perte de sommeil, agitation, délire. Des vésicules d'*herpès* apparaissent au niveau des lèvres ou du nez. Les *selles* sont rares; toutefois on observe assez fréquemment de la diarrhée. L'*urine* est concentrée et contient très souvent une légère quantité d'albumine.

La pneumonie est presque toujours accompagnée d'une *forte fièvre*. D'ailleurs le caractère cyclique de la maladie se démontre le mieux par la configuration de la courbe thermique. Avec l'augmentation de la chaleur coïncide une augmentation proportionnelle de la fréquence *du pouls*.

La *marche* varie beaucoup d'après les circonstances individuelles, l'intensité de la maladie et les complications qui peuvent survenir. La plupart du temps, elle prend une tournure favorable, le plus souvent même après une durée relativement courte. La guérison s'annonce parfois aussi brusquement que la maladie. Quand les symptômes se sont prolongés avec le même degré d'acuité ou avec une énergie grandissante jusqu'au 5e ou au 7e jour, rarement pendant un laps de temps moindre ou plus long, il se produit, quand la maladie marche d'une allure régulière, une *chute critique de la température*, accompagnée parfois d'une *sudation* copieuse et d'une amélioration surprenante et rapide de tous les autres symptômes. Peu de temps après, la guérison est complète.

Dans d'autres cas, la marche n'est pas aussi favorable. La maladie peut avoir une *issue funeste* par arrêt de la respiration et par troubles cardiaques ou par complications (méningite, péricardite). Enfin, dans une troisième série de cas moins nombreux, elle prend une allure *traînante* causée d'ordinaire par un état consécutif anormal du poumon ou de la plèvre.

Description des symptômes en particulier et des complications.

1. Symptômes du côté du poumon. Le *symptôme subjectif* principal de la pneumonie, consiste dans la douleur caractéristique ressentie au niveau du côté malade, le *point de côté*. Il est probable qu'il est toujours produit par la *pleurésie* sèche qui accompagne la pneumonie. C'est pourquoi il fait défaut dans la pneumonie centrale (v. ci-dessous). Dans les pneumonies des lobes inférieurs et du lobe médian droit, la douleur est plus vive d'ordinaire que dans les inflammations du sommet. Le point de côté a pour effet de rendre plus difficiles ou d'empêcher complètement les inspirations profondes. Il en résulte une aggravation notable de la *dyspnée*. C'est ainsi qu'on explique dans certains cas, le défaut de rapport qui existe entre la gêne respiratoire et l'étendue relativement restreinte de la pneumonie. Si l'infiltration pneumonique est plus étendue, la dyspnée des malades dépend naturellement aussi de la diminution de la surface respiratoire. Ce sentiment subjectif d'oppression est un phénomène prédominant dans la plupart des pneumonies et peut provoquer à un très haut degré une sensation d'angoisse et d'étouffement.

La *toux* est un des symptômes les plus constants de la pneumonie. D'ordinaire elle est très pénible. Les malades tâchent par conséquent de la retenir. L'expectoration qui l'accompagne se fait habituellement avec beaucoup d'efforts au début de la maladie, à cause de la viscosité et de la rareté des crachats. C'est ce qui fait que la toux se déclare par quintes excessivement intenses et fatigantes. La cause probable de la toux ne doit pas être cherchée dans la lésion des alvéoles, mais dans la bronchite concomitante. L'irritation de la plèvre peut également provoquer la toux par voie réflexe. Il est très rare qu'elle fasse complètement défaut. A part les cas où la maladie est peu étendue et se localise tardivement (v. plus bas), cette absence de toux s'observe surtout dans la pneumonie des vieillards et des gens très débiles, ainsi que, point important en pratique, dans les pneumonies des alcooliques qui s'accompagnent de delirium tremens.

Les *crachats de la pneumonie* sont tellement caractéristiques qu'ils suffisent parfois à eux seuls pour poser le diagnostic de la pneumonie aiguë. Ils consistent en un mucus épais, adhérant fortement au fond du vase, même quand on l'incline, intimement mélangé de sang et présentant dès lors une coloration rouge ou jaune (hémorragique) plus ou moins intense. En réalité ils offrent des nuances multiples. D'ordinaire les crachats pneumoniques sont dits « rouillés », « rouge brique » ou « jus de pruneaux ». Tantôt ils n'ont qu'une légère teinte rouge ou jaunâtre, tantôt ils sont presque entièrement formés de sang pur. Les crachats sont souvent très spumeux. Dans quelques cas, ils prennent une coloration particulière d'un *vert porracé*, qui dépend d'une modification de la matière colorante du sang ou du mélange de pigment biliaire (dans la pneumonie bilieuse). Les crachats verdâtres, d'un brun sale, s'observent le plus souvent dans les pneumonies graves.

La couleur rouge des crachats tient, comme le prouve l'*examen microscopique*, à la présence de nombreuses hématies encore bien conservées. Quand celles-ci sont en partie dissoutes, elles donnent à l'expectoration une teinte uniformément rouge. Parfois les endroits plus riches en globules rouges tranchent vivement sur le reste. Outre les globules rouges, le microscope fait voir de nombreux globules de pus désagrégés ou devenus graisseux. De plus, on y remarque de longs filaments de mucine, parfois de grandes cellules sphériques pigmentées (épithélium alvéolaire?) et enfin, dans des cas rares, des cellules épithéliales à cils vibratiles et des cristaux d'hématoïdine. Les *diplocoques* de FRÄNKEL se retrouvent aisément dans les crachats de presque toutes les pneumonies aiguës, naturellement à côté d'un grand nombre d'autres bactéries.

Parmi les éléments importants qui entrent dans la composition des crachats pneumoniques, mentionnons encore les *concrétions bronchiques* (v. fig. 46). Comme elles sont le plus souvent conglomérées, on ne les reconnaît qu'après avoir délayé les crachats dans de l'eau. Alors elles apparaissent sous forme de moules élégants, dichotomiquement ramifiés, de petites bronches et qui sont le résultat de l'inflammation fibrineuse qui s'est propagée jusqu'aux ramifications bronchiques. Ces moules des bronchioles affectent quelquefois la disposition *en spirale*, comme dans la bronchite asthmatique.

La *quantité* des crachats pneumoniques n'est en général pas très considérable, elle diffère cependant d'après les cas. L'*examen chi-*

mique des crachats révèle l'existence d'une importante quantité d'albumine provenant de l'exsudation inflammatoire. Cette albumine se constate en agitant les crachats avec une certaine quantité d'acide acétique dilué pour précipiter la mucine; on filtre ensuite et on

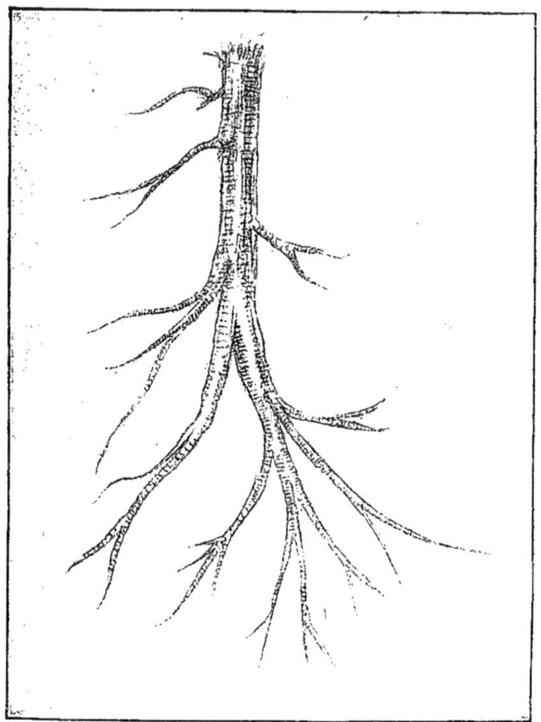

Fig 46. Caillots fibrineux provenant des bronches. (3/4 de grandeur naturelle.)

ajoute du ferrocyanure de potassium. La proportion de chlorure de sodium y est assez notable.

Dans nombre de cas, l'expectoration *fait défaut*, soit que la toux manque, soit que l'exsudat coagulé soit résorbé sans liquéfaction préalable. Parfois, elle consiste en un mucus très visqueux, mais sans aucun mélange de sang. D'autres fois l'expectoration, si elle existe, est purement catarrhale et alors ne provient évidemment pas des parties infiltrées du poumon, mais des grosses bronches atteintes de catarrhe. Dans certaines pneumonies graves on constate de bonne heure un aspect fortement purulent des crachats. On trouve quelquefois, *indépendamment* des crachats caractéristiques de la pneumonie, une expectoration simplement catarrhale.

Les crachats pneumoniques se montrent souvent dès le premier ou le second jour de la pneumonie, parfois plus tard seulement. Dès que la résolution commence, l'expectoration perd peu à peu son aspect caractéristique. Les crachats deviennent moins visqueux, sont formés uniquement de muco-pus et finissent par disparaître complètement. Pour les modifications des crachats dans les terminaisons anormales de la pneumonie, voir plus bas.

Examen physique. A l'*inspection* du thorax, on ne remarque aucun changement particulier dans sa conformation générale. Le côté malade n'est développé plus fortement qu'au cas où il y a simultanément un notable épanchement dans la plèvre. Le rythme de la *respiration* a une grande importance. Une pneumonie de médiocre étendue occasionne déjà un retard très marqué dans le soulèvement et une moindre ampliation du côté malade lors de l'inspiration. Cette ventilation réduite du poumon atteint de pneumonie dépend en partie du point de côté qui se fait sentir à chaque inspiration profonde, et évidemment aussi des lésions anatomiques, quand la pneumonie est très étendue. Les segments pulmonaires restés indemnes fonctionnent d'une façon supplémentaire.

L'*accélération de la respiration* est très frappante. Le nombre des mouvements respiratoires s'élève à 30 et 40 et plus encore à la minute. Plusieurs fois nous avons compté chez des adultes jusqu'à 60 respirations, même dans les cas favorables. Il est vrai qu'en même temps la respiration est superficielle, mais néanmoins dans tous les cas graves elle est *pénible* et souvent *irrégulière* à raison du point de côté ou du besoin de tousser qui l'accompagnent. Au niveau du cou, on observe une tension inspiratoire des sternocleido-mastoïdiens et des scalènes, et parfois, à la face, un fort *battement des ailes du nez*. Les malades sont le plus souvent à demi assis dans leur lit, la partie supérieure du corps relevée par suite de l'intensité de la dyspnée. Les joues et les lèvres sont cyanosées. Les parties livides qui environnent l'angle de la bouche tranchent parfois sur les plaques de rougeur violacée des joues.

Les signes fournis par la *percussion* sont sous la dépendance directe des modifications physiques que le processus anatomique a fait subir au poumon. Au *début* de la pneumonie, tant que la proportion d'air est restée à peu près la même dans le poumon, la tonalité est claire. Et, comme le tissu pulmonaire malade a perdu de son élasticité et de sa tension, la résonance devient même parfois manifestement *tympanique*. A mesure que l'*exsudat augmente* dans les alvéoles et les petites bronches, la quantité d'air diminue de plus en plus dans le poumon et conséquemment le son devient de plus en plus *mat*, tout en conservant cependant assez nettement sa nuance tympanique. Comme l'infiltration pulmonaire n'a pas pour effet de chasser l'air complètement (il en reste toujours une certaine partie dans les grosses bronches), la résonance à la percussion est rarement aussi absolument mate qu'elle l'est par exemple au niveau d'un vaste exsudat pleurétique. De même la *sensation de résistance* au doigt dans la percussion n'est jamais aussi nette dans un exsudat pneumonique que dans un épanchement pleural. Une sensation de résistance très nette dans la percussion, indique par conséquent toujours que la plèvre prend une part importante à l'inflammation. Dès que l'exsudat commence à se *résorber* et que l'air rentre dans le poumon, le son redevient *plus clair*, tout en restant encore *manifestement tympanique*, aussi longtemps que le poumon n'a pas repris sa tension et son élasticité normales. Remarquons au surplus que la matité dans la pneumonie fibrineuse est sujette à des variations très notables, l'accumulation des mucosités bronchiques étant tantôt abondante et tantôt moindre, par suite de l'évacuation des crachats.

L'étendue de la matité, et partant de la résonance tympanique, est absolument en rapport avec les limites du processus anatomique. Les infiltrations minimes et centrales peuvent ne pas être appréciables à la percussion. Les troubles les plus accusés de la sonorité tympanique s'observent naturellement là où siège l'infiltration pneumonique. Mais très souvent il arrive que dans le reste des segments pulmonaires le tympanisme n'est pas aussi net ni aussi clair que dans les conditions normales. Cela dépend sans aucun doute de ce que, au cours de la pneumonie, souvent les parties restées saines du poumon contiennent une plus grande quantité de sang que dans d'autres conditions analogues. L'*auscultation* a plus de valeur que la percussion quand il s'agit de reconnaître une infiltration commençante ou très limitée. Les signes d'auscultation dépendant en partie de la présence de l'exsudat pneumonique, en partie de la transformation du poumon en un tissu dense qui ne renferme d'autre air que celui qui occupe les grosses bronches. Au début de la maladie, on entend au niveau des points atteints, des *râles* secs *plus ou moins fins*, et surtout des *râles crépitants* inspiratoires caractéristiques découverts par LAENNEC. Ces râles sont dus à ce que les parois des alvéoles et des petites bronches qui adhèrent ensemble, se décollent à chaque mouvement d'inspiration. Cependant la crépitation n'est pas pathognomonique de la pneumonie, de même qu'elle n'existe pas d'une manière constante dans chaque cas de pneumonie. Si l'infiltration augmente, le murmure vésiculaire est remplacé par un *souffle bronchique*. La respiration bronchique dans la pneumonie est en règle générale très soufflante, rude et proche de l'oreille. Dans les cas où l'infiltration pulmonaire est forte et étendue, souvent on ne perçoit qu'un fort souffle bronchique sans aucun bruit surajouté. Toutefois souvent, outre le souffle tubaire, on aperçoit en même temps des râles humides plus ou moins nombreux. Dès que la *résolution* commence, c'est-à-dire aussitôt que l'exsudat se fluidifie, on observe un grand nombre de gros râles ordinairement humides et sonores qui masquent plus ou moins le souffle tubaire. A ce moment, on perçoit de nouveau par places les râles crépitants caractéristiques (*crépitation de retour*). Peu à peu les râles disparaissent, le bruit respiratoire perd son caractère bronchique, devient aspiratif, indécis et à la fin vésiculaire comme à l'état normal.

Au niveau des *parties du poumon non atteintes* de pneumonie, on entend souvent un murmure vésiculaire affaibli ou quelques râles bronchiques simples. Du côté malade, dans les portions du poumon non atteintes, le murmure vésiculaire est souvent plus ou moins affaibli à cause de la diminution d'étendue des mouvements respiratoires. D'ordinaire cependant le murmure vésiculaire y est tout à fait normal.

Les symptômes d'auscultation que nous venons de décrire, diffèrent beaucoup, et cela souvent, quand les grosses bronches qui conduisent au segment pulmonaire malade sont complètement oblitérées par les produits de sécrétion. Alors le murmure vésiculaire peut être presque entièrement supprimé, et c'est à peine si on entend par-ci par-là quelques râles indéterminés. Mais comme cette obstruction peut être purement passagère, il s'ensuit qu'au niveau de la partie infiltrée on perçoit le même jour un fort souffle tubaire avec des râles, et bientôt après, une respiration peu distincte et affaiblie.

En *auscultant la voix*, on entend partout où existe du souffle bronchique, une *bronchophonie* manifeste. Parfois on peut découvrir l'infiltration pneumonique à son début plutôt par la bronchophonie qu'à l'aide de tous les autres symptômes physiques. Le *frémissement vocal* est *conservé*, même un peu *renforcé* au niveau de la partie enflammée, tant que les grosses bronches restent perméables. Quand elles sont obstruées, le frémissement vocal est affaibli ou entièrement supprimé, phénomène assez fréquent. Il va sans dire qu'un épanchement pleurétique concomitant doit également contribuer à affaiblir le frémissement de la voix.

Nous avons encore quelques remarques à ajouter concernant les endroits où l'on perçoit d'*ordinaire* en premier lieu les signes physiques de la pneumonie, surtout les symptômes d'auscultation.

Tout d'abord il ne faut jamais négliger, quand on soupçonne l'existence d'une pneumonie, d'examiner attentivement les parties latérales du thorax et la région axillaire. C'est précisément là qu'on découvre souvent les premiers râles crépitants dans la pneumonie des lobes inférieurs. Parfois aussi les premiers signes d'infiltration occupent le milieu du dos d'où ils s'étendent vers le bas (c'est-à-dire dans la partie supérieure des lobes inférieurs du poumon). Les pneumonies des lobes supérieurs commencent aussi plus souvent en arrière et au sommet qu'en avant dans les creux sous-claviculaires. On observe également des pneumonies isolées du lobe médian droit, dont il faut par conséquent rechercher les caractères en avant, entre la quatrième et la sixième côte. Elles peuvent rester limitées à ce lobe moyen ou se prolonger aux lobes voisins. L'examen radioscopique des poumons, lorsqu'il est possible, donne de précieuses indications sur le début et sur l'extension de l'hépatisation grise.

On ne peut rien affirmer de bien général quant au mode et à la rapidité de la progression de la pneumonie, attendu que rien n'est plus variable. Parfois l'infiltration se borne à une petite partie du poumon, et souvent elle s'étend rapidement dès le premier ou le second jour à tout un lobe et même au delà. Les pneumonies dont on suit de jour en jour la progression continue et plus ou moins rapide, ont été appelées *pneumonies ambulatoires (pn. migratrices)* ou *érysipélateuses*, d'après une ressemblance purement extérieure. En ce cas, les parties atteintes en premier lieu sont déjà en pleine résolution, quand celles qui ont été frappées plus tard présentent tous les signes d'une infiltration à son apogée ou à peine au début. Cependant, à l'autopsie de ces pneumonies ambulatoires, on trouve parfois les parties du poumon atteintes en dernier lieu, dans un stade plus avancé (hépatisation grise) que les parties infiltrées tout d'abord qui sont encore à l'état d'hépatisation rouge. Il semble donc que dans ces cas le processus inflammatoire ait évolué plus rapidement dans les parties atteintes en dernier lieu. Les pneumonies migratrices sont presque toujours des pneumonies graves et d'une durée relativement longue.

On voit rarement la pneumonie progresser par bonds. Les cas de cette espèce sont désignés sous le nom de *pneumonies erratiques*. — Si les *deux poumons* sont atteints, ce qui est parfois le cas dans la pneumonie grave, ce sont tantôt les deux lobes inférieurs qui sont enflammés, tantôt le lobe inférieur d'un côté et le lobe supérieur de l'autre.

2. Symptomes du côté de la plèvre. Comme nous l'avons dit, toute pneumonie qui s'étend jusqu'à la périphérie du poumon est accompagnée d'une *pleurésie fibrineuse*. Il n'y aurait d'ailleurs rien d'impossible à ce qu'il se produise une infection de la plèvre laquelle *ne* dépendrait pas nécessairement des lésions du segment pulmonaire sous-jacent. Dans beaucoup de cas, cette pleurésie ne se signale par aucun symptôme objectif. Cependant le *point de côté* de la pneumonie doit être mis sur le compte de la pleurésie. Dans d'autres cas, la pleurésie sèche se révèle par des *frottements pleurétiques* manifestes et parfois très intenses. On peut même quelquefois les constater à la main. Le frottement pleurétique se fait rarement entendre dès le début de la pneumonie, plus souvent il n'existe qu'à une période plus avancée. Il existe parfois encore bien longtemps après que la crise s'est produite.

Plus importants sont les cas dans lesquels, concurremment avec la pneumonie, il se développe une *pleurésie exsudative*, ce qui peut avoir lieu d'assez bonne heure. L'irrégularité de l'évolution de la maladie correspond déjà dans ces cas avec la marche irrégulière de la fièvre; au lieu d'une crise typique la fièvre baisse lentement ou bien après la production de la crise il se produit une nouvelle élévation de la température. Le plus souvent il s'agit d'un exsudat *séreux*, parfois aussi la *pleurésie* consécutive est *purulente* (« empyème méta-pneumonique »). Toute fièvre prolongée doit faire penser à l'empyème. On a trouvé à diverses reprises dans le pus de cet empyème, le diplocoque pneumonique. Dans deux cas, terminés par la mort, nous avons observé une *pleurésie hémorragique* qui avait donné lieu à une abondante effusion de sang dans la cavité pleurale.

Le *diagnostic* de la pleurésie exsudative qui complique la pneumonie n'est pas difficile d'ordinaire. La *résonance à la percussion* devient tellement mate qu'on n'en rencontre pas de pareille dans la pneumonie pure (v. plus haut). Le *murmure vésiculaire* et le *frémissement vocal* sont constamment affaiblis et finissent par être entièrement supprimés. Mais ce qui importe surtout, ce sont les *phénomènes de refoulement* des organes avoisinants (cœur, foie, espace semilunaire), puisqu'ils ne prêtent à aucune équivoque. Un moyen sûr et d'une innocuité parfaite pour reconnaître la pleurésie dans les cas douteux, consiste dans la *ponction exploratrice* pratiquée avec une seringue de Pravaz nettoyée et désinfectée avec soin. Cette ponction ne doit jamais être négligée lorsqu'on soupçonne l'empyème. Il est difficile de diagnostiquer et de ne pas méconnaître un empyème interlobaire dans lequel le pus est emprisonné entre deux lobes du poumon. L'examen aux rayons de Röntgen donne souvent alors des indications précises.

Les pleurésies d'un degré moyen retardent quelque peu, il est vrai, la marche de la maladie, mais elles n'ont pas d'importance particulière. Par contre les exsudats considérables peuvent notablement aggraver la gêne respiratoire, prolonger de beaucoup la durée de la maladie. Du reste, la guérison de la pneumonie s'opère souvent sans encombre sous l'exsudat pleurétique. De même, dans la pneumonie *d'un des sommets*, la pleurésie peut s'étendre vers la base et y donner lieu à une accumulation d'exsudat, tout en laissant les lobes inférieurs eux-mêmes parfaitement indemnes de pneumonie. — Les *empyèmes métapneumoniques* sont toujours justiciables d'un traitement chirurgical, qui aboutit presque sans exception à une terminaison prompte et favorable.

3. Appareil circulatoire. Le *pouls* est accéléré dès le début de la maladie. Dans les cas d'intensité moyenne, il monte à 100 et 120 pulsations par minute; dans les cas graves il est encore plus rapide et bat de 140 à 160 fois, ce qui est toujours un signe fâcheux. Ce n'est que chez les enfants que ce chiffre si élevé n'a jamais la mauvaise signification qui s'y attache chez les adultes. Il importe d'apprécier la *qualité du pouls*. On peut l'apprécier en étudiant d'une manière précise la pression artérielle et la courbe du pouls. Cependant, en pratique, il suffit de tâter le pouls avec soin. Sa petitesse, son affaiblissement et son irrégularité sont de mauvais augure en tant que signes d'une défaillance imminente du cœur. Les phénomènes de *collapsus* qui se déclarent parfois subitement dans les pneumonies graves, tout comme dans les autres affections aiguës, sont particulièrement dangereux. Ils consistent en accès subits de faiblesse du cœur avec petitesse extrême et grande fréquence du pouls. En même temps, la température tombe au-dessous de la normale (35° à 34° c.). Les parties périphériques, le nez et les extrémités deviennent froides, pâles, légèrement cyanosées. L'affaiblissement général et la prostration atteignent un degré excessif. Quand le secours vient au moment opportun, ces phénomènes peuvent disparaître, mais les malades peuvent aussi mourir dans le collapsus.

La plus importante des *lésions anatomiques* qui s'observent quelquefois au niveau du cœur, c'est la *péricardite* à exsudat fibrineux ou séro-fibrineux. Elle s'explique toujours par la propagation du processus inflammatoire venant directement de la plèvre voisine, et par conséquent complique plus souvent la pneumonie gauche que celle du côté droit. La péricardite est une complication qui n'est pas à dédaigner. Elle n'est pas difficile à diagnostiquer quand on examine soigneusement le cœur, mais cependant, en présence de symptômes pulmonaires graves et très étendus, elle peut parfois être méconnue.

A l'autopsie on trouve quelquefois une endocardite légère d'origine récente. Elle n'a pas de signification clinique. Les *lésions du myocarde*, anatomiquement appréciables, et en particulier les dégénérescences graisseuse et parenchymateuse, existent parfois mais ne sont pas fréquentes. Cependant chez des personnes très affaiblies, chez les buveurs, etc., qui meurent de pneumonie, on trouve parfois le cœur remarquablement flasque et le ventricule droit souvent dilaté. Dans l'espèce il s'agit presque toujours d'états du cœur *préexistants* à la pneumonie et qui se sont révélés d'une façon particulière au cours de cette dernière. Quand des individus robustes, auparavant parfaitement sains, succombent à la pneumonie (ce qui d'ailleurs est rare) on trouve à l'autopsie un myocarde sain. En tout cas, et nous nous en sommes assuré à diverses reprises, il n'y a pas moyen jusqu'ici d'établir un rapport constant et sûr entre les fines altérations histologiques du muscle cardiaque et son activité fonctionnelle, pendant la période qui a précédé la mort.

Dans la pneumonie, le *sang* présente presque toujours une forte *leucocytose*. Des numérations exactes ont donné assez souvent un chiffre de 20,000 à 25,000 leucocytes neutrophiles par millimètre cube. Le nombre des leucocytes diminue d'ordinaire rapidement après la chute de la température, tandis que dans les pseudo-crises le nombre des leucocytes reste élevé. Après l'apparition de la crise le nombre des lymphocytes, qui avait fortement diminué, s'élève d'ordinaire notablement (lymphocytose post-infectieuse). Dans bien des cas il n'y a pas de leucocytose nette; ce fait est surtout évident dans les cas graves qui se terminent par la mort; aussi c'est avec assez de raison qu'on considère l'absence de leucocytose comme un signe pronostique fâcheux. Très souvent on peut constater la présence de *pneumocoques* dans le sang. Leur présence abondante est un signe d'infection grave. On constate surtout cette bactériémie dans les cas où la leucocytose est faible.

4. Appareil digestif. Dans les cas graves de pneumonie la *langue* est ordinairement sèche, chargée et parfois ressemble absolument à la langue d'un typhique. L'*appétit* dans les mêmes circonstances est, dès le début, complètement nul. Les *vomissements* ne sont pas rares, surtout au début, et même plus tard. On les observe souvent comme phénomène initial chez les *enfants*. L'*intestin* ne fournit que très rarement des symptômes importants. Les selles sont d'ordinaire un peu en retard, cependant, on observe également des pneumonies dans lesquelles la *diarrhée* est assez intense pour qu'on soit obligé d'admettre que la muqueuse intestinale est fortement intéressée par le processus morbide (voir plus bas).

L'*ictère* qui vient compliquer la pneumonie a une certaine importance Les causes n'en sont pas toujours claires. Parfois il dépend d'un catarrhe duodénal concomitant. Dans d'autres cas, les veines hépatiques devenues turgides par suite de la stase sanguine, compriment les canalicules biliaires. Un ictère, peu prononcé, n'a pas d'importance spéciale et se rencontre même dans les pneumonies bénignes. Un ictère intense au contraire n'apparaît le plus souvent que dans les pneumonies d'un caractère sérieux, notamment dans la pneumonie des alcooliques. On appelle ces pneumonies compliquées d'ictère, du nom de *pneumonies bilieuses*. Souvent elles sont associées à d'autres symptômes gastro-intestinaux prononcés (vomissements, diarrhée, météorisme), et habituellement encore à des manifestations inquiétantes du côté du système nerveux (état de stupeur, délire).

Le *foie* est parfois légèrement augmenté de volume, ce qui indique le plus souvent l'existence d'une *congestion passive*. La *rate* est modérément tuméfiée, surtout dans les cas graves *(tuméfaction splénique aiguë)* comme dans d'autres maladies aiguës infectieuses.

5. Reins et urines. Le caractère infectieux de la pneumonie se manifeste également par ce fait que les *reins* sont fréquemment intéressés. Si l'on examine l'urine avec soin, on y trouve assez souvent une faible quantité d'*albumine* ou même parfois assez forte. Cette albumine n'a pas de signification sérieuse et disparaît très rapidement après la crise. Par centrifugation de l'urine on trouve souvent, durant la période d'état de la maladie, une grande quantité de cylindres courts et granuleux. Dans certains cas les transformations de l'urine sont assez prononcées pour qu'on puisse parler d'une néphrite aiguë (forte quantité d'albumine, cylindres, cellules épithéliales, sang dans l'urine). Toutefois cette *néphrite pneumonique* vraie, qui apparaît le plus souvent du 3e au 6e jour de la maladie, a rarement une signification sérieuse et ne donne presque jamais naissance à des troubles graves consécutifs (œdème, urémie, etc.). Elle guérit d'ordinaire rapidement. Nous ne l'avons vu qu'une seule fois se transformer en néphrite chronique. L'albuminurie et la néphrite pneumonique (entre lesquelles il n'y a pas de limites bien nettes), sont vraisemblablement dues à la formation et à l'élimination des toxines.

D'ordinaire on constate très nettement une *diminution des chlorures* dans l'urine des pneumoniques. En effet, le précipité de chlorure d'argent qu'on obtient en laissant tomber dans l'urine une goutte de solution de nitrate d'argent est parfois très faible, si même il ne fait complètement défaut. Cette diminution des chlorures tient en majeure partie à l'alimentation réduite du malade. Cependant on peut aussi l'attribuer à la grande proportion de chlorure de sodium contenue dans l'exsudat pneumonique et à une *rétention des chlorures dans l'organisme*. Après la crise on observe souvent une *abondante* élimination des chlorures de sodium (20 gr. et plus par 24 h.).

On attribuait également autrefois une grande importance à l'abondant *dépôt d'urate de soude* qui se montre souvent au jour de la crise (sédiment briqueté). Ce dépôt dépend en partie d'une augmentation véritable de la quantité d'acide urique, dû à la destruction des nombreux leucocytes du sang, ou des nucléo-albumines qui existent dans les noyaux des éléments cellulaires de l'exsudat pneumonique. D'autre part il ne faut pas oublier non plus que les conditions qui produisent les dépôts sédimentaires sont précisément favorisées le jour de la crise de défervescence. Par suite de l'abondance des sueurs, l'urine est rare, concentrée et relativement très acide. Il en résulte que les sels uratiques qu'elle renferme peuvent facilement se précipiter sous forme de sédiment.

L'*excès d'urée* sécrétée pendant la pneumonie lui est commun avec la plupart des autres maladies aiguës fébriles. L'élimination beaucoup plus considérable d'urée (ainsi que l'accroissement d'excrétion de l'acide urique et de l'acide phosphorique) qui existe dans les jours qui *suivent* la crise est due en grande partie à la résorption de l'exsudat pneumonique. — A l'acmé de la maladie l'urine est très rouge et foncée. Cette urine contient toujours beaucoup d'*urobiline* et d'*urobilinogène* (substances dues peut-être à la résorption des globules rouges détruits de l'exsudat pneumonique). Pendant la résolution de la pneumonie, l'urine contient parfois des quantités notables de *peptone* qui, selon toute probabilité, dérive des cellules de l'exsudat pneumonique détruites et résorbées dans le sang.

6. Système nerveux. La pneumonie, comme toute maladie fébrile grave, s'accompagne presque toujours de quelques symptômes nerveux de faible intensité. Tels sont la faiblesse générale, l'abattement et surtout la *céphalalgie*, parfois d'une violence remarquable et que la toux vient encore accentuer. L'existence de symptômes cérébraux plus graves, notamment du *délire*, a une importance plus considérable. On les observe dans toute pneumonie grave, principalement et sous une forme particulière chez les *alcoolisants*. Le délire donne à la pneumonie des alcooliques sa note caractéristique (v. plus bas).

Les symptômes cérébraux ordinaires dans la pneumonie, n'ont pas de substratum anatomique particulier, mais dépendent de l'empoisonnement de l'organisme par les *toxines* des diplocoques pneumoniques. Cependant il existe aussi une altération *anatomique* du cerveau qui est certes une complication rare de la pneumonie, mais qui n'en est pas moins en étroite connexion avec elle. C'est la *méningite cérébro-spinale suppurée*. Le diagnostic de la *méningite pneumonique* est parfois difficile à établir, car les symptômes méningitiques se perdent aisément dans le tableau d'ensemble des phénomènes morbides. La *raideur de la nuque* et du *dos*, les douleurs dans la tête et la nuque, une obtusion intellectuelle qui va jusqu'au *coma* profond, ainsi que dans certains cas l'existence d'une névrite optique qui peut être constatée à l'ophtalmoscope en constituent les principaux caractères. Le diagnostic devient tout à fait certain par les résultats que donne la *ponction lombaire* (liquide céphalo-rachidien trouble avec nombreux polynucléaires et pneumocoques). La méningite, arrivée à sa période d'état, se termine constamment par la mort, toutefois il existe aussi des pneumonies au cours desquelles existent des « symptômes méningés » moins graves (raideur douloureuse « des muscles de la nuque ») qui finissent par disparaître complètement. — En ce qui concerne le mode d'apparition de la méningite, on doit certainement l'envisager comme une véritable inflammation métastatique, attendu qu'on a constaté plusieurs fois déjà, dans le pus des méninges, les diplocoques de la pneumonie. Quant au chemin que suivent les agents inflammatoires pour arriver aux enveloppes cérébrales, on n'a pas pu l'établir avec précision. Nous *supposons* que les germes phlogogènes se propagent le long des gaines lymphatiques des nerfs intercostaux dans l'espace méningé de la moelle spinale, pour se propager de là vers les enveloppes du cerveau.

7. Peau. L'apparition fréquente de l'*herpès* dans le cours de la pneumonie est un phénomène caractéristique et qui a même une certaine valeur diagnostique. Il apparaît d'ordinaire du deuxième au quatrième jour, parfois plus tard. Il siège le plus souvent aux lèvres, surtout aux commissures buccales, puis aux ailes du nez, plus rarement à la joue ou à l'oreille (herpès labial, nasal, etc.). On ne l'a que très rarement observé en des endroits du corps autres que la face, tels, par exemple, que l'avant-bras et les fesses, et dans dans cas exceptionnels, sur la *cornée* et sur la *muqueuse* linguale ou le voile du palais. Le développement complet de l'herpès se fait souvent en plusieurs poussées. Nous avons noté quelquefois deux éruptions d'herpès, séparées par un intervalle de plusieurs jours. Dans plusieurs de nos observations, nous avons vu l'herpès labial ne se déclarer que plusieurs jours après la crise, à la suite d'une recrudescence fébrile. Une abondante éruption d'herpès peut se produire dans des cas très bénins de pneumonie, tandis que précisément cette éruption est souvent rare ou fait entièrement défaut dans les pneumonies graves. Nous inclinons, d'une manière générale, à considérer une éruption abondante d'herpès comme un signe à pronostic favorable. La cause intime de la production de l'herpès dans la pneumonie nous est inconnue. Il y a lieu de croire tout d'abord à une action d'origine toxique et de l'assimiler à l'éruption herpétique qui se déclare dans d'autres maladies infectieuses, telles que la malaria, le typhus récurrent, la méningite cérébro-spinale épidémique, etc. — Les autres affections cutanées sont rares. Quelquefois nous avons observé de l'*urticaire*. *L'ictère*, comme complication de la pneumonie, a été mentionné plus haut.

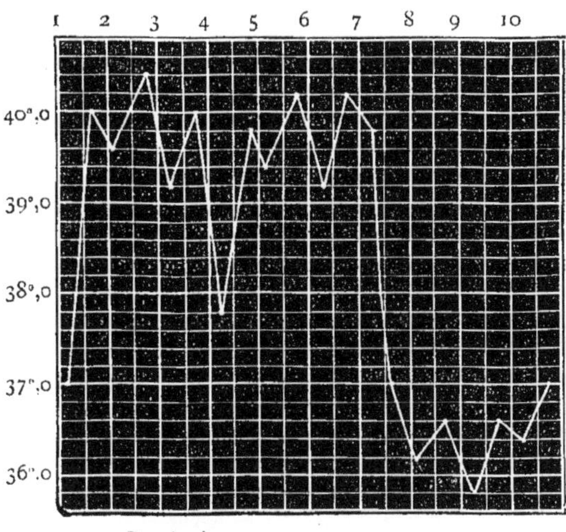

Fig. 47. Graphique de la courbe thermique dans la pneumonie croupale (observation personnelle).

9. Marche de la fièvre. (Voyez fig. 47 et 48). La pneumonie s'accompagne presque invariablement d'une fièvre plus ou moins intense, à marche nettement typique. Au *début*, la température s'élève d'ordinaire rapidement et à une grande hauteur. Pendant le frisson initial déjà la température monte de la normale à 40° et au delà. Nous manquons d'observations pour affirmer si la fièvre monte aussi progressivement dans les pneumonies à début graduel. Durant le *cours de la maladie*, la fièvre, dans son ensemble, présente un caractère continu ou rémittent, mais en même temps une *tendance marquée à effectuer de temps en temps une chute profonde.* Comme une chute semblable pourrait au début être facilement prise pour la véritable crise, et qu'une ascension nouvelle de la température démontre que ces dépressions ne sont que des défervescences passagères, on les a désignées sous le nom de *pseudocrises*. Ces pseudocrises s'observent parfois dès les premiers jours de la maladie, dans d'autres cas seulement plus tard, et, chose remarquable, souvent aux jours (par exemple le 5e ou le 7e de la maladie) auxquels les véritables crises ont lieu d'habitude. Les pseudocrises peuvent se répéter une ou plusieurs fois, de manière à constituer un *cycle fébrile parfaitement intermittent*.

La température peut être très élevée dans la pneumonie; elle est parfois de 40° à 41°. La plus haute température que nous ayons eu l'occasion d'observer, était de 42°,1.

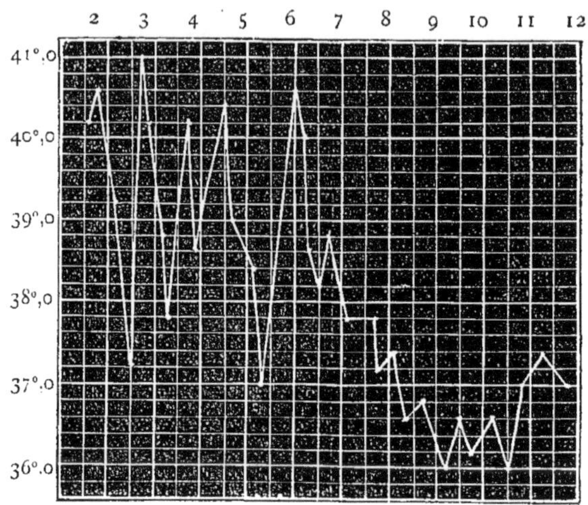

Fig. 48. Graphique de la courbe thermique dans une « pneumonie intermittente ». (Observation personnelle.)

Il existe souvent un parallélisme net entre la hauteur de la fièvre et la gravité de la maladie, car les maladies graves s'accompagnent souvent d'une fièvre persistante, particulièrement élevée. Cependant les pneumonies les plus graves, même celles qui se terminent fatalement, évoluent parfois avec une fièvre relativement modérée qui varie entre 38°,5 et 39°,5. C'est surtout dans les premiers jours qu'on note les plus grandes élévations de température. Toutefois malgré une fièvre très élevée, l'évolution peut encore être très bénigne et la crise peut se produire déjà au deuxième ou au troisième jour de la maladie (voyez plus bas, la pneumonie rudimentaire et abortive). Dans les pneumonies graves, les progrès de la maladie se traduisent souvent très nettement sur la courbe de température : les pseudo-crises correspondent à des améliorations passagères, tandis qu'une nouvelle ascension de température dépend de l'envahissement d'un nouveau lobe du poumon. Nous n'avons pas eu l'occasion de constater fréquemment cette exacerbation excessive qui précède immédiatement la crise (la *perturbation* dite *critique*).

Même dans les cas qui se sont terminés par la mort, nous avons vu assez souvent les derniers jours marqués par un abaissement graduel de la température. Cet abaissement est la preuve d'une insuffisance dans la réaction de l'organisme. Cependant le contraire peut également avoir lieu. L'élévation thermique qui précède la mort n'est pas le fait de la pneumonie, elle est due à la complication méningée.

La *ligne de descente* est la partie de la courbe thermique qui caractérise le mieux la pneumonie. La chute a lieu ordinairement avec tous les caractères d'une *crise*. La nuit, le plus souvent à la faveur d'une sécrétion sudorale plus ou moins abondante, la fièvre tombe et descend généralement au-dessous de la normale (36°, même 35°). Parfois de légères reprises viennent interrompre cette chute critique, de telle sorte que ce n'est qu'au matin du jour suivant que la défervescence devient définitive (c'est la crise *prolongée*). Ce n'est que dans des cas exceptionnels que la décroissance s'opère *par lysis*, c'est-à-dire par oscillations descendantes. Cependant la durée de la période de lysis s'étend rarement au delà de trois à quatre jours au maximum. La chute en lysis s'observe plus fréquemment dans les cas graves et de longue durée, dans les pneumonies dites typhiques (voyez ci-dessous) et notamment dans la pneumonie migratrice. Une fois la crise terminale apparue, le processus pneumonique *actif* est considéré comme éteint. On considère donc le jour de la crise comme le dernier jour de la maladie à proprement parler.

Une fois là, la pneumonie s'arrête. Il n'y a que la résolution, la résorption de l'exsudat, et puis le rétablissement des forces qui demandent encore du temps. En ce qui concerne *le moment de la crise*, HIPPOCRATE savait déjà que les jours *impairs* et principalement le cinquième et le septième de la maladie, jouissent à cet égard d'un privilège spécial. Il n'y a rien d'étonnant d'ailleurs à ce que, dans une maladie infectieuse à marche typique, la défervescence soit liée jusqu'à un certain point à un laps de temps déterminé. Cependant la loi hippocratique présente de nombreuses exceptions. La crise est parfois retardée jusqu'au neuvième, au douzième et au treizième jour, plus tard encore. D'autre part on rencontre aussi des pneumonies très courtes, d'un ou de deux jours de durée.

Dans les jours qui suivent la crise, la température qui est tombée au-dessous de la normale, comme nous l'avons vu, remonte à son chiffre habituel. Le *pouls*, qui pendant la crise descend souvent à 60 et à 50 pulsations, en accusant quelquefois de petites irrégularités, ne reprend qu'après quelques jours sa vitesse normale. Assez fréquemment encore on observe, dans les premiers jours qui succèdent à la crise, de légères ascensions fébriles (38° jusqu'à 39° au plus) qui n'ont aucune signification particulière.

Le changement complet qui s'opère dans tout le tableau morbide, aussitôt que la crise est terminée, est parfois frappant. Ce qu'on remarque tout d'abord, c'est le soulagement que le malade ne tarde pas à éprouver du côté de la respiration. Le retour à l'état sain des parties lésées se fait d'ordinaire en assez peu de temps. L'expectoration est plus abondante, mais moins visqueuse. Elle perd son aspect visqueux sanguinolent et devient purement catarrhale. Dans les cas d'évolution régulière vers la guérison, la percussion et l'auscultation ne donnent plus que des résultats normaux, cinq à six jours environ après la crise, parfois même plus tôt, quelquefois aussi plus tard. En ce qui concerne la *résolution* anormalement *retardée*, voir plus loin.

Modalités particulières et anomalies de la marche de la pneumonie.

1. *Pneumonie des enfants*. Malgré la fréquence de la broncho-pneumonie chez les enfants, la pneumonie franche, lobaire et fibrineuse n'est pas rare à cet âge. Ce n'est que chez les enfants plus âgés qu'on observe un frisson initial. Par contre, le *vomissement* du début est très fréquent dans la pneumonie des enfants. Souvent des *symptômes cérébraux* intenses (notamment des *convulsions*, la somnolence, le délire) marquent les symptômes pulmonaires, au début de la maladie. L'évolution ultérieure, le développement des symptômes physiques, la fièvre, les complications, sont tout à fait analogues à ce qui se produit dans l'âge adulte. Les *crachats* pneumoniques ne se montrent qu'exceptionnellement au-dessous de huit ans. Le pronostic de la pneumonie lobaire chez les enfants auparavant bien portants est, presque sans exception, favorable.

2. La *pneumonie des vieillards* est toujours une maladie dangereuse. Le début est tantôt brusque, comme dans la pneumonie de l'âge moyen, tantôt lent et insidieux. Sa marche se distingue par la grande faiblesse et la prostration profonde qui ne tardent pas à se déclarer. Les symptômes nerveux (délire) ne sont pas rares. L'affaiblissement des contractions du cœur amène souvent la mort.

3. *Pneumonie des alcooliques*. La pneumonie lobaire est d'une fréquence remarquable chez les buveurs. La diminution de résistance que présentent vis-à-vis de la maladie les organes affaiblis expliquent son évolution souvent grave, avec menaces de mort. Sa marche clinique se caractérise surtout par le *delirium tremens* qui, d'ordinaire, éclate dès les premiers jours. Les malades deviennent inco-

hérents, agités, cherchent constamment à se lever, et manipulent nuit et jour dans leur lit leurs couvertures et leurs habillements. Leur intelligence est complètement troublée, ils font des erreurs de lieu, de temps et de personnes. La nature alcoolique du délire se traduit aisément par l'ensemble de l'habitus, par le *tremblement* des mains et de la langue, et par le fond le plus souvent joyeux, plus rarement angoissant et terrifiant, des conceptions délirantes. Celles-ci se rapportent ordinairement aux occupations préférées du malade, à ses compagnons habituels de cabaret, etc. Parfois les alcooliques vocifèrent et entrent en fureur, ils donnent des coups sur ceux qui les entourent, détruisent des objets, etc.; ils se croient engagés dans des disputes de cabaret. Le délire alcoolique est presque toujours accompagné d'*hallucinations*. Les *hallucinations* visuelles qui font percevoir de petites ombres noires en mouvement, sont propres à ce délire. Ce sont tantôt des animaux (rats, scarabées), tantôt de petits hommes noirs ou d'autres fantômes bizarres analogues qui tourmentent beaucoup les malades. La mémoire, l'attention, le jugement, l'effort intellectuel réglé (acte de compter, etc.) sont tout à fait troublés. Ils ne savent pas même enlever leur chemise. Si on leur présente une feuille de papier blanc ils cherchent aussitôt à lire à haute voix, etc. En même temps, les *symptômes pulmonaires subjectifs sont tout à fait relégués à l'arrière-plan*. Le pneumonique délirant ne tousse pas et n'accuse ni point de côté, ni dyspnée. C'est l'examen objectif seul, attentivement pratiqué, qui permet de faire le diagnostic. Assez souvent ces délirants gais servent d'amusement à ceux qui les entourent, puis tout à coup les phénomènes graves entrent en scène, la somnolence survient et les malades succombent avec tous les signes de l'œdème pulmonaire. Le pronostic de la pneumonie des alcooliques doit donc être très réservé. La cause particulière du délire alcoolique ne réside pas complètement dans l'intoxication alcoolique chronique et encore moins dans la suppression brusque de l'ingestion d'alcool, mais plutôt dans une réaction anormale du cerveau de l'alcoolique vis-à-vis des toxines pneumoniques.

4. *Pneumonie survenant dans les maladies chroniques préexistantes.* La pneumonie fibrineuse peut accidentellement compliquer tous les états chroniques possibles. Elle est particulièrement dangereuse chez des gens affaiblis ou atteints de maladies chroniques du cœur et du poumon (phtisie, emphysème). Celle qui s'observe assez fréquemment *chez les emphysémateux* a une grande importance clinique, en ce sens que l'emphysème rend parfois très difficile la démonstration objective de l'existence de la pneumonie. L'exsudat fibrineux ne remplit pas

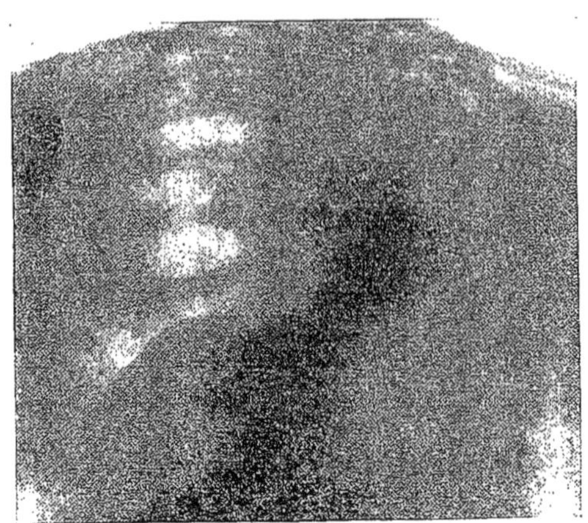

Fig. 1.

Radiographie d'une tuberculose pulmonaire envahissante. Lésions étendues du poumon droit Lésions peu prononcées du poumon gauche.

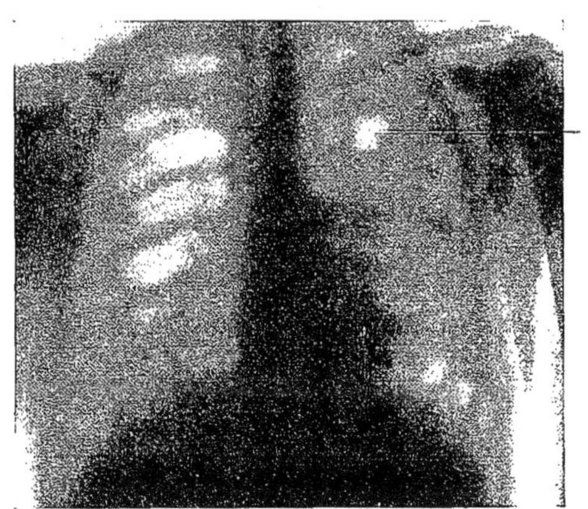

Fig. 2.

Radiographie d'une tuberculose étendue du poumon gauche. En *c* caverne volumineuse. Lésions peu prononcées du poumon droit.

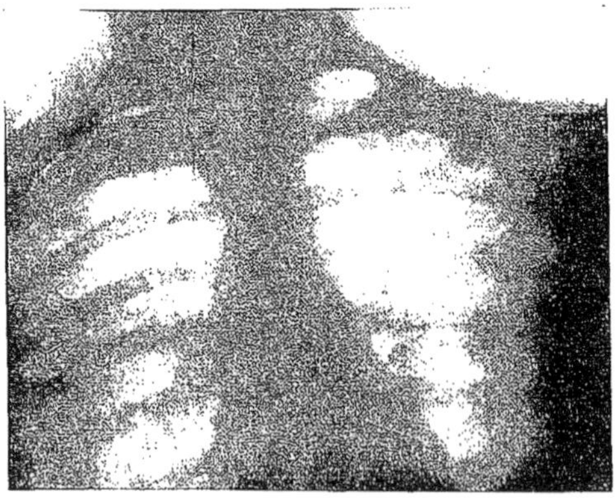

Fig. 3.

Radiographie d'une tuberculose pulmonaire au début, on voit des deux côtés, des opacités très nettes dans la région des ganglions péribronchiques.

Verlag von F. C. W. Vogel in Leipzig.

complètement les alvéoles élargis, il en résulte que la matité et le souffle bronchique ne sont pas toujours nettement manifestes.

5. *Pneumonie à localisation tardive. Pneumonies centrales.* Assez souvent on observe des cas dont le début, l'évolution et les symptômes subjectifs répondent parfaitement à la pneumonie lobaire, sans qu'on parvienne, malgré les recherches les plus attentives, à l'aide de l'auscultation et de la percussion, à découvrir des signes objectifs d'infiltration pneumonique. La maladie commence par un frisson, la fièvre est intense, les malades n'accusent que de faibles douleurs thoraciques, parfois l'herpès apparaît, mais ce n'est qu'au quatrième, au cinquième ou au sixième jour de la maladie que, dans l'un ou l'autre point de la paroi thoracique, on perçoit un peu de souffle bronchique et de râles crépitants. Dans d'autres cas la crise arrive, sans même qu'on ait pu déterminer le siège positif de la pneumonie. Il est probable que, dans ces circonstances, il s'agit moins d'une localisation tardive que d'une infiltration centrale qui n'atteint nulle part la périphérie, et qui, dès lors, ne se révèle que bien tard ou presque pas à l'examen objectif. Il est beaucoup plus important pour le diagnostic de bien observer les *crachats* qui présentent parfois le caractère nettement pneumonique en l'absence de tout signe certain d'inflammation pulmonaire. Si l'expectoration elle-même fait défaut, le diagnostic doit nécessairement demeurer en suspens. L'apparition de l'herpès et d'une chute critique de la température rendent dans ces cas le diagnostic d'infection pneumonique vraisemblable. Dans un cas personnel, ce fut seulement le jour consécutif à la crise, qu'un léger frottement pleurétique vint confirmer a posteriori le diagnostic d'une pneumonie. Dans ces cas la radioscopie a une grande valeur diagnostique. Elle permet alors très souvent de fournir la preuve de l'existence d'une infiltration pneumonique centrale.

6. *Formes abortives et rudimentaires de la pneumonie. Localisations anormales de l'infection pneumonique.* Au cours d'une épidémie de pneumonie et même parfois en autre temps, nous avons l'occasion d'observer assez fréquemment des maladies de courte durée, mais s'accompagnant souvent d'une fièvre élevée. Ce ne sont pas des pneumonies franches, mais selon toute probabilité elles doivent être considérées comme des *infections pneumoniques*, c'est-à-dire, des infections par des diplocoques. Les cas de cette sorte débutent la plupart du temps subitement par un frisson, de la céphalée et une fièvre élevée; parfois il existe aussi de la toux et un point de côté; parfois cependant, les symptômes thoraciques font complètement défaut. On attend l'apparition d'une pneumonie; toutefois déjà, après une fièvre qui a duré 1, 2 ou 3 jours, la température tombe par

crise, sans qu'on ait pu constater l'existence d'une maladie du poumon. Très souvent dans ces cas on voit apparaître de l'herpès facial et, pour nous, il n'est pas douteux que bien des cas de ce que l'on a appelé l'*herpès fébrile* ou la *fièvre herpétique* ne sont rien moins que des infections pneumoniques *sans* localisation ultérieure. Dans ces cas l'examen radiographique des poumons peut être très utile en faisant découvrir un petit foyer pneumonique central. Dans d'autres cas, à un *examen attentif*, on trouve en un point quelconque du poumon des râles crépitants ou du souffle bronchique; mais le processus ne s'étend pas et en très peu de temps (au bout de 1 à 2 jours), la défervescence survient (*pneumonie rudimentaire* et *abortive*).

Comme nous pouvons le faire remarquer ici, les infections diplococciques peuvent encore présenter d'autres localisations. Ainsi, par exemple, nous considérons comme probable que certains cas d'*angine* débutant brusquement par une fièvre élevée, souvent combinés avec de l'herpès et se terminant par crise ainsi que certains cas d'*entérite aiguë*, etc., qu'on observe tout spécialement au cours d'épidémies de pneumonie, ne sont en somme que des infections diplococciques. Les symptômes de la pneumonie peuvent venir encore s'y ajouter assez tardivement.

7. *Pneumonie typhique. Pneumonie asthénique.* On désigne du nom de typhiques les pneumonies dans lesquelles, indépendamment des symptomes plus ou moins accusés, il existe des *phénomènes généraux* d'une gravité particulière. D'ordinaire elles ne débutent pas aussi brusquement que les pneumonies communes, mais leur invasion se fait insidieusement, comme celle d'une fièvre typhoïde. Dès le commencement on voit prédominer sur les symptômes pulmonaires, des manifestations d'ordre général, telles qu'une profonde prostration, l'anorexie, la céphalalgie, etc. Quand la maladie est à son paroxysme, il existe un état typhique prononcé, de la stupeur, du délire, une grande sécheresse de la langue, un affaiblissement profond, en outre du gonflement de la rate, parfois un léger ictère, de l'albuminurie, etc. Ces cas doivent être envisagés comme des pneumonies *à infection générale d'une gravité peu commune* (intoxication). Elles se déclarent parfois sous forme endémique. L'expérience nous apprend que les pneumonies du sommet ont, plus souvent que celles de la base, de la tendance à produire des états nerveux graves. La guérison de ces pneumonies typhiques ou asthéniques, dont la durée peut s'étendre à deux semaines et au delà, se fait souvent sous forme du lysis. La pneumonie typhique n'est pas une entité morbide rigoureusement circonscrite. Ce terme ne sert qu'à désigner brièvement le tableau d'une maladie générale

grave. Il n'y a pas moyen en clinique de renfermer dans un cadre précis la pneumonie migratrice ou la pneumonie bilieuse, etc. Seules, des recherches bactériologiques poursuivies permettront de décider si c'est peut-être un agent morbide spécial qui détermine la gravité de la marche de la maladie. C'est ainsi que l'on considère comme des *pneumonies à streptocoques* certaines pneumonies particulièrement graves qui se déclarent parfois avec un caractère en apparence endémique ou contagieux. Signalons ici en passant les affections pneumoniques graves spéciales, dues à la transmission par des *perroquets* malades (Psittacose). Cependant il n'est pas improbable que la « virulence » différente du pneumocoque commun et son passage plus ou moins abondant dans le sang, ne joue aussi un rôle.

Il faut rigoureusement distinguer de la « pneumonie » typhique le *pneumotyphus*, bien que au point de vue clinique cette distinction ne soit quelquefois pas facile. Par pneumotyphus nous entendons une *fièvre typhoïde* avec localisation *de bacilles typhiques* dans les poumons (v. p. 22). Cependant il est clair que la pneumonie fibrineuse commune peut survenir accidentellement comme complication de la fièvre typhoïde. Sous le nom de *pneumonies asthéniques* on désigne des affections pulmonaires chez lesquelles, dès le début, il existe un état général grave (faiblesse cardiaque, stupeur, collapsus) coexistant avec une *fièvre peu prononcée*. On observe surtout ces cas chez des personnes âgées ou préalablement affaiblies.

8. *Pneumonies à résolution retardée.* Tandis que, une fois la crise achevée, la pneumonie se résout d'ordinaire en 1/2 à 1 semaine, il y a des cas où le processus de résolution exige un temps beaucoup plus long. Quelquefois, surtout à la suite de pneumonies *graves*, on voit, une fois la crise terminée, toutes les lésions anatomiques disparaître avec une *rapidité* surprenante, et, inversement, des cas légers en apparence, s'acheminer avec une lenteur désespérante vers la guérison définitive. Disons pourtant que ce n'est évidemment pas là une règle générale, puisque généralement le contraire s'observe assez souvent. Quant à la cause intime d'où dépend la rapidité ou la lenteur de la résolution, nous ne la connaissons pas. Parfois ce sont des conditions constitutionnelles défavorables (anémie, débilité générale, habitus phtisique, cyphoscoliose, etc.) qui paraissent rendre la résolution moins rapide; dans d'autres cas, au contraire, ces circonstances ne sont aucunement en cause. Nous estimons, quant à nous, qu'à telle époque les pneumonies régnantes sont beaucoup plus difficiles à se résoudre qu'à telle autre, et que par conséquent il y a des différences dans le processus morbide

même dont il y a lieu de tenir compte. Dans beaucoup de cas de *résolution retardée*, nous croyons qu'il s'agit aussi de véritables maladies consécutives à des infections secondaires dans le poumon et à l'éclosion desquelles la pneumonie fibrineuse antérieure n'a fait que préparer un terrain propice.

En ce qui concerne le détail des *phénomènes cliniques de la résolution tardive*, disons que celle-ci peut affecter différentes formes. Et d'abord il y a des pneumonies dans lesquelles, après que la crise s'est faite comme d'habitude, la température *se maintient au chiffre normal*. En même temps les malades éprouvent le plus souvent un sentiment de bien-être subjectif et ne se plaignent plus que très peu de gêne respiratoire. Malgré cela la matité pneumonique ne se dissipe guère ou du moins très lentement, et le souffle bronchique ainsi que les râles crépitants persistent. Peu à peu, parfois au bout de plusieurs semaines seulement, tous ces phénomènes disparaissent, et la guérison complète survient. Dans d'autres cas, il est fréquent de voir qu'après la crise, le souffle bronchique et la matité persistent, tandis qu'il n'y a plus d'expectoration, ni *presque plus* de râles crépitants. L'exsudat pneumonique semble ne pas se liquéfier et ne se résorber que très lentement. Dans d'autres cas il n'y a pas de crise nette, mais la fièvre persiste, bien qu'à un plus faible degré qu'auparavant. Simultanément, les signes physiques sont toujours perceptibles dans une étendue plus ou moins grande. Au bout de deux à trois semaines ou plus tard encore, la fièvre s'éteint doucement, et alors seulement la sonorité thoracique redevient normale ainsi que le murmure vésiculaire. Dans d'autres cas encore les malades, après l'apparition de la crise, restent d'abord quelques jours exempts de fièvre, mais sans que la pneumonie se résolve complètement. Puis une fièvre, le plus souvent modérée (entre 38 et 39,5° environ), se rallume, tandis que la matité et surtout les râles crépitants et l'expectoration catarrhale persistent. Au bout de 2 3 semaines la fièvre cesse par degrés, et les lésions du côté du poumon se dissipent lentement. Dans ces conditions on est effectivement en droit de supposer que sur le terrain de la pneumonie fibrineuse s'est développée une infection secondaire, probablement une broncho-pneumonie secondaire. — Il existe un autre mode de résolution, de nouveau un peu différent de ceux que nous venons de relater, et que nous avons plusieurs fois rencontré avec des caractères parfaitement identiques. Après la crise, les malades restent à peu près, durant une semaine, sans fièvre. Pendant cet espace de temps la matité et la respiration bronchique, d'ordinaire peu soufflante, ne varient pas. Puis se déclare derechef une fièvre à type légèrement intermittent et dont les exacerbations peuvent aller jusqu'à 39°,0 et 39°,5. Cette fièvre peut durer de 2 à 4 semaines et même un peu plus longtemps. *Jamais*, à moins de très rares exceptions, *on ne perçoit de râles crépitants* au niveau de la partie malade. Petit à petit le côté atteint se rétracte progressivement. Alors la résonance devient graduellement plus claire, le bruit respiratoire devient plus net et à la fin nettement vésiculaire. La fièvre tombe, et la *guérison s'achève complètement*. Dans beaucoup d'autres cas encore de résolution retardée, comme nous l'avons déjà dit, l'absence de râles crépitants et la production d'une légère rétraction sont évidentes. Alors la distinction d'avec la pleurésie secondaire est réellement difficile et n'est possible que par l'emploi de la ponction exploratrice. D'ailleurs il n'est pas rare de voir coïncider chez le même malade une résolution tardive et une pleurésie secondaire.

9. *Terminaison de la pneumonie par la tuberculose pulmonaire, la sclérose pulmonaire, la gangrène et les abcès pulmonaires.*

On cite d'ordinaire quatre terminaisons de la pneumonie comme étant exceptionnelles ou anormales : la terminaison par « pneumonie chronique », par tuberculose, par gangrène et par abcès.

D'abord, en ce qui concerne la *terminaison par pneumonie chronique*, nous avons déjà mentionné un processus qui s'y rapporte, la *terminaison* par *sclérose* et guérison définitive. Dans des cas rares la sclérose persiste. Le processus anatomique consiste alors dans le développement d'une « induration pulmonaire » avec néoformation abondante de tissu conjonctif, non seulement dans le tissu interstitiel de soutien, mais partant de la paroi alvéolaire et proliférant dans l'intérieur des alvéoles. Les données cliniques que nous possédons sur l'évolution ultérieure de ces cas sont peu nombreuses, car il est rare que la mort survienne rapidement.

Quand on parle de la transformation de la pneumonie vraie en *tuberculose pulmonaire*, il ne s'agit évidemment que des symptômes de la tuberculose succédant immédiatement à une pneumonie préexistante. Lorsqu'il en est ainsi — le fait est rare d'ailleurs, — il s'agit dans la plupart des cas d'une pneumonie chez un sujet déjà tuberculeux auparavant et chez lequel la maladie apparaît plus nettement, une fois la pneumonie terminée. Dans quelques cas rares la pneumonie peut simplement avoir préparé le terrain pour une infection secondaire par le bacille tuberculeux.

La *terminaison de la pneumonie par gangrène* s'observe souvent chez les vieillards et les personnes affaiblies, parfois aussi chez les diabétiques. Dans ce cas également, il doit toujours y avoir, à notre avis, une infection *nouvelle* par un agent de putréfaction qui provoque la gangrène. La pneumonie préexistante n'est qu'une cause *occasionnelle* du développement de la gangrène et favorise peut-être la colonisation des agents de putréfaction. Cliniquement, la gangrène se traduit surtout par l'altération des crachats, l'opiniâtreté de la fièvre, etc.

La transformation de la *pneumonie en abcès du poumon* est très rare. Comme les diplocoques de la pneumonie sont parfois capables de provoquer dans la plèvre et les méninges de l'inflammation *purulente*, il n'est pas impossible que, dans certaines circonstances, ils soient aussi la cause de la formation d'un abcès dans le poumon. Cette transformation se reconnaît à la composition des *crachats*, qui, outre une grande quantité de *pus*, contiennent des débris de tissu pulmonaire (*fibres élastiques*). Quand on examine les crachats d'un abcès pulmonaire au microscope, on y trouve parfois encore des *tablettes de cholestérine* (fig. 49) et des *cristaux d'hématoïdine*, qui peuvent être tellement abondants qu'ils donnent aux crachats une coloration brunâtre. Quelquefois l'expectoration présente une couleur d'un vert particulier. Quand l'abcès s'est évacué au dehors, il reste à son niveau les signes d'une caverne.

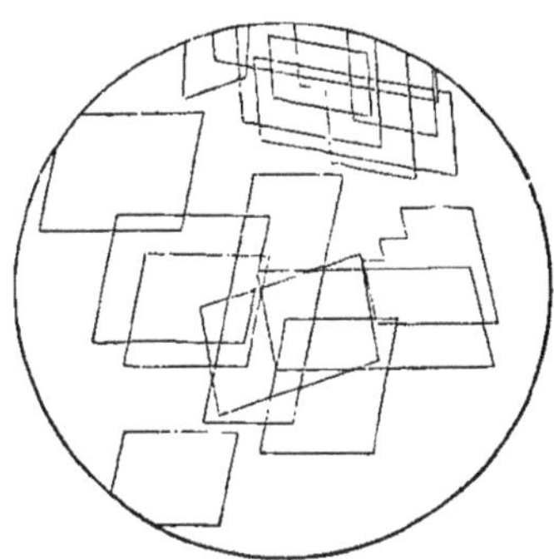

Fig. 49. Cristaux de cholestérine.

Diagnostic. Nous n'avons plus rien de spécial à ajouter à la description que nous venons de faire de tous les symptômes importants qui appartiennent à la pneumonie franche. Nous signalerons avant tout la brusquerie du début, la température élevée et les symptômes thoraciques subjectifs qui apparaissent rapidement d'ordinaire (toux, point de côté), l'expectoration caractéristique, les *symptômes physiques objectifs*, l'apparition fréquente de l'*herpès* à la face et enfin l'évolution morbide dans son ensemble, surtout la courbe thermique avec sa chute terminale par crise. Le *diagnostic différentiel entre la pneumonie et la pleurésie exsudative* sera exposé en détail à propos de cette dernière.

Pronostic. La pneumonie franche rentre généralement dans la classe des maladies infectieuses bénignes. La grande majorité des cas qui se déclarent chez des gens forts et bien portants, évolue favorablement et se termine par une guérison complète. Dans d'autres conditions, la pneumonie entraîne une foule de *dangers* dont la connaissance doit toujours nous rendre réservés quant au pronostic.

Un danger sérieux consiste tout d'abord dans l'*étendue du processus*. Si la phlegmasie marche d'une façon progressivement envahissante, si elle envahit un poumon en entier, et puis une partie considérable de l'autre, la diminution du champ respiratoire peut, à elle seule, amener l'issue fatale.

Un autre danger réside dans l'*apparition de certaines complications*. Une *pleurésie* avec fort épanchement, surtout si elle est purulente, augmente la gêne respiratoire et rend par conséquent la situation plus périlleuse. Plus dangereuse encore est la *péricardite* séro-fibrineuse ou purulente, à laquelle l'autopsie a assez fréquemment permis d'attribuer la véritable cause de la mort. Il faut faire remarquer cependant qu'en dépit de la pleurésie et de la péricardite purulentes, la guérison finit parfois encore par se produire. La complication, assez rare heureusement, de la *méningite purulente* est, selon toute probabilité, fatalement mortelle.

Les *dangers d'infection générale* ou, pour parler plus exactement, d'*intoxication générale*, n'occupent ordinairement pas le premier plan comme dans d'autres maladies infectieuses (fièvre typhoïde). Cependant cet élément doit toujours attirer l'attention, surtout dans certaines formes de pneumonie, qu'on a qualifiées de « typhiques » ou d' « asthéniques », ainsi que nous l'avons dit ci-dessus. Les pneumonies de cette espèce, particulièrement graves et malignes, se montrent parfois d'une façon endémique et épidémique et avec un haut degré de mortalité. Précisément ces cas se distinguent aussi par l'étendue du processus local et le développement des complications dangereuses dont nous avons parlé plus haut.

En ce qui concerne le pronostic de la pneumonie, les *conditions individuelles* des malades atteints jouent le rôle essentiel. Tandis qu'un organisme sain et non avarié sort vainqueur de la maladie, tout sujet auparavant faible et malade y succombe facilement. C'est là que gît le danger de la pneumonie pour les vieillards et en général pour les personnes affaiblies et mal nourries, pour celles qui souffrent d'emphysème, de cyphoscoliose, de lésions cardiaques, etc. C'est ce qui rend compte aussi du grand *danger de la pneumonie chez les alcooliques*. La déchéance que l'alcoolisme chronique imprime au système nerveux se traduit par le délirium tremens qui, dans la pneumonie surtout, éclate avec tant de facilité et de fréquence. Cette influence s'exerce aussi sur les centres nerveux spéciaux qu'elle débilite et rend incapables de toute résistance, particulièrement sur les centres régulateurs de la circulation et de la respiration. Il n'est donc pas étonnant que les buveurs, même les plus robustes en apparence, succombent si aisément à la pneumonie, par insuffisance des fonctions respiratoires et cardiaques.

Si l'on se demande quels sont les symptômes qu'il faut prendre pour guide dans chaque cas en particulier, il est évident que le problème ne peut être résolu d'après un seul élément ni envisagé sous une seule de ses faces. Il faut toujours attacher le plus d'importance à l'état du poumon et de la respiration. En outre il importe d'accorder une attention au moins égale à l'état général, au fonctionnement du cœur, à l'intensité de la fièvre, etc. Nous venons de signaler les dangers principaux de la pneumonie.

Parmi les terminaisons anormales de la pneumonie, la sclérose fournit le pronostic relativement le plus favorable. Cependant, après la gangrène et la suppuration du poumon, la guérison peut encore avoir lieu ou tout au moins il peut s'opérer une atténuation très notable de tous les symptômes.

Traitement. En présence d'une marche typique et le plus souvent bénigne, un grand nombre de pneumonies d'intensité légère ne réclament pas d'intervention particulièrement active. La plupart guérissent grâce à un traitement quelconque et même, peut-on dire, *malgré* tout traitement. Aussi bien, la méthode en honneur autrefois et consistant en fortes spoliations sanguines, de même que certaines médications encore usitées de nos jours (*vératrine*, *tartre stibié*, antipyrétiques en quantité exagérée, etc.), peuvent être considérées plutôt comme nuisibles que comme ayant une utilité réelle. Et pourtant quantité de pneumoniques traités de la sorte sont arrivés à la guérison.

Le moyen capable d'agir favorablement sur le processus pneumonique lui-même est encore à trouver. Nous ignorons encore si l'on arrivera à trouver plus tard, comme dans d'autres maladies infectieuses (diphtérie, etc.), un traitement *spécifique* de la pneumonie (séro-thérapie). Quelques essais ont déjà été faits dans cette voie, mais ils n'ont pas encore donné de résultats pratiques. Nous sommes à cette heure encore réduits à n'user que d'un traitement purement *symptomatique* et *diététique*.

Les symptômes qui prédominent dans toute pneumonie, même la plus légère, et dont les malades demandent le plus à être soulagés, ce sont le point de côté, la toux, la gêne et l'angoisse respiratoires. Comme cette gêne, ainsi que nous l'avons vu, dépend en partie du *point de côté*, il en résulte qu'en calmant ce dernier, on procure du même coup au malade un grand soulagement du côté de la respiration. Parmi les remèdes *analgésiants*, il y a d'abord une foule d'applications sur la peau du côté malade. Une vessie de glace amène parfois un calme notable. Pourtant beaucoup de malades ne la tolèrent pas et donnent la préférence aux cataplasmes chauds ou aux compresses de PRIESSNITZ. Des sinapismes ou mieux encore des ventouses sèches peuvent aussi avoir de l'utilité. Mais la *morphine en injection sous-cutanée* est le remède le plus efficace et qui surpasse tous les autres. Nous ne voyons pas pourquoi nous ne pourrions, pour diminuer la douleur, nous servir de ce moyen, naturellement avec prudence et modération, vu surtout que l'accoutumance n'est pas à redouter, en raison de la durée relativement courte de la maladie. Il est souvent indispensable de donner aussi de petites doses de morphine à l'intérieur ou par la méthode hypodermique, pour calmer *la violence de la toux.*

Un autre mode de traitement dont la physiologie n'explique pas l'action, mais dont l'expérience a consacré l'incontestable efficacité, ce sont les *émissions sanguines locales.* Le soulagement que beaucoup de pneumoniques ressentent après l'application de huit à douze sangsues sur le côté malade, est très frappant. Toutefois, cette émission sanguine locale ne se prescrira que rarement et surtout en présence de fortes douleurs, au début de la maladie, et chez des individus vigoureux et parfaitement sains auparavant. Des ventouses scarifiées font le même effet. Cependant le procédé des ventouses est un peu plus rude, et c'est pourquoi on les réserve pour les gens robustes (ouvriers). Ce moyen est en général peu employé en Allemagne.

Pour stimuler la respiration, faciliter l'expectoration, relever l'état général, le remède le plus actif et le plus appréciable, c'est le *bain tiède* ou *froid.* Mettre tous les pneumoniques au bain, quand la maladie a une marche bénigne, est d'après nous inutile, si pas nuisible. Car il y a toujours certains désavantages inséparables de la méthode Ces désavantages cependant sont largement compensés dans les cas *graves* par le soulagement et le bien-être que les bains procurent aux malades et que la plupart aiment à reconnaitre. L'essentiel est qu'ils ne se fatiguent pas en entrant au bain, qu'ils y soient portés, bien maintenus et soutenus, et après, reportés au lit. Comme les bains sont donnés surtout, *non à cause de la fièvre,* mais dans le but *d'améliorer la respiration* et à raison de leur *influence bienfaisante sur le système nerveux,* leur température n'a pas besoin d'être très basse. Ordinairement on les fait prendre de 25 à 30° C., encore plus chauds chez les personnes impressionnables et affaiblies, plus frais et jusqu'à 20° C. chez les individus vigoureux, chez ceux qui ont en même temps une fièvre très intense et qui présentent des phénomènes nerveux graves. Le nombre des bains par jour ne doit que rarement dépasser 2 à 3. Ces bains ont d'ordinaire une durée de quelques minutes. La nuit on ne donne qu'exceptionnellement des bains quand les symptômes deviennent menaçants. L'action salutaire des bains se remarque surtout au soulagement subjectif et à la sensation de fraîcheur qu'éprouve le malade. La respiration devient plus calme, plus lente, mais plus profonde. Souvent, à la sortie du bain les malades s'endorment tranquillement. — Dans ces dernières années, nous avons remplacé souvent les bains chez les adultes par des *enveloppements* humides généraux. En général on s'en trouve très bien et, en effet, ils donnent l'impression de procurer du calme aux malades, de les faire respirer plus facilement et de diminuer leurs malaises. C'est surtout dans la pratique privée où l'emploi des bains est accompagné de beaucoup de désagréments, que nous recommandons tout spécialement l'usage des draps mouillés.

Parmi les *médicaments internes*, les antipyrétiques tout d'abord sont fréquemment employés dans la pneumonie. Nous ne croyons pas qu'ils puissent exercer sur la marche de la maladie dans son ensemble une influence réelle, tout en convenant que l'*antipyrine* entre autres, la phénacétine, le pyramidon, etc., dans quelques circonstances sont souvent utiles, vu que non seulement la fièvre, mais aussi les symptômes nerveux et l'état général sont favorablement modifiés. On prescrit l'antipyrine par doses de 1 à 2 grammes, surtout vers le soir.

On prescrit fréquemment les *expectorants*, en vue de faciliter l'émission des crachats. Nous donnons la préférence à l'infusion d'ipéca, à l'apomorphine, à l'infusion de polygala sénéga, à la liqueur ammoniacale anisée, et aux fleurs de benjoin, ces deux derniers surtout quand il y a en même temps faiblesse du myocarde. Il nous parait également important, au point de vue de l'expectoration, de faire prendre une *abondante quantité de liquide* (eau, thé, limonade, etc.).

Dans tous les cas et surtout chez les personnes âgées et affaiblies, chez les obèses et les buveurs, il faut observer avec grande attention *l'état du cœur*. Quand le pouls est très fréquent on appliquera une vessie de glace sur la région cardiaque. Si la fréquence du pouls est remarquablement élevée dès le début, on peut ordonner de suite la *digitale* (en infusion ou mieux sous forme de poudre à la dose de 0,1 à 0,2 plusieurs fois par jour). Comme l'action de la digitale ne se fait habituellement sentir qu'au bout de quelque temps (au bout de 12 à 24 heures) lorsqu'il existe des signes de faiblesse cardiaque menaçante, il faut employer des *excitants* dont l'action est rapide. A cet effet on recommande surtout les injections sous-cutanées et intramusculaires d'huile camphrée (3 à 4 seringues et davantage). Dans les cas graves, ces injections sont très actives et n'ont aucun effet nuisible. Nous avons vu certains cas de pneumonie grave se terminer favorablement après avoir pratiqué 50 à 60 injections d'huile camphrée et davantage. Outre le camphre on peut aussi employer la *caféine*, la *digitale*, la *strophantine*, l'*adrénaline*. Je ne suis pas très partisan des injections sous-cutanées d'éther, car elles sont douloureuses et ont une forte action locale (nécrose des tissus, paralysies musculaires).

Qu'il nous soit permis de faire encore quelques remarques à propos de l'usage si répandu, principalement dans la pneumonie, de fortes doses d'*alcool*. *On admet ordinairement comme nécessaire de donner de grandes quantités d'alcool à ceux qui en font largement usage*, surtout quand le délirium tremens débute ou est déjà prononcé. De même que chez tous ceux qui ont l'habitude d'absorber des substances toxiques (nicotine, morphine), la privation de ces dernières peut donner lieu aux symptômes les plus graves, ainsi la suppression instantanée de l'alcool au buveur entraîne les suites les plus fâcheuses, tandis que l'afflux abondant vers les centres nerveux du stimulant auquel ils sont habitués est parfois en état de prévenir l'invasion de phénomènes nerveux graves, du collapsus, de la faiblesse cardiaque et respiratoire. Je ne puis pas admettre la justesse de cette opinion sans faire quelques réserves. D'une manière générale, d'après mon expérience je n'ai pas l'impression que la suppression de l'alcool s'accompagne de troubles dangereux dûs à l'abstinence. Toujours est-il que je permets d'offrir de l'alcool aux pneumoniques alcooliques, mais je n'y mets aucune insistance. De même il faut permettre du vin aux personnes qui y sont accoutumées ou qui le désirent. Le cas est tout autre pour les personnes qui, avant de devenir malades, n'avaient pas l'habitude de prendre de l'alcool ou n'en usaient que modérément. Il est possible que dans ces cas de *petites* quantités de vin puissent avoir un effet excitant et stimulant, quoique nous ne soyons pas entièrement convaincus de l'influence si généralement vantée de l'alcool sur l'activité cardiaque. *Faire ingurgiter* de force et souvent malgré leur répugnance, à tous les pneumoniques indistinctement, de grandes quantités d'alcool, est un procédé que rien ne justifie et que nous considérons même comme nuisible. Est-ce que des malades pourront supporter ces fortes doses, quand, sur une personne saine non habituée aux boissons alcooliques, elles n'ont que des résultats fâcheux? Rien ne démontre la supposition que les fébricitants supportent mieux l'alcool que les gens sains. Peut-être l'alcool est-il brûlé plus rapidement chez les fébricitants que chez les personnes saines. Il ne faut pas oublier que les effets toxiques de l'alcool n'apparaissent pas si facilement chez des malades plongés dans la stupeur que chez les personnes dont le sensorium est normal.

Il est à peine besoin de dire qu'il faut veiller autant que possible à la conservation des forces par une *alimentation suffisante*. Des soupes, du bouillon avec de la biscote, du lait et des œufs constituent la nourriture la plus appropriée, bien que dans certaines circonstances de petites portions de fin hachis de viande puissent être permises. Il importe toujours de procurer au malade une boisson abondante et rafraîchissante; on pourra aussi accorder sans hésitation des quantités modérées de bonne bière.

Le traitement des complications a lieu d'après les règles généralement en usage dans chacune de ces affections. Qu'il suffise de rappeler que dans le *delirium tremens*, des *bains* tièdes avec *affusions froides* donnent parfois d'excellents résultats. En outre il faut essayer des *injections sous-cutanées de strychnine* (une solution de 0,1 dans 10,0 d'eau, ½ à 1 seringue, 1 à 2 fois par jour). On ne saurait se passer totalement des *narcotiques* (morphine, chloral). Cependant nous devons éviter l'usage imprudent de trop grandes doses de chloral (au delà de 2 gr., 5). Par contre la *paraldéhyde* (3 à 5 gr.) est recommandable et non dangereuse.

Au point de vue pratique il est très important dans tous les cas à fièvre persistante de penser à la possibilité d'un empyème métapneumonique (ponction exploratrice) et à l'indication d'une évacuation chirurgicale du pus.

CHAPITRE SIXIÈME.

TUBERCULOSE DU POUMON.

(Phtisie pulmonaire.)

Pathologie générale et étiologie de la tuberculose.

Depuis que Bayle, en 1810, a constaté pour la première fois la présence, en nombre considérable, de nodules spéciaux dans les organes les plus divers et la relation de ces nodules avec la phtisie pulmonaire, peu de questions ont sollicité les travaux des cliniciens et des anatomo-pathologistes autant que celle de l'étiologie de la tuberculose. Cependant, aussi longtemps que les investigations se sont bornées à des recherches en vue de résoudre la question des altérations *anatomiques* pouvant être considérées comme spécifiques de la tuberculose, l'entente ne put être établie. Laennec considéra comme caractéristique la transformation spéciale que subissent les produits tuberculeux (transformation que VIRCHOW plus tard désigna du nom de *caséification*), et il appela tuberculeux tout ce qui était en train de se caséifier. Il établit une distinction entre le tubercule isolé et l'infiltration tuberculeuse diffuse (caséeuse). En raisonnant de la sorte, LAËNNEC reconnaissait l'identité de beaucoup de processus dont la parenté, souvent contestée dans la suite, n'a été confirmée que dans ces derniers temps, et notamment l'affinité qui existe entre la « scrofulose » ganglionnaire et la tuberculose. Une opinion différente prévalut assez généralement lorsque VIRCHOW eut démontré que des lésions anatomiques, parfaitement semblables à la caséification tuberculeuse, se produisent dans d'autres circonstances encore, et peuvent, par exemple, envahir les produits d'inflammation incontestablement *vierges* de tubercules ainsi que les tumeurs cancéreuses. Partant de là, VIRCHOW établit de nouveau une séparation nette entre le tubercule et les processus inflammatoires et néoplasiques en voie de transformation caséeuse. Pour lui, le critérium anatomique de la tuberculose, c'était le *tubercule miliaire*, nodule de la grosseur à peine d'un grain de mil, grisâtre, et composé de cellules lymphoïdes. L'étude de la structure intime du tubercule miliaire (WAGNER, SCHUPPEL, LANGHANS, etc.) a été poursuivie de nos jours avec beaucoup d'ardeur, sans qu'on soit parvenu à un accord complet sur sa genèse et sa signification.

Et pourtant, déjà en 1865, existait la découverte qui indiquait d'une façon indubitable la seule voie qui pouvait conduire à la véritable connaissance de la tuberculose. Cette découverte est due à VILLEMIN qui *produisit artificiellement la tuberculose par l'inoculation* d'animaux sains avec des quantités minimes de substance tuberculeuse et caséeuse. D'abord mise en doute de toutes parts et mal interprétée, la transmissibilité de la tuberculose et par conséquent son *caractère infectieux*, est aujourd'hui considérée comme définitivement acquise. Au surplus, la transformation générale, que, dans le cours de ces dernières années, avaient subie les idées concernant la nature des maladies infectieuses, faisait de l'existence dans la tuberculose d'un agent morbide spécifique et organisé, une condition indispensable. Aussi KLEBS d'abord et puis COHNHEIM envisagèrent sans réserve la tuberculose comme une maladie infectieuse spécifique, et plus tôt même qu'on eût osé l'espérer, en 1881, R. KOCH découvrit les véritables agents de l'infection sous la forme des *bacilles tuberculeux*. La définition de la tuberculose ne s'appuie donc plus sur un caractère extérieur et anatomique. *On appelle tuberculeuse toute maladie qui est provoquée par l'action pathogène d'un genre spécifique de bactéries, des bacilles tuberculeux découverts par* Koch.

Les bactéries pathogènes de la tuberculose appartiennent au groupe des bacilles. Les *bacilles tuberculeux* sont constitués par des bâtonnets très minces, légèrement arrondis à leurs extrémités, droits ou souvent un peu arqués, dont la longueur est à peu près le quart ou la moitié de celle d'une hématie. A l'intérieur des bâtonnets on remarque parfois de très petits points incolores. Les bacilles tuberculeux sont complètement privés de mouvements propres. Un point très important pour la recherche des bacilles tuberculeux, c'est la façon très caractéristique dont ils se comportent en présence de certaines matières colorantes (voir plus bas).

Il est positivement établi que les bacilles tuberculeux existent *constamment* dans toutes les diverses formes de *tuberculose pulmonaire*, tant dans les poumons que dans les crachats (v. plus bas) et dans les *affections tuberculeuses d'autres organes* (cerveau, intestin, rate, foie, reins, etc.), de même que dans les *ganglions lymphatiques scrofuleux*, les affections *des os et des articulations avec fongosités*, et dans le soi-disant *lupus* qui n'est autre chose qu'une tuberculose locale de la peau. De plus les mêmes bacilles ou au moins des bacilles très voisins se rencontrent dans la *tuberculose* spontanée des *animaux* (singes, lapins, cochons d'Inde) et dans toute *tuberculose d'inoculation* artificiellement produite chez les animaux. Enfin, la découverte des bacilles tuberculeux dans la *pommelière* de l'espèce bovine a confirmé de nouveau l'identité de cette maladie avec la tuberculose.

C'est également Koch qui le premier a mis hors de doute par les cultures pures qu'il a réussi à obtenir et aussi par des inoculations faites avec des bacilles cultivés, que les bacilles tuberculeux doivent être considérés comme les vrais *agents* de la tuberculose. Des bacilles provenant d'un foyer tuberculeux récent, cultivés sur du sérum sanguin coagulé par la chaleur, ou sur quelque autre milieu de culture artificiel, peuvent, sous une température constante de 37° à 38° c., être cultivés, et se multiplier dans des proportions illimitées. Des inoculations pratiquées de toutes les manières avec ces dernières, donnent toujours un résultat positif. Quand on inocule sous la peau de cobayes une très petite quantité de crachats contenant des bacilles tuberculeux, on voit se produire d'abord un gonflement des ganglions lymphatiques de la région, puis au bout de 30 jours environ apparaissent des lésions tuberculeuses de la rate, au bout de 40 jours environ ces mêmes lésions se trouvent dans le foie et en 7 à 8 semaines ces animaux succombent en présentant un amaigrissement très prononcé. Si on fait *inhaler* des produits contenant des bacilles, on trouve, au bout de 3 semaines environ, de nombreux nodules tuberculeux dans les poumons. Si on fait *ingérer* des bacilles tuberculeux, on peut aussi provoquer le développement de la tuberculose, mais il faut pour y arriver faire ingérer une grande quantité de matière virulente. D'après FLÜGGE la dose suffisante que doit ingérer en une seule fois un cobaye pour devenir tuberculeux est de 400 millions de bacilles environ. Des inoculations comme celles qui ont été faites en premier lieu par CORNHEIM et SALOMONSEN, dans la chambre antérieure de l'œil des lapins et des cochons d'Inde, sont très instructives. Après une période d'incubation de deux à trois semaines, on voit manifestement dans l'iris, l'éruption des premiers nodules tuberculeux, et c'est seulement plus tard que la tuberculose se propage aux autres organes. Par ces recherches il a donc été établi que la tuberculose commence d'abord et toujours par être une *maladie purement locale* qui ne se propage plus loin que grâce à la diffusion des germes morbides.

Etiologie de la tuberculose chez l'homme.

Les bacilles tuberculeux doivent être excessivement répandus puisque la tuberculose se rencontre dans presque toutes les contrées de la terre. Il faut que la prédisposition de la race humaine à cette maladie soit également très grande; c'est elle qui explique l'effrayante statistique d'après laquelle il résulte que le *septième du genre humain meurt de la tuberculose.* Le nombre des individus infectés est encore beaucoup plus considérable. Certaines statistiques relatives à la présence de lésions tuberculeuses observées sur des cadavres autopsiés ont démontré qu'on les constate dans 80 à 90 0/0 des autopsies · il est vrai qu'un grand nombre de ces lésions constatées sont guéries. Jusqu'ici il n'a pas été démontré et il n'est guère probable que les bacilles tuberculeux se multiplient en dehors du corps humain (comme par exemple les bactéries charbonneuses), puisqu'ils ne peuvent se développer qu'à une température presque constante de 30° à 40°. Ils doivent donc, selon toute vraisemblance, être considérés comme de *vrais parasites* qui ne vivent que dans l'intérieur de l'organisme animal, c'est-à-dire qu'ils y germent et s'y multiplient. Cependant, il paraît qu'en dehors du corps ils conservent assez longtemps leur virulence et la *faculté* de se multiplier. Les crachats tuberculeux peuvent encore servir à des inoculations après avoir subi une dessiccation de plusieurs semaines. Les bacilles tuberculeux sont aussi très résistants vis-à-vis de la plupart des réactifs chimiques (par exemple, de l'acide nitrique).

Donc, étant donnée une infection par les bacilles tuberculeux, il est probable que ceux-ci, en dernière analyse, proviennent toujours d'un autre individu (homme ou animal) tuberculeux. Nous n'avons pas besoin de dire combien les chances d'infection sont multiples, quand on songe à la diffusion universelle de la tuberculose. Comme facteur le plus important de la dissémination de la maladie il est évident qu'il faut attribuer un rôle aux produits de l'expectoration des phtisiques contenant des bacilles qui sont aussi répandus partout. Les multiples recherches de CORNET ont positivement démontré avec quelle fréquence on retrouve de la matière tuberculeuse, véhicule de l'infection, dans la poussière environnant un phtisique qui crache sans précaution sur le parquet ou dans son mouchoir.

Par contre FLÜGGE a conclu de ses recherches que la pulvérisation et le soulèvement en poussière des crachats desséchés ne se produisent pas avec une très grande facilité. Dans les poussières que l'on recueille à la hauteur de tête d'homme dans les salles d'attente, les fabriques, les voitures de tramway, etc., on trouve rarement des bacilles tuberculeux. FLÜGGE croit qu'il existe un autre mode de contamination beaucoup plus important. Il fait observer que le phtisique qui tousse, souille, comme on peut le démontrer, l'air qui l'environne d'une grande quantité de petites goutelettes très fines contenant des bacilles tuberculeux qui restent en suspension dans l'air pendant un certain temps et peuvent être inspirés par d'autres personnes. Ce mode d'infection doit souvent intervenir dans la transmission directe de la tuberculose et les cas de tuberculose chez les gens mariés, les garde-malades, les patients qui ont séjourné longtemps dans une salle commune avec de nombreux phtisiques, etc., démontrent que cette transmission directe de la tuberculose est possible. Toutefois l'expérience clinique nous démontre qu'en somme cette propagation *directe* de la tuberculose est réellement très rare (voir plus bas), et il est certain qu'un grand nombre d'individus tuberculeux n'ont jamais été en contact *intime* avec d'autres tuberculeux. Les bacilles tuberculeux doivent donc également pénétrer dans l'organisme par des voies détournées. La dissémination des bacilles tuberculeux au dehors par des individus malades s'opère aussi bien par leurs crachats que par l'expulsion de fines gouttelettes bacillifères à l'occasion de la toux.

C'est la plupart du temps par l'*air inspiré* que les matières bacillaires ou sporifères pénètrent dans l'organisme. Cela paraît vraisemblable, parce que la tuberculose a, la plupart du temps, son point de départ dans les voies aériennes (poumon et larynx). Les inoculations démontrent d'ailleurs, comme nous l'avons déjà indiqué, que la voie de propagation de la tuberculose dépend du lieu de l'inoculation. Les examens, à l'aide des rayons de Rœntgen, des cas de tuberculose pulmonaire commençante (H. Rieder) ont montré ce fait intéressant, c'est que, dans beaucoup de cas tout au moins, les sommets des poumons ne sont nullement le siège des premiers foyers tuberculeux, mais qu'ils constituent le *deuxième* stade du processus morbide. Les premiers lésés sont les ganglions péribronchiques (et ce fait ne pouvait pas être prouvé cliniquement sans l'examen radioscopique) et c'est de ces ganglions que sous forme de traînées décelables à l'examen radioscopique, les lésions se propagent (probablement par production de lymphangites tuberculeuses) vers l'un ou vers les deux sommets des poumons; à partir de là l'infection tuberculeuse se répand de proche en proche. La lésion des ganglions lymphatiques est certainement consécutive dans la plupart des cas à l'inhalation des virus tuberculeux; il doit donc traverser les poumons sans s'y fixer et il est arrêté dans les ganglions lymphatiques où il se fixe. (Voir le chapitre des affections pulmonaires par inhalation de poussières). Dès lors il paraît très probable que dans la tuberculose de l'homme également l'agent infectieux pénètre directement dans les voies aériennes avec le courant d'air inspiré, qu'il se fixe moins souvent dans la partie supérieure de l'arbre respiratoire (tuberculose primitive de la muqueuse nasale, du pharynx, du larynx), mais de préférence au niveau des parties profondes de l'appareil respiratoire (tuberculose primitive des bronches et des poumons). D'ailleurs on ne peut nier qu'il puisse se produire une *infection indirecte du poumon* même dans les cas de tuberculose pulmonaire en apparence primitive. D'après certaines expériences, il semble que les bacilles tuberculeux qui se sont fixés tout d'abord dans les *amygdales*, ou au niveau de petites plaies de la peau et qui ont pénétré de là dans les ganglions lymphatiques voisins, peuvent arriver jusqu'aux poumons par la voie du courant sanguin ou lymphatique et trouver à ce niveau seulement les conditions favorables à leur pullulation et au développement de leur action nuisible. Nous ne pouvons pas encore déterminer à l'heure actuelle dans quelle mesure l'infection directe et indirecte entrent en jeu dans la tuberculose pulmonaire primitive. Le fait que dans la tuberculose pulmonaire, ce sont souvent les *sommets* qui sont pris tout d'abord, tandis que dans toutes les autres maladies du poumon par inhalation ce sont d'ordinaire les segments inférieurs du poumon qui sont le plus intéressés, est également en faveur d'une infection de poumons par voie *indirecte*.

En dehors de l'infection par l'air inspiré, il faut songer ensuite à la possibilité de l'*infection par le canal intestinal*, à la suite de la déglutition de matières infectieuses. A cet égard la *transmission de la tuberculose des animaux domestiques à l'homme* joue un rôle qui n'est pas sans importance. Comme la pommelière de l'espèce bovine est très voisine de la tuberculose humaine, il en résulte que l'usage de viande provenant d'animaux atteints de pommelière constitue une source possible d'infection. Un fait plus important encore, c'est que par suite de la présence de nodules tuberculeux au niveau du pis d'animaux malades, le *lait* peut contenir des bacilles tuberculeux et que l'usage de ce lait (non bouilli) ou du beurre de ce lait peut évidemment exposer au danger de la transmission de la tuberculose. BEHRING a même soutenu que le plus grand nombre des cas de tuberculose pulmonaire doit être attribué à une infection du tube digestif datant de la plus jeune enfance. Cette théorie difficile à concilier avec l'expérience commune a trouvé peu de crédit parmi les médecins. Elle est d'autant plus invraisemblable que KOCH, KOSSEL et d'autres ont montré que les bacilles de la tuberculose humaine et ceux de la tuberculose bovine ne sont généralement pas identiques. On peut distinguer nettement deux types de bacilles tuberculeux, le *bacille humain* et le *bacille bovin*. Les bacilles *humains* ne provoquent généralement chez le bœuf qu'une lésion tuberculeuse *locale*, tandis que si on lui inocule le bacille bovin, il contracte facilement une maladie générale. Inversement la virulence du bacille bovin vis-à-vis de l'homme paraît être très peu développée. Certains faits prouvent pourtant l'existence de cette virulence, puisque certains faits de tuberculose intestinale et péritonéale observés chez des enfants sont précisément attribuables à des bacilles du type bovin. Par conséquent le danger de l'infection tuberculeuse par le lait, surtout chez les enfants, ne doit pas être considéré comme nul, mais assurément il ne doit pas être exagéré. Dans la plupart des cas la tuberculose chez les enfants ne commence certainement pas par l'intestin, mais bien dans les ganglions lymphatiques et surtout, encore une fois, au niveau des ganglions du hile du poumon.

Dans quelques cas l'infection tuberculeuse a son origine probable dans de petites gerçures et excoriations *cutanées*. Alors il s'agit d'une tuberculose locale de la peau (lupus), à moins que les bacilles ne soient entraînés par le courant lymphatique vers les ganglions avoisinants (du cou, de la nuque, de l'aisselle), où ils se fixent et provoquent la dégénérescence tuberculeuse.

Nous avons déjà dit plus haut que les bacilles tuberculeux peuvent passer à nouveau des ganglions lymphatiques dans le sang et parvenir ensuite dans des organes éloignés. Il est important de remarquer que même lorsque les bacilles tuberculeux pénètrent dans les poumons ou l'intestin, l'agent infectieux peut traverser le lieu primitif de l'infection sans s'y arrêter et ne se fixer que dans les ganglions lymphatiques les plus voisins (parfois même aussi dans des points encore plus éloignés, reins, os?). C'est ainsi que se développe la tuberculose « primitive » des ganglions bronchiques et mésentériques, qui constitue parfois, comme nous le verrons plus tard, le point de départ de diverses affections tuberculeuses importantes plus lointaines (pleurite tuberculeuse, péritonite, etc.).

Enfin signalons encore la possibilité d'une *tuberculose urogénitale* primitive. Dans la tuberculose primitive de l'utérus et des ovaires on pourrait aussi admettre l'existence d'une infection directe venant du dehors On peut se demander si la tuberculose urogénitale de l'homme (*reins*, testicule, prostate) apparaît suivant un mode identique. Il pourrait s'agir également dans ce cas d'une infection due à l'*élimination* de bacilles tuberculeux qui ont pénétré d'une façon quelconque dans l'organisme et dans l'appareil circulatoire.

Quand on se représente l'énorme diffusion des bacilles tuberculeux et les nombreuses chances d'infection, il peut paraître étrange que, malgré cela, tant de personnes échappent à la maladie. Un fait que Koch a mis en lumière et dont il faut tenir compte, c'est que, somme toute, la *croissance* des bacilles tuberculeux se fait avec une lenteur excessive. Ainsi s'explique que ces bacilles se fixent difficilement dans l'organisme, et que dans nombre des cas, ils sont *probablement expulsés de nouveau* avant d'avoir pu se fixer définitivement.

Un autre élément, peut-être plus important encore, c'est la *prédisposition individuelle*, facteur dont nous ne connaissons pas l'essence, mais que nous sommes encore obligés de faire intervenir dans la pathogénie d'un grand nombre de maladies infectieuses. Comme pour la plupart de celles-ci, nous sommes provisoirement obligés en ce qui concerne la tuberculose, d'admettre une *prédisposition inégale* suivant les individus. De toutes les personnes qui sont exposées à l'action du poison morbide, un certain nombre seulement tombent malades, ce sont *celles chez qui le poison a réussi à se fixer dans les cellules des tissus, à y exercer son action nocive, à se multiplier et à s'étendre.*

Nous ne savons pas encore exactement en quoi consiste « cette prédisposition à la tuberculose ». Toutefois, d'après les notions actuelles que nous possédons sur le mécanisme de l'immunité, il n'est nullement impossible que cette prédisposition différente, à la tuberculose, chez l'homme soit due au moins en partie à des propriétés *chimiques* différentes du sérum sanguin et des liquides des tissus, variables suivant les individus. De nouvelles expériences de Koch,

Behring et d'autres sur le pouvoir agglutinatif du sérum d'individus tuberculeux ou non sur les cultures de bacilles tuberculeux, ont déjà permis de constater à ce point de vue des différences importantes. Il est d'ailleurs frappant que la prédisposition à la tuberculose se manifeste fréquemment par un *état de faiblesse de tout l'organisme* et, ce qui encore est plus remarquable, par certaines particularités de l'*habitus corporel* général (structure de la cage thoracique, etc.). Cet « habitus tuberculeux » (voir plus bas) s'observe surtout chez les personnes issues de familles prédisposées à la tuberculose et constitue l'expression particulière, bien que non encore expliquée, de la prédisposition *familiale* et *héréditaire* constante à la tuberculose (voir plus bas). La prédisposition héréditaire à la tuberculose ne se manifeste pas toujours, il est vrai, par les caractères visibles extérieurement d'une constitution faible. Certains sujets vigoureux, issus de familles tuberculeuses, succombent souvent à la maladie; et même, s'il n'existe pas de prédisposition familiale héréditaire, les tempéraments le plus vigoureux ne sont nullement à l'abri de la maladie.

De nombreuses influences nocives, envisagées autrefois comme *causes* de la tuberculose, n'agissent en réalité, d'après l'opinion actuelle, qu'en ce sens qu'elles augmentent la prédisposition à la maladie. *Une alimentation insuffisante, l'air vicié, les maladies graves, l'état puerpéral, la misère et le chagrin,* — tous ces facteurs réunis ne peuvent naturellement par eux-mêmes engendrer la tuberculose. Mais il est à penser qu'un organisme affaibli par une cause quelconque, possède moins de force de résistance vis-à-vis du poison tuberculeux qu'un organisme sain et vigoureux. C'est ainsi que, d'après notre expérience personnelle, il est certain que l'*alcoolisme chronique* augmente la prédisposition à la tuberculose. Il est remarquable de voir combien souvent des buveurs, de constitution très robuste au début, meurent de tuberculose.

Autrefois on parlait beaucoup du *passage à la phtisie*, c'est-à-dire à la tuberculose, *de plusieurs autres affections pulmonaires*. On croyait qu'un vieux catarrhe bronchique, qu'une pneumonie fibrineuse, que particulièrement la broncho-pneumonie de la rougeole et de la coqueluche, pouvaient aisément devenir tuberculeuses. Il est évident que nous ne pouvons plus aujourd'hui expliquer ce fait qu'en admettant que la maladie passagère a préparé un terrain favorable pour l'infection par le virus tuberculeux, et que les bacilles tuberculeux peuvent se fixer plus facilement sur une muqueuse déjà auparavant lésée que dans les conditions normales. Du reste il n'est pas douteux que bien des affections, dont on admettait autrefois « la transformation en tuberculose » sont elles-mêmes tuberculeuses. Ceci est vrai en particulier pour la plupart des affections des ganglions lymphatiques, des os, etc., qu'on désignait autrefois sous le nom de « scrofule ». Il en est de même, comme nous le verrons plus loin, pour le plus grand nombre des *pleurésies* en apparence primitives.

Cependant, aucun des éléments qui favorisent la prédisposition à la tuberculose ne joue un rôle aussi actif et aussi frappant que la *prédisposition héréditaire ou familiale*, c'est-à-dire, *prédisposition individuelle congénitale* dont nous avons parlé plus haut. Le fait de l'hérédité de la phtisie pulmonaire s'observe si fréquemment, qu'il devait nécessairement s'imposer à l'attention des anciens médecins. Chez la grande majorité des phtisiques, on peut, en procédant à une enquête minutieuse, découvrir que dans leur famille, parmi les ascendants et les collatéraux, il s'est produit déjà des cas plus ou moins nombreux de la tuberculose. Plus on approfondit la chose et plus on recherche les différentes formes possibles sous lesquelles la tuberculose se manifeste (pleurésie, affections articulaires ou osseuses, etc.), plus aussi on rencontrera la trace de l'hérédité parmi les victimes de la maladie.

On a toutefois pensé que la transmission *héréditaire* de la maladie n'était souvent qu'*apparente* et que la cohabitation des enfants avec leurs parents ou leurs frères et sœurs malades augmentait d'une façon considérable les chances d'infection par la voie ordinaire. De fait, il ne faut pas perdre de vue ce mode de transmission de la tuberculose, pour certaines familles. Toutefois il n'est pas possible d'expliquer rien que par ce fait seul, l'apparition extraordinairement fréquente de la tuberculose dans certaines familles.

Mais, si le fait en lui-même est à l'abri de toute contestation, son explication est entourée de beaucoup d'obscurité. Considérée en elle-même, l'origine héréditaire de la tuberculose pourrait parfaitement s'accorder avec son caractère infectieux. Il nous suffirait d'admettre une parfaite analogie entre elle et la syphilis, par conséquent un transport de l'agent infectieux des parents à l'enfant déjà avant sa naissance. Il n'existerait entre la syphilis et la tuberculose qu'une seule différence appréciable, ce serait que les enfants de parents syphilitiques viennent très souvent au monde avec des signes évidents d'infection, tandis que la *tuberculose congénitale prise dans le même sens est excessivement rare*. Nous devrions par conséquent assimiler la tuberculose à cette forme de syphilis héréditaire (syphilis héréditaire tardive) dont les premières manifestations infectieuses ne se montrent qu'à une période plus avancée de la vie.

Cependant, comme cette hypothèse ne résout pas toutes les difficultés, on tend beaucoup plus à admettre aujourd'hui que ce n'est pas généralement la tuberculose elle-même qui se *transmet par voie d'hérédité*, mais seulement *la prédisposition à la tuberculose*. Cette manière de voir concorde notamment avec le fait que les membres d'une famille vouée à la tuberculose, présentent très souvent (sans devenir réellement atteints de tuberculose) le facies dit tuberculeux, qu'ils ont fréquemment « la poitrine faible », c'est-à-dire qu'ils sont vite essoufflés et ont une tendance marquée aux catarrhes des organes respiratoires. On peut également citer jusqu'à un certain point comme argument contre l'opinion de la transmission héréditaire immédiate du poison morbide et en faveur de l'hérédité simple de la *prédisposition*, cette considération que, dans une tuberculose en apparence due à l'hérédité, ce sont en général les organes (poumon, larynx) les plus exposés à une infection du dehors, qui sont frappés en premier lieu.

L'*âge* du malade a une influence spéciale sur la prédisposition aux maladies tuberculeuses. La *tuberculose pulmonaire*, en particulier, se montre le plus souvent dans le *jeune âge*, entre quinze et trente ans. La maladie n'est pas rare non plus chez les enfants. Après quarante ans, elle devient beaucoup plus rare dans ses formes prononcées, mais la vieillesse avancée n'en est pas même exempte. On trouve en effet très fréquemment à l'autopsie de poumons de gens avancés en âge, des altérations tuberculeuses légères, mais ces lésions n'ont le plus souvent aucune valeur clinique. Il est probable qu'il s'agit là simplement de tuberculose par inhalation qui n'a qu'une très faible tendance à l'extension par suite du manque de prédisposition du sujet.

Le *sexe* n'a pas d'influence bien établie sur la prédisposition à la maladie.

Anatomie pathologique de la tuberculose, et en particulier de la tuberculose pulmonaire.

Si maintenant nous nous demandons en quoi consiste cette action nocive que les bacilles tuberculeux exercent dans l'organisme, nous devons dire d'abord que l'*action des bacilles tuberculeux est, en premier lieu, toujours purement locale*. La tuberculose n'appartient pas aux « maladies infectieuses générales », ces maladies, *totius substantiæ* où la prédominance de l' « infection générale » relègue à l'arrière-plan toute affection locale. Le propre de la tuberculose, du moins dans la grande majorité des cas, c'est d'être une *lésion locale*. Là où les bacilles tuberculeux sont venus s'implanter, ils engendrent des altérations anatomiques déterminées, et ce n'est que le trouble fonctionnel qui en résulte, qui retentit sur l'ensemble de l'organisme.

Cependant le danger des *affections tuberculeuses* consiste surtout en ce que cette affection locale atteint précisément les organes les plus essentiels (par exemple le poumon, le cerveau) et y détermine des altérations pathologiques assez étendues pour qu'elles puissent, par elles seules, compromettre l'existence. En outre, l'infection ne se limite pas toujours à *un seul* organe, mais par des processus et des voies que nous apprendrons à mieux connaître plus tard, l'*agent infectieux se répand dans tout l'organisme*, envahit un organe après l'autre, à moins qu'elle n'en attaque plusieurs à la fois. Enfin la nature particulière des altérations tuberculeuses donne naissance à une multitude de processus consécutifs (en particulier des *infections secondaires*). De là résultent des manifestations cliniques importantes (fièvre, suppurations, infections secondaires, etc.) dont la description nous occupera plus loin.

Les lésions locales produites par les *bacilles tuberculeux* (c'est-à-dire l'anatomie pathologique de la tuberculose) sont absolument identiques, quant à leur essence, quelque soit l'organe où on les constate. La tuberculose donne naissance à des *nodules dits infectieux*, c'est-à-dire que l'effet local des bacilles tuberculeux consiste toujours en ce que, à l'endroit où ils se fixent, ils provoquent une accumulation de cellules et une multiplication qu'on désigne sous le nom de *nodules tuberculeux*. Sans entrer dans des détails histologiques, faisons remarquer ici rapidement, que le processus, après que s'est produite une lésion probablement passagère et primitive des tissus envahis par les bacilles tuberculeux, débute par une *prolifération des éléments cellulaires propres* des tissus, surtout des cellules conjonctives, des cellules endothélides des vaisseaux sanguins et lymphatiques, peut-être aussi des cellules épithéliales. Les cellules conjonctives proliférées donnent naissance à de volumineuses cellules riches en protoplasme, qu'on désigne sous le nom de *cellules épithélioïdes* et de *cellules géantes* multinucléées; ces dernières sont situées le plus souvent au centre des tubercules. Ce n'est qu'en seconde ligne que vient l'émigration de leucocytes en grand nombre hors des vaisseaux environnants. Autour de ces cellules s'accumulent de nombreuses cellules rondes; ce sont, au début, des leucocytes ordinaires, puis surtout des cellules du type dit *lymphacyte* mononucléé auxquels s'ajoutent d'ordinaire plus tard des leucocytes polynucléaires en diapédèse. Ces cellules arrondies pourtant, dans beaucoup de cas, forment à elles seules tout le nodule. Entre ces cellules nouvellement formées et les cellules migratrices, existe un fin réseau (reticulum) qui est probablement le vestige des fibres dissociées du tissu conjonctif primitif. Il n'y a pas de néoformation vasculaire, le *tubercule est privé de vaisseaux*. Les *bacilles tuberculeux* sont situés principalement dans les cellules géantes, mais aussi à côté d'elles.

Si les lésions sont assez avancées, elles deviennent visibles à l'œil nu, sous forme de petits nodules gris circonscrits qu'on appelle *tubercules miliaires*. Ce sont ces nodules qui ont donné à la maladie le nom de *tuberculose*. Par la juxtaposition et la coalescence de nodules voisins, qui sont les produits successifs d'infections locales répétées, la néoplasie tuberculeuse s'étend de plus en plus. C'est ainsi que progressivement les granulations miliaires engendrent les *gros nodules tuberculeux* et finalement la *néoformation tuberculeuse diffuse* ou l'*infiltration tuberculeuse diffuse*.

Le nodule tuberculeux, en lui-même, ne se distingue guère des autres nodules infectieux (syphilis, lèpre, etc.) au point de vue histologique. Mais ce qui caractérise la tuberculose, c'est le sort ultérieur de la néoplasie, à savoir la *caséification et la nécrose finale du tissu de néoformation*, processus qui sont probablement en rapport en partie avec l'absence de vascularisation du nodule et le défaut de nutrition qui en résulte et en partie avec l'action des toxines élaborées par les bacilles. L'infiltration tuberculeuse, aussi bien que les tissus qu'elle entoure, se mortifient, perdent leurs noyaux et finalement se désagrègent. Ce genre de nécrose, « la *caséification* », appartient au groupe des « nécroses dites de coagulation » (WEIGERT). Le processus se traduit à la vue par la *coloration jaunâtre* manifeste que prennent les infiltrations tuberculeuses en voie de caséification. Partout où les parties nécrosées sont situées superficiellement, elles s'éliminent, et de la sorte s'établit l'*ulcération tuberculeuse*.

Cependant à côté de la néoplasie tuberculeuse, on trouve encore dans les organes farcis de tubercules, de nombreux *processus inflammatoires simples ou purulents et hémorragiques*. Nous pouvons conclure de là que les *bacilles tuberculeux*, c'est-à-dire les *toxines* chimiques élaborées chez eux, *se comportent en même temps comme des agents d'inflammation*. Pourtant en ce qui concerne surtout la tuberculose pulmonaire, il est très probable qu'un grand nombre des processus inflammatoires qui l'accompagnent, n'appartiennent pas proprement à la tuberculose elle-même, mais doivent être considérés comme des processus d'ordre *secondaire* (voir plus loin) qui trouvent un terrain favorable à leur développement dans le nodule tuberculeux désagrégé.

En ce qui concerne maintenant les *altérations anatomiques et les symptômes propres à la tuberculose pulmonaire*, notons que le processus tuberculeux débute d'ordinaire au niveau des parois des plus petites bronches, ou souvent aussi dans les alvéoles eux-mêmes. Le plus souvent la maladie ne débute pas simultanément en beaucoup d'endroits du poumon, mais probablement en un point circonscrit ou en un petit nombre de points, et dans la grande majorité des cas *au sommet de l'un des poumons.*

L'infiltration tuberculeuse commence dans la paroi bronchique, et de là s'étend de proche en proche vers la périphérie. La *bronchite tuberculeuse* du début devient *péribronchite tuberculeuse.* De ce foyer morbide primitif les éléments infectants se répandent dans les parties voisines par l'intermédiaire des voies lymphatiques et sanguines; en outre, aussitôt qu'une ulcération superficielle s'est produite, l'agent infectieux est facilement entraîné dans d'autres bronches par le courant respiratoire. C'est ainsi que le petit foyer morbide primitif s'étend de plus en plus loin. La péribronchite tuberculeuse est le plus souvent déjà reconnaissable à l'œil nu. On aperçoit au centre du foyer, d'abord grisâtre et puis d'un jaune « caséeux », la lumière du petit tube bronchique. Souvent des foyers voisins se fusionnent en partie ou complètement les uns avec les autres. Tantôt l'orifice des bronches est entièrement oblitéré par l'infiltration, et tantôt, au centre des nodules péribronchiques, les cellules nécrosées commencent déjà à se désagréger. Le canalicule bronchique s'élargit de manière à constituer une petite cavité de forme irrégulière, — le premier *rudiment de la caverne.*

Le *tissu alvéolaire du poumon* ne peut rester longtemps indemne au contact de ces sortes de lésions des petites bronches. La conséquence inévitable de toute oblitération persistante des bronches, à savoir l'*atélectasie lobulaire,* doit nécessairement se produire. Celle-ci passe bientôt à l'état de pneumonie *lobulaire,* par la pénétration (aspiration) des agents morbides, et puis, à raison de leur nature spécifique, à l'état de *pneumonie caséeuse.* Nous ne pouvons entrer plus avant dans les détails d'histologie. Les alvéoles sont remplis de corpuscules de pus et de cellules épithélioïdes de plus grande dimension, qui ont été considérées par beaucoup d'auteurs comme procédant de l'épithélium alvéolaire. Les parois alvéolaires sont également infiltrées. A la fin, on voit se produire également une destruction du tissu caséifié et mortifié, et partant, le commencement d'une *nouvelle caverne.* D'autre part, les foyers avoisinants se fondent souvent les uns avec les autres, et l'infiltration tuberculeuse devient de plus en plus envahissante. C'est ainsi que se forme la *pneumonie caséeuse diffuse.* Tous ces processus sont d'ordinaire faciles à reconnaître à l'œil nu. Les stades initiaux (atélectasie, infiltration) correspondent par leur aspect gélatineux et leur teinte grise à l'*infiltra-*

tion dite *gélatiniforme* de LAENNEC, tandis que le passage à la caséification se trahit à la vue par l'apparition d'une teinte jaunâtre.

Si tous les processus mentionnés jusqu'ici sont destructifs de leur nature, on rencontre aussi dans la tuberculose pulmonaire des modifications auxquelles il faut reconnaître un but de réparation et de limitation de l'infection. A cette catégorie appartiennent surtout les *lésions chroniques interstitielles.* Autour de l'infiltration tuberculeuse, là principalement où les tissus sont déjà frappés de destruction, nous assistons à une néoformation du tissu conjonctif qui va aboutir à la *sclérose* et à la *formation d'un tissu fibreux dense.* Les masses caséifiées qui se sont enkystées peuvent alors être en partie résorbées et se *crétifier* en partie (calcification). Cependant cet arrêt de la tuberculose n'est possible que si la néoplasie tuberculeuse et sa désagrégation ne progressent pas trop rapidement et que le tissu de nouvelle formation ne soit pas détruit avant qu'il ait eu le temps de se scléroser. Les processus de sclérose s'observent surtout dans les phtisies à marche chronique. On les constate aux endroits qui ont été atteints en premier lieu, et où le processus tuberculeux a peut-être fini par arrêter de lui-même. A la simple vue, le tissu de sclérose se présente sous forme d'une substance dense, ferme, ordinairement pigmentée, et qu'on appelle *induration pigmentée.* Si la sclérose succède à des destructions étendues de substance pulmonaire, elle peut réduire tout ce segment de poumon à la moitié de son volume et à moins encore. Des cavernes et le tissu dense de sclérose constituent les lésions fondamentales des *scléroses pulmonaires* étendues. Les cavernes qu'elles contiennent sont le résultat de la destruction, par les processus habituels, du tissu pulmonaire, ou bien ce sont en partie de simples dilatations bronchiques *(cavernes bronchectasiques)* dues à la rétraction du tissu scléreux.

Le processus scléreux qui accompagne la tuberculose pulmonaire démontre que les lésions tuberculeuses *sont en elles-mêmes susceptibles de guérison.* L'incurabilité de la plupart des cas de phtisie tient uniquement à ce que, une fois le foyer tuberculeux constitué, l'agent infectieux qui en émane pénètre constamment dans des bronches nouvelles et y suscite de nouveau des lésions tuberculeuses. C'est ainsi que la maladie s'étend progressivement. La tuberculose primitivement localisée dans un sommet seulement, envahit petit à petit les segments inférieurs du même côté. Les efforts de la toux amènent dans la trachée l'agent infectieux, qui, de là, peut être aspiré dans l'autre poumon. Celui-ci est alors intéressé à son tour, et ainsi se forment finalement de vastes délabrements qui rendent impossible la prolongation de l'existence.

Outre les endroits atteints de lésions spécifiques, on trouve souvent dans le poumon des phtisiques *des lésions purement inflammatoires*, des *bronchites*, des *broncho-pneumonies*, parfois aussi des lésions de *pneumonie fibrineuse* (rarement très étendues), et finalement dans quelques cas encore des *foyers gangreneux* circonscrits. Ces affections *secondaires*, non spécifiquement tuberculeuses et pourtant presque toujours associées à la tuberculose pulmonaire, sont d'une grande importance clinique. Elles dépendent pour la plus grande part de l'action d'agents inflammatoires secondaires (surtout des streptocoques, plus rarement des diplocoques) pour la fixation desquels la tuberculose n'a fait que préparer un terrain propice. Tout un cortège de phénomènes cliniques (notamment la plupart des exacerbations fébriles de la maladie) est en relation avec ces processus secondaires d'inflammation, qui à leur tour favorisent l'extension ultérieure de la tuberculose. Car très souvent les lésions inflammatoires, dus à une infection secondaire, finissent par se transformer également en foyers tuberculeux par l'invasion des bacilles.

Si nous nous représentons une fois de plus la série des processus anatomiques qui se rencontrent dans la tuberculose pulmonaire et qui peuvent se combiner de la manière la plus variée, nous comprendrons la grande diversité que peut offrir le tableau anatomique dans son ensemble. Tuberculose primitive de la paroi bronchique et péribronchite tuberculeuse, pneumonie caséeuse diffuse, nécrose de la néoformation tuberculeuse (formation d'une caverne) d'une part, de l'autre, pneumonie scléreuse interstitielle, formation de tissu de sclérose et induration pigmentaire, — telles sont les lésions anatomiques les plus élémentaires dont se compose l'ensemble du processus dans ses formes les plus variées. En outre, on rencontre souvent des *tubercules miliaires* isolés, ou groupés en masse, disséminés par-ci par-là dans le poumon, et qui pour la plupart sont dus probablement à la dissémination de l'agent infectieux par le canal de la circulation sanguine ou lymphatique et enfin les lésions *secondaires* purement inflammatoires dont nous avons parlé plus haut (bronchites, pneumonies, etc.).

Les *affections tuberculeuses secondaires* de la plèvre des glandes bronchiques et d'autres organes seront décrites à part.

Marche clinique générale de la tuberculose et de la tuberculose pulmonaire en particulier.

Pour pouvoir juger de la grande diversité des aspects cliniques que revêt la tuberculose, il faut surtout avoir égard aux considérations qui suivent. Ce qui importe tout d'abord, c'est *la première loca-*

lisation de l'infection, c'est-à-dire l'endroit où naît la première lésion locale engendrée par le virus tuberculeux. On comprend aisément pourquoi tous les organes qui sont directement exposés à une infection venant du dehors, sont le plus souvent atteints de tuberculose primitive. Fréquemment, comme nous l'avons dit, c'est le *poumon* qui est le premier frappé, plus rarement la partie supérieure des voies respiratoires *(larynx, nez)*. Dans d'autres cas, le poison tuberculeux se fixe tout d'abord au niveau du tractus intestinal *(tuberculose intestinale primitive*, moins souvent tuberculose primitive du *pharynx*, de la *langue*). Dans toute une série d'autres affections, les bacilles tuberculeux peuvent ne pas être arrivés directement dans l'organe en apparence atteint en premier lieu. C'est le cas pour la soi-disant *tuberculose primitive des membranes séreuses*, pour la tuberculose des *ganglions lymphatiques*, des *os* et des *articulations*, du *cerveau*, pour la *tuberculose primitive* de l'*appareil génito-urinaire*, etc. Dans tous ces cas il s'agit de rechercher avec précision la voie qu'ont suivie les bacilles tuberculeux pour atteindre les organes en question. Quoi qu'il en soit, l'aperçu que nous venons de donner des organes qui sont le plus souvent frappés de tuberculose, montre quelle innombrable variété d'aspects cliniques présentent les affections tuberculeuses considérées à ce point de vue.

En second lieu, la tuberculose offre une grande diversité d'évolution, parce que la *propagation du processus tuberculeux local est, en ce qui concerne la durée, sujette aux plus grandes variations*. Dans tel cas la tuberculose peut envahir une grande étendue de poumon en quelques mois, même en quelques semaines. Dans telle autre circonstance elle peut rester stationnaire pendant des années ou ne progresser que très lentement. Nous ne savons pas d'où provient cette diversité d'allures. Il est certain que cela dépend beaucoup du milieu où vivent les malades. En dernière analyse cependant il faut presque toujours s'en rapporter à des différences dans la prédisposition individuelle qui tantôt entravent et tantôt précipitent la marche de la maladie. Cette prédisposition est souvent *congénitale* certainement, parfois aussi *acquise*. C'est ainsi que les *alcooliques* en particulier, originairement bien constitués, éprouvent vis-à-vis de la tuberculose une diminution considérable de résistance, à tel point que c'est surtout chez les buveurs qu'on observe fréquemment ces formes « aiguës » de tuberculose à marche galopante.

Une troisième circonstance enfin qui fait varier le cours de l'infection tuberculeuse, c'est *le mode suivant lequel le poison tuberculeux se propage dans l'organisme*. Comme nous allons le voir en décrivant la tuberculose des organes en particulier, il existe plusieurs voies par lesquelles la tuberculose se transporte d'un organe à l'autre. Ici, plusieurs éventualités et causes accidentelles peuvent intervenir, et on comprend aisément combien la scène morbide est susceptible de varier selon la rapidité avec laquelle les organes sont successivement envahis par les matériaux infectants et selon l'abondance de ces substances infectantes.

Après ces remarques générales, nous passons à la description détaillée de la *marche clinique de la tuberculose pulmonaire.*

Le *début de la tuberculose pulmonaire* est, la plupart du temps, très lent et insidieux. Les malades ne peuvent préciser qu'approximativement l'époque à partir de laquelle ils se sont sentis atteints. Les symptômes morbides qu'ils accusent se rapportent d'ordinaire directement aux organes respiratoires. C'est principalement la *toux* et avec elle l'*expectoration* qui attirent l'attention des malades. En même temps se déclarent parfois des *douleurs thoraciques*, des points de côté, des douleurs précordiales ou interscapulaires. Certains médecins sont enclins à attribuer les douleurs de la région dorsale, dans le cas de tuberculose commençante, à des lésions tuberculeuses des ganglions péribronchiques. De plus, les malades, à ce moment, déjà, éprouvent souvent un sentiment de *dyspnée*, notamment à l'occasion d'un exercice un peu soutenu.

A part ces symptômes qui dénotent assez clairement que le poumon est touché, il peut exister des *signes généraux* assez marqués. Ce qu'on remarque tout d'abord c'est l'*amaigrissement* que la *perte d'appétit* explique en partie, mais dont, à elle seule, elle ne rend pas entièrement compte. Outre l'amaigrissement, on observe souvent une *pâleur et une anémie progressives de la peau.* De plus, les malades se plaignent d'*un abattement général* croissant, de faiblesse et d'aversion pour le travail. Parfois, dès les premiers stades de la maladie, se déclarent de *légers mouvements fébriles* qui donnent lieu à des sensations alternatives de froid et de chaleur interne. Il y a aussi parfois dès le début une tendance aux *sueurs nocturnes* profuses. Presque toujours le *pouls*, même sans fièvre concomitante, est accéléré.

Tous ces symptômes généraux doivent fortement engager le médecin à ne pas négliger les indices, si légers qu'ils soient, qui existent en même temps du côté de la poitrine et le faire penser à la possibilité d'une tuberculose commençante. Il importe beaucoup de savoir que les *manifestations pulmonaires s'effacent parfois complètement derrière ces symptômes d'ordre général* et que les malades eux-mêmes n'y prêtent que peu ou presque pas d'attention. D'où il résulte que très souvent la phtisie pulmonaire, à son début, est considérée pendant un certain temps comme une simple « chlorose » ou un « catarrhe de l'estomac », et traitée en conséquence. Il n'y a que l'examen objectif du poumon et des crachats, pratiqué de bonne heure et attentivement, qui puisse prémunir contre une semblable erreur.

Les symptômes pulmonaires aussi bien que les symptômes généraux prennent une réelle importance, quand on a affaire à un malade chez lequel il y a lieu de soupçonner une « prédisposition tuberculeuse. » Très souvent il s'agit de personnes dans la famille desquelles (ascendants ou collatéraux) plusieurs cas de phtisie pulmonaire se sont déjà déclarés. Ce sont des personnes qui ont toujours été débiles et pâles et qui, dès leur bas-âge, ont montré une tendance maladive particulière, notamment aux catarrhes bronchiques, et aux affections des organes respiratoires (par exemple, pneumonie). Parfois elles ont eu antérieurement déjà l'une de ces maladies qui, d'après les idées actuelles, sont en relation directe avec l'infection tuberculeuse. Par là nous faisons surtout allusion à ces nombreux cas de tuberculose pulmonaire qui se montrent chez les gens ayant souffert auparavant de *maladies scrofuleuses* (engorgements ganglionnaires chroniques, affections chroniques des yeux et des oreilles, lésion fongueuses des os et des articulations, pleurésies, etc.).

Lorsque nous disons que les premiers signes de la tuberculose pulmonaire se déclarent souvent chez des personnes dont la santé est déjà quelque peu altérée, cette proposition n'est vraie que pour une partie des cas. Car nous voyons parfois identiquement les mêmes symptômes, aussi bien du côté du poumon que du côté de l'état général, se montrer chez des gens *en apparence parfaitement bien portants et vigoureux*. Aucun tempérament n'est complètement à l'abri de la tuberculose. Nous avons vu mourir de phtisie des athlètes de cirque taillés en hercules.

Au rebours de l'évolution lente et graduelle de la tuberculose, dont nous avons parlé jusqu'ici, nous assistons quelquefois à une invasion brusque des premiers symptômes. Les malades peuvent même parfois assigner une date fixe au début de la maladie. En ce cas ils invoquent souvent une cause déterminée comme ayant donné l'éveil aux phénomènes initiaux. Il va sans dire qu'on ne doit accorder à ces influences (un refroidissement, l'ingurgitation d'une boisson froide, le surmenage, une forte commotion morale, etc.) qu'une valeur de cause purement *occasionnelle*. Tel est le cas pour les traumatismes qui atteignent la paroi thoracique. Ils ne jouent qu'un faible rôle dans l'appréciation des accidents du travail. Un trauma (choc sur là poitrine, constriction brusque et violente du thorax) ne doit être considéré comme ayant une influence sur l'évolution de la maladie que si ce trauma est immédiatement suivi d'une *hémoptysie* à la suite de laquelle apparaît la tuberculose. Dans les cas de tuberculose qui débutent d'une façon plus aiguë les symptômes du début se rapportent nettement dès le commencement aux organes respiratoires (toux, point de côté, dyspnée), ou bien au contraire, ils sont tout d'abord complètement masqués par les phénomènes généraux graves.

Nous nous souvenons de quelques faits observés par nous, de jeunes gens tombant malades assez soudainement avec des *symptômes généraux fébriles*, relativement graves. Au commencement, il fût impossible de découvrir la cause de la fièvre, de façon que le diagnostic restait en suspens, et même on pensait à tort à une fièvre typhoïde. Ce n'est qu'au bout de quelque temps qu'apparurent les symptômes pulmonaires et que la tuberculose pulmonaire put être décelée par des signes physiques. La plupart de ces cas eurent une évolution assez rapide La forme de tuberculose qu'on désigne sous le nom de tuberculose « pneumonique » a également un *début brusque*, il en est de même de la *tuberculose miliaire.*

Les cas de tuberculose pulmonaire qui débutent par une *hémoptysie* ont une importance pratique spéciale. Il va de soi que le processus tuberculeux existait depuis déjà longtemps au niveau du poumon à l'état latent. Mais subitement au cours d'une santé bonne en apparence ou après un trouble faible et passager de l'état général surviennent la toux et l'expectoration. Il arrive souvent qu'immédiatement après cette hémoptysie initiale les autres symptômes de la tuberculose pulmonaire apparaissent (voir plus bas).

Notons enfin les cas où les premiers symptômes de la tuberculose se montrent non dans le poumon, mais dans le larynx. La description en a été faite en détail au chapitre de la laryngite tuberculeuse.

L'*évolution ultérieure de la tuberculose pulmonaire* peut présenter tant de variantes qu'il est impossible de les énumérer toutes.

Dans quelques cas la tuberculose pulmonaire évolue rapidement. Presque de semaine en semaine on peut suivre objectivement sa marche progressive. Après qu'un des sommets est devenu malade, la base du même côté se prend bientôt à son tour, puis l'autre poumon, soit d'abord au sommet, soit à la base. Outre les symptômes pulmonaires, il existe une assez forte fièvre, un amaigrissement graduel et une diminution générale des forces. Quelques mois suffisent pour conduire à la mort. Ces cas sont désignés du nom de *phtisie aiguë* ou de *phtisie galopante.*

Dans d'autres cas, au contraire, la maladie a une évolution particulièrement *chronique*. Dès le début, la maladie marche très lentement, ou bien, après une poussée aiguë, il survient un arrêt relatif dans les symptômes. Les signes pulmonaires ne se dissipent pas complètement, mais ils ne sont pas très accentués et gênent peu le malade. Pendant des mois, l'examen physique ne révèle aucun progrès dans le processus pulmonaire. La fièvre concomitante est faible ou nulle. La nutrition se maintient dans d'assez bonnes conditions. Dans quelques cas on observe de multiples fluctuations. Des périodes d'accalmie alternent avec des phases plus mauvaises, cela dépend beaucoup des habitudes du malade, des mesures et des soins dont il s'entoure.

Ce sont surtout les *phtisies scléreuses unilatérales* (v. ci-dessous) qui présentent cette marche relativement bénigne. L'affection reste longtemps limitée à un seul poumon. La sclérose qui s'est produite prouve le peu de tendance du processus tuberculeux à s'étendre, et c'est ainsi que, grâce à des précautions suffisantes, les malades peuvent jouir *pendant des années* d'un bien-être relatif.

Une phtisie qui pendant un temps considérable a donné lieu à des manifestations graves, peut également subir un arrêt momentané avec amélioration notable de tous les symptômes. D'autre part, il existe des phtisies qui pendant quelque temps ne font aucun progrès et présentent tout à coup une aggravation générale.

Il y a toutes les nuances possibles entre ces deux extrêmes, la phtisie aiguë et celle à marche lentement chronique de plusieurs années de durée. Si l'on se figure les autres modifications que l'ensemble de l'évolution morbide peut éprouver du chef des complications, on comprendra la variabilité de l'aspect clinique de la phtisie.

La *terminaison* dans la plupart des cas où l'on constate d'ailleurs des lésions assez étendues du poumon, c'est la *mort*. Elle se présente par suite de l'épuisement général ou comme conséquence directe et finale de l'insuffisance respiratoire, à moins qu'elle ne soit déterminée par des complications (tuberculose de l'intestin ou du larynx, méningite tuberculeuse, tuberculose miliaire, hémorragies pulmonaires, pneumothorax, etc.). D'autre part, quand la tuberculose est encore peu étendue, la *guérison complète* est assurément possible. Il est difficile de porter un jugement sur la *fréquence des guérisons*, attendu que beaucoup de tuberculoses au début échappent probablement au diagnostic. Au surplus il y a lieu de distinguer ici entre la *guérison au point de vue anatomo-pathologique* (à savoir une cicatrisation avec disparition de toute néoformation tuberculeuse) et la *guérison dans le sens clinique* (disparition de tous les symptômes morbides). Parfois on observe des *guérisons apparentes* qui finissent par perdre leur masque trompeur.

Symptômes en particulier et complications.

1. Symptômes du côté du poumon.

Douleur thoracique. Le poumon peut être détruit, même dans une vaste étendue, sans éveiller aucune sensation douloureuse. Beaucoup de cas de phtisie pulmonaire ont une marche complètement indolore. D'autres fois, au contraire, de vives douleurs dans les côtés ou sur le devant de la poitrine constituent le principal tourment des malades. Il est probable qu'elles sont toujours dues à une *affection* concomitante *de la plèvre* (pleurésie, adhérences pleurales). Chez les malades qui toussent violemment, il se produit parfois des points douloureux dans les muscles fortement tendus de l'abdomen et au niveau des attaches du diaphragme. Nous avons déjà dit que les ganglions altérés du tube du poumon peuvent peut-être, dans beaucoup de cas, provoquer des douleurs de la région dorsale (douleurs spontanées ou provoquées par la pression).

Toux. La toux est généralement un des symptômes les plus pénibles de la phtisie. Pourtant son intensité varie beaucoup selon les cas, et chez le même malade, aux diverses périodes. On remarque parfois que malgré les progrès de la phtisie, la toux reste peu fréquente ou fait complètement défaut. Cela a lieu d'ordinaire chez les malades âgés très peu sensibles. Quand la toux est violente, c'est pendant la nuit qu'elle l'est le plus. Cependant le soir ou le matin, il se déclare souvent des quintes de durée plus longue qui sont douloureuses, agaçantes et qui fatiguent beaucoup les malades. La toux est accompagnée d'ordinaire d'une *expectoration* plus ou moins abondante. Dans d'autres cas elle est plutôt *sèche.* Elle devient déchirante quand l'affection tuberculeuse s'est propagée au larynx et à la trachée (v. tuberculose laryngée).

Expectoration. La *quantité* des crachats diffère beaucoup suivant les cas. Ils sont le plus abondants quand il existe de vastes cavernes dans les poumons. Alors ils sont évacués d'ordinaire le matin à la suite d'une toux prolongée. D'après leur *composition*, les crachats sont pour la plus grande part de nature muco-purulente et comme tels ne se distinguent en rien de l'expectoration de la bronchite simple. En effet, les crachats phtisiques dérivent en bonne partie de la muqueuse bronchique atteinte d'inflammation catarrhale. Toutefois d'ordinaire la quantité de *mucus* contenu dans les crachats tuberculeux est moins considérable par rapport à celle du *pus*, qu'elle ne l'est dans la bronchite simple. Les crachats sont par conséquent moins visqueux et plus fluides. L'existence d'une grande quantité de liquide *séreux* dans l'expectoration est également beaucoup plus fréquente dans la bronchite chronique que dans la tuberculose pulmonaire, bien qu'elle s'observe également dans cette dernière affection. Les crachats provenant des *cavernes* sont presque exclusivement purulents et ne contiennent presque pas de mucus ou de sérosité. L'expectoration est constituée souvent dans ces cas par quelques amas plus volumineux : crachats *nummullaires*. Si on les transporte dans l'eau on constate que la surface extérieure de ces amas est irrégulière et mamelonnée, ce qui démontre qu'ils proviennent de cavernes pulmonaires anfractueuses.

Le *mélange de sang aux crachats* a une importance diagnostique et pratique plus considérable. Comme aucune autre maladie ne donne aussi fréquemment lieu à l'apparition du sang dans les crachats, avoir une *hémoptysie* équivaut presque, même pour le vulgaire, à être phtisique. On observe assez souvent de petites stries sanguinolentes dans les crachats. Par elles-mêmes elles n'ont pas grande signification, mais elles font parfois présager des hémorragies pulmonaires plus fortes. Des hémoptysies plus abondantes surviennent quand la paroi d'un petit vaisseau (presque toujours une petite branche de l'artère pulmonaire) infiltrée de lésions tuberculeuses, se désagrège et finit par s'éroder. Les hémoptysies seraient beaucoup plus fréquentes qu'elles ne le sont, si la cavité des vaisseaux n'était pas d'habitude déjà thrombosée. Les hémorragies plus considérables proviennent souvent de petits anévrysmes qui se forment le long des rameaux de l'artère pulmonaire dans l'intérieur des cavernes. En cas d'hémorragie pulmonaire mortelle, il arrive très fréquemment qu'on parvient à découvrir le petit anévrysme et l'endroit où il s'est perforé.

Les *hémorragies pulmonaires* se rencontrent à toutes les périodes de la phtisie. Nous avons déjà parlé plus haut de « l'hémoptysie initiale ». A sa suite apparaissent les symptômes ultérieurs de la tuberculose pulmonaire ou bien l'hémoptysie se dissipe sans entraîner de conséquences immédiates. Dans le cours ultérieur de la maladie, des hémoptysies apparaissent de temps à autre. — La quantité de sang expectoré pendant l'hémoptysie est quelquefois minime (une ou plusieurs cuillerées à soupe), mais elle atteint souvent $1/2$ à 1 litre. Le sang est d'un rouge vif, fortement spumeux d'ordinaire, peu pris en caillots et mélangé en partie à d'autres éléments des crachats. Quand l'hémorragie initiale abondante s'est arrêtée, l'expectoration renferme d'ordinaire encore pendant quelques jours un mélange de sang. Ces grandes hémorragies peuvent aussi se renouveler à très peu d'intervalle. Parfois les crachements de sang surviennent subitement (souvent la nuit) sans cause appréciable. Il arrive pourtant qu'on peut les mettre sur le compte de certaines influences (efforts corporels, violentes quintes de toux, efforts pour aller à la garde-robe, émotions morales, etc.). De nombreux cas de phtisie se distinguent par une tendance spéciale aux hémorragies, tandis que dans beaucoup d'autres circonstances il n'y a jamais d'hémoptysie. Les fortes hémoptysies sont naturellement une complication toujours regrettable et dangereuse, attendu qu'elles affaiblissent beaucoup le malade et le dépriment moralement. Il existe pourtant des phtisiques qui professent envers le crachement de sang une insouciance particulière et presque caractéristique de la maladie. Parfois l'hémoptysie est la cause immédiate de la mort. En règle générale cependant les malades en triomphent. Pour apprécier l'influence qu'une hémoptysie exerce sur l'évolu-

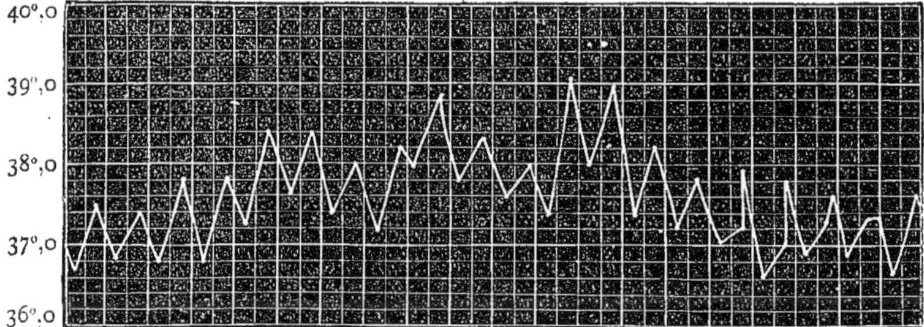

Fig. 50. Influence d'une hémoptysie sur la température du corps. (Clinique médicale d'*Erlangen*.)

tion ultérieure de la tuberculose, le meilleur moyen est d'examiner attentivement la courbe de température. S'il n'y avait pas de fièvre auparavant et si l'hémoptysie se produit également sans fièvre ou avec une fièvre qui disparaît rapidement, on est en droit d'espérer en général que le malade se remettra complètement de son hémorragie et reviendra de nouveau au statu quo ante. Mais si l'hémoptysie s'accompagne d'une fièvre persistante ou bien si la fièvre qui existait déjà auparavant devient plus élevée et plus durable, on a toutes raisons de croire que le processus tuberculeux fait à la suite de l'hémoptysie des progrès plus rapides. Nous donnons ici une courbe de température (fig. 50) qui indique l'influence passagère d'une hémoptysie sur la température dans un cas de tuberculose pulmonaire stationnaire et apyrétique. La *fièvre* qui *précède* l'hémorragie de quelques jours se rapporte probablement au processus morbide dont une poussée favorise l'apparition de l'hémoptysie et l'*artérite tuberculeuse*, par suite de laquelle certaines substances produisant de la fièvre pénètrent dans le torrent circulatoire avant qu'il ne se produise une destruction, une désagrégation complète de la paroi artérielle et par le fait même une hémoptysie.

Les *crachats purulents et intimement mélangés de sang*, qui prennent naissance dans des cavernes par l'adjonction du pus aux petites hémorragies capillaires, sont fréquemment observés et caractéristiques de beaucoup de phtisies à vastes cavernes. C'est ce qui fait que les crachats globuleux prennent parfois une coloration d'un *brun* sale ou *nuance de chocolat*.

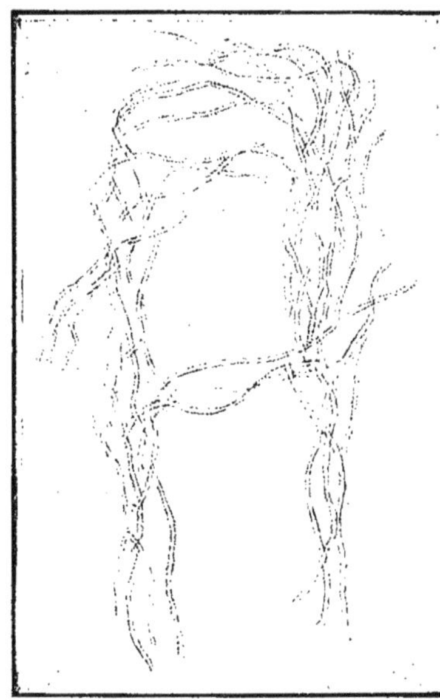

Fig. 51. Fibres élastiques.

S'il se produit dans le poumon des processus fétides ou même gangreneux, les crachats prennent en outre un *aspect sanieux*. Quelquefois on observe passagèrement des crachats *pneumoniques* tout à fait caractéristiques, qui proviennent de segments pulmonaires enflammés.

L'*examen microscopique* des crachats fait voir, indépendamment des éléments figurés habituels (corpuscules du pus, hématies, cellules épithéliales, etc.), deux parties constituantes qui ont une signification diagnostique décisive, ce sont : les *fibres élastiques* et les *bacilles tuberculeux*.

La découverte positive de *fibres élastiques* dans les crachats autorise à conclure à l'existence d'un processus destructif du poumon et constitue par conséquent une preuve presque directe de l'existence de la tuberculose. En dehors de la tuberculose, les fibres élastiques n'existent que dans la gangrène pulmonaire et dans les cas d'abcès pulmonaires qui s'en distinguent facilement par les autres propriétés des crachats. La recherche de ces fibres élastiques dans les crachats tuberculeux exige une certaine habitude. On y parvient le plus sûrement quand, dans un crachat étalé, on recherche de *petites particules, de forme lenticulaire, facilement reconnaissables à l'œil nu*, qui sont formées par des lambeaux mortifiés, détachés de la paroi d'une caverne. Si l'on écrase une de ces particules sous un verre couvre-objet, on aperçoit ordinairement à l'intérieur du détritus granuleux, les fibres élastiques, élégamment contournées, et conservant parfois la disposition alvéolaire (v. fig. 51). Le tissu élastique est le seul qui persiste dans l'effondrement général. La méthode spéciale pour découvrir des fibres élastiques, consiste à faire bouillir les crachats dans une lessive de soude qu'on étend d'eau et à rechercher ensuite les fibres élastiques dans le dépôt qui s'est formé. D'ailleurs, de ce qu'on ne *trouve pas* de fibres élastiques, on n'est jamais autorisé à nier l'existence de la tuberculose pulmonaire. Les résultats positifs ont seuls une valeur diagnostique véritable.

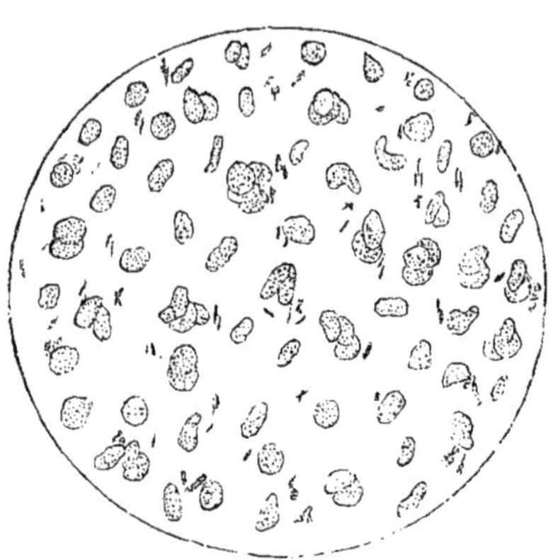

Fig. 52. Bacilles tuberculeux dans les crachats.

La *découverte dans les crachats de bacilles tuberculeux* est beaucoup plus importante encore et entraîne à elle seule le diagnostic (v. fig. 52). Cette découverte est due à Koch, tandis que Ehrlich a indiqué, pour les rechercher, la première méthode simple et facile à exécuter par tout médecin. Le procédé de coloration le moins compliqué et dont nous nous servons presque exclusivement, est le suivant : en frottant une minime quantité de crachat entre deux couvre-objet qu'on sépare lentement l'un de l'autre, on obtient sur chacune des lamelles une très mince couche de matière. Pour fixer lentement celle-ci on passe la lamelle jusqu'à trois fois à travers la flamme du gaz et on la recouvre de la *solution* suivante de *fuchsine phéniquée* préparée par Ziehl et Neelsén les premiers : 100,0 eau distillée, 5,0 acide phénique cristallisé, 1,0 fuchsine additionnée après filtration de 10,0 d'alcool. Cette solution ainsi composée se conserve assez longtemps et quand on la *chauffe* colore en quelques minutes les bacilles tuberculeux en rouge vif. On rince les couvre-objet dans de l'alcool absolu puis dans l'eau distillée et on les transporte dans une solution de 2,0 de bleu de méthyle pour 100 grammes d'une solution d'acide sulfurique à 25 %. L'acide enlève de la préparation la teinte diffuse de fuchsine qui ne reste adhérente qu'aux bacilles tuberculeux, pendant que les globules du pus se colorent en bleu. Après cela on lave la préparation dans de l'eau, on la dessèche avec du papier buvard et on la monte dans du baume de Canada pour l'examen. Avec un peu d'exercice, ce mode de préparation demande environ 4 à 5 minutes.

Le nombre des bacilles est sujet à d'assez grandes variations et ces variations sont assez prononcées pour le même cas, selon le moment de l'examen. Plus les bacilles sont nombreux, plus il y a lieu de conclure à une marche rapide du processus ulcéreux. Cependant il ne faut évidemment pas toujours conclure du nombre des bacilles que contient une préparation de crachats, à une étendue proportionnelle du processus tuberculeux dans le poumon. C'est ici qu'interviennent seulement et uniquement l'*examen physique* et les autres symptômes. Toutefois la *signification diagnostique* de la découverte des bacilles a la plus grande valeur. Toute démonstration *positive* à cet égard est absolument concluante, et le *diagnostic « tuberculose pulmonaire »*, abstraction faite des cas de tuberculose cicatricielle et fermée, *ne peut plus être affirmé sans la preuve de l'existence des bacilles dans les crachats.* Dans les cas qui sont *à leur début*, on peut très souvent trouver des bacilles dans les crachats, alors qu'il y a absence complète de tout signe certain de tuberculose. D'autre part, il est à peine besoin de dire qu'il faut être très prudent, quand il s'agit de se prononcer en présence de recherches avec résultat négatif. Dans tous les cas douteux, l'examen des crachats doit toujours être fait de nouveau à diverses reprises.

Dyspnée. Beaucoup de malades, malgré des lésions pulmonaires étendues, ne se plaignent presque pas de dyspnée. Il est évident que le besoin d'oxygène est moindre chez des malades fortement amaigris, et qu'il y est pourvu par l'*accélération des mouvements respiratoires* qui ne tarde pas à se produire. Peut-être aussi l'*accoutumance* à l'état dyspnéique joue-t-elle un certain rôle. Cependant quand le poumon a besoin de fonctionner plus activement, comme à l'occasion d'un léger exercice, le sentiment subjectif de la dyspnée s'éveille à l'instant. D'autre part, certains malades, même au repos, accusent quelquefois de la difficulté à respirer, surtout quand les inspirations profondes sont entravées par des points pleurétiques ou des adhérences pleurales, et dans les dernières périodes de phtisie la dyspnée peut atteindre le plus haut degré qu'il soit possible d'imaginer.

2. Symptômes fournis par l'examen physique.

L'**inspection** dans beaucoup de cas permet de constater chez les malades ce qu'on désigne sous le nom d'*habitus phtisique.* Les principaux traits de cet état particulier sont les suivants : ossature grêle, mais en même temps assez élancée, musculature rudimentaire, pannicule adipeux mince, enveloppe cutanée pâle, parfois très délicate, d'un bleu diaphane, et qui se colore parfois au niveau des joues d'une rougeur plaquée « hectique », cou long et fluet, thorax allongé et étroit, mains effilées et osseuses, etc. Ce tableau comporte naturellement beaucoup de nuances.

La *forme du thorax* a une valeur particulière. Le *thorax phtisique ou paralytique* se distingue en général par sa hauteur, mais il est en outre étroit et plat. La longueur de la cage thoracique va de pair avec la largeur des espaces intercostaux et l'acuité de l'angle épigastrique. Le sternum est également long et étroit, et l'angle sternal « angle de Louis » fait parfois une saillie marquée. Les fosses sus et sous-claviculaires, de même que le creux sus-sternal, sont profondément excavés et les omoplates s'écartent de la paroi thoracique. En comparant les deux moitiés du thorax, on remarque très souvent *un retrait unilatéral*, le plus souvent de la partie antérieure du sommet du cône thoracique, parfois aussi de la base.

Le thorax paralytique est très commun dans la phtisie, mais il peut aussi faire complètement défaut.

La *respiration*, d'ordinaire un peu accélérée, est quelquefois très rapide. Le type féminin de la respiration costale supérieure devient, chez la femme qui a des lésions du sommet du poumon, un type costal inférieur et à prédominance diaphragmatique. Il importe davantage de déterminer si les mouvements respiratoires sont diminués d'amplitude dans une moitié de la poitrine, si l'expansion inspiratoire d'un des sommets ou d'un côté tout entier en cas de phtisie d'un des lobes inférieurs, est retardée comparativement à l'autre côté. La respiration devient parfois irrégulière, surtout à cause de points pleurétiques.

Il est évident que les résultats de la **percussion** dépendent tout à fait de la nature des lésions anatomiques pulmonaires, et par conséquent diffèrent considérablement dans les divers cas. Comme la plupart du temps les lésions phtisiques débutent par le *sommet*, l'attention doit se porter avant tout sur les données fournies par la percussion des lobes supérieurs. Des changements légers peuvent n'être nullement appréciables à ce mode d'investigation. C'est seulement quand, par suite de l'infiltration tuberculeuse, l'air à ce niveau a diminué dans une certaine proportion, que le son doit être moins clair. La *matité unilatérale du sommet* est par conséquent un des symptômes physiques les plus fréquents de la phtisie. Elle se révèle le plus nettement, d'abord au niveau des espaces intercostaux supérieurs et *antérieurs*, quelquefois, en cas de phtisie commençante, seulement dans les fosses sus-claviculaires, et encore plus souvent, d'après mon expérience, au niveau du dos, dans les *creux sus-scapulaires*. Quand l'infiltration progresse, la matité devient plus étendue. Pour déterminer exactement les limites de la matité au niveau des segments supérieurs du poumon, nous recommandons de percuter en avant et en arrière, en partant des segments *inférieurs* normaux qui donnent un son clair et en allant de *bas en haut*. Si on percute à petits coups de chaque côté de la colonne vertébrale en allant de bas en haut, la percussion du poumon *sain* donne à peu près la *même sonorité claire et la même tonalité* jusqu'au sommet de ce poumon. Au contraire, si le poumon est malade et que (comme c'est la règle dans la tuberculose) les parties les plus inférieures de ce poumon sont restées saines, on constate une diminution très nette de la sonorité à la percussion soit déjà à la hauteur du hile du poumon soit dans le lobe inférieur. Sa percussion donne de la matité ou bien la sonorité est modifiée et devient tympanique. Personnellement je crois préférable pour constater, dans la région dorsale, le début d'une diminution de la sonorité du sommet du poumon, d'employer la méthode d'après laquelle on percute de bas en haut, plutôt que la méthode usitée d'ordinaire dans laquelle on compare la sonorité à la percussion d'un côté à l'autre. Lorsque les deux sommets pulmonaires sont en même temps malades, une faible diminution de la sonorité peut être plus facilement méconnue par la méthode habituelle de percussion. Dans la tuberculose à marche progressive du poumon, la percussion verticale, de bas en haut, permet d'apprécier plus nettement l'extension de la maladie. Krönig attribue une importance particulière, lorsqu'on percute les sommets pour constater leur rétraction éventuelle, à la diminution de l'*étendue* de la sonorité pulmonaire en avant dans la région sus-claviculaire ou en arrière au niveau du sommet des poumons par la percussion dirigée dans le sens horizontal. Cette méthode donne parfois des résultats réellement bons, cependant elle a moins de valeur pratique, à mon avis, que celle par laquelle on démontre directement l'affaiblissement de la sonorité des sommets. Souvent la matité s'accompagne d'une *consonance tympanique*, par suite de la diminution de tension ou de la rétraction partielle du tissu pulmonaire. Des altérations de tension des tissus peuvent également donner au son un caractère fortement tympanique sans matité concomitante.

La *formation des cavernes tuberculeuses* exerce une grande influence sur la tonalité. Il peut en résulter que les parties précédemment mates à la percussion redeviennent notablement plus sonores. Le degré de sonorité dépend naturellement du degré de réplétion des cavernes et de l'état des tissus circonvoisins. L'endroit correspondant aux cavernes donne souvent une résonance manifestement tympanique ou mate-tympanique. Nous verrons plus loin les différentes modifications de tonalité qui se produisent au niveau des cavernes. Le *bruit de pot fêlé* s'obtient aussi à la percussion des cavernes, mais il se rencontre dans beaucoup d'autres états pathologiques, et aussi parfois chez les enfants dont le poumon n'a subi aucune altération.

L'auscultation elle-même ne fournit évidemment pas de signes pathognomoniques de la tuberculose pulmonaire. Seulement, suivant la nature et l'étendue des lésions tuberculeuses, le murmure vésiculaire normal est remplacé par des bruits anormaux et des bruits surajoutés. Quand les altérations sont minimes, le murmure vésiculaire est simplement modifié, il est notablement *affaibli* ou *saccadé;* dans d'autres cas, au contraire, il est *plus rude*, l'*expiration est prolongée*. Avec les progrès de l'infiltration, le *souffle bronchique* se substitue au murmure vésiculaire. D'autre part les cavernes aussi donnent fréquemment lieu au souffle bronchique (v. plus bas).

Parmi les signes d'auscultation les plus constants et les plus importants au point de vue du diagnostic, signalons les *râles humides* de toute nature, qui sont dus aux produits de sécrétion accumulés dans les bronches et dans les cavernes déjà formées. Plus les matières sécrétées que le courant d'air inspiré met en mouvement, sont abondantes et fluides, plus les râles sont nombreux et « humides » et plus grande est l'étendue dans laquelle ils existent, plus ils sont à grosses bulles. Outre les râles humides proprement dits, on perçoit souvent en quelques points du poumon tuberculeux des râles bronchiques secs (sifflements, ronflements). En général on peut affirmer qu'aucun procédé n'indique avec autant de précision l'étendue de l'infiltration tuberculeuse dans le poumon que la constatation des phénomènes d'auscultation produits par les bruits respiratoires et les bruits accessoires qui s'y ajoutent.

Diagnostic physique de la phtisie au début. Vu l'importance qu'il y a à reconnaître la phtisie dès son début, nous donnons ci-après un court résumé des principaux signes *physiques* à ce moment. Comme à l'heure actuelle l'examen des crachats au point de vue des bacilles joue le rôle de beaucoup le plus important et le seul décisif dans la recherche de la tuberculose commençante, les signes physiques de la phtisie à son début ont beaucoup perdu de leur première valeur. Malgré cela la détermination du siège et de l'étendue de l'affection initiale est encore aujourd'hui d'une importance capitale. — Il faut tenir compte avant tout des symptômes suivants : 1. *Affaiblissement* constant et manifeste du *murmure vésiculaire* à l'un des sommets, surtout quand il est accompagné d'un retard appréciable de l'inspiration du même côté. Dans certains cas, le bruit respiratoire du côté malade n'est pas précisément affaibli, mais il est moins distinct, plus soufflant, ou même d'un caractère rude, âpre, « puéril ». 2. *Respiration saccadée* évidente au niveau d'un sommet. 3. *Expiration prolongée* et soufflante au même sommet. 4. Le plus important, c'est la constatation de *râles bronchiques*, manifestement secs ou *crépitants* à un sommet, puisque l'expérience apprend que les *catarrhes du sommet* sont en général de nature tuberculeuse. 5. *Matité*, c'est-à-dire matité tympanique ou résonance tympanique au niveau d'un des sommets, certaine et confirmée par des examens répétés. 6. *Sclérose à l'un des sommets*, contrôlée par l'inspection et la percussion au-dessus de la clavicule. 7. Quelques auteurs attachent de l'importance à un fort *souffle* systolique, appréciable surtout à l'expiration, au niveau de l'*artère sous-clavière.* Ce souffle peut se produire dès le début de la phtisie quand l'artère subit une incurvation du fait de la rétraction scléreuse qui s'opère dans le sommet pulmonaire avoisinant. Mais ce symptôme qui n'est pas fréquent n'a pas grande valeur pratique puisqu'on peut parfois le constater sur les poumons sains.

Il faut prendre pour règle dans le diagnostic de la phtisie commençante, de ne formuler de jugement qu'après des examens plusieurs fois répétés. A part les sommets, il faut examiner avec soin les *autres segments du poumon*, puisque dans des cas assez fréquents, la *tuberculose peut aussi commencer par les lobes inférieurs. Outre les symptômes physiques, il ne faut jamais négliger de tenir compte des autres symptômes que peut présenter le malade* (hérédité, constitution, symptômes d'une maladie générale, fièvre, expectoration, etc.). Nous donnerons plus tard d'autres indications, se rapportant aux réactions spécifiques biologiques et à l'utilisation très précieuse des rayons de RŒNTGEN pour le diagnostic de la tuberculose pulmonaire.

Symptômes fournis par les cavernes. Le diagnostic physique positif des cavernes pulmonaires présente parfois de grandes difficultés. Tous ceux qui ont pratiqué beaucoup d'autopsies de phtisiques antérieurement examinés pourront confirmer cette assertion. Parmi les symptômes cavitaires principaux il faut citer : 1. Le *souffle bronchique* fort, parfois *à timbre amphorique*, en des endroits où la percussion ne produit qu'un son peu ou presque pas mat (lequel, il est vrai, est souvent tympanique). Cette antinomie prouve que le souffle bronchique n'est pas attribuable à l'infiltration du tissu pulmonaire. Naturellement le souffle bronchique peut aussi s'entendre au niveau de cavernes entourées de tissu pulmonaire densifié et donnant par conséquent un son mat. Le *souffle* purement *amphorique*, surtout quand il a une résonance manifestement « métallique », est très caractéristique de la formation de la caverne. Un souffle de cette nature ne se produit que dans le cas où la caverne est relativement grande, à parois régulières et lisses. Alors aussi les *râles* qui parviennent à l'oreille ont une *résonance métallique* évidente, de même la résonance à la percussion peut devenir clairement métallique (surtout quand on frappe avec le marteau percuteur en même temps qu'on pratique l'auscultation). Dans beaucoup de cas semblables le diagnostic différentiel entre une vaste caverne et un pneumothorax enkysté est réellement difficile. 2. La *respiration* à tonalité changeante, dite *métamorphosante* (qui commence par être vésiculaire à l'inspiration et devient subitement tubaire) s'entend surtout au niveau des cavernes et doit par suite être utilisée comme élément diagnostique. 3. Les différentes *nuances de tonalité obtenues en percutant* à l'endroit des cavernes sont des signes importants de ces dernières. La « tonalité modifiée » de WINTRICH est la plus fréquente et la plus importante en pratique; elle consiste en ce que la sonorité tympanique qui existe au niveau de la caverne devient, quand on fait ouvrir la bouche, plus manifestement tympanique, plus retentissante et surtout beaucoup plus élevée. Le *changement respiratoire de la tonalité* (FRIEDRICH) consiste ordinairement en une élévation de tonalité lors de l'inspiration. Cependant il y aurait beaucoup de distinctions à faire ici. Le ton modifié de GERHARDT (WELL) consiste en une variation de la résonance tympanique, à la suite de changements de position du malade: la tonalité devenant d'ordinaire plus élevée quand le malade passe du décubitus horizontal à la position assise. 4. Les *râles sonores à grosses bulles* sont un des symptômes cavitaires les plus fréquents et sûrement un des plus importants au point de vue pratique. Ils dénotent évidemment que les râles naissent dans de grandes cavités. Comme des cavités de cette étendue n'existent également pas au niveau des sommets, les *râles sonores et à grosses bulles* en particulier à résonance métallique qu'on perçoit en cet endroit dénotent avec beaucoup de vraisemblance l'existence des cavernes. Enfin nous devons encore indiquer que souvent les grandes cavernes examinées aux rayons de RŒNTGEN se présentent très nettement sous la forme de parties claires nettement circonscrites. En même temps que les symptômes physiques, il faut également examiner les crachats. En général des crachats abondants, purulents, *nummulaires*, indiquent l'existence de cavernes. Chez les phtisiques atteints de fièvre et crachant peu, on peut nier presque à coup sûr l'existence de cavernes volumineuses.

Sclérose pulmonaire. La *sclérose pulmonaire unilatérale* est une forme de tuberculose (plus fréquente à gauche qu'à droite) qui se distingue tant par des symptômes physiques particuliers que par certains caractères cliniques. La simple inspection de la poitrine suffit le plus souvent pour la reconnaître immédiatement. Le thorax est sensiblement déprimé d'un côté. La partie antérieure du cône thoracique, et dans tous les cas de rétraction prononcée, toute la demi-circonférence inférieure de la cage, sont beaucoup moins développées que les parties homologues du côté sain. Les fosses et les espaces intercostaux du côté malade sont plus profondément déprimés, l'omoplate est plus rapprochée de la colonne vertébrale, et parfois même cette dernière est penchée, comme dans la scoliose, vers le côté rétréci. Ce même côté où les mouvements respiratoires sont en retard sur ceux de la moitié saine, à moins qu'ils ne soient complètement supprimés, est mat à la percussion dans un degré plus ou moins considérable. La respiration est le plus souvent assez fortement soufflante, on entend en outre de nombreux râles humides, ordinairement à grosses bulles. Moins fréquemment les râles sont peu nombreux, la respiration affaiblie et indistincte. *Anatomiquement* il s'agit de processus scléreux qui ont envahi de toutes parts la charpente conjonctive du poumon, et qui presque toujours enveloppent de vastes cavités de nature, soit ulcéreuse, soit bronchectasique. La plèvre participe généralement au processus, mais le plus souvent *secondairement;* sauf les cas qui ont commencé par une pleurésie avec épanchement; elle est également épaissie et rétractée. S'il y a des membranes pleurétiques épaisses, elles affaiblissent considérablement le bruit respiratoire et le frémissement vocal.

L'*influence de la sclérose s'exerce très nettement sur les organes avoisinants* et est d'ordinaire facile à reconnaître. Le *cœur* surtout, dont le feuillet péricardique externe a contracté de nombreuses adhérences avec la plèvre est fortement entraîné vers le côté rétracté. Par suite, le choc de la pointe et la matité cardiaque se déplacent dans ce sens. Dans la sclérose latérale gauche, le cœur peut reculer jusqu'à la ligne axillaire gauche, et dans la sclérose droite, il peut être attiré jusqu'à la ligne médiane et même dépasser le sternum. Quand le lobe supérieur gauche est atteint de sclérose, la face antérieure du cœur touche la paroi thoracique dans une plus grande étendue. Alors on aperçoit les ondulations du cœur sur une plus grande surface, et l'on sent parfois très nettement dans le deuxième espace intercostal gauche la *pulsation* de l'artère pulmonaire et le *claquement diastolique de ses valvules.* Le *soulèvement du diaphragme* se traduit par le déplacement du foie et, en cas de sclérose du côté gauche, par l'agrandissement dans le côté gauche de l'espace « semilunaire » à résonance tympanique. Le *poumon* sain du côté opposé est d'ordinaire fortement *emphysémateux*, ce qu'on reconnaît d'abord à ce que sa limite inférieure est située plus bas, et puis surtout à ce que son bord antérieur et médian s'est avancé vers le côté sclérosé. Dans un certain nombre de cas, la *dilatation* et l'*hypertrophie du ventricule droit* peuvent également être constatées par la percussion.

Tels sont les principaux symptômes physiques de la forme unilatérale de sclérose pulmonaire chronique, sur laquelle nous allons ici même faire encore quelques remarques cliniques. Ces cas ont souvent, pas toujours cependant, une marche très lente, s'étendant parfois à plusieurs années. Entre temps, l'état général et la nutrition des malades peuvent être peu modifiés. Ils ont le teint un peu pâle et cyanosé, mais ils sont d'autre part si bien portants qu'ils présentent le plus grand contraste avec les phtisiques ordinaires. L'appétit se maintient, la fièvre fait absolument défaut et une observation scrupuleuse peut seule, de temps à autre, en relever des traces. La toux même et l'expectoration, très intenses à certains moments, sont très modérées à d'autres époques, surtout à la faveur d'un bon régime et des précautions dont les malades s'entourent. Rien d'étonnant donc à ce qu'autrefois beaucoup de médecins considéraient ces cas comme n'appartenant aucunement à la phtisie (étisie!) Et pourtant, comme la découverte des bacilles et les recherches anatomiques ultérieures nous l'ont toujours démontré dans nombre de cas, ils relèvent certainement, au *point de vue étiologique, pour la plus grande part, si pas exclusivement, de la tuberculose*. Ils constituent une forme de tuberculose à marche très lente, qui laisse au processus interstitiel, c'est-à-dire à la sclérose, véritable processus de guérison locale, le temps de se développer. Malgré cela, au cours de *toute* sclérose pulmonaire, si bénigne qu'elle paraisse, il peut survenir des aggravations inopinées, l'autre poumon peut se tuberculiser davantage, la tuberculose miliaire, la méningite tuberculeuse, etc., peuvent éclater. En général cependant, l'évolution traînante et comportant dès lors, sous le rapport pronostique tout au moins, une bénignité relative, est caractéristique de cette forme tuberculose chronique et a une grande importance pratique.

On ne peut certainement pas mettre en doute l'existence de scléroses pulmonaires unilatérales de nature *non* tuberculeuse. C'est principalement à la suite de bronchites fétides et de la gangrène pulmonaire que se déclarent ces processus de sclérose, qui se compliquent de dilatation bronchique et n'ont certainement aucune relation avec la tuberculose. Dans des cas rares, la pneumonie franche entraîne également à sa suite la sclérose pulmonaire unilatérale, et enfin il existe une forme insolite et peu connue encore de pneumonie chronique interstitielle unilatérale, accompagnée de rétraction et parfois aussi d'ectasies bronchiques. Pour différencier ces divers état de la sclérose pulmonaire tuberculeuse, on se base en partie sur l'ensemble de l'évolution morbide, mais surtout sur l'absence ou sur l'existence de bacilles tuberculeux dans les crachats.

Rappelons enfin qu'entre la sclérose unilatérale prononcée et les autres formes de tuberculose pulmonaire, il y a une infinité de nuances. On rencontre d'ailleurs dans la plupart des phtisies, à évolution chronique, des processus de sclérose plus ou moins étendus au niveau d'un des sommets.

Tuberculose pulmonaire disséminée. Il est une forme de tuberculose pulmonaire que l'examen physique ne parvient que bien difficilement à découvrir. Elle consiste en foyers multiples, mais disséminés dans toute l'étendue du poumon (péribronchiques). Le tissu qui les sépare étant aéré comme à l'état normal, on ne trouve aucune matité à la percussion et l'auscultation ne décèle que des râles bronchiques diffus. De là vient que cette forme est souvent confondue avec la bronchite chronique ou avec l'emphysème pulmonaire. Aussi le diagnostic ne s'établit pas par l'examen physique, mais seulement à l'aide des autres symptômes (fièvre, amaigrissement, pâleur frappante de la peau, bacilles dans les crachats).

Cette forme peut avoir une évolution chronique, mais d'ordinaire elle marche rapidement. Elle se déclare chez des personnes âgées, parfois aussi chez les enfants. Beaucoup de formes de tuberculose « disséminée à gros nodules » constituent une forme de transition vers la véritable tuberculose miliaire aiguë.

Forme pneumonique de la tuberculose pulmonaire. La forme de tuberculose pulmonaire que nous avons signalée plus haut et qu'on désigne sous le nom de « pneumonique » présente un intérêt clinique tout particulier. La maladie débute d'une façon aiguë par de la fièvre, de la dyspnée, de la toux, un point de côté. Parfois même on observe un véritable frisson initial. L'*expectoration* est peu abondante, muqueuse et filante, souvent même d'un rouge hémorragique, parfois aussi colorée *en vert*. Les caractères de l'expectoration pneumonique, avec, parfois, couleur d'aspect hémorragique, peuvent persister plusieurs semaines, puis peu à peu ils deviennent muco-purulents. En examinant le malade déjà au bout de quelques jours, on constate des signes prononcés d'infiltration lobaire (sonorité tympanique d'abord, puis submatité, râles crépitants fins, souffle bronchique). Le plus souvent c'est un lobe inférieur qui est intéressé, assez fréquemment aussi toutefois un lobe supérieur. La maladie est presque toujours prise au début pour une pneumonie franche. Mais la crise attendue ne se produit pas, la fièvre reste élevée et l'infiltration ne rétrocède pas. Les râles crépitants deviennent plus gros, les malades sont pâles et cachectiques. On pense alors à la tuberculose, et en pratique l'examen des crachats permet de constater la présence des bacilles sinon tout de suite du moins assez rapidement, lorsque la recherche est faite avec soin. Tous ces cas ont une évolution rapide et funeste. Ils rentrent dans la catégorie de la « phtisie aiguë ». Toutefois les phénomènes graves du début peuvent rétrocéder et être remplacés par un état d'apparence meilleure. A l'autopsie on trouve au sein de l'infiltration tuberculeuse presque toujours de nombreuses cavernes au début. En dehors des points les plus malades et qui ont été atteints les premiers, les autres portions du poumon présentent aussi des lésions tuberculeuses peu importantes. — Il s'agit en réalité dans ces cas de l'infection aiguë d'une grande partie du poumon par des bacilles tuberculeux qui ont une virulence toute spéciale et provoquent des phénomènes inflammatoires intenses. Dans certains cas, les infections mixtes par les diptocoques de la pneumonie peuvent également jouer un certain rôle, quoique les pneumocoques aient fait défaut dans les crachats dans les cas que j'ai observés. Nous avons vu plusieurs fois la forme pneumonique de la tuberculose se développer à la suite d'une hémoptysie abondante. Peut-être l'aspiration du sang a-t-elle pu provoquer dans ces cas l'extension rapide de l'infection.

3. Symptômes généraux de la tuberculose.

En décrivant la marche générale de la tuberculose pulmonaire, nous avons insisté sur l'importance des symptômes généraux au point de vue du diagnostic et du jugement à porter sur la maladie.

Fièvre. Peu de cas de tuberculose pulmonaire évoluent complètement *sans fièvre*. Cependant la fièvre peut très souvent faire défaut pendant un certain temps, des semaines ou des mois, voire même des années, dans ces cas qui évoluent très lentement et se terminent favorablement (par exemple dans les scléroses unilatérales). Plus on prend attentivement la température, plus on trouve, même quand le malade se sent le mieux, quelques légères exacerbations vespérales. Chez l'homme tout à fait sain la température axillaire ne dépasse guère 37° à 37°,2. Règle générale elle se tient aux environs de 37°. Une température persistante au-dessus de 37° ou les élévations fréquentes à 37°,5 ou 38° doivent être considérées comme indiquant un état de souffrance. Dans de nombreux cas de tuberculose pulmonaire on trouve pendant longtemps ces *sortes de faibles élévations* de température soit d'une manière persistante soit de temps à autre;

c'est le *stade* dit *subfébrile* (voir fig. 53). Si on constate, surtout le soir, des élévations allant jusqu'à 38°-38°,5 cela signifie que déjà le processus tuberculeux est en réelle activité.

Très fréquemment encore, notamment dans toutes les formes à allures rapides, la fièvre est forte et affecte des formes variées et en partie très caractéristiques. Signalons en particulier la *fièvre hectique* qu'on observe si souvent. Durant des mois entiers la courbe de température peut présenter un type uniforme; la température du matin étant à peu près ou complètement normale, et celle du soir montant régulièrement à 39° et 40°. Plus les ascensions vespérales sont élevées, plus en général l'issue est défavorable. Parfois les ascensions de température se produisent le matin et les chutes le soir. C'est ce que l'on appelle le *type inverse*, symptôme la plupart du temps très défavorable au point de vue pronostique. — Dans d'autres circonstances on relève des *stades fébriles* absolument *irréguliers* dans lesquels des exacerbations de durée plus ou moins longue alternent, sans suite, avec des périodes d'apyrexie. C'est surtout vers la fin de la maladie, quand la faiblesse générale augmente, que la courbe intermittente demeurée régulière, perd sa régularité. Alors les chutes deviennent plus profondes, et on observe souvent de véritables *températures de collapsus* (33° et 34°). D'autre part, probablement à l'occasion d'exacerbations intercurrentes du processus tuberculeux, la fièvre peut pour un certain temps, avoir un caractère plus *continu*. Dans quelques cas à début aigu (v. plus haut), nous avons vu également une fièvre initiale assez élevée et se rapprochant de *la fièvre continue*, se transformer peu à peu en fièvre hectique commune.

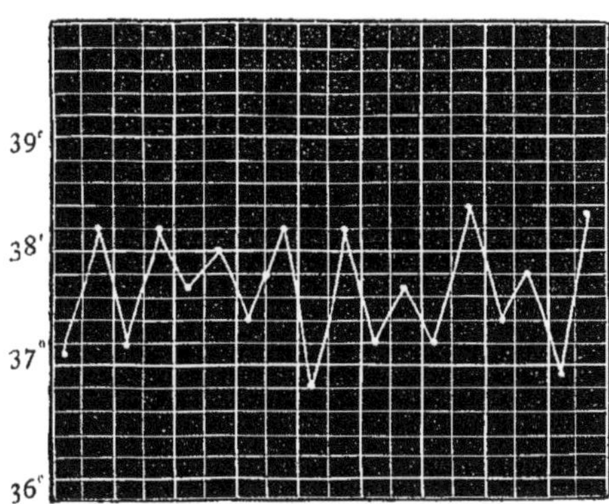

Fig. 53. État subfébrile dans la tuberculose pulmonaire chronique.

La cause de la fièvre dans la tuberculose est loin d'être tout à fait élucidée. On peut se demander notamment si le processus tuberculeux par lui-même (par la formation de toxines) engendre la fièvre, et cela est tout au moins très vraisemblable dans beaucoup de cas, ou bien, si ce sont les *processus inflammatoires secondaires* ainsi que la résorption des substances septiques et toxiques dérivant de la décomposition de la sécrétion des bronches et des cavernes, qui provoquent l'état fébrile. — La *signification pratique de la fièvre* dans la tuberculose pulmonaire est très grande. L'émaciation et la faiblesse du malade marchent en majeure partie parallèlement à la fièvre (v. fig. 54), de même que beaucoup de malaises subjectifs (céphalalgie, frissons, chaleur, sueurs, etc.). Mais nous possédons surtout dans l'observation de la marche de la température un des moyens les plus sûrs d'apprécier l'évolution de la tuberculose pulmonaire. La fièvre fait complètement défaut dans les cas tout à fait *stationnaires* ou particulièrement chroniques. L'état subfébrile dénote un progrès lent mais pourtant continu de la maladie. Une fièvre hectique persistante est un signe défavorable et indique une progression relativement rapide du mal, d'autant plus que les températures du soir sont plus fortes. Dans les formes aiguës, il existe une fièvre assez intense, par moments continue ou rémittente. Des températures de collapsus sont presque toujours un symptôme funeste.

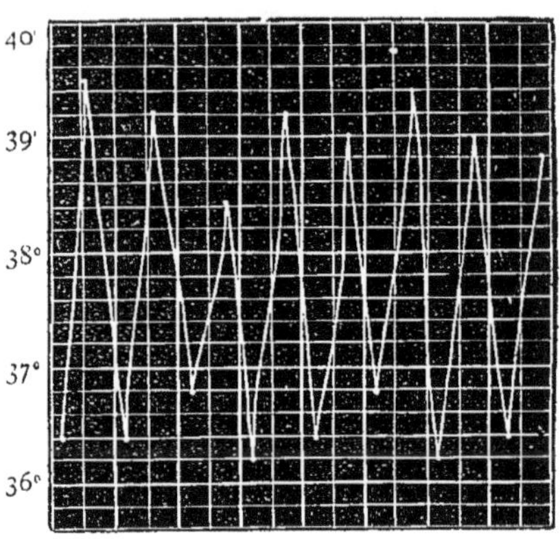

Fig. 54. Fièvre hectique dans la tuberculose pulmonaire chronique.

Toutes les variations dans l'évolution de la maladie, améliorations et aggravations, ont leur expression nette dans la courbe thermique. C'est le tracé fébrile qui souvent renseigne le premier sur l'apparition des complications et des affections secondaires. D'ordinaire on peut juger tout d'abord d'après le graphique de la fièvre si une hémoptysie n'aura pas de suites durables ou si elle entraînera après elle une aggravation de la maladie. On voit par conséquent que la prise *persévérante et minutieuse de la température chez les phtisiques* est un des moyens les plus précieux qui permettent de juger de l'état morbide et de l'évolution de la maladie.

Amaigrissement. L'amaigrissement excessif qui s'observe chez la plupart des phtisiques est très remarquable. Il atteint dans la même proportion le système musculaire et le tissu adipeux. Il est surtout prononcé au niveau des parties molles du thorax. Cet amaigrissement est causé en partie par l'insuffisance de l'alimentation des phtisiques qui pour la plupart sont dépourvus d'appétit. Mais il faut surtout en rendre responsable la persistance de la fièvre et l'augmentation des destructions organiques qui l'accompagnent. Toutefois il arrive que, au début et même en l'absence de fièvre, on constate une émaciation considérable que nous avons l'habitude de rapporter à « l'affection générale », mais dont la raison véritable nous échappe. Placés dans un milieu favorable, les phtisiques peuvent, surtout pendant les périodes apyrétiques, regagner une quantité assez notable de leur poids. Dans les cas très chroniques, qui, dès le début, évoluent sans fièvre, la nutrition du malade demeure pendant longtemps satisfaisante. — Vers la fin, l'amaigrissement fait des progrès rapides et beaucoup de phtisiques meurent, dans le vrai sens du mot, « décharnés comme des squelettes. »

Anémie. Teint. Le plus souvent on voit, au cours de la maladie, se développer une anémie qui se traduit par la pâleur et le teint blême de la peau et des muqueuses accessibles à la vue. Il est rare cependant que l'anémie atteigne ce degré de blancheur cireuse, qu'on rencontre dans l'anémie pernicieuse idiopathique. Si pourtant le fait existe, on peut l'attribuer à diverses causes (perte de sang par suite d'une hémoptysie abondante, dégénérescence amyloïde, etc.) Cette anémie est aussi la cause pour laquelle, malgré les troubles respiratoires existants, les phtisiques n'ont d'ordinaire pas l'aspect cyanosé. C'est plutôt dans les formes chroniques où la nutrition générale souffre moins, qu'on note parfois la coloration cyanique des joues et des lèvres. Le tégument des phtisiques prend quelquefois une nuance pigmentée d'un bistre sale. — Nous avons signalé plus haut la *rougeur* plaquée, *hectique des joues* qui coïncide surtout avec la fièvre.

Faiblesse générale. Sueurs nocturnes. Troubles nerveux. Il est à peine nécessaire de dire que l'émaciation générale et l'anémie sont accompagnées d'une dépression notable des forces. A la fin les malades sont tellement épuisés, qu'ils sont incapables de se mouvoir dans leur lit sans assistance.

La tendance d'un grand nombre de phtisiques aux *sueurs nocturnes profuses* est bien connue, mais n'a pas été clairement expliquée. Il est possible qu'elles soient en connexité avec la phase de défervescence qui dure depuis le soir jusqu'à la rémission matinale du lendemain; peut-être aussi dépendent-elles de l'accumulation plus considérable d'acide carbonique et d'autres substances toxiques dans le sang à la suite des troubles respiratoires.

Il est étonnant que la maladie n'influe pas davantage sur des fonctions *nerveuses* supérieures, ainsi que sur les *facultés intellectuelles.* La plupart des malades gardent jusqu'au dernier soupir leur pleine liberté d'esprit. On connaît l'état d'esprit satisfait et les projets d'avenir de beaucoup de phtisiques qui jusqu'à la fin se font illusion sur le danger qui les menace. Ce n'est qu'exceptionnellement que l'anémie et les troubles de la nutrition cérébrale provoquent des *désordres mentaux* (obnubilation, confusion d'idées, états mélancoliques, etc.).

Il arrive plus souvent d'observer des troubles dans les *nerfs périphériques* et *les muscles.* Nous signalerons parmi eux des *douleurs de nature névralgique ou indéterminée,* siégeant de préférence dans les jambes, mais qui occupent aussi les bras (principalement la région cubitale, le domaine du nerf sciatique), et peuvent être très intenses. Citons encore comme étant assez fréquente une *hyperesthésie* considérable *de la peau* et des parties situées plus profondément. Il est à penser que la cause de ces désordres réside parfois dans des *altérations dégénératives des nerfs périphériques* (VIERORDT). On a également noté à plusieurs reprises chez les tuberculeux des *névrites multiples* bien caractérisées.

Les muscles amaigris présentent quelquefois une *augmentation considérable de l'excitabilité mécanique directe* ainsi qu'une grande énergie des contractions dites idiomusculaires, phénomènes qui se font notamment remarquer au niveau des muscles pectoraux, quand on percute la paroi thoracique antérieure. Les *réflexes tendineux* sont également exagérés chez beaucoup de phtisiques.

4. Symptômes et complications du côté des autres organes.

1. *Plèvre.* La plèvre est généralement intéressée dans la tuberculose pulmonaire. Elle s'enflamme presque toujours par suite de la propagation directe du processus pulmonaire à la plèvre. *Anatomiquement* la plèvre présente, outre des lésions d'inflammation commune, des tubercules miliaires en nombre plus ou moins considérable *(pleurésie tuberculeuse).*

Dans les cas où il n'y a que la *pleurésie adhésive* ou de la *sclérose pleurale,* l'affection de la plèvre ne peut qu'être supposée, mais elle n'est pas susceptible de démonstration directe, et en clinique elle ne se sépare pas de l'affection pulmonaire. Dans d'autres cas on peut diagnostiquer une pleurésie sèche à l'audition des *frottements pleuraux.* Les symptômes pleurétiques deviennent plus évidents quand il se forme des *épanchements* qui d'ordinaire se révèlent facilement par leurs signes physiques. Les symptômes (dyspnée et douleur) s'accentuent considérablement lorsqu'il existe une complication de ce genre. Outre les exsudats séro-fibrineux communs, l'expérience enseigne qu'on trouve assez souvent dans la tuberculose pleurale des épanchements *purulents et surtout hémorragiques.*

Une complication importante de la phtisie du côté de la plèvre, c'est la formation du *pneumothorax.* Il résulte de la perforation dans la cavité pleurale d'une caverne située superficiellement, et de l'entrée de l'air dans cette cavité. Nous verrons, à l'occasion des maladies de la plèvre, les différentes formes de pneumothorax, de même que leurs symptômes.

2. *Larynx, trachée et pharynx.* Déjà, en parlant des maladies du larynx, nous avons mis en lumière les symptômes de la tuberculose laryngée et les liens qui la rattachent à la tuberculose pulmonaire. Nous avons dit qu'il existe certainement une *tuberculose primitive du larynx,* mais que dans la plupart des cas le larynx se prend *consécutivement* à la tuberculose pulmonaire.

Il en est de même de la *tuberculose,* beaucoup plus rare cependant, *du pharynx.* Dans quelques cas, celle-ci peut aussi se déclarer primitivement, mais elle est d'ordinaire consécutive à l'inoculation par les crachats, ou à la propagation directe du processus tuberculeux qui a son point de départ dans le larynx. Les ulcérations tuberculeuses du pharynx se rencontrent d'ordinaire sur le voile du palais, les amygdales, la base de la langue et à la limite qui sépare le pharynx du larynx, rarement en d'autres endroits de la cavité pharyngée. Exceptionnellement, on voit aussi des lésions tuberculeuses de la *cavité buccale (langue).* Les troubles locaux auxquels ces ulcérations donnent lieu, sont d'ordinaire très considérables. — On a aussi constaté à diverses reprises au niveau de la muqueuse du pharynx, des tubercules miliaires disséminés. Dans les cas graves on voit se développer du muguet dans le pharynx.

3. *Canal gastro-intestinal. Péritoine.* Les ulcérations tuberculeuses de la *muqueuse gastrique* sont d'une rareté excessive. Pourtant on observe très souvent des symptômes gastriques. L'*anorexie* surtout est un phénomène fréquent dans la phtisie. Les *vomissements* ne manquent pas non plus, surtout quand il existe en même temps de la tuberculose laryngée. Ils se déclarent le plus souvent à l'occasion de violentes quintes de toux. Plus rarement ils sont dus à un *catarrhe de l'estomac,* dû à l'irritation provoquée par la déglutition des crachats phtisiques. Dans d'autres circonstances les symptômes gastriques dépendent de l'état général (anémie, etc.).

Si les bacilles tuberculeux avalés avec les crachats ne se fixent presque jamais dans l'estomac (par suite peut-être de la réaction acide de son contenu), le fait a lieu avec une fréquence particulière dans le canal intestinal. C'est surtout au voisinage de la valvule de Bauhin, à l'extrémité inférieure de l'iléon et dans la première partie du gros intestin, qu'on trouve, dans la *plupart* des cas de phtisie pulmonaire, des ulcérations tuberculeuses parfois isolées, parfois en nombre considérable. Il existe une forme particulière de *tuberculose locale du cœcum* qui donne naissance à un épaississement pseudonéoplasique des parois de l'intestin et à des adhérences avec la région iléo-cœcale.

La tuberculose intestinale ne donne pas toujours lieu pendant la vie à des symptômes cliniques bien saillants. Cependant la *diarrhée* est de règle chez les phtisiques atteints d'ulcérations tuberculeuses de l'intestin. Le nombre des selles est de deux à quatre dans les vingt-quatre heures, parfois plus encore. Leur nature n'a rien de caractéristique. Il est rare qu'il s'y mêle de petites quantités de pus et de sang. On a découvert à diverses reprises des bacilles tuberculeux dans les selles, mais en général on n'y réussit que difficilement. Il faut noter cependant que beaucoup de phtisiques qui ont eu de la diarrhée, ne présentent à l'autopsie aucune trace de tuberculose intestinale, mais seulement un simple catarrhe ou de la *dégénérescence amyloïde* de l'intestin. Inversement, l'examen cadavérique met très souvent à jour des ulcérations tuberculeuses qui, pendant la vie, n'ont pas provoqué de selles diarrhéiques.

Quand la tuberculose intestinale est étendue, il survient parfois du *météorisme*. Les ulcérations sont-elles profondes de manière à affleurer le péritoine, il en résulte fréquemment une grande *sensibilité de l'abdomen*.

Le *péritoine* peut être contaminé de deux manières du fait des ulcérations tuberculeuses de l'intestin. Il est assez rare qu'il se produise une véritable *péritonite par perforation* avec exsudat purulent, voire même sanieux, occasionnée par la rupture d'une ulcération et par le passage du contenu intestinal dans la cavité péritonéale. Il arrive plus fréquemment que les ulcérations qui se creusent, sans toutefois aboutir à une perforation véritable, déterminent une infection du péritoine par le virus tuberculeux, de manière à produire une *tuberculose péritonéale* ou une *péritonite* tuberculeuse. Pendant la vie, la péritonite par perforation et la péritonite tuberculeuse ne sont pas toujours faciles à différencier l'une de l'autre. Disons encore que chez les phtisiques on constate parfois la présence d'un simple épanchement ascitique qui peut faire croire faussement à une tuberculose péritonéale.

Un autre mode de production de la tuberculose péritonéale consiste en ce que les tubercules de la plèvre se propagent de proche en proche au péritoine à travers le diaphragme.

4. *Foie et rate.* On rencontre souvent dans le *foie* des phtisiques des tubercules isolés ou multiples qui n'ont cependant aucune importance clinique. L'infection du foie par le poison tuberculeux a presque toujours son origine dans des ulcérations intestinales, d'où le poison passe dans les radicules de la veine-porte et puis dans le foie. Le *foie graisseux* et sa *dégénérescence amyloïde (foie lardacé)* sont des lésions importantes au point de vue clinique. Le premier se reconnaît parfois à l'hypertrophie physiquement constatable de l'organe, arrondi au niveau de son bord inférieur d'une façon caractéristique. Disons au surplus qu'à l'autopsie nous avons beaucoup moins souvent rencontré la dégénérescence graisseuse du foie que les assertions d'anciens auteurs le faisaient supposer. Toujours est-il que l'existence occasionnelle d'un foie graisseux chez les phtisiques très amaigris est un fait très spécial et insuffisamment expliqué.

Le *foie lardacé* existe presque toujours en même temps que la dégénérescence amyloïde d'autres organes (reins, rate, intestin). Dans les cas les plus prononcés, le foie est considérablement hypertrophié et on perçoit parfaitement son rebord inférieur dur et tranchant, et parfois aussi l'induration de sa surface antérieure.

Les tubercules miliaires et de gros noyaux tuberculeux isolés, disséminés dans la rate, n'ont qu'un intérêt anatomo-pathologique. On observe une tuméfaction splénique plus considérable et accessible au palper dans le cas de *dégénérescence amyloïde de la rate.*

5. *Reins, voies urinaires et organes génitaux.* Signalons en premier lieu parmi les altérations du *rein*, la *tuberculose rénale miliaire*, qui n'a d'ailleurs aucune expression clinique. Par contre la *tuberculose* plus étendue *de l'appareil uro-génital* dont nous allons donner plus loin une description à part, peut donner lieu à des symptômes marquants (entre autres à de l'urine purulente). Nous renvoyons également aux maladies des reins pour tout ce qui concerne la symptomatologie de la *dégénérescence amyloïde*, qui, dans le cours de la phtisie, peut se montrer concurremment avec la dégénérescence amyloïde d'autres organes.

Dans la phtisie on rencontre parfois aussi de véritables *néphrites aiguës et chroniques*, le plus souvent combinées avec le rein amyloïde. Nous avons aussi observé des *néphrites chroniques hémorragiques*. L'examen attentif des urines doit toujours mettre sur la voie de la participation des reins au processus tuberculeux. La production des néphrites peut être attribué à l'élimination de substances toxiques élaborées dans les poumons.

6. *Organes circulatoires.* La *fréquence du pouls* chez beaucoup de phtisiques n'est pas seulement accrue en raison de l'existence de la fièvre, mais chez des malades sans fièvre on trouve égale-

ment une accélération plus ou moins notable du pouls. La fréquence élevée et permanente du pouls, lorsqu'il existe ou non de la fièvre, peut donc avoir une grande importance au point de vue du diagnostic dans toutes les affections tuberculeuses. C'est un fait digne de remarque que l'extrême facilité avec laquelle le pouls chez les tuberculeux s'accélère pour les motifs les plus simples, un léger exercice, une émotion morale (par exemple l'exploration du pouls par le médecin), etc.

A part la petitesse de volume et l'état flasque du cœur, les altérations anatomiques de cet organe sont rares. Un léger degré d'adipose cardiaque, un peu d'endocardite valvulaire, quelques tubercules dans le myocarde n'occasionnent pas de symptômes. D'un autre côté, la *péricardite tuberculeuse* qui s'observe parfois, a une certaine importance. Elle résulte presque toujours de la propagation du processus tuberculeux venant de la plèvre avoisinante. Dans quelques cas rares, on a vu naître la péricardite à la suite de la perforation dans le péricarde d'un ganglion tuberculeux ou d'une caverne pulmonaire. Le *sang* chez les tuberculeux présente dans beaucoup de cas des signes d'une *anémie simple.* Règle générale le nombre des hématies est moins diminué que leur charge en hémoglobine. Dans les cas de tuberculose à marche progressive et fébrile on trouve souvent une leucocytose neutrophile de moyenne intensité avec une diminution des lymphocytes. Lorsqu'il y a une dyspnée forte et persistante, on constate parfois un *accroissement* (compensateur) du chiffre des hématies et de leur charge en hémaglobine.

7. *Ganglions lymphatiques.* Les ganglions sont le siège de prédilection des lésions tuberculeuses. Nous avons déjà dit que les *ganglions* dits *scrofuleux* et *caséeux*, tels qu'on les observe par exemple au cou et dans le creux axillaire, sont la plupart du temps des ganglions tuberculeux. L'infection tuberculeuse se produit probablement très souvent au niveau de la muqueuse du pharynx (amygdales palatines et pharyngiennes). Dans ce cas, l'infection tuberculeuse a lieu probablement à la faveur de petites plaies ou excoriations, par lesquelles les bacilles tuberculeux pénètrent dans l'organisme et parviennent, en suivant les vaisseaux lymphatiques, jusqu'aux ganglions voisins. Dans la tuberculose des organes internes, on trouve également les ganglions correspondants engorgés et plus ou moins caséifiés. C'est ainsi qu'à la suite de la tuberculose pulmonaire les *ganglions bronchiques* se tuméfient, de même que les ganglions *mésentériques et rétropéritonéaux* à la suite de la tuberculose intestinale. C'est chez les *enfants* surtout que la *tuberculose des ganglions bronchiques* joue un rôle, et il est même possible

que le virus tuberculeux parvenu au niveau du poumon *le laisse intact* et passe d'emblée, par les canaux lymphatiques, dans les ganglions pour y provoquer une infiltration tuberculeuse. Ces ganglions malades peuvent ensuite s'ouvrir dans le poumon et produire de la sorte une tuberculose pulmonaire d'ordre *secondaire*, ou bien les lésions ganglionnaires peuvent aussi se propager au poumon, indirectement, par la voie du courant lymphatique. Aussi dans la tuberculose des adultes a-t-on récemment admis, comme nous l'avons signalé, que la tuberculose des ganglions lymphatiques avait dans beaucoup de cas la signification d'une lésion *primaire*.

Cet engorgement ganglionnaire peut provoquer des phénomènes de compression portant sur les voies aériennes, les branches de l'artère pulmonaire, les veines, le nerf récurrent (paralysie des cordes vocales), même l'aorte. On a vu également des ganglions bronchiques caséeux perforer l'œsophage, les vaisseaux, etc. Dès lors la tuberculose des ganglions bronchiques chez les enfants ne présente pas de symptômes déterminés et on pourra certainement en soupçonner l'existence, indépendamment de celle de la phtisie pulmonaire, mais rarement la diagnostiquer avec certitude. Les indications fournies par l'existence de points douloureux dorsaux et même les sensations douloureuses fournies par le contact de la sonde œsophagienne sur les ganglions bronchiques n'ont qu'une valeur douteuse. L'examen radiographique fournit des éléments d'appréciation beaucoup plus certains relativement à la tuberculose des ganglions bronchiques (voir planche II) lorsqu'il est fourni par des opérateurs exercés et habitués à ces investigations objectives. Un cas personnel qui nous semble digne de remarque, est celui d'une tuberculose des ganglions bronchiques avec compression d'un des nerfs vagues chez un malade qui durant des semaines entières avait expectoré des masses de *crachats purement séro-muqueux* (sans bacilles !).

8. *Système nerveux.* Nous avons déjà signalé quelques symptômes nerveux en décrivant les symptômes généraux. Mentionnons encore l'apparition de la *méningite tuberculeuse* au cours de la phtisie (voir vol. III), de même que le développement exceptionnel de quelques *tubercules secondaires* plus volumineux dans le système nerveux central.

9. *Peau.* Nous avons noté la grande tendance de beaucoup de phtisiques aux *sueurs* profuses, surtout aux sueurs nocturnes. Un autre fait qui mérite d'être signalé, c'est la fréquence du *pityriasis versicolor*, notamment sur la peau du thorax. — On voit parfois aux malléoles et aux jambes de légers œdèmes, qu'il faut attribuer à la faiblesse d'action du cœur. Un œdème plus considérable d'une

seule jambe est souvent dû à la *thrombose de la veine fémorale*. — Rappelons encore pour finir l'affection tuberculose spécifique de la peau, — le *lupus* — ainsi que les *tuberculides* de la peau. Dans certains cas le point de départ de l'infection est directement appréciable. Nous avons observé par exemple une lésion tuberculeuse de la peau (semblable aux tubercules anatomiques qui étaient si souvent observés dans le temps chez les anatomopathologiques) chez une femme qui pendant longtemps avait lavé les mouchoirs imprégnés de crachats d'un phtisique. En outre nous avons vu une dermatose similaire siégeant au niveau du menton d'un phtisique gravement malade, et qui était provoquée probablement par l'infection due aux crachats. On trouvera d'autres indications relatives à la tuberculose de la peau dans les revues spéciales.

Diagnostic. Le diagnostic de la tuberculose pulmonaire a considérablement gagné en certitude depuis la découverte des bacilles tuberculeux et depuis qu'on a la possibilité de les trouver dans les crachats (v. plus haut). C'est surtout au début de la phtisie, alors que l'appareil symptomatique ne s'est pas encore clairement dessiné, mais que le *soupçon* d'une tuberculose commençante est éveillé par l'*opiniâtreté de la toux*, une *pâleur* et un *amaigrissement insolite*, un *léger enrouement*, de *légères ascensions fébriles le soir*, des *transpirations nocturnes*, des tendances héréditaires suspectes et ainsi de suite, que la *découverte des bacilles dans les crachats* est souvent le seul élément décisif. Lorsque les malades ne crachent pas, on peut parfois provoquer l'expectoration en administrant un peu d'iodure de sodium. N'oublions pas qu'il n'y a que le résultat positif de la recherche des bacilles qui ait une valeur absolue, bien qu'il faille néanmoins accorder la plus grande attention à tous les autres symptômes. Car pour porter un jugement sur la gravité de chaque cas en particulier et sur l'extension progressive et la forme du processus tuberculeux, il est indispensable de nos jours encore de prendre en considération ces autres symptômes et en particulier les données fournies par l'exploration physique. Cette dernière n'a donc rien perdu de son importance par la découverte des bacilles tuberculeux. — On *confond la phtisie* avec *d'autres maladies* de deux façons. Quand les symptômes généraux prédominent et que les manifestations pulmonaires sont peu marquées, une tuberculose existante peut être méconnue. Au début principalement beaucoup de phtisies sont prises pour de l'anémie pure, pour un catarrhe chronique de l'estomac, pour de la chlorose, pour une bronchite simple, etc. Si chez un phtisique il se déclare de bonne heure une fièvre continue ou intermittente, avant que des signes pulmonaires un peu considérables aient apparu, la maladie peut à tort être prise pour une fièvre typhoïde ou une affection malarienne. Par ailleurs et même assez fréquemment, on considère comme phtisiques des personnes qui souffrent d'une tout autre affection. De graves maladies latentes de l'estomac ou certaines affections générales (anémie, diabète, néphrite chronique, etc.), peuvent être considérées à tort comme des phtisies. De même d'autres affections pulmonaires, comme la bronchite chronique, l'emphysème, les ectasies bronchiques, les processus fétides et gangreneux, le carcinome du poumon sont susceptibles d'être confondus avec la tuberculose. Ce n'est que par un examen attentif et *dégagé de toute idée préconçue*, qu'on se mettra en garde contre de semblables erreurs.

Il est également très important pour le médecin de connaître ce que l'on appelle la *phobie hypochondriaque* de la phtisie. Des personnes nerveuses sont parfois poursuivies par la frayeur constante de devenir tuberculeuses. Ces malades se plaignent de toute une série de symptômes imaginaires (douleurs thoraciques, toux nerveuse, faiblesse, hémoptysies hystériques, etc.), qui peuvent facilement faire admettre l'existence d'une vraie tuberculose pulmonaire au début. De telles erreurs ont lieu facilement si ces malades affirment qu'ils ont des *crachats sanglants*. Assurément un médecin expérimenté est alors frappé de ce fait que ces prétendues hémoptisies qui durent des semaines se répètent presque tous les jours et sont peu abondantes. Un examen attentif montre le plus souvent que l'origine du sang est dans le pharynx ou au niveau des gencives. Voir dans le tome III, nos remarques sur les hémoptisies de nature hystérique. Un médecin expérimenté reconnaîtra assez facilement dans la plupart des cas la vraie nature de ces troubles, grâce à l'état de nervosisme des malades et l'absence complète de tous les signes objectifs véritables.

De l'emploi de la tuberculine pour le diagnostic. Koch a fait une découverte importante en démontrant que des *malades atteints de tuberculose*, principalement de tuberculose pulmonaire, éprouvent une *réaction* particulière après l'injection de minimes quantités de tuberculine (0,001 à 0,002) de sa préparation. Cette réaction consiste en ce que 4 à 5 heures environ après l'inoculation il survient de la *fièvre* (39° à 40° et au delà) accompagnée de frissons, de mal de tête, de douleurs articulaires, d'envies de vomir, d'abattement, etc. Après 12 à 15 heures cette *réaction générale* disparaît. Si l'affection tuberculeuse est directement accessible à la vue (revêtement cutané, larynx) on peut, outre la réaction générale, le plus souvent constater une *réaction locale* très prononcée, consistant en gonflement, rougeur et finalement nécrose partielle du tissu tuberculeux. Chez des malades atteints de tuberculose des organes internes, cette réaction locale existe aussi, mais naturellement elle se soustrait à l'observation directe et ne se fait connaître que par certaines manifestations secondaires (par une augmentation de la toux et de l'expectoration, apparition de râles, etc., dans la tuberculose du poumon). Au niveau du point de la piqûre pratiquée pour l'injection on observe parfois au niveau de la peau une faible réaction locale à la piqûre qui est identique avec la réaction de PIRQUET qui sera indiquée plus loin. Si, au contraire, on pratique les injections de tuberculine chez des *personnes saines* ou chez celles qui souffrent d'une affection autre que la tuberculose, il ne se

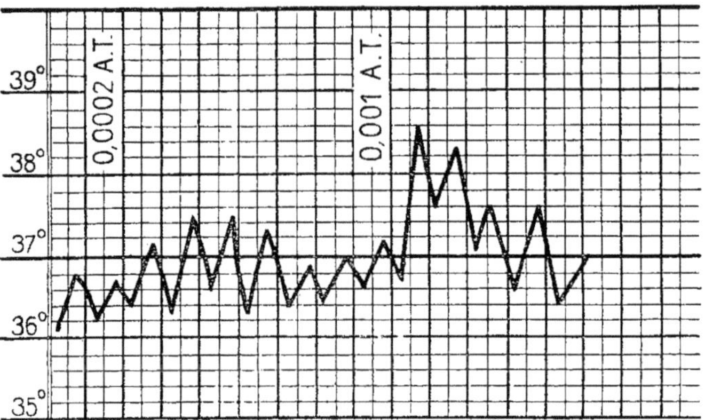

Fig. 55. Exemple d'une réaction à la tuberculine.
Réaction faible après 2/3 de mg. Réaction forte après 1 mg. de tuberculine ancienne.
(Clinique médicale de *Leipzig.*)

produirait, d'après KOCH, presque pas de réaction sous l'influence de petites doses. C'est seulement quand l'injection de la préparation de KOCH atteint 0,01 ccm. qu'elle serait suivie de « réaction » chez des gens sains, c'est-à-dire non tuberculeux.

Les faits avancés par KOCH sont en général très exacts. L'importance pratique et diagnostique de la réaction présente toutefois cette lacune, c'est qu'elle n'est utilisable que chez des individus qui sont absolument sans fièvre et aussi parce qu'elle est *trop* délicate. La réaction peut aussi se produire lorsqu'il existe quelque part dans l'organisme un foyer tuberculeux ancien n'ayant aucun rapport avec les symptômes morbides observés. Toutefois, c'est une erreur d'abandonner tout à fait ce moyen d'exploration diagnostique. Dans certains cas douteux l'injection de tuberculine a une importance qu'il ne faut pas trop déprécier puisque l'apparition et l'absence de la réaction fébrile ont une très grande importance pour l'une ou l'autre hypothèse. Il est convenu que deux ou trois jours avant l'injection de tuberculine on doit prendre minutieusement la température du malade (si possible de 2 en 2 heures). Lorsque cette recherche a montré que la température est normale et persistante, on commence par pratiquer une injection de 0,0002 ccm. de tuberculine (fig. 55). Si la réaction fait défaut ou est douteuse, on va jusqu'à 0,0005 ou même jusqu'à 0,001 et enfin jusqu'à 0,005 ccm. Les injections ne doivent être faites que lorsque les phénomènes réactionnels de l'injection précédente ont totalement disparu. S'il se produit seulement une réaction tout à fait faible, c'est-à-dire une élévation de 1 à 3 dixièmes de degré on répète l'injection de la même dose de tuberculine et celle-ci souvent provoque une réaction nette s'il y a une tuberculose persistante. On ne peut dire d'une manière générale jusqu'à quelle dose de tuberculine on peut pratiquer les injections. La dose terminale ou maximum est ordinairement de 0,01 ccm.

Récemment des observations très intéressantes ont été faites sur ce fait que la tuberculine agit différemment au niveau du point où on l'a inoculée selon qu'on a affaire à un individu déjà tuberculeux ou à un individu complètement indemne de tuberculose. D'après PIRQUET, si on porte sur une petite plaie par piqûre de la peau ou sur des incisions superficielles une goutte d'une solution de tuberculine à 25 % (ou beaucoup plus faible encore), on voit au bout de 24 à 48 heures chez les tuberculeux au niveau du point d'inoculation une *réaction* nette de la peau (fig. 56) avec rougeur et gonflement plus ou moins prononcés. *Si le sujet n'est pas tuberculeux*, la réaction ne se produit pas. Toutefois la réaction perd son importance au point de vue pratique parce qu'elle est *trop* sensible. Les adultes ont si souvent quelque vieux foyer tuberculeux profond que très souvent la réaction de PIRQUET apparaît sans qu'il y ait aucun signe *clinique* de tuberculose. L'importance de la réaction de PIRQUET, au point de vue du diagnostic, est beaucoup plus grande chez les enfants pendant leur première année.

CALMETTE et WOLF-EISNER ont cherché la réaction à la tuberculine en déposant une goutte d'une solution de tuberculine à 1 % à la surface de la conjonctive. Chez les tuberculeux, au bout de 24 heures il se produit souvent une forte rougeur inflammatoire de la conjonctive *(ophtalmo-réaction)*; chez les individus sains elle fait défaut. Pratiquement cette méthode n'a pas été adoptée parce que parfois on a observé à sa suite des inflammations oculaires graves. Si l'importance pratique et diagnostique de cette réaction n'a pu jusqu'à présent être très fortement signalée, elle a cepen-

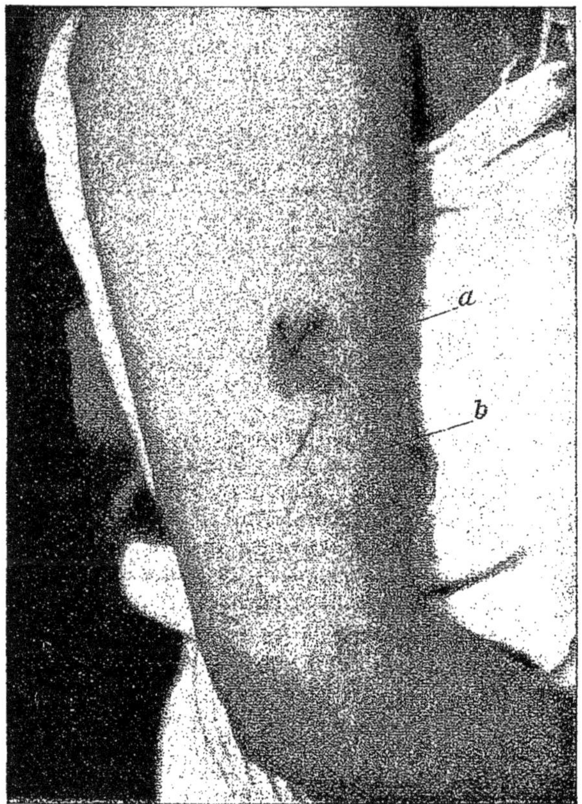

Fig. 56. Cutiréaction de PIRKET (observation personnelle).
a) Réaction à la tuberculine.
b) Scarifications de contrôle de la peau *sans* inoculation de tuberculine.

dant un grand intérêt théorique et elle mérite encore certainement qu'on l'étudie sérieusement.

Enfin nous devons encore une fois insister sur la *grande importance diagnostique de l'examen par les rayons de* RÖNTGEN (voir planche II) au point de vue du diagnostic de la tuberculose pulmonaire, surtout pour *les cas douteux et au début de leur évolution*. A l'aide d'une technique appropriée, on constate que les infiltrats tuberculeux du poumon se révèlent par des taches sombres nettes; assurément il faut un œil exercé pour les reconnaître comme il faut, une oreille exercée pour apprécier les modifications du son à la percussion. De nombreux faits m'ont montré durant ces dernières années que les infiltrations tuberculeuses sont toujours nettement reconnaissables aux examens radioscopiques et qu'elles correspondent d'ordinaire aux signes fournis par la percussion, mais que parfois elles apparaissent nettement alors que la percussion donne des résultats douteux ou nuls. En tout cas l'examen à l'aide des rayons de RÖNTGEN est un moyen de recherche et d'examen très important pour faciliter le diagnostic. Cette méthode d'exploration est aussi très importante pour déceler les *ganglions péribronchiques tuberculeux infiltrés,* lésions qu'il serait impossible de constater par aucune autre méthode et que les rayons de RÖNTGEN font souvent découvrir très nettement (P. KRAUSE, etc.); les résultats de cet examen permettent un traitement préventif chez les individus dont les poumons sont encore sains.

D'autre part lorsqu'on redoute une tuberculose commençante des poumons il n'y a pas de moyen plus certain pour se rassurer et affirmer l'état normal du poumon que d'avoir la preuve que le poumon est complètement et uniformément perméable aux rayons de RÖNTGEN; il faut toutefois avouer que, dans certains cas, des lésions tuberculeuses commençantes des sommets du poumon peuvent être constatées nettement à l'auscultation sans qu'elles puissent être révélées par les rayons de RÖNTGEN. Le symptôme dit de WILLIAM, c'est-à-dire la limitation précoce ou la suppression des mouvements du diaphragme du côté malade n'a aucune importance réelle car on l'observe très rarement. Abstraction faite des adhérences pleurales, il semble qu'elle peut être attribuée à une lésion du nerf phrénique au niveau du sommet du poumon.

En terminant ces remarques diagnostiques je dois faire remarquer que le diagnostic de la tuberculose pulmonaire au début ne doit jamais s'appuyer sur un seul symptôme, mais sur un ensemble de recherches. Par des observations précises et quotidiennes (température du corps, pouls, percussion et auscultation, crachats, radioscopie, parfois réaction à la tuberculine) on peut dans la plupart des cas obtenir un résultat certain.

Pronostic. Il est difficile d'émettre une opinion générale sur le pronostic de la tuberculose pulmonaire. Il n'est pas douteux que des foyers tuberculeux encore peu étendus au niveau des poumons, sont susceptibles de guérison, tout autant qu'on peut parler de guérison dans le sens clinique du mot. Des guérisons de ce genre semblent même se rencontrer plus souvent qu'on ne le suppose. Tout au moins trouve-t-on assez fréquemment, à l'autopsie de gens âgés, des rétractions cicatricielles au niveau des sommets du poumon et qui peuvent certainement être considérées comme des guérisons. Dans beaucoup de ces cas l'existence de cette tuberculose n'était jamais parvenue à la connaissance du médecin. Aujourd'hui que, grâce à la découverte des bacilles dans les crachats, le diagnostic des plus légères lésions tuberculeuses des poumons est devenu beaucoup plus facile et plus sûr, la guérison de personnes atteintes de tuberculose se constate plus fréquemment qu'autrefois, déjà de leur vivant.

Quoi qu'il en soit, on doit toujours, maintenant encore, considérer le pronostic de la tuberculose pulmonaire comme *très sérieux*, et même dans presque tous les cas déjà avancés, comme absolument funeste. Beaucoup de prétendues guérisons ne sont en fin de compte que de simples améliorations suivies de rechutes nouvelles, et quant à la règle qui dit que la médication, dans tous les cas où la maladie a atteint un certain degré, est complètement impuissante, il est malheureusement inutile d'y insister.

Il est une circonstance excessivement importante qui, dans le pronostic de la tuberculose pulmonaire, ne doit jamais être perdue de vue — c'est l'*évolution si essentiellement variable de la maladie, considérée au point de vue de sa durée*, en particulier la possibilité d'un état de bien-être relativement favorable qui dure des années bien que la maladie soit *loin d'être totalement éteinte*. A cet égard il y a lieu de différencier nettement les cas très fréquents de tuberculose *bénigne* de ceux qui évoluent rapidement, et cette distinction pronostique est celle qui en pratique a la plus grande valeur. Toutefois il est souvent très difficile d'émettre un pronostic quelconque, en ce qui concerne la durée d'un cas en particulier.

Que de phtisiques font au premier examen l'impression de ne plus avoir à vivre plus d'une quinzaine, et qui dans la suite se soutiennent encore de longs mois et au delà, dont la plupart des symptômes s'améliorent au point qu'ils se reprennent de nouveau à vivre. Dans d'autres cas par contre nous croyons avoir affaire à une maladie qui ne fait que commencer, nous donnons encore quelque espoir — et cependant le patient succombe en quelques semaines à la phtisie aiguë.

Toutefois nous pouvons, — abstraction faite d'événements imprévus, tels que hémorragies pulmonaires, apparition d'un pneumothorax, d'une méningite tuberculeuse, d'une tuberculose miliaire et ainsi de suite, nous baser sur certaines conditions qui permettent d'espérer une marche relativement favorable de la maladie. Parmi elles on peut ranger un tempérament vigoureux qui n'a pas été affaibli par une hygiène défectueuse (par exemple l'alcoolisme), un état général encore bon, l'absence de tare héréditaire, le peu d'extension locale de la maladie, un *âge* avancé (l'expérience montre que passé la trentaine la tuberculose a, en général, une évolution plus favorable que lorsqu'elle se développe chez des individus jeunes), l'absence de toutes complications et finalement un état d'apyrexie persistant. Cette dernière circonstance est tellement importante qu'il y a lieu d'insister encore spécialement sur ce point. Tout malade porteur d'une tuberculose pulmonaire avérée, qui a à peine de la fièvre, se trouve pour ainsi dire dans une phase d'arrêt de la maladie, où grâce à des soins et à un traitement approprié il est permis d'escompter une amélioration réelle (peut-être même la guérison). Inversement, toute *température fébrile* indique que la maladie n'est pas complètement au repos, mais en progression active — lente ou rapide. Nous avons signalé plus haut les particularités des courbes thermiques dont il faut tenir compte en cette occurrence. — Il va sans dire qu'outre les conditions dont nous venons de parler, le milieu qui entoure le malade (ménagements, soins hygiéniques appropriés, au besoin traitement climatérique, etc.), a une très grande valeur au point de vue du pronostic.

Traitement. 1. *Prophylaxie.* La question des mesures préventives capables d'empêcher éventuellement la propagation de la maladie, est entrée dans un nouveau stade, maintenant qu'on connaît positivement la nature infectieuse de la tuberculose. En effet, il n'est plus possible à cette heure d'en nier la *contagiosité* dont on a d'ailleurs depuis longtemps fourni quelques preuves isolées. Bien que, d'après toutes les expériences, le danger de la contagion ne soit *pas très grand*, ce serait pourtant une folie que de vouloir le considérer comme nul. Nous devons donc admettre comme règle fondamentale, qu'il faut avertir les parents des phtisiques de la *possibilité* de ce danger, qu'on ne doit pas permettre que leurs enfants s'y exposent inutilement, et qu'il importe de prendre soin d'isoler suffisamment les malades et de désinfecter les crachats, de prévenir la dessiccation de ceux-ci et leur pulvérisation. L'avenir apprendra si, par des précautions semblables, jusqu'ici complètement négligées, on ne parviendra pas à éviter beaucoup de malheurs.

Les mesures « prophylactiques » employées jusqu'à présent se bornent presque exclusivement à aguerrir, autant que possible, et à fortifier l'individu menacé. C'est ainsi qu'on s'attache à juste titre à fortifier, et par suite à prémunir contre le danger qui les menace, les enfants de complexion débile, portant l'estampille de la scrofule ou appartenant à des familles dans lesquelles la tuberculose a déjà fait des victimes. Une bonne alimentation, le grand air, les lotions froides et les bains qui émoussent la sensibilité trop vive de l'organisme — tels sont les moyens dont l'action favorable est universellement reconnue.

L'extirpation de certains foyers tuberculeux qui existent déjà dans l'économie a probablement une plus grande valeur prophylactique. Nous entendons par là le traitement approprié, même l'extirpation de tumeurs ganglionnaires scrofuleuses (c'est-à-dire tuberculeuses), la guérison ou la résection de parties d'os ou d'articulation atteintes de tuberculose, etc. Quoique nous ne puissions jamais savoir, dans un cas donné, si le fragment enlevé constitue le seul foyer morbide, nous n'en sommes pas moins positivement autorisés à supprimer au moins *une* source possible de l'infection ultérieure de l'organisme. La discussion approfondie de ce point important doit être abandonnée à la chirurgie.

2. *Thérapeutique*. On a déjà souvent cru avoir trouvé un *remède spécifique* contre la tuberculose. Malheureusement on n'a eu jusqu'ici que des déceptions. On a maintenant presque abandonné toutes les méthodes d'inhalations préconisées autrefois avec des *substances antiseptiques* (acide phénique, benzoate de soude, iodoforme). L'*arsenic* (à l'intérieur ou en injections sous-cutanées) en vogue pendant un certain temps n'a pas donné plus de résultats. On peut y avoir recours au début, notamment quand il existe en même temps une anémie considérable; mais on ne doit pas en attendre de grands résultats. La *créosote* a trouvé beaucoup plus de partisans. Ces préparations peuvent être longtemps continuées, parfois elles améliorent l'appétit et l'état général. Il n'est pas certain qu'elles aient une action favorable sur le processus tuberculeux proprement dit. On ordonne de préférence le *carbonate de gaïacol* ou le benzoate de gaïacol en cachets de 0,50, plusieurs fois par jour. Une autre préparation gaïacolée utilisable c'est le *thiocol* (sulfo-gaïacolate de potassium) à la dose de 0,50 à 1 gr. plusieurs fois par jour. Dans ma clinique on emploie la solution suivante : Thiocol 20 gr., sirop d'orange 20 gr., eau dist. 200, 3 fois par jour $1/2$ à 1 cuillerée à soupe.

Les efforts de plus en plus nombreux faits dans ces temps derniers pour découvrir une méthode de traitement vraiment spécifique de la tuberculose en se basant sur les notions de bactériologie générale que nous possédons actuellement, ont une tout autre importance scientifique.

Comme tout le monde se le rappelle, la fin de l'année 1890 fut marquée par une émotion profonde quand R. Koch annonça qu'il avait, au moyen de la glycérine, extrait des cultures pures de bacilles tuberculeux une substance (« tuberculine ») qui avait pour effet de guérir les processus tuberculeux aussi bien chez les animaux que chez l'homme. Grâce à l'enthousiasme irréfléchi qui malheureusement accompagne si souvent les découvertes thérapeutiques et qui, en la circonstance, trouvait son excuse dans l'autorité de l'inventeur, dès les *premières semaines* après la divulgation du remède, surgirent en effet de tous côtés des communications qui proclamaient l'efficacité de la tuberculine. Seulement, plus les recherches se poursuivaient, plus on s'aperçut que les brillantes espérances qu'elles avaient éveillées, ne correspondaient pas à la réalité, et il ne tarda pas à se faire un retour d'opinion qui a donné lieu à beaucoup d'appréciations contraires aussi peu justifiées peut-être que ne l'étaient les louanges du début.

Dans ces derniers temps il s'est produit un revirement *en faveur* de la tuberculine et un grand nombre de recherches cliniques précises ont montré que l'*emploi judicieux et surveillé* de cette substance ne produit aucune action nuisible et de plus peut avoir une action utile dans un certain nombre de cas. Le traitement méthodique par la tuberculine doit être institué de préférence dans une maison de santé ou dans un sanatorium. Le traitement à domicile n'est possible que chez les malades qui peuvent consacrer exclusivement leur temps au traitement et qui par conséquent vivent comme s'ils étaient dans un sanatorium. — Il y a déjà, à l'heure actuelle, un certain nombre de préparations de tuberculine (Koch, Béraneck, Denys, etc.). La plus utilisable est toujours l'*ancienne tuberculine de* Koch. Les progrès principaux et récents relatifs au traitement par la tuberculine sont les suivants : il faut d'abord n'employer que des doses beaucoup plus petites que précédemment et de manière à éviter, autant que possible, l'apparition d'une forte réaction fébrile. Les cas les plus appropriés au traitement par la tuberculine sont, autant que possible, des *cas* au *début*, apyrétiques ou présentant de faibles élévations de la température. On débute par de très petites doses (1/10 à 1/100 de millig. et moins encore) et on ne les augmente que lentement; on répète les injections tous les 3 à 4 jours. Pour les détails précis relatifs à la tuberculinothérapie nous renvoyons aux travaux spéciaux sur ce point. En général, j'ai la conviction qu'un traitement régulièrement institué par la tuberculine est souvent utile dans les cas appropriés. Les malades à poussées fébriles légères voient souvent disparaître leur fièvre. Chez tous les malades dont la fièvre est élevée il est rare malheureusement de constater une action favorable. Dans tous les cas le traitement doit être poursuivi pendant plusieurs mois; en outre ce traitement doit être recommencé à diverses reprises.

Dans aucun cas on ne doit, en plus du traitement spécifique, négliger le *traitement général* dans cette maladie.

La *méthode « hygiénique, diététique »* de traitement de la tuberculose a pour objet de provoquer autant que possible la *guérison spontanée* de la tuberculose pulmonaire. Ce but peut être atteint d'un côté, en écartant aussi longtemps et aussi complètement que possible toutes les influences nocives qui peuvent favoriser le développement ultérieur de la maladie et d'autre part en cherchant à placer, autant que faire se peut, le malade dans des conditions qui accroissent la force de résistance individuelle de l'organisme et rendent plus facile la guérison spontanée. Les facteurs qui interviennent avant tout dans ce sens sont 1°) la *suralimentation*, 2°) le *repos* et 3°) le *séjour prolongé dans une atmosphère pure et ensoleillée*. La réunion de ces trois facteurs de guérison n'est possible que si les malades se soustraient à leurs habitudes et à leur genre de vie ordinaire. Le traitement de la tuberculose doit donc toujours être commencé en exigeant que les malades s'occupent exclusivement de leur « cure » pendant une période de temps aussi longue que possible. Ensuite vient le choix de l'endroit où le traitement sera mis à exécution. Il est évident que dans certains cas les malades pourront suivre leur traitement dans les conditions habituelles qu'ils trouvent chez eux. Toutefois très fréquemment ce n'est pas le cas, car les deux derniers des trois facteurs de guérison que nous avons indiqués — le repos et en particulier le bon air — n'existent pas pour le malade dans son domicile. C'est donc le rôle du médecin de décider dans chaque cas particulier, comment les conditions nécessaires au traitement seront le mieux réalisées. Suivant les circonstances on peut choisir entre un séjour à la campagne, si possible dans une contrée boisée et agréable, un lieu de cure spécial, ou enfin une maison de santé appropriée. Au point de vue *théorique*, il faut sans aucun doute recommander surtout dans le traitement de la tuberculose les *sanatoriums* spécialement affectés à cet usage. C'est là que toutes les conditions nécessaires à la guérison sont le mieux remplies, et les malades sont soumis à une surveillance médicale constante. Le plus souvent ce ne sont d'ailleurs que des raisons spéciales (d'économie et autres) qui font rejeter le traitement dans un sanatorium. A ce point de vue, il faut grandement louer les efforts qui ont été faits récemment de tous côtés pour rendre possible aux personnes moins fortunées de jouir des bienfaits du traitement dans les établissements spéciaux. Dans ce que l'on appelle les *lieux de cure ouverts* pour phtisiques les conditions nécessaires au traitement vrai sont également remplies en partie. Toutefois ces lieux de cure présentent les désavantages suivants : les malades sont beaucoup plus abandonnés à eux-mêmes, ils peuvent par conséquent commettre facilement des imprudences et rendre problématique, par le fait même, le succès du traitement. On ne choisit donc spécialement de lieu de cure ouvert que pour les malades qui ont déjà été soignés dans un établissement spécial et y ont appris à connaître le mode d'existence qui leur convient ou pour ceux qui sont déjà assez bien rétablis pour qu'on puisse les laisser jouir d'une plus grande liberté.

En ce qui concerne les divers détails nécessaires à connaître pour réaliser le traitement que nous avons indiqué, ajoutons encore ce qui suit :

1. *Alimentation*. Elle doit être aussi bonne et aussi abondante que possible, car il est désirable certainement et d'une manière générale qu'il y ait une augmentation de poids et cette augmentation est un signe d'amélioration. Il faut toutefois quand on *suralimente* un malade, éviter de produire des troubles digestifs. Il ne s'agit pas en effet d'obtenir chez un malade qu'il augmente autant que possible ses réserves adipeuses. Le fait essentiel c'est que le malade puisse manger avec *un bon appétit*. La viande, le lait, les œufs, les aliments farineux, le beurre sont le plus à recommander, tout en observant qu'indépendamment d'une riche provision d'albumine, l'organisme réclame une proportion suffisante d'hydro-carbones et de graisse. Beaucoup de « cures » spéciales de la phtisie pulmonaire ne valent que par l'abondante ingestion d'aliments facilement assimilables à laquelle elles astreignent les malades, et c'est à ce titre seul qu'on apprécie les cures de lait, cures de Koumys, de Képhir, etc.

Il est très important de donner aux malades non seulement une nourriture abondante mais encore sous une forme agréable et variée. Si le lait pur n'est pas bien supporté on essayera d'y ajouter du café, du thé, du sel, du cognac, etc. En ce qui concerne les *boissons* alcooliques nous recommandons l'usage de quantités modérées de bière, surtout de bières riches en matières extractives bière de malt, porter, etc.). De petites quantités de bon vin peuvent contribuer à remonter l'appétit et l'état général. Par contre nous considérons comme inutile et dans certaines circonstances même comme nuisible l'usage qui existe dans certains sanatoria de faire prendre de grandes quantités de boissons fortement alcooliques (vin de Porto, cognac). L'emploi de *préparations artificielles* (préparations de viande artificielles, somatose, nutrose, etc.) ne doit être utilisé qu'en cas de nécessité. Il n'est pas inutile de prescrire parfois de l'*huile de foie de morue* (2 à 4 cuillerées à soupe par jour, si elle ne provoque pas de troubles digestifs).

2. Les deux autres moyens de traitement le *repos* et le *séjour prolongé* à l'air pur sont réalisés le mieux possible par les *cures à l'air libre* dont on reconnaît de plus en plus l'importance et dans lesquelles les malades passent la plus grande partie de la journée couchés dehors (sur des chaises longues commodes). Tout effort corporel inutile, toute accélération de la respiration, toute excitation nuisible des voies respiratoires est donc supprimée par le fait même. L'action directe et prolongée des *rayons solaires* a vraisemblablement de l'importance ainsi que l'accroissement des phénomènes d'échange dû à une plus grande dépense de calorique.

En réalité il faut agir différemment suivant les cas, car l'*exercice modéré* à l'air libre n'est certainement pas nuisible à beaucoup de malades, mais plutôt très bien toléré. Toutefois cela ne réussit que chez les phtisiques apyrétiques; dès qu'une *élévation de température* même très faible apparaît, le *repos complet* doit être la règle. La cure à l'air libre pratiquée d'une manière méthodique dans des conditions de vie extérieure appropriées, n'est souvent possible que dans une maison de santé. Toutefois il est souvent possible aussi de trouver dans un jardin ou dans une véranda un endroit ensoleillé, abrité contre le vent où les malades peuvent passer la journée entière à l'air libre jusqu'à un peu avant le coucher du soleil dans une position commode de repos. En cas de nécessité il faudra se contenter de se placer près d'une fenêtre ouverte. L'avantage des établissements de cure climatérique (v. plus bas) consiste surtout dans ce que le séjour prolongé à l'air libre est encore possible pendant la saison froide de l'année. Quant à dire que certains facteurs climatériques, en particulier l'altitude d'un endroit, exercent une influence spécifique sur la guérison de la tuberculose pulmonaire, c'est là tout au moins une hypothèse non encore démontrée.

Les sanatoria les plus connus pour les maladies du poumon se trouvent à *Görbersdorf* en Silésie, *St-Blaise*, *Wehrawald*, *Schömberg* dans la forêt noire, *Reibolsdgrün* dans le Voigtland saxon, *Hohenhonnef* sur le Rhin, *Andreasberg*, *Davos* et *Arosa* en Suisse, à *Gardonne*, à *Gries*, etc. Parmi les lieux de cure ouverts qui doivent être recommandés de préférence pour le traitement des tumeurs nommons parmi les *stations d'été* les eaux alcalines et chlorurées sodiques d'*Ems*, *Obersalzbrunn*, *Reinerz*, les eaux chlorurées sodiques de *Reichenhall*, *Salzungen*, *Soden*, etc., les sources de *Lipps-*

pringe, *Inselbad*, *Weissenbourg* en Suisse. Parmi les stations climatériques d'été il faut recommander : *Beatenberg*, *Heiden*, *Engelberg* en Suisse, *Badenzeiler*, *St-Blaise*, *Rippoldsau* dans la forêt noire, etc. Parmi les stations climatériques d'hiver il faut citer surtout dans la montagne *Davos*, *Arosa*, *Leysin*, etc.

— Plus le malade est encore vigoureux, plus il y a lieu de lui conseiller un séjour d'hiver dans les montagnes. — Aux constitutions délicates les *climats méridionaux* conviennent davantage. Pour avoir une garantie certaine qu'on jouira d'une température d'une douceur constante, il faut se diriger vers les stations très éloignées. vers *l'Algérie*, *l'Egypte*, *Malte* ou l'île si renommée de *Madère*. Les plages siciliennes *(Catane*, *Palerme)*, puis *Ajaccio* et *Pau* offrent également des conditions climatériques favorables, tandis que les stations de la *Riviera*, *Méran*, *Gries*, *Arco*, *Lugano*, *Pallanza*, *Montreux*, etc., sont déjà sous ce rapport beaucoup moins sûres et ne servent par conséquent que comme séjour de transition pendant le printemps et l'automne.

Disons pour finir qu'au début de la maladie et dans les cas stationnaires, le *séjour au bord de la mer* ou bien de longs *voyages en mer*, sont parfois très utiles.

Nous ne pouvons pas entrer dans plus de détails concernant toutes ces diverses stations. Nous devons cependant faire observer avec insistance qu'en conseillant et en choisissant une station, il faut toujours se demander si les frais et les fatigues qu'on occasionne de ce chef aux malades, seront compensés par le résultat éventuel qu'on espère obtenir. Plus l'affection tuberculeuse sera à ses premiers débuts, plus la nutrition et les forces du malade se trouveront encore dans des conditions favorables, plus aussi on pourra l'engager à ne négliger aucun sacrifice matériel pour retrouver sa santé dans la mesure du possible. Il faudra notamment lui représenter toujours que la « guérison » de la tuberculose pulmonaire ne peut jamais s'obtenir par un seul et *unique* séjour en quelque endroit que ce soit, mais par un régime de vie continué pendant des *années entières* et conforme à toutes les exigences de l'hygiène. Par contre il est aussi blâmable au point de vue médical qu'au point de vue humanitaire, d'expédier un phtisique arrivé à sa dernière période dans un pays étranger, pour y mourir loin de son lieu natal et de sa famille. D'ailleurs les phtisiques *fébricitants* ne seront jamais éloignés de chez eux, à moins d'être recueillis dans un véritable établissement sanitaire où la surveillance et les soins médicaux les entourent constamment. Enfin dans le traitement hygiénique de la phtisie, il faut également employer l'*hydrothérapie*. Bien qu'elle ne puisse exercer aucune influence spécifique sur la maladie et qu'elle ne doive par conséquent pas être trop vantée, l'emploi de frictions froides, de douches fraîches courtes, d'affusions, etc., est souvent utile chez des malades encore vigoureux et résistants. Les malades s'endurcissent contre le refroidissement; de plus les soins et l'excitation du revêtement cutané agissent favorablement sur le bien-être général. Dans les cas graves accompagnés de fièvre, on peut faire au lit des frictions avec de l'eau froide, de l'eau-de-vie, du vinaigre aromatique, en outre des applications sur la poitrine, des enveloppements, etc. En outre, on emploie également souvent au point de vue symptomatique (voir plus bas) pour calmer les douleurs, pour abaisser la température, pour diminuer les sueurs, etc., des frictions, des enveloppements froids ou chauds ainsi que des enveloppements de *Priessnitz*. J'ordonne parfois aussi dans la tuberculose pulmonaire des frictions avec le savon mou comme celles qu'on pratique depuis longtemps dans la pleurite tuberculeuse et dans les hypertrophies des ganglions lymphatiques

Le *traitement symptomatique* de la phtisie doit en première ligne s'adresser aux *symptômes pulmonaires* eux-mêmes. Pour calmer la *toux*, on emploie la plupart des moyens usités dans la bronchite chronique. On essaie des *inhalations* (1) avec le sel ordinaire, les carbonates alcalins, ou, quand la sécrétion est abondante, avec une solution de tannin et les balsamiques (térébenthine, baume de Pérou, etc.). Quand les quintes sont violentes les inhalations avec des solutions narcotiques procurent parfois aussi quelque soulagement (eau de laurier-cerise, opium, bromure de potassium).

Parmi les *médicaments recommandés contre la toux*, la *morphine* occupe la première place. Au début on doit en être avare et n'en user qu'avec prudence. Dans les cas graves et désespérés on ne saurait s'en passer. Elle calme la toux, la douleur et l'oppression et procure au malade, pour quelque temps du moins, le repos désiré. Dans les cas chroniques qui présentent moins de malaises, on peut pendant longtemps avec avantage recourir à des narcotiques moins actifs : la *codéine* (en poudre de 0,03 à 0,05, ou phosphate de codéine 0,5, eau de laurier-cerise 20 gr., 15 à 20 gouttes); puis les dérivés de la morphine (*Héroïne*, 0,005 à 0,01 en une fois, à employer avec prudence et la *dionine* (0,01 à 0,03), enfin dans certaines circonstances l'*extrait d'hyoscyamine* (par exemple extrait d'hyoscyamine, 1 gr., eau de laurier-cerise. 20 gr., 15 à 20 gouttes toutes les 2 heures, l'*extrait de belladone* en paquets de 0,03 à 0,05, etc. Il est important que les malades apprennent eux-mêmes à

1. Les doses précises se trouvent dans l'appendice des formules.

résister jusqu'à un certain point aux envies de tousser. De petites gorgées d'eau froide, un bonbon pectoral ou une pastille d'Ems, etc., exercent souvent une action calmante.

Si les malades se plaignent de difficulté à avoir leurs crachats, on ordonnera des *expectorants* dont l'efficacité laisse souvent à désirer, mais dont on ne saurait se dispenser dans la pratique. Les expectorants le plus en usage sont le sel ammoniac, l'ipécacuanha, l'apomorphine, le senega, etc. (Voir de nombreuses formules dans l'appendice). Très souvent on combine les expectorants avec les remèdes narcotiques (poudre de DOWER, etc.).

Lorsque les *douleurs thoraciques* sont violentes, on pourra recourir fréquemment aux *applications locales* sur le thorax : sinapismes, cataplasmes chauds ou froids, compresses de PRIESSNITZ, badigeonnages à la teinture d'iode, frictions avec huile de chloroforme, etc. Si la *dyspnée* est forte, comme cela a lieu d'ordinaire dans les dernières phases de la maladie ou quand un pneumothorax s'est produit, les *narcotiques* (morphine) sont indispensables.

Le *traitement de l'hémoptysie intercurrente* a une grande importance. Comme de légères traces de sang dans les crachats annoncent souvent une hémoptysie plus considérable, la plus grande prudence est de rigueur dès que du sang apparaît dans l'expectoration. Dans toute hémoptysie, le *repos au lit* est de toute nécessité. On doit éviter d'explorer trop minutieusement le poumon, et surtout de percuter trop fortement. On place sur le côté d'où l'on soupçonne que l'hémorragie dérive, une *vessie de glace plate*, pas trop pesante. Le froid est d'ordinaire bien supporté. Il est rare qu'il provoque des accès de toux, et dans ce cas on doit l'abandonner. On recommande en même temps de faire avaler de petits fragments de glace. Les *narcotiques* (morphine) sont les plus utiles de tous les remèdes internes, parce qu'ils diminuent les fortes secousses de toux et favorisent l'arrêt de l'hémorragie. Plus la toux est fréquente, plus l'emploi de la *morphine* est nécessaire, soit sous forme de gouttes, soit en injections sous-cutanées. Parmi les médicaments auxquels on attribue un effet hémostatique, il faut citer d'abord l'*extrait de seigle ergoté*, « ergotine », qui doit être prescrit plusieurs fois par jour à l'intérieur ou mieux encore en injections sous-cutanées à la dose de 0,1 à 0,5. Parmi les diverses préparations d'ergotine on peut employer notamment des injections sous-cutanées d'ergotine citrique (MERCK). On a souvent préconisé les injections sous-cutanées de solutions de gélatine stérilisées et récemment on a fait des essais très remarquables sur l'action antihémorragique des *injections de sérum sanguin*. Il faut essayer en outre l'*extrait fluide d'hydrastis* (avec une teinture aromatique environ

20 gr., 30 à 40 gouttes plusieurs fois par jour), l'*acétate de plomb*, l'*atropine*, etc. L'action de ces médicaments, en particulier du dernier, est tout à fait incertaine. Les inhalations avec des solutions à 1 et 2 % de sesquichlorure de fer provoquent le plus souvent des accès de toux et sont par conséquent plutôt nuisibles qu'utiles. Un remède populaire très employé et qu'on a presque toujours sous la main est le sel de cuisine (plusieurs cueillerées à café dans un peu d'eau). Dans les hémorragies qui se reproduisent fréquemment, il est à recommander de pratiquer *la ligature des membres*, c'est-à-dire de placer des liens assez solides à la partie moyenne des bras et des cuisses. Par suite de la stase veineuse ainsi produite, l'apport de sang se fait en moins grande quantité au niveau du poumon. L'alimentation des malades atteints d'hémorragie pulmonaire doit consister au début uniquement en lait froid, œufs, etc. Les aliments chauds, les boissons alcooliques, l'alimentation carnée abondante doivent être supprimés. Il est indiqué de faire ingérer des acides (limonade au citron, élixir acide d'HALLER). Lorsque l'hémorrhagie s'est arrêtée, les malades doivent encore rester couchés au lit pendant un certain temps et observer la plus grande prudence, car les hémorragies se reproduisent fréquemment.

La *fièvre hectique des phtisiques* se distingue par sa grande résistance vis-à-vis des antipyrétiques. Il est d'ordinaire *parfaitement inutile*, même parfois nuisible, à cause des troubles gastriques qui ne tardent pas à se produire, d'administrer pendant longtemps aux phtisiques fébricitants de fortes doses d'*antipyrétiques*, étant donné que souvent la fièvre présente spontanément de profondes rémissions matutinales. C'est seulement quand les malades en éprouvent un bien-être général, qu'on pourra avoir recours aux antipyrétiques. L'emploi prolongé du pyramidon (0,25 trois fois par 24 h.) est spécialement indiqué; on peut aussi utiliser l'*antipyrine*, la *quinine*, etc. Par contre des *ablutions froides* de tout le corps ou de la poitrine avec de l'eau ou de l'eau-de-vie sont parfois très utiles, en particulier le soir au moment de l'ardeur de la fièvre. Ces ablutions sont presque toujours bien supportées et procurent aux malades un rafraîchissement et un soulagement visibles. Les enveloppements froids peuvent aussi être employés dans quelques cas.

Les *sueurs accablantes* des phtisiques diminuent aussi parfois à la suite des lotions froides. Si malgré cela elles ne cessent pas, on prescrit quelquefois avec avantage de l'*atropine* (le soir 0,0005 à 0,001). Cependant l'effet du remède ne persiste d'ordinaire pas longtemps. Outre l'atropine on a préconisé contre les sueurs nocturnes des phtisiques l'*agaricine* en pilules de 0,005 à 0,01 et la *picrotoxine* le soir 0,008 à 0,01 en solution ou sous forme pilulaire), et tout dernièrement l'*acide camphorique* (1,5 à 2,0 en cachets). On peut également recommander de saupoudrer le corps avec de la *poudre salicylée* (acide salicylique 5,0, talc de Venise 95,0). La *tisane de sauge* enfin est aussi un remède familier contre les sueurs (le soir deux ou trois tasses prises à froid), de même que du lait avec du cognac.

Si l'*appétit manque*, de petites doses de *quinine* (teint. de quinq. composée, vin de quinquina) et autres amers (teinture amère) agissent parfois avantageusement. Il est bon aussi de faire prendre un peu d'*acide chlorhydrique* (5 à 10 gouttes d'acide chlorydrique dilué) après les repas. — La diarrhée des phtisiques est quelquefois très difficile à combattre. Le remède le plus efficace c'est l'*opium* associé à du tannin (tannigène, tannalbine), ou à de l'acétate de plomb. V. pour plus de détails le chapitre de la tuberculose intestinale.

En vue d'améliorer l'*état général* et l'*anémie*, on donne fréquemment, surtout au début, des *préparations de fer* (quelquefois associé à la quinine ou à l'arsenic, v. plus haut). Presque jamais on n'en a obtenu de résultat notable.

Le traitement *des complications* est décrit dans des chapitres spéciaux.

CHAPITRE SEPTIÈME.

TUBERCULOSE MILIAIRE AIGUË GÉNÉRALISÉE.

Etiologie. La tuberculose miliaire constitue une forme de tuberculose dont les particularités anatomiques aussi bien que l'évolution clinique spéciale méritent une description à part. Cette maladie se caractérise anatomiquement par un *développement excessivement abondant et s'effectuant en un temps relativement court, de tubercules miliaires dans un grand nombre d'organes*. Nous ne pouvons nous figurer ce processus qu'en supposant que de nombreux bacilles se répandent dans tout l'organisme, pénètrent à la fois dans les différents organes et y donnent lieu à l'éruption de tubercules. Depuis longtemps BUHL avait érigé en loi que, dans toute tuberculose miliaire aiguë, il devait y avoir en l'un ou l'autre point de l'organisme un foyer caséeux d'où, par résorption de la matière caséeuse dans le sang, était l'infection générale déterminée. Du reste des recherches récentes nous ont fourni, sur la voie que suit cette infection générale, des données beaucoup plus précises. PONFICK, le premier, trouva dans quelques cas de tuberculose miliaire aiguë, une *tuberculose* étendue *du canal thoracique*, accompagnée d'une désagrégation de la néoplasie tuberculeuse. On comprend aisément que, par suite de la communication du tronc lymphatique avec la veine sous-clavière, la matière tuberculeuse puisse directement pénétrer en grande quantité dans la circulation, et dès lors se disséminer en peu de temps dans les organes les plus divers. Cependant la *tuberculose des gros troncs veineux*, découverte par WEIGERT, surtout celle des veines pulmonaires, paraît être plus fréquemment encore le point de départ de la tuberculose aiguë générale. Ce sont ordinairement des ganglions tuberculeux, mais parfois d'autres foyers de tubercules, qui se fusionnent avec une paroi veineuse avoisinante, l'infiltrent peu à peu jusqu'à ce qu'ils aient complètement pénétré dans la lumière de la veine. Si maintenant ce point vient à se caséifier et à s'ulcérer, il en résulte que la matière infectieuse est incessamment balayée par le courant sanguin, et entraînée dans les organes.

Comme un foyer de ce genre, par exemple un ganglion bronchique tuberculeux, peut exister pendant longtemps sans provoquer le moindre symptôme, on s'explique que la tuberculose miliaire éclate parfois d'une manière soudaine, chez les personnes *jouissant auparavant des attributs d'une santé parfaite*. Dans d'autres cas, les malades souffrent depuis quelque temps déjà de telle ou telle affection tuberculeuse, quand tout à coup, dans l'un ou l'autre point du corps, surgissent les conditions qui favorisent le développement de la tuberculose miliaire. C'est ainsi que nous voyons la maladie se déclarer chez des gens qui sont atteints d'une *phtisie pulmonaire commune*. Cependant dans la phtisie *avancée*, la tuberculose miliaire est une exception. Si l'on découvre, à l'autopsie d'un cas de tuberculose miliaire aiguë générale, d'anciennes lésions tuberculeuses dans les poumons, ce qui n'est pas fréquent du tout, celles-ci ne sont d'ordinaire pas très prononcées et ne consistent qu'en quelques vieux foyers en partie sclérosés, et qu'en indurations pigmentées, etc. On voit assez souvent la tuberculose miliaire se produire à la suite d'un *exsudat pleurétique*. Nous avons fait remarquer plus haut que dans ces cas la pleurésie elle-même était déjà de nature tuberculeuse. En outre, la tuberculose miliaire se montre chez des personnes atteintes de vieilles *affections* tuberculeuses *des os* et *des articulations* (coxalgie, carie vertébrale), *d'engorgements ganglionnaires tuberculeux* (au cou, aux aisselles), de *tuberculose des organes génito-urinaires*, etc. Cependant dans tous ces cas l'affection tuberculeuse constatée pendant la vie n'est pas toujours le point de départ de la tuberculose miliaire généralisée. Mais pourtant, l'existence d'une pareille affection est de la plus grande importance diagnostique, en ce sens que constamment, grâce à elle, l'attention est fortement tenue en éveil sur la possibilité d'une infection tuberculeuse généralisée.

Dans quelques circonstances on a vu la tuberculose miliaire éclater à la suite d'autres maladies aiguës, comme par exemple, la fièvre typhoïde, la rougeole, etc.

Anatomie pathologique. Abstraction faite de la présence d'une ancienne affection tuberculeuse dans l'un ou l'autre organe et de la tuberculose d'une veine ou du canal thoracique, dont nous avons parlé dans le paragraphe précédent et qui peut exister, les lésions anatomiques de la tuberculose miliaire aiguë consistent dans l'infiltration d'un grand nombre d'organes par des tubercules miliaires. Les organes habituellement atteints sont principalement les poumons, le foie, la rate; les reins, le corps thyroïde, la moelle osseuse, le cœur, la choroïde le sont à peu près toujours; les membranes séreuses et les méninges le sont moins souvent, mais assez fréquemment encore. Dans tous ces organes, les nodules miliaires peuvent se rencontrer en grand nombre. On peut en partie les reconnaître à l'œil nu et les sentir très nettement au doigt dans le poumon. Dans plusieurs organes, le foie notamment, souvent aussi dans la rate, ils sont difficiles à distinguer à la simple inspection, mais faciles à découvrir à l'aide du microscope. Nous renvoyons au chapitre de la tuberculose pulmonaire pour ce qui concerne la structure histologique des tubercules miliaires et la recherche des bacilles qu'ils renferment. Disons encore que dans quelques cas, à marche plus lente, les nodules acquièrent la dimension de foyers tuberculeux plus considérables (la grosseur d'une lentille à celle d'un pois). Il y a aussi des cas de tuberculose miliaire moins prononcée, dans laquelle les organes sont atteints en moins grand nombre et en outre à un moindre degré.

Marche générale de la maladie. Les symptômes cliniques de la tuberculose miliaire dépendent de deux facteurs : d'abord de l'infection générale de l'organisme, et secondement de l'affection tuberculeuse locale de certains organes. Tandis que dans beaucoup d'organes la tuberculose miliaire ne se manifeste par aucun symptôme, comme par exemple dans le foie, les reins, le cœur, la moelle osseuse, etc., il y en a deux où elle se traduit par les manifestations locales les plus frappantes : le *poumon*, et surtout le *cerveau*. La tuberculose miliaire de la choroïde, découverte par COHNHEIM et MANZ, ne se révèle non plus par aucun symptôme, mais elle peut être directement diagnostiquée par l'ophtalmoscope et acquiert par là une grande valeur diagnostique.

D'après la prédominance de l'un ou de l'autre groupe de symptômes que nous venons d'indiquer, la tuberculose miliaire présente un tableau morbide complètement différent. Nous distinguerons les quatre formes qui suivent.

1. *Tuberculose miliaire avec prédominance de symptômes d'infection générale. Forme dite typhique.* Cette forme peut présenter une grande analogie avec la fièvre typhoïde. Des personnes parfaitement saines en apparence ou quelque peu touchées par la tuberculose, tombent malades avec des symptômes généraux graduellement croissants, de la prostration, de l'anorexie, de la céphalalgie et de la fièvre. Comme aucune affection locale appréciable ne rend compte de cet état morbide, la maladie peut, au début, être très bien prise pour une fièvre typhoïde. L'état général devient de plus en plus grave, la fièvre est intense, se rapprochant du type continu, et il se déclare des symptômes cérébraux. Dans quelques cas même, un exanthème roséoliforme peut encore augmenter la ressemblance avec une fièvre typhoïde. Cependant, en y regardant de plus près, on voit presque toujours dans les phases ultérieures se produire des phénomènes qui, jusqu'à un certain point, sont caractéristiques de la tuberculose miliaire et qui relèvent soit de la tuberculisation des poumons, soit de celle du cerveau. Le facies du malade est d'une *pâleur particulière* et en même temps manifestement *cyanique*. La *respiration* devient remarquablement *profonde* et *dyspnéique*. Quelquefois ce sont les signes d'une *méningite tuberculeuse* (raideur de la nuque, perte de conscience, troubles de l'innervation des muscles de l'œil, etc.) qui apparaissent et auxquels le malade succombe. La durée de ces cas, à partir du début des symptômes graves, est d'une semaine et demie à trois semaines.

2. *Tuberculose miliaire avec prédominance de symptômes pulmonaires.* Ces cas peuvent débuter assez brusquement, à peu près comme une pneumonie franche aiguë, ou ne se développer que peu à peu à la suite d'un stade prodromique d'assez longue durée. Dès le début, les symptômes indiquent qu'il s'agit surtout d'une maladie des poumons ou de la plèvre. Les malades se plaignent de points de côté, de toux, de gêne respiratoire, etc. L'expectoration peut offrir des caractères très analogues à ceux des crachats pneumoniques. Ces cas, à début subit, sont souvent pris à tort au commencement pour une pneumonie franche, surtout quand on entend en certains points, des râles fins ayant presque le caractère de râles crépitants. Mais la crise attendue ne se produit pas, la fièvre persiste, la dyspnée ainsi que la faiblesse générale et l'anémie augmen-

lent. Dans la suite les symptômes objectifs pulmonaires s'accentuent de plus en plus (à l'auscultation, signes d'une bronchite diffuse). Le facies du malade est d'une *pâleur cyanique* et anxieux. La mort survient avec tous les signes de l'insuffisance respiratoire. L'évolution est d'ordinaire un peu plus longue que dans la forme typhique et peut s'étendre à trois ou quatre semaines et au delà.

3. *Tuberculose miliaire avec prédominance de symptômes cérébraux dépendan de la méningite tuberculeuse.* La tuberculose des méninges n'est pas constante dans la tuberculose miliaire généralisée. D'après nous, elle ne se produit que dans la moitié des cas. Mais quand elle se développe, elle imprime presque toujours à l'ensemble du tableau clinique le cachet caractéristique de la méningite tuberculeuse, qui efface complètement les autres phénomènes morbides. La céphalalgie, la fièvre, l'inconscience allant jusqu'au coma, la raideur du dos et de la nuque, les troubles d'innervation des muscles oculaires en sont les symptômes les plus saillants. Dans ces cas on porte souvent le diagnostic de méningite tuberculeuse, et presque jamais celui de tuberculose miliaire *généralisée*. En effet tous les autres symptômes de la tuberculose miliaire généralisée sont parfois complètement masqués par ceux de la *méningite*. En tous cas, dans les exemples qui nous sont personnels, il n'y avait pour tout caractère indiquant la tuberculose miliaire simultanée du poumon, que la *respiration remarquablement profonde et précipitée* qui persistait malgré le coma le plus profond.

Les symptômes de la méningite tuberculeuse prédominent dans beaucoup de cas dès le *début* dans le tableau morbide. Dans d'autres circonstances, ils se déclarent seulement *au cours* de la tuberculose miliaire et en constituent la dernière période. Il résulte de là que la durée totale de la maladie est très variable.

4. *Tuberculose miliaire à marche lente et à détermination symptomatique tardive. Forme intermittente.* Indépendamment des formes mentionnées jusqu'ici, on observe des cas à allures traînantes qui peuvent avoir une durée totale de huit à dix semaines et en même temps revêtir une physionomie si peu précise que le diagnostic demeure longtemps douteux, si tant est qu'il soit possible. Les malades se plaignent de symptômes généraux de tout genre, de douleurs de tête, d'abattement, parfois aussi de douleurs thoraciques dont il n'y a pas moyen de découvrir de signes objectifs nets. Presque toujours il y a de la fièvre, pas très forte d'ordinaire, et d'un type tout à fait irrégulier. Dans quelques cas cependant nous avons observé pendant un certain temps des accès de fièvre à retour presque périodique et précédés d'un *frisson* assez intense, de sorte qu'au début on aurait pu croire à une fièvre intermittente irrégu-

lière *(forme intermittente)*. Dans la suite, les symptômes s'accentuent de plus en plus. L'anéantissement inexplicable des forces, l'amaigrissement et l'anémie sont des signes décisifs et importants pour le diagnostic. A la fin, les symptômes pulmonaires ou les signes d'une méningite tuberculeuse deviennent plus nets et la mort résulte de ces localisations.

Il importe de faire remarquer que les quatre formes de tuberculose miliaire que nous venons d'établir ne sont que des cadres typiques. Dans tel cas donné on notera fréquemment une déviation du type primitif ou une transition d'un type à l'autre.

Symptômes en particulier. 1. *Phénomènes généraux.* Dans tous les cas de tuberculose miliaire aiguë, l'*état général* des malades est très grave. La plupart sentent qu'ils sont profondément atteints, quoique, par suite de l'absence de douleurs, ils ne se plaignent pas particulièrement. La maladie prenant de l'extension, ils éprouvent souvent, indépendamment de la dyspnée, un grand *sentiment d'angoisse et d'oppression.* Toute la surface cutanée, et notamment la face, revêt une *pâleur* spéciale, propre à la maladie et qui s'allie à une *cyanose* prononcée des lèvres et des joues.

2. *Fièvre.* La tuberculose miliaire aiguë est presque toujours accompagnée d'une fièvre plus ou moins intense. Ce n'est que chez un petit nombre de malades que l'affection évolue sans fièvre. Il arrive plus fréquemment que dans les cas à marche lente la température se rapproche de temps en temps de la normale ou n'est que peu élevée. Le cours fébrile n'a rien de caractéristique en lui-même ou de typique. Dans les cas qui s'accompagnent de symptômes typiques, la fièvre est d'ordinaire assez forte, oscillant entre 39°,5 et 40°,5, et se rapprochant de la fièvre continue, de telle sorte que la courbe thermique est parfaitement semblable à celle d'une fièvre typhoïde. Dans les autres formes de tuberculose miliaire, la fièvre est irrégulière, interrompue par des rémissions fréquentes, et parfois, pendant un certain temps, assez régulièrement rémittente ou intermittente. La terminaison mortelle survient avec une fièvre modérée ou dans le collapsus. Quand il y a coïncidence de tuberculose méningée, on observe aussi des ascensions terminales considérables, allant jusqu'à 42°,0 et au delà.

3. *Appareil respiratoire.* On comprend facilement que l'*examen physique* du poumon ne peut fournir des données décisives. Parfois il ne donne presque aucun résultat positif, et c'est précisément *le contraste qui existe entre la respiration laborieuse, dyspnéique et l'insignifiance des symptômes objectifs pulmonaires, qui constitue un signe diagnostique important.* En général, l'*auscultation* décèle les caractères d'un catarrhe bronchique intense : des râles bronchiques

secs, disséminés dans les deux poumons, ou des râles sous-crépitants multiples petits et moyens. Le murmure vésiculaire lui-même est ordinairement plus fort; dans beaucoup de cas cependant il est indistinct, rude ou soufflant. Dans certains cas observés par nous, il existait au niveau de certaines parties du poumon, un souffle inspiratoire très rude, tout à fait particulier. Dans un nombre de cas relativement nombreux, on entend en certains points du poumon des *râles fins crépitants ayant un caractère particulier* et qui, d'après mon expérience personnelle, sont presque pathognomoniques de la tuberculose miliaire du poumon. La *percussion* ne donne souvent pas de modifications objectives appréciables. Toutefois en percutant attentivement on peut cependant remarquer souvent au niveau des points du poumon dilatés une sonorité plus grave qu'à l'état normal ou même en d'autres points de la submatité. Je considère comme importantes au point de vue diagnostique les *modifications* qualitatives de la sonorité pulmonaire dans les divers points du poumon (différences de hauteur du son, etc.).

Quelquefois on observe dans la tuberculose miliaire aiguë des *infiltrations pneumoniques* circonscrites qui peuvent même faire prendre la tuberculose miliaire pour une pneumonie franche, par suite de la matité considérable, de la crépitation et du souffle bronchique auxquels elles donnent lieu.

Rappelons enfin que, dans une partie des cas, l'exploration objective fait découvrir de vieilles lésions pulmonaires, une lésion tuberculeuse du sommet, les reliquats d'une pleurésie, etc. La découverte certaine d'une ancienne lésion tuberculeuse de cette nature peut avoir une grande valeur diagnostique dans des cas douteux.

Parmi les autres symptômes pulmonaires, la *dyspnée* a été mentionnée à diverses reprises. La respiration est d'ordinaire très accélérée, principalement dans les phases avancées de la maladie, à tel point que les adultes mêmes peuvent avoir de 40 à 60 et jusqu'à 70 mouvements respiratoires par minute. De plus, la respiration est remarquablement profonde et souvent bruyante. En général, il y a de la *toux* qui cependant ne devient pénible qu'en cas de bronchite étendue. Parfois elle est remarquablement faible. Les *crachats* sont d'ordinaire rares, et leur aspect n'a rien de caractéristique. Il faut signaler que les bacilles tuberculeux y *font défaut*, à moins qu'il n'y ait en même temps d'anciens foyers tuberculeux ulcérés.

4. *Appareil circulatoire*. Le *pouls* est fréquent (environ 100 à 120 pulsations à la minute), souvent faible et petit, parfois irrégulier, surtout quand existe une méningite tuberculeuse concomitante. Les tubercules miliaires qu'à l'autopsie on découvre presque toujours dans le cœur (notamment dans l'endocarde), ne donnent lieu à

aucun symptôme. Dans *le sang*, au cours de la tuberculose miliaire aiguë non compliquée il n'y a pas ou peu d'augmentation du nombre des leucocytes. Quant à la recherche des *bacilles tuberculeux* qui existent *dans le sang*, v. plus bas.

5. *Appareil digestif*. Les *vomissements* se produisent parfois au début de la maladie. Les *selles* sont rares, mais souvent il existe une diarrhée modérée. L'anorexie, la soif, la sécheresse de la langue dépendent de l'affection générale et de la fièvre. La *rate* est d'ordinaire un peu augmentée de volume, rarement d'une façon considérable.

6. *Système nerveux*. Dans beaucoup de cas à symptômes pulmonaires prédominants, le *sensorium* reste intact jusqu'à la fin. D'autres fois il se produit de bonne heure des symptômes cérébraux qui relèvent de l'infection générale — céphalalgie, vertiges, obtusion, délire. Les symptômes nerveux occupent, comme nous l'avons dit, le tout premier rang du tableau morbide, quand il y a simultanément de la *méningite tuberculeuse*. Dans tel cas particulier, il peut être difficile de décider si les manifestations nerveuses dépendent de la méningite ou sont de simples troubles nerveux graves.

7. *Yeux*. *L'examen ophtalmoscopique du fond de l'œil* a une importance diagnostique considérable, puisque la découverte positive de *tubercules miliaires dans la choroïde* donne une certitude absolue au diagnostic. Le résultat négatif de l'examen ne doit pourtant jamais être interprété à l'encontre du diagnostic, attendu que les tubercules manquent souvent ou ne s'y montrent qu'en nombre excessivement restreint. La recherche en est presque toujours ardue et exige beaucoup d'habitude de cette méthode d'investigation. Dans la méningite tuberculeuse on rencontre parfois de la *névrite optique*.

Diagnostic. Le diagnostic de la tuberculose miliaire aiguë générale est à juste titre considéré comme très difficile. Cela n'a rien d'étonnant, puisque, à l'autopsie, on constate assez souvent une tuberculose miliaire, à laquelle on n'avait pas songé pendant la vie. A posteriori cependant, on doit le plus souvent convenir qu'on aurait très bien pu dans ces cas porter son attention du côté d'une tuberculose aiguë. Par conséquent, si l'on a soin, du vivant du malade, de tenir compte de la possibilité d'une tuberculose miliaire aiguë, on pourra, dans une série de cas, en poser le diagnostic avec assez de certitude

Il importe tout d'abord de tenir compte de l'état général grave, surtout quand il est associé à de la fièvre, et lorsqu'on ne découvre pas de cause locale importante. A cet état viennent le plus souvent se joindre des *symptômes pulmonaires*, principalement cette dyspnée particulière qui, elle non plus, ne correspond pas à des lésions objectives suffisantes. Comme signe caractéristique, venant s'ajouter à l'accélération de la respiration, il existe une *pâleur cyanique* spéciale du malade. Les soupçons nés de la sorte se confirment grandement, quand on découvre une prédisposition marquée à la tuberculose, une tendance héréditaire ou constitutionnelle, une affection tuberculeuse antécédente (surtout la pleurésie, les affections chroniques des os, etc.), ou quelque lésion tuberculeuse locale (ganglionnaire, pleurite, lésion d'un sommet du poumon, etc.).

C'est sur ces considérations que se base également le diagnostic différentiel entre la forme « typhique » de la tuberculose miliaire et la fièvre typhoïde. Des taches rosées manifestes, une forte tuméfaction de la rate, plaident évidemment en faveur de la fièvre typhoïde, bien qu'elles se montrent aussi parfois dans la tuberculose miliaire; il en est de même des manifestations intestinales caractéristiques de la fièvre typhoïde (météorisme, selles jaunâtres, liquides, caractéristiques, puis, hémorragies intestinales). Cependant il ne faut pas oublier que les taches rosées, tout comme les symptômes intestinaux, peuvent aussi manquer dans la fièvre typhoïde. La marche de la fièvre est toujours à envisager quand il s'agit du diagnostic différentiel. Elle est beaucoup plus souvent irrégulière et atypique dans la tuberculose que dans la fièvre typhoïde. Toutefois le tracé thermique n'a pas de valeur absolue. Il est remarquable que dans la fièvre typhoïde l'accélération du pouls est souvent plutôt peu prononcé. L'examen du sang ne donne pas de résultats différentiels caractéristiques, car dans les deux cas il n'y a pas de leucocytose nette. Un nombre très faible de leucocytes (environ 5,000 et moins) est certainement en faveur de la fièvre typhoïde. La séro-réaction de GRÜBER-WIDAL avec les bacilles typhiques (voir page 35) est très importante et a une valeur décisive dans les cas où elle est positive, ainsi que la présence de ces bacilles dans le sang et dans les selles. D'autre part, l'existence nettement constatée de tubercules miliaires dans la choroïde est naturellement une preuve sûre de la tuberculose miliaire. On est arrivé, dans certains cas, à constater la présence de bacilles dans le sang (WEICHSELBAUM, etc.), toutefois elle est en général difficile et souvent impossible. Il faut, dans les cas douteux, pratiquer un examen très minutieux des crachats au point de vue de la présence des bacilles.

Dans beaucoup de cas, les symptômes *méningitiques* viennent confirmer le diagnostic. Mais quand les malades ne sont soumis à l'observation que dans la période ultime de la méningite, le diagnostic, surtout quand les commémoratifs sont incomplets, est souvent très difficile. L'existence positive de *bacilles tuberculeux* dans le liquide retiré par ponction lombaire est seule alors susceptible de confirmer absolument le diagnostic (voir le chapitre de la méningite tuberculeuse dans le vol. III).

Parfois on confond la tuberculose aiguë avec la bronchite diffuse grave, surtout chez les vieillards qu'on considère comme emphysémateux. Dans ce cas, il n'y a qu'un état général d'une gravité exceptionnelle, la pâleur, la chute rapide des forces et la fièvre qui éveillent le soupçon de la tuberculose et rendent de la sorte le diagnostic possible. Nous avons déjà insisté plus haut sur la possibilité de confondre au début la tuberculose miliaire avec une pneumonie franche aiguë.

Pronostic. Les cas de « guérison de tuberculose miliaire » signalés dans les ouvrages sont d'un diagnostic si douteux qu'ils ne peuvent pas être considérés comme probants. Nous devons en conséquence envisager le pronostic de tuberculose miliaire comme *absolument défavorable*. Nous avons parlé plus haut des variétés dans la marche de la maladie.

Traitement. Bien que la thérapeutique soit complètement impuissante, il faut pourtant, dans ces circonstances, intervenir quand même, attendu que le diagnostic ne peut être posé avec une certitude absolue. Le traitement est donc purement symptomatique. Les cas à évolution typhique doivent être traités tout comme une fièvre typhoïde (bains, toniques, etc.). Quand les symptômes thoraciques prédominent, les bains tièdes, les enveloppements, les expectorants et les narcotiques sont indiqués. Si des symptômes méningitiques se déclarent, on essaiera la glace, parfois une soustraction sanguine locale, localement encore de la pommade à l'iodoforme ou de l'onguent gris, et à l'intérieur l'iodure de potassium.

CHAPITRE HUITIÈME.

GANGRÈNE PULMONAIRE.

Etiologie. L'unique cause de la gangrène, c'est-à-dire de la mortification et de la décomposition putride du parenchyme pulmonaire, c'est la pénétration dans le poumon des bactéries de la putréfaction. Il est certain que ces bactéries peuvent à tout instant être inhalées, mais il est positif d'autre part que l'organisme, à l'état normal, possède la faculté de les anéantir et de les rendre inactives. Toutefois, dans certaines conditions, elles se fixent, nécrosent le tissu pulmonaire, qui dès lors, sous l'influence de ces bactéries spécifiques, succombe à une décomposition putride d'une nature particulière (la gangrène humide).

La cause qui donne le plus fréquemment naissance à la gangrène pulmonaire, c'est la *pénétration dans les poumons de corps étrangers organiques, notamment de parcelles alimentaires.* Il arrive de deux choses l'une : ou bien les bactéries de la putréfaction pénètrent dans le poumon en même temps que le corps étranger, ou bien elles ne viennent que plus tard se loger dans ce corps étranger, et lui font subir, à lui d'abord, et ensuite au tissu pulmonaire avoisinant, la décomposition putride. L'introduction des corps étrangers organiques dans le poumon s'opère de différentes manières. Parfois cela se produit en *avalant de travers* par un mouvement fortuit d'*aspiration* ou de quelque autre façon analogue. C'est ainsi que la gangrène pulmonaire se montre chez des personnes parfaitement bien portantes. Cependant elle se manifeste surtout chez des *malades* fortement *cachectiques, en proie à un coma profond* (par conséquent assez souvent chez les *aliénés*) et qui ont de la peine à avaler et à tousser, chez ceux dont l'*appareil de la déglutition* est *paralysé* (paralysie bulbaire), etc. D'autre part, la *régurgitation* et le *vomissement* peuvent aussi faire pénétrer des débris alimentaires dans les poumons. C'est par là qu'on explique la gangrène pulmonaire qui se déclare au cours du *carcinome de l'estomac*, et plus fréquemment encore de l'*œsophage*. En outre, des matières organiques putrides peuvent pénétrer dans le poumon quand il existe des *processus ulcératifs et sanieux au niveau de la bouche, du pharynx et du larynx.* C'est pourquoi la gangrène pulmonaire complique aisément le carcinome de la langue, du pharynx et du larynx, d'autres lésions ulcéreuses des mêmes organes, et des blessures ou des plaies opératoires de la cavité buccale et pharyngée qui sont devenues septiques. Enfin des foyers septiques du voisinage sont susceptibles d'envahir le poumon et de s'ouvrir dans une bronche. C'est de cette manière que se produit la gangrène par perforation dans le poumon d'un carninome ulcéré de l'estomac ou d'un ulcère rond qui traversent la plèvre; en outre, par ouverture de ganglions tuberculeux dans l'œsophage ou production d'un orifice de communication entre l'œsophage et les bronches, etc.

Il arrive parfois qu'il est presque impossible de remonter à la cause de la gangrène, la pénétration du corps étranger dans les poumons ayant complètement passé inaperçue (chez des enfants, pendant le sommeil). Nous avons pendant un temps considérable donné des soins à une fille adulte, atteinte de gangrène pulmonaire, qui, un jour, expectora plusieurs fragments d'os de poulet, sans qu'elle pût nous dire comment ils avaient pénétré dans le poumon.

L'expérience montre que la gangrène pulmonaire se développe plus facilement chez les personnes dont l'état général est profondément débilité (chez les personnes âgées, cachectiques, chez les buveurs), que chez celles qui jouissaient d'une bonne santé. Il existe dans le diabète sucré une tendance remarquable à la gangrène pulmonaire.

Quelquefois la gangrène pulmonaire ne se montre que *secondairement au cours d'affections pulmonaires préexistantes.* Nous avons déjà signalé les relations de la gangrène pulmonaire avec la *bronchite fétide.* D'une part la bronchite fétide donne lieu à la gangrène par l'extension du processus aux alvéoles et inversement, s'il y a, en l'un ou l'autre point du poumon, un foyer gangreneux, une portion plus ou moins étendue de l'arbre bronchique est infectée par la sécrétion putride qui provient du tissu gangrené et ainsi se produit la bronchite fétide. Ces deux affections par conséquent se confondent souvent sans qu'on puisse les distinguer. La gangrène secondaire peut se manifester également dans d'autres affections du poumon. Mais pour cela il faut toujours qu'il se produise *une nouvelle infection par des matières putrides* auxquelles l'affection pulmonaire préexistante ne fait que fournir un terrain favorable. C'est de cette façon seulement qu'on interprète le processus quand une pneumonie franche devient gangreneuse, quand la gangrène vient compliquer la broncho-pneumonie, la dilatation bronchique ou la tuberculose pulmonaire.

Tandis que, dans la plupart des modes déjà indiqués de production de la gangrène, les agents de putréfaction parviennent aux poumons par le canal des bronches, ils peuvent y être transportés également par *l'intermédiaire du courant sanguin.* On désigne cette forme de gangrène sous le nom de *gangrène embolique.* Les foyers gangreneux pulmonaires de cette espèce se rencontrent, quand il existe de vastes eschares de décubitus, des affections puerpérales, des caries osseuses suppurées, etc. Dans ces cas, l'agent putride provenant de l'affection primitive pénètre dans une veine, est transporté jusqu'au poumon, où se forme, par suite de la nature spéciale de l'embolie, non pas un simple infarctus, mais une gangrène embolique.

Anatomie pathologique. Vu son mode d'origine, la gangrène pulmonaire se rencontre plus fréquemment dans les lobes inférieurs que dans les sommets. Elle atteint les deux poumons à la fois ou l'un des deux seulement, et le droit de préférence au gauche. D'après son étendue, on distingue une forme *diffuse* et une forme *circonscrite.* A cette dernière forme appartient notamment la gangrène embolique, dont les foyers de prédilection sont situés non loin de la surface pleurale.

Les lésions anatomiques propres à la gangrène sont faciles à reconnaître. Le tissu pulmonaire est transformé en une masse d'une couleur sale d'un gris verdâtre, qui peu à peu se transforme en une bouillie putrilagineuse d'une puanteur repoussante. On y trouve encore des lambeaux de tissu mortifié et des restes de vaisseaux. Par l'évacuation graduelle du foyer gangreneux ramolli, se produisent des *excavations gangreneuses* à parois irrégulièrement déchiquetées. Au pourtour du foyer gangreneux proprement dit, le tissu pulmonaire est enflammé dans une étendue plus ou moins grande, tantôt sous forme de pneumonie catarrhale, et tantôt sous forme de pneumonie fibrineuse circonscrite. Ces zones phlegmasiées sont successivement intéressées par la gangrène, à mesure que le processus continue sa marche envahissante. A la fin pourtant il peut se former autour de la partie sphacelée, une suppuration limitante, le bourbillon s'isole comme un véritable séquestre, se détache complètement du poumon, s'élimine petit à petit et ainsi la guérison devient possible. Nous avons dit plus haut comment la *bronchite fétide* peut résulter d'un foyer gangreneux.

Partout où un foyer gangreneux vient en contact avec la plèvre, il se produit, par l'infection directe de celle-ci, une *pleurésie* purulente, le plus souvent putride. La perforation d'une caverne gangreneuse peut donner naissance au *pneumothorax*.

Symptômes et marche morbide. Les symptômes de la gangrène pulmonaire dépendent généralement de l'affection locale du poumon. Les crachats seuls sont caractéristiques et constituent l'unique signe positif de la maladie.

L'*expectoration*, sous beaucoup de rapports, a une grande analogie avec celle de la bronchite fétide, et en effet, une grande partie des éléments constitutifs des crachats ne provient pas directement du foyer gangreneux, mais de la sécrétion des bronches malades. Ce qui donne l'éveil, c'est l'*odeur pénétrante* que répandent les crachats, une puanteur d'une fétidité repoussante. L'haleine même du malade et sa toux ont ce caractère nauséabond, qui empeste tout le voisinage. La *quantité* des crachats est ordinairement considérable; elle peut être de deux à cinq cents grammes dans les vingt-quatre heures. Si l'on recueille les produits expectorés dans un verre, ils y forment, comme les crachats de la bronchite fétide, *trois couches :* une *supérieure, muco-purulente*, visqueuse, consistant en partie en crachats conglomérés et couverte d'une mousse spumeuse; une *couche moyenne, séreuse*, dans laquelle ne flottent que quelques rares flocons plus denses descendant de la couche superposée; et une couche *inférieure, presque entièrement composée de pus*, épaisse et d'un jaune verdâtre, dans laquelle sont englobés de nombreux grumeaux et des lambeaux de parenchyme de dimension plus ou moins considérable. Dans ces grumeaux on découvre à l'*examen microscopique*, des cristaux d'acide gras en aiguilles sous forme de gerbes élégantes parfois réunies en faisceaux épais et enveloppées d'une infinité de bactéries, de gouttelettes de graisse et de détritus (v. fig. 4), p. 28). En outre, on y trouve — à lui seul ce signe constitue la marque distinctive entre la gangrène pulmonaire et la bronchite fétide simple, — *des éléments constitutifs du tissu pulmonaire*. L'opinion de TRAUBE, que les fibres élastiques ne se rencontrent presque jamais, ou du moins très rarement, dans les crachats de la gangrène, sous prétexte que le tissu élastique lui-même serait détruit par la mortification, n'est pas exacte, au moins en général. Nous avons trouvé presque constamment dans les crachats, du *tissu élastique* en grande quantité, à côté de *lambeaux* de *parenchyme*, du *pigment* pulmonaire, etc. En tous cas il est bien incontestablement établi que dans la gangrène pulmonaire, le tissu élastique est en *majeure partie* détruit. FILEHNE est parvenu à extraire des crachats de la gangrène pulmonaire, au moyen de la glycérine, un ferment qui, dans une solution alcaline, a le pouvoir de dissoudre complètement en quelques jours le tissu élastique. — Les crachats contiennent toujours en quantité énorme toute une collection de diverses sortes de bactéries (coccus et bâtonnets). Mais on n'a pas déterminé jusqu'à ce jour quelles bactéries sont les véritables agents de la putréfaction. L'*examen chimique* des crachats démontre la présence des matières qu'on découvre d'ailleurs dans toute décomposition de substances organiques : la tyrosine, la leucine, l'ammoniaque, l'acide sulfhydrique, l'acide butyrique, l'acide valérianique, l'acide caproïque, etc. Les crachats frais ont d'ordinaire une réaction alcaline : par un repos prolongé, ils prennent une réaction acide.

Très souvent la gangrène pulmonaire peut donner lieu à l'érosion d'un vaisseau et à une forte *hémoptysie*. Assez fréquemment les crachats renferment du sang en petite quantité.

Les *autres symptômes pulmonaires* ne sont pas caractéristiques de la gangrène en elle-même. La plupart des malades se plaignent de toux, de points de côté et d'une dyspnée plus ou moins intense. L'*examen physique* permet généralement, mais pas toujours cependant, de fixer le siège du foyer gangreneux, attendu que les symptômes physiques dépendent naturellement de sa situation et de son étendue. Les foyers gangreneux de petite dimension et ceux qui occupent une position centrale se dérobent parfois entièrement à l'examen objectif. Par contre, toute infiltration quelque peu étendue doit donner lieu à de la *matité* à la percussion. A ce même niveau, on entend du *souffle bronchique* avec des râles muqueux assez abondants. S'il se forme une excavation gangreneuse, l'examen physique fournit des *symptômes cavitaires* manifestes : résonance tympanique à la percussion, souffle amphorique, râles à grosses bulles, etc.

Parfois les symptômes physiques dépendent d'une *pleurésie* concomitante la matité est plus prononcée, le murmure vésiculaire et le frémissement vocal sont affaiblis, et les organes avoisinants refoulés quand l'exsudat est abondant. Cependant le diagnostic positif d'une pleurésie concomitante ne se fait souvent que par la ponction exploratrice. Nous avons déjà signalé le développement possible d'un *pneumothorax*.

La *fièvre* existe très fréquemment. Elle est tout à fait irrégulière et d'une intensité très variable. Quand la gangrène est limitée, que la sécrétion s'évacue librement par les bronches, et que, dès lors, le sang ne résorbe pas de matières septiques, la fièvre peut aussi faire complètement défaut.

La gangrène pulmonaire est parfois accompagnée de symptômes *gastriques et intestinaux* qui dépendent bien certainement de la déglutition d'une partie des crachats fétides. Beaucoup de malades se plaignent d'*inappétence*, de *vomissements* intercurrents, de *diarrhée*, etc. Dans les cas aigus graves, il se manifeste souvent un état général à caractère typhique (assoupissement, délire, faiblesse cardiaque alarmante) qui tient probablement à la résorption dans le sang de matières septiques. On observe également des *douleurs rhumatismales occupant les muscles et les articulations* tout comme dans la bronchite fétide. — Enfin, il est à remarquer qu'on a vu plusieurs fois des *abcès du cerveau* se déclarer au cours de la gangrène pulmonaire (v. t. III). Par conséquent il importe de songer à cette éventualité quand on voit apparaître au cours d'une gangrène du poumon, des symptômes cérébraux insolites, non pas seulement généraux (stupeur, etc.) mais, ayant en outre un caractère local (hémiplégie et autres paralysies, convulsions, etc.).

L'*évolution générale de la maladie* présente les plus grandes variétés. Quand la gangrène ne se déclare que consécutivement à une autre maladie, l'évolution générale, de même que le tableau morbide dans son ensemble, dépendent naturellement en majeure partie de la maladie fondamentale. Toutefois, la gangrène idiopathique se montre aussi sous toutes sortes d'aspects. Le début en est tantôt entièrement insidieux et graduel, tantôt assez aigu et accompagné d'emblée de fièvre et de symptômes pulmonaires. Les crachats putrides et l'odeur nauséeuse qui se dégage de la bouche des malades, attirent aussitôt l'attention sur la nature du processus qui existe dans le poumon. La durée de la maladie est le plus souvent très longue et s'étend à des mois ou même des années. Des oscillations marquées ne sont pas rares au cours de la maladie. Quand le malade est convenablement traité et soigné, on constate des améliorations réelles, même un arrêt en apparence complet de la maladie. La puanteur disparaît, l'expectoration devient moindre ou presque nulle, la nutrition et les forces redeviennent normales. Cependant, même après de longues accalmies, les récidives sont encore toujours possibles. Quoi qu'il en soit, si l'affection est de peu d'étendue, la guérison peut être entière.

La gangrène pulmonaire a une marche moins favorable chez les personnes affaiblies antérieurement et devenues cachectiques. Dans ces cas, déjà après un temps relativement court, l'issue fatale peut se produire. La mort arrive soit par la diminution générale des forces due à la maladie, soit par des complications : hémorragies pulmonaires, pleurésie putride, pneumothorax, abcès du cerveau. Rarement on voit l'empyème putride se vider au dehors ou dans le péritoine, etc.

Remarquons encore d'une manière spéciale que les symptômes de la gangrène ne se présentent pas toujours avec des caractères très tranchés. A l'autopsie de gens débilités et cachectiques, on rencontre parfois de la gangrène pulmonaire qui, pendant la vie, ne s'était révélée par aucun symptôme positif (crachats, fétidité de l'haleine).

Diagnostic. Le diagnostic ne peut être affirmé avec certitude que par l'existence des *crachats caractéristiques*. Seule la démonstration microscopique de débris pulmonaires dans l'expectoration permet de distinguer si les crachats fétides proviennent d'une bronchite fétide, surtout du contenu devenu fétide d'une dilatation bronchique ou d'une gangrène pulmonaire véritable. L'examen physique fournit en outre, au moins dans une partie des cas de gangrène, les signes d'une infiltration, voire même d'une caverne dans le poumon. Outre l'emploi des méthodes d'exploration physique ordinaires, l'examen aux rayons de Rœntgen a une grande importance.

Pronostic. Le pronostic dépend d'abord de la nature de la maladie fondamentale préexistante, puis de l'étendue de l'affection, de l'état des forces du malade et de la possibilité de lui procurer des soins et des remèdes appropriés. Si le processus reste circonscrit, des améliorations notables peuvent encore se produire dans les états les plus graves. Cependant il faut toujours penser à l'éventualité d'une récidive. Les guérisons complètes de gangrène du poumon, quoiqu'elles puissent se produire, sont extrêmement rares. Nous avons signalé plus haut les dangers qui, chez les personnes atteintes de gangrène pulmonaire, peuvent amener la mort.

Traitement. La *prophylaxie* joue un rôle important dans les cas où, par suite d'une déglutition défectueuse, des débris alimentaires risquent de s'engager dans les voies aériennes. Chez tous les malades dont l'intelligence est engourdie, puis en cas de paralysie de la déglutition, il faut songer à la possibilité du fait, par conséquent surveiller la préhension des aliments et au besoin, pratiquer l'alimentation artificielle avec la sonde œsophagienne.

Le *traitement de la gangrène pulmonaire confirmée* doit s'attacher avant tout à enrayer le processus de décomposition putride dans le poumon. Malheureusement, les remèdes dont nous disposons dans ce but, ne suffisent pas dans tous les cas. Parmi les plus efficaces, citons les diverses *inhalations* désinfectantes qui sont usitées de la même façon que dans la bronchite fétide (v. plus haut). La *térébenthine* mérite le plus de confiance et elle peut être également employée avec succès comme remède interne. D'après Lépine, la *terpine* serait plus active encore que la térébenthine. Puis il y a les inhalations avec *l'acide phénique* (le masque de Curschmann), avec l'acide salicylo-boriqué (acide salicylique 4,0, acide borique 20,0, eau distillée 1200,0), le brome (brome et bromure de potassium ana 0,2 pour 100 d'eau) et autres semblables.

Comme remèdes internes, en dehors de la térébenthine, on a recommandé : *l'acétate de plomb* (toutes les deux heures 0,03-0,06), la *créosote*, le gaïacol, etc. Leur action est incertaine. Récemment on a beaucoup préconisé le *myrtol* (capsule de 0,15, 2 à 3 de 2 en 2 heures).

Il faut attacher une grande importance au *traitement général* du malade, à son alimentation, à son séjour à l'air le plus salubre possible. Il faut combattre au point de vue *symptomatique* les douleurs thoraciques et les accès de toux, et ici les applications locales et la morphine trouveront leur emploi. La *fièvre* fournit rarement l'occasion d'une intervention directe. Quand il existe en même temps des *symptômes gastriques et intestinaux*, on cherche à les faire disparaître par les moyens ordinaires d'abord (amers, opium), et puis par les antiseptiques prescrits à l'intérieur, notamment de petites doses d'acide chlorhydrique, d'acide salicylique ou de créosote.

S'il se déclare une pleurésie putride secondaire avec ou sans pneumothorax, il faut, quand les forces du malade sont suffisamment conservées, tenter d'évacuer le liquide par une opération. Dans quelques cas on a cherché également à ouvrir les foyers gangreneux dans le poumon même, par une intervention opératoire. Disons à cet égard que jusqu'ici les résultats ne sont pas très encourageants.

CHAPITRE NEUVIÈME.

PNEUMONOKONIOSES

(Maladies provenant de l'inhalation de poussières.)

Quoique l'appareil respiratoire soit merveilleusement disposé pour empêcher la pénétration dans l'intérieur du poumon de particules solides suspendues dans l'atmosphère, il arrive cependant que, par suite d'un séjour continu dans un milieu chargé de poussière, des substances pulvérulentes sont inhalées en quantité telle que le tissu pulmonaire doit nécessairement s'en ressentir. Les maladies produites par cette inhalation de poussières sont d'ordinaire de véritables *maladies professionnelles* qui se déclarent de préférence chez les ouvriers au métier desquels est liée inévitablement l'inspiration d'un genre de poussière déterminé. Déjà dans des chapitres antérieurs de ce livre, surtout en parlant de la bronchite chronique, nous avons mentionné l'influence nocive de la respiration d'un air chargé de poussières. Nous avons vu notamment combien souvent l'inspiration incessante de *poussières végétales* (poussière de farine, de laine, de bois, de tabac et ainsi de suite) aboutit à la bronchite chronique et à la bronchiolite grave. Ici même nous devons insister encore d'une manière particulière sur quelques affections dues à l'inhalation de poussières spéciales.

Tout d'abord cependant nous devons signaler un état du poumon qui, à proprement parler, ne peut pas être considéré comme pathologique, quoiqu'il ait sa raison d'être dans l'inhalation continue de poussières banales et principalement de la *poussière de charbon* — c'est la *pigmentation noire* commune, *du poumon.* De nos jours il n'est plus douteux, après toutes les discussions qui ont porté sur ce point, que ce pigment noir pulmonaire ne soit en majeure partie du charbon introduit avec l'air inspiré. Les particules charbonneuses s'insinuent dans le parenchyme même du poumon et cheminent par le canal des vaisseaux lymphatiques jusqu'aux ganglions bronchiques. Une partie seulement du charbon inhalé est rejeté avec les crachats et peut y être découverte par le microscope, parfois même reconnu à la simple inspection (tout le monde connaît ces crachats noirs qu'on évacue parfois le matin, quand on s'est trouvé la veille au soir dans une atmosphère enfumée). TRAUBE en Allemagne a découvert et nettement démontré, d'abord dans les crachats, et puis dans le poumon d'un charbonnier après sa mort, l'existence de particules de charbon reconnaissables à leur organisation végétale. Or, chez les ouvriers qui introduisent dans leurs poumons à l'état de poussière de grandes quantités de charbon de bois ou de houille, de suie ou de graphite, la pigmentation « normale » du poumon s'est déjà transformée en un état pathologique appelé *anthracose pulmonaire*. Il existe en même temps dans la plupart des cas une bronchite chronique étendue. On trouve d'ordinaire dans les crachats de ces malades, longtemps encore après qu'ils ont cessé de vivre dans une atmosphère chargée de poussières, de nombreuses cellules (leucocytes, peut-être aussi des cellules épithéliales) remplies d'un pigment de charbon noir (v. fig. 57).

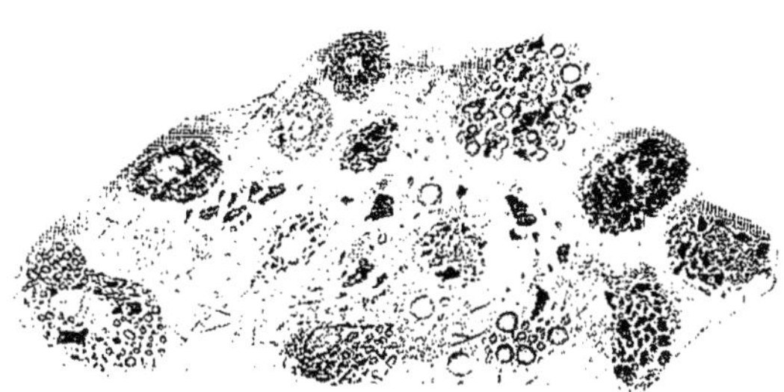

Fig. 57. Crachats d'un ouvrier en graphite. Cellules nombreuses remplies de particules charbonneuses. (Clinique médicale d'*Erlangen*.)

ZENKER le premier résuma dans un travail d'ensemble les conséquences qui résultent de la pénétration dans le poumon des diverses sortes de poussières. Outre l'anthracose dont nous venons de parler, signalons encore la maladie du poumon qui succède à l'inhalation de poussière de silice ou d'autres pierres analogues : c'est le *poumon* dit des *tailleurs de pierre* ou la *chalicose pulmonaire*; et puis l'affection qui dérive des poussières métalliques, le plus souvent de l'oxyde de fer, la *sidérose pulmonaire*. On observe la chalicose chez les verriers qui travaillent au pilon, les tailleurs de meules, les polisseurs, les carriers, les plafonneurs, les faïenciers, les maçons, les ardoisiers, les potiers, etc. La sidérose se rencontre chez les tailleurs de limes, les forgerons, les polisseurs de glaces et surtout chez les remouleurs qui respirent un air renfermant un mélange de poussière pierreuse et ferrugineuse. ZENKER observa le premier cas de « sidérose rouge » chez une jeune fille qui, occupée pendant dix à douze heures par jour à imprégner d'oxyde de fer rouge du papier buvard, avait constamment respiré dans une épaisse atmosphère chargée de poussière ferrugineuse. Dans tous ces cas et autres semblables d'inhalation de poussières, une partie des particules inhalées est reprise par des leucocytes de même que par les cellules épithéliales et pénètre plus avant dans les vaisseaux lymphatiques du poumon. Ces particules restent dans le tissu conjonctif interstitiel du poumon, à moins qu'elles ne soient transportées au delà jusqu'aux ganglions bronchiques ou rétrobronchiques.

Outre la *coloration anormale* du poumon, il s'y développe aussi, quand la respiration d'un air poussiéreux est de longue durée, des lésions anatomiques plus appréciables. Elles consistent d'une part en inflammation chronique plus ou moins intense et plus ou moins étendue des bronches, de l'autre en une *phlegmasie* chronique *interstitielle*, dues à l'irritation mécanique que provoque le corps étranger (poussière de silice), et aboutissant à la formation du tissu conjonctif. Les poumons sont parsemés d'une multitude de *noyaux indurés* qu'on peut sentir avec le doigt et qui crient sous le scalpel. Tous ces noyaux sont constitués par un tissu cellulaire dense dans lequel les particules pierreuses et métalliques sont enkystées. De la coalescence de plusieurs de ces noyaux résultent aussi des *indurations plus étendues* et des lésions de sclérose. L'*examen chimique* de ces poumons permet de constater la forte proportion de silex et de fer dont on soupçonnait la présence.

Dans la plupart des cas qui viennent à être autopsiés, on trouve des lésions encore plus avancées qui ne sont plus les suites directes de l'inhalation des poussières, mais des conséquences et des complications. La bronchite chronique diffuse des ouvriers travaillant dans une atmosphère poussiéreuse, peut, comme toute autre bronchite chronique, donner lieu à l'*emphysème pulmonaire* et partant à l'hypertrophie cardiaque, etc. Mais ce qu'on rencontre le plus souvent, ce sont des *lésions tuberculeuses* prononcées. Il serait superflu d'insister sur ce fait que ces dernières ne résultent pas directement de l'inhalation des substances pulvérulentes, mais que les lésions engendrées dans le poumon sous l'action de la poussière ne font que préparer un terrain propice à l'infection tuberculeuse. Quoi qu'il en soit, les pneumonokonioses ne prennent d'ordinaire une certaine importance clinique qu'à raison des deux conséquences que nous venons d'indiquer, l'emphysème et la tuberculose. Les foyers de pneumonie interstitielle circonscrite ne se traduisent par aucun signe bien positif. Dans tous les cas où la mort survient au milieu des symptômes pulmonaires, ce n'est pas tant l'action immédiate de la poussière, que les maladies qu'elle produit dans le poumon qui doivent être envisagées comme la cause de la terminaison funeste.

Les considérations qui précèdent renferment les points de vue essentiels qui doivent servir de guide dans l'appréciation des *symptômes cliniques* des pneumonokonioses. Ces symptômes sont ceux de la bronchite chronique commune, de l'emphysème pulmonaire, de la phtisie pulmonaire chronique et il n'y a que la connaissance des influences nuisibles inhérentes à la profession du malade, qui rendent le *diagnostic* possible. Néanmoins, il n'est jamais sûr que, dans un cas donné, d'autres causes encore n'aient pu éventuellement jouer un rôle.

Le *pronostic* est subordonné à la question de savoir si le malade est en état de pouvoir se soustraire à l'influence nocive qui agit sur lui. Disons pourtant qu'on a constaté que beaucoup de personnes acquièrent une sorte d'accoutumance vis-à-vis des atmosphères poussiéreuses. Une fois la bronchite initiale guérie, ces individus peuvent presque impunément continuer à vivre dans un milieu chargé de poussières.

La *prophylaxie* des pneumonokonioses forme un vaste chapitre de l'hygiène industrielle sur laquelle nous ne pouvons nous étendre ici. Les ouvriers doivent être avertis du danger auquel ils s'exposent, et il importe de parer à ce danger lui-même par une ventilation suffisante des ateliers, par des soins de propreté, et au besoin par des modifications dans les procédés techniques.

Il n'y a pas de prescriptions spéciales à faire concernant le *traitement* des maladies provenant de l'inhalation des poussières. Il doit se baser sur les principes fondamentaux applicables au traitement de la bronchite chronique, de l'emphysème et de la tuberculose pulmonaire chronique.

CHAPITRE DIXIÈME.

EMBOLIE PULMONAIRE.

(Infarctus hémorragiques du poumon.)

Etiologie. L'origine des agents emboliques qui viennent oblitérer l'artère pulmonaire se trouve dans le cœur droit ou dans un point quelconque du système veineux. L'anatomie pathologique nous apprend combien sont fréquents les caillots qui se forment dans les veines (principalement celles des extrémités inférieures et du bassin) et dans le cœur droit (dans les dépressions situées entre les colonnes charnues, dans les oreillettes, au niveau des valvules et des cordages tendineux, à la pointe du ventricule). Les fragments qui se détachent des caillots siégeant en ces endroits et que l'ondée sanguine entraîne, parviennent jusqu'au poumon, oblitèrent, selon leur volume, un rameau plus ou moins large de l'artère pulmonaire et donnent lieu de la sorte à des altérations consécutives du parenchyme pulmonaire. Mais comme le tronc de l'artère pulmonaire se ramifie en *artères terminales* et que, par conséquent, le territoire vasculaire arrosé par chacune d'elles ne peut plus ou seulement à un faible degré recevoir du sang par voie collatérale, il en résulte qu'après l'obstruction d'un rameau artériel, tout son champ d'irrigation cesse d'être alimenté. La pression dans le territoire vasculaire situé au delà de l'endroit obturé doit à peu près tomber à zéro, et dès lors un *courant collatéral ou rétrograde* tend à s'établir des capillaires avoisinants et peut-être même de la veine correspondante vers ce territoire vasculaire immobilisé. En même temps, le sang coule sous une si faible pression qu'il finit par stagner dans la zone vasculaire en question et s'y arrêter. Les parois des capillaires et des veines où le cours normal du sang est suspendu, perdent par là même leur structure normale. Il en résulte une *perméabilité anormale des parois des vaisseaux*. Le sérum, des globules blancs, et surtout de nombreux globules rouges passent à travers les parois vasculaires dans le tissu ambiant et transforment celui-ci en *infarctus hémorragique*.

Tous ces processus se produisent beaucoup plus facilement si les vaisseaux du poumon ont été préalablement altérés par une stase passive de la circulation. C'est pourquoi les infarctus pulmonaires sont particulièrement fréquents dans les affections valvulaires du cœur (rétrécissement mitral) tandis que dans d'autres conditions, surtout dans la partie centrale des poumons, on observe souvent des embolies de quelques ramifications artérielles du poumon qui ne sont pas suivies de la production d'infarctus. En ce cas il est évident qu'une faible irrigation doit avoir continué de subsister dans ce territoire limité, soit par l'intermédiaire des anastomoses qui existent entre le territoire vasculaire de l'artère pulmonaire et les artères bronchiques et médiastines, soit par l'intermédiaire des capillaires avoisinants dont les artères afférentes sont restées libres.

Les lésions que nous venons de décrire sont les suites de l'oblitération purement *mécanique* de l'artère pulmonaire. On les observe partout où de *simples caillots fibrineux* ont donné lieu à des transports emboliques. Les infarctus pulmonaires s'observent le plus fréquemment dans les *maladies chroniques du cœur*, dans toutes les formes de dilatation cardiaque primitive ou consécutive, surtout dans les affections de l'orifice auriculo-ventriculaire gauche, notamment dans la *sténose mitrale*. Alors souvent dans le cœur droit dilaté se forment des caillots, qui fournissent les éléments de l'embolie pulmonaire. Au surplus, tous les états morbides quels qu'ils soient, qui favorisent la genèse de concrétions sanguines dans le cœur droit ou dans les veines, (varices du membre inférieur, etc.), peuvent donner lieu à des embolies pulmonaires.

Comme me l'ont appris de nombreuses observations faites durant ces dernières années, il est important de savoir que souvent des embolies pulmonaires se produisent à la suite des opérations chirurgicales les plus diverses (surtout les laparotomies) et des suites de couches. Il est à peine besoin de signaler combien sont fréquentes dans ces cas les thromboses des petites veines et combien facilement elles donnent naissance à des embolies pulmonaires. Un grand nombre de cas de pneumonie et de pleurésie consécutives aux grandes opérations ou à l'accouchement sont indubitablement d'origine *embolique*.

Tout autres sont les altérations pulmonaires quand l'agent embolique n'est plus de la simple fibrine, mais renferme en outre des *substances infectieuses* spécifiques. Les résultats de l'embolie varient beaucoup selon que l'embole est composé uniquement de fibrine ou qu'il contient en même temps des éléments à caractère *infectieux*. Même dans les cas d'infections simples, des lésions inflammatoires peuvent apparaître dans le tissu pulmonaire ou dans la plèvre du voisinage puisque dans les tissus dont la circulation est arrêtée, les bactéries qui y parviennent, apportées par l'air inhalé, n'éprouvent aucune résistance dans leur développement. Les lésions inflammatoires se développent encore plus rapidement au niveau de l'embole s'il est déjà lui-même de nature infectieuse. Quand une endocardite aiguë *maligne* du cœur droit ou, ce qui arrive le plus souvent, quand une phlébite suppurée (septique) avec caillot tombant en bouillie puriforme, envoie de l'un ou de l'autre endroit du corps, des bouchons emboliques vers le poumon, les agents inflammatoires spécifiques (bactéries) y sont entraînés en même temps. Ainsi se forment dans le poumon des *abcès emboliques* et des foyers emboliques *gangreneux*. Nous avons déjà parlé de ces derniers; quant aux premiers, ils constituent un des éléments habituels de toute véritable pyoémie.

Les faits fondamentaux concernant la genèse et l'interprétation des processus emboliques en général et de l'embolie pulmonaire en particulier, ont été mis au jour par Virchow. Mais c'est aux travaux de Cohnheim que nous devons la véritable explication des conséquences de l'oblitération vasculaire d'origine embolique.

Anatomie pathologique. Les *infarctus hémorragiques* peuvent, d'après le siège de l'embolie oblitérante, avoir la dimension d'un et de plusieurs lobules pulmonaires ou comprendre un lobe presque tout entier. La plupart des infarctus siègent à la *périphérie du poumon* et ont, d'après la configuration des départements vasculaires, la *forme conoïde*. La base de ce cône est située au ras de la plèvre. Elle fait d'ordinaire une légère saillie au-dessus de celle-ci et laisse nettement paraître la couleur foncée de l'infarctus. La plèvre elle-même, à l'endroit où l'infarctus se met en contact avec elle, est le siège d'une *pleurésie fibrineuse* qui s'étend même assez loin au delà. A la coupe, la forme conique de l'infarctus est parfaitement reconnaissable. Le tissu pulmonaire est transformé en un tissu ferme, friable, d'un rouge noir homogène et vide d'air. On découvre assez facilement l'embole dans la branche afférente de l'artère pulmonaire. *Au microscope*, la portion atteinte d'infarctus est infiltrée de toutes parts de globules rouges. Les alvéoles et les petites bronches sont également remplies de sang coagulé. A la longue et dans des conditions favorables, ce sang peut être résorbé en partie. Le poumon redevient perméable à l'air, mais à l'endroit lésé il reste plus fortement pigmenté et plus ou moins induré par suite du développement de tissu conjonctif interstitiel. Dans d'autres cas, diverses lésions inflammatoires s'associent à l'infarctus (pneumonie embolique, pleurésie embolique). La désagrégation et la résorption des parties atteintes par l'infarctus sont rarement observées dans les poumons contrairement à ce qui se passe dans les autres organes.

Les infarctus hémorragiques occupent d'ordinaire les *lobes inférieurs* et plus souvent le lobe inférieur *droit* que le gauche.

Les *abcès emboliques* de petite dimension se rencontrent parfois en très grand nombre et sont disséminés dans tout le poumon. Plus grands, ils se reconnaissent manifestement à leur forme conoïde. Quand l'abcès embolique affleure la plèvre, il se produit une *pleurésie purulente* par l'infection directe. Parfois on rencontre aussi des combinaisons et des formes de transition entre l'infarctus hémorragique commun et l'abcès embolique.

Symptômes. A l'autopsie on rencontre souvent des embolies de plusieurs rameaux de l'artère pulmonaire, avec ou sans formation d'infarctus, qui pendant la vie ne se sont révélées presque par aucun symptôme.

L'*embolie du tronc principal* ou d'une grosse branche de l'artère pulmonaire peut entraîner la *mort subite*, comme on l'a observé à diverses reprises chez des malades atteints de lésions cardiaques ou de thromboses veineuses (mort subite à la suite de thrombose de la veine crurale, après des opérations, etc.). Si la mort n'est pas instantanée, il survient subitement une dyspnée et une oppression considérables. Les malades deviennent pâles, cyaniques, ils n'ont presque plus de pouls, ils perdent connaissance, sont souvent atteints de convulsions et meurent rapidement. S'il existe une cause probable d'embolie, le diagnostic peut tout au moins être présumé. Dans quelques cas où l'embolie est située dans une grosse branche de l'artère pulmonaire, sans toutefois l'oblitérer complètement, on peut, comme LITTEN l'a constaté, entendre un bruit *vasculaire systolique* à l'endroit correspondant à l'oblitération.

Quand il s'agit d'une embolie de petits vaisseaux, n'entraînant pas la mort, les premiers effets de l'embolie sont d'ordinaire l'apparition d'un violent et subit point de côté avec dyspnée et sensation d'angoisse respiratoire. La douleur est probablement due à la participation de la plèvre, car elle n'existe pas dans les embolies à siège central. Un peu plus tard, dans un grand nombre de cas, apparaît une *expectoration sanglante caractéristique*. Ces crachats sont formés de sang presque pur, foncé, ou mélangé à une plus ou moins grande quantité de mucus, mais renfermant toujours très peu d'air. L'expectoration sanguinolente dure souvent plusieurs jours. Parfois, malgré l'existence positive d'un infarctus, l'expectoration sanglante fait défaut ou bien elle est peu ou pas du tout teintée par le sang lorsque la stase due à l'infarctus est peu étendue. Dans quelques cas nous avons constaté, dans l'expectoration d'un infarctus pulmonaire, la présence certaine d'un grand nombre de cellules endothéliales alvéolaires détachées.

On tâchera, à l'aide de l'*examen physique* du poumon, de se renseigner plus exactement sur le siège et l'étendue de l'infarctus. Le résultat de cet examen est souvent négatif ou tout au moins douteux. Les infarctus de petites dimensions et tous ceux qui occupent une position centrale, se dérobent naturellement à l'investigation physique. De grands infarctus situés à la périphérie peuvent dans beaucoup de cas donner lieu à de la matité, à de la crépitation, à de la respiration soufflante ou bronchique. Cependant il est souvent difficile dans un cas donné de dire si les symptômes physiques qu'on observe, ne dépendent pas d'autres altérations pathologiques (bronchite, pleurite, hydrothorax). Parfois quelques jours après la formation présumée de l'infarctus pulmonaire, on entend en un point du thorax des frottements pleuraux qui viennent ainsi à postériori confirmer le diagnostic. Lorsqu'on peut pratiquer l'examen aux rayons de RŒNTGEN, il est naturellement plus facile d'être affirmatif.

La *fièvre* peut faire complètement défaut. Quelquefois cependant au moment où l'infarctus pulmonaire se produit, on note une légère ascension fébrile. Elle se produit souvent au bout de 1 à 2 jours seulement et donne naissance à des troubles *subjectifs* (malaises) qui me paraissent être spécialement caractéristiques de l'inflammation d'origine embolique. L'embolie détermine la fièvre et l'angoisse, et l'inflammation qui se produit après coup, secondairement, détermine la fièvre.

Les *abcès emboliques* du poumon ne provoquent presque jamais de symptômes cliniques directs. Ils constituent un phénomène général du tableau morbide de la pyoémie et des processus analogues d'infection générale. Ce n'est que s'il existe un grand nombre d'abcès, que des symptômes pulmonaires plus prononcés entrent en scène. Si un foyer atteint la plèvre et s'il se développe une pleurésie purulente, celle-ci se traduit par des symptômes physiques appréciables.

Comme il ressort de tout ce qui précède, il faut, dans le *diagnostic* des embolies, s'attacher avant tout à découvrir le facteur étiologique. Le plus précieux de tous les symptômes directs de l'infarctus hémorragique, c'est l'expectoration sanguinolente. En présence d'une affection pyoémique, on peut souvent présumer, mais jamais démontrer directement la présence d'abcès emboliques pulmonaires.

Le *pronostic* dépend entièrement de la maladie fondamentale. En cas de lésions cardiaques, l'apparition d'infarctus hémorragiques est en général un signe défavorable, puisqu'elle dénote une faiblesse commençante du ventricule droit (d'où résulte la formation d'un caillot dans son intérieur). Cependant, il arrive parfois que les signes de l'infarctus pulmonaire rétrocèdent complètement. Les embolies pulmonaires et les lésions pleurales consécutives à l'accouchement et aux grandes opérations guérissent dans beaucoup de cas, mais elles peuvent évidemment se terminer aussi d'une manière défavorable.

Il n'y a pas de prescriptions spéciales à faire en ce qui concerne le *traitement*. Celui-ci est tantôt purement symptomatique, et tantôt il concorde avec le traitement de l'affection fondamentale. Au point de vue *prophylactique*, il faut insister sur l'absolue nécessité de faire observer le repos le plus complet possible aux malades, qui, à raison de la présence de thromboses veineuses, par exemple dans les veines crurales, sont exposés au péril de l'embolie pulmonaire.

CHAPITRE ONZIÈME.

POUMON CARDIAQUE.

(Induration brune du poumon.)

Les affections cardiaques et principalement la sténose mitrale se compliquent quelquefois d'une lésion particulière des poumons qui est due à une stase prolongée de la circulation pulmonaire. Les poumons sont lourds, compacts, ne s'affaissent que faiblement sur eux-mêmes à l'ouverture de la cage thoracique, et présentent sur des coupes fraîches une coloration anormale d'un brun-jaunâtre. En vertu de cette stase les gros troncs vasculaires (artères et veines) présentent des épaississements et un état trouble de la tunique interne. Par-ci par-là, on voit sur la surface de section et sous la plèvre, de petites taches foncées du pigment et des extravasations sanguines de date récente. On désigne cet état sous le nom d'*induration brune des poumons.*

L'*examen microscopique* fait voir que les capillaires, par suite de cette stase de longue durée, proéminent plus fortement dans l'intérieur des alvéoles. Ces derniers sont le plus souvent fortement remplis d'épithélium desquamé et de cellules pigmentées (v. plus bas). Le tissu conjonctif interstitiel est parfois épaissi. Dans celui-ci on trouve d'abondantes granulations pigmentaires brunes, restes d'hématies extravasées et détruites. Ces granulations de pigment sont en partie libres, en partie renfermées dans des cellules (cellules migratrices). La tunique interne des plus gros vaisseaux présente souvent une transformation graisseuse de cellules endothéliales.

En ce qui concerne la *signification clinique* du poumon cardiaque, il est très probable que le rétrécissement de la lumière de tous les alvéoles réunis, par suite de la réplétion de ces vacuoles par l'épithélium pulmonaire desquamé, contribue jusqu'à un certain degré à augmenter la dyspnée chez les cardiaques. Mais dans la pratique cet élément causal n'est pas susceptible d'être distingué des autres influences qui produisent la dyspnée.

Nous ne connaissons aucun signe positif qui permette de diagnostiquer le poumon cardiaque pendant la vie. Les résultats nécropsiques eux-mêmes diffèrent parfois entre eux d'une manière inexplicable, en ce sens que l'induration brune est tantôt très prononcée et tantôt à peine ébauchée dans des circonstances identiques en apparence. Dans plusieurs cas où elle a été démontrée sur le cadavre, nous avons entendu du vivant des malades un *bruit respiratoire très âpre, rude*, qui semble être propre à beaucoup de cas de poumon cardiaque. Il y a lieu d'attacher encore plus d'importance, au point de vue du diagnostic, à l'*expectoration* souvent *très caractéristique*. Celle-ci présente très souvent rien qu'à l'inspection un aspect particulier. L'expectoration est presque toujours visqueuse, filante, rarement purulente, et elle présente en de nombreux points un aspect d'un brun sale, coloration noir de café. Si on examine au microscope ces points brunâtres, on constate que cette coloration est due à la présence dans les crachats de grosses cellules caractéristiques, bourrées de granulations pigmentées allant du jaune au brun et de dimensions plus ou moins considérables (fig. 58). Ces *grandes cellules pigmentées (cellules cardiaques)* sont identiques aux cellules pigmentées mentionnées ci-dessus qu'on rencontre à l'examen anatomique des poumons dans les cavités alvéolaires. Ces cellules sont pour la plupart, certainement, des *cellules épithéliales des alvéoles pulmonaires*, et pour quelques-unes, des *leucocytes* qui ont englobé dans leur protoplasma le pigment des hématies détruites.

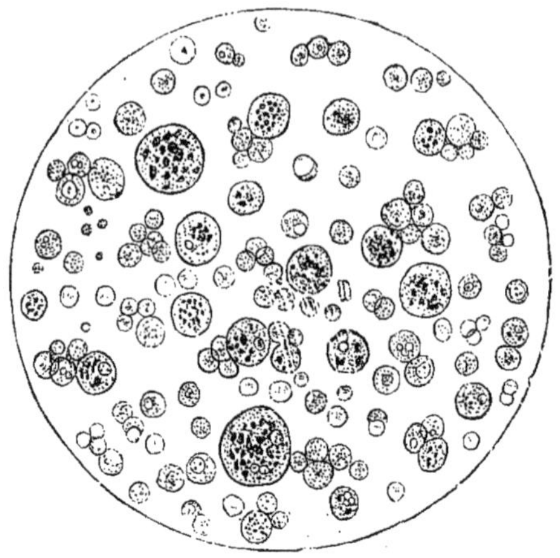

Fig. 58. Crachats d'un malade atteint de rétrécissement mitral, contenant « des cellules cardiaques » (observation personnelle).

En traitant les crachats par HCL et du ferrocyanure de potassium, on obtient une coloration bleue très nette. Cette réaction du fer peut être faite dans le crachoir ou au microscope sur le porte-objet. Outre ces cellules pigmentées on trouve également très souvent une quantité considérable de gouttelettes de myéline, et un grand nombre de globules rouges non modifiés.

CHAPITRE DOUZIÈME.

TUMEURS PULMONAIRES, CARCINOME, ÉCHINOCOQUES, SYPHILIS DU POUMON.

1. Néoplasmes du poumon. Carcinome pulmonaire. La plupart des néoplasmes qu'on rencontre dans le poumon sont de nature *secondaire*. Quand d'autres organes sont atteints de carcinome, le poumon est frappé *secondairement* et la genèse du carcinome pulmonaire s'explique chaque fois par la propagation de la tumeur primitive à une *veine* et par la facilité avec laquelle les germes de la tumeur sont entraînés le long de cette voie vers les poumons. Dans d'autres cas les germes néoplasiques parviennent aux poumons par les *voies lymphatiques*. Le développement ultérieur de ces germes se fait alors fréquemment en suivant le trajet des vaisseaux lymphatiques. Le plus souvent ces noyaux secondaires ne provoquent guère de symptômes cliniques particuliers. C'est seulement quand ils sont en grand nombre et occupent une certaine étendue, qu'ils occasionnent de la dyspnée et des symptômes objectifs, etc. C'est ainsi que, il y a quelques années, nous avons pu observer à la clinique de LEIPZIG un cas de *carcinome miliaire* secondaire et largement disséminé, qui, en peu de temps, se termina par la mort avec tous les signes d'une tuberculose miliaire aiguë à prédominance pulmonaire.

Parmi les autres néoplasies *secondaires*, il faut noter l'*enchondrome* et le *sarcome;* nous l'avons vu occuper une grande étendue, à la suite du sarcome primitif des ganglions bronchiques, puis dans un cas de lymphosarcome des ganglions cervicaux qui avait envahi la veine jugulaire, et plusieurs fois enfin dans des cas de sarcome primitif congénital du rein et des tumeurs des capsules surrénales.

Mais parmi les *néoplasmes primitifs du poumon*, le *cancer pulmonaire* (ou carcinome bronchique) est le seul qui revête une expression clinique déterminée. Tous les autres néoplasmes (enchondrome, sarcome, fibrome, ostéome, etc.) sont rares et n'ont guère qu'un intérêt anatomo-pathologique. Le vrai cancer pulmonaire est toujours un *carcinome à cellules cylindriques*, qui provient, à n'en pas douter, de l'épithélium bronchique, parfois aussi de l'épithélium alvéolaire. Il survient principalement chez les *gens âgés* (au delà de quarante ans) et, paraît-il, un peu plus fréquemment à droite qu'à gauche, et dans les lobes supérieurs plus souvent que dans les lobes inférieurs. En s'infiltrant de tous côtés, le cancer transforme la partie atteinte du poumon en une masse non aérée, d'un gris jaunâtre, d'ordinaire assez molle et grumeleuse. En grattant la surface de section on recueille parfois du suc cancéreux dans lequel l'examen microscopique permet de découvrir les éléments caractéristiques du cancer. La *plèvre* participe très souvent à la maladie. Le néoplasme en continuant à pulluler, se propage directement à la plèvre, ou bien il se forme dans celle-ci quelques noyaux secondaires isolés et circonscrits. Les *ganglions lymphatiques* présentent presque constamment la dégénérescence cancéreuse, surtout les ganglions bronchiques, puis ceux de l'aisselle et du cou, etc. Il est rare que *d'autres organes* soient atteints de *carcinome secondaire;* cependant on le rencontre parfois dans le poumon opposé, dans le foie, le cerveau et ailleurs.

Les *signes cliniques* du cancer pulmonaire sont presque toujours difficiles à interpréter au début. On les rapporte à quelque autre affection chronique fréquemment observée : la bronchite chronique, la tuberculose, la pleurésie, etc. Cependant l'évolution ultérieure de la maladie, au moins dans une série de cas, vient parfois rectifier le diagnostic. D'autres fois, surtout chez les gens âgés, la maladie peut rester tout à fait latente.

Les *symptômes* généraux *du côté des poumons* n'ont rien de bien caractéristique. Les malades se plaignent d'une *gêne respiratoire* graduellement croissante, de constriction et d'oppression thoraciques qui peuvent devenir réellement angoissantes. La plupart ont une *toux* spasmodique des plus fatigantes. Les *crachats* qui parfois ne présentent rien de particulier, ont de temps à autre un aspect caractéristique d'une grande valeur pour le diagnostic. Avant tout il faut remarquer la fréquence de la *présence du sang* dans ces crachats. Des hémoptysies répétées peu importantes ou rarement abondantes sont souvent le premier symptôme qui révèle la maladie; dans certains cas ces crachats hémorragiques se reproduisent longtemps et souvent ils prennent l'aspect spécial de la « gelée de groseille ». Dans quelques cas les crachats ont une couleur vert olive. Au microscope on constate des amas de granulations graisseuses qui sont probablement des cellules cancéreuses en dégénérescence graisseuses.

L'examen physique des poumons ne donne souvent au début aucun signe manifeste. Dans les cas que j'ai observés, il y a eu souvent un *affaiblissement* appréciable du murmure vésiculaire au niveau d'un point limité comme premier symptôme net, quoique le son fût clair à la percussion. Ce fait s'explique par le refoulement progressif de la bronche consécutif au développement du néoplasme. Parfois le rétrécissement de la bronche s'accompagne d'un bruit de sifflement. Lorsque le néoplasme a acquis une grande extension il se produit naturellement des signes plus nets : matité, souffle bronchique, râles, frottements pleuraux, etc. Souvent déjà l'étendue particulière de la matité (par exemple son extension vers la région sternale) fait penser à l'existence d'un néoplasme. Dès que la plèvre est touchée la résistance à la percussion devient très prononcée. Souvent au niveau des points malades on constate une voussure diffuse de la paroi thoracique et parfois un œdème de la peau. La radioscopie donne des résultats encore plus importants que la percussion et l'auscultation. Elle permet de reconnaître nettement les masses néoplasiques à siège profond et donne une appréciation très sûre de l'extension de la maladie; on ne doit donc pas négliger d'y avoir recours dans aucun cas important : matité, souffle bronchique, murmure vésiculaire affaibli, râles, parfois frottements pleuraux, symptômes qui, pris ensemble, n'ont rien de caractéristique par eux-mêmes, mais qui indiquent naturellement le siège et l'étendue du néoplasme. Parfois cependant l'étendue et les limites particulières de la matite (par exemple au niveau du sternum), sont tellement différentes de la matité ordinaire, qu'à elles seules elles font naître l'idée d'un néoplasme. La sensation de résistance à la percussion est toujours très prononcée, le murmure vésiculaire souvent supprimé ou remplacé par des *bruits stridents* (sténose des grosses bronches). Ce qu'il y a de remarquable enfin, c'est la *voussure diffuse* et un léger gonflement œdémateux de la peau qu'on a fréquemment observés du côté malade.

L'apparition de certains phénomènes consécutifs a une grande valeur diagnostique. A cet égard signalons d'abord l'*engorgement* des *ganglions* de l'aisselle et du cou, puis de nombreux *signes de compression* qui dépendent en partie du néoplasme lui-même, en partie des ganglions pris secondairement. La compression de la veine-cave supérieure ou d'un de ses affluents produit de l'*œdème à la face, au cou, à la paroi thoracique ou au bras.* Les veines sous-cutanées en ces endroits sont dilatées et sinueuses. La compression de l'œsophage provoque de la *dysphagie,* celle du plexus brachial des *douleurs névralgiques* intenses et de la *parésie dans le bras correspondant,* celle du nerf récurrent la *paralysie des cordes vocales* et l'*enrouement,* et celle de la trachée ou d'une grosse bronche, des phénomènes de *sténose trachéale* ou *bronchique.* — La *plèvre* finit par être intéressée à son tour, et les signes d'un épanchement pleurétique s'ajoutent aux autres symptômes. Il est important au point de vue diagnostique de noter que l'exsudat dans ces conditions est souvent de nature hémorragique (plus loin v. néoplasmes de la plèvre).

A côté des symptômes mentionnés jusqu'ici, il y a les *phénomènes généraux* dont il faut tenir compet. Comme tout carninome d'ailleurs, le carcinome pulmonaire entraîne peu à peu la *cachexie cancéreuse.* L'abattement et l'inappétence augmentent graduellement, il se produit des troubles digestifs et de légères exacerbations fébriles, jusqu'à ce qu'enfin les malades succombent à la cachexie.

La *durée de la maladie* est généralement de six mois à deux ans. Le *pronostic* est absolument mortel. Le *traitement* est purement symptomatique et se règle d'après les prescriptions en vigueur dans les autres affections pulmonaires. Dans les sarcomes et lymphosarcomes du poumon on peut employer le traitement par les rayons de Rœntgen et par les injections d'arsenic. On a obtenu parfois tout au moins des améliorations passagères.

En passant, mentionnons encore au point de vue théorique un néoplasme pulmonaire extrêmement intéressant. Chez les ouvriers de mines de *cobalt du Schneeberg* (dans le Voigtland en Saxe) on constate avec une fréquence remarquable que le poumon devient le siège de *tumeurs lympho-sarcomateuses malignes*, parfois avec métastase dans les ganglions, le foie, la rate, etc. La maladie revêt les caractères d'une affection pulmonaire chronique et se termine toujours par la mort. L'apparition de ces tumeurs sous forme endémique semble indiquer leur *origine infectieuse*.

2. Kystes hydatiques du poumon. Les échinocoques se montrent très rarement dans le poumon d'une manière primitive. La plupart du temps ils émanent d'autres organes et n'y arrivent que secondairement, soit par le canal des vaisseaux sanguins, soit, ce qui arrive le plus souvent, par le passage des échinocoques du foie à travers le diaphragme.

Les *symptômes* des kystes hydatiques du poumon sont très variables. Parfois le parasite reste à l'état latent. Dans d'autres cas, on voit apparaître les symptômes d'une affection pulmonaire plus ou moins grave, le plus souvent fébrile (douleurs thoraciques, toux, de temps en temps expectoration sanguinolente, dyspnée, etc.) L'*examen objectif* du poumon révèle en quelques cas de la matité, la suppression du murmure vésiculaire et l'affaiblissement du frémissement vocal, d'autre part, les signes d'une caverne quand l'échinocoque est évacué par la toux (v. plus bas). L'interprétation exacte de tous ces symptômes n'est possible que si, comme cela s'est déjà présenté souvent, le malade expectore des *vésicules hydatiques* ou qu'on en retrouve des *fragments (membranes, crochets)* dans les crachats. Dans bien des cas de cette nature, l'expectoration a souvent une couleur *jaune d'ocre* remarquable.

L'*issue* de la maladie peut être favorable quand les échinocoques sont évacués par la toux, ou quand on parvient à les enlever par une *opération*. Les inhalations de térébenthine, de benzine, etc., destinées à tuer le parasite, donnent rarement des résultats. Parfois le kyste hydatique est atteint de gangrène ou de suppuration. On l'a vu également se vider dans la plèvre, le péritoine, le péricarde et à l'extérieur. Ce dernier cas est le plus favorable, tandis que les autres, à raison des conséquences qu'ils entraînent, parfois aussi par l'asphyxie foudroyante à laquelle ils donnent lieu, sont suivis d'une issue funeste. — Voir au chapitre des kystes hydatiques du foie pour plus de détails sur l'histoire naturelle des échinocoques.

3. Syphilis pulmonaire. Ce serait ici le lieu de traiter des *néoplasmes syphilitiques du poumon*. Malgré les nombreux travaux parus dans ces derniers temps sur ce sujet, il nous semble que la doctrine de la syphilis pulmonaire au point de vue *clinique* n'est pas encore établie sur des bases solides. Les médecins qui sont portés à considérer comme étant de nature spécifique toute affection pulmonaire qui se déclare chez un individu antérieurement atteint de syphilis, attribuent certainement à la syphilis du poumon beaucoup de choses qui n'ont rien de commun avec elle. Il est de fait que tous les cas que nous aurions pu prendre au début pour de la syphilis pulmonaire, se sont révélés dans la suite, après une observation longtemps continuée ou à l'autopsie, comme étant autre chose (le plus souvent de la tuberculose). Il existe certainement de la *sclérose pulmonaire* chronique avec induration due à une infiltration syphilitique primitive. Toutefois le tableau clinique de ces cas ne diffère pas d'une façon appréciable de la pneumonie chronique interstitielle commune. La connaissance d'une infection syphilitique antécédente, quelques autres manifestations spécifiques concomitantes (par exemple syphilis du foie), une affection chronique du poumon se traduisant par des signes physiques et l'absence constante de bacilles tuberculeux dans les crachats sont les seuls signes qui permettent de poser ce diagnostic avec quelque vraisemblance [1]. La *syphilis des bronches de gros et de moyen calibre*, qu'on reconnaît à l'autopsie aux cicatrices étendues et rayonnées qui aboutissent parfois à la sténose des bronches est également complètement démontrée. Les *gommes* isolées sont extrêmement rares dans le poumon. Parfois on trouve *sur la plèvre des cicatrices radiées* particulières qui sont probablement d'origine syphilitique. La *syphilis pulmonaire des nouveau-nés*, qui se montre sous forme de noyaux isolés ou d'infiltration syphilitique diffuse (appelée *pneumonie blanche*), n'a qu'un intérêt anatomo-pathologique. Si l'on soupçonne l'existence d'une affection pulmonaire de nature syphilitique, on instituera naturellement un traitement spécifique (surtout iodure de potassium, peut-être aussi frictions) Les résultats sont d'ailleurs souvent peu appréciables, probablement parce que les lésions de sclérose ne sont naturellement pas modifiées.

1. Dans ces cas où le diagnostic est en suspens, il y a lieu actuellement d'avoir recours à la réaction de WASSERMANN (déviation du complément d'après la méthode de BORDET-GENGOU). (N. d. Tr.).

QUATRIÈME PARTIE.

MALADIES DE LA PLÈVRE.

CHAPITRE PREMIER.

PLEURÉSIE.

(Pleurite, inflammation de la plèvre.)

Etiologie. On distingue généralement la pleurésie en *primitive* et en *secondaire*. Sous le nom de pleurésie *primitive*, dans le sens strictement *anatomique*, on ne devrait désigner que ces inflammations de la plèvre dans lesquelles les agents inflammatoires atteignent la plèvre *en premier lieu* sans qu'aucun autre organe ait été touché antérieurement. Au point de vue *clinique*, bien des pleurésies semblent primitives qui en réalité ne le sont pas. La maladie qui précède la pleurésie peut être si légère qu'elle ne donne lieu à aucun symptôme et qu'elle passe inaperçue. Ce n'est que l'apparition de la pleurésie en apparence primitive qui attire l'attention sur la maladie qui existait déjà auparavant.

En faisant abstraction des *pleurésies traumatiques* qui accompagnent les plaies pénétrantes de poitrine, nous ne connaissons qu'une seule forme de pleurésie primitive nettement établie, la *pleurésie rhumatismale*, qui au point de vue étiologique a d'étroites relations avec le *rhumatisme articulaire aigu* (Fiedler). De même que dans la polyarthrite rhumatismale (voir plus bas) il se développe assez fréquemment une *pleurésie secondaire*, de même dans certains cas l'infection rhumatismale peut se localiser d'abord au niveau de la plèvre sans que les articulations soient intéressées. Souvent on observe alors plus tard des lésions articulaires, de l'endocardite, etc., permettant de confirmer ou de reconnaître l'étiologie de l'affection. Nous ignorons encore s'il n'existe pas d'autres agents morbides susceptibles de provoquer des pleurésies primitives. J'ai cru pouvoir attribuer à une infection diplococcique quelques cas de pleurésies aiguës s'accompagnant de fièvre élevée (herpès concomitant, etc.). De fait nous avons pu dans ces cas nous convaincre difficilement de l'existence d'un petit foyer pneumonique. On ne devrait désigner sous le nom de pleurésies réellement *primitives* que les cas dans lesquels les agents morbides pénètrent d'abord dans le sang et parviennent de là dans la plèvre.

Parmi les pleurésies, qui apparaissent comme *primitives*, au sens clinique du mot, tandis qu'elles doivent être attribuées en réalité à l'existence d'un foyer morbide déjà ancien, existant dans l'organisme, les *pleurésies tuberculeuses* tiennent de beaucoup le premier rang par suite de leur fréquence et de leur importance pratique. Ce n'est que peu à peu et grâce à de nombreux travaux qu'on en est arrivé à cette conception juste qu'une grande partie, et je crois même pouvoir dire l'*immense majorité de toutes les pleurésies primitives en apparence*, est de *nature tuberculeuse*. Dans ces cas l'infection tuberculeuse de la plèvre a lieu par la pénétration dans la plèvre d'agents infectieux provenant d'un foyer tuberculeux situé dans son voisinage. Ou bien ce sont de *petits foyers tuberculeux pulmonaires*, qui arrivent jusqu'à la plèvre, ou bien probablement des *ganglions lymphatiques*, *bronchiques* ou *rétrobronchiques* si souvent tuberculeux qui s'évacuent dans la cavité pleurale et y provoquent une pleurésie. Dans bon nombre de ces cas l'évolution ultérieure de la maladie démontre indubitablement qu'on avait affaire dès le début à une pleurésie tuberculeuse. On pourra même penser très souvent à cette étiologie dès le début de la maladie et cela avec raison.

Dans un grand nombre d'autres cas de pleurésie, leur origine *secondaire* est d'emblée nette. Ces *pleurésies secondaires* résultent le plus souvent de la propagation directe à la plèvre d'un processus inflammatoire qui a son origine dans un organe avoisinant. Déjà, en décrivant les affections pulmonaires, nous avons dû faire remarquer que les divers processus pathologiques qui ont le poumon pour siège, intéressent la plèvre quand ils finissent par l'atteindre. C'est ainsi que la pleurésie vient compliquer la *pneumonie franche*, la *pneumonie lobulaire catarrhale*, la *gangrène pulmonaire*, l'*infarctus hémorragique*, l'abcès *embolique*, et surtout la *tuberculose* du poumon, etc. Comme un grand nombre de ces affections se produisent au cours des maladies les plus disparates, on comprend aisément que la pleurésie puisse faire cortège à toutes les maladies graves possibles.

Il est important de signaler spécialement, surtout au point de vue pratique, les *pleurites* fréquentes observées dans les *suites de couches* et celles qui accompagnent les grandes opérations chirurgicales. Nous savons que lorsqu'il y a des lésions tuberculeuses latentes l'accouchement et la puerpéralité sont souvent l'occasion qui met en branle leur développement. Très souvent ce sont des pleurites *emboliques* et elles sont dues à de petites embolies pulmonaires (voir plus haut, page 466) dont l'origine se trouve dans les veines utérines, ou crurales, thrombosées. Enfin les pleurites peuvent être l'une des manifestations d'une septicémie générale. Les pleurites consécutives aux grandes opérations sont presque toujours de nature embolique, dues à des thromboses veineuses, résultant elles-mêmes des plaies opératoires.

Outre le poumon, d'autres organes du voisinage peuvent devenir le point de départ de la pleurésie. Ce sont surtout les inflammations des *membranes séreuses contiguës* qui sont susceptibles de se communiquer à la plèvre. En effet la pleurésie se déclare *consécutivement à la péricardite* et à la *péritonite*. Comme la plèvre et le feuillet externe du péricarde sont en contact immédiat, comme, d'autre part, la cavité pleurale et la cavité péritonéale sont en communication directe par les vaisseaux lymphatiques du diaphragme, on comprend que des péricardites et des péritonites tant séreuses et purulentes que tuberculeuses, puissent avoir pour conséquence une pleurite secondaire.

Une *seconde* catégorie de pleurésies secondaires est due à ce que les agents inflammatoires n'abordent pas la plèvre, en provenant de son voisinage immédiat, mais en suivant le courant sanguin. C'est ici qu'il faut classer les pleurésies qui accompagnent les *affections septiques générales*, le *rhumatisme articulaire aigu*, puis la *néphrite*, la *goutte* véritable et ainsi de suite. Ce sont ou bien des agents phlogogènes organisés ou (comme dans la goutte et la néphrite) de nature chimique, qui arrivent à la plèvre par la voie susdite et y développent des inflammations de forme et d'intensité diverses.

En ce qui concerne les *agents imflammatoires organisés*, on a tenté dans ces dernières années par des recherches bactériologiques (E. Lévy, le prince Louis-Ferdinand et autres) d'acquérir une connaissance approfondie des causes de la pleurite. A cet égard, il importe de faire observer que ces études bactériologiques ne portaient pas principalement sur le tissu malade lui-même, mais avaient surtout pour objet l'*exsudat* pleurétique inflammatoire. Celui-ci dans beaucoup de cas est *complètement privé de bactéries*. C'est ainsi qu'en particulier la plupart des exsudats séreux ou purulents dans la pleurésie tuberculeuse sont complètement stériles. De même dans la polyarthrite et la néphrite aiguës on n'a pas toujours trouvé les exsudats pleurétiques secondaires contaminés par des bactéries. Par contre dans d'autres pleurésies secondaires on a fréquemment trouvé des *staphylocoques* dans l'exsudat et en outre des *streptocoques* dans l'empyème. La pleurésie méta-pneumonique (séreuse et purulente) est souvent, mais pas constamment, caractérisée par la présence dans l'exsudat de véritables pneumocoques. En général, pour ce qui concerne l'étiologie de la maladie, il importe de savoir, si la pleurésie n'est qu'une manifestation particulière du processus primitif originel (par exemple bacilles tuberculeux dans la tuberculose, diptocoques dans la pneumonie, etc.), ou une complication secondaire (par exemple streptocoques dans la fièvre typhoïde), etc. Il n'y a que des recherches persévérantes qui puissent faire la lumière sur cette question. Dans toutes les diverses formes de pleurésie, il faut encore tenir compte, dans certains cas, de l'action des *causes occasionnelles*, surtout du refroidissement et parfois des traumatismes. Il est assurément très difficile d'évaluer exactement l'action de ces causes.

Anatomie pathologique. La plèvre enflammée est fortement injectée, elle a perdu son poli et a pris un aspect trouble. Ce trouble dépend de l'*exsudat fibrineux* qui s'est coagulé à la surface de la plèvre et qui, dans les cas légers, ne forme qu'une couche mince. Dans les cas plus avancés, la surface pleurale est couverte d'une couche fibrineuse épaisse, rugueuse et tomenteuse. Tant qu'il n'y a que peu ou point de liquide dans la plèvre, la *pleurésie* est dite purement *fibrineuse* ou *sèche*.

Dans d'autres cas, en même temps que le dépôt de fibrine, il se fait une abondante exsudation de liquide, provenant des capillaires et constituant l'*épanchement pleurétique*. Celui-ci a d'ordinaire une constitution simplement séreuse (exsudat *séreux* et *séro-fibrineux*). Ce liquide s'amasse entre les feuillets de la plèvre et, quand il s'accompagne d'une abondante exsudation de fibrine, il remplit les lacunes et les mailles de l'exsudat fibrineux. En même temps de nombreux flocons de fibrine flottent dans l'exsudat liquide. *Au microscope* on trouve aussi dans les exsudats séreux, constamment quelques leucocytes (à propos du *diagnostic* de la pleurite il sera question de la nature des leucocytes qu'on constate par cet examen), en outre des globules sanguins isolés, des cellules endothéliales (fréquemment, gonflées ou graisseuses) et des tablettes de cholestérine.

Si les globules de pus augmentent, l'exsudat est *séro-purulent* ou *simplement purulent*. Leur formation est toujours due à la présence d'un *poison pyogène spécifique, le plus souvent organisé*. Les pleurésies qui proviennent d'abcès emboliques, de foyers gangreneux du poumon, de la carie costale, de la perforation de cavernes tuberculeuses dans la plèvre, etc., sont presque toujours de nature purulente. L'exsudat pleurétique purulent s'appelle aussi *empyème*

(v. plus loin). Si, concurremment avec l'agent purulent, des agents de putréfaction pénètrent dans la cavité pleurale, comme c'est le cas pour les pleurésies qui se développent à la suite de la gangrène pulmonaire, l'exsudat prend un aspect ichoreux et putride *(exsudat ichoreux)*.

Dans certaines circonstances, l'exsudat présente un caractère hémorragique *(exsudat hémorragique)*, notamment quand les capillaires existants, dilatés par l'inflammation et ceux de récente formation, laissent passer le sang (en partie par diapédèse, en partie par déchirure des parois vasculaires). Les causes intimes de ces hémorragies sont le plus souvent inconnues. C'est un fait d'expérience que les exsudats hémorragiques se rencontrent le plus fréquemment dans la *pleurésie tuberculeuse*, ce qui a de l'importance au point de vue du diagnostic. En outre, ils s'observent parfois dans les *néoplasmes* de la plèvre et se montrent à la suite de *pneumonies fibrineuses graves*, dans les maladies *septiques* (par exemple, état puerpéral), et enfin dans la *diathèse hémorragique généralisée* (scorbut, purpura, leucémie et ainsi de suite). Dans tous ces derniers cas, il est à noter qu'on n'a, à proprement parler, pas affaire à des exsudats inflammatoires, mais simplement à des hémorragies dans la cavité pleurale.

La *quantité* de liquide qui s'amasse dans la cavité pleurale est, le plus fréquemment, d'environ 500 à 1000 Cc., mais elle peut aussi s'élever à trois et à quatre litres. Tout épanchement un peu considérable doit, par l'augmentation de pression qui en résulte dans la cavité correspondante, se faire sentir sur les parois dépressibles de la plèvre (paroi thoracique, poumon, médiastin et diaphragme), et les *déplacements des organes avoisinants*, qui en sont la conséquence, ont une très grande importance clinique. Le *poumon* est le premier organe à considérer. Etant donné qu'à l'état normal le poumon est dilaté dans la cavité pleurale au delà de sa position d'équilibre élastique, dès qu'une partie de cette cavité est occupée par une certaine quantité de liquide, il doit revenir sur lui-même. Tant qu'il n'a pas repris complètement sa position d'équilibre élastique, il ne saurait être question de pression positive s'exerçant sur lui. Il nage en quelque sorte sur l'exsudat, à moins qu'il ne soit retenu par des adhérences. Mais, à mesure que la quantité de l'épanchement augmente, il s'établit une *compression du poumon*. A la fin, quand l'exsudat devient très abondant, le poumon est refoulé entièrement en arrière et en haut contre la colonne vertébrale et transformé en un moignon aplati d'où l'air et le sang sont presque entièrement expulsés. Il est possible au surplus que l'atélectasie du poumon ne soit pas due exclusivement à la compression qui agit à sa surface et qu'une partie de l'air soit *absorbée* par les vaisseaux et par l'exsudat lui-même après la cessation des mouvements respiratoires normaux.

Outre les poumons, le *médiastin* et le *diaphragme* éprouvent, à leur tour, les effets de la compression par l'exsudat pleural. *Le cœur se déplace* par suite du refoulement latéral du médiastin, et ce refoulement, puisque le côté sain est soumis à une pression négative, doit déjà se faire sentir quand la pression dans la cavité pleurale malade tend à équilibrer la pression atmosphérique, de sorte qu'elle ne doit pas même être positive. La *dépression du diaphragme* qui s'exerce d'ordinaire sur ses deux moitiés, bien qu'à un degré différent, se traduit du côté droit par l'*abaissement du foie*, et à gauche par le *déplacement vers le bas de l'estomac et du gros intestin* (v. plus loin). Il faut tout de même faire remarquer que tous les phénomènes de compression dont nous venons de parler peuvent être entravés par des adhérences, soit du poumon, soit des organes voisins.

En ce qui concerne les *modifications ultérieures et le sort des lésions pleurétiques*, ils dépendent de la quantité et de la nature de l'exsudat. Quand la terminaison est favorable, la guérison peut être complète et l'*exsudat peut se résorber* entièrement. Les éléments liquides sont absorbés directement par les lymphatiques de la plèvre; les parties solides, la fibrine et les globules blancs du sang se dissolvent également et sont repris par résorption.

Dans la plupart des cas graves cependant, il se développe une *néoformation* étendue *de tissu conjonctif et de vaisseaux.* L'exsudat fluide se résorbe certainement en grande partie, mais la plèvre même s'épaissit et se transforme en une *sorte de membrane épaisse.* D'ordinaire, des *adhérences* étendues, d'une consistance tantôt ferme et tantôt plus lâche, s'établissent entre les deux feuillets de la plèvre *(pleurésie adhésive).* Entre ces adhérences, il peut rester des loges dans lesquelles se collectent des restes de l'exsudat liquide *(exsudat pleurétique enkysté).* Dans les pleurésies de longue durée, surtout quand elles sont sujettes à de fréquentes récidives (comme dans la tuberculose pulmonaire chronique), les *épaississements pleuraux* peuvent finalement atteindre l'épaisseur d'un à deux centimètres. Les vieilles plaques pleurales peuvent aussi s'imprégner de sels calcaires, et prendre le nom d'*ossifications pleurétiques.*

La guérison de ces pleurésies étendues avec exsudat abondant fibrineux ou liquide s'opère à la faveur d'une forte *rétraction cicatricielle* de la plèvre, à laquelle toute la paroi thoracique prend part. C'est seulement après des mois, si tant est que la chose est encore réalisable, que le poumon et la cage thoracique se dilatent comme auparavant.

Si la guérison des vastes épanchements pleurétiques est rarement complète, cela tient, en majeure partie, à la nature de la maladie fondamentale. C'est pour cela qu'on voit si souvent, après des améliorations passagères, survenir des récidives ou des affections plus étendues du poumon et d'autres organes, le plus souvent de nature tuberculeuse, etc.

En cas d'*exsudat purulent* la résorption peut finalement encore avoir lieu, surtout dans l'empyème méta-pneumonique de bonne nature. Cependant, elle réclame toujours un temps très considérable et des masses de pus épaissi et caséifié continuent à stagner. Dans la plupart des empyèmes où l'on n'intervient pas en temps opportun, le pus se fraie lui-même une issue au dehors. Tantôt il passe à travers la plèvre pulmonaire dans une bronche et se vide par la bronche. En ce cas un pyopneumothorax peut se produire. Tantôt la plèvre paraît n'être détruite que superficiellement, et le pus est refoulé (surtout sous les efforts de la toux) dans les alvéoles pulmonaires comme à travers une éponge, et passe de là plus avant dans les bronches, sans que l'air entre de son côté dans la cavité pleurale (Traube). Dans d'autres cas l'empyème s'ouvre un passage à l'extérieur à travers la paroi thoracique *(empyème de nécessité)*. Le point de perforation occupe d'ordinaire le voisinage du sternum, là où la paroi est la plus mince. Très rarement l'empyème s'ouvre en des endroits moins élevés du tronc ou dans la cavité de l'abdomen.

Marche de la maladie. Dans la description qui suit, nous avons surtout en vue la marche et les symptômes de la pleurésie commune fibrineuse et séro-fibrineuse, à savoir de l'*exsudat pleurétique commun* qui a toutes les apparences d'une inflammation de nature primitive. Notre description est en grande partie applicable aux autres formes de pleurésie. Les signes physiques sont naturellement presque entièrement indépendants de la nature de l'exsudat. Nous signalerons plus loin les particularités des diverses formes de pleurésie, autant du moins qu'elles présentent des différences cliniques.

Il est rare que le début de la pleurésie soit tout à fait aigu, soudain et s'annonce par un frisson initial. Dans ces conditions on doit se garder de la prendre pour une pneumonie franche. Les pleurites d'origine embolique débutent souvent d'une manière brusque. La pleurésie débute d'ordinaire graduellement et lentement. Les symptômes qu'accusent les malades eux-mêmes indiquent nettement en beaucoup de cas que c'est la plèvre qui est directement intéressée.

Le plus constant de ces symptômes c'est le point pleurétique ou le *point de côté*. Toute inspiration quelque peu profonde, à plus forte raison tous les efforts corporels, plus tard un simple mouvement, l'action de se courber, la toux, le bâillement, éveillent, dans un des côtés, une douleur plus ou moins vive. Une *dyspnée* de plus en plus intense ne tarde pas à s'y joindre. Parfois il existe un besoin modéré de tousser et une *toux sèche*. Parfois la toux et l'expectoration manquent totalement. Quand il y a des produits d'expectoration ils ont simplement l'aspect muqueux. De plus des *symptômes généraux* se mettent presque toujours de la partie. Les malades se sentent *abattus*, leur facies est *pâle* et leur *appétit* disparaît. Ceux qui ont le plus de résistance s'obstinent néanmoins à travailler, jusqu'à ce qu'après trois à quatre semaines de malaise, ils se voient contraints de rester chez eux et de consulter le médecin. Il importe beaucoup de savoir qu'assez fréquemment *au début de la pleurésie*, les *symptômes généraux prédominent sur les troubles locaux*. Les malades en s'adressant au médecin, ne se plaignent que de faiblesse, d'anorexie, de maux de tête, etc., et quand on fait l'examen objectif, on trouve un exsudat pleurétique déjà assez considérable.

Tout comme la période de début, la marche ultérieure est lente dans la plupart des cas graves. Il est bien rare que l'accroissement rapide de l'exsudat provoque en peu de temps les symptômes les plus intenses, une dyspnée angoissante et une cyanose prononcée, etc. D'autre part, dans les cas légers, les symptômes se dissipent au bout de quelques semaines. Mais alors même les lésions objectives peuvent longtemps encore être constatées. La maladie dure d'ordinaire de quatre à six semaines, parfois beaucoup plus. Puis peu à peu la guérison survient, ou des affections nouvelles apparaissent (le plus souvent tuberculeuses). (V. plus loin).

Symptômes en particulier. Le *point pleurétique*, le point de côté, est un des symptômes subjectifs les plus fréquents. Nous avons dit plus haut que dans les affections primitives du poumon (par exemple la pneumonie franche) le point de côté dépend de la pleurésie concomitante. Il est à remarquer que la vivacité de la douleur n'est pas toujours en rapport avec l'intensité de la maladie. Tantôt le point de côté est excessivement violent et l'examen objectif ne permet de découvrir presque aucune lésion. Tantôt au contraire on entend des frottements intenses pleurétiques alors que les malades ne se plaignent d'aucune douleur particulière. Une pression exercée sur le côté malade éveille parfois une vive douleur. Quand la douleur est violente, il est possible que l'inflammation se soit propagée aux nerfs intercostaux. Nous avons observé quelquefois le *point pleurétique alterne* décrit par quelques auteurs, c'est-à-dire une douleur localisée dans le côté *non atteint*.

Toux et expectoration. Il est probable que la *toux* est un effet direct de l'irritation de la plèvre. On voit parfois une inspiration profonde provoquer le point de côté, et immédiatement après le besoin de tousser se fait sentir. Les *crachats* dans la pleurésie non compliquée, manquent complètement; ils sont tout au moins rares et simplement muqueux. Une expectoration abondante dénote toujours une complication pulmonaire. Quand un exsudat purulent s'ouvre dans le poumon, le pus est évacué en grande quantité. (V. ci-dessus).

Dyspnée. Le point pleurétique à lui seul fait que la respiration est plus superficielle, et par conséquent plus fréquente. Tout exsudat quelque peu abondant qui empêche un des poumons de fonctionner augmente la dyspnée et elle peut atteindre au plus haut degré d'orthopnée, si l'épanchement est vaste. Plus le malade était vigoureux auparavant et plus l'exsudat se forme vite, plus aussi la dyspnée s'accentue.

Fièvre. La plupart des pleurésies graves sont accompagnées de *fièvre*. Son intensité n'est pourtant pas très considérable, puisqu'elle atteint assez rarement 40°. La fièvre n'a pas d'évolution typique. Dans les cas à début aigu, elle est dans les premiers temps assez continue ou légèrement rémittente. Si l'amélioration survient, elle tombe en *lysis* pendant la seconde ou la troisième semaine, de manière que cette portion de la courbe thermique ressemble complètement à la période de réparation d'une fièvre typhoïde.

Dans les cas de plus longue durée, la fièvre prend de plus en plus le caractère rémittent, oscille entre 38°,0 et 38°,5 environ et revêt peu à peu la forme hectique. Plus les exacerbations vespérales persistent, plus on est en droit de soupçonner l'existence d'une tuberculose. Quand l'exsudat est *purulent*, la fièvre atteint un chiffre plus élevé, elle devient irrégulière et est fréquemment accompagnée de forts frissons.

Le *pouls* est presque toujours *augmenté de fréquence* et bat jusqu'à cent et au delà. Dans tous les cas graves, il perd considérablement en force et en tension. Parfois il devient irrégulier. Tous ces changements sont probablement dus à la pression qu'exerce l'exsudat sur le cœur et les gros vaisseaux. LICHTHEIM a démontré expérimentalement que ce n'est pas la compression que subissent les vaisseaux dans le poumon comprimé qui fait baisser la pression artérielle.

Symptômes généraux. La pleurésie s'accompagne presque toujours d'un *malaise général* prononcé, de *faiblesse musculaire* et d'*abatte-*

ment. Le facies du malade est *pâle*, parfois manifestement *cyanosé* quand la gêne respiratoire est grande. Une pleurésie de longue durée entraîne une profonde *émaciation.*

L'*appétit* est perdu d'emblée. Parfois, au début, il y a quelques *vomissements.* Les *selles* sont le plus souvent rares. Beaucoup de malades se plaignent de *céphalalgie.*

La *sécrétion urinaire* fournit des données très importantes. Aussi longtemps que l'exsudat pleural est dans la période de croissance ou qu'il se maintient au même niveau, la *quantité d'urine* est évidemment *diminuée.* En vingt-quatre heures, elle n'est parfois que de 200 à 400 Ccm. En même temps l'urine est concentrée et son poids spécifique de 1020 à 1028 environ. Des dépôts d'urates s'y forment souvent. C'est l'abaissement de la tension artérielle qui fait que l'eau s'élimine en moindre proportion par le filtre rénal. Cependant d'autres causes encore inconnues (rétention de chlorures de sodium?) peuvent encore jouer un rôle. Il est souvent à remarquer que longtemps dans les exsudats moyens, l'excrétion urinaire reste diminuée avant de reprendre son cours. Le retour de la diurèse est toujours un signe favorable, et parfois le *premier* indice de la résorption de l'exsudat. Si de grands épanchements se résorbent rapidement, la quantité d'urine peut s'élever à 2500 et 3000 Ccm. par jour. Il est évident que cette urine est extrêmement claire et d'une faible pesanteur spécifique. Cette abondante diurèse persiste, dans le cas de résorption de l'épanchement pleural, souvent si longtemps que l'on doit admettre pour sa production d'autres condition que l'élimination de l'eau résorbée de l'exsudat.

Symptômes physiques.

1. **Pleurésie fibrineuse. Pleurésie sèche.** La pleurésie fibrineuse commune ne donne pas toujours lieu à des symptômes physiques. Si elle se développe consécutivement à des affections pulmonaires, sa séméiologie est souvent entièrement sous la dépendance de ces dernières.

Dans nombre de cas cependant la pleurésie sèche se traduit par des signes objectifs manifestes. A la *simple* inspection déjà, on remarque que *du côté malade* les mouvements respiratoires éprouvent un certain retard, dû à la douleur qu'ils occasionnent. C'est pour ce motif aussi que les malades se couchent au début sur le côté sain. La *percussion* ne décèle pas encore de modifications qualitatives du son. C'est seulement quand l'exsudation commence à se produire qu'il existe presque toujours un peu de matité, à la base et en arrière. Parfois la résonance devient tympanique par suite de la rétraction du poumon. On constate le plus souvent, surtout à la région du dos, que l'*excursion respiratoire* du bord inférieur du poumon est diminuée. A l'*auscultation*, le murmure vésiculaire n'est pas altéré quant à la qualité, ni indistinct, quoique toujours *affaibli*. Mais le vrai symptôme caractéristique de la pleurésie sèche, c'est le *frottement pleural*, ce bruit spécial de rabot, de râpe ou de cuir neuf, qui est le résultat du mouvement alternatif des surfaces rugueuses de la plèvre l'une sur l'autre et qui a son maximum d'intensité sur les côtés du thorax. Ce frottement appartient autant à l'inspiration qu'à l'expiration. Il est quelquefois saccadé, se produisant par secousses. Le frottement pleural bien net est une preuve péremptoire d'une pleurésie sèche, quoique son absence n'exclue nullement l'existence de la pleurésie. Il doit évidemment faire défaut dès que les feuillets pleuraux sont réunis par des adhérences. Quand il est intense, il peut devenir *perceptible* au palper. Les malades eux-mêmes en ont parfois conscience; dans d'autres cas, ils ne s'en aperçoivent guère. On pourrait prendre des frottements doux pour des râles fins et humides. Mais un examen répété, pratiqué avant et après la toux, assurent le plus souvent le diagnostic, attendu que les râles se modifient d'ordinaire sous l'influence de la toux.

De la forme légère de pleurésie sèche que nous venons de décrire, se distingue par des symptômes cliniques beaucoup plus graves, la *pleurite fibrineuse étendue à exsudat abondant*, avec seulement une très faible quantité d'exsudat liquide. Plusieurs fois (consécutivement à la pneumonie et aussi quand elles étaient en apparence primitives), nous avons vu des pleurésies graves avec matité étendue à presque tout un côté de la poitrine et respiration affaiblie ou supprimée, tandis que la ponction exploratrice fournissait à peine quelques gouttes d'exsudat séreux. Evidemment il s'agissait de la formation d'abondants caillots de fibrine. Des cas semblables ont habituellement une marche sévère et lente, bien qu'ils puissent à la fin se terminer par la guérison.

2. **Exsudat pleurétique.** Des petites quantités de liquide dans la cavité pleurale échappent parfois aux recherches. C'est seulement quand la masse de l'exsudat est de 200 à 300 Ccm. environ, que les symptômes physiques apparaissent.

En premier lieu, l'**inspection** permet d'apprécier le *retard* plus ou moins prononcé que le côté malade met à suivre le mouvement respiratoire. Quand l'épanchement est considérable, il se traduit par une *voussure manifeste* de la partie postérieure et latérale *du côté malade*. Les espaces intercostaux sont effacés ou même légèrement saillants. Le mamelon et l'omoplate du côté malade sont plus distants de la ligne médiane que ceux de l'autre côté. L'hypochondre du côté malade est élargi. Dans un cas d'épanchement extrêmement abondant du côté gauche, nous avons constaté à la vue et au palper que la surface inférieure du diaphragme bombait fortement vers le bas de la région hypochondriaque. Par la mensuration directe, on établit mathématiquement que le côté malade s'est élargi de plusieurs centimètres, quand l'épanchement est très abondant.

Tout exsudat un peu considérable occasionne une *gêne* et une accélération manifeste *de la respiration*. On est frappé de voir que le côté malade est relativement peu mobile, tandis que du côté sain l'expansion est d'autant plus ample. A cette période de la pleurésie, les malades sont quelquefois couchés sur le côté *lésé* pour pouvoir respirer plus à l'aise avec le poumon sain. Les grands exsudats peuvent également donner lieu à une orthopnée complète.

Les symptômes dus au *déplacement des organes voisins*, et constatables à la vue, seront mentionnés collectivement plus loin.

La **percussion**, partout où une lame liquide est épanchée entre le poumon et la paroi thoracique, donne une diminution de la clarté du son. Si l'épaisseur de la lame est de 5 ou 6 Ccm., le son est entièrement mat. Cette *matité pleurale* dans les commencements existe presque toujours à la partie postéro-inférieure, moins souvent sur les côtés du thorax. Quand l'épanchement est modéré, la matité n'a que quelques centimètres de hauteur; quand il est abondant, elle remonte et envahit la partie dorsale et latérale du thorax. Par son ascension graduelle, la matité à droite devient également perceptible en avant et en bas, au-dessus du foie. Quand l'exsudat est extrêmement abondant, la matité existe déjà au niveau de la deuxième ou de la troisième côte en avant, et dans des cas rares, tout un côté du thorax en arrière et en avant est complètement mat à la percussion. La matité pleurale se distingue toujours par une *forte résistance* au doigt.

En cas d'exsudats de moyenne abondance dont la matité ne s'étend pas à toute région dorsale, *la limite supérieure de l'épanchement* forme le plus souvent une ligne parabolique, qui, partant de la colonne vertébrale, son point le plus élevé, se dirige en s'inclinant sur le côté du thorax. Ce signe s'observe surtout dans le cas où les malades restent de bonne heure couchés dans leur lit et où dès lors l'exsudat peut s'amasser de préférence dans les parties déclives de la plèvre. Lorsque les malades restent debout malgré l'existence d'un épanchement commençant, la limite supérieure de cet épanchement a plutôt une direction horizontale. Souvent aussi on constate que le point le plus élevé où siège la limite de la matité se trouve à la partie inférieure de la zone axillaire; de là la ligne de matité se dirige en avant et aussi en arrière vers la colonne vertébrale. Ces particularités sont le résultat, en partie, de l'attitude couchée habituelle sur le côté que prend le malade, en partie du refoulement du poumon vers la colonne vertébrale. Aussi peut-on constater parfois en arrière et en bas, tout contre la colonne vertébrale une zone à sonorité claire à la percussion. Dans les épanchements pleuraux gauches très abondants on trouve parfois, du côté *sain*, en arrière et en bas, tout contre la colonne vertébrale, une mince zone de matité (*Triangle* de Grocco), matité qui est due probablement au refoulement du médiastin. A cause des adhérences persistantes des feuillets de la plèvre on ne peut pas constater le plus souvent ou très faiblement des modifications dans la limite supérieure de l'épanchement à la suite des changements de position du malade (position couchée et ensuite assise). A droite, il n'est pas possible de déterminer à l'aide de la percussion la *limite inférieure* de l'exsudat qui se confond avec la matité hépatique. A gauche, au contraire, on peut souvent, en avant et sur les côtés, marquer la ligne qui sépare l'exsudat d'avec la résonance tympanique de l'estomac, point important au point de vue du diagnostic (v. plus bas, déplacement d'organes).

La percussion *aux endroits correspondants à l'exsudat pleural* mérite de fixer l'attention. La matité pleurale, à son début, est presque toujours une matité relative qui ne passe que par degrés à la matité absolue. Le son que rend le poumon partout où existe un commencement de matité, est d'ordinaire *tympanique* par suite de la rétraction du tissu pulmonaire. C'est surtout en avant dans le 1er et le 2e espace intercostal qu'on peut déjà produire nettement la résonance tympanique quand il s'agit de grands épanchements. En cet endroit la sonorité est exagérée, le retentissement plus profond et le ton reste le même quand le malade ouvre la bouche (*résonance skodique*). Si l'exsudat est extrêmement abondant et qu'il exerce une compression positive sur le poumon, on trouve parfois dans le 2e espace intercostal une résonance mate-tympanique dont la tonalité s'élève par l'ouverture de la bouche. Cette résonance est produite par les vibrations de la colonne d'air comprise dans une grosse bronche entourée de tissu pulmonaire condensé (*Ton trachéal* de Williams). Dans ces conditions, la percussion au niveau du poumon rétracté, provoque parfois, dans les espaces intercostaux antéro-supérieurs, un *retentissement métallique* manifeste (bruit de pot fêlé).

Le *déplacement des organes voisins* qu'on détermine le mieux à l'aide de la percussion, constitue un des symptômes physiques les plus importants de la pleurésie avec épanchement.

En ce qui concerne les *exsudats du côté droit*, le *foie* et surtout son lobe droit, sont refoulés vers le bas. On constate que la limite inférieure de la matité hépatique se trouve à plusieurs centimètres au-dessous du rebord costal. Sous la pression d'exsudats considérables, le foie descend jusqu'au niveau du nombril. Le refoulement du *médiastin* vers la gauche par un épanchement de grand volume, se reconnaît à ce que la matité à la partie supérieure du sternum atteint et dépasse le bord sternal gauche. Le déplacement du *cœur* vers la gauche est, dans les cas les plus prononcés, accompagné d'un relèvement de la pointe. Cela résulte évidemment de la situation du cœur et de la direction de la pression qui tout d'abord agit de bas en haut. Par la simple inspection et le palper on reconnaît d'ordinaire le déplacement du cœur à ce que sa pointe vient battre au niveau de la ligne mamillaire gauche ou en dehors d'elle dans le 5e, même plus haut parfois, dans le 4e espace intercostal. Conséquemment la percussion révèle en outre un déplacement vers la gauche du rebord gauche de la matité cardiaque.

Quant aux *exsudats du côté gauche*, il y a à considérer surtout le déplacement du *cœur* vers la droite, qui a déjà lieu quand l'épanchement est modéré. Le son à la partie inférieure du sternum devient mat, la matité cardiaque atteint le rebord sternal droit ou le dépasse de plusieurs centimètres. Si le déplacement est porté au plus haut degré, le cœur est refoulé jusqu'à la ligne mamillaire droite. Le refoulement du *médiastin* est également appréciable à la partie supérieure du sternum, puisque la matité en cet endroit peut s'étendre jusqu'au bord droit du sternum ou même au delà. L'*abaissement du diaphragme* se reconnaît à l'abaissement du lobe gauche, et dans les cas prononcés du lobe droit du foie également. Mais ce qu'il importe surtout de noter, c'est que la zone de résonance tympanique normale, large à peu près d'un travers de main, qui est située au-dessus du rebord des arcs costaux gauches *(espace semi-lunaire de Traube)*, est remplacée par de la matité. Le son tympanique normal de cette région dépend de la présence de l'estomac et du gros intestin. L'exsudat pleural, en abaissant le diaphragme, vient occuper l'emplacement de ces organes. Dès lors l'espace semi-lunaire se rétrécit et finit, l'épanchement continuant à grandir, par devenir entièrement mat jusqu'au rebord costal.

Le *changement de position du malade* fait varier de place la matité pleurale, à moins que des adhérences n'y fassent obstacle. L'*excursion respiratoire* de la limite inférieure du poumon est presque toujours supprimée.

En *auscultant* à l'endroit de l'exsudat pleurétique on reconnaît toujours que le *murmure vésiculaire est affaibli*. Quand l'épanchement est à son début, le bruit respiratoire a encore le caractère vésiculaire, puis il devient *indécis*, *soufflant* et, à la fin, quand la colonne d'air ne passe plus qu'à travers les grosses bronches, il est bronchique. En même temps ce *souffle bronchique* est d'ordinaire lointain, voilé, élevé et donne la note gutturale d'un Ch. Dans des cas rares cependant il peut prendre un timbre nettement amphorique de manière à résonner à peu près comme un souffle caverneux. Si le liquide est très abondant, le bruit respiratoire finit par faire place à un silence absolu. A la limite supérieure de l'exsudat, la respiration a presque toujours un caractère soufflant. Parmi les *bruits concomitants* il faut signaler les *frottements pleuraux* qui naturellement ne se font entendre qu'au niveau du bord supérieur de l'épanchement, là où les deux feuillets de la plèvre se remettent en contact. Les *râles crépitants* et les *râles bronchiques secs* indiquent que le poumon est simultanément atteint. Quand le liquide est peu abondant, on entend parfois, en faisant inspirer profondément, un véritable *craquement inspiratoire*, dû à ce que les parois alvéolaires et bronchiques affaissées dans le poumon atélectasié, se déplissent sous l'action du courant d'air inspiré.

A l'*auscultation de la voix*, on entend souvent de la *bronchophonie* et ce son nasillard et chevrotant qu'on désigne sous le nom d'*égophonie*. Baccelli prétend que *le caractère chuchotant de la voix* peut servir à déterminer la nature de l'épanchement. Quand l'exsudat est séreux, la voix chuchotante serait nettement perçue à travers le thorax, mais pas en cas d'épanchement purulent parce que les éléments cellulaires donneraient lieu à une dispersion des ondes sonores. Cette opinion, admissible pour beaucoup de cas, n'est pas généralement applicable.

En *auscultant le cœur*, il faut tenir compte de l'espace anormalement étendu où sont perçus les bruits du cœur, par suite du déplacement de l'organe. L'inflammation passe-t-elle de la plèvre à la face externe du péricarde, on entend parfois des *frottements extra-péricardites* isochrones avec la respiration aussi bien qu'avec les battements cardiaques.

Le *frémissement vibratoire* est constamment affaibli au niveau de l'exsudat pleural et complètement supprimé quand l'épanchement est très abondant. Dans des cas rares, on sent, au niveau des exsudats pleuraux gauches, une *pulsation* qui provient du cœur (pleurésie pulsatile).

3. **Résorption de l'exsudat. Sclérose de la plèvre.** On reconnaît tout d'abord que la résorption commence quand le son à

la partie supérieure de la matité redevient plus clair, en même temps qu'il prend un caractère tympanique. En outre le murmure vésiculaire devient également plus manifeste. Là où il était soufflant, il reparaît, d'abord indécis et peu à peu normal comme auparavant. Le frémissement vocal se perçoit de nouveau. Toutes ces améliorations s'accentuent de plus en plus, mais le plus souvent avec assez de lenteur. D'ordinaire, il faut un temps considérable avant que le son à la percussion reprenne sa clarté normale.

Les *changements de configuration du thorax* sont particulièrement frappants. C'est seulement après les pleurésies à faible exsudat que le thorax qui n'a subi qu'une légère ampliation, récupère sans trop de peine sa forme première. Mais toute pleurésie quelque peu étendue et à grand épanchement, entraîne, par suite du travail de résorption de ce dernier, un *rétrécissement* manifeste et facile à reconnaître *de la moitié correspondante du thorax.* Dans les cas de moyenne intensité, ce rétrécissement intéresse de préférence les parties latéro-inférieures du thorax; quand l'épanchement a été abondant, la région antéro-supérieure est également rétrécie. Les rétrécissements les plus considérables se rencontrent chez les enfants et chez les individus jeunes à thorax flexible. La circonférence du côté malade est notablement réduite, par rapport à celle du côté sain. Les côtes se rapprochent, les espaces intercostaux deviennent très étroits. Les fosses sus-épineuses se creusent davantage, le mamelon et l'omoplate se rapprochent de la colonne vertébrale. Cette dernière même s'incurve latéralement, sa convexité anormale tournée tantôt du côté malade, tantôt aussi du côté sain. La matité, l'affaiblissement du murmure vésiculaire et du frémissement vocal persistent, quand la plèvre s'est rétractée. Ils ne dépendent plus maintenant de la présence d'un exsudat liquide, mais de l'existence d'épaisses plaques pleurales.

Ce processus intense de rétraction continue à évoluer pendant des mois et peut durer plus longtemps. Dans des conditions favorables, le rétrécissement du thorax est encore susceptible de disparaître bien tardivement, parfois seulement après des années. Les plaques pleurales se résorbent, et petit à petit le poumon et le thorax se dilatent de nouveau. Dans d'autres cas, au contraire, des *adhérences* étendues s'établissent entre les *feuillets de la plèvre*, surtout au niveau des lobes inférieurs du poumon et ont pour conséquences des troubles respiratoires permanents. Dans le poumon sain se développe presque toujours, en cas de sclérose pleurale, un *emphysème compensateur.*

Complications. Les complications proprement dites de la pleurésie sont rares. Quand elles existent, ce sont tantôt des maladies primitives qui ont donné lieu à la pleurésie, tantôt des effets simultanés d'une même cause morbide (tuberculose). De là vient qu'on dit si souvent que la pleurésie se « complique » de *bronchite chronique*, de tuberculose du poumon et d'autres organes. Il importe de savoir que, par transmission directe de la phlegmasie, la pleurésie peut se propager au *péricarde*, plus rarement au *péritoine* à travers le diaphragme. Mais on n'observe guère cette extension du processus que dans la pleurésie tuberculeuse et purulente. Rappelons en finissant que nous avons observé plusieurs fois dans ces derniers temps des épanchements séreux abondants, au cours desquels se déclara une *néphrite hémorragique aiguë*. — Quant à la *paralysie brachiale* qu'on a notée du côté malade, dans quelques cas de pleurésie purulente, voyez, t. III, le chapitre des paralysies réflexes.

Différentes formes de pleurésie.

1. **Pleurésie rhumatismale primitive.** Comme nous l'avons déjà dit en parlant de l'étiologie de la pleurésie, on est récemment arrivé à admettre en se basant sur des faits cliniques, qu'un certain nombre de pleurésies aiguës primitives sont dues à la même cause que celle qui provoque le rhumatisme articulaire aigu (v. plus loin). Bien qu'il n'existe pas encore de recherches bactériologiques décisives en nombre suffisant, nous sommes cependant très portés à admettre la justesse de cette hypothèse en nous basant sur certains faits personnels. Toutefois nous ne croyons pas que la pleurésie rhumatismale soit aussi fréquente que certains auteurs l'admettent, en particulier FIEDLER, par exemple en se basant sur les observations qu'il a recueillies à Dresde.

La pleurésie rhumatismale se développe la plupart du temps assez subitement chez les individus auparavant complètement en bonne santé. Parfois il existe aussi de légères douleurs rhumatismales au niveau des muscles et des articulations avant l'apparition de la pleurésie. Les symptômes locaux (point de côté) sont souvent très intenses, la fièvre est modérée (rarement au-dessus de 40°). Au cours de l'évolution ultérieure, il peut survenir parfois des symptômes rhumatismaux (gonflement des articulations, endocardite, etc.) qui confirment le diagnostic. En général l'évolution est favorable. La fièvre dure en général pendant 1 à 2 semaines, et les exsudats volumineux eux-mêmes finissent par se résorber complètement et par guérir.

2. **La pleurésie tuberculeuse.** Nous sommes d'avis qu'il y a lieu de considérer comme tuberculeux, dans le sens *étiologique* du

mot, la plupart des « exsudats pleurétiques ordinaires » qui, au point de vue clinique, ont les apparences d'une maladie primitive. La marche ultérieure de ces affections, quand on peut les poursuivre pendant des années, finit presque toujours par dévoiler leur nature tuberculeuse. Cela ne veut pourtant pas dire que des affections tuberculeuses consécutives et en particulier la tuberculose pulmonaire sont une conséquence inévitable de la pleurésie. Ce n'est que dans une proportion relativement minime que les symptômes d'une tuberculose aiguë, ou mieux d'une phtisie pulmonaire chronique, succèdent immédiatement à la pleurésie (qui continue d'exister, mais qui est déjà en train de se scléroser). Au sommet, parfois aussi à la base du côté atteint, on constate les signes objectifs de la phtisie. La fièvre persiste, l'affection pulmonaire continue sa marche envahissante, le poumon sain se prend à son tour et la maladie évolue vers la mort sous l'image d'une phtisie pulmonaire commune, tantôt plus aiguë, tantôt plus chronique. Souvent on voit tôt ou tard se développer consécutivement à la pleurésie, une affection tuberculeuse aiguë — la *méningite tuberculeuse, la tuberculose miliaire généralisée*. Chez d'autres malades encore se dessine le tableau morbide de la *tuberculose des membranes séreuses* sur laquelle nous reviendrons à plusieurs reprises à propos de la péricardite et de la péritonite tuberculeuses. Parfois dans cette occurrence, il s'agit d'une *pleurésie double*, sans participation appréciable du poumon. Ajoutons à cela qu'on constate quelquefois dans une succession alternante, les symptômes de la *péritonite tuberculeuse* chronique (douleur, ballonnement et épanchement dans l'abdomen) et ceux de la *péricardite tuberculeuse*. Enfin la mort arrive avec le cortège d'une fièvre hectique tenace, d'un amaigrissement général et d'une faiblesse progressive. L'affection dans son ensemble est le plus souvent chronique, dure de longs mois et est entrecoupée fréquemment de rémissions manifestes et d'améliorations passagères.

Très fréquemment l'exsudat pleurétique affecte des allures très favorables en apparence. Au bout de quelques semaines, la fièvre cède, l'épanchement se résorbe, les malades reprennent des forces et finissent par être considérés comme à peu près guéris. Il persiste bien encore un peu de matité et un léger retard dans les mouvements du côté malade, mais cela disparaît aussi à la longue. Et pourtant ces pleurésies finissent très fréquemment aussi par démasquer leur nature tuberculeuse. Après une durée plus ou moins longue d'un bien-être trompeur, parfois *seulement après plusieurs années*, une affection « nouvelle » se déclare, soit une récidive de la pleurésie, une pleurésie du côté opposé, ou quelque autre affection tuberculeuse aiguë ou chronique. Dans ces conditions nous sommes également, au point de vue étiologique, obligés d'assigner à la pleurésie antérieure un caractère tuberculeux. — D'ailleurs il n'est pas impossible que cette pleurésie *tuberculeuse* aboutisse à la fin à une *guérison* complète et que cette guérison soit durable, pourvu que d'autres organes (surtout le poumon) soient restés indemnes de tubercules ou n'en aient été atteints qu'à un faible degré.

Il nous reste à mentionner les cas dans lesquels, comme suite à une phtisie pulmonaire déjà déclarée, se développe secondairement un exsudat pleurétique. Dans ces circonstances, il s'agit également presque toujours d'une pleurésie tuberculeuse.

Les *lésions anatomiques* de la pleurésie tuberculeuse consistent dans les signes habituels de l'*inflammation*, et en outre, dans la présence de nodules tuberculeux spécifiques. Le nombre des tubercules varie considérablement d'après les cas. Tantôt la plèvre entière est parsemée de nodules miliaires, tantôt on ne découvre les tubercules à l'œil nu qu'en quelques endroits isolés. L'épanchement est le plus souvent séro-fibrineux. Parfois il est hémorragique, et d'ailleurs la plupart des cas de *pleurésie hémorragique* en apparence primitive sont de nature tuberculeuse. L'*empyème* également (v. plus loin) s'observe quelquefois dans la tuberculose, et enfin on a observé, dans des cas isolés, des exsudats particuliers, troubles, lactescents qui contiennent d'abondantes gouttelettes de graisse. Ces dernières provienneni probablement de cellules détruites et atteintes de dégénérescence graisseuse (leucocytes, cellules endothéliales).

3. **Pleurésie purulente. Empyème.** Un exsudat *purulent* se développe dans la plèvre quand l'inflammation de celle-ci est déterminée par un agent spécifique qui provoque la suppuration. Les agents les plus fréquents de l'empyème sont le *streptocoque pyogène* et le *diplocoque de la pneumonie*. On trouve souvent le streptocoque dans le pus des empyèmes qui se sont développés à la suite des plaies extérieures, de la carie costale, de la tuberculose pulmonaire, de l'inflammation des poumons, de la pyohémie généralisée, etc. Le pneumocoque est l'agent de la plupart des *empyèmes métapneumoniques*. Il est rare que le staphylocoque produise la pleurésie purulente. Les empyèmes de la *tuberculose* sont, comme il a été dit plus haut, généralement *exempts de bactéries* (A. Fraenkel et autres). Il s'agit probablement dans cette occurrence de la formation de poisons pyogènes d'ordre chimique.

Les symptômes cliniques sont ordinairement graves. La *fièvre* est plus intense que dans les autres formes de pleurésie, mais en même temps, irrégulièrement intermittente, parfois accompagnée de frissons. Outre la fièvre, il existe des symptômes généraux graves, une grande prostration, de la céphalalgie, de la sécheresse de la langue, une grande fréquence du pouls, etc. Il est à remarquer que parfois du côté atteint la *paroi thoracique* présente un léger *œdème*. Pour le reste, les symptômes et les troubles locaux sont naturellement les mêmes que dans les autres formes de pleurésie. Si l'on ne crée pas une issue artificielle au pus, il finit de lui-même par se faire jour au dehors ou dans le poumon. Dans ce dernier cas, le pus s'évacue subitement et à flots, en même temps qu'on voit le plus souvent se développer un pneumothorax.

Diagnostic. Au point de vue diagnostique, il faut surtout établir *la distinction entre la pleurésie et la pneumonie (aiguë et chronique)*, ce qui n'est pas toujours également facile. C'est pourquoi nous allons brièvement comparer les signes distinctifs respectivement fournis par l'examen physique.

Inspection : une ampliation considérable du côté malade indique un épanchement et fait défaut dans la pneumonie.

Percussion : la matité dans la pleurésie est absolue, la résistance au doigt qui percute est très considérable; dans la pneumonie au contraire le son est rarement aussi mat, et il est souvent accompagné d'une consonance tympanique. Mais ce qui importe le plus, c'est de déterminer par la percussion les symptômes de *déplacement des organes voisins*. Ces symptômes manquent toujours dans la pneumonie sans complications, tandis qu'ils se laissent à peu d'exceptions facilement démontrer dans tout exsudat pleurétique considérable.

Auscultation : l'*affaiblissement* ou l'*absence* presque complète *du murmure vésiculaire* est en faveur de la pleurésie; le souffle tubaire accompagné de râles crépitants caractérise la pneumonie. N'oublions pas cependant que dans cette dernière, l'oblitération des bronches peut à l'auscultation donner lieu aux mêmes symptômes que ceux de la pleurésie.

Frémissement vocal : un frémissement vibratoire fort au niveau d'un endroit mat plaide directement pour la pneumonie; l'*affaiblissement* ou la *suppression du frémissement vibratoire* est en faveur de la pleurésie. Cependant l'oblitération des bronches dans la pneumonie peut aussi affaiblir le frémissement vocal.

Outre les symptômes physiques il faut naturellement envisager les autres phénomènes, le mode de début, la marche de la maladie, la fièvre, les crachats, l'apparition de l'herpès, etc. La distinction la plus sûre dans tous les cas douteux est fournie par la *ponction exploratrice*, quoiqu'il puisse naturellement alors encore rester douteux si, à côté de la pleurésie, il n'existe pas en outre une infiltration pulmonaire sous-jacente. Dans les cas où l'exsudat pleural est riche en fibrine, lorsqu'il y a une néoformation conjonctive abondante d'origine inflammatoire, parfois la ponction exploratrice donne un résultat négatif. Dans les cas douteux il faut toujours la renouveler plusieurs fois.

Quand on a diagnostiqué un exsudat pleurétique, la première question à résoudre est celle de la *nature de l'épanchement*, puisque sous beaucoup de rapports, le pronostic et le traitement en dépendent. Bien que la connaissance de certaines conditions étiologiques, la gravité de la fièvre et des symptômes généraux, fassent déjà prévoir la nature ou séreuse ou purulente du liquide épanché, il n'y a que la *ponction exploratrice* avec la seringue de Pravaz qui permette de se prononcer. Nous devons instamment conseiller de *recourir, dans tous les cas d'une certaine importance, à cette pratique tout à fait inoffensive*, à l'aide d'une seringue soigneusement désinfectée et prudemment introduite, à l'effet d'établir le diagnostic sur une base certaine. Il est important en effet de savoir au point de vue pratique, comme nous l'avons constaté plusieurs fois, que précisément l'empyème, avec exsudat purulent épais, on n'obtient parfois rien par la ponction exploratrice, et que l'incision seule révèle le foyer purulent. Dans des cas graves et douteux, si l'on soupçonne un empyème, l'incision de la plèvre, quand la vie est en danger, est donc très à recommander.

Il n'y a pas toujours moyen de décider *à priori* si la pleurésie est de *nature tuberculeuse* ou non. Disons qu'il faut toujours avoir présente à l'esprit la loi dont nous avons parlé, d'après laquelle, dans toute pleurésie en apparence primitive, il faut penser à la tuberculose. Pour le reste on considérera principalement l'aspect général et les fonctions de nutrition, on s'informera également des prédispositions héréditaires et des maladies qui peuvent avoir existé auparavant. Dans le cours ultérieur de la maladie, la persistance de la fièvre hectique, l'émaciation et la pâleur lentement progressives, les récidives, l'apparition de symptômes pulmonaires, plaident en faveur de la nature tuberculeuse de la pleurésie. Toute pleurésie double, toute pleurésie combinée avec des symptômes du côté du péricarde et du péritoine est fortement suspecte de tuberculose. Il n'y a d'ordinaire *pas* de bacilles tuberculeux dans l'exsudat lorsqu'on examine au microscope le contenu obtenu par centrifugation du liquide, parce que les nodules tuberculeux des séreuses ne s'ulcèrent presque jamais. Par contre on peut souvent déceler la nature tuberculeuse de la pleurésie en injectant dans la cavité péritonéale d'un cobaye environ 10 ccm. de l'exsudat pleural; au bout de 6 à 4 semaines ces cobayes sont atteints de tuberculose péritonéale. Il est très important, dans les cas de pleurésie simple en apparence, de pratiquer l'examen des crachats. Nous pouvons souvent de bonne heure déjà, quand les malades ne présentent encore presque aucun symptôme du côté des poumons, découvrir dans les rares *crachats* des bacilles tuberculeux.

La nature de l'exsudat peut aussi être déterminée par ponction en recherchant, par l'examen microscopique, les éléments cellulaires contenus dans l'exsudat retiré par ponction de la plèvre. (*Cytodiagnostic* de WIDAL et autres). Lorsque les leucocytes contenus dans l'exsudat sont surtout les *lymphocytes mononucléaires*, il s'agit presque toujours d'une pleurite *tuberculeuse;* dans les autres formes de pleurésie, les éléments cellulaires sont pour la plupart des leucocytes *polynucléaires*. La nature hémorragique de l'exsudat est plutôt, comme nous l'avons dit, en faveur de la tuberculose, parfois aussi il s'agit d'un néoplasme pleural (voir plus bas).

La distinction entre l'exsudat pleural inflammatoire et les transsudats pleuraux (hydrothorax) se fait surtout par l'ensemble de l'évolution de la maladie, mais parfois cette distinction est entourée de difficultés. Il faut tenir compte de la proportion des *substances albuminoïdes* dans le liquide, ces substances sont plus abondantes (au moins 4,5 %) dans les exsudats que dans les transsudats. En conséquence de ce fait, le *poids spécifique* des exsudats est notablement plus élevé (au-dessus de 1015) que celui des transsudats. La constatation dans le liquide d'une grande quantité de leucocytes est toujours un caractère en faveur de son origine inflammatoire. Seules les cellules endothéliales se trouvent souvent en plus grand nombre dans les transsudats. RIVALTA a donné un caractère important qui distingue les exsudats des transsudats. Dans un tube à essai on met une solution d'acide acétique diluée (2 gouttes d'acide acétique pour 100 ccm. d'eau); on fait tomber dans ce liquide quelques gouttes du liquide obtenu par ponction; on constate, le long des gouttes qui s'enfoncent dans le liquide de l'exsudat, la production d'un léger nuage nettement visible ressemblant à la fumée de la cigarette. Dans les transsudats ce précipité, dû à une coagulation de matières albuminoïdes, ne se produit pas.

Pronostic. Le pronostic, en ce qui concerne le danger immédiat, dépend entièrement de la gravité des symptômes morbides, surtout de la dyspnée. Mais pour ce qui est de l'évolution ultérieure de la maladie, il se base principalement sur la nature de la pleurésie. Beaucoup de pleurésies secondaires, et un grand nombre de pleurésies étendues et selon toute apparence primitives, guérissent complètement et définitivement après des semaines ou des mois. Trop souvent, par malheur, on devra émettre un pronostic douteux ou tout à fait défavorable, quand la nature tuberculeuse de la pleurésie est probable ou certaine. Souvent aussi les pleurésies tuberculeuses peuvent aboutir à une guérison complète. Toutefois il faut toujours faire des réserves pour l'avenir, car trop souvent on voit apparaître après coup une *tuberculose pulmonaire*. Le pronostic de l'*empyème* dépend en partie de la maladie primitive, mais surtout de l'intervention judicieuse et opportune de la chirurgie. La guérison de l'empyème dans les cas de bonne nature a lieu le plus souvent en peu de semaines après l'opération, parfois cependant elle réclame plusieurs mois. Nous avons indiqué plus haut la possibilité des différentes ouvertures spontanées de l'empyème, soit au dedans soit au dehors. Quand la guérison est incomplète et qu'il reste une *fistule pleurale*, on devra redouter l'apparition de la *dégénérescence amyloïde* générale des organes.

Les grands épanchements entraînent, dans des cas rares, la *mort subite* dont la cause ne peut pas toujours être expliquée. Divers facteurs entrent ici en ligne de compte : l'embolie pulmonaire, l'embolie cérébrale, l'anémie cérébrale soudaine, la faiblesse du cœur, l'œdème pulmonaire, etc.

Traitement. Au début le traitement est purement symptomatique. On tâche de calmer les souffrances du malade, le point de côté et la gêne respiratoire, par des moyens locaux, notamment des *sinapismes*, des *cataplasmes chauds*, qui font plus de bien généralement que les applications froides, parfois aussi par des *ventouses sèches*, puis par des *frictions* avec de l'huile chloroformée, et quand les douleurs sont vives, par la *morphine* à l'intérieur et en injection sous-cutanée. Nous ne disposons malheureusement que de peu de remèdes pour combattre le processus inflammatoire dans la plèvre. La *vessie de glace* pourra être utile pourvu qu'elle soit supportée. Les *badigeonnages à la teinture d'iode* si fréquemment employés sont d'une utilité douteuse, toutefois on pourra y recourir si le point pleurétique est très aigu. Les badigeonnages avec le *vasogène iodé* méritent peut-être plus de confiance. J'ai souvent employé, depuis plusieurs années — (et apparemment avec de bons résultats) — les frictions avec le *savon mou*. J'emploie soit un savon liquide soit une pommade avec savon vert (20 gr.), lanoline et vaseline, etc., etc. (10 gr.). Les frictions sont faites tous les jours en évitant de provoquer le développement d'un eczéma de la peau. Si la peau est très sensible on fait un lavage avec de l'eau tiède après une heure d'application de ce savon.

S'il s'est formé un épanchement abondant, on cherchera à en favoriser la résorption par des *diurétiques*. On croit pouvoir provoquer ou tout au moins activer la résorption de l'épanchement par l'augmentation de la diurèse. Il est très difficile de se faire une opinion nette sur l'avantage des diurétiques dans la pleurésie exsudative. Très souvent ils n'agissent pour ainsi dire pas, parfois pourtant la résorption commence après l'administration d'un remède diurétique, de sorte que ce dernier semble être doué d'une certaine action thérapeutique. En ce qui concerne le choix des diurétiques à employer, nous indiquerons en premier lieu le *salicylate de soude* (5,0 — 8,0 par jour) puisqu'on lui attribue précisément dans la pleurésie un effet spécifique. Ce serait le cas notamment pour les pleurésies auxquelles on soupçonne une origine rhumatismale (v. plus haut).

Beaucoup de bons observateurs assurent que les exsudats pleurétiques primitifs prennent souvent sous l'influence du salicylate de soude, une tournure favorable et remarquablement rapide. D'ailleurs, le salicylate de soude a positivement aussi une action directement diurétique. En outre on prescrit le plus fréquemment l'*acétate de potasse* et *de soude*, la *scille* et dernièrement encore la *diurétine* (salicylate de soude et de théobromine, 2 à 3 fois par jour 2 grammes), laquelle, d'après nos expériences, semble être réellement efficace. Existe-t-il des signes de faiblesse cardiaque et de diminution de la tension artérielle, il est souvent indiqué de prescrire une *infusion de digitale* (seule ou associée à un diurétique). D'autres remèdes internes sont rarement ordonnés dans la pleurite exsudative. L'action de l'iodure de potassium en tant que « résorbant » est tout à fait douteuse. Les purgatifs drastiques et les sudorifiques (enveloppements chauds, pilocarpine entre autres) agissent le plus souvent d'une manière défavorable sur l'état général et n'offrent que peu d'avantages. Il en est de même de la cure dite de SCHROTH ou la suppression aussi complète que possible de tout liquide dans l'alimentation en vue d'accélérer la résorption de l'exsudat, méthode qui ne devrait plus compter qu'un petit nombre de partisans.

Le traitement chirurgical de la pleurésie qui a été tout d'abord introduit dans la pratique par TROUSSEAU et qui a pour but l'évacuation de l'épanchement par la *ponction*, est en beaucoup de cas de la plus grande importance. Il est vrai que nombre de pleurésies avec épanchement se terminent favorablement sans ponction, et nous estimons qu'il serait exagéré de ponctionner un exsudat quelconque sans motif suffisant. Dans beaucoup de cas la ponction des épanchements de la plèvre est une intervention de la plus haute importance, capable de sauver la vie des malades. La première et la plus importante indication de la ponction se présente quand l'épanchement devient par son volume directement menaçant pour la vie. Dès que la dyspnée atteint un degré inquiétant, lorsque la cyanose s'accentue et lorsque le pouls faiblit, la ponction *doit* être pratiquée pour obéir à l'*indication vitale*. Comme les grands exsudats exposent à des aggravations soudaines, on ne tardera pas trop longtemps dans ces cas. TROUSSEAU posait déjà en principe que la ponction s'impose toujours quand la matité résultant de l'exsudat envahit la paroi thoracique antérieure dans toute son étendue ou à peu près. Le résultat de cette opération est parfois remarquable. La seconde indication est fournie par l'extrême *lenteur de la résorption de l'exsudat*. Quand, après la chute apparente des phénomènes inflammatoires, surtout après la cessation de la fièvre, l'exsudat ne disparaît pas, la ponction est également indiquée. On

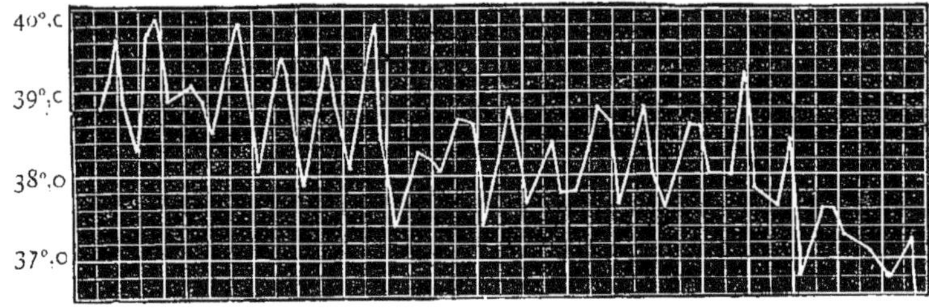

Fig. 59. Courbe de la température dans un cas de pleurésie avec épanchement avant et après la ponction (clinique médicale d'*Erlangen*).

voit assez souvent qu'à la suite de cette opération, le travail de résorption commence et continue de progresser. Il n'est nullement nécessaire, à notre avis, d'attendre pour pratiquer la ponction, que la fièvre soit tombée. Nous avons, à diverses reprises, quand la résorption tardait à se faire, et même quand les malades avaient encore de la fièvre, fait l'opération et nous avons constaté souvent qu'après l'évacuation de l'épanchement, la fièvre ne tardait pas non plus à céder. Voir la courbe de température ci-jointe, fig. 59.

En ce qui concerne le *manuel opératoire*, nous ne pouvons entrer ici dans tous les détails des procédés et appareils qui ont été préconisés. Ils diffèrent d'ailleurs très peu les uns des autres. Plus la méthode est simple et facile, mieux elle vaut.

Toute thoracenthèse doit être précédée d'une ponction exploratrice, à l'effet de s'assurer de l'existence et de la nature de l'exsudat. Pour vider une collection séreuse, on se servira d'un trocart de moyen calibre avec un orifice latéral d'écoulement auquel on peut adapter un tuyau en caoutchouc. Il est de beaucoup préférable de faire la ponction avec une *aiguille creuse* et d'après notre expérience personnelle, celle de FIEDLER est la meilleure, parce que sa pointe ne peut pas blesser et qu'elle permet de dégager les caillots de fibrine. Les instruments et l'endroit de la ponction doivent être soigneusement désinfectés au préalable. On choisira un point assez déclive (environ le 6e espace intercostal) sur la ligne axillaire moyenne ou postérieure. Le malade sera assis dans son lit et, autant que possible, maintenu et soutenu par un aide. Avant et pendant la ponction, on lui donnera une gorgée de vin fort, du strophantus ou remède analogue. On diminue la douleur de l'opération par une injection préalable de morphine. On peut aussi avantageusement faire une anesthésie locale au niveau du point de la ponction à l'aide du chlorure d'éthyle. Dans beaucoup de cas, surtout quand l'exsudat est abondant, on peut évacuer une grande quantité de liquide par une simple ponction et le siphon, surtout parce que la pression à laquelle est soumis l'exsudat pleurétique est positive (10 à 25 mm. de mercure environ), sauf de rares exceptions. On commence par amorcer le tuyau d'écoulement du trocart en le remplissant entièrement d'eau stérilisée et on le plonge dans un bassin d'eau placé sur le sol et destiné à pomper le liquide de l'exsudat. L'évacuation doit toujours se faire lentement et graduellement. Plusieurs médecins recommandent de ne jamais laisser écouler plus de 1500 Ccm. à la fois. Cependant, étant donné un vaste exsudat, quand on modère la vitesse du début et que tout va bien, on peut sans hésiter dépasser cette limite. — Quoique, ainsi que nous l'avons dit, on réussisse le plus souvent à vider convenablement la plèvre par la simple ponction aidée du siphon, il est nécessaire dans certains cas de recourir à l'*aspiration*. Quelques médecins d'ailleurs font *toujours* la ponction avec aspiration, ce qui en soi n'est pas répréhensible, bien que parfaitement inutile. Les intruments les plus usités sont ceux de DIEULAFOY, POTAIN et autres. En cas de ponction avec aspiration, on doit y aller avec plus de lenteur encore et de prudence.

Il est rare que des *incidents* fâcheux viennent interrompre la ponction. Quand les malades se plaignent de vertige et de tendance syncopale, on doit cesser ou du moins mettre un temps d'arrêt dans l'évacuation de l'exsudat. Ordinairement tout va bien jusqu'à ce que l'aiguille frotte sur la plèvre. En ce moment se produit de la douleur et bientôt après un *violent accès de toux*. On fait bien alors de suspendre immédiatement l'opération. Le repos et un peu de morphine parviennent le plus souvent à calmer la toux. On a observé quelquefois après la thoracenthèse une *expectoration co-*

pieuse de crachats spumeux et séreux (expectoration albumineuse), une sorte d'œdème pulmonaire, dû probablement à un accroissement de la perméabilité des parois vasculaires dans le poumon longtemps comprimé.

La ponction terminée, on ferme la petite ouverture avec un peu de ouate stérilisée et un emplâtre agglutinatif ou avec du collodion iodoformé. Il est à peine besoin d'appliquer un bandage proprement dit.

Si la ponction exploratrice a amené du *pus*, on pourra immédiatement, quand il y a indication vitale, évacuer la collection purulente au moyen de la thoracentèse. Mais pour obtenir une guérison durable, la ponction suffit rarement, parce que presque toujours le pus s'accumule de nouveau, dès que l'ouverture est fermée. L'empyème se comporte comme un abcès qui ne guérit pas à moins qu'on ne *donne au pus qui se forme une issue facile et durable*. D'où il suit que le *drainage de la plèvre* doit venir compléter la ponction. Le meilleur procédé opératoire tel qu'il se pratique presque exclusivement dans notre clinique chirurgicale, consiste dans l'incision de la cavité pleurale avec *résection* préalable d'*un fragment de côte* en vue d'évacuer complètement le pus et d'obtenir une guérison plus parfaite. Cette méthode relativement simple donne des résultats tellement bons et si pleinement satisfaisants qu'il est presque inutile d'employer d'autres méthodes. Toutefois il faut bien dire que la méthode de *drainage au siphon* de *Bülau*, consistant à introduire un tube en caoutchouc à travers un gros trocart jusque dans la cavité suppurante et à veiller à l'écoulement constant du pus par l'installation d'un siphon, a pu donner de très belles guérisons, surtout dans les cas récents et bénins. L'avantage de la méthode consiste en ce qu'on évite absolument par ce moyen la production d'un pneumothorax et qu'il est inutile d'endormir le malade. Dans bien des cas toutefois, cette méthode s'est montrée absolument insuffisante et la pleurotomie a dû être pratiquée dans la suite. — On trouvera dans les traités de chirurgie tous les détails concernant les méthodes que nous venons d'indiquer ainsi que quelques autres et les indications de leur emploi dans les cas particuliers.

Dans le traitement des *pleurésies chroniques déjà en voie de rétraction* et compliquées d'adhérences membraneuses, mais sans exsudat liquide, les exercices respiratoires méthodiques (gymnastique des poumons) sont indiqués concurremment avec les tentatives d'*amélioration de l'état général*. On apprendra aux malades à faire des inspirations profondes et on prescrira journellement des *lotions froides* sur la poitrine. Les *inspirations d'air comprimé* à l'aide de l'appareil pneumatique sont souvent suivies d'un bon résultat. On enverra, si faire se peut, les malades de la classe aisée qui ont été atteints d'une pleurésie grave, dans une station climatérique appropriée.

CHAPITRE DEUXIÈME.

PÉRIPLEURITE.

WUNDERLICH le premier a décrit sous le nom de *péripleurite* une affection rare qui consiste en une inflammation du tissu cellulaire situé entre la plèvre pariétale et la paroi costale, se terminant par suppuration. Plus tard des cas semblables ont été observés à diverses reprises et il est caractéristique qu'on ne soit pas parvenu à assigner à aucun d'eux de *cause appréciable*. On n'a pu invoquer ni traumatisme, ni affection primitive des côtes ou de la plèvre, etc. Quoi qu'il en soit, il est évident que la *cause* ne saurait être recherchée que dans l'introduction de micro-organismes capables de provoquer la suppuration. Mais la solution de ce problème ne sera donnée que par des recherches ultérieures qui établiront si la péripleurite doit conserver ou non dans le cadre nosologique, sa place d'entité morbide autonome.

Cette maladie est l'apanage du sexe *masculin*. Elle commence d'ordinaire *subitement* par un frisson et s'accompagne d'une *fièvre assez intense*. Les symptômes locaux, dans les cas prononcés, ont la plus grande ressemblance avec ceux de l'*empyème*. Notons cependant une *voussure* plus considérable *de la paroi thoracique*. Les côtes sont écartées l'une de l'autre par l'abcès qui souvent s'ouvre spontanément au dehors (presque jamais dans la plèvre). Comme caractère distinctif d'avec l'empyème, la *percussion* ne révèle pas de *signes de refoulement* des organes avoisinants. Un trait diagnostique important, c'est que *au-dessous* de l'abcès on peut souvent constater la présence du poumon contenant de l'air comme à l'état normal. De plus, contrairement à ce qui se passe dans l'empyème, le bord inférieur du poumon continue à opérer son mouvement de glissement. Un autre signe de valeur a été signalé par BARTELS, c'est que la paroi de l'abcès se relâche dans l'inspiration et se tend dans l'expiration. Mentionnons parmi les *complications*, la *néphrite aiguë* qu'on a observée plusieurs fois.

D'après tout ce que nous venons de dire, le *diagnostic* pourra, la plupart du temps au moins, être posé pendant la vie. Le *pronostic* est généralement défavorable, quoiqu'on ait enregistré des cas de guérison. Le *traitement* est exclusivement chirurgical et en tout semblable à celui de l'empyème.

CHAPITRE TROISIÈME.

PNEUMOTHORAX.

(Pyo-Pneumothorax. Hydro-Pneumothorax.)

Etiologie. La formation d'un pneumothorax, ou la présence d'air ou de gaz dans la cavité pleurale, résulte, dans la grande majorité des cas, de ce que l'air a pénétré dans la plèvre par une ouverture accidentelle. Cette ouverture peut être située dans la *paroi thoracique* (plaies pénétrantes de la poitrine, opération de l'empyème) ou dans la *plèvre pulmonaire*. Le pneumothorax se déclare presque toujours au cours de la *tuberculose pulmonaire*, quand une caverne qui affleure la plèvre se rompt dans la cavité pleurale. Il se produit plus facilement dans la phtisie à évolution rapide que dans celle qui affecte une allure chronique, parce que, pour ce qui concerne cette dernière, des adhérences et des rétractions étendues y mettent obstacle. Le pneumothorax ne complique d'ordinaire que les dernières étapes de la phtisie, quoiqu'il puisse survenir au cours de lésions pulmonaires peu avancées.

Outre la tuberculose, la gangrène du poumon et les abcès de cet organe peuvent également donner lieu au pneumothorax par perforation. En outre la *rupture de l'empyème* dans le poumon peut le provoquer. Dans des cas insolites on a vu la communication de la plèvre avec l'œsophage et l'estomac (ulcère de l'estomac) donner naissance à un pneumothorax.

La formation du pneumothorax est rare après les *traumatismes violents* qui amènent la déchirure du poumon sans léser la paroi thoracique. Des mouvements respiratoires exagérés, accompagnés de grands efforts, peuvent produire le même effet. Nous avons vu nous-même un pneumothorax se déclarer subitement chez une femme bien portante qui suspendait du linge, et chez un jeune homme pendant un violent exercice de canotage. Tous deux ont guéri complètement et en peu de temps.

Cependant toutes les causes susdites comptent à peine, mises en regard de la phtisie. Disons encore que, même en cette dernière circonstance, il faut parfois le concours d'une *cause occasionnelle*, comme un fort accès de toux, un vomissement, un effort musculaire, etc., pour provoquer le pneumothorax.

Beaucoup d'auteurs prétendent que la *décomposition putride des exsudats pleuraux* peut également donner lieu à un développement de gaz, et par suite à un pneumothorax. Cependant un fait de cette nature, si tant est qu'il soit possible, est extrêmement rare.

Anatomie pathologique. Quand on ouvre la cavité pleurale, l'air s'échappe en partie et parfois avec un sifflement. Alors la grande cavité pleurale remplie d'air apparaît à la vue et, quand le pneumothorax est *généralisé*, on voit le poumon complètement rétracté et comprimé contre la colonne vertébrale. Mais si l'air, par suite du cloisonnement de la plèvre, n'occupe qu'une partie de l'espace pleural, le *pneumothorax est dit circonscrit et enkysté.* La *quantité* d'air renfermée dans la plèvre peut s'élever à 2000 Ccm. La *pression* à laquelle l'air y est soumis est presque toujours *positive* (en moyenne de 5 à 10 Ccm. d'eau).

Dans les pneumothorax par perforation de la plèvre pulmonaire, on peut ordinairement découvrir l'endroit de la déchirure à la surface du poumon. Cette fistule en occupe plus souvent le sommet que la base. Parfois le pertuis est déjà fermé ou couvert d'une couche fibrineuse, et par suite, impossible à retrouver. L'ouverture est ordinairement assez petite, mais elle peut aussi avoir la grandeur d'une pièce de un centime. Le pneumothorax semble occuper de préférence le côté gauche.

La *plèvre* elle-même est rarement normale. En même temps que l'air, des agents d'inflammation y ont pénétré, et elle est par conséquent en état d'inflammation. Dès lors, une partie de la cavité du pneumothorax est remplie d'exsudat. Celui-ci est tantôt totalement purulent *(pyo-pneumothorax)*, tantôt séro-purulent, mais peut aussi être séreux et séro-fibrineux *(hydro-pneumothorax)*.

Les *organes avoisinants*, notamment le *foie* et le *cœur*, ont dévié de leur position normale, comme dans les grands exsudats pleuraux.

Symptômes et marche. Le pneumothorax (nous parlons en particulier de celui qui survient au cours de la phtisie) s'annonce assez souvent par une douleur subite accompagnée d'une aggravation considérable de l'oppression et de l'état général. Parfois on assiste à un *collapsus* complet. La température descend au-dessous de la normale et le pouls monte à 140 et au delà. Les malades deviennent pâles et cyanosés. Le plus souvent ils se dressent dans leur lit ou sont à demi assis, inclinés, soit sur le côté *malade*, pour donner plus de jeu au poumon sain, soit de préférence sur le côté sain, à raison de la vivacité de la douleur. Si le pneumothorax est le résultat

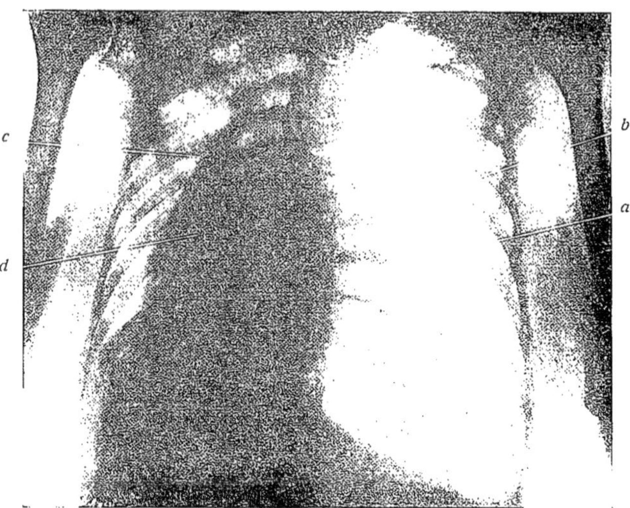

Radiographie d'un pneumothorax droit sans épanchement pleural notable. On aperçoit l'espace clair qui occupe la grande cavité pleurale; à gauche de cet espace, on voit l'ombre du poumon comprimé et refoulé le long de la colonne vertébrale. Le médiastin et le cœur sout refoulés vers la gauche. Le diaphragme est fortement repoussé en bas. Le poumon gauche surtout son lobe supérieur, est parsemé de nombreux foyers tuberculeux.

a) Pneumothorax. *b)* Poumon droit comprimé. *c)* Foyers tuberculeux du poumon gauche. *d)* Cœur refoulé vers la gauche.

 Verlag von F. C. W. Vogel in Leipzig.

de la *rupture d'un empyème dans le poumon*, il y a au même instant une abondante expectoration de pus.

Quoique dans beaucoup de cas ces divers symptômes éveillent le soupçon d'un pneumothorax, il n'y a que l'*examen physique objectif* qui donne de la certitude au diagnostic.

L'*inspection* fait constater que le côté malade a pris un développement beaucoup plus considérable. Les espaces intercostaux sont effacés ou même légèrement saillants. Parfois, ainsi que nous l'avons observé nous-même, on sent, en palpant les espaces intercostaux, une résistance élastique manifeste « comme celle d'un coussin d'air ». Le côté malade est presque entièrement immobilisé, tandis que les excursions respiratoires du côté opposé ont gagné d'autant en amplitude. Le déplacement du cœur se reconnaît souvent déjà à la déviation de la pointe.

La *percussion* donne, à l'endroit du pneumothorax, une sonorité exagérée (pleine), retentissante, mais d'ordinaire *pas* tympanique, à cause de la tension des parois. Il importe surtout de noter que cette résonance s'étend au delà des limites normales du poumon, à droite jusqu'à la 7e ou la 8e côte, à gauche jusqu'à la 5e ou la 6e, souvent même jusqu'au rebord de la cage thoracique. La limite inférieure de ce son anormalement exagéré ne correspond à aucune ampliation respiratoire.

La percussion sert aussi à déterminer le *refoulement des organes avoisinants*. Le *pneumothorax droit* abaisse considérablement la limite inférieure de la matité hépatique, et fait reculer le bord gauche de la matité cardiaque jusqu'à la ligne axillaire antérieure. Dans le *pneumothorax gauche*, la matité cardiaque normale est supprimée et on la retrouve à droite du sternum. Le lobe gauche du foie est refoulé vers le bas et « l'espace semilunaire », au lieu d'avoir une résonance tympanique, donne un son grave le plus souvent ou tympanique comme à la partie supérieure de la poitrine.

Ce qui frappe d'ordinaire tout d'abord à l'*auscultation*, c'est la *suppression de tout bruit respiratoire à l'endroit du pneumothorax* et le contraste qui en résulte avec le son clair obtenu par la percussion. Dans d'autres cas, au contraire, on entend, du moins par-ci par-là et par intervalles, une série de *bruits métalliques* et qui sont à un haut degré caractéristiques du pneumothorax. Ajoutons-y le *souffle amphorique ou métallique*. Ce dernier se produit, le pneumothorax étant *ouvert* (v. ci-dessous), par l'entrée et la sortie directe de l'air. Dans tous les autres cas, c'est le bruit respiratoire né de la manière habituelle dans le larynx, la trachée et le poumon, qui, par résonance dans le pneumothorax, prend le timbre métallique. De la même manière se forment les râles à éclat métallique, le retentissement métallique de la toux et de la voix. HEUBNER a inventé un procédé particulièrement ingénieux et pratique pour entendre le bruit d'airain dans le pneumothorax. Si, *en même temps qu'on applique l'oreille*, on percute légèrement le plessimètre avec un petit bâton (le manche du marteau percuteur), *percussion avec le bâtonnet*, on entend très souvent un bruit métallique éclatant d'une tonalité élevée.

Les *vibrations vocales* sont d'ordinaire affaiblies dans l'étendue du pneumothorax, mais elles sont parfois encore perceptibles malgré une accumulation d'air assez abondante.

Des phénomènes physiques d'un autre genre apparaissent quand *un exsudat purulent ou séreux* vient s'ajouter au pneumothorax. D'abord, il en résulte une matité plus ou moins étendue dans les parties inférieures du thorax. Les limites plessimétriques de l'épanchement varient nécessairement avec les changements de position du malade, quand le liquide se meut librement et en tout sens. D'autre part, comme la caisse de résonance représentée par le volume d'air restant doit se modifier parallèlement, il s'ensuit très souvent que le timbre de tous les tons métalliques que la percussion éveille, change, suivant que le malade est assis ou couché (*tonalité changeante* de BIERMER). Très fréquemment, à chaque mouvement du liquide, quand par exemple on imprime de légères secousses au malade, on entend un bruit de *clapotement métallique* appelé bruit de *succussion hippocratique*.

Formes du pneumothorax. D'après la modalité de l'ouverture pleurale pendant la vie, on distingue trois sortes de pneumothorax (WEIL). On dit que le *pneumothorax est ouvert* quand, la fistule demeurant béante, l'air passe et repasse constamment dans la cavité pleurale pendant les mouvements de la respiration. Le *pneumothorax est fermé* quand l'ouverture s'oblitère complètement. La troisième forme, la plus fréquente, c'est le *pneumothorax à clapet* qui permet à l'air d'entrer dans la plèvre à chaque mouvement d'inspiration, tandis qu'à l'expiration le pertuis se ferme par un jeu de soupape, de façon que l'air ne peut plus s'échapper. Dans ces conditions, dès que la pression, dans la cavité pleurale, s'élève au point que l'inspiration ne peut plus forcer l'entrée de la plèvre, le pneumothorax à clapet devient un pneumothorax fermé. Dans le pneumothorax ouvert, la pression à l'intérieur de la cavité pleurale est nécessairement égale à la pression atmosphérique. La pression ne devient positive dans la plèvre que si le pneumothorax est fermé ou à clapet.

Le diagnostic clinique de la forme du pneumothorax n'est pas toujours possible et n'a d'ailleurs pas grande valeur pratique. Disons qu'en cas de pneumothorax *ouvert*, le souffle métallique et amphorique est d'un timbre particulièrement élevé, et que, dans les mêmes conditions, on peut parfois percevoir le ton modifié de WINTRICH. Rappelons en outre que les *signes de refoulement des organes avoisinants existent aussi dans le pneumothorax ouvert*. La pression atmosphérique qui y règne est positive, comparativement à la pression négative de l'autre plèvre, en même temps qu'elle est plus forte que la pression négative normale qui s'exerçait auparavant sur la surface supérieure du diaphragme. C'est tout au plus si une voussure *très* considérable du côté malade et un déplacement *très* prononcé du cœur et du foie sembleraient devoir être des arguments contre le pneumothorax ouvert. A cause de la faible distension de la paroi thoracique dans le pneumothorax ouvert, la sonorité à la percussion est souvent tympanique tandis que dans le pneumothorax fermé il est presque toujours non tympanique. Quelques auteurs ont cherché une marque distinctive entre les différentes formes de pneumothorax dans la composition de l'épanchement gazeux de la cavité pleurale. Mais les résultats de l'analyse chimique sont encore contradictoires. D'après EWALD, on ne trouve dans le pneumothorax *ouvert*, pas plus de 5 % d'acide carbonique et environ 12 à 18 % d'oxygène; dans le pneumothorax *fermé*, au contraire, il y aurait 15 à 20 % d'acide carbonique et tout au plus 10 % d'oxygène. Quand, dans un pyo- ou un hydro-pneumothorax ouvert, la fistule est située au-dessous du niveau du liquide, parfois à chaque inspiration il se produit des bruits métalliques dus à ce que l'air aspiré monte à travers le liquide sous forme de bulles qui éclatent à sa surface *(bruit de pipe hydraulique, tintement métallique)*. Un *bruit à l'inspiration*, d'un *caractère aspiratif* particulier et *coupé net* que nous avons entendu quelquefois, nous semblait devoir se rapporter directement à un *pneumothorax à clapet*. Dans ce cas la pression intérieure est souvent très élevée. Il y a toujours des phénomènes très prononcés par refoulement des organes.

Marche de la maladie. Le pneumothorax donne lieu d'ordinaire à des troubles respiratoires si prononcés, que la mort arrive au bout de quelques heures ou de peu de jours. Dans d'autres cas, les malades se rétablissent et, malgré leur pneumothorax, peuvent vivre assez longtemps encore dans un bien-être relatif. Nous avons nous-même observé plusieurs malades qui, en dépit d'un pneumothorax de grandes dimensions, passaient toute la journée hors du lit presque sans inconvénients. Je connais plusieurs cas où l'état des malades a fini par rester complètement stationnaire et où pendant des mois et même des années ils ont pu circuler avec leur pneumothorax. Le plus souvent cependant, la maladie qui lui a donné naissance (d'ordinaire, la tuberculose pulmonaire) conduit tôt ou tard à la mort. Parfois aussi le pneumothorax est susceptible de guérison. Cette guérison, dans les cas rares où elle a été observée, s'est produite presque toujours lorsque la rupture du poumon se produisait sur un organe déjà malade. Le mode suivant lequel la *guérison s'opère*, consiste en ce que le pneumothorax est graduellement remplacé par un exsudat liquide, qui se résorbe peu à peu. Cependant l'air peut également être résorbé directement, en tout ou en partie. Il dépend donc du mode de formation du pneumothorax et de l'intensité de l'affection causale, que la guérison soit durable ou non.

Diagnostic. Le diagnostic du pneumothorax est d'ordinaire facile à un examen attentif. Le signe le plus net est d'abord l'absence de murmure vésiculaire coïncidant avec un son clair à la percussion. Quand on a fait cette constatation il faut chercher les autres signes. Dans les cas douteux l'examen radioscopique peut donner des indications très utiles. Il est parfois très difficile, souvent même complètement *impossible*, d'établir le *diagnostic différentiel entre une vaste caverne et un pneumothorax enkysté*, attendu que ces deux états se manifestent à peu près par les mêmes symptômes. Comme signe distinctif principal, il faut noter que la caverne siège plutôt au sommet et le pneumothorax à la base du thorax. La paroi thoracique est souvent affaissée au niveau des cavernes, elle est d'ordinaire bombée dans toute l'étendue du pneumothorax. Le frémissement vocal est intense à l'endroit de la caverne, faible au niveau du pneumothorax, il en est de même d'un bruit manifeste de succussion et du refoulement des organes, tandis que le souffle amphorique et le bruit métallique obtenu par la percussion avec le plessimètre peuvent se présenter aussi au niveau des vastes cavernes à parois lisses. Outre les phénomènes physiques il faut tenir soigneusement compte de l'évolution générale de la maladie. Une anamnèse précise révèle presque toujours la production plus ou moins subite d'accidents morbides graves, associés avec la production du pneumothorax.

Traitement. Dans tout pneumothorax il faut mettre tout d'abord le malade au *repos complet* et atténuer ensuite ses souffrances par l'emploi de la *morphine* à l'intérieur ou en injections sous-cutanées. On obtient souvent des résultats vraiment bons, par l'emploi, prudent il est vrai, mais toutefois suffisant de ce médicament. Il faut soutenir en même temps l'activité cardiaque par du strophantus, de l'huile camphrée, etc. Lorsqu'il y a des phénomènes importants dûs au refoulement des organes et une dyspnée menaçante on doit chercher à extraire une partie de l'air de la cavité pleurale par une simple ponction, avec une aiguille creuse et calmer ainsi l'angoisse respiratoire. Dans la suite il faut attendre pour voir jusqu'à quel point il se produira une amélioration spontanée. Si les troubles restent intenses et si les phénomènes de compression sont très marqués, on cherchera à évacuer par l'*aspiration* autant d'air que possible de la cavité pleurale. De même lorsqu'il existe un exsudat séreux abondant la ponction répétée et l'évacuation de l'exsudat pourront être souvent utiles. Lorsque l'exsudat est *purulent*, le traitement est exactement le même que celui de l'empyème. Ce n'est que dans les cas désespérés de tuberculose très avancée qu'il faudra se borner à un traitement purement symptomatique ou à une simple évacuation du pus par la ponction.

CHAPITRE QUATRIÈME.

HYDROTHORAX. HÉMOTHORAX.

1. **Hydrothorax.** Tout *transsudat* séreux accumulé dans la cavité pleurale et ne dépendant pas d'une inflammation, est désigné sous le nom d'*hydrothorax*. L'hydrothorax dans des cas exceptionnels est le résultat d'un obstacle *local* qui empêche le sang veineux ou la lymphe de s'écouler hors du thorax (compression des veines ou du canal thoracique par des tumeurs). La plupart du temps, l'hydrothorax est *partie constituante de l'hydropisie généralisée* telle qu'elle se déclare notamment dans les maladies du cœur et des reins. Quelquefois l'hydrothorax ne se forme qu'après qu'un œdème général du tissu cellulaire et l'ascite existent depuis quelque temps. Mais il peut aussi être une des premières manifestations de l'hydropisie. D'ordinaire il est bilatéral, parfois aussi unilatéral, ou tout au moins plus prononcé d'un côté que de l'autre. La plèvre elle-même est normale ou imbibée de sérosité. Souvent elle est parcourue par un lacis de vaisseaux lymphatiques dilatés. Le liquide séreux de l'hydrothorax se distingue de l'exsudat séreux inflammatoire par une moindre proportion d'albumine et par un faible poids spécifique (ordinairement inférieur à 1018), la rareté des éléments cellulaires (abstraction faite de la présence d'un grand nombre de cellules endothéliales desquamées) et une coagulabilité spontanée moindre ou nulle.

La *valeur clinique* de l'hydrothorax consiste dans l'obstacle qu'il apporte à la respiration. Dès lors, l'hydrothorax peut très souvent, surtout en cas de maladies du rein, être considéré comme la cause principale de la mort. L'*examen* physique qui en établit *objectivement* l'existence, doit naturellement révéler les symptômes en tout semblables à ceux de l'exsudat pleurétique (matité, diminution des vibrations vocales, déplacement des organes voisins). Seulement nous devons faire remarquer que dans l'hydrothorax il existe souvent un *souffle* très fort, tubaire, résultant du tassement du poumon et qui pourrait en imposer pour une infiltration pneumonique. Cette intensité, parfois si frappante, du bruit respiratoire, et qui ne se rencontre pas au même degré en cas d'exsudat pleurétique, s'explique par l'intégrité du tissu pulmonaire et l'absence complète d'adhérences. C'est pour le même motif que les variations de matité qu'amènent les changements d'attitude du malade, sont d'ordinaire plus accentuées dans l'hydrothorax que dans l'exsudat pleurétique. La mobilité du liquide se démontre d'ordinaire très facilement dans l'hydrothorax droit par ce fait que le malade étant assis, il existe à droite et en avant au-dessus de la matité hépatique une zone de matité qui disparaît lorsque les malades sont couchés. Quelquefois on entend dans toute l'étendue de l'hydrothorax des râles crépitants fins qui se passent dans les poumons rétractés et en partie frappés d'atélectasie. Mais l'élément capital qui différencie l'hydrothorax de l'exsudat pleurétique n'en reste pas moins toujours l'affection primordiale préexistante. Il en est de même de la bilatéralité de l'hydrothorax vis-à-vis des exsudats pleuraux le plus souvent unilatéraux. Pourtant parfois aussi l'*hydrothorax* est beaucoup plus abondant d'un côté que de l'autre.

Le *traitement* se base toujours sur la maladie fondamentale. Si l'on parvient à régulariser l'action du cœur et à donner une impulsion nouvelle à la sécrétion urinaire, l'hydrothorax disparaît parfois avec les autres manifestations hydropiques. Si la dyspnée résultant de l'hydrothorax devient menaçante, la *ponction* constitue parfois un excellent palliatif. Mais la nature de la maladie primitive fait que souvent le succès n'est qu'éphémère.

2. **Hémothorax.** Les épanchements sanguins de la cavité pleurale (*hémothorax*) sont le plus souvent occasionnés par des déchirures *traumatiques* de vaisseaux, rarement par la rupture dans la plèvre d'un anévrysme de l'aorte, par l'érosion d'une artère intercostale en cas de carie des côtes, par l'ouverture d'une caverne dans la plèvre, une déchirure vasculaire concomitante, etc. Dans la plupart de ces circonstances, l'effusion sanguine est suivie d'une véritable pleurésie exsudative. Les symptômes physiques sont les mêmes que pour les autres épanchements pleurétiques. Une dyspnée considérable peut réclamer l'évacuation du sang à l'aide de la ponction, au besoin, d'une incision.

CHAPITRE CINQUIÈME.

NÉOPLASMES DE LA PLÈVRE.

Les néoplasies pleurales sont le plus souvent de nature *secondaire*. On rencontre quelquefois çà et là dans la plèvre des *nodules cancéreux métastatiques* faisant suite à des carcinomes primitifs d'autres organes, notamment du sein et des poumons. Des carcinomes de l'*estomac*, de l'*œsophage*, etc., peuvent donner lieu à des métastases dans la plèvre. Mais la plupart des carcinomes de la plèvre, consécutifs à des carcinomes du poumon, sont le résultat d'une propagation directe.

Parmi les *néoplasmes primitifs* de la plèvre, il faut signaler le sarcome à cellules rondes et ensuite avant tous les autres le *carcinome endothélial* dont la première description est due à E. WAGNER. Il se développe d'emblée d'une manière diffuse par prolifération des cellules endothéliales des vaisseaux lymphatiques et du tissu conjonctif. Il peut donner lieu à des métastases dans le poumon, les ganglions lymphatiques, le foie, les muscles, etc.

Les nodules cancéreux *secondaires* disséminés dans la plèvre ne se révèlent par aucun *symptôme clinique* particulier. Mais le cancer diffus de la plèvre, consécutif au cancer primitif du poumon, a une certaine importance, en ce sens que les manifestations pleurales prennent souvent le pas sur celles de l'affection pulmonaire. La matité est très forte, le murmure vésiculaire et le frémissement vibratoire sont affaiblis. Dans un cas semblable, nous avons vu le cancer se propager aux extrémités des arcs costaux, de manière à former une saillie manifeste. Il n'y a que la nature des crachats (v. carcinome du poumon) qui puisse démontrer positivement si le néoplasme a pris naissance dans le poumon.

Le *carcinome endothélial primitif* de la plèvre évolue comme une pleurésie chronique. Comme la plèvre est parfois le siège d'un épanchement, il peut y avoir déplacement des organes contigus. L'affection reste longtemps apyrétique, à moins d'offrir des exacerbations fébriles légères et sans type régulier. Il y a des cas où ces néoplasmes sont malins, s'accroissent rapidement et déterminent la mort en quelques mois. La plupart des carcinomes de la plèvre sont accompagnés de vives *douleurs*.

Le *diagnostic* des néoplasmes de la plèvre, si tant est qu'il est possible, ne l'est que dans les stades les plus avancés de la maladie. Au début, presque tous ces cas sont considérés comme des pleurites chroniques simples ou tuberculeuses. Déjà dès le début on remarque souvent que la matité a une extension insolite en avant (elle est par exemple notablement plus forte à la partie antérieure de la poitrine qu'en arrière); on ne constate pas de phénomènes généraux comme dans la tuberculose, il y a un léger œdème de la paroi thoracique, d'un bras, etc. L'examen du liquide obtenu par ponction exploratrice donne des indications importantes. Le plus souvent ce liquide est *hémorragique;* parfois les hématies qu'il contient montrent des signes de désagrégation (coloration brune des exsudats). Au microscope on trouve des cellules endothéliales nombreuses, de dimensions et de formes variées. Souvent ces cellules contiennent de nombreuses gouttelettes *graisseuses* ou bien il y a des gouttelettes libres. Ces constatations doivent faire penser à l'existence d'un néoplasme. Dans quelques cas, on a découvert au microscope des éléments caractéristiques du néoplasme dans le liquide louche recueilli par une *ponction exploratrice.*

Le *pronostic* est absolument défavorable, le *traitement* purement symptomatique. Tout au plus peut-on essayer le traitement par les *rayons de* Rœntgen ou par les injections sous-cutanées de *cocadylates* ou d'*atoxyl*.

CHAPITRE SIXIÈME.

TUMEURS DU MÉDIASTIN.

Le médiastin *antérieur* peut être le siège de néoplasmes étendus, qui se signalent par la gravité de leurs symptômes cliniques. Le point de départ de ces tumeurs est situé tantôt dans les ganglions lymphatiques de cette région, tantôt dans le tissu cellulaire, parfois peut-être dans les vestiges du thymus. D'après leur caractère anatomique, ce sont presque toujours des *sarcomes*, le plus souvent des *lymphosarcomes*, rarement des sarcomes alvéolaires. Ils se montrent ordinairement chez des individus jeunes ou d'un âge moyen, et seraient plus fréquents chez l'homme que chez la femme. Des *données étiologiques* précises nous font défaut. Parfois on a signalé le traumatisme comme cause productrice. Parfois les tumeurs du médiastin font simplement partie des lésions d'une *pseudo-leucémie* généralisée ou d'une *leucémie lymphatique.*

Les *symptômes cliniques* du début sont d'ordinaire très vagues. Les malades se plaignent d'abattement, de céphalalgie, de douleurs thoraciques, d'un peu de gêne de la respiration, et ce n'est que graduellement que se manifestent de graves symptômes subjectifs et objectifs du côté de la poitrine.

Ces symptômes dépendent en partie de la tumeur elle-même, mais pour la plus grande part ce sont des *phénomènes de compression* qui se produisent peu à peu par suite de la pression que la tumeur exerce sur une série d'organes avoisinants.

Les *douleurs thoraciques* qui se localisent de préférence au niveau du sternum et sont accompagnées d'un grand sentiment d'oppression, peuvent être d'une intensité excessive. Parfois elles s'irradient sur les côtés de la poitrine et dans les bras (compression du plexus brachial).

La *gêne respiratoire* finit par atteindre le plus haut degré. Une de nos malades atteinte de lymphosarcome fut obligée de se tenir *debout* pendant les derniers jours de sa vie. Cette dyspnée dépend tantôt de la compression des poumons et du cœur, tantôt de la *compression* immédiate *de la trachée ou d'une grosse bronche*. Dans ce dernier cas, il se produit des symptômes manifestes de sténose trachéale ou bronchique. La *compression des nerfs récurrents* peut donner lieu à une paralysie des dilatateurs de la glotte. La *paralysie d'une des cordes vocales* a été observée plusieurs fois. Dans l'observation citée plus haut, il se forma, en tout cas par suite de la stase vasculaire, un *goître* d'un grand volume qui, par la compression exercée sur la trachée, augmentait encore la dyspnée. *L'hydrothorax*, dû à la stase veineuse locale, contribue également à aggraver la dyspnée.

On observe rarement la compression de l'*œsophage* et les *troubles de la déglutition* qui en résultent. La compression *du nerf vague* et du *grand sympathique* donne parfois lieu à des *anomalies dans la vitesse du pouls* (accélération ou ralentissement notable) et à l'*inégalité des pupilles* (nerf grand sympathique). En comprimant la tumeur, on a pu, dans quelques cas, provoquer à volonté une dilatation artificielle de la pupille. Par la *compression des vaisseaux*, principalement de la veine cave supérieure, de la veine sous-clavière, etc., on a vu des *œdèmes* et de la *cyanose* se produire dans les parties correspondantes du corps.

L'*examen objectif du thorax* fait voir, dans certains cas très avancés, une voussure diffuse de la région sternale. Dans d'autres cas, cette voussure fait défaut. Un signe important consiste dans une *matité anormale* au niveau de la région thoracique se confondant à gauche avec celle du cœur et s'étendant plus ou moins loin à droite au delà du bord sternal. Le cœur est souvent un peu déjeté à gauche. Dans notre cas on entendait au niveau de l'artère pulmonaire, un bruit manifestement systolique, dû à la compression de ce vaisseau. Parfois les battements du pouls ne sont plus isochrones sur des artères symétriques.

Le *diagnostic* d'une tumeur médiastine est le plus souvent possible dans les cas à symptômes bien tranchés. Dans d'autres, au contraire, il est difficile et incertain. Dans tous les cas l'examen aux rayons de Rœntgen a une grande importance. Le diagnostic différentiel entre les tumeurs du médiastin et les anévrysmes de l'aorte prête surtout à de grandes difficultés. On les a confondues aussi avec des *abcès* du médiastin antérieur.

Le *pronostic* est toujours et absolument défavorable. La maladie se termine par la mort, parfois au bout de six mois à un an.

Le *traitement* ne saurait s'adresser qu'aux symptômes. A titre d'essai on peut ordonner à l'intérieur de l'*iodure de potassium* ou l'*arsenic*. On peut aussi employer de préférence les rayons de Rœntgen (voir le chapitre relatif à la leucémie et à la pseudoleucémie). Dans les dernières phases on tâchera, au moyen des narcotiques, d'adoucir les grandes souffrances des malades.

CHAPITRE SEPTIÈME.

ACTINOMYCOSE DE LA CAVITÉ THORACIQUE.

Après que jadis divers auteurs et notamment Bollinger eurent décrit des tumeurs d'une espèce particulière qui se forment au niveau des mâchoires des bêtes à cornes et dont l'origine devait être rapportée à l'invasion d'un champignon spécial, l'*actinomyces*, dans ces derniers temps on a signalé pareillement chez l'homme une série de maladies également provoquées par ce champignon (Ponfick, Israel et autres). Ces maladies peuvent, comme chez les animaux, avoir leur siège au niveau des mâchoires, du plancher de la bouche ou dans la région cervicale et sont dès lors principalement du domaine de la chirurgie. Mais un intérêt *clinique* plus considérable se rattache aux affections actinomycosiques des organes internes, et puisque les poumons et la plèvre sont, parmi ces derniers, les parties le plus fréquemment atteintes, il n'est pas sans utilité de résumer en peu de mots ce qu'on connaît de plus important relativement à l'actinomycose.

La place de l'actinomycose dans la classification botanique n'est pas encore fixée. D'après des recherches récentes il y aurait une parenté assez proche entre l'actinomyces et le bacille de la tuberculose. En se développant, ce champignon produit des grains grisâtres ou d'un jaune de soufre, de dimensions plus ou moins fines, reconnaissables à l'œil nu dans le pus des foyers morbides (v. plus bas) et qui, à l'examen microscopique, se montrent sous l'aspect d'un réseau de filaments mycéliens. Un trait particulièrement caractéristique à noter, c'est qu'un grand nombre de ces filaments de mycélium se terminent par des *renflements semblables à des massues*, qui le plus souvent sont disposés régulièrement sous forme de rayons à la périphérie des granulations, de manière à leur donner l'apparence d'une petite masse à filaments périphériques radiés (voir fig. 60).

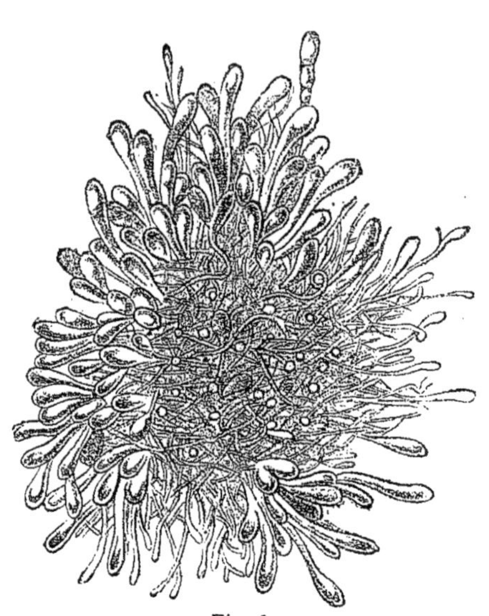

Fig. 60.
Amas d'actinomyces (d'après JOHNE).

Dans la nature l'actinomyces paraît se rencontrer principalement sur les plantes (par exemple sur les graines de diverses céréales). C'est ce qui explique la fréquence de l'infection chez les grands herbivores, et comment une infection directe semblable peut occasionnellement se présenter aussi chez l'homme. Il faut remarquer que ce champignon semble se loger de préférence dans les *dents cariées*. C'est de là, selon toute apparence, que les affections du plancher buccal prennent leur origine, tandis que d'autre part la migration du champignon peut également avoir lieu à partir de là, par inhalation dans les voies respiratoires et par déglutition dans le canal alimentaire. Il est évident que le champignon peut être directement avalé ou immédiatement aspiré dans les bronches.

Partout où le mycelium vient à se fixer, il commence par provoquer une *néoformation de tissu de granulation*, qui a de la tendance à se transformer en une masse molle et fluide, blanchâtre ou teintée en brun par les extravasations sanguines qui s'y opèrent souvent. Très fréquemment encore on voit l'actinomycose passer à la *suppuration*, quoique cela ne semble avoir lieu que sous l'influence de l'intervention d'agents de la suppuration (cocci pyogènes). Une remarque particulièrement importante, c'est que la maladie a de la tendance à passer du *poumon* à la *plèvre*, et de celle-ci au *tissu conjonctif sous-pleural* et ensuite jusqu'à la *paroi thoracique externe*. Dans ces conditions il se forme, non seulement de vaste cavités remplies de pus et notamment des trajets fistuleux se dirigeant en tous sens, mais en outre une infiltration conjonctive très caractéristique et excessivement compacte. Finalement il se produit quelquefois une ouverture, au dehors, des foyers ramollis.

Le processus dans son ensemble est d'ordinaire lent et traînant, mais fatalement progressif. Au début les symptômes consistent en malaises thoraciques indéterminés, douleurs, toux, expectoration. Parfois l'examen physique permet de constater des lésions pulmonaires dont l'interprétation véritable est naturellement impossible dans les commencements. Certains cas sont au début considérés comme étant des manifestations de la tuberculose pulmonaire ou pleurale jusqu'à ce que l'apparition d'une infiltration particulière de la peau avec gêne respiratoire prononcée fasse penser à l'actinomycose. Une ponction exploratrice peut permettre de fixer le diagnostic. En outre, il est parfois possible de trouver les grains actinomycotiques dans les crachats. Plus la maladie s'étend, plus aussi les troubles augmentent. Il existe d'ordinaire de la fièvre hectique qui, en cas de suppuration étendue, peut prendre le caractère pyohémique.

Les malades s'émacient de plus en plus et, à diverses reprises, on a constaté finalement le développement de la *dégénérescence amyloïde* des organes internes (foie, rate, reins). Si un foyer s'ouvre dans une veine pulmonaire, des *foyers actinomycosiques métastatiques* peuvent aussi se former dans d'autres organes internes. En outre on peut observer la transmission directe de la maladie au péricarde ou, à travers le diaphragme, à la cavité péritonéale.

Le *traitement* ne peut être que symptomatique ou *chirurgical* quand les foyers morbides sont accessibles à l'intervention opératoire. Quoi qu'il en soit, les guérisons durables obtenues jusqu'ici sont très rares. On a obtenu des résultats favorables par l'emploi prolongé de l'iodure de potassium ou de sodium.

MALADIES DES ORGANES DE L'APPAREIL CIRCULATOIRE.

PREMIÈRE PARTIE.

MALADIES DU CŒUR.

CHAPITRE PREMIER.

ENDOCARDITE AIGUË.

(Endocardite végétante, Endocardite ulcéreuse.)

Etiologie. Les divers agents de l'inflammation que charrie le courant sanguin peuvent se fixer au niveau de l'endocarde, de préférence sur les valvules, et y provoquer une endocardite aiguë. Par conséquent l'endocardite ne doit aucunement, *en ce qui concerne l'étiologie, être considérée comme une forme morbide univoque.* Aussi bien on est parvenu dans ces derniers temps, en injectant dans le sang d'animaux, divers microorganismes pathogènes (le streptocoque pyogène, le staphylocoque doré, etc.) à provoquer *expérimentalement* l'inflammation de l'endocarde, surtout en facilitant la fixation des agents morbigènes par de légères solutions de continuité pratiquées sur les valvules (ou sur la tunique interne des vaisseaux) (ORTH et WYSSOKOWITSCH, RIBBERT). La plupart des endocardites chez l'homme (tant les formes végétantes que les formes ulcéreuses) semblent être produites par le *staphylocoque pyogène doré.* Il est beaucoup plus rare que l'endocardite soit due à des streptocoques; dans quelques cas cependant on a pu constater l'existence de pneumocoques, gonocoques, et peut-être aussi de bacilles de la diphtérie, etc.

Parmi les maladies infectieuses qui atteignent l'homme, c'est surtout le *rhumatisme articulaire aigu* au cours duquel l'endocardite aiguë apparaît à titre de phénomène fréquent et important. Toutefois l'infection staphylococcique n'a pas besoin de se présenter dès le début sous forme d'une polyarthrite aiguë typique. Il peut survenir également une endocardite aiguë à la suite de certaines pleurésies en apparence primitive, d'angines, etc. Il existe même des cas dans lesquels on ne peut trouver la porte d'entrée de l'infection et où la maladie apparaît comme une *endocardite aiguë* en apparence primitive Ce n'est que plus tard, lorsque le gonflement des articulations apparaît, qu'on peut reconnaître plus sûrement la nature de la maladie. Puis on la voit se déclarer dans quelques maladies ayant une affinité étiologique probable avec le rhumatisme articulaire, dans certaines formes de *maladies hémorragiques* (la péliose rhumatismale entre autres) et de *chorée*. Par suite, il semble que l'endocardite aiguë s'observe encore assez fréquemment dans ces affections.

L'endocardite aiguë s'observe également aussi parfois dans bon nombre d'autres maladies infectieuses. Elle semble due le plus souvent à une infection mixte *secondaire*, d'ordinaire par les staphylocoques. Ainsi s'explique l'endocardite qu'on observe dans la *scarlatine*, la *variole*, la *diphtérie*, la *rougeole*, la *fièvre typhoïde*. On voit se produire souvent au cours de la tuberculose pulmonaire et des carcinomes ulcérés, des endocardites aiguës légères qui n'ont en général aucune importance clinique. La néphrite aiguë et chronique provoque également assez souvent l'apparition d'une endocardite. Mais l'endocardite aiguë joue un rôle particulièrement important dans les *septicémies* et les *pyohémies graves* (voir plus haut). Dans ces cas, l'endocardite qui n'est qu'une manifestation spéciale de l'infection générale, donne lieu à des symptômes si importants qu'on désigne la maladie tout entière par son nom (voir plus bas). Dans ces cas il s'agit souvent d'*infections streptococciques*, bien qu'on puisse également observer des infections staphylococciques malignes. Il faut enfin signaler l'endocardite gonococcique. Dans des cas heureusement très rares d'endocardite due à la gonorrhée, il semble parfois s'agir d'une véritable endocardite gonococcique. Toutefois dans d'autres cas on peut avoir aussi affaire à une infection mixte.

Finalement un fait important à signaler, c'est que dans des cas assez nombreux, l'endocardite aiguë vient se greffer sur une vieille endocardite chronique préexistante (*endocardite aiguë* dite *récurrente*). Chez la femme, la grossesse et l'état puerpéral semblent parfois réveiller une endocardite latente.

Anatomie pathologique. On distingue communément une *endocardite verruqueuse* avec formation sur l'endocarde de nodules papillaires plus ou moins volumineux, et une *endocardite ulcéreuse* par formation d'ulcérations dues à la désagrégation de la couche superficielle du tissu nécrosé et balayée par le courant sanguin. C'est surtout à l'endocardite ulcéreuse que se rapporte la forme maligne, presque invariablement mortelle, de l'endocardite septique grave. L'endocardite verruqueuse est la forme d'endocardite la plus légère, telle qu'elle se présente au cours du rhumatisme articulaire aigu et des affections analogues. Cependant, il n'y a pas moyen, ni *anatomiquement*, ni *cliniquement*, *de tracer de limite précise entre les deux formes que nous venons de nommer*, puisque l'endocardite verruqueuse peut aussi revêtir un caractère de malignité.

Les végétations endocardiques siègent d'ordinaire au niveau des valvules et de préférence aux bords libres. On les trouve plus rarement au niveau des cordages tendineux et sur l'endocarde ventriculaire ou auriculaire. Dans les cas de faible intensité, elles ont à peine la grosseur d'une tête d'épingle, tandis que dans les cas graves elles peuvent atteindre la dimension de grosses masses verruqueuses ou globulaires. Au *microscope*, la base de ces nodules est constituée par un tissu de nouvelle formation, infiltré de petites cellules, vascularisé et qui, à la surface, est recouvert par une masse granuleuse coagulée. Celle-ci est constituée en partie par des substances albuminoïdes coagulées (cellules détruites et fibrine coagulée provenant du sang) et en partie de *microcoques*. Les *ulcérations de l'endocarde* résultent de la chute de la partie superficielle des saillies végétantes nécrosées Si la valvule amincie cède en un point à l'impulsion du sang, il s'y produit un *anévrysme valvulaire aigu*. On a observé également la perforation complète d'une valvule, l'arrachement de fragments valvulaires et la rupture de colonnes tendineuses.

La majeure partie des endocardites aiguës siège au niveau des valvules du cœur *gauche*, à la valvule mitrale et aux valvules aortiques. L'endocardite ne se montre à la valvule tricuspide qu'en tant que maladie secondaire dans les lésions cardiaques anciennes. C'est un phénomène excessivement rare que celui que nous avons pu observer chez un adulte, d'une endocardite ulcéreuse aiguë, limitée exclusivement à la valvule tricuspide, avec des abcès pulmonaires emboliques très nombreux. Contrairement à la localisation habituelle de l'endocardite, l'*endocardite fœtale* se rencontre de préférence dans le cœur *droit*.

L'endocardite peut *par voie embolique* donner naissance à des affections de plusieurs autres organes. Dans l'endocardite végétante bénigne, ce sont les masses fibrineuses déposées sur les inégalités de la valvule, qui fournissent les matériaux de l'embolie. Ceux-ci produisent des *infarctus* plus ou moins volumineux dans les reins, dans la rate, des ramollissements emboliques du cerveau, etc. En outre la forme maligne (ulcéreuse) a cela de particulier que, concurremment avec les fragments nécrosés et détachés, de nombreuses bactéries pénètrent dans le torrent circulatoire. Il ne s'agit donc pas seulement ici d'embolies à action purement mécanique, mais d'embolies infectieuses. Par conséquent, dans l'endocardite ulcéreuse, ces embolies ont tantôt la forme d'*abcès emboliques* (myocarde, reins, rate, poumons, rétine, etc.), tantôt elles se montrent sous forme d'*hémorragies*, surtout dans la peau, mais aussi dans les reins, le cerveau, la rétine, les membranes séreuses, etc. Nous ignorons encore pourquoi dans tel cas se déclarent des abcès, dans tel autre des hémorragies (les deux peuvent se montrer aussi simultanément). On peut admettre en général que la genèse des abcès est liée partout à la présence des bactéries mêmes (le plus souvent, des staphylocoques), tandis que les hémorragies sont souvent aussi dues à des influences toxiques. Cependant les altérations de la paroi vasculaire dues aux bactéries elles-mêmes peuvent également donner naissance à des hémorragies. Les abcès emboliques appartiennent presque exclusivement à la forme grave de l'endocardite septique. Des hémorragies se produisent également dans celle-ci et en outre (sans abcès concomitants) dans certaines formes graves d'endocardite au cours du rhumatisme aigu et d'affections similaires.

Symptômes cliniques et marche de la maladie. Comme l'endocardite aiguë au point de vue de l'étiologie n'est pas une entité morbide autonome et que cliniquement elle évolue dans des sens différents, il nous semble rationnel d'en décrire ci-dessous les formes cliniques les plus importantes. En même temps il importe de remarquer expressément que ces diverses formes ne sont pas *nettement séparées en réalité* et qu'il y a entre elles beaucoup de formes de transition.

1. On découvre assez fréquemment sur le cadavre des *endocardites végétantes légères*, sans que, pendant la vie, on ait pu observer les moindres signes d'une affection cardiaque. C'est à cette classe qu'appartiennent ces petites excroissances papillaires qu'on trouve sur les valvules chez les phtisiques, les carcinomateux, etc., et dont l'étiologie a été décrite plus haut.

2. La forme prononcée de l'*endocardite aiguë bénigne* se déclare incontestablement en clinique avec le plus de fréquence au cours du *rhumatisme articulaire aigu*. Elle est incomparablement plus rare dans les autres maladies infectieuses (v. plus haut). Dans quelques cas il s'agit d'une infection rhumatismale généralisée, qui se localise non tout d'abord dans les articulations, mais au niveau des valvules du cœur (ce que l'on appelle l'*endocardite primitive rhumatismale*). Par un examen minutieux des antécédents on peut déterminer parfois

avec vraisemblance le point par où s'est faite l'infection (une angine légère, une petite plaie cutanée, etc.). Très fréquemment les symptômes de la polyarthrite apparaissent dans la suite.

L'endocardite n'est que rarement accompagnée dès le début de *symptômes subjectifs*, tels que douleurs précordiales, palpitations, dyspnée. D'ordinaire on ne se rend compte de son existence que par l'*examen objectif* du cœur. Dans quelques cas cette endocardite a les apparences d'une *maladie primitive*. Dans beaucoup de cas l'*impulsion cardiaque* anormalement renforcée est visible sur une plus large surface, le pouls s'accélère en même temps qu'il est plus fort, parfois il est un peu bondissant *(celer)*; le plus souvent régulier, il présente quelquefois des irrégularités. Au début, la *percussion* ne traduit aucune modification de la zone de matité normale. A l'*auscultation* on perçoit, surtout à la pointe, plus rarement à la base du cœur, un fort souffle systolique. Les bruits diastoliques sont beaucoup plus rares dans l'endocardite aiguë. Le deuxième bruit pulmonaire ou le claquement diastolique des sigmoïdes pulmonaires est souvent exagéré. D'ailleurs dans beaucoup de cas d'endocardite aiguë, les signes physiques fournis par le cœur sont assez peu marqués. Cela s'explique aisément quand on songe que les bruits cardiaques dépendent entièrement de la localisation de l'endocardite, de la production éventuelle d'une insuffisance valvulaire, etc

Outre les symptômes qui impliquent directement l'existence d'une affection du cœur, le début de l'endocardite aiguë s'annonce souvent (pas toujours) par de la *fièvre* ou, celle-ci existant déjà, par une élévation de température et une aggravation de l'état général. Des embolies peuvent se produire dans le cerveau, la rate, les reins, les extrémités quoiqu'elles soient relativement rares. Parfois la péricardite, la pleurite vient s'adjoindre à l'endocardite, etc. (voir plus bas).

Il serait difficile de formuler des données précises quant à la *durée* de cette forme d'endocardite. Les symptômes objectifs peuvent persister des jours ou des semaines. La guérison complète est possible. La plupart du temps cependant *cette forme d'endocardite aiguë dégénère en affection valvulaire chronique.*

3. *Forme maligne de l'endocardite aiguë (endocardite infectieuse septique).* Dans ces cas l'endocardite n'est qu'une des manifestations d'une infection générale (voir le chapitre des maladies septicémiques). Les caractères qui révèlent l'existence d'une infection générale grave sont d'ordinaire très nets dans ces cas. Les *symptômes cardiaques* objectifs sont les mêmes que dans la forme précédente; seulement ils sont plus intenses et plus étendus. Les signes subjectifs

fournis par le cœur (battements, oppression) peuvent être très prononcés, mais ils font souvent presque entièrement défaut. Par contre, l'état général est d'ordinaire grave. Parfois il y a une *fièvre* violente, à marche irrégulière ou intermittente. D'autres fois la fièvre est à peine marquée, malgré un état général relativement sérieux.

L'infection générale se manifeste fréquemment dans cette occurrence par des extravasations sanguines plus ou moins étendues au niveau de la *peau*, quelquefois des *muqueuses* (conjonctive, voile du palais), rarement de la *rétine*. Des *gonflements articulaires* se développent quelquefois dans la suite; ils sont formés par des épanchements séreux dans les cas bénins, purulents dans les cas graves. Assez souvent il se produit des *hémorragies d'origine rénale* et une *néphrite aiguë hémorragique*. Les organes les plus divers peuvent devenir le siège d'embolies plus volumineuses comme dans toute autre endocardite. La nature de l'embolie diffère selon qu'elle provient d'un infarctus simple ou d'abcès métastatiques.

La *durée* de la maladie s'étend à plusieurs semaines. Au pis-aller la mort arrive, d'ordinaire par aggravation progressive de l'état général et souvent avec des *symptômes généraux graves* (stupeur, délire). Dans les cas de légère intensité, la maladie peut finalement aboutir à la guérison.

Le mode de terminaison et l'évolution de la maladie dépendent en première ligne de la virulence de l'agent morbide constaté. Il y a des cas relativement bénins d'endocardite septique qui peuvent guérir complètement ou à peu près (en laissant une affection valvulaire persistante) et des formes malignes se terminant rapidement par la mort *(endocardite ulcéreuse maligne)* ou ayant une évolution de longue durée qui finissent toutefois par guérir.

4. *La forme récurrente de l'endocardite aiguë* est le résultat d'une exacerbation aiguë du processus endocarditique, qui, sous l'empire de quelque cause occasionnelle, vient se greffer sur une endocardite chronique d'ancienne date. Dès lors, cette endocardite aiguë peut présenter tous les degrés depuis le degré le plus léger jusqu'aux formes les plus graves. Les cas les plus légers évoluent souvent en l'absence de tout symptôme. C'est à eux qu'il faut attribuer, selon toute apparence, ces exacerbations fébriles de plus ou moins de durée, qu'on observe si souvent chez les malades atteints d'affections valvulaires chroniques. Il est plus rare que l'endocardite récurrente se déclare subitement sous forme d'une affection aiguë intense. Alors elle apparaît parfois au point de vue *clinique sous la forme d'une maladie primitive, protopathique*, notamment quand la lésion cardiaque chronique a subsisté jusque-là sans provoquer de symptômes particuliers. Les malades sont atteints d'un malaise gé-

néral, de céphalalgie, de frissons et de fièvre. Celle-ci peut s'élever très haut (à 40° et au delà), osciller dans des limites étroites, entre 38° et 39°, ou bien encore par moments faire défaut. Dans beaucoup de cas, elle est intermittente, et alors les ascensions thermiques sont parfois accompagnées d'un frisson. Les symptômes cardiaques sont tantôt nettement accusés, tantôt aussi, dans cette forme, ils sont vagues et indécis. Au cours de l'évolution ultérieure de la maladie, on voit se produire des hémorragies cutanées, des apoplexies rétiniennes, des gonflements articulaires, d'abondantes hémorragies rénales et une véritable néphrite hémorragique, — bref, identiquement le tableau morbide des autres endocardites aiguës malignes. La marche en est rarement rapide, plus souvent elle dure des semaines entières. Les cas graves se terminent presque invariablement par la mort.

Diagnostic. Le diagnostic de l'endocardite qui se déclare secondairement au cours du rhumatisme articulaire et d'autres maladies, ne peut être établi que par l'*examen objectif du cœur*. Par conséquent, étant donnée une affection capable de conduire au développement de l'endocardite, on doit constamment surveiller l'état de cet organe.

Le diagnostic des formes malignes de l'endocardite est souvent entouré de grandes difficultés, surtout quand on ne voit le malade qu'à la dernière période de sa maladie. On les confond aisément avec la fièvre typhoïde, la méningite, la tuberculose miliaire aiguë. L'exploration du cœur peut fournir des signes positifs, mais ceux-ci, ainsi que nous l'avons vu, peuvent aussi faire défaut ou être douteux. Certains cas avec fréquents accès de fièvre à caractère intermittent sans lésions anatomiques décelables se révèlent finalement comme dérivant d'une endocardite aiguë. Parmi les autres symptômes, ce sont surtout les *hémorragies de la peau* et de la *rétine* qui ont de la valeur pour le diagnostic, parce qu'elles se présentent beaucoup plus rarement dans les maladies avec lesquelles la confusion est possible. La *néphrite aiguë hémorragique* est aussi, au moins jusqu'à un certain degré, concurremment avec les autres symptômes, caractéristique de l'endocardite maligne. Il importe beaucoup pour le diagnostic de rechercher avec le plus grand soin dans tous les cas les facteurs étiologiques. Pour le reste nous renvoyons à la description des maladies septiques (v. p. 185); nous signalons aussi l'importance des examens bactériologiques du sang.

Pronostic. Nous avons déjà énoncé le pronostic des différentes formes, à propos de la description de la marche de la maladie. Les cas graves d'endocardite septique aboutissent presque toujours à la mort. Disons pourtant que la cause de la mort doit moins être recherchée dans l'endocardite en elle-même que dans l'infection générale concomitante. Dans les formes légères la guérison est possible. Cependant cette dernière est parfois incomplète en ce sens que l'endocardite aiguë peut engendrer une *lésion valvulaire* chronique.

Traitement. Le *repos* le plus absolu est l'indication capitale au moment de l'apparition de toute endocardite. Si la *glace* est tolérée, l'application constante d'une vessie de glace sur la région du cœur est utile. S'il existe des signes de faiblesse du cœur (fréquence exagérée du pouls, pouls petit, irrégulier), il faudra employer les médicaments cardiaques surtout la *digitale*, le *strophantus*, le *camphre*, etc. Leur action n'est malheureusement pas très considérable. Lorsqu'il existe des symptômes subjectifs prononcés (dyspnée), on utilisera les narcotiques et en particulier la *morphine*. On cherchera à combattre l'infection générale surtout par le *salicylate de soude*, et par d'autres médicaments (*aspirine*, *salipyrine*, *phénacétine*, etc.). La *quinine* ne donne le plus souvent aucun résultat même dans la fièvre à forme intermittente. Par contre l'emploi de l'*arsenic* semble être utile, surtout dans les cas de longue durée. On peut faire éventuellement des injections d'atoxyl ou de cacodylates.

CHAPITRE DEUXIÈME.

MALADIES DES VALVULES DU CŒUR.

(Endocardite chronique.)

Etiologie. Un grand nombre d'affections valvulaires chroniques *dérivent d'une endocardite aiguë*. De là vient qu'en fouillant le passé des cardiaques, on y relève parfois une ou plusieurs atteintes de *rhumatisme articulaire*. Dans une statistique de 163 cas de lésions cardiaques avérées, nous avons pu, pour notre part, leur assigner 86 fois comme cause certaine un rhumatisme articulaire aigu antérieur. A l'endocardite aiguë qui se déclare au cours de celui-ci et qui siège de préférence aux valvules, succèdent des épaississements considérables du tissu conjonctif des valvules. Ensuite se développent des processus de rétraction, des adhérences et finalement des incrustations calcaires plus ou moins prononcées. De ce travail morbide il résulte nécessairement que les valvules déformées de la sorte ne sont plus en état de remplir le rôle physiologique qui leur est dévolu et qui consiste à régulariser la circulation. De même que dans la polyarthrite aiguë c'est le plus souvent la valvule mitrale qui est atteinte d'endocardite, ce sont principalement des lésions mitrales qui se déclarent consécutivement au rhumatisme articulaire. Cependant les lésions valvulaires aortiques dues au rhumatisme ne sont pas du tout rares. Comme dans l'infection rhumatismale, on voit, surtout chez les enfants, la *chorée* dont l'étiologie lui est commune avec le rhumatisme, s'accompagner d'affections cardiaques valvulaires.

Si l'on rencontre une lésion valvulaire chez un malade qui n'a jamais souffert de rhumatisme articulaire ou de chorée, on peut parfois rapporter l'affection cardiaque à une endocardite produite à une époque antérieure par d'autres causes. C'est ainsi, par exemple, que dans la scarlatine, la diphtérie, la fièvre typhoïde, etc..., il se développe occasionnellement une endocardite aiguë qui peut se transformer en une affection chronique du cœur. Disons toutefois que d'après notre expérience un fait semblable est des plus rares.

Cependant l'origine d'un assez grand nombre de maladies du cœur ne peut pas toujours être attribuée à une endocardite aiguë. Dans ces cas il s'agit d'*une endocardite chronique d'emblée* qui s'accompagne également d'épaississements, de rétractions, d'adhérences et d'incrustations valvulaires. Les causes de cette *endocardite chronique scléreuse* sont probablement attribuables aux mêmes influences nocives qui provoquent le rhumatisme articulaire aigu, mais qui agissent de prime-abord sur le malade d'une façon chronique. Peut-être arrive-t-il parfois que l'endocardite aiguë qui débute évolue sans se révéler par des signes. Il est de fait tout au moins que les malades souffrant de lésions cardiaques chroniques, non précédées du rhumatisme articulaire aigu, ont parfois le souvenir lointain de douleurs rhumatismales passagères dont ils n'ont guère tenu compte. En outre on observe assez souvent que les malades porteurs d'une affection valvulaire nette sont atteints *après coup* d'une ou de plusieurs atteintes de rhumatisme polyarticulaire aigu. La véritable *arthrite déformante* chronique coïncide aussi quelquefois avec les maladies du cœur, bien qu'assez rarement. Au surplus, nous devons admettre comme possible l'action d'autres facteurs morbides, qu'ils soient de nature infectieuse ou même de nature chimique et mécanique. C'est ici qu'il faut mentionner en première ligne ces affections cardiaques qui sont associées à l'*artério-sclérose généralisée* (athérome des vaisseaux). C'est surtout l'athérome de l'aorte qui paraît se propager aux valvules aortiques et y donner naissance à des altérations valvulaires. Il en résulte que toutes les influences causales qui favorisent la production de l'artériosclérose généralisée, doivent par le fait même jouer un rôle dans l'étiologie des lésions valvulaires, telles sont la vieillesse avancée, les fatigues corporelles, l'alcoolisme, la goutte véritable et ainsi de suite. Une autre cause qu'il importe de signaler particulièrement, c'est la *syphilis*.

Depuis que nous avons, dans ces derniers temps, porté plus spécialement notre attention sur cette étiologie spéciale, une série de lésions valvulaires se sont présentées à notre observation, qui, selon toute probabilité, étaient d'origine syphilitique. Ce sont surtout les *lésions valvulaires aortiques* qui, en l'absence d'autres causes, doivent éveiller le soupçon de la syphilis. Finalement il faut citer encore l'influence de la *néphrite chronique* sur la genèse des lésions valvulaires, quoique dans des cas assez fréquents de coïncidence de la néphrite chronique, et en particulier de la sclérose rénale avec l'endocardite chronique, il ne soit pas facile de distinguer si les deux états morbides sont dans un rapport de cause à effet l'un vis-à-vis de l'autre, ou bien si, sans avoir de relation de dépendance entre eux, ils sont tous deux dus au même agent nocif.

La *prédisposition héréditaire* aux maladies du cœur, quoique n'étant pas très fréquente, est pourtant bien établie dans beaucoup de cas. Nous avons vu dans une même famille cinq de ses membres souffrant d'affections cardiaques, parmi lesquelles des lésions valvulaires véritables et des hypertrophies idiopathiques graves. Il est possible d'ailleurs que cette proportion plus marquée des maladies du cœur dans beaucoup de familles concorde avec une propension particulière aux affections rhumatismales, qu'à notre avis on ne saurait mettre en doute. Enfin un petit nombre de lésions valvulaires, principalement du cœur *droit*, dépendent d'une *anomalie de développement (lésion cardiaque congénitale)*.

Les lésions valvulaires se montrent à tout *âge*. La plupart appartiennent à la jeunesse ou à l'âge moyen, à la période qui s'étend entre la 18e et la 40e année, conformément à la prédominance du rhumatisme articulaire aigu à cette époque de la vie. Cependant, même chez les enfants, les altérations valvulaires graves ne sont pas très rares, tandis que dans la vieillesse le tableau morbide des lésions valvulaires est souvent masqué par la coexistence de la sclérose artérielle généralisée, de l'emphysème pulmonaire, des affections rénales, etc. Chez la *femme*, les maladies du cœur semblent être un peu plus fréquentes que chez l'homme. Les femmes cardiaques attribuent parfois leur affection à des grossesses et des accouchements antérieurs.

Pathologie générale des lésions valvulaires. Les valvules ne remplissent leur rôle physiologique qu'en s'ouvrant complètement au moment précis pour livrer passage au courant sanguin à travers l'orifice correspondant, et en se fermant exactement et totalement à point nommé pour rendre impossible tout mouvemment rétrograde de l'ondée sanguine. Sous l'un comme sous l'autre rapport, le fonctionnement valvulaire peut être entravé par suite des altérations anatomiques provenant de l'endocardite chronique. Si la valvule est raccourcie par rétraction de son bord libre, ou si les valvules auriculo-ventriculaires ne sont plus en état de se déployer entièrement par suite du raccourcissement de leurs cordages tendineux, l'occlusion de l'orifice ne pourra plus s'effectuer exactement. En effet, au moment où la valvule doit nécessairement se fermer, il restera une fente entre ses bords. Cet état est désigné sous le nom d'*insuffisance valvulaire*. D'un autre côté, par suite de l'épaississement scléreux et de la calcification et aussi à raison des adhérences que les bords des valvules contractent entre eux, les valvules peuvent être privées de la faculté de s'écarter librement et suffisamment les unes des autres. Au moment où l'ondée sanguine devrait sans entrave franchir l'orifice béant, au lieu d'une valve qui s'ouvre, il n'y a qu'un anneau rigide et étroit à travers lequel le sang ne passe qu'à grand'peine : c'est le *rétrécissement de l'orifice*. Les altérations valvulaires sont souvent de nature telle qu'elles occasionnent une insuffisance de la valvule en même temps qu'un rétrécissement de l'orifice. Ce sont surtout les épaississements et les incrustations valvulaires donnant lieu au rétrécissement qui, en règle générale, engendrent simultanément l'insuffisance, tandis que l'insuffisance due à la rétraction des bords valvulaires peut subsister isolément sans sténose concomitante de l'orifice.

Toute lésion valvulaire fait sentir son influence anormale et nuisible sur la circulation du cœur dans deux directions. Ou bien *les résistances au passage du courant sanguin* s'accroissent en certains points, ou bien la *réplétion diastolique* de certaines cavités du cœur augmente. Dans les deux cas, le travail du cœur est naturellement plus considérable. Si malgré l'augmentation des résistances ou la réplétion plus grande de ces cavités le cœur se contractait *avec* la *même* énergie que dans les circonstances normales, il en résulterait très rapidement des troubles circulatoires incompatibles avec la prolongation de l'existence. Car si l'augmentation de la résistance ne pouvait être surmontée, ou si les cavités cardiaques anormalement remplies ne pouvaient plus se vider, il en résulterait immédiatement en *arrière* de la valvule malade une stase sanguine rapidement croissante, en *avant* une diminution de pression augmentant sans cesse. Il ne peut y avoir de circulation du sang que s'il sort du cœur, dans l'unité de temps, exactement autant de sang qu'il en est entré. La plus petite différence à ce point de vue se traduirait immédiatement par une telle stase du sang dans le système veineux et une réplétion si faible du système artériel que l'oxygène ne serait plus apporté aux tissus en quantité suffisante et que la mort devrait nécessairement s'en suivre. La circulation est donc *normale* aussi longtemps que la rapidité du courant sanguin est suffisante et que la quantité de sang artériel qui est apportée aux organes dans l'unité de temps est suffisante. En outre la circulation doit pouvoir s'adapter immédiatement et à tout instant aux exigences passagères des organes (ainsi par exemple dans le travail musculaire, etc.). La quantité de sang qui arrive dans l'unité de temps dépend du degré de réplétion, de la fréquence des contractions et de l'évacuation complète du cœur gauche. Cette quantité peut être diminuée et cependant la circulation continuer à se faire.

Si la circulation peut continuer à se faire d'une *façon suffisante*, malgré les troubles dus à une lésion valvulaire, c'est parce que le cœur est capable de triompher de ces obstacles grâce à une *augmentation* de son activité contractile. C'est une des dispositions les plus admirables de notre organisme que ce fond de réserve dont le cœur a été doté, et auquel il commande d'entrer en exercice d'une façon adéquate chaque fois qu'il s'agit de triompher dans la mesure du possible d'un trouble quelconque qui a surgi dans le torrent circulatoire. C'est ainsi qu'on s'explique que beaucoup de personnes atteintes d'affections valvulaires peuvent jouir durant un temps considérable d'un bien-être parfait, rien que parce que le surcroît d'action de certains compartiments de leur centre cardiaque, malgré l'existence d'une lésion valvulaire, entretient la circulation dans un état presque normal. On désigne la maladie du cœur dans lequel le trouble circulatoire n'occasionne pas de conséquences graves apparentes, sous le nom de *lésion cardiaque compensée*.

Le *surcroît de travail* auquel telle ou telle partie du cœur doit se livrer, dans toute affection cardiaque, pour entretenir le mouvement circulatoire, produit, comme cela a lieu pour tout autre muscle, une *hypertrophie* du segment cardiaque correspondant. La production de cette hypertrophie permet de supposer que l'augmentation de travail s'accompagne d'un accroissement de l'usure du myocarde et que cet accroissement de l'usure des matériaux nutritifs du myocarde est suivie d'une assimilation plus grande et d'un accroissement des éléments contractiles du cœur. Cette hypertrophie ne consiste pas seulement en une augmentation d'épaisseur des fibres musculaires, mais surtout en une multiplication de leur nombre. La surface de section du muscle cardiaque devient plus grande, et son énergie fonctionnelle augmente naturellement dans la même proportion. Pour engendrer cette hypertrophie, qui seule est capable de compenser la lésion cardiaque pendant un certain temps, il faut évidemment que le cœur soit plus activement nourri et qu'il s'y fasse un apport plus abondant de matériaux utiles. C'est pourquoi chez les personnes affaiblies, surtout chez celles qui, en dehors de l'affection cardiaque, souffrent de quelque autre maladie débilitante (phtisie, carcinome, etc.) cette hypertrophie secondaire fait défaut, ou tout au moins reste incomplète. L'hypertrophie du cœur s'associe avec une *dilatation* durable de celles des cavités du cœur qui reçoivent, au moment de leur diastole, une quantité de sang supérieure à la quantité normale. Comme cette dilatation favorise l'augmentation de la capacité de l'appareil circulatoire, on peut dire qu'il s'agit d'une *dilatation compensatrice*.

Quoique le travail de compensation dont le cœur est le siège puisse parer pendant longtemps aux désordres les plus considérables de la circulation, néanmoins, une fois la compensation établie, le cœur qui travaille déjà au delà de ses forces, doit nécessairement fléchir quand on lui impose une charge nouvelle. De là vient que les cardiaques à lésion compensée ne sont exempts de malaises subjectifs que s'ils gardent un repos absolu, tandis qu'à la moindre fatigue corporelle il se produit des troubles circulatoires prononcés.

A la longue cependant le muscle cardiaque hypertrophié ne peut plus accomplir la somme excessive de labeur qui lui est imposée. On voit à la fin se produire un état de « surmenage » ou « d'insuffisance du cœur ». De deux choses l'une, ou c'est la lésion valvulaire qui, en s'aggravant, fait que l'obstacle qu'elle oppose au courant sanguin n'est plus susceptible d'être surmonté complètement; ou bien ce sont les éléments nerveux et musculaires du cœur qui, par le trouble circulatoire qui frappe le myocarde lui-même, sont de plus en plus troublés dans leur fonctionnement. Très souvent une *myocardite chronique* s'associe à l'affection valvulaire (due à l'endocardite chronique) et cette myocardite diminue de son côté la capacité contractile du myocarde. Dans ce cas la tonicité du myocarde fléchit, les cavités du cœur ne se vident pas toujours complètement de leur contenu, la stase du sang s'accroît de plus en plus et aboutit à la distension ou à la *dilatation par stase* des cavités du cœur lésées. Bref dans toute affection du cœur, il arrive un moment où l'énergie cardiaque a atteint sa limite extrême et où par conséquent la compensation cesse. Alors, comme nous le verrons plus loin, se manifestent de plus en plus dans les différents organes, les conséquences de la stase auxquelles les malades finissent par succomber, à moins que des troubles intercurrents ne viennent mettre plus tôt un terme à leur existence.

Après ces préliminaires généraux qui seront mieux compris par la suite, nous passons à la description des affections du cœur en particulier et de leurs symptômes physiques.

1. Insuffisance de la valvule mitrale.

L'insuffisance mitrale est une des maladies du cœur les plus fréquentes. Au cours de l'endocardite aiguë ou chronique, la valvule mitrale devient insuffisante par suite de la rétraction de son bord libre ou par le raccourcissement des colonnes tendineuses. Il est rare que l'insuffisance résulte de l'adhérence partielle des valvules à la paroi ventriculaire.

A l'état normal la valvule mitrale se ferme à chaque systole du ventricule gauche. Il en résulte que le sang du ventricule gauche ne peut refluer dans l'oreillette gauche. Si la valvule mitrale est insuffisante, son occlusion n'est plus complète, et par conséquent le ventricule gauche en se *contractant* refoule une certaine quantité de sang dans l'oreillette gauche par l'hiatus demeuré ouvert de l'orifice mitral. Cette ondée rétrograde entre en collision dans l'oreillette gauche avec le sang qui afflue des veines pulmonaires dans une direction opposée. Du choc de ces deux courants contraires et de la violence avec laquelle le sang reflue à travers la fente mitrale, naissent dans le fluide sanguin des tourbillons tumultueux qui sont la cause d'un fort *souffle systolique* qui se produit au niveau du cœur. Ce bruit a son maximum d'intensité *à la pointe*, suivant les conditions de conductibilité inhérentes au thorax. Cependant il se propage le plus souvent au loin, de manière à pouvoir être perçu également, quoique plus faiblement au niveau des autres orifices cardiaques. Parfois même on peut parfaitement entendre le souffle de l'insuffisance au niveau du dos (à gauche, et souvent même à droite). Dans quelques cas le souffle systolique de l'insuffisance mitrale s'entend le mieux dans le second espace intercostal gauche. Cela tient probablement à ce que le bruit occasionné dans l'oreillette gauche par le remous sanguin, se transmet parfaitement à la paroi antérieure du thorax par l'intermédiaire de l'oreillette gauche qui lui est adossée (NAUNYN). CURSCHMANN a insisté sur ce que le caractère spécial de ce bruit se rencontre principalement dans l'insuffisance mitrale *à son début*. Mais il est de règle que, même en ce cas, il y a lieu néanmoins de tenir compte du bruit qui se produit au niveau de *la pointe. Indépendamment* du souffle systolique on perçoit généralement (surtout quand on éloigne légèrement l'oreille de la plaque du stéthoscope) le bruit *systolique musculaire* surajouté provenant du ventricule gauche et dit premier bruit du cœur. Il est rare que ce dernier soit entièrement étouffé par le souffle mitral. Souvent le second bruit à la pointe n'est pas perceptible, probablement parce que le souffle mitral relativement prolongé le couvre complètement.

Comme l'oreillette gauche, à chaque systole ventriculaire, reçoit du sang de *deux* côtés à la fois, — celui qui afflue en quantité normale des veines pulmonaires et en outre l'ondée régressive anormale du ventricule gauche — il s'ensuit qu'elle se dilate fortement. Pendant la diastole ventriculaire qui vient immédiatement après, la masse totale du sang qui, dans l'oreillette, se trouve sous une plus forte pression, s'écoule dans le ventricule gauche à travers l'orifice mitral largement ouvert en ce moment (en supposant que l'insuffisance valvulaire soit pure, sans sténose concomitante). Dès lors on voit que la *réplétion diastolique du ventricule gauche doit, dans l'insuffisance mitrale pure, être chaque fois plus considérable que dans les conditions normales*. Il faut donc que le ventricule gauche, dans la systole qui suit, se débarrasse d'une quantité de sang plus grande. De ce qu'une partie seulement de ce sang prend le chemin de l'aorte dans le sens du courant normal, et qu'une plus petite partie rétrograde vers l'oreillette. il se fait que la *quantité de travail* du ventricule gauche en elle-même n'est pas diminuée. On explique de cette manière comment le *ventricule gauche* dans l'insuffisance mitrale pure *se dilate* à raison d'une réplétion diastolique plus considérable et *s'hypertrophie* par suite de son surcroît de travail. La réplétion et la tension du système artériel demeurent à peu près les mêmes. Elles ne sont pas accrues, puisque de la grande masse de sang que le ventricule gauche expulse à chaque systole, une partie reflue dans l'oreillette. Le volume de sang qui passe dans l'aorte représente donc approximativement la quantité normale et le *pouls radial* dans l'insuffisance mitrale pure conserve *sa force et sa tension ordinaires*.

Les troubles circulatoires de l'insuffisance mitrale se traduisent encore par d'autres effets. Nous avons déjà vu que l'*oreillette gauche* se dilate par suite de sa réplétion excessive. En outre elle s'hypertrophie, autant que le permettent ses minces parois musculaires. Malgré cela, elle n'est pas en état par elle-même de compenser le désordre que subit la circulation pulmonaire par suite de l'insuffisance mitrale. Le courant rétrograde qui prend son origine dans le ventricule gauche et le surplus de tension qu'il engendre dans l'oreillette gauche, doivent évidemment opposer au dégorgement des veines pulmonaires un obstacle considérable. Cette stase s'étend par voie rétrograde, à travers les capillaires du poumon et l'artère pulmonaire, jusqu'au ventricule droit. Au point de vue physique et diagnostique elle se traduit par l'*accentuation du second bruit pulmonaire.* Celui-ci est plus éclatant, mieux frappé, « il s'exagère », attendu que les valvules semilunaires de l'artère pulmonaire se rabattent en produisant un claquement, par suite de la forte tension qui règne dans cette artère. C'est au ventricule *droit* que dorénavant est dévolue la mission de lutter contre cette stase anormale dans la petite circulation. Il est en effet en son pouvoir de vaincre les résistances accumulées dans la circulation pulmonaire en déployant une énergie plus grande qui a pour effet de l'hypertrophier. Tant que cette hypertrophie du ventricule droit suffit à maintenir en mouvement la circulation pulmonaire normale, la stase ne se propage pas davantage dans le sens rétrograde; mais quand la maladie entre dans une phase plus avancée, le ventricule droit se paralyse à son tour et se dilate encore plus par suite de la stase. Alors les veines de la grande circulation ont de la peine à déverser leur contenu dans l'oreillette et le ventricule droits. Les signes de la stase veineuse se déclarent; les malades prennent une *teinte cyanosée*, à la face et aux extrémités se forment des *œdèmes passifs*, des symptômes de *stase hépatique*, *splénique* et *rénale* se montrent, bref on voit se dessiner le tableau des maladies du cœur non compensées.

Si maintenant nous groupons ensemble les *symptômes physiques de l'insuffisance mitrale*, les diverses méthodes d'examen nous apprennent ce qui suit.

Inspection. La *région cardiaque*, par suite de l'hypertrophie du cœur paraît dans sa totalité un peu bombée. La voussure survient de préférence chez les individus jeunes à thorax flexible. En raison de la dilatation et de l'hypertrophie du ventricule gauche, le *choc de la pointe* est un peu déplacé vers la gauche parfois aussi vers le bas, au niveau du sixième espace intercostal, en même temps qu'il est plus étendu et plus fort. De plus on voit parfois un soulèvement diffus dans toute la région précordiale. A l'épigastre on remarque une *pulsation épigastrique* dépendant de l'hypertrophie du ventricule droit. En cas de non compensation, la stase du système veineux se traduit par la *cyanose* généralisée et la *turgescence des veines jugulaires.* Ces dernières sont quelquefois le siège de mouvements ondulatoires ou de véritables pulsations (v. plus loin : Insuffisance de la valvule tricuspide).

Palpation. Par le palper on constate également le renforcement du choc de la pointe et son déplacement vers la gauche. Parfois aussi on perçoit une pulsation diffuse étendue dans tout le reste de la région précordiale, et en particulier une *pulsation épigastrique* nette du ventricule droit. En appliquant la paume de la main, on perçoit *un frémissement systolique à la pointe* (frémissement cataire). Ces mêmes tourbillons du fluide sanguin qui se révèlent à l'ouïe sous forme de bruits, donnent lieu à de légères vibrations de la paroi thoracique.

Le *pouls radial* est assez fort, le plus souvent régulier. Le tracé sphygmographique du pouls radial de l'insuffisance mitrale ne présente rien de caractéristique.

Percussion. La percussion, au début, ne décèle qu'une légère *extension de la matité cardiaque vers la gauche* et un peu vers le haut (voir la gravure 62, p. 540, sur la situation des diverses parties du cœur); dans une phase plus avancée, elle permet de constater également une *augmentation de la matité cardiaque vers la droite*, occasionnée par l'hypertrophie et de la dilatation du ventricule droit. La matité cardiaque peut à la fin dépasser le bord sternal droit d'un ou de deux travers de doigt et atteindre à gauche la ligne mamillaire, même la dépasser un peu.

Auscultation. A la pointe du cœur on entend un *bruit de souffle* fort, assez prolongé et purement *systolique*, le plus souvent indépendamment du premier bruit (v. plus haut). Le second bruit n'est qu'indistinctement ou guère perceptible à la pointe; par contre, *le second bruit pulmonaire est renforcé et accentué*. L'auscultation des vaisseaux n'offre rien de caractéristique.

2. Sténose de l'orifice auriculo-ventriculaire gauche.

(Rétrécissement mitral).

La *sténose mitrale* se développe au cours de l'endocardite chronique de la valvule de ce nom, souvent à la suite d'une insuffisance passagère. Les valvules deviennent de plus en plus indurées et rigides, et les signes du rétrécissement s'ajoutent peu à peu aux symptômes de l'insuffisance. De là vient que très souvent on trouve réunies l'insuffisance et la sténose de la valvule mitrale. Cependant les caractères de la sténose sont parfois tellement prédominants qu'on peut parfaitement décrire à part le rétrécissement mitral pur.

Le trouble que la sténose mitrale imprime à la circulation est beaucoup plus prononcé que celui qui résulte de l'insuffisance. Dans la sténose, l'orifice mitral peut à la fin devenir d'une étroitesse telle qu'il livre à peine passage à un crayon ordinaire. Dès lors l'entrée du sang dans le ventricule gauche est considérablement entravée. Pendant la *diastole* du ventricule gauche le sang s'écoule péniblement à travers l'anneau rigide et rétréci de la valvule mitrale. De là résultent de nouveau dans le sang des tourbillons irréguliers qui, la plupart du temps, donnent lieu à la perception d'un bruit *diastolique*. La *réplétion du ventricule gauche* est extrêmement *réduite* en cas de rétrécissement mitral, et par conséquent il n'y a pas là de raison pour qu'il s'hypertrophie. En effet on le trouve souvent à l'autopsie relativement petit et complètement refoulé en arrière par le cœur droit énormément dilaté et hypertrophié. Mais si malgré cela le ventricule gauche est parfois également hypertrophié dans le rétrécissement mitral, le motif en est que ce dernier ne s'est développé que petit à petit consécutivement à une insuffisance valvulaire préexistante, c'est-à-dire que le processus d'endocardite chronique a donné lieu au commencement à une insuffisance valvulaire qui en progressant n'a produit que plus tard une sténose de l'orifice. Comme l'insuffisance de la mitrale conduit toujours à une hypertrophie du ventricule gauche (v. plus haut), celle-ci se retrouve également dans le tableau morbide où prédominent les signes du rétrécissement mitral. En d'autres circonstances l'hypertrophie du ventricule gauche dans la sténose mitrale peut être attribuée à certains états concomitants (sclérose artérielle, néphrite chronique, etc.), et enfin il y a lieu aussi de tenir compte de la supposition émise par FRIEDREICH, d'après laquelle une forte stase veineuse peut se propager jusqu'aux capillaires et opposer de la sorte au cours du sang artériel un surcroît de résistance.

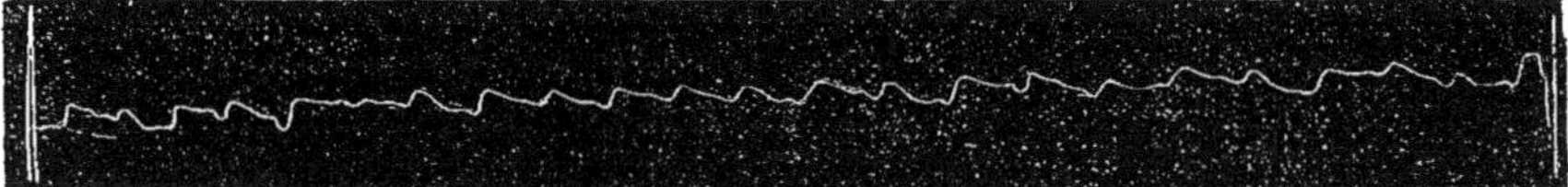

Fig. 61. Tracé du pouls dans la sténose mitrale prononcée.

Le *pouls radial* dans le rétrécissement mitral (fig. 61), aussi longtemps que la réplétion diastolique du ventricule est encore suffisante, est à peu près normal. Il est encore possible que le ventricule gauche malgré la sténose de l'orifice mitral se remplisse suffisamment, surtout lorsque le cœur bat *lentement*, c'est-à-dire que la diastole est plus longue et que le ventricule gauche se contracte bien. Mais aussitôt que le ventricule gauche, surtout quand le cœur bat rapidement, n'admet plus assez de sang pendant la diastole, le pouls devient plus petit et sa tension est moindre. Très souvent la sténose mitrale est masquée par une *arythmie* considérable du cœur probablement par suite de l'apport insuffisant de sang artériel au myocarde et à ses centres ganglionnaires.

L'obstacle à l'arrivée du sang dans le ventricule gauche produit immédiatement, en cas de rétrécissement mitral, une stase considérable, qui, à travers l'oreillette gauche, les veines pulmonaires, le réseau capillaire du poumon et l'artère pulmonaire, se propage jusqu'au cœur droit. C'est l'oreillette gauche qui se dilate d'abord et dont les parois s'hypertrophient. Néanmoins elle ne contribue que pour une faible part à vaincre l'obstacle situé au niveau de l'orifice mitral. Il n'y a que le ventricule droit, qui, par un surcroît de travail, puisse augmenter la tension dans les vaisseaux pulmonaires, de manière que, malgré l'étroitesse de l'orifice mitral, le sang puisse pénétrer en quantité suffisante dans le ventricule gauche. C'est pourquoi on constate le plus souvent que la sténose mitrale est accompagnée d'une *dilatation et d'une hypertrophie* très considérable *du ventricule droit*. La stase dans la petite circulation, qui se traduit physiquement par l'*accentuation du second bruit pulmonaire*, a pour conséquence une ectasie progressive des capillaires du poumon. De plus il se forme d'ordinaire des épaississements de la tunique interne des artères et des veines pulmonaires. (Comparez le chapitre relatif au poumon cardiaque).

Les résultats de l'*examen physique* sont en conséquence les suivants :

Inspection. La *région précordiale* peut présenter une légère voussure par suite de l'hypertrophie cardiaque. Cette voussure est surtout prononcée chez les enfants à paroi thoracique flexible. A l'inspection le cœur *bat* sur une plus grande étendue transversale, le choc de la pointe n'est pas effectivement renforcé par le rétrécissement mitral pur, mais il est souvent reculé vers la gauche. A l'*épigastre* on observe souvent une forte pulsation, produite par le cœur droit. Les *veines du cou* sont quelquefois turgescentes et présentent des mouvements ondulatoires et des battements de toute sorte.

Palpation. La palpation fournit également les symptômes indiquant l'existence de l'hypertrophie du cœur (battements rétrosternaux et épigastriques). Parfois même on perçoit à droite du sternum la pulsation de l'oreillette droite dilatée (voir plus bas). A la pointe, dans un certain nombre de cas, on constate un *frémissement diastolique* qui, à lui seul, permet d'affirmer le diagnostic du rétrécissement mitral. Ce frémissement est produit par les mêmes mouvements giratoires liquidiens qui donnent naissance au bruit diastolique (v. plus bas). — Le *pouls radial* dans toute sténose mitrale prononcée est petit, très souvent irrégulier.

Percussion. La percussion révèle comme signe principal une matité étendue en travers, à droite jusqu'au bord sternal droit ou même au delà. Souvent la matité s'étend à gauche plus loin que d'habitude. La cause en est dans l'hypertrophie simultanée du ventricule gauche (v. plus haut), ou dans une dilatation du cœur droit tellement considérable qu'elle refoule le ventricule gauche encore plus à gauche et en arrière.

La dilatation énorme du ventricule droit provoque aussi une augmentation de la zone de matité vers le haut. J'ai souvent pu me

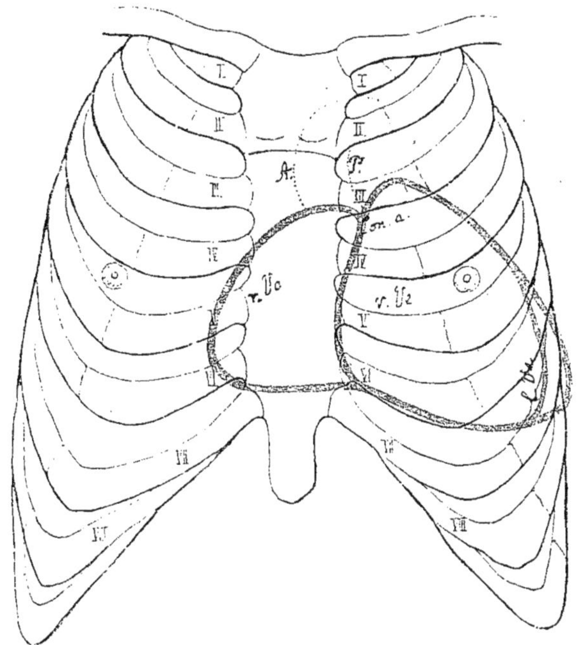

Fig. 62. Situation des différents segments du cœur dans le rétrécissement mitral.
r. Vo. Oreillette droite dilatée. *r. Ve.* Ventricule droit dilaté.
Con. a. Cône artériel droit. *P.* Artère pulmonaire.
A. Aorte. *l. Ve.* Ventricule gauche refoulé vers la gauche et en arrière.

convaincre dans les autopsies que l'augmentation de la matité cardiaque vers le haut (matité absolue à partir de la 3e côte environ) qu'on observe dans le rétrécissement mitral et dans presque toutes les autres hypertrophies du ventricule droit dépend presque toujours de cette dernière et surtout de l'hypertrophie et de la dilatation du *cône (infundibulum) artériel droit*. L'extension prononcée de la matité cardiaque vers la droite au delà du bord droit du sternum doit être attribuée presque sans exception à la dilatation de l'*oreillette droite*. L'oreillette droite est située, ce à quoi on ne pense pas toujours, non pas vers le haut mais vers la *droite* par rapport au ventricule droit. Le sillon auriculo-ventriculaire droit, dans les cœurs où le ventricule droit est dilaté, est presque toujours *vertical*, de telle sorte que la base du cœur est formée par l'oreillette droite et le ventricule droit. Dans le schéma ci-joint (fig. 62) nous représentons la situation des différents segments du cœur, telle qu'elle existe dans presque tous les cas de lésions mitrales et en particulier dans l'insuffisance mitrale. On peut reconnaître aussi facilement les rapports des différentes parties avec l'augmentation de la matité cardiaque. Ce n'est que dans des cas exceptionnels qu'il n'en est pas ainsi. Nous avons observé un cas de rétrécissement mitral où l'oreillette gauche était tellement dilatée qu'elle surplombait par-derrière et vers la droite l'oreillette droite, et qu'elle avait ainsi contribué à l'extension de la matité cardiaque vers la droite observée pendant la vie. L'augmentation de la matité cardiaque vers le *haut* dépend parfois aussi de la dilatation de l'oreillette droite.

Auscultation. Le symptôme d'auscultation caractéristique du rétrécissement mitral, c'est le *bruit diastolique* de la pointe. Ce bruit n'est pas si rude que le bruit systolique de l'insuffisance, ni soufflant comme lui, il résonne plutôt à l'oreille comme un roulement. Il a son maximum d'intensité à la pointe et ne se propage que bien rarement vers la base du cœur. Comme le ventricule gauche, ainsi que nous le disions tout à l'heure, est parfois complètement refoulé vers la gauche et en arrière par le ventricule droit considérablement hypertrophié, il faut, dans la recherche de ce bruit, porter loin l'oreille dans ce sens, pour ne pas ausculter le cœur droit seulement.

Le mécanisme de ce bruit est facile à expliquer. Lors de la diastole du ventricule gauche, l'ondée sanguine doit se frayer un passage à travers l'orifice mitral rétréci, ce qui donne lieu, au sein du liquide, à un remous qui occasionne le roulement. Comme le flot qui passe à travers ce petit détroit n'est pas animé d'une grande vitesse, le bruit qui en résulte ne saurait être très fort non plus. *Il est au contraire excessivement doux quand le rétrécissement mitral est poussé à ses dernières limites, et même difficile à percevoir, surtout quand l'action du cœur se précipite et devient irrégulière.* Parfois encore le roulement ne se produit que pendant la seconde moitié de la diastole, au moment où, par suite de la contraction de l'oreillette gauche, le courant sanguin recevant une dernière impulsion, file plus vivement à travers l'étroit orifice. On désigne ce bruit qui ne devient perceptible qu'à la fin de la diastole, sous le nom de *souffle présystolique*, parce qu'il précède immédiatement le premier bruit du cœur.

Il n'est pas rare du tout qu'il y ait *absence de tout bruit*, quand le *rétrécissement mitral est extrêmement prononcé.* Lorsque ces cas ne sont étudiés qu'à leur dernière période, la lésion mitrale peut aisément être méconnue. Il nous est arrivé, à plusieurs reprises, de constater la disparition graduelle et complète d'un bruit diastolique et présystolique manifeste au fur et à mesure que l'affection mitrale poursuivait sa marche. Ce phénomène s'explique de la façon suivante : Lorsque l'étroitesse de l'orifice mitral augmente et que la faiblesse du cœur devient plus manifeste, l'énergie du courant lorsqu'il passe à travers cet étroit orifice finit par ne plus être assez considérable pour provoquer des vibrations plus fortes des valvules mitrales épaissies, comme la chose est nécessaire pour produire un bruit perceptible. Si le ventricule gauche est complètement refoulé en arrière par le ventricule droit énormément dilaté, la propagation des ondes sonores de l'orifice mitral à l'oreille qui ausculte devient encore plus difficile.

Le *premier bruit à la pointe* est conservé dans le rétrécissement mitral pur, il est même parfois remarquablement *fort et éclatant.* Attendu que, d'après toutes les recherches récentes, nous devons considérer le bruit systolique du cœur comme un bruit musculaire, il est probable que ce renforcement du premier bruit correspond à la contraction du ventricule gauche parfois hypertrophié, mais en même temps *faiblement rempli de sang* à raison du rétrécissement. L'accentuation du premier bruit dans le rétrécissement mitral contraste toujours d'une façon remarquable avec l'affaiblissement du même bruit dans l'insuffisance aortique (voir plus bas) : accentuation du bruit, si le ventricule est peu rempli, diminution et obscurité s'il est démesurément rempli. Quand la valvule est en même temps insuffisante, on perçoit un souffle systolique d'ordinaire surajouté au premier bruit.

Un phénomène presque constant, c'est l'*accentuation* parfois considérable du second *bruit pulmonaire*, conséquence de la tension excessive qui règne dans l'artère pulmonaire. Parfois cette accentuation est aussi peu prononcée dans certains cas, sans qu'on puisse y trouver une raison appréciable. Peut-être s'agit-il d'une aptitude vibratoire différente des valvules. Cette accentuation fait également défaut chez les personnes très exsangues et affaiblies ou par la suite de la coexistence d'une insuffisance tricuspide (v. ci-dessous). Parfois à cause de la stase prononcée du sang dans le système veineux général la pression dans l'artère pulmonaire diminue et aussi dès lors le renforcement du 2e bruit pulmonaire. Il arrive très souvent que le second bruit à la base est *coupé en deux* (dédoublé). A raison de l'inégalité de tension qui existe dans l'artère pulmonaire et dans l'aorte, l'occlusion diastolique des valvules semi-lunaires dans ces deux vaisseaux ne s'opère pas simultanément, d'où résulte que les deux bruits se suivent l'un après l'autre. Toutefois d'autres conditions, encore mal connues, peuvent intervenir. Parfois dans le rétrécissement mitral on ne perçoit aucun bruit (voir ci-dessus) mais seulement un fort bruit systolique et un bruit diastolique dédoublé.

Le rétrécissement mitral est une des plus graves maladies du cœur. Il donne presque toujours lieu à des malaises subjectifs plus angoissants que ceux de l'insuffisance mitrale. Il est vrai que l'hypertrophie du ventricule droit peut créer pour un temps une compensation presque complète, seulement les signes d'une stase considérable se déclarent d'assez bonne heure dans le réseau pulmonaire et ensuite dans les veines de la grande circulation. Les troubles de la compensation, surtout dans le rétrécissement mitral, sont souvent justiciables de la thérapeutique, à telle enseigne que *pendant des années* des périodes d'amélioration peuvent alterner avec des phases mauvaises. A la fin on ne parvient plus à régulariser la circulation du sang, la gêne respiratoire devient plus intense, et graduellement se produisent les manifestations hydropiques qui provoquent l'issue mortelle.

3. Insuffisance aortique.

L'insuffisance des valvules aortiques résulte le plus souvent de la rétraction qui s'opère au niveau du bord libre de ces valvules. Il arrive moins fréquemment que des déchirures, des perforations ou des adhérences des valvules aux parois vasculaires engendrent l'insuffisance. La cause de toutes ces altérations réside dans l'*endocardite* valvulaire survenue à la suite d'une polyarthrite rhumatismale ou dans l'*athérome artériel* généralisé, qui, de la tunique interne de l'aorte, se propage lentement aux valvules. La syphilis aussi, comme nous l'avons déjà dit, est une cause assez fréquente des lésions aortiques. Il est très important au point de vue pratique de savoir si dans les *efforts corporels violents*, il peut se produire subitement une déchirure partielle d'une valvule aortique. Certains faits cliniques (et entre autres un cas que j'ai observé récemment) semblent en faveur de ce fait, il est toutefois très rarement observé.

La fonction des valvules aortiques consiste à se fermer exactement au moment de la diastole du ventricule gauche, pour empêcher le sang de l'aorte de refluer dans ce ventricule. Si ces valvules sont insuffisantes, c'est-à-dire si elles se ferment imparfaitement, il s'ensuivra qu'à chaque diastole une ondée rétrograde retombera de l'aorte dans le ventricule gauche. Cette ondée sanguine rétrograde en s'écoulant le long des bords libres des valves tendues, les fait entrer en vibration. En outre les deux vagues sanguines qui s'entre-choquent dans l'aorte provoquent dans le sang un tourbillon tumultueux. Toutes ces vibrations se propagent aux tissus avoisinants et donnent naissance à un *souffle diastolique prolongé* absolument caractéristique de l'insuffisance aortique.

Dans l'insuffisance aortique, le *ventricule gauche* doit fournir immédiatement un travail beaucoup plus considérable par suite de l'*augmentation anormale de sa réplétion.* Car, comme nous l'avons déjà dit, il reçoit non seulement la quantité de sang normal qui vient de l'oreillette gauche, mais encore la masse sanguine qui reflue de l'aorte à travers les valvules insuffisamment fermées. A chaque diastole, il est donc dilaté outre mesure et finit par se dilater d'une façon permanente.

La *dilatation du ventricule gauche* constitue par conséquent dans toute insuffisance aortique un fait anatomique constant, qui ne se traduit pas seulement par l'agrandissement de la capacité ventriculaire, mais aussi par l'*aplatissement* très marqué *des colonnes charnues et des muscles papillaires.* Dans les points sur lesquels passe constamment la colonne sanguine qui reflue, l'endocarde est le plus souvent quelque peu épaissi. — Par suite de l'énergie qu'il tient en réserve, le ventricule gauche peut suffire pendant longtemps à évacuer son contenu, en augmentant sa somme de travail : c'est là pour lui une sorte de travail de Sisyphe, vu qu'une partie du sang propulsé lui revient constamment. Quoi qu'il en soit, cette plus grande somme de travail finit nécessairement par amener une *hypertrophie* du *ventricule gauche,* qui peut atteindre les plus hauts degrés connus d'hypertrophie.

De ce que nous venons de dire, on déduira aisément les *symptômes physiques* de l'insuffisance aortique.

Inspection. L'hypertrophie considérable du ventricule gauche occasionne souvent une voussure notable de la région précordiale. Ce qui frappe surtout c'est *le choc renforcé de la pointe qui est déplacé en bas et vers la gauche.* Il est visible d'ordinaire dans le sixième espace intercostal, en dehors de la ligne mamillaire gauche, parfois même dans la ligne axillaire antérieure. En outre, on observe souvent un ébranlement diffus qui s'étend à toute la région précordiale. Au cou on perçoit un *battement énergique des carotides.* On n'observe de pulsations et d'ondulations au niveau des jugulaires que quand il existe des troubles de compensation.

Palpation. La palpation, plus encore que l'inspection, révèle combien l'impulsion cardiaque se fait sentir sur une large surface. *Le choc de la pointe est fortement résistant et donne lieu à un petit* *soulèvement manifeste*, c'est-à-dire que le doigt ou le stéthoscope qu'on y place est repoussé à chaque systole. Dans quelques cas on peut sentir au niveau de la base un *frémissement diastolique* coïncidant avec le souffle diastolique. Nous avons noté dans deux circonstances de ce genre un bruit d'un caractère nettement musical (v. plus loin : v. aussi les phénomènes artériels).

Percussion. La percussion démontre l'*extension vers la gauche*, au delà de la ligne mamillaire gauche, même jusqu'à la ligne axillaire antérieure, *de la matité cardiaque*, extension qui résulte de l'hypertrophie et de la dilatation du ventricule gauche. La limite supérieure de la matité cardiaque est normale ou commence plus haut, dès la troisième côte. La limite droite est au niveau du bord sternal gauche comme à l'état normal, mais peut aussi s'avancer vers la droite, soit parce que le ventricule gauche volumineux produit un élargissement de la totalité du cœur vers la droite, soit parce que le ventricule droit est également atteint d'hypertrophie. Ce dernier phénomène se présente dans l'insuffisance aortique pure, quand, la compensation n'étant plus complète, la stase se propage dans un sens rétrograde à partir du ventricule gauche, à travers la circulation pulmonaire, jusqu'au cœur droit.

Nous devons encore remarquer que l'aorte ascendante présente parfois dans l'insuffisance aortique une dilatation considérable par suite de la force d'impulsion de la masse du sang qui s'y précipite. C'est à cette dilatation de l'aorte ascendante qu'il faut rapporter la zone de matité qu'on constate quelquefois, dans l'insuffisance aortique, à l'extrémité sternale du deuxième espace intercostal droit.

Auscultation. L'insuffisance aortique est caractérisée par un *souffle diastolique* qui est ordinairement *prolongé* et *bruyant* et dont l'origine a été expliquée plus haut. L'endroit où ce souffle a son maximum d'intensité n'est pas l'extrémité sternale du deuxième espace intercostal droit c'est-à-dire au lieu d'auscultation ordinaire de l'aorte, mais il est presque toujours situé plus à gauche. Comme le sang en rétrogradant se porte vers le ventricule gauche, et que c'est ce courant qui donne naissance au souffle, c'est à la partie supérieure du sternum ou même au niveau du bord sternal gauche que ce souffle est le plus intense. Dans quelques cas il prend un *caractère* nettement *musical*, c'est-à-dire se rapprochant d'un timbre d'une hauteur déterminée, qui dépend d'ordinaire de la présence de fibres tendineuses ou autres, résultant de l'usure des valvules et entrant en vibration lors de la diastole. Ce souffle diastolique est parfois aussi perceptible à la pointe du cœur, quoique peu distinctement. C'est seulement dans quelques cas rares que le bruit diastolique manque dans l'insuffisance aortique. Parfois on entend, *outre* ce souffle, le bruit diastolique des valvules qui entrent en tension. Au moment de la *systole* le plus souvent on ne perçoit presque jamais, au niveau de l'aorte, un premier bruit net et clair, mais un *bruit systolique de courte durée.* Celui-ci peut naturellement dépendre de la coexistence d'un rétrécissement de la valvule aortique, mais il survient très fréquemment aussi en cas de simple insuffisance valvulaire. On se l'explique, d'après Rosenbach, en se représentant que, tout au commencement de la systole du ventricule gauche, le mouvement de reflux du sang qui s'est produit immédiatement avant, pendant la diastole ventriculaire, à l'entrée de l'aorte ascendante, ne s'est pas encore complètement arrêté, de manière que l'ondée sortante doit commencer par vaincre cette résistance. Cette rencontre systolique des deux ondées sanguines dans la partie initiale de l'aorte produit des vibrations qui donnent naissance à ce bruit systolique bref. Dès lors, il faut remarquer que cette circonstance doit contribuer pour sa part à provoquer l'hypertrophie du ventricule gauche. Il est très remarquable, ainsi que Traube l'a démontré le premier, qu'à la pointe du cœur on ne perçoit souvent le premier bruit que d'une manière confuse et sourde, à moins qu'il ne soit remplacé par un bruit systolique bref. Cet *obscurcissement du premier bruit à la pointe* présente un certain intérêt au point de vue théorique, en ce sens qu'il va à l'encontre de l'opinion qui assimile le premier bruit mitral à un bruit musculaire. En effet, on ne s'explique pas comment le ventricule gauche hypertrophié, en se contractant, manque si souvent de produire un ton nettement perceptible. Il est possible, comme nous l'avons déjà dit, que la dilatation considérable du cœur qui vient d'avoir lieu pendant la diastole précédente soit seule en cause ici. La contraction systolique du cœur est par le fait même rendue plus difficile, un peu prolongée et là est peut-être la cause de ce bruit musculaire indistinct, peut-être encore est-ce le développement d'altérations parenchymateuses dans le muscle cardiaque qui est en jeu. Quant au *bruit systolique* qu'on entend parfois à la pointe du cœur dans l'insuffisance aortique, il peut tenir à une véritable insuffisance mitrale concomitante. Mais il se peut aussi qu'il soit simplement dû à une insuffisance *relative* de la mitrale, parce que cette valvule, quoique intacte, n'est plus apte, à raison de la dilatation qu'a subie le ventricule gauche, à pourvoir à la fermeture complète de l'orifice auriculo-ventriculaire.

Signes fournis par les artères périphériques. Les artères périphériques peuvent, dans l'insuffisance aortique, présenter des signes assez remarquables pour exiger une mention spéciale. Ce qui frappe surtout ce sont les *forts battements* qui animent non seulement les grosses artères, mais celles de moindre calibre et dont on ne voit pas les pulsations dans les circonstances ordinaires. Non seulement on peut voir et sentir l'expansion des carotides, mais on voit battre fortement la brachiale, la radiale, la cubitale, la temporale, la pédieuse, etc., qui serpentent sous la peau. Au niveau du foie on perçoit souvent à travers les parois abdominales le *pouls hépatique artériel.*

Mais ce qui caractérise avant tout l'insuffisance aortique, c'est la chute rapide du pouls, le *pouls bondissant*, tel qu'on le constate surtout à la radiale, mais souvent aussi à la crurale et à la pédieuse, etc. Une quantité anormale de sang est lancée dans les artères par le ventricule gauche hypertrophié et dilaté : de là *la verticalité de la ligne d'ascension du pouls.* Mais comme la paroi artérielle

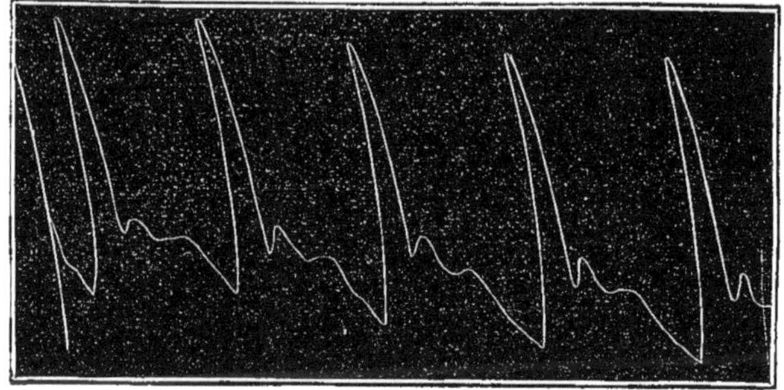

Fig. 63. Tracé du pouls dans l'insuffisance aortique.

fortement distendue revient rapidement sur elle-même, surtout au moment de la diastole ventriculaire qui suit, le sang s'échappe suivant *deux* directions : vers les capillaires, et en reflux vers le ventricule : il en résulte qu'à la forte ascension de l'ondée sanguine succède une descente excessivement brusque et profonde, ce qui rend compte du pouls « bondissant », « sautillant » *(pulcus celer)* de l'insuffisance aortique. Cette qualité du pouls est nettement perceptible dans son tracé *sphygmographique* (voir fig. 63). L'ondée anormale de retour se fait même sentir dans les capillaires. Il n'est pas rare que chez les malades atteints d'insuffisance aortique on voie aux ongles des doigts une pâleur manifeste se déclarer à chaque diastole cardiaque (*Pouls capillaire* de Quincke).

Les *phénomènes d'auscultation des artères* dépendent aussi en partie de la variation de tension que subit la paroi des artères. Sur le trajet de la *carotide*, on entend très souvent un bruit systolique court et rude. Le second bruit qu'on sait être le second bruit valvulaire aortique propagé, est le plus souvent supprimé. En son lieu on perçoit parfois encore le souffle diastolique de l'aorte doucement prolongé. Les *bruits observés au niveau des artères de moyen et de petit calibre* sont très caractéristiques. Sur le trajet de la crurale, de la brachiale, parfois aussi de la radiale, de la cubitale, de l'arcade palmaire, de la pédieuse, on perçoit clairement, quand on appuie légèrement le stéthoscope, un bruit valvulaire qui, *sous une pression plus forte*, surtout quand il s'agit d'un gros vaisseau, se transforme en un *souffle sténosique* intense. Plus le pouls est bondissant, plus il faut s'attendre à percevoir des souffles artériels. Un phénomène assez fréquent, c'est le *souffle redoublé de la crurale* (*ton dédoublé* de Traube), sur la genèse et l'interprétation duquel on a disserté longuement. Tantôt ces deux souffles se suivent de si près que le premier est comme l'annonce du second, tantôt ils sont séparés l'un de l'autre par un plus long intervalle, comme les deux bruits du cœur. Traube expliquait le premier souffle par une *tension* subite de la paroi artérielle (ainsi que cela a lieu pour le souffle crural simple) et le second par sa *détente* brusque. Dans les cas de pouls bondissant très prononcé, ces bruits des vaisseaux deviennent si intenses que l'on peut par exemple dans presque tous les points de la cuisse entendre, à l'aide du stéthoscope, un bruit de clappet. Friedrich a fait observer à ce sujet que s'il existe en même temps une insuffisance tricuspide, un bruit peut naître également dans la *veine crurale* par suite de la tension des valvules veineuses. Il est donc probable que le souffle redoublé de la crurale a des origines diverses. Il est vrai qu'il se manifeste le plus fréquemment dans l'insuffisance aortique, mais on l'a rencontré à plusieurs reprises déjà dans d'autres affections cardiaques (par exemple dans le rétrécissement mitral). Plus rare, mais presque exclusivement propre à l'insuffisance aortique, est le bruit dit *double souffle crural* de Duroziez. Il consiste en ce qu'en appuyant avec le stéthoscope sur la crurale, on entend *deux* souffles manifestement distincts l'un de l'autre, dont le premier est produit par le passage de l'ondée lancée par la systole cardiaque, et le second par le courant en retour, venant du système vasculaire périphérique à travers l'artère artificiellement rétrécie.

Si caractéristiques que soient le pouls bondissant nettement prononcé et les bruits artériels qui l'accompagnent, ces symptômes, qui dans beaucoup de cas d'insuffisance aortique sont très frappants, n'apparaissent qu'indistinctement ou presque pas dans d'autres circonstances en apparence parfaitement analogues : cette différence dépend vraisemblablement, en partie du moins, de l'*élasticité des parois vasculaires*. A vrai dire nous avons observé de préférence le pouls fortement bondissant et les souffles des artères chez les individus jeunes, tandis que chez les vieillards chez lesquels il existe de la sclérose artérielle, il n'y a souvent pas moyen de déterminer positivement l'existence de ces symptômes.

L'insuffisance aortique est une affection cardiaque d'une bénignité relative, en ce sens que pendant des années l'hypertrophie du ventricule gauche est en état de la compenser presque complètement. Beaucoup de malades atteints d'insuffisance aortique modérée se sentent parfaitement bien portants et sont même capables de fournir un travail assez rude. Ils n'ont pas non plus cette teinte manifestement cyanique, commune à presque toutes les affections mitrales, mais une coloration normale ou souvent remarquablement *pâle*, de laquelle la cyanose ne se différencie pas aisément. Pourtant si les indices de la rupture de la compensation viennent à se déclarer, c'est précisément dans l'insuffisance aortique qu'apparaissent avec le plus de promptitude les conséquences les plus graves. Ce n'est que par exception qu'on observe dans l'insuffisance aortique, des variations souvent répétées dans l'état du malade, tels que nous les avons observés si souvent, par exemple, dans le rétrécissement mitral. Le cœur gauche se fatigue et il n'est plus en état de remplir l'excessive besogne qu'il doit fournir. Conséquemment la stase sanguine se propage par voie rétrograde à travers le circuit vasculaire du poumon jusqu'aux veines de la grande circulation. Malgré la force apparente du pouls qui semble continuer à se maintenir, la tension artérielle descend au-dessous du niveau *moyen*, des signes d'asthme cardiaque se développent, la gêne respiratoire s'accentue, des œdèmes se montrent, et les malades succombent avec les symptômes de l'hydropisie générale. Nous traiterons plus loin en détail de certains phénomènes intercurrents propres à l'insuffisance aortique (hémorragie cérébrale, péricardite).

4. Rétrécissement de l'orifice aortique.

Si l'on néglige les cas de rétrécissement aortique peu prononcé qui assez souvent compliquent l'insuffisance, la sténose prononcée de l'orifice aortique est une maladie rare. Elle est la conséquence des épaississements et des fortes incrustations qui ont envahi les valvules aortiques et notamment des adhérences qui s'établissent entre elles. Le rétrécissement peut être poussé au point qu'à la fin l'orifice ne présente plus qu'une étroite fente à travers laquelle la contraction du ventricule gauche doit forcer le sang à passer. Le tourbillon que cet effort fait naître dans le sang, donne lieu à un *souffle systolique intense*. Le *ventricule gauche* est contraint de fournir une plus grande somme de travail par suite de l'augmentation de résistance qui siège à l'orifice aortique, et conséquemment il s'*hypertrophie*. Malgré l'augmentation de la somme de travail fournie par le cœur, il ne parvient qu'une quantité relativement faible de sang dans le système artériel et par conséquent le pouls radial est *petit*, les artères sont étroites et contractées.

Inspection et palpation. A l'examen physique du cœur on s'aperçoit immédiatement que le *choc de la pointe* est porté plus en dehors et proportionnellement à l'hypertrophie du ventricule gauche. Malgré cela, il n'est pas particulièrement renforcé, parfois même il est *remarquablement faible*, ce qui s'explique en partie par une plus grande lenteur dans la contraction du ventricule. Autrefois on l'expliquait par l'absence du choc en retour (v. la théorie du choc cardiaque du GUTBROD-SKODA).

Percussion. La *percussion* démontre que la *matité cardiaque s'est étendue vers la gauche*. Ce n'est que plus tard, quand la stase s'est propagée par voie rétrograde à travers la circulation pulmonaire, que le ventricule droit se dilate à son tour et s'hypertrophie modérément.

Auscultation. A l'*auscultation* on perçoit au niveau de l'aorte un *souffle systolique prolongé*, bruit « de scie », très intense d'ordinaire et qui, à l'inverse du souffle diastolique de l'insuffisance aortique, se propage principalement vers la *droite* en suivant la direction de l'aorte. Son foyer principal est situé au niveau de l'extrémité sternale du deuxième espace intercostal droit. Cependant on peut l'entendre à un degré moindre dans toute l'étendue à peu près de la région précordiale. Au niveau de la carotide, il est parfois encore assez nettement perceptible. Le bruit systolique au niveau de la pointe du cœur est ordinairement faible. Le second bruit aortique est également faible ou peu distinct. Quand la valvule est en même temps insuffisante, il est remplacé par un souffle diastolique.

Les *qualités du pouls* ont été mentionnées plus haut. Il est petit et contraste parfois avec la vigueur de l'impulsion cardiaque; dans les cas compensés, il est régulier, quelquefois ralenti à un léger degré, d'autres fois d'une manière considérable. Ce pouls lent de la sténose aortique n'est qu'un phénomène de compensation de l'activité cardiaque vis-à-vis de la lésion valvulaire permanente. Par suite du ralentissement de la systole, une quantité de sang considérable peut être en effet chassée à travers l'orifice aortique rétréci. Mais comme le ralentissement de l'activité du cœur dépend pour la plus grande part d'une prolongation de la diastole, le ralentissement de l'activité cardiaque est dû surtout à une irrigation sanguine défectueuse du ventricule gauche (comme dans la sclérose des artères coronaires). Le *tracé sphygmographique* fait voir (v. fig. 64) le peu d'amplitude de l'ondée sanguine, de même que la lenteur relative de l'ascension et de la chute du pouls.

Un rétrécissement aortique de degré faible ou moyen peut pendant longtemps être assez bien toléré par le malade. Nous avons même observé un malade atteint d'un rétrécissement aortique prononcé qui pendant des années n'accusait pas le moindre symptôme objectif d'une lésion cardiaque jusqu'à ce qu'une endocardite aiguë récurrente vint mettre fin à son existence. Lorsque la sténose est très prononcée, on observe parfois un tableau morbide très particulier : le pouls est toujours *extraordinairement lent*, sa fréquence tombe à 30 et même 24 pulsations par minute ! En même temps il survient de temps en temps des crises subites de vertige ou des *pertes de connaissance* complète : chute des malades, avec parfois secousses épileptiformes. Ces crises, qui peuvent se reproduire pendant des mois ou même quelques années, dépendent vraisemblablement d'une anémie subite du myocarde et du cerveau tout à la fois. Nous avons observé ce tableau morbide remarquable surtout chez des personnes âgées atteintes de rétrécissement aortique par artério-sclérose. Quant au reste, le rétrécissement aortique évolue comme les autres lésions valvulaires et aboutit également à des troubles de la circulation générale avec toutes leurs manifestations consécutives.

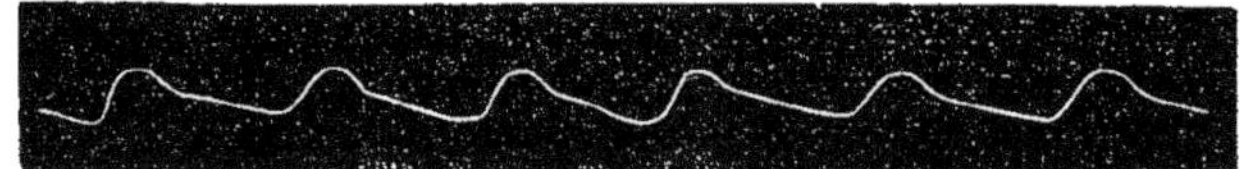

Fig. 64. Tracé du pouls dans la sténose aortique prononcée.

5. Insuffisance de la valvule tricuspide.

L'insuffisance de la valvule tricuspide n'existe que bien rarement à titre d'affection cardiaque autonome. Mais *celle* qui vient *secondairement* s'ajouter aux lésions valvulaires préexistantes du cœur gauche est assez fréquente et présente dès lors un intérêt pratique. Comme l'insuffisance mitrale, elle est due à une endocardite secondaire de la valvule tricuspide ou bien elle est le fait d'une *insuffisance tricuspide dite relative*. On désigne sous ce nom l'insuffisance qui survient quand, par suite de la distension croissante du ventricule droit, les bords de la valvule tricuspide demeurée intacte ne peuvent plus à la fin se rapprocher assez pour fermer l'orifice.

La conséquence inévitable de l'insuffisance tricuspide c'est qu'à chaque systole du ventricule droit une ondée rétrograde passe dans l'oreillette droite par l'orifice veineux droit resté béant, et de là dans le système veineux général. Toute insuffisance tricuspide qui se surajoute à une autre lésion cardiaque doit évidemment augmenter d'autant la stase dans les veines de la grande circulation et constituer par là-même une complication fâcheuse. L'insuffisance tricuspide n'a d'autre effet compensateur que de *débarrasser la circulation intra-pulmonaire.* Une partie du sang repassant du ventricule droit dans les veines, il s'ensuit qu'une quantité de sang moindre qu'à l'état normal entre dans l'artère pulmonaire. La diminution de tension qui en résulte dans celle-ci se traduit à l'auscultation par la *diminution de l'accentuation du second bruit pulmonaire,* aussitôt que l'insuffisance tricuspide vient s'ajouter aux lésions mitrales.

On se rend compte de l'*hypertrophie du ventricule droit* comme conséquence nécessaire de l'insuffisance tricuspide exactement de la même façon qu'on s'explique l'hypertrophie du ventricule gauche dans l'insuffisance mitrale, à savoir par l'afflux de sang qui se fait en quantité plus considérable et sous une plus forte pression dans le ventricule droit en diastole. Cependant cet effet de l'insuffisance tricuspide ne se laisse que rarement déterminer d'une manière précise dans un cas donné, attendu que sans cela, et par la seule influence du cœur gauche, le ventricule droit est déjà hypertrophié par avance.

Le principal symptôme qui permet de diagnostiquer l'insuffisance tricuspide secondaire, c'est le *pouls veineux.* Sa cause réside dans le courant rétrograde qui se produit à chaque systole du ventricule droit. Tant que la valvule située au-dessous du bulbe de la veine jugulaire peut encore se fermer, on ne constate d'ordinaire que le *pouls bulbaire.* Mais cette valvule ne tarde pas à devenir insuffisante à son tour sous l'impulsion incessante du sang, et alors se dessine dans toute l'étendue de la veine jugulaire jusqu'à la région mastoïdienne un pouls veineux véritable et intense. La contraction de l'oreillette droite seule suffit parfois pour provoquer un léger soulèvement manifeste de la veine, qui précède immédiatement l'expansion véritable due à la systole ventriculaire *(pouls veineux anadicrote).* Le pouls veineux jugulaire est quelquefois plus marqué du côté droit du cou que du côté gauche, à cause de la direction plus rectiligne du tronc veineux innominé droit. Disons au surplus que le pouls veineux jugulaire n'est pas un signe absolument certain de l'insuffisance tricuspide, puisque dans l'hypertrophie du cœur droit, même en l'absence d'insuffisance tricuspide, il peut se manifester par suite de l'impulsion du sang contre les valvules fermées.

Quand le bulbe de la veine jugulaire est le siège de battements, la valvule jugulaire étant encore susceptible de se fermer, l'occlusion de celle-ci peut donner lieu à un faible *claquement veineux valvulaire.* On peut également, en cas d'insuffisance tricuspide, comme nous l'avons signalé plus haut, si l'on met les valvules de la *veine crurale* en état de tension, faire naître un bruit au niveau de cette veine. Il est très rare qu'on puisse constater par la vue une pulsation dans les grosses veines des extrémités. Par contre, on perçoit assez fréquemment au toucher le *pouls veineux hépatique* dans l'insuffisance tricuspide. Ce pouls peut même dans beaucoup de cas se manifester en l'absence du pouls veineux jugulaire, parce que la veine cave est dépourvue de valvules jusqu'aux veines hépatiques.

L'*auscultation* au niveau du cœur droit permet de constater, dans l'insuffisance tricuspide, un *souffle systolique* dû au reflux de l'ondée sanguine et qui a son maximum d'intensité à la partie inférieure du sternum ou bien à l'extrémité sternale de la cinquième côté droite. Mais la signification diagnostique de ce souffle est peu considérable, parce qu'on ne peut pas toujours le différencier du souffle mitral systolique qui coexiste souvent.

6. Rétrécissement de l'orifice auriculo-ventriculaire droit.

La sténose de l'orifice tricuspide est une affection excessivement rare et par conséquent sans intérêt pratique. Jusqu'ici on l'a rencontrée le plus souvent à titre de *lésion cardiaque congénitale*, presque toujours combinée avec d'autres anomalies de développement du cœur.

On peut facilement se présenter théoriquement les signes physiques du rétrécissement tricuspide. Ses suites les plus prochaines doivent consister en une forte *dilatation de l'oreillette droite* et la production d'un *souffle diastolique* ou *présystolique* au niveau du cœur droit. A raison de la rareté et de la complexité de ces cas, on n'a eu jusqu'à présent que très peu d'occasions de vérifier ces données théoriques au lit du malade.

Le *pronostic* de cette affection cardiaque est tout à fait défavorable, puisqu'une compensation d'une certaine durée de cette maladie par un surcroît d'activité de l'oreillette droite, n'est guère probable.

7. Insuffisance des valvules pulmonaires.

L'insuffisance des valvules pulmonaires est également une affection cardiaque des plus insolites. Elle se présente à l'état d'anomalie *congénitale*, souvent combinée avec d'autres vices de conformation, ou comme une maladie *acquise* après la naissance. Les lésions valvulaires qui provoquent cette insuffisance sont exactement semblables à celles qui donnent lieu à l'insuffisance aortique.

Les *symptômes physiques* de cette maladie consistent principalement en une *dilatation* et une *hypertrophie considérables du ventricule droit* que la percussion détermine, et en un *souffle diastolique intense* au niveau des valvules pulmonaires. Ces symptômes s'expliquent identiquement de la même manière que les symptômes entièrement analogues qu'on observe au niveau du ventricule gauche dans l'insuffisance aortique.

En général, il semble que l'insuffisance pulmonaire, à l'instar de l'insuffisance aortique, peut pendant longtemps être assez bien compensée par l'hypertrophie du ventricule droit. Dans beaucoup de cas, il semble aussi que la *persistance du trou ovale* exerce une influence favorable, en ce sens que, grâce à elle, la stase diminue dans l'oreillette droite et dans les veines de la grande circulation. et que la réplétion du ventricule gauche est rendue plus facile.

8. Rétrécissement de l'orifice de l'artère pulmonaire (Sténose pulmonaire) et autres lésions cardiaques congénitales.

1. **Sténose congénitale de l'orifice de l'artère pulmonaire.** Si la sténose acquise de l'orifice de l'artère pulmonaire au cours de la vie est assez exceptionnelle également pour ne présenter qu'un minime intérêt pratique, la *sténose pulmonaire congénitale* a une importance beaucoup plus considérable. Elle est de beaucoup la plus fréquente des affections cardiaques congénitales. Son origine doit être attribuée à une endocardite qui a atteint les valvules pulmonaires pendant la vie fœtale, ou à des anomalies de développement du cœur. Parfois la sténose ne siège pas précisément à l'orifice pulmonaire même, mais en deçà au niveau de l'*infundibulum artériel* qui semble rétréci par des épaississements du myocarde. L'artère pulmonaire elle-même est parfois rétrécie dans sa totalité. La plupart du temps on trouve en outre d'*autres anomalies de développement au niveau du cœur*, comme la *persistance du trou ovale*, de larges *hiatus dans la cloison interventriculaire*, et, dans près de la moitié des cas, la perméabilité du trou de Botal, etc.

Les symptômes du rétrécissement pulmonaire congénital se révèlent parfois dès la naissance. Ce qui frappe avant tout, c'est une *cyanose* prononcée et constante ou qui se manifeste instantanément à l'occasion des cris ou des mouvements corporels. Cela n'empêche pas beaucoup d'enfants d'atteindre un certain âge de 5 à 15 ans, rarement plus. Dans quelques cas, cette affection cardiaque peut même être si parfaitement compensée que les enfants se trouvent relativement en bonne santé pendant un temps considérable et n'éprouvent de troubles intenses qu'après plusieurs années.

En général les enfants atteints de rétrécissement pulmonaire congénital présentent un aspect qui saute immédiatement aux yeux. La *cyanose* se montre surtout à la face, aux lèvres, au nez et aux mains (ongles). Toutes ces parties sont froides au toucher. Les yeux sont souvent un peu saillants et entourés d'une légère infiltration œdémateuse. Dans presque tous les cas on constate une *hyperglobulie* (Polycythémie) qui a probablement un rôle compensateur. On trouve 7 à 8 millions et plus de globules rouges dans le sang par mmc. Un trait caractéristique consiste dans le *renflement* particulier *en massue des phalanges terminales* des doigts et des orteils, provoqué par la stase, comme dans beaucoup de cas de dilatation bronchique. Les ongles en ce cas subissent une incurvation spéciale en forme de griffe.

Le développement complet de ces enfants est notablement retardé. Ils paraissent souvent de quelques années plus jeunes qu'ils ne le sont en réalité. Le système musculaire et le pannicule adipeux sont rudimentaires. Les organes génitaux restent petits, le développement des poils du pubis et des aisselles est faible ou nul. Parfois leurs gencives sont extrêmement mollasses et portées à saigner. Dans les cas graves, ils sont sujets à des syncopes et des accès vertigineux, etc.

A l'*examen objectif du cœur*, on aperçoit d'ordinaire une légère voussure à la région précordiale. La *percussion* fait constater une augmentation de la matité cardiaque, surtout vers la droite. Cette extension de la matité est occasionnée par l'*hypertrophie du ventricule droit*, qui doit se produire au même titre que l'hypertrophie du ventricule gauche dans le rétrécissement aortique. A l'*auscultation* on perçoit un *souffle systolique intense*, qui, quoique existant dans toute la région cardiaque, a son maximum d'intensité à l'extrémité sternale du deuxième espace intercostal gauche. Parfois le remous sanguin qui provoque le souffle est perçu par la main sous forme de *frémissement systolique*. Dans quelques cas on n'a pas réussi à découvrir de souffle dans le rétrécissement pulmonaire, pas plus que dans le rétrécissement mitral. Le second bruit pulmonaire est faible, à peine perceptible et remplacé par un souffle, quand les valvules sont en même temps insuffisantes.

La *marche* du rétrécissement pulmonaire congénital est toujours funeste. Comme nous le disions tout à l'heure, peu d'enfants dépassent la quinzième année. La mort survient, soit par les troubles généraux résultant du défaut de compensation (dyspnée, hydropisie), comme dans toute autre maladie du cœur, soit par des complications. Parmi celles-ci mentionnons surtout la *tuberculose pulmonaire* qui se développe avec une fréquence remarquable chez les enfants atteints de sténose pulmonaire congénitale, probablement par suite de l'irrigation sanguine insuffisante des poumons.

2. **Autres lésions congénitales du cœur.** Comme les lésions congénitales du cœur, si l'on fait abstraction du rétrécissement pulmonaire, n'ont qu'une valeur clinique minime, nous allons nous borner à en donner un court aperçu.

a) La *persistance du trou ovale* se rencontre assez fréquemment, soit à l'état isolé, soit en compagnie d'autres anomalies. Il y a ordinairement absence complète de symptômes cliniques. Ce n'est que dans quelques rares circonstances qu'on a observé des bruits présystoliques. Quand il existe en même temps de l'insuffisance mitrale, la non-occlusion du trou ovale peut donner naissance au pouls veineux.

b) *Hiatus de la cloison interventriculaire.* Ces défauts de cloisonnement existent le plus souvent à la partie postérieure de la cloison ventriculaire et sont également associés à d'autres malformations (situation anormale des troncs artériels, rétrécissement pulmonaire, défauts dans la cloison inter-auriculaire, etc.). Parfois le défaut de cloisonnement donne lieu à un bruit systolique; toutefois le diagnostic de ces états n'est presque jamais possible pendant la vie.

c) *Persistance du trou de Botal.* Comme la circulation pulmonaire, dans ces conditions, contient, en outre, du sang aortique, il s'ensuit que la tension y est accrue. Il en résulte que le deuxième bruit pulmonaire est exagéré et le ventricule droit à l'état d'hypertrophie. Quelquefois il existe en même temps un fort souffle systolique.

d) Nous avons signalé plus haut le *rétrécissement tricuspidien congénital.* On a rencontré aussi des *sténoses congénitales de l'orifice mitral et aortique*, mais elles sont excessivement rares.

e) La *sténose congénitale de l'isthme* de l'aorte, c'est-à-dire le léger rétrécissement que déjà dans les conditions normales on trouve au commencement de l'aorte descendante au-dessous de l'orifice d'insertion du canal artériel. Le plus souvent il se produit en ce point une cloison en forme de diaphragme présentant en son milieu un orifice par où passe le sang circulant. Dans d'autres cas l'aorte est rétrécie sur une certaine étendue. La circulation du sang est possible par suite de la dilatation des artères intercostales, de l'artère mammaire interne, par la dilatation aussi des artères intercostales et produisant une circulation collatérale par laquelle le sang provenant de la partie initiale, dilatée, de l'aorte peut passer dans l'aorte descendante. Parfois les artères dilatées sont déjà visibles et distendues dans la région dorsale. Toujours est-il que le pouls artériel est d'ordinaire remarquablement plus faible dans les parties inférieures du corps que dans celle de la tête et des bras. Sur le bord gauche du sternum on perçoit d'ordinaire un fort bruit systolique. Le ventricule gauche est hypertrophié. Lorsque la circulation collatérale produit une compensation le rétrécissement congénital de l'isthme de l'aorte est pendant longtemps bien toléré. Cependant les phénomènes qui révèlent les troubles de la circulation finissent toujours par apparaître.

Tableau sommaire des principaux symptômes physiques dans les affections valvulaires.

GENRE DE LÉSION VALVULAIRE.	INSPECTION.	PALPATION.	PERCUSSION.	AUSCULTATION.
1. *Insuffisance mitrale.*	Choc de la pointe renforcé, souvent un peu déplacé en dehors.	Frémissement systolique à la pointe. Pouls radial assez fort.	Hypertrophie du ventricule gauche, plus tard aussi du droit.	Souffle systolique intense à la pointe. Accentuation du second bruit pulmonaire.
2. *Rétrécissement mitral.*	Impulsion cardiaque plus étendue, pulsation épigastrique et sternale.	Frémissement diastolique à la pointe. Pouls petit, parfois irrégulier.	Dilatation du ventricule droit et de l'oreillette droite.	Souffle diastolique et présystolique à la pointe. Premier bruit parfois fort et claquant. Le second bruit pulmonaire accentué, parfois dédoublé.
3. *Insuffisance aortique.*	Choc de la pointe très renforcé, déplacé vers la gauche et le bas. Pulsation visible des artères de moyen et petit calibre.	Choc de la pointe très fort et soulevant la paroi. Pouls bondissant.	Hypertrophie considérable et dilatation du ventricule gauche.	Souffle aortique diastolique intense, ayant son maximum d'intensité à la partie supérieure du sternum. Souffles artériels (souffle crural, souffle brachial, etc.). Parfois bruit dédoublé et double souffle au niveau de la crurale.
4. *Rétrécissement aortique.*	Choc de la pointe déplacé vers la gauche.	Impulsion cardiaque pas très renforcée. Pouls petit, retardant, parfois ralenti.	Hypertrophie du ventricule gauche.	Souffle aortique systolique intense, se propageant vers la droite.

9. Lésions valvulaires combinées.

Si dans les pages précédentes nous avons, pour procéder méthodiquement, étudié à part les différentes lésions des valvules, en pratique elles se présentent combinées de la façon la plus variée. C'est ainsi qu'on rencontre très souvent, comme nous l'avons indiqué, le rétrécissement d'un orifice en même temps que l'insuffisance de la valvule correspondante. Cependant on observe aussi quelquefois des lésions de deux ou de plusieurs valvules différentes, associées de la façon la plus complexe. Il est évident que les signes physiques de ces *lésions cardiaques combinées* résultent de la réunion des symptômes propres à chaque anomalie valvulaire, d'où il résulte que le tableau morbide est parfois si compliqué que le diagnostic précis des lésions cardiaques combinées est généralement plus difficile que celui de chaque lésion prise à part. Les effets de deux lésions valvulaires se neutralisent quelquefois mutuellement. C'est ainsi, par exemple, que le ventricule gauche n'est pas dilaté dans le rétrécissement mitral pur. Mais quand il existe en même temps une insuffisance aortique, on trouve cependant ce ventricule dilaté, au moins jusqu'à un certain point. L'influence qu'exerce l'insuffisance tricuspide absolue ou relative sur les résultats de la lésion mitrale, notamment l'abaissement de la tension des vaisseaux pulmonaires, et par suite l'accentuation moindre du second bruit pulmonaire, a été exposée plus haut.

Somme toute, en ce qui concerne les symptômes cliniques des lésions cardiaques combinées, on peut dire que dans la plupart des cas, *une* des lésions valvulaires forme la dominante dans l'ensemble du tableau morbide. Les autres anomalies ne se dessinent qu'à un faible degré ou ne se déclarent souvent qu'à une période ultérieure. En effet, on découvre parfois à l'autopsie de cardiaques qui pendant la vie n'ont présenté que les symptômes d'*une* lésion valvulaire déterminée, des altérations de moindre importance au niveau d'autres valvules et qui n'ont eu aucune expression clinique.

Symptômes généraux consécutifs et complications des lésions valvulaires.

Après avoir, dans les pages précédentes, étudié à part le mécanisme de chacune des affections valvulaires et les signes physiques qui en découlent, nous voici arrivés à la description d'une série de symptômes et de phénomènes consécutifs qui peuvent s'observer à un degré plus ou moins considérable dans *toutes* les affections valvulaires quelconques. Cela ne nous empêchera pas de signaler en passant certaines particularités propres à telle lésion cardiaque déterminée.

1. **Symptômes subjectifs.** Des maladies du cœur complètement compensées peuvent subsister pendant un certain temps du moins, sans donner lieu à aucun trouble subjectif. C'est le cas notamment pour l'insuffisance aortique et plus rarement pour l'insuffisance mitrale. Les rétrécissements de l'orifice mitral et aortique provoquent presque toujours des troubles subjectifs. Latents d'ordinaire tant que les malades sont dans un repos complet du corps et de l'esprit, ces troubles ne tardent pas à se déclarer sous l'action de certaines circonstances spéciales, en particulier de tout effort un peu prolongé.

Les symptômes subjectifs qui accompagnent les affections cardiaques ne se rapportent pas toujours en première ligne au cœur lui-même. Parfois il arrive que les malades en s'adressant au médecin se plaignent de *troubles digestifs* divers, d'autres souffrent de *maux de tête, de vertiges*, etc. L'examen objectif seul permet de reconnaître que le cœur est malade. En général, les malades se plaignent surtout et en premier lieu, de troubles *respiratoires*. La *dyspnée* que le moindre effort corporel a pour effet d'*aggraver*, se montre de très bonne heure dans toutes les affections cardiaques. Dans les phases ultérieures de la maladie, elle constitue presque toujours le symptôme le plus pénible. Les *causes de la dyspnée dans les maladies du cœur sont de nature très diverse*. Elle est due tout d'abord à l'encombrement des vaisseaux pulmonaires, qui entraîne le ralentissement de la circulation et la lenteur des échanges gazeux. A une période très avancée, les lésions anatomiques dont le poumon devient le siège contribuent aussi à augmenter la dyspnée (v. plus haut le chapitre relatif au *poumon cardiaque*). BASCH attache une importance particulière à ce que les capillaires trop remplis dans les alvéoles se dilatent par suite de la stase et de manière que celles-ci s'élargissent (d'où le gonflement du poumon). Mais il en résulte en même temps une entrave à la motilité du poumon (fixité du poumon) qui, comme dans l'emphysème, met obstacle aux échanges respiratoires. On peut admettre l'immobilisation des poumons, mais non leur tuméfaction dans le sens indiqué par BASCH. Sur les coupes microscopiques de poumons atteints de stase j'ai trouvé les cavités alvéolaires plutôt diminuées qu'élargies.

Une cause qui contribue également à augmenter la dyspnée des cardiaques, c'est la *bronchite secondaire* qui se développe si fréquemment dans les poumons comme conséquence de la stase. L'accroissement comme le soulagement de la gêne respiratoire, sont souvent en corrélation étroite avec les oscillations de la bronchite. — En outre la dyspnée peut être accrue par la compression purement mécanique qu'une hypertrophie considérable du cœur exerce sur le lobe inférieur gauche du poumon. Les plus hauts degrés d'anhélation se produisent quand, vers la fin, surviennent l'hydrothorax, l'hydropéricarde et l'œdème pulmonaire. De ce que nous avons dit précédemment il résulte que les lésions mitrales qui enrayent directement la circulation pulmonaire doivent, plus tôt que les lésions aortiques, donner lieu à de la gêne respiratoire. — Enfin on comprend aisément que l'état du cœur même est de la plus grande importance au point de vue du degré actuel de l'intensité de la dyspnée, attendu que tous les phénomènes de stase dans le poumon augmentent et décroissent parallèlement à l'énergie active du cœur, surtout du ventricule gauche. Dès que la force d'impulsion du cœur gauche diminue, le sentiment de gêne respiratoire doit immédiatement s'accentuer. Très souvent ces états de défaillance cardiaque se déclarent brusquement et occasionnent des *accès de dyspnée* qu'on désigne sous le nom d'*asthme cardiaque*. Dans ces cas l'affaiblissement des contractions de l'oreillette gauche aboutit souvent à une stase progressive dans les vaisseaux du poumon et comme conséquence à une transsudation par stase dans les bronches. Ces malades toussent et expectorent une plus ou moins grande quantité de crachats séreux ou sérosanguins.

Parmi les symptômes subjectifs qui relèvent directement du cœur, il faut nommer en première ligne les *palpitations*. On n'a pas encore déterminé exactement dans quelles conditions les malades ont conscience des mouvements de leur cœur. On constate parfois une suractivité cardiaque particulière (par exemple dans l'insuffisance aortique) sans que les malades en aient la perception subjective. Dans d'autres cas, au contraire, les palpitations constituent leur plus grande préoccupation, alors même que le cœur n'est objectivement pas plus surexcité qu'à l'ordinaire. Les palpitations ne se déclarent le plus souvent qu'au moment où la lésion cardiaque n'est plus compensée complètement. Les exercices corporels et les émotions morales leur donnent une impulsion plus forte ou les font naître tout d'abord. Chez beaucoup de malades il survient des *accès de palpitations* sans cause extérieure appréciable, évidemment sous l'influence de troubles nerveux. Ces palpitations sont parfois associées à une accélération remarquable du pouls (appelée *tachycardie*).

Il est rare d'observer des *douleurs* précordiales dans les affections du cœur. Les malades se plaignent plus fréquemment d'une sensation vague de constriction et d'oppression thoraciques. Cependant il se déclare aussi, principalement chez les personnes atteintes d'insuffisance aortique, des accès de douleurs lancinantes s'irradiant de la région cardiaque vers les épaules et les bras et accompagnés d'une sensation générale d'angoisse et d'anéantissement extrêmement prononcé. On désigne ces états sous le nom d'*angine de poitrine* ou d'*attaque sténocardiaque* (v. plus loin). Le plus souvent elles dépendent vraisemblablement d'une *artériosclérose* concomitante *de l'aorte.* — Les douleurs épigastriques et abdominales qui constituent parfois une des principales souffrances du malade, dépendent le plus souvent d'une congestion passive du foie (v. plus bas) ou d'une tension des parois abdominales par l'ascite, l'œdème, etc.

Signalons pour finir les *douleurs rhumatoïdes* des muscles et des articulations dont souffrent beaucoup de malades atteints d'affections cardiaques.

Les plus grands malaises subjectifs se montrent dans les derniers stades de la maladie, quand se développe l'hydropisie générale. L'état désespéré des malades atteint d'ordinaire alors un haut degré. Tous les mouvements du corps sont pénibles, l'anxiété et la constriction thoracique augmentent de plus en plus jusqu'à ce que la mort vienne mettre un terme à leur lamentable situation.

2. **Symptômes consécutifs fournis par le cœur même.** Nous avons déjà cité les principales conséquences des lésions valvulaires qui se produisent au niveau du cœur même, les hypertrophies et les dilatations. Il nous reste à décrire l'*influence des maladies du cœur sur la fréquence et la régularité des mouvements cardiaques*, de même que la genèse de quelques *affections secondaires du muscle cardiaque et du péricarde.*

Dans toute affection cardiaque bien compensée, le jeu du cœur peut longtemps garder une fréquence et une régularité presque normales. Néanmoins on note souvent une *accélération* légère et constante du pouls qui peut devenir plus rapide encore sous l'action de causes passagères (exercice léger, émotions). Un *ralentissement du pouls* (bradycardie), — abstraction faite d'un ralentissement provoqué par des doses élevées de digitale — est rare dans les affections valvulaires. Il se produit le plus souvent dans le rétrécissement aortique. Des *modifications plus considérables de la fréquence du pouls* tiennent à des altérations plus profondes du myocarde ou de l'appareil nerveux situé dans le parenchyme cardiaque. Au surplus, ces modifications sont généralement associées à de l'arythmie de l'organe. La vitesse du pouls atteint alors le chiffre de 120 à 140 pulsations à la minute. A titre de symptôme rare, mais intéressant, il y a lieu de citer des *accès* subits *d'accélération excessive du pouls*, allant jusqu'à 160 et 200 battements et plus *(tachycardie)*; ces accès qui paraissent se déclarer de préférence en cas de lésions mitrales.

Dans les intervalles il existe d'ordinaire une période d'accalmie et une compensation complète de la lésion cardiaque. Cet affolement du pouls se produit spontanément et est le plus souvent accompagné d'un sentiment subjectif de palpitations et d'angoisse. Il peut durer plusieurs heures pour disparaître ensuite avec la même soudaineté. On ne sait rien concernant la cause prochaine de ces accès. Il est probable qu'il faut les attribuer à une paralysie passagère des nerfs d'arrêt du cœur. Parfois même pendant l'accès de tachycardie on peut démontrer par la percussion l'existence d'une *dilatation aiguë prononcée* du cœur.

L'arythmie cardiaque a une importance plus grande encore que les anomalies de la fréquence du pouls. Elle indique toujours une insuffisance du myocarde et parfois aussi peut-être de l'appareil nerveux intra-cardiaque. Dans un grand nombre de cas l'arythmie est la conséquence directe d'une *myocardite* chronique concomitante. En outre, le trouble de la circulation générale qui résulte de toute lésion valvulaire, doit naturellement avoir du retentissement sur le cœur lui-même et le myocarde et aussi les nerfs et ganglions cardiaques doivent ressentir les effets de ce trouble circulatoire. C'est pourquoi nous voyons en général que les troubles considérables de la fréquence et du rythme cardiaque se montrent en même temps que d'autres signes avant-coureurs de la rupture de compensation. Cependant l'observation clinique de tous les jours nous apprend que le parallélisme complet entre ces deux ordres de symptômes n'existe pas. On constate assez souvent dans les affections cardiaques une arythmie assez prononcée du pouls sans autre indice d'un trouble plus grave de compensation, et d'autre part, on observe des maladies du cœur qui présentent jusqu'à la mort une régularité presque constante du pouls. Dans les lésions mitrales et surtout dans le rétrécissement mitral, l'arythmie du cœur est plus fréquente que dans les lésions des valvules aortiques.

Des recherches expérimentales récentes ont fourni des résultats intéressants relativement aux *causes des arythmies cardiaques*. Chaque contraction du cœur débute au niveau de l'orifice d'entrée des veines dans l'oreillette droite et se prolonge sur la paroi de l'oreillette tout entière. De l'oreillette la contraction du myocarde se propage aux ventricules et cette propagation se fait par l'intermédiaire d'un faisceau musculaire qui est situé dans l'épaisseur de la paroi inter-auriculaire (faisceau dit de His). Les irrégularités dans les contractions du myocarde résultent souvent de ce fait qu'il se produit une excitation anormale dans le ventricule même (plus rarement dans l'oreillette), excitation qui provoque la contraction indépendante de ce ventricule (c'est ce qu'on appelle l'*extrasystole*), laquelle s'intercale durant la contraction qui suit normalement celle de l'oreillette. Après cette sorte d'extrasystole, la systole ventriculaire normale qui la suit normalement, fait souvent défaut puisque l'excitation partie de l'oreillette arrive au myocarde ventriculaire à un moment où il n'est plus excitable à cause de la contraction dont il vient d'être le siège (c'est ce qu'on appelle la phase réfractaire). C'est de cette manière que se produisent les pauses prolongées *(intermittences du pouls).* Si on ausculte le cœur, pendant qu'on tate le pouls, on perçoit d'ordinaire la contraction du cœur produite par l'extra-systole mais à ce moment le pouls radial fait défaut et c'est seulement à l'aide de l'examen au sphygmographe qu'il peut parfois être décelé par l'inscription d'une légère saillie sur le tracé. On constate donc *une* pulsation radiale pour deux ou trois chocs du cœur (ce sont les contractions avortées du cœur). Souvent aussi la deuxième et faible ondée sanguine artérielle devient appréciable à la radiale après la première ondée qui était plus forte (Pouls bigéminé, fig 65). Parfois (notamment à la suite de l'action de la digitale) les contractions du cœur peuvent donner naissance, pendant un temps prolongé, à la forme bigéminée du pouls, tandis que d'autre part des pulsations bigéminées isolées se produisent souvent à des moments variés et irréguliers dans beaucoup de formes de contractions irrégulières du cœur. — Outre l'apparition d'extrasystoles il peut se produire d'autres troubles variés qui modifient le mécanisme régulier de l'activité cardiaque. En particulier on peut constater des troubles de la transmission des excitations par le faisceau de His dans leur passage des oreillettes aux ventricules (voir le chapitre relatif à la myocardite).

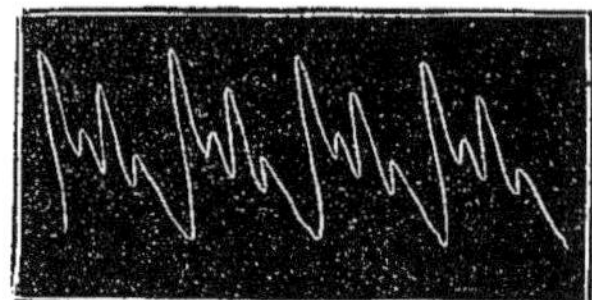
Fig. 65.
Pouls dicrote.

Il se produit alors une *dissociation complète entre les oreillettes et les ventricules,* de telle sorte que le nombre des contractions de l'oreillette (constatables aisément par le nombre des pulsations enregistrées à la veine jugulaire) est notablement modifié par rapport à celui des contractions des ventricules. Il peut aussi exister des troubles dans la simultanéité, la force et le nombre des contractions du cœur droit et du cœur gauche. En somme on voit combien sont compliquées et difficiles à élucider complètement les diverses irrégularités qui s'observent dans l'activité contractile du cœur et combien, dans chaque cas isolé, il faut étudier minutieusement pour expliquer ces irrégularités les contractions du cœur, le pouls artériel et le pouls veineux.

Les lésions valvulaires chroniques sont parfois combinées avec des *lésions anatomiques du muscle cardiaque*, parfois aussi du *péricarde*.

De toutes les altérations de la substance du cœur, la tuméfaction trouble et surtout la *dégénérescence graisseuse* des faisceaux musculaires sont les plus fréquents. La dégénérescence graisseuse du myocarde se montre d'une façon diffuse ou sous forme de petites taches jaunâtres nettement dessinées sur les muscles papillaires et les colonnes tendineuses. On a prétendu de divers côtés que la dégénérescence graisseuse est la *cause* première de la rupture de la compensation. Le muscle cardiaque suffirait à son surcroît de besogne tant que la graisse n'aurait pas envahi son tissu et paralysé son énergie active. Mais cette hypothèse ne concorde nullement avec les faits. Nous observons souvent les plus grands troubles de compensation dans les lésions valvulaires où l'autopsie ne découvre presque pas de dégénérescence graisseuse du myocarde, et d'autre part nous avons vu des cas de dégénérescence graisseuse considérable du cœur (par exemple dans l'anémie pernicieuse) où il n'existait pendant la vie aucun signe de faiblesse cardiaque. *A l'aide de nos procédés actuels il n'est presque pas possible d'établir avec certitude, anatomiquement, si le muscle cardiaque est encore ou n'est plus capable de fonctionner normalement.* Ce qu'il y a de plus probable, c'est que généralement la dégénérescence graisseuse du myocarde est une conséquence de la rupture de la compensation, et particulièrement de l'oxydation insuffisante de la graisse importée par le fait d'un apport incomplet de sang artériel et de la diminution de la contractilité du cœur. De même qu'on dit stase hépatique, stase rénale, etc., on peut aussi parler d'une *stase du muscle cardiaque*. Les troubles circulatoires dont le cœur même devient le siège constituent la cause la plus importante de l'insuffisance du myocarde et des troubles généraux de la compensation qui en résultent.

Une autre conséquence que les lésions valvulaires entraînent fréquemment après elles, ce sont les *lésions scléreuses* et les *foyers* dits *de myocardite* du parenchyme. L'endocardite chronique peut se propager directement aux parties musculaires sous-jacentes et y provoquer une inflammation chronique. Les épaississements du tissu conjonctif situés au-dessous de l'endocarde sont le résultat d'une simple *compression atrophique des faisceaux musculaires superficiels*, due à l'augmentation de la tension sanguine à l'intérieur des cavités cardiaques (insuffisance mitrale, insuffisance aortique). Par conséquent aussi on les observe dans les insuffisances valvulaires, le plus souvent aux endroits où le courant sanguin rétrograde exerce une forte pression contre la paroi cardiaque. Mais les foyers de tissu conjonctif, disséminés à l'*intérieur* du muscle cardiaque proviennent en partie de ce que par-ci par-là le sang artériel y est apporté en quantité insuffisante. De simples épaississements scléreux des artères coronaires ou l'oblitération complète par embolie ou par thrombose de petites branches de ces dernières, sont le plus souvent la cause appréciable de ces foyers scléreux circonscrits. D'autre part, il est probable aussi que l'altération du myocarde évolue pour son propre compte, *indépendamment* de l'endocardite, et doit être attribuée aux mêmes causes agissant simultanément sur lui (influences infectieuses dans la polyarthrite, la diphtérie, etc., la syphilis) Un examen microscopique attentif fait découvrir dans presque tous les cas de lésions valvulaires, des lésions assez étendues du muscle cardiaque (KREHL), et dans *beaucoup* de cas ces dernières peuvent certainement avoir de l'influence sur le fonctionnement du cœur. D'autre part on rencontre également des foyers de myocardite sans aucune apparence de troubles de la compensation. (Pour plus de détails voir le chapitre suivant).

La *péricardite* se déclare quelquefois à la suite de lésions valvulaires chroniques. Elle constitue toujours une complication grave, pouvant occasionner la mort. En ce qui concerne son mode de production, nous avons constaté que presque toutes les affections cardiaques qui se compliquaient de péricardite, présentaient des altérations siégeant aux *valvules aortiques*. Dès lors, il ne nous semble pas improbable que dans ces conditions la péricardite secondaire soit due à une transmission directe au péricarde, à travers la paroi vasculaire, des agents inflammatoires provenant des valvules aortiques. D'un autre côté la péricardite peut être due également à l'apport des agents inflammatoires par la voie sanguine.

3. **Symptômes de stase dans les divers organes du corps.** Comme nous l'avons fait remarquer plusieurs fois précédemment, les conséquences de la stase sanguine résultant des maladies du cœur se font sentir dans les organes les plus divers. Nous avons parlé du retentissement important que la *stase sanguine* peut avoir dans le *cœur* même et dans les *poumons*. Il nous reste à signaler les *effets de la stase dans le système veineux général.*

Du moment que le sang veineux ne s'écoule plus librement dans le cœur droit, la stase veineuse ne tarde pas à se manifester par le teint cyanique du malade. La *cyanose* des affections cardiaques peut présenter tous les degrés. Quand la lésion est en général encore assez bien compensée, il n'y a que l'œil exercé du médecin qui la reconnaisse à la coloration légèrement ardoisée des lèvres, des ailes du nez, des joues, des ongles, etc. Le trouble de la compensation venant à s'accroître, la cyanose se prononce davantage, à moins que l'anémie générale concomitante n'en diminue la teinte. Dans les lésions mitrales, particulièrement dans la sténose, l'aspect cyanique est d'ordinaire plus accusé que dans les lésions aortiques. Les grosses veines plus gonflées que d'ordinaire deviennent plus apparentes, surtout les grosses veines cutanées du cou.

Une autre conséquence importante de la stase veineuse, c'est l'*hydropisie*, l'*œdème des cardiaques*. Comme la pathologie générale l'enseigne, toute stase veineuse qui atteint un certain degré donne lieu à l'exsudation de la partie liquide du sang hors des capillaires. Quand les vaisseaux lymphatiques ne peuvent plus reprendre le liquide exsudé, il s'accumule dans les mailles des tissus et produit l'*œdème*. L'œdème des maladies du cœur ne paraît donc qu'après que la stase veineuse a pris un certain développement et que la compensation de la lésion cardiaque n'est plus suffisante. Il se montre d'abord aux endroits où la laxité particulière des tissus (comme au niveau du scrotum) ou bien des conditions mécaniques, favorisent sa formation. Ce sont d'ordinaire les membres inférieurs qui s'infiltrent les premiers, principalement le pourtour des malléoles, parce que la stase du sang veineux y est facilitée par la pesanteur. Au début, de légers œdèmes passagers ne se montrent que le jour, pour se dissiper par le repos de la nuit. L'asystolie devenant plus prononcée, les œdèmes s'accusent de plus en plus, surtout au niveau des parties déclives, jusqu'à ce qu'enfin l'hydropisie générale prenne des proportions considérables. Indépendamment de l'*anasarque*, il se forme des exsudats dans les cavités internes, surtout de l'*ascite* et de l'*hydrothorax*.

Il n'y a pas toujours parallélisme entre le degré de l'œdème et l'épanchement de sérosité dans les cavités de l'organisme. On observe notamment parfois une *ascite* très abondante, avec un œdème modéré des jambes, ce qui est dû probablement le plus souvent à des lésions secondaires spéciales du foie (v. plus bas). Dans d'autres cas, les *épanchements séreux dans la cavité pleurale* (hydrothorax) sont particulièrement abondants d'un seul ou des deux côtés. Du reste, certaines conditions locales particulières (par exemple, un état spécial de la paroi des vaisseaux) semblent parfois jouer un certain rôle, concurremment avec les troubles de la circulation générale. L'influence très grande de l'état particulier des vaisseaux (abstraction faite des troubles circulatoires) sur la production de l'œdème ressort surtout de l'apparition de cet œdème en la comparant dans les diverses formes de maladies du cœur. Que de fois nous avons vu des affections cardiaques chez des jeunes gens accompagnées de dyspnée intense, de cyanose et de stase intrahépatique, etc., sans œdème concomitant de la peau et cela uniquement parce que les vaisseaux sanguins sont encore résistants. D'autre part, chez d'autres malades (soit âgés, soit prédisposés) les œdèmes apparaissent de très bonne heure, sont très étendus et très prononcés.

Comme nous venons de le voir, l'état du malade est fortement aggravé par la marche envahissante de l'œdème. Les moindres mouvements des membres œdématiés deviennent excessivement pénibles. L'hydrothorax et l'ascite augmentent la dyspnée, le premier en comprimant le poumon, la seconde en refoulant le diaphragme. La miction peut devenir difficile par suite de l'œdème du prépuce. Remarquons de plus que la peau tendue par l'hydropisie devient aisément le siège d'inflammations furonculeuses et érysipélateuses.

Les conséquences de la *stase dans les organes internes* se révèlent principalement au niveau du *foie*, de la *rate* et des *reins*.

La *congestion passive du foie* se reconnaît à une *augmentation* parfois très considérable du volume de l'organe. La limite inférieure de la matité hépatique dépasse de plusieurs travers de doigt le rebord costal et souvent on perçoit manifestement en cet endroit le bord inférieur du foie. Même alors que d'autres signes évidents de stase (hydropisie) font défaut, l'augmentation du volume du foie est fréquemment perçue. La tension de la capsule hépatique provoque parfois des douleurs très vives dans cette région. A une période plus avancée, le foie peut revenir de nouveau à ses premières dimensions par suite de l'atrophie partielle des cellules hépatiques (« foie muscade atrophique »). Il peut même se développer, à la suite d'une stase permanente, une *cirrhose du foie secondaire*, avec état granuleux net de la surface du foie. Ce sont les cas dans lesquels il existe une ascite particulièrement abondante, avec, parfois, absence presque complète de l'œdème des membres inférieurs.

Les affections cardiaques s'accompagnent souvent d'une légère *coloration ictérique* de la peau, par suite de la stase hépatique ou peut-être aussi d'un catarrhe secondaire du duodénum. C'est ce mélange particulier de la teinte cyanique avec la coloration légèrement jaunâtre de la peau qui est caractéristique à un haut degré d'un grand nombre de maladies du cœur (surtout des lésions mitrales). Au surplus la coloration ictérique des cardiaques n'est pas toujours le fait d'un ictère véritable, mais elle peut aussi être due à l'imprégnation de la peau par un autre pigment.

La rate de stase se produit quand la stase sanguine s'étend jusqu'à la veine splénique. Elle augmente considérablement de dimension, devient consistante et ferme. La détermination de la congestion passive de la rate par l'augmentation de la matité de l'organe n'est pas toujours facile à faire, parce que l'ascite et l'hydrothorax qui existent simultanément mettent obstacle à la percussion. Parfois pourtant on peut parfaitement sentir la rate hypertrophiée au-dessous des arcs costaux gauches.

Au niveau des *reins* (reins de stase) le ralentissement de la circulation et la diminution de la pression artérielle provoquent des modifications de la sécrétion urinaire. C'est surtout l'élimination de l'eau par les reins qui est le plus modifiée, lorsqu'il existe en même temps des œdèmes. La *quantité* d'urine diminue d'une façon appréciable (jusqu'à 800 et 500 cm. ou même moins dans les 24 heures), elle devient plus foncée, plus concentrée, d'un poids spécifique plus élevé et d'une acidité plus considérable. Dès lors il s'y forme d'ordinaire des dépôts d'urate de soude. Quand la stase est plus prononcée, l'*albumine* apparaît dans l'urine par suite de la lésion de l'épithélium glomérulaire. La proportion en est d'ordinaire minime, mais elle peut atteindre $1/4$ à $1/3$ du volume total. Au *microscope* on ne trouve dans l'urine lorsqu'il s'agit d'une simple stase rénale que de rares cylindres hyalins, quelques globules sanguins blancs ou rouges. Si la stase persiste, il se produit au niveau du rein des lésions consécutives durables qu'on peut désigner sous le nom d'*induration cyanique*, ou enfin de *sclérose rénale par stase*. Par suite de l'apport sanguin insuffisant, le parenchyme rénal se nécrose et les portions détruites sont remplacées par du tissu conjonctif (voir le poumon cardiaque, etc.). Dans ces cas l'urine contient de l'albumine d'une façon persistante et le trouble persistant de la sécrétion minime n'est pas sans influence sur l'évolution de la maladie. De légers signes d'urémie apparaissent et les troubles de la sécrétion de l'urine peuvent agir sur l'activité du cœur (pression sanguine, hypertrophie du ventricule gauche) de la même manière que dans les cas d'affections rénales chroniques primitives.

L'analyse minutieuse de l'urine dans les maladies graves du cœur est *de la plus grande importance pratique*. Car l'état de l'urine (couleur, poids spécifique, contenu en albumine) est un des meilleurs indicateurs servant à mesurer l'état du centre cardiaque et de la circulation.

Tout trouble de la circulation se manifeste immédiatement par une diminution de la quantité de l'urine et par l'augmentation de son poids spécifique, parfois par l'apparition de l'albuminurie. Toute amélioration de l'état de la circulation spontanée ou due à une médication se manifeste tout d'abord et surtout par l'augmentation de la quantité d'urine éliminée chaque jour et par la diminution parallèle du poids spécifique de l'urine.

A titre de *complications* on rencontre souvent aussi dans les affections cardiaques les *néphrites aiguë et chronique* véritables (et en particulier le rein contracté artério-scléreux). Le diagnostic clinique de cas semblables n'est pas tout à fait facile.

On attribue à la congestion vasculaire de l'*estomac* et de l'*intestin* les troubles gastriques et les désordres digestifs de toute nature (anorexie, vomissements, constipation, diarrhée, etc.) dont souffrent si souvent les malades atteints d'affections du cœur. Cependant on comprend que quelquefois certaines affections (catarrhes aigus et chroniques) peuvent se montrer dans ces organes à titre de complications.

4. **Embolies.** Le ralentissement de la circulation et les troubles nutritifs des parois vasculaires qu'il entraîne, donnent fréquemment lieu, dans les maladies du cœur, à la formation de *caillots*. Ceux-ci siègent tantôt à l'intérieur du cœur même, au niveau des valvules malades, dans les sinus situés entre les colonnes charnues, dans les oreillettes, etc., tantôt ils se forment dans les veines, surtout dans celles des extrémités inférieures. De ces thromboses peuvent facilement se détacher des bouchons fibrineux, qui, entraînés par le torrent circulatoire, donnent naissance à des embolies dans des organes éloignés. Quelques embolies particulièrement importantes au point de vue clinique ont été décrites ailleurs en détail et n'exigent plus qu'une courte mention.

Les *embolies de l'artère pulmonaire*, émanant de thromboses veineuses ou de caillots du cœur droit, provoquent la formation d'*infarctus pulmonaires hémorragiques*. La pathogénie et les symptômes de cette complication ont été décrits dans un chapitre antérieur.

L'embolie des *artères cérébrales* est la cause ordinaire des attaques d'*apoplexie* qui se présentent parfois au cours des affections cardiaques et qui aboutissent le plus souvent à l'*hémiplégie*. L'origine anatomique de l'hémiplégie est le *ramollissement cérébral embolique* qui se produit dans ces cas. Pour plus de détails nous renvoyons à la description des affections cérébrales (T. III).

L'*embolie des grosses artères des extrémités*, de la fémorale, de la brachiale, etc., est beaucoup moins fréquente que les embolies mentionnées jusqu'ici. Elle provoque la *gangrène embolique* des extrémités, quand il ne peut s'établir de circulation collatérale complémentaire. La peau commence à devenir froide et bleuâtre au niveau des extrémités (doigts et orteils), à la fin elle est presque noire, quand la circulation est totalement supprimée. La gangrène progresse avec lenteur, ordinairement durant des semaines. L'élimination des parties nécrosées met au jour des plaies ulcéreuses. Cette affection est excessivement douloureuse. Les douleurs et la fièvre septique qui accompagnent les ulcérations, réduisent les malades à une situation misérable et la mort ne tarde pas à survenir quand la gangrène s'étend. L'*oblitération embolique de l'aorte abdominale* qu'on observe dans quelques cas (le plus souvent au niveau de sa bifurcation), donne naissance à une *paraplégie* immédiate presque complète des deux jambes, avec apparition rapide de troubles de la sensibilité, abolition des réflexes et disparition de l'excitabilité électrique. La pulsation des artères périphériques a disparu, les pieds sont pâles et froids, et on observe bientôt des deux côtés des signes de gangrène. L'issue mortelle est presque fatale.

L'*embolie des artères rénales* ainsi que le développement d'*infarctus rénaux* de nature anémique ou hémorragique qui en dépend peut n'éveiller aucun symptôme clinique. Parfois cependant elle se traduit par l'apparition subite de douleurs dans la région rénale et de *sang dans les urines* (V. T. II).

Les *infarctus emboliques de la rate* se révèlent quelquefois par de la tuméfaction splénique et par des douleurs vives (périspléniques) dans la région de la rate. Dans d'autres cas, ils sont complètement dépourvus de symptômes.

L'*embolie de l'une des artères mésentériques* est un accident excessivement rare. Une *hémorragie intestinale* qui se déclare subitement. des coliques violentes, le collapsus général et les signes de la péritonite en constituent les signes.

5. **Complications du côté du système nerveux.** Nous avons déjà mentionné le ramollissement embolique du cerveau comme étant la complication la plus importante du côté de l'appareil nerveux. Ajoutons que l'*hémorragie cérébrale* s'observe parfois au cours des maladies du cœur. Elle se montre surtout dans l'insuffisance aortique comme conséquence de l'athérome concomitant des artères cérébrales, ou bien à la suite de la tension systolique excessive des parois vasculaires.

On a vu, à diverses reprises, des *troubles psychiques* venir compliquer les lésions valvulaires chroniques. Ils sont sous la dépendance des troubles de la circulation cérébrale et des lésions nutritives qui en résultent. De là vient que les psychoses n'apparaissent qu'à la dernière période des maladies du cœur en même temps que les autres troubles de la compensation. Le plus souvent elles sont de nature *mélancolique*. Il y a pourtant aussi des états d'exaltation maniaque.

6. **Les affections articulaires consécutives** ne sont pas rares dans les maladies du cœur. De même que l'endocardite aiguë se développe au cours du rhumatisme articulaire fébrile, pareillement pendant l'évolution des lésions chroniques du cœur, on voit surgir, par un procédé inverse, des douleurs rhumatismales dans les muscles et les articulations ou même des gonflements articulaires

aigus accompagnés de fièvre. Parfois même on observe aussi le tableau clinique complet d'une polyarthrite aiguë rhumatismale. Il n'est pas nécessaire probablement pour que ces affections articulaires secondaires se développent d'une nouvelle infection venant du dehors. Mais il se produirait, au niveau des valvules lésées, dans certaines circonstances, un développement plus abondant des agents infectieux (staphylocoques?), ceux-ci pénètrent ensuite en grande quantité dans le sang et provoquent une nouvelle infection générale de l'organisme.

7. **Symptômes généraux. Fièvre.** Le développement des enfants éprouve habituellement un grand retard du fait des affections cardiaques *congénitales* et de celles qui se produisent dans la première jeunesse. Chez les adultes au contraire, les maladies du cœur n'affectent pas toujours la nutrition générale d'une manière défavorable. On voit même chez beaucoup de personnes malades du cœur, survenir une production graisseuse d'une abondance remarquable. Ce n'est qu'à une période avancée que se déclarent souvent des désordres notables de l'assimilation, une anémie profonde (surtout dans l'insuffisance aortique) et un amaigrissement général. Encore ce dernier est-il souvent masqué par la coexistence de l'anasarque.

En général, les affections cardiaques chroniques évoluent *sans* accompagnement de *fièvre*. Cependant la marche de la maladie est parfois interrompue par des périodes de *fièvre* modérée, le plus souvent irrégulière. Ces périodes sont tantôt associées à des troubles considérables de l'état général, tantôt elles en sont presque totalement exemptes. L'origine de la fièvre réside, selon toute probabilité et abstraction faite évidemment de toute complication, dans *une poussée aiguë de l'endocardite*. Tous les degrés de fièvre peuvent se présenter, depuis de légers mouvements fébriles sans autres phénomènes concomitants, jusqu'à l'*endocardite aiguë* grave *récurrente* (v. plus haut). Dans d'autres cas, la fièvre coïncide avec le développement de *gonflements secondaires des articulations* ou d'embolies.

Marche générale et pronostic des lésions valvulaires.

Les affections valvulaires ont, dans la plupart des cas, une marche très longue et qui peut durer des années. Tant que la compensation reste entière, les malades ne se sentent guère indisposés, parfois ils ne soupçonnent pas même leur mal. Ils s'aperçoivent bien qu'ils respirent moins aisément, qu'ils sont incapables de supporter des fatigues corporelles, mais ils ne s'en soucient pas davantage, parce qu'ils y sont accoutumés. Dans d'autres cas, il préexiste pendant longtemps quelques légers malaises dont les malades intelligents et prudents parviennent facilement à triompher.

Quant à la durée du stade de compensation, il est impossible de poser à ce sujet des règles générales, attendu qu'il varie dans de grandes limites. Cela dépend en partie de la gravité de l'affection cardiaque, en partie du milieu où vivent les malades, et pour une bonne part aussi du degré d'énergie individuelle et de la force de résistance du cœur. De là vient que beaucoup de cardiopathies embrassent des périodes décennales, tandis que d'autres présentent dès les premiers mois des conséquences graves. Les *causes externes* qui agissent sur le malade, ont un effet marqué sur l'évolution de la maladie. Des exercices violents, des écarts de conduite, des maladies fébriles intercurrentes, les émotions morales aussi, les soucis et les chagrins entraînent souvent des suites fâcheuses appréciables. Chez les femmes cardiaques les malaises trouvent souvent l'occasion d'un accroissement notable dans la production d'une *grossesse*, et de même l'*accouchement* et les *suites de couches* ont souvent une influence défavorable sur les maladies du cœur jusqu'alors compensées.

Lorsque les premiers indices de l'asystolie apparaissent, lorsque pour la première fois la respiration est plus pénible et un œdème léger se montre au niveau des malléoles, etc., le malade parvient encore à se débarrasser complètement de ces manifestations, pourvu qu'il se soigne convenablement. Il n'y a pas jusqu'aux troubles asystoliques et jusqu'à l'hydropisie intense et généralisée, accompagnés d'une action cardiaque faiblissante et irrégulière, qui ne puissent disparaître encore après plusieurs semaines de durée et faire place à un bien-être relatif. La maladie peut présenter des alternatives d'aggravation et d'amendement. A la fin pourtant l'amélioration ne se maintient plus. L'œdème persiste, il se manifeste d'autres conséquences de la stase veineuse qui croît sans cesse, les malaises, surtout la dyspnée, deviennent de plus en plus graves, jusqu'à ce que les malades succombent après de longues et angoissantes souffrances. Peu de temps avant la mort, il se produit parfois chez les cardiaques certaines irrégularités dans l'innervation du cœur et de la respiration, parmi lesquelles il faut signaler surtout le *phénomène dit de Cheyne-Stokes*. Ce dernier consiste en variations périodiques particulières des mouvements respiratoires, de telle sorte qu'à un arrêt complet de la respiration (apnée) succèdent des inspirations faibles d'abord, puis de plus en plus fortes et profondes, qui à leur tour diminuent graduellement et finissent par faire place à une nouvelle pause respiratoire. Tant que dure l'arrêt, les malades sont d'ordinaire dans une profonde prostration, leurs pupilles se rétrécissent; pendant la phase dyspnéique, ils reviennent un peu à eux-mêmes et leurs pupilles se dilatent. La cause principale de ces mouvements périodiques réside certainement dans une diminution considérable de l'excitabilité du centre respiratoire. C'est seulement après que le sang s'est de nouveau chargé, pendant la période d'apnée, d'une quantité considérable d'acide carbonique, que l'excitation produite par celui-ci remet le centre respiratoire en action. Nous avons observé également pour le *cœur* un phénomène en apparence complètement analogue mais indépendant des mouvements respiratoires périodiques coexistants : apparition successive d'une série de pulsations cardiaques plus rapides, puis d'une autre série de pulsations plus lentes, les pulsations étant en elles-mêmes régulières.

En ce qui concerne les lésions valvulaires en particulier, l'*insuffisance aortique* est celle qui autorise le pronostic le plus favorable, en ce sens que pendant des années elle peut être complètement compensée. Mais en revanche, c'est précisément dans cette affection que la rupture de compensation, lorsqu'elle se déclare plus fortement, est de très mauvais augure, puisqu'en règle générale il n'y a plus moyen d'y porter efficacement remède. L'*insuffisance mitrale* est également une affection cardiaque d'une bénignité relative et susceptible d'être compensée pendant longtemps. Le *rétrécissement mitral* est d'un pronostic beaucoup plus fâcheux et s'accompagne de troubles plus grands. Cependant, dans toutes les lésions mitrales, les états les plus graves ont parfois pu être conjurés très favorablement par une intervention thérapeutique (particulièrement par un traitement rationnel à la digitale). Il peut arriver qu'un malade atteint de rétrécissement mitral présente un grand nombre de fois des troubles graves de compensation et que ce malade se rétablisse de nouveau et jouisse pendant longtemps d'un état de santé satisfaisant. Le *rétrécissement aortique* peut être également bien compensé. Mais il provoque souvent des symptômes cérébraux durables dépendant de l'anémie cérébrale ou peut-être aussi de lésions coexistantes des vaisseaux du cerveau (céphalalgie, vertiges).

La question de savoir si des lésions valvulaires formellement constituées sont *curables*, ne saurait être tranchée dans un sens absolument négatif. La plupart du temps, il est vrai, la lésion valvulaire par elle-même n'est pas susceptible de guérison. Il n'y a que les conséquences qu'elle entraîne qu'on peut jusqu'à un certain point prévenir ou corriger. Toutefois chez les enfants et les jeunes gens, comme nous avons eu l'occasion de l'observer nous-même, on cite des cas dans lesquels existent les signes les plus évidents d'une maladie du cœur et qui disparaissent complètement après un laps de temps déterminé. Il est très difficile de décider si effectivement on a assisté en cette occurrence à la guérison d'une lésion valvulaire, car les simples dilatations du cœur, l'insuffisance relative des valvules, les souffles de l'anémie, etc., peuvent facilement en imposer pour les lésions valvulaires véritables.

Parmi les *accidents dangereux* qui viennent se greffer sur les affections valvulaires, rappelons en premier lieu les *embolies* qui se déclarent subitement et sans prodromes. Nous avons mentionné plus haut les diverses formes d'embolies, de même que l'*hémorragie cérébrale*, qui se déclarent au cours des affections cardiaques. Il sera plus loin question en détail des cas spéciaux où l'affaiblissement du cœur, l'asthme cardiaque, etc., s'observent au cours des affections du cœur.

Traitement des affections valvulaires (1).

1. *Prophylaxie*. Les moyens dont nous disposons pour prévenir les affections valvulaires sont peu nombreux. Nous ne sommes pas même en état, au moyen du traitement salicylique actuellement en vigueur contre le rhumatisme aigu, d'empêcher l'endocardite de compliquer le rhumatisme articulaire. Ce n'est que si la durée totale de la maladie est écourtée par l'action de l'acide salicylique, que l'apparition de l'endocardite devient moins probable.

La médecine préventive est également désarmée vis-à-vis des affections cardiaques qui se développent d'emblée chroniquement, parce que les causes de ces affections nous échappent le plus souvent. Les influences nuisibles qui sont le plus à redouter, sont celles qui président à l'athérome artériel et consécutivement aux lésions chroniques des valvules. Les fatigues corporelles, une vie sensuelle (excès alcooliques, abus de tabac) entrent surtout en ligne de compte. Cependant, le rôle que jouent ces facteurs dans la formation des véritables *lésions valvulaires* est en tout cas moins puissant que celui qui leur revient dans le développement de certains troubles fonctionnels et nerveux du cœur (v. le chapitre suivant).

2. *Traitement des affections cardiaques compensées*. Si l'on est appelé à traiter une maladie du cœur déjà établie, mais à l'heure où elle est entièrement compensée, on doit viser surtout à instituer un traitement *diététique*. Sans lui donner une frayeur inutile, on doit rendre le malade attentif à l'affection cardiaque qu'il porte.

---

1. On trouvera au chapitre de la description des affections musculaires du cœur un exposé critique succinct de la *méthode mécanique de traitement* des troubles circulatoires *(la cure* dite *de Œrtel)*.

Il faut lui dire que son bien-être futur dépend en grande partie de sa propre manière d'agir, de sa conduite intelligente et de sa force de volonté. Il devra éviter tout ce qui peut surexciter les fonctions du cœur et avoir sur cet organe une influence directement nuisible. Tout exercice fatigant, une trop forte tension d'esprit, puis tout excès dans le manger, le boire et le fumer, etc., doivent être défendus. L'usage des boissons alcooliques doit être très modéré. On peut autoriser l'usage modéré du thé et du café lorsque les malades tolèrent bien ces substances. Quoique les prescriptions médicales soient parfois en conflit avec les exigences professionnelles, de même qu'avec les caprices et les habitudes du malade, le médecin n'en doit pas moins insister *de tout son pouvoir* sur leur observation.

Le traitement médicamenteux est le plus souvent inutile dans les affections cardiaques compensées. Nous ne connaissons aucun remède qui ait une action directement favorable sur les processus endocarditiques, etc. Soupçonne-t-on quelque relation de la maladie du cœur avec une *syphilis* antécédente, on pourra tenter la médication antisyphilitique *(iodure de potassium)*. Mais on ne fondera pas grand espoir sur la réussite, attendu que les conséquences *mécaniques* des altérations valvulaires (l'insuffisance et la sténose) ne peuvent que difficilement être évitées.

L'usage des *bains* en tant que remède contre les affections cardiaques, mérite une mention spéciale. De nombreuses expériences tendent à prouver que non seulement ils sont bien tolérés par les cardiaques, mais qu'ils exercent une influence bienfaisante et tonique particulière sur le jeu du cœur. Ce sont les eaux thermales sodiques riches en Co^2, principalement celles de *Nauheim*, qui à ce point de vue jouissent de la meilleure réputation. Il n'y a pas jusqu'aux phénomènes asystoliques qui, à leur début, ne soient souvent notablement améliorés par l'usage de ces bains ou d'autres analogues (*Cudowa*, *Altheide*, *Kissingen*, *Olynhausen*, *Orb*, etc.) (1). Du reste on peut également faire faire aux malades une cure de bains à domicile. Chez des malades vigoureux, les bains tièdes peu prolongés avec affusions froides ont parfois une action réellement favorable, ou bien on ordonne des bains salés et en particulier des *bains artificiels d'acide carbonique*, qui sont installés dans bien des établissements de bains, mais peuvent également se donner dans la maison même des malades (bains artificiels d'acide carbonique de *Sandow*, *Jucker*, *Kopp* et *Joseph*, etc.). La durée de ces bains d'acide carbonique doit être au début très courte (6 à 8 minutes; la température de 32° environ). Peu à peu la durée du bain peut être prolongée; la tem-

1. En France, Royat.

pérature peut être un peu abaissée (de 31° à 29°). Après chaque bain les malades doivent garder le repos une heure à une heure et demi.

Les *bains d'azote* agissent de la même manière que ceux d'acide carbonique et parfois ils sont mieux supportés par les malades délicats.

Les diverses formes de *bains électriques* sont souvent utilisés pour le traitement des cardiopathies dans les stations thermales et autres. On distingue les *bains partiels* dans lesquels le malade étant commodément assis, plonge les mains, les avant-bras, les pieds et les jambes dans une cuve remplie d'eau que traverse un courant électrique et qui passe à travers l'organisme. Dans les *bains électriques généraux* le courant électrique diffuse dans l'eau du bain et se répand sur toute la surface du corps plongé dans l'eau. On emploie de préférence dans ces cas le courant faradique ou les courants alternatifs dits sinusoïdaux (avec phases lentes alternatives). Dans les bains électriques l'action de l'excitation électrique cutanée se combine avec celle de la température de l'eau du bain. Malgré toutes les réclames dont ils sont l'objet ces bains n'exercent aucune action électrique spécifique. Toujours est-il que dans les cas appropriés l'emploi du bain électrique présente de réels avantages. Toutefois il faut nécessairement surveiller les malades avec le plus grand soin.

Les *exercices musculaires* méthodiques (la gymnastique dite suédoise) ont aussi une certaine valeur dans le traitement des affections cardiaques dont la compensation n'est pas fortement troublée. En effet les mouvements musculaires réguliers activent la circulation du sang et facilitent par là même l'action du cœur. Conduites avec *prudence* et en tenant suffisamment compte des conditions individuelles, les cures de ce genre exercent souvent une influence bienfaisante sur l'état du malade. Il ne faut pas toutefois exagérer leur importance. En ce qui concerne l'*exercice général* auquel doit être soumis un sujet atteint d'une affection cardiaque, le meilleur élément d'appréciation me semble être le sentiment subjectif de dyspnée. Tout sujet atteint d'une affection cardiaque sans signes spéciaux d'asystolie peut se promener lentement et même faire des ascensions, tant qu'il n'éprouve pas de dyspnée. Aussitôt qu'elle apparaît, le sujet doit s'arrêter pour se reposer. Je regarde comme tout à fait mauvais de dire aux malades qu'ils doivent se forcer à continuer leur marche, malgré l'apparition de la dyspnée. Il ne faut pas oublier que toute fatigue est nuisible et que tout trouble de la circulation doit se faire sentir également sur le *myocarde* lui-même. — Il est utile de faire faire des *exercices respiratoires* réguliers et surveillés. Le *massage* général du corps peut être parfois employé pour aider la circulation et exciter les muscles. Les *massages du cœur* (pression sur la région précordiale pendant l'expiration, massage vibratoire de cette région) utilisés par quelques spécialistes, ont surtout une action suggestive.

3. *Traitement des troubles de la compensation.* Aussitôt que l'énergie compensatrice commence à fléchir dans une maladie valvulaire et qu'il survient une dyspnée plus intense, une diminution de la diurèse et apparition de l'œdème, nous devons en premier lieu chercher à diminuer autant que possible le travail du cœur par le *repos complet.* Dans bien des cas, en particulier chez les mitraux, des troubles asystoliques graves disparaissent par le repos au lit complet avec diète simple sans aucun autre médicament. Si les phénomènes asystoliques sont par contre plus prononcés et plus durables, le médecin doit toujours et tout d'abord avoir recours au remède dont l'influence favorable sur le fonctionnement du cœur est incontestable. Ce remède c'est la *digitale.* La digitale a la propriété de renforcer les battements du cœur, de ralentir la fréquence du pouls en allongeant la durée de la diastole, de faciliter la réplétion du cœur pendant la diastole et surtout d'augmenter la pression artérielle et de tout l'appareil circulatoire. A ces effets s'ajoutent vraisemblablement certaines actions favorables ayant pour siège les vaisseaux (rétrécissement des vaisseaux innervés par le grand sympatique, dilatation des vaisseaux du rein, etc.), d'où résulte une influence favorable sur la répartition générale du sang par les vaisseaux. La digitale est donc indiquée dans toute maladie du cœur quand se déclarent des troubles asystoliques et principalement quand le pouls devient en même temps anormalement petit, quand sa tension a considérablement faibli, qu'il est devenu très fréquent et irrégulier. L'effet qu'on attend de la digitale, c'est par conséquent de rendre le pouls plus lent, plus régulier et avant tout d'une *tension plus forte.* Sous l'influence de l'augmentation de la tension artérielle obtenue de la sorte, les troubles asystoliques disparaissent souvent d'une manière étonnante : la diurèse devient plus abondante, l'urine cesse d'être rare, haute en couleur et concentrée, comme dans la stase rénale, la quantité émise journellement augmente; dès lors elle devient claire et d'une pesanteur spécifique moindre. En même temps les œdèmes disparaissent, la dyspnée s'apaise, la tête se dégage, l'état général s'améliore, bref, il peut s'établir de nouveau une compensation totale de la maladie du cœur. Cette transformation s'accomplit parfois en un temps relativement court, en peu de jours ou de semaines.

Pour que le médicament agisse, il est très important d'administrer la digitale comme il convient. L'expérience a appris qu'il valait mieux la donner à des intervalles réguliers de 3 en 3 heures chaque fois à la dose de 0,1 dcg., sous la forme de poudre de feuilles de digitale (en cachets ou bien simplement dans un peu d'eau), de façon à donner environ par jour 4 à 5 doses et par conséquent 0,4 à 0,5 de poudre de feuilles de digitale. La plupart du temps on cesse pendant la nuit pour donner de nouveau les mêmes doses le jour suivant de la même façon. D'ordinaire lorsqu'on a ainsi donné de 10 à 15 doses dans l'espace de 2 à 3 jours, l'*action de la digitale* se fait nettement sentir et se reconnaît à la diminution de fréquence du pouls, à l'augmentation de force et à la régularité du pouls ainsi qu'à l'amélioration de tous les autres phénomènes morbides. Au lieu de la poudre, on peut également employer l'*infusion de feuilles de digitale* (1 à 2 gr. pour 150 d'eau). On donne régulièrement toutes les heures ou toutes les 2 heures une cueillerée à soupe de cette infusion. L'emploi de la forme pilulaire me paraît beaucoup moins favorable pour atteindre le but désiré. Dans *certains* cas, surtout lorsque les malades sont déjà accoutumés au médicament, on peut prescrire des doses de digitale encore beaucoup plus considérables (2 à 3 gr. par jour et davantage). D'un autre côté il est parfois nécessaire de chercher à obtenir l'action de la digitale d'une façon encore plus lente par des *doses plus faibles* longtemps continuées (0,10 trois fois par jour ou moins encore). Toutefois il faut toujours donner la digitale d'une façon *continue et régulière*, afin d'obtenir par l'*action cumulative* de chaque dose en particulier l'*effet complet* de la *digitale*. *Il est parfaitement inutile d'administrer la digitale par doses trop minimes et réfractées.* Jamais on ne se hasardera à prescrire le médicament quand on ne peut pas attentivement surveiller le pouls du malade et l'action du cœur. Car c'est seulement ainsi qu'on se rend compte si l'on peut continuer le remède ou si l'on doit le suspendre. Tout traitement par la digitale est *individuel* et ne doit pas être institué par routine.

Parfois en même temps que la digitale exerce une influence heureuse sur l'activité cardiaque, elle produit quelques *effets accessoires* désagréables, tels que des nausées, des vomissements, des éblouissements, etc. En suspendant le remède, ces manifestations cessent le plus souvent tandis que l'action propice de la digitale sur l'affection cardiaque peut se continuer longtemps. Même en ce qui concerne ces effets accessoires il y a de grandes différences individuelles. Beaucoup de malades « supportent » très bien la digitale, d'autres très mal. Il est véritablement fâcheux, au point de vue thérapeutique, que les effets désagréables de la digitale que nous avons signalés (malaises, vomissements) se montrent *avant* même qu'une influence quelconque de la digitale se soit fait sentir sur le cœur.

En ces cas on ne doit pas renoncer trop tôt à l'essai quand il est formellement indiqué. Si l'infusion n'est pas tolérée, qu'on la donne en poudre ou inversement ou bien que l'on change les doses et qu'on la donne par petites quantités avec précaution. Chez les estomacs délicats on peut administrer la poudre de digitale dans des capsules dont l'enveloppe ne se dissout que dans l'intestin grêle. Si l'administration à l'intérieur n'est pas possible, on la prescrira en *lavement* (infusion de 0,5 à 1,0 pour 50, portée à la température du corps, après lavement préalable pour vider le rectum, 1 à 2 par jour). Enfin dans beaucoup de cas, au lieu de la feuille de digitale, on peut employer un grand nombre de préparations pharmaceutiques dont il sera question en détail plus loin.

Il est très important dans l'emploi de la digitale de s'en tenir à la dose *thérapeutique* et de ne pas aller jusqu'à la dose *toxique*. Si on observe un ralentissement prononcé du pouls, l'apparition précoce d'un *pouls bigéminé* (extrasystole), associé avec d'autres phénomènes toxiques d'origine diverse (vertiges, malaises, vomissements, diarrhée, troubles oculaires, sensation de faiblesse, dilatation de la pupille, etc.), il faut aussitôt suspendre ce médicament. On peut alors employer contre ces troubles le camphre, le café fort, le vin, etc. Le mieux souvent c'est de ne donner pendant longtemps aucun médicament excitant.

Quant à dire combien de fois la digitale doit être ordonnée dans les maladies du cœur, il n'y a que l'observation de chaque cas particulier qui décide à cet égard. Beaucoup de malades (surtout ceux qui souffrent de lésions mitrales) peuvent supporter à 20 et 30 reprises et plus encore le traitement par la digitale avec le meilleur succès. En tout cas, quand les troubles de compensation se reproduisent, il faut de nouveau essayer la digitale. A la vérité, il est parfois nécessaire alors d'augmenter graduellement la dose. Comme pour tant d'autres médicaments il finit par se produire de l'accoutumance. Il n'y a pas de dose maxima, et dans chaque cas particulier il faut aller jusqu'à la dose nécessaire. Certains malades finissent par devenir de vrais « digitalophages » et ne savent pas se passer de grandes doses (jusqu'à 5 grammes de poudre par jour comme nous l'avons observé nous-même!). Dans d'autres cas il est recommandé, après qu'on a employé la digitale à hautes doses, de continuer cet emploi, mais à petites doses (environ 3 fois par jour 0,05). Dans ces conditions les cardiaques avec troubles d'intensité modérée peuvent parfois, avec un avantage réel, employer pendant une longue période de temps (plusieurs mois) de *petites doses continues de digitale*. Dans un très grand nombre de cas cependant l'effet utile de la digitale, même donnée à haute dose, cesse à la fin. Le remède n'est plus « toléré » du tout, et force est de l'abandonner entièrement. Alors aussi le dernier stade de la maladie est ordinairement arrivé.

Souvent on observe des affections cardiaques avec des symptômes manifestes de stase et dans lesquelles l'état du pouls semble contre-indiquer l'emploi de la digitale. Le pouls est peut-être fréquent, mais régulier et fort; dans d'autres cas il n'est presque pas accéléré, mais il est légèrement irrégulier ou même ralenti en même temps que régulier. C'est notamment dans l'*insuffisance aortique* que la question de savoir si on doit donner la digitale ou s'en abstenir, est parfois réellement difficile à résoudre. Dans tous les cas analogues, il est pourtant généralement recommandable de *tenter un essai avec la digitale*, car il est souvent suivi de succès. Mais il importe dans l'espèce d'user de prudence et d'être particulièrement attentif à l'action du remède.

On a fait de nombreuses tentatives dans ces derniers temps pour substituer aux feuilles de digitale les principes actifs de la plante dans toute leur pureté. Je ne suis nullement opposé, d'une manière générale, à l'emploi de toutes ces nouvelles préparations de digitale, mais je trouve mauvais en me plaçant au point de vue médical et aussi commercial, que certains médecins n'emploient plus actuellement que la digalène ou des préparations analogues et abandonnent complètement les feuilles de digitale, ce vieux médicament qui a fait ses preuves depuis de très nombreuses années. Je ne doute pas que l'action de ces dernières ne soit supérieure dans beaucoup de cas à celles des préparations coûteuses qui cherchent à les remplacer. Il faut convenir toutefois que le dosage d'un certain nombre de ces nouvelles préparations est plus précis, mais précisément pour la digitale ce fait n'a pas une très grande importance puisque le dosage doit s'appuyer sur l'action obtenue sur le malade; d'ailleurs on possède maintenant des préparations de feuilles de digitale contrôlées et titrées à action constante. Parmi les préparations qui peuvent remplacer les feuilles de digitale il faut d'abord signaler les préparations par dialyses (dialysatum digitalis de JABAZ et digitalysatum de BÜRGER) dont on peut donner, environ 10 à 15 gouttes, 3 fois par jour et sont bien tolérées. Parmi les principes actifs de la digitale on a employé souvent et surtout la *digitotoxine* (1/4 de milligr. 2 à 3 fois d'heure en heure, et récemment la forme thérapeutique connue sous le nom de *digalène* (digitotoxine soluble de CLOETTA) laquelle contient 0,3 mmg. de digitotoxine par centimètre cube. On prescrit d'ordinaire 1/2 à 1 ccm. de la solution 3 fois par jour. La *digalène* peut aussi être administrée en *injections intramusculaires* et *intraveineuses*, surtout lorsqu'il y a des troubles de compensation au cours desquels toutes les médications internes ont échoué. On peut aussi employer la digalène en lavement (30 gouttes); enfin la préparation dite digipuratum (KNOR) est aussi utilisable; chaque tablette correspond à 0,10 de poudre de feuilles de digitale.

Lorsque la digitale n'a pas donné de résultats suffisants on peut avoir recours à l'emploi d'autres médicaments cardiaques soit seuls, soit en combinaison avec la digitale. Souvent ces combinaisons de plusieurs remèdes agissent mieux que chacun de ces remèdes pris isolément. Nous mentionnerons d'abord la *teinture de strophantus* dont le principe actif la *strophantine*, retirée des graines du strophantus, possède presque les mêmes propriétés thérapeutiques que la digitale. On prescrit 5 à 10 gouttes 3 fois par jour de la teinture titrée de strophantus ou les granules de Catillon à l'extrait de strophantus (3 granules par jour à 0,001 chaque). A. FRÄNKEL a employé les *injections intraveineuses* de *strophantine* (0,0003 injectée dans une veine du bras). Nous avons nous-même à plusieurs reprises constaté l'action rapide de ces injections pour relever la contractilité du cœur, cependant au point de vue de la pratique générale nous devons pour des injections intraveineuses (comme pour celles de digalène), inviter à la prudence. Les autres succédanées de la digitale, en particulier la spartéine, le *convallaria maialis*, l'*adonis vernalis*, etc., sont peu utilisées et ne s'imposent pas au point de vue de leur emploi.

Par contre il y a un groupe important de remèdes qui agissent moins sur le cœur lui-même que sur les *vaisseaux* et sur les *centres vaso-moteurs*. Ces remèdes n'ont pas seulement une action favorable sur la circulation, mais ils exercent aussi une forte action *diurétique*, action qui a souvent de l'importance chez les cardiaques atteint d'œdèmes. Parmi ces remèdes se trouve d'abord la *caféine* qui renforce l'action du cœur, élève la pression artérielle générale pendant qu'elle produit une action dilatatrice sur les artères coronaires et peut-être aussi sur les vaisseaux du rein; l'irrigation sanguine du myocarde est aussi favorisée et la sécrétion rénale augmentée. On prescrit le salicylate de caféine ou le benzoate 3 fois par jour, 0,10 à 0,30. Le *salicylate* de *théobromine* ou *diurétine* est aussi une préparation active, il en est de même de leurs nombreux dérivés chimiques et pharmaceutiques. La diurétine se donne à la dose de 0,50 à 1 gr. dans des capsules amylacées; on peut donner 4 à 6 gr. par jour. L'*agurine* ou préparation salicylée acétique de théobromine se donne à la dose de 1 à 3 gr. par jour. On peut employer aussi la théocine (3 fois par jour 0,30 à 0,50) et l'*euphylline*, sous forme de suppositoires (0,36). Quel est le meilleur de ces divers médicaments et celui qu'on doit employer, c'est à chercher dans chaque cas particulier.

Souvent il est tout à fait indiqué de combiner l'un des médicaments dit diurétiques à action vaso-motrice avec la digitale, par exemple, poudre de digitale 0,10, diuréline 1 gr., ou digitale et caféine, etc. Une combinaison médicamenteuse souvent très active est la suivante : infusion de feuilles de digitale 2 gr., eau 150 gr., salicylate de soude et de caféine 2 gr., teinture de strophantus 4 gr., liqueur d'acétate de potasse 60 gr., sirop d'écorce d'oranges 30 gr., une cuillerée à soupe toutes les 2 heures.

4. *Traitement symptomatique.* Plusieurs symptômes qui se rencontrent dans les maladies du cœur demandent encore une description spéciale.

L'œdème est un signe de stase veineuse qui, dès que la compensation s'est rétablie, disparaît soit de lui-même, soit sous l'influence de la digitale. Comme moyen adjuvant pour combattre l'hydropisie on aura recours en premier lieu au *repos complet au lit* et à la *position élevée* des parties œdématiées. En outre les hydropiques changeront, aussi fréquemment que possible, de position au lit, pour qu'il ne s'opère pas au niveau des parties déclives d'infiltrations trop considérables. Il est bon de rouler des bandes de flanelle autour des bras et des jambes œdématiés, en exerçant une douce pression. Un léger massage des parties infiltrées peut quelquefois être utile. Il n'est pas facile de dire si chez les malades hydropiques il est nécessaire ou non de réduire les boissons. L'expérience apprend que les œdèmes des malades hydropiques persistent habituellement lorsqu'ils absorbent de grandes quantités des eaux dites diurétiques ou des tisanes (espèces diurétiques, équisation, etc.). D'autre part une réduction prononcée des liquides absorbés peut se montrer utile (voir plus loin les remarques relatives à la cure de lait de Corell). Bref, on ne peut établir de règles générales et il faut se diriger d'après l'expérience individuelle. Le *traitement médicamenteux* de l'hydropisie se confond avec celui des troubles de compensation des affections du cœur. L'un des agents principaux de ce traitement c'est la digitale, combiné d'ordinaire avec l'un des médicaments diurétiques déjà indiqués. Parmi les médicaments diurétiques communs nous signalerons l'acétate de potasse et de soude, le tartrate de potasse, etc. Un médicament qui montre quelquefois une efficacité particulière contre les hydropisies cardiaques, c'est le *calomel*, sur l'action diurétique duquel Jendrassik surtout vient de nouveau d'appeler l'attention. On le donnera en poudre à la dose de 0,2 (3 à 5 fois par jour). Quelquefois au bout de 2 jours il se produit une forte diurèse qui fait rapidement diminuer l'œdème. Dès que la diurèse s'établit, on suspend le remède et naturellement aussi quand il se déclare de la stomatite. Nous avons déjà parlé plus haut de l'utilité de l'association du *calomel avec la digitale* (digitale 0,1 calomel 0,5, cinq doses par jour).

Dans la période ultime des maladies du cœur, l'état du malade peut devenir extrêmement pénible par l'intensité et la généralisation de l'œdème

Alors on est autorisé à vider l'ascite ou l'hydrothorax par la *ponction* et à donner issue à la sérosité œdémateuse par des *scarifications de la peau* (longues incisions au bistouri dans le tissu cellulaire sous-cutané au niveau des parties déclives des membres) pour procurer du soulagement aux malades. Ces scarifications offrent pourtant du danger et ne doivent pas être pratiquées à moins d'indication urgente parce qu'elles deviennent très facilement le point de départ d'inflammations érysipélateuses, etc. On recommande également de petits trocarts capillaires en argent (appelés trocarts de SOUTHEY ou mieux encore de CURSCHMANN) auxquels s'adapte un fin tuyau de caoutchouc rempli d'eau salée. A l'aide de ces trocarts on peut évacuer de grandes quantités de liquide œdémateux, de telle sorte qu'un membre tuméfié et difforme peut en 1 à 2 jours redevenir mince. Mais il faut toujours veiller à entretenir la peau dans un grand état de propreté et à la désinfecter complètement (application de ouate stérilisée, etc.). Il n'est pas à conseiller chez les malades atteints d'affections cardiaques, de combattre l'hydropisie au moyen de la *méthode sudorale* et en tout cas il ne faut l'employer qu'avec de grandes précautions.

La *dyspnée* est de tous les symptômes celui dont les malades demandent le plus à être soulagés. Ici encore la chose essentielle, c'est naturellement la régularisation de l'activité cardiaque. Si l'on n'y réussit pas, on devra tâcher de calmer la dyspnée en la traitant symptomatiquement. La *morphine* est le remède le plus efficace à cet effet. Après la digitale, la morphine est le médicament le plus indispensable dans le traitement des graves affections du cœur. D'ordinaire elle est bien supportée et procure un grand soulagement, surtout quand elle est administrée par la voie hypodermique. Si la maladie est entrée dans sa dernière phase, il ne faut non plus craindre d'employer des doses élevées. Dans toute autre circonstance la prudence est évidemment de rigueur. Outre la morphine on peut aussi utiliser parfois la *dionine* et l'*héroïne*. L'*hydrate de chloral* ne doit être employé qu'avec prudence dans les affections cardiaques. Dans les cas d'insomnie on peut aussi employer le véronal (0,50 à 1 gr.) parfois associé à 0,01 de morphine. Souvent dans la pratique on doit employer des applications externes sur la poitrine (sinapismes, cataplasmes chauds), les bains de pieds chauds, les inhalations d'oxygène. Dans les cas graves ces remèdes sont peu efficaces. Le *chlo-*

ralamide a été également prescrit par nous avec de bons résultats.

Les *palpitations*, qu'elles soient permanentes ou qu'elles se déclarent par accès, sont combattues par l'application de *glace* sur la région du cœur (les boîtes cardiaques en fer blanc ou les sacs de LEITERS sont appropriées à cet usage). On recommande surtout son emploi prolongé dans l'insuffisance aortique et dans les fortes surexcitations cardiaques. En outre, des applications chaudes dans la région précordiale ont parfois une action favorable. Les *narcotiques* sont les plus actifs parmi les médicaments internes, surtout la *morphine* qu'on ne donne naturellement que dans les cas graves. Si les palpitations n'atteignent qu'un faible degré, on peut donner le *bromure de potassium, l'eau d'amandes amères*, etc.

La *morphine* en injection sous-cutanée est encore le remède de beaucoup le plus efficace dans les *accès d'angine de poitrine* qui s'accompagnent de douleur et d'un sentiment d'angoisse. En outre on emploie les *révulsifs cutanés* externes (cataplasmes sinapisés, etc.), les applications *chaudes* locales, les bains de pieds et de mains chauds et à l'intérieur le *strophantus*, le *nitrite d'amyle*, la *nitroglycérine*, etc. On comparera ce chapitre sur le traitement des affections valvulaires de cœur avec celui des myocardites et de l'artériosclérose.

Contre l'*anorexie*, si du moins elle n'est pas susceptible de s'améliorer par la régularisation de l'action cardiaque, on prescrira les *amers* (la teinture amère, celle de quinquina composée), l'*acide chlorhydrique*. etc. En outre on veillera, autant que possible, à procurer des *évacuations alvines régulières*.

Quand il survient des *tendances syncopales* ou des *états vertigineux*, comme dans l'anémie cérébrale propre au rétrécissement aortique, il faut prescrire le *décubitus horizontal* et des *remèdes excitants* (vin, éther, camphre.).

On traitera d'après les règles ordinaires les *incidents particuliers et les complications intercurrentes* (œdème pulmonaire, infarctus, apoplexie, etc.).

CHAPITRE TROISIÈME.

MALADIES DU MYOCARDE.

Préliminaires. Si dans les affections valvulaires, l'insuffisance du jeu des valvules ou la sténose des orifices, expliquent les troubles de la circulation, les désordres cardiaques dont nous parlerons à présent se rapportent à une lésion et un défaut d'action de la substance même du *myocarde*. L'appareil valvulaire en ce cas est parfaitement intact. A vrai dire l'expression « maladies myopathiques du cœur » n'est pas assez générale, en ce sens que les lésions musculaires sont souvent combinées avec des lésions des *ganglions et des nerfs cardiaques*. Mais comme les travaux récents admettent une *indépendance physiologique manifeste* du myocarde, et que nos connaissances relatives aux modifications pathologiques de l'appareil nerveux du cœur sont encore très rudimentaires, nous sommes autorisés, pour le moment, en procédant à la division et à l'étude de ces divers états, de nous en tenir aux troubles du fonctionnement cardiaque observés pendant la vie et aux lésions anatomiques du *myocarde* constatées à l'autopsie. Il est réservé à l'avenir de déterminer la part qui revient, dans la production de ces désordres, à la dégénérescence des ganglions et des plexus nerveux. Il faut tenir grand compte des lésions des *artères coronaires* puisque beaucoup d'altérations du myocarde sont sous la dépendance de lésions primitives des vaisseaux. Comme les lésions des artères coronaires sont d'ordinaire associées à des lésions de l'aorte et des vaisseaux qui en partent, il est difficile d'ordinaire d'établir une séparation nette entre les affections du cœur et celles de ses vaisseaux.

Myocardite scléreuse.

(Dégénérescence scléreuse du myocarde. Sclérose des artères coronaires.)

Etiologie et anatomie pathologique. Les lésions anatomiques de la myocardite scléreuse consistent en ce que le muscle cardiaque est parsemé d'îlots gris blanchâtres, parfois très nombreux et de forme irrégulière, où les fibres musculaires ont disparu en majeure partie ou en totalité et ont été remplacées par un *tissu conjonctif scléreux*, dense et cicatriciel. Ces îlots qu'on découvre le plus facilement en pratiquant des coupes à travers la musculature du cœur, se présentent le plus souvent dans l'épaisseur du ventricule gauche et particulièrement au niveau de sa pointe et de sa paroi antérieure. Néanmoins on rencontre aussi partout ailleurs, et notamment au niveau des muscles papillaires, des foyers de myocardite. Parfois on les aperçoit nettement à la surface du cœur, sous l'endocarde ou sous le péricarde, sous formes de taches d'un blanc mat et légèrement déprimées. L'examen microscopique seul permet de dire quelle est l'étendue des lésions et dans quel état se trouve les éléments contractiles du cœur.

Pour expliquer la genèse de la myocardite scléreuse il faut se placer à deux points de vue. Dans un petit nombre de cas il s'agit d'un mode de terminaison de foyers de myocardite aiguë proprement dite, localisée, en foyers, comme il peut s'en développer dans le rhumatisme articulaire aigu et dans d'autres maladies infectieuses (surtout dans la diphtérie, puis dans la scarlatine, la fièvre typhoïde, l'influenza, etc.). Dans ces cas c'est l'anamnèse qui le plus souvent révèle le mode de développement de l'affection cardiaque et de ses lésions. Dans le plus grand nombre des cas, par contre, il ne s'agit pas, dans la myocardite scléreuse, d'une lésion inflammatoire au sens strict du mot, mais d'une lésion consécutive à une *endartérite* (artériosclérose) des *artères coronaires*. Là où ces lésions donnent lieu à une diminution considérable de la lumière du vaisseau, il s'ensuit que la partie du muscle cardiaque qu'il arrose, n'est plus suffisamment alimentée de sang artériel. Dès lors les fibres musculaires se nécrosent graduellement, elles perdent leurs noyaux et se désagrègent en un détritus graisseux et friable. Au lieu et place du tissu musculaire disparu, on trouve une néo-formation du tissu conjonctif. Dans l'endartérite ordinaire ces lésions évoluent successivement et lentement. Cependant, dans certains cas, il peut aussi se produire une oblitération assez prompte en certains endroits des ramifications coronaires, par thrombose ou embolie provenant d'un endroit situé plus haut. Alors on se trouve en présence de véritables *infarctus cardiaques* qui se caractérisent simplement par de la nécrose anémique ou parfois aussi de foyers hémorragiques assez récents d'un jaune brunâtre sous forme de foyers.

Il est évident que la nécrose circonscrite du tissu et la formation de foyers n'auront pas lieu quand, malgré l'existence de la sclérose artérielle, l'apport direct du sang restera suffisant ou sera remplacé par une circulation collatérale complémentaire.

Là où s'est formée une plaque conjonctive étendue, la paroi cardiaque tout entière peut s'amincir tellement qu'elle cède facilement à la pression du sang qui agit sur elle de l'intérieur. De là résulte souvent (surtout au niveau du ventricule gauche) une distension circonscrite de cette paroi, un *anévrysme* dit *cardiaque*. Cette espèce d'anévrysme de même qu'un infarctus étendu de formation récente du cœur, peut dans des cas rares provoquer une *rupture* de l'organe avec épanchement de sang dans le péricarde et mort foudroyante. Au point de vue clinique il est plus important encore de savoir (parce que cela se présente beaucoup plus fréquemment), qu'au niveau des points où les foyers de myocardite scléreuse s'étendent jusqu'à l'endocarde, il se forme dans le cœur des *thromboses pariétales* qui sont parfois l'origine d'*embolies* dans des organes éloignés.

En ce qui concerne les autres lésions anatomiques du cœur, on constate quelquefois que cet organe, considéré dans son ensemble, est en divers points *dilaté* ou *hypertrophié*. Cette dilatation peut, en partie du moins, dépendre d'une diminution générale de résistance des parois cardiaques. Quant à l'*hypertrophie*, on doit toujours lui rechercher une cause spéciale, puisque la sclérose des artères coronaires comme telle ne provoque naturellement pas l'hypertrophie d'un segment du cœur. D'ordinaire pourtant cette cause n'est pas difficile à trouver : elle peut consister dans *la sclérose artérielle généralisée* coexistante, soit dans les circonstances étiologiques qui, indépendamment de l'artériosclérose, peuvent engendrer en même temps l'hypertrophie cardiaque « idiopathique » (genre de vie et ainsi de suite). Il est évident qu'il faut tenir compte aussi d'autres lésions organiques qui compliquent fréquemment la scène morbide (sclérose rénale, emphysème pulmonaire). En ce qui concerne le ventricule droit, il importe également de noter que, par suite de la stase qui a lieu dans la circulation pulmonaire, il doit nécessairement s'hypertrophier quand le ventricule gauche a perdu d'une manière durable une partie de sa force musculaire.

Les *causes* de cette forme assez fréquente de myocardite que nous venons de décrire et qui se produit à la suite de la *sclérose des artères coronaires*, doivent nécessairement être identiques à celles qui donnent naissance à l'endartérite chronique (artériosclérose). Souvent la sclérose des artères coronaires n'est qu'un élément constituant de l'artériosclérose généralisée. Disons cependant qu'on rencontre fréquemment des artères coronaires assez fortement altérées, sans que les autres artères du corps présentent des lésions athéromateuses particulièrement étendues, tandis que inversement, bien que l'artériosclérose soit largement étendue, les artères coronaires restent indemnes ou ne sont que faiblement atteintes. Très souvent il arrive qu'on est en droit d'incriminer un genre de *vie* trop *opulente* et principalement l'*alcoolisme chronique*. *L'abus du tabac* est en outre une cause certaine et fréquente de ces lésions comme je l'ai souvent constaté dans des recherches antérieures. Dans d'autres circonstances ce sont les *fatigues corporelles* prolongées qui semblent avoir favorisé l'éclosion de l'artério-sclérose. Surtout pour la sclérose coronaire l'expérience clinique nous apprend que le *travail intellectuel opiniâtre* et les *excitations de l'esprit* sont des facteurs réels, bien que fréquemment associés aux influences causales que nous avons rappelées (comme par exemple chez les négociants fortement occupés, les spéculateurs, les hauts fonctionnaires, les médecins.

etc.). Toutes ces causes expliquent comment la sclérose des artères coronaires se déclare chez les *hommes* plus souvent que chez les femmes. Il est généralement admis que l'*âge* joue un grand rôle; comme l'artério-sclérose d'ailleurs, la myocardite scléreuse se montre de préférence à un âge avancé (à partir de 40 ans). Disons en outre qu'une certaine *prédisposition héréditaire* semble exister dans beaucoup de cas en ce qui concerne l'artériosclérose généralisée et surtout celle qui affecte les artères coronaires.

Donnons encore une mention spéciale à cette forme de maladie des artères coronaires, qui se rattache à une *origine syphilitique* et qui à ce titre ne saurait être identifiée sans réserve avec l'artériosclérose commune. Quoique le nombre d'observations authentiques qu'on puisse invoquer à cet égard ne soit pas très considérable, il n'en est pas moins incontestable que les artères coronaires peuvent être atteintes d'une *endartérite syphilitique* spécifique, laquelle est souvent associée à l'*aortite syphilitique*. En tout cas — ne fût-ce que pour des motifs thérapeutiques — ce côté de la question doit toujours être considéré.

La myocardite chronique *secondaire* consécutive à l'endocardite chronique (*affections valvulaires* du cœur) ne possède qu'exceptionnellement une importance indépendante, quoiqu'elle joue un grand rôle dans l'ensemble du tableau morbide. La lésion de l'endocardite peut se transmettre immédiatement aux couches musculaires sous-jacentes du cœur, à moins qu'il ne se forme, comme cela a lieu dans l'endocardite aortique, des *infarctus emboliques* du cœur qui ont la même origine que les infarctus thrombosiques que nous avons décrits plus haut. Il y a lieu de songer aussi à la possibilité de la production simultanée de l'endocardite et de la myocardite à la suite de la polyarthrite et d'autres maladies infectieuses.

Symptômes cliniques et marche de la maladie. Disons tout d'abord qu'à l'autopsie on trouve souvent des lésions de sclérose assez étendues du muscle cardiaque, qui pendant la vie *ne se sont révélées par aucun symptôme quelque peu marquant du côté du cœur*. On voit par là que dans certaines circonstances le cœur subit, sans en ressentir aucun dommage, une perte relativement considérable de ses éléments contractiles.

Cependant dans beaucoup de cas l'activité fonctionnelle du cœur peut être compromise au point que les symptômes les plus graves se déclarent, comme dans le cas de lésions valvulaires. Dans ces conditions la maladie peut affecter une marche des plus *chroniques*. Les phénomènes morbides débutent avec une extrême lenteur. Au début ce n'est qu'à la suite de certaines circonstances accidentelles, comme le serait un léger exercice, que les malades éprouvent un peu de *dyspnée*, quelques *palpitations* et un sentiment de *constriction* thoracique. Parfois ils accusent de l'abattement et une faiblesse générale remarquable. En même temps ils ont le facies mauvais, terne et blême. Ils sont promptement fatigués, d'humeur triste et presque incapables de tout exercice corporel un peu fatigant et de tout travail intellectuel. Peu à peu les malaises s'accentuent et on assiste exactement aux mêmes troubles circulatoires que ceux qui accompagnent toutes les autres affections cardiaques. La gêne respiratoire devient plus considérable, des œdèmes se déclarent et des symptômes de stase apparaissent du côté du foie, de l'intestin, des reins — bref, on voit se dérouler le tableau morbide bien connu de l'asystolie.

L'*examen objectif du cœur* dans tous les cas graves révèle tout d'abord des anomalies manifestes de l'activité cardiaque. Le *pouls* présente souvent des *irrégularités* sous le rapport du rythme et de l'intensité des pulsations successives. Cependant, l'arythmie peut faire complètement défaut, malgré une dégénérescence considérable du muscle cardiaque, comme nous avons pu nous en convaincre souvent. Le pouls au début est encore assez fort et plein, plus tard il devient plus faible, d'une tension moindre, parfois il finit par être très petit et à peine perceptible. D'ordinaire il est augmenté de fréquence. Pourtant il n'est pas rare du tout d'observer dans la myocardite chronique, surtout dans les premières périodes, *un ralentissement continu* très caractéristique, qui descend jusqu'à 60, 50 pulsations et moins encore par minute. A cette lenteur du pouls s'ajoute fréquemment de l'irrégularité de l'action cardiaque, surtout le dédoublement de quelques pulsations (dicrotisme). Lorsqu'on constate un ralentissement prononcé (30 à 40 pulsations) et de longue durée du pouls, l'examen attentif des *contractions de l'oreillette* (on peut d'ordinaire les apprécier par la constatation des pulsations des veines du cou) montre que leur nombre (pouls veineux) est beaucoup plus grand. Souvent le pouls veineux d'origine auriculaire est le double comme nombre du pouls artériel (pouls radial des systoles ventriculaires). Dans quelques cas rares, il y a un ralentissement extrême de l'impulsion cardiaque (jusqu'à 16 à 12 contractions cardiaques par minute). C'est dans ces cas qu'on observe parfois des pertes de connaissance avec suspension complète du pouls et de la respiration, parfois aussi des crises épileptiformes (maladie de Stokes-Adam). La cause de la maladie de Stokes-Adam est due d'ordinaire à une lésion du faisceau de His dans l'épaisseur de la cloison interauriculaire (suppression complète ou pour le moins trouble de l'incitation irritative qui par le faisceau de His passe de l'oreillette au ventricule). La *percussion* décèle le plus souvent une augmentation de la matité cardiaque, dépendant de la dilatation, même de l'hypertrophie du cœur et s'étendant tantôt de part et d'autre, tantôt dans un sens seulement. A l'*auscultation* on constate l'*absence de tout souffle*, par conséquent de toute lésion valvulaire. Les tons du cœur sont purs à l'audition, parfois assez sonores et bien frappés, dans les périodes ultérieures ils sont souvent voilés et indécis. Le deuxième bruit pulmonaire est exagéré dès que le sang a commencé à stagner dans le réseau pulmonaire. Plusieurs fois nous l'avons trouvé très nettement dédoublé pendant un laps de temps considérable (dédoublement). Notons d'ailleurs que dans la myocardite pure on entend souvent un souffle systolique à la pointe, qui dépend soit d'une insuffisance relative de la valvule mitrale, soit d'une occlusion incomplète de l'orifice correspondant, par suite du défaut d'action du ventricule gauche (vraisemblablement des fibres musculaires des colonnes charnues ou piliers valvulaires (c'est ce qu'on appelle l'insuffisance valvulaire d'origine myocardique). D'autre part il y a souvent des souffles aortiques légers systoliques ou diastoliques, consécutifs, d'ordinaire aux lésions de l'artériosclérose.

Nous devons encore signaler un symptôme qui, à vrai dire, n'est pas pathognomonique de la sclérose des artères coronaires, mais qui s'y rencontre certainement avec plus de fréquence que partout ailleurs et, qui pour ce motif, a une assez grande valeur diagnostique : nous voulons parler des accès que l'on appelle *angine de poitrine, des attaques sténocardiques* (« crampes du cœur, » « crampes de poitrine »). Ces attaques de vraie angine de poitrine consistent en une *douleur* vive, se déclarant subitement dans la région du cœur et s'irradiant dans le dos, l'épaule et le bras gauche jusqu'au bout des doigts. Cette douleur dans les cas graves est extrêmement violente et pénible, c'est comme si la poitrine « était comprimée dans un étau ». En même temps se déclare une sensation excessive d'angoisse et de constriction accompagnée d'une perte totale de force et d'énergie vitales (sentiment d'anéantissement). Le malade cherche un point d'appui, peut à peine se mouvoir et émettre quelques paroles étouffées. Les extrémités se refroidissent, et le front se couvre d'une sueur glaciale. Un tel accès peut être suivi de mort subite. Cependant c'est là l'exception. En général ces phénomènes se dissipent au bout de $1/4$ à $1/2$ heure ou seulement au bout de 1 à 2 heures, et le malade revient petit à petit à lui-même. — Dans beaucoup de cas de sclérose des artères coronaires, les attaques de cette nature se représentent très fréquemment, tantôt sous une forme grave, tantôt avec des caractères atténués. Parfois ils dépendent de causes déterminées, avant tout de fatigues corporelles (longues marches, ascension de hauteurs), d'écarts de régime ou d'excitations psychiques. L'annonce d'une nouvelle alarmante, peut, en ces circonstances, provoquer une mort soudaine.

Nous sommes réduits à de pures suppositions en ce qui concerne la cause réelle de l'angine de poitrine. La douleur intense dénote de son côté l'irritation des nerfs sensitifs. Je suis porté à admettre que ces douleurs ont pour siège les parois mêmes des *vaisseaux*. En faveur de cette opinion parlent la localisation de la douleur au niveau de l'aorte, ses irradiations dans les bras ou, vers le haut, dans le cou, le long des carotides. Les douleurs résultent d'un spasme réflexe des parois des vaisseaux eux-mêmes ou d'un trouble de la nutrition des nerfs sensitifs de ces régions à la suite du spasme des vaisseaux. On peut comparer les douleurs de l'angine de poitrine proprement dite avec les douleurs très vives que l'on observe au niveau des membres dans les cas d'artério-sclérose de leurs artères et peut-être avec certaines formes de névralgie des trijumeaux développées aussi sous la dépendance de l'artério-sclérose. Au reste l'angine de poitrine n'est pas en relation exclusive avec l'*artério-sclérose* des *coronaires*, mais aussi certainement et souvent avec l'artério-sclérose concomitante de l'*aorte* (voir le chapitre de l'anévrysme de l'aorte). Pendant l'accès d'angine de poitrine la contractilité du myocarde est en même temps troublée, le pouls, pendant la crise, est petit et irrégulier, mais parfois aussi, comme nous l'avons souvent constaté, il est peu modifié. Ces différences proviennent sans doute de ce que, selon les cas, l'aorte seule ou les artères coronaires seules sont le siège de la contraction spasmodique.

Outre la véritable angine de poitrine on observe encore dans la myocardite chronique des accès *d'asthme cardiaque*. Celui-ci se distingue de l'angine de poitrine en ce que la douleur spasmodique proprement dite n'existe pas, tandis que la *dyspnée* ou la gêne respiratoire se montrant par paroxysmes, constitue le symptôme prédominant. Ici il semble en effet qu'il s'agit principalement d'états aigus de défaillance du cœur gauche. — Toutefois il faut avouer qu'on ne peut toujours établir des limites nettes entre l'angine de poitrine et l'asthme cardiaque puisque ces deux états peuvent présenter des liens communs.

La *marche* de la maladie considérée *dans son ensemble* varie sensiblement d'après les cas. Elle dépend beaucoup de la manière de vivre du malade, de la faculté qu'il a de prendre des précautions et ainsi de suite. Parfois les phénomènes généraux de stase (dyspnée, œdème, etc.) se mettent au premier plan; alors des états de bien-être relatif alternent avec des phases moins favorables. Dans d'autres circonstances, les accès d'angine de poitrine occupent la première place dans le tableau morbide. L'*issue* finale est constamment mauvaise. La mort arrive lentement à la faveur des troubles circulatoires, ou bien elle frappe à l'improviste, d'une manière soudaine.

Disons encore quelques mots au sujet du fait si important en clinique de la *mort subite* et *foudroyante* « arrêt du cœur » chez les malades porteurs d'artères coronaires sclérosées. Il s'agit d'ordinaire de personnes d'un certain âge, occupant de belles situations sociales, qui jusqu'alors ne se sont pas crues réellement malades. Pourtant, elles ne sont pas sans avoir accusé auparavant de *légères atteintes de vertige, des accès d'oppression*, etc. Tout d'un coup, parfois après une cause déterminée, un dîner, un exercice corporel, une émotion morale, etc., parfois sans cause appréciable et apparente, se déclare une sorte d'ictus apoplectique. La mort survient en quelques instants ou seulement après un coma de quelques heures, ou de quelques jours. Le diagnostic, en ces circonstances, surtout quand on n'a pas connu le malade antérieurement, demeure souvent douteux. L'autopsie donne comme seule révélation pathologique une sclérose des artères coronaires avec foyers de myocardite scléreux plus ou moins étendus. Il est évident que, dans ces cas, il est soudain arrivé un moment où l'irrigation du cœur a été insuffisante, ce qui a entraîné la mort. Les recherches expérimentales sur l'occlusion artificielle des artères coronaires (Cohnheim et d'autres) concordent entièrement avec les faits cliniques rapportés plus haut. En effet, le rétrécissement artificiel des artères coronaires est assez bien toléré pendant un certain temps, jusqu'à ce que tout à coup les deux moitiés du cœur s'arrêtent en diastole. — Disons pour finir que la mort subite dans la sclérose coronaire peut aussi se produire par *embolie d'un rameau principal* de l'artère coronaire, ou, ainsi que nous l'avons observé une fois, par rupture d'un foyer de myocardite avec hémorragie dans la cavité du péricarde.

Diagnostic. Rien de plus difficile et de moins sûr que le diagnostic de la myocardite chronique. Premièrement il s'agit d'établir qu'on est en présence d'une maladie du cœur en général. D'ordinaire cette démonstration se fait aisément en considérant les symptômes de la stase consécutive, l'état du pouls, la matité cardiaque, etc. Puis surgit la question de savoir si l'on a affaire à une lésion valvulaire ou à une lésion du myocarde. C'est ici principalement que l'*auscultation* doit décider. L'absence de souffle cardiaque, malgré la présence des autres signes certains d'une affection du cœur, est un argument *contre* la lésion valvulaire, mais pas d'une valeur absolue. Par exemple, dans la sténose prononcée de la valvule mitrale, il se peut que tout bruit fasse défaut à la dernière période, surtout quand il existe une arythmie cardiaque excessive; alors il doit être facile de confondre le rétrécissement mitral avec la myocardite. D'un autre côté, nous avons déjà fait remarquer que dans la myocardite simple et quand les valvules sont intactes, des souffles accidentels peuvent se faire entendre qui feraient admettre à tort une lésion valvulaire; une péricardite chronique adhésive peut aussi en imposer pour une myocardite. Si, par une observation longtemps poursuivie, on a pu éliminer une lésion valvulaire ou une symphyse péricardique, il reste encore toujours à faire la distinction entre la myocardite chronique, y compris la sclérose des artères coronaires, et les autres maladies du myocarde. (V. plus loin). Nous considérons comme difficile de faire cette distinction avec certitude. Les états morbides que nous venons de nommer présentent tous le même tableau clinique de l'insuffisance cardiaque. Jusqu'à cette heure nous ne pouvons que présumer, mais pas sûrement diagnostiquer pendant la vie, quelles sont les conditions anatomiques spéciales qui président à cette insuffisance du cœur. La constatation de l'ensemble des signes d'une *artério-sclérose prononcée* et généralisée, doit faire admettre l'existence d'une artério-sclérose des coronaires. Les symptômes suivants sont le plus caractéristiques de la sclérose coronaire : ralentissement durable du pouls, surtout quand il est associé à de l'arythmie, accès de véritable angine de poitrine. Le *ralentissement* persistant avec *arythmie* du pouls se rencontre également dans la myocardite scléreuse comme dans les autres affections du myocarde; cependant l'*arythmie* caractérise d'ordinaire et plus souvent la myocardite proprement dite que les cas d'affaiblissement simple du myocarde. — La difficulté du diagnostic différentiel entre les cas qui se signalent par un ictus apoplectique subit (arrêt du cœur) et les apoplexies cérébrales, les embolies, les hémorragies du pancréas et d'autres causes de mort subite a à peine besoin d'être indiquée.

Pronostic. Le pronostic découle de tout ce que nous venons de dire. La guérison est impossible; cependant des foyers de sclérose même étendus peuvent, selon toute probabilité, exister pendant des années sans occasionner beaucoup de malaises et de troubles. Nous devons constamment avoir l'œil ouvert sur l'apparition des phénomènes asystoliques et sur les multiples accidents subits auxquels sont exposés les malades atteints de myocardite. Nous sommes incapables de prédire le moment de leur apparition.

Traitement. Dans le traitement de la myocardite chronique on doit toujours et avant tout attacher le plus de prix aux *mesures diététiques et hygiéniques générales*. Aux personnes obèses et qui sont habituées à mener largement la vie, il importe de prescrire rigoureusement un régime frugal et modéré, de ne permettre les boissons alcooliques qu'à dose très réduite, à moins de les interdire absolument, et de n'accorder que 2 ou 3 cigares par jour. Il est préférable d'interdire l'usage du tabac. En vue d'activer la circulation et de faire fondre plus rapidement la graisse, il est utile et même nécessaire de conseiller des exercices modérés. Mais on doit insister pour que ceux-ci ne soient jamais poussés jusqu'à la fatigue. La règle la meilleure pour les exercices à permettre c'est de s'en rapporter aux sensations subjectives des malades. Aussitôt qu'ils ressentent la plus faible sensation d'oppression thoracique, les mouvements doivent être suspendus. Les travaux intellectuels ne peuvent pas non plus être portés à l'excès. Pendant l'été on prescrira un séjour paisible aux champs ou dans les montagnes, et dans certaines circonstances encore l'usage prudent d'une cure de boisson ou de bains à Carlsbad, Kissingen, Marienbad, Nauheim, Cudowa, Royat, etc. On pourra également recourir avec avantage aux bains tièdes, aux bains avec acide carbonique, pris à domicile. Parmi les médicaments internes on a surtout recommandé l'usage prolongé d'*iodure de potassium* (0,50 à 1 gramme par jour et davantage). L'iodure de potassium a la réputation d'exercer une action toute particulière dans l'artériosclérose en général, et doit par conséquent avoir une influence favorable sur l'artériosclérose des artères coronaires. Nous n'avons qu'exceptionnellement observé une action très nette. L'iodure de potassium est probablement utile dans les cas d'origine syphilitique; aussi nous le recommandons toujours quand nous soupçonnons l'existence d'une infection syphilitique antérieure. Au lieu de l'iodure de potassium on peut employer aussi l'*iodure* de sodium et récemment on a recommandé la *saiodine*. — La *digitale* et les remèdes analogues sont indiqués quand se déclarent des *troubles asystoliques* et que les battements du cœur sont extrêmement fréquents, affaiblis et irréguliers, tout comme dans les cas de lésion valvulaire. Quand le pouls est excessivement ralenti, on peut en user aussi, mais avec la plus grande prudence et sauf à se régler sur les autres symptômes prédominants. — Contre les accès d'*angine de poitrine*, la *morphine en injection sous-cutanée* est de beaucoup le remède le plus actif et dont souvent on ne peut se passer. En outre j'emploie surtout, et avec grand avantage pour certains de mes malades la *nitroglycérine*. Je prescris d'ordinaire : nitroglycérine 0,025, teinture de Valériane éthérée et esprit d'éther nitreux, de chaque 25 gr., dont on donne 15 à 20 gouttes. On peut aussi associer la nitroglycérine avec la morphine, par exemple, nitroglycérine 0,02, morphine 0.2, alcool et eau distillée, etc., etc. 10 gr.; on donne 20 gouttes de ce mélange. Dans les manifestations légères de l'angine de poitrine on emploie quelquefois le *nitrite de soude* (nitrite de soude 1 à 2 gr. dans 120 gr. d'eau, prendre 2 à 3 cuillerées à thé par 24 heures). On peut l'associer aussi au nitrate de potasse (nitrite de soude 1 gr., nitrate de potesse 24 gr., oléo-saccharine de menthe 5 gr., 3 fois par jour, la pointe d'un couteau). Parfois aussi la *diurétine* a un effet nettement favorable sur les cas d'angine de poitrine; on l'associe avec la digitale, la caféine, etc. Dans l'asthme cardiaque on emploie les tonicardiaques (strophantus, camphre), souvent aussi les narcotiques. On doit utiliser aussi les sinapismes, les cataplasmes froids et chauds, les manuluves et pédiluves chauds, etc. L'inhalation de quelques gouttes de *nitrite d'amyle* a quelquefois aussi un résultat favorable.

2. Hypertrophie dite idiopathique du cœur.

(Surmenage fonctionnel du cœur.)

Etiologie et pathologie générale. Outre la myocardite chronique dont il vient d'être question, on observe assez fréquemment des cas qui, pendant la vie, présentent tous les symptômes d'une maladie du cœur non compensée, et où l'autopsie vient révéler l'existence d'une *hypertrophie du cœur* accompagnée le plus souvent d'une dilatation plus ou moins forte de ses cavités mais *sans lésions des valvules, des artères coronaires ou du myocarde* lui-même. Cette hypertrophie qui atteint surtout le ventricule gauche, parfois aussi les deux ventricules, ne saurait être considérée comme secondaire dans le sens habituel du mot. Car dans le cœur même et dans les autres organes on ne trouve rien qui puisse provoquer une hypertrophie consécutive du muscle cardiaque : pas de lésion valvulaire, pas de néphrite chronique, pas d'artériosclérose généralisée, pas d'emphysème pulmonaire, etc. Dès lors on désigne ces cas sous le nom d'*hypertrophie cardiaque primitive*, *idiopathique*, en ce sens que nous ne pouvons, en ces circonstances, découvrir aucune maladie primitive autre que celle-là.

En somme, nous ne pouvons dans ces cas rechercher la cause de cette hypertrophie que dans une *plus grande somme de travail imposé d'une manière persévérante au cœur* et, comme nous ne pouvons constater l'existence de causes mécaniques et anatomiques expliquant l'augmentation de travail du cœur, nous sommes obligés d'admettre l'existence d'un *surcroît d'activité fonctionnelle* du cœur. En fait une enquête attentive et précise permet souvent de conclure à l'existence préalable de troubles fonctionnels du myocarde.

Par ordre de fréquence, il importe de signaler ici en première ligne la surcharge continue de l'appareil circulatoire par un *apport surabondant d'aliments et de boissons.* Il est hors de doute que toute ingestion copieuse de nourriture accroît passagèrement l'action du cœur, la fréquence du pouls et la tension artérielle. Cela tient en partie à ce que le poids spécifique du sang augmente temporairement par les matériaux absorbés, en partie à ce que les produits élaborés dans le sang provoquent une excitation directe sur le cœur ou sur les vaisseaux, enfin, à ce que, par l'introduction très abondante de boisson qui s'opère en même temps, la masse du sang est transitoirement accrue. Bref, chez de nombreuses personnes des meilleures classes de la société, qui se livrent à une consommation exagérée de boissons et d'aliments, et qui ont abusé pendant de longues années des plaisirs de la table, il doit nécessairement, si pas d'une manière continue, du moins durant une bonne partie de leur existence, se développer cet état que les anciens médecins désignaient du nom de « pléthore ».

Toutes ces conditions que nous venons d'énumérer ont d'ailleurs pour effet de solliciter le cœur, surtout le ventricule gauche, à un surcroît d'action. Le cœur accomplit régulièrement le surplus de travail qui lui est confié et par conséquent s'hypertrophie de plus en plus. Par l'exposé que nous venons de faire, on s'explique aisément pourquoi ce genre d'hypertrophie se déclare le plus souvent chez les gens obèses, principalement chez les hommes de 40 à 50 ans et parfois même d'un âge moins avancé. — Nous avons vu, cette hypertrophie de beaucoup le plus fréquemment, chez les *grands buveurs de bière*, et par conséquent de préférence chez les gens que leurs occupations et leur commerce mettent dans l'occasion de s'adonner à l'abus de cette boisson (aubergistes, brasseurs, marchands de houblon, bouchers, etc.). Ce genre de personnes consomme souvent pendant des années, de 4 à 5, même de 8 à 10 litres de bière par jour. Qu'on s'imagine quelle quantité de liquide et en même temps de substances nutritives (1 litre de bière renferme environ 50 à 60 grammes d'hydrate de carbone) sont apportées de cette façon seule au liquide sanguin.

C'est ainsi qu'on s'explique la grande fréquence des hypertrophies cardiaques que Bollinger a constatées à Munich. Cependant le « cœur de bière de Munich », se rencontre encore trop souvent hors de Munich. L'*alcool*, sans doute, a aussi sa part dans le développement de *l'hypertrophie* du cœur, bien que nous soyons en droit d'affirmer qu'il provoque ou tout au moins accélère *les lésions dégénératives du muscle* et en particulier des *nerfs cardiaques*, grâce auxquelles l'énergie du cœur finit par être insuffisante et par suite la circulation finit par se troubler. Aussi bien il faut voir dans l'apparition de l'hypertrophie en elle-même non pas une cause qui ruine la santé mais beaucoup plus un élément de préservation. Toutefois l'expérience nous enseigne que le cœur *à la longue* est incapable de fournir une somme de travail dépassant la mesure physiologique, et qu'en conséquence et suivant la résistance individuelle et d'autres circonstances, tôt ou tard il faiblit.

Une *seconde* cause de production de l'hypertrophie idiopathique du cœur, ce sont les *fatigues corporelles prolongées*. Tout effort musculaire provoque une exagération à l'activité cardiaque; la vitesse du pouls augmente et les réplétions successives du cœur par suite de l'afflux plus considérable du sang, ont lieu plus rapidement. Si ces efforts musculaires durent sans interruption pendant un temps considérable, il en résulte finalement une hypertrophie (le plus souvent des deux ventricules, mais principalement du ventricule gauche). C'est ainsi qu'on se rend compte de l'hypertrophie cardiaque qu'on observe parfois chez les forgerons, les serruriers, les portefaix, les vignerons (« cœur de Tubingue ») et les soldats à la suite de marches militaires forcées, chez les sportmans. Quant à dire pourquoi cette dernière, dans des conditions en apparence identiques, tantôt se produit et tantôt fait défaut, cela ne peut tenir qu'à des différences individuelles de l'énergie physiologique. Ici également l'état morbide n'apparaît sur la scène qu'au moment où l'activité cardiaque commence à fléchir (« surmenage du cœur »).

En troisième lieu enfin, il semble que dans quelques cas d'hypertrophie idiopathique du cœur, où aucune des causes ci-dessus indiquées n'est en jeu, il faut invoquer des *excitations nerveuses anormales* du cœur qui ont pour conséquence un surcroît d'action de la part de cet organe et finalement une hypertrophie. C'est ainsi que s'expliquent probablement beaucoup de cas d'hypertrophie chez des personnes qui pendant longtemps ont été en proie à des émotions morales et à des soucis de toute nature. C'est ainsi que s'explique l'hypertrophie du cœur dans la *maladie* de Basedow et aussi l'hypertrophie analogue que l'on observe chez certains goîtreux sans qu'il y ait de signes de Basedow (cœur goîtreux). Ces cas permettent de penser que probablement d'autres substances élaborées dans quelque autre partie de l'organisme peuvent agir comme excitants sur le cœur et avoir sur lui une action nuisible et produire finalement des lésions du myocarde. Chez les femmes surtout on observe souvent, surtout dans les années de la ménopause, des troubles des contractions du cœur qu'on ne peut attribuer à aucune cause externe et où on est fondé à admettre l'action anormale s'exerçant par des « sécrétions internes » Il est impossible à cet égard d'apporter des preuves définitives. Chez les femmes ces troubles cardiaques sont peut-être en relations avec l'existence de *myomes utérins*. — (Voir ci-dessous le chapitre des affections nerveuses du cœur). — Quand on considère ces cas en particulier, ils font penser que *plusieurs* des causes mentionnées plus haut ont contribué *en même temps* au développement de l'hypertrophie. Ainsi par exemple on observe des hypertrophies idiopathiques du cœur avec une fréquence particulière chez des gens qui ont été soumis à des excitations ainsi qu'à des efforts cérébraux considérables et qui sont en même temps de grands buveurs, ou bien à la fois de grands buveurs et des gens qui se livrent à des travaux très fatigants (garçons brasseurs). Il est évident que ces diverses causes nuisibles (habitudes de vie, alcool, tabac, etc.) peuvent souvent déterminer des manifestations diverses. On constate souvent que les troubles et lésions du myocarde sont associés avec d'autres lésions apparentes (artériosclérose, néphrite chronique, goutte, diabète, affections du foie, etc.).

L'hypertrophie est associée le plus souvent à la *dilatation* et celle-ci produit alors la réplétion diastolique et prolongée des ventricules. La plupart des cas d'hypertrophie fonctionnelle du cœur prennent la forme d' « hypertrophies excentriques ». Plus le muscle cardiaque se relâche avec le temps et perd de sa force de résistance, plus aussi de leur côté les phénomènes de stase s'accusent dans le cœur lui-même (oreillette et ventricule droit) et plus la dilatation augmente (dilatation secondaire par stase). On observe en même temps des *lésions dégénératives* nettes du *myocarde* ou tout au moins certains états de faiblesse du myocarde, qui donnent naissance aux symptômes cliniques de l'insuffisance cardiaque.

Symptômes et évolution. Les hypertrophies idiopathiques du cœur peuvent certainement exister longtemps sans occasionner aux malades des malaises subjectifs. Ainsi que nous l'avons déjà démontré, c'est précisément l'hypertrophie qui garantit le malade pendant un certain laps de temps contre l'invasion de phénomènes morbides plus considérables. Tout au plus la tendance aux palpitations, une certaine sensation désagréable dans la région du cœur, une gêne légère de la respiration, etc., forment-elles un cortège de symptômes qui peuvent devancer bien longtemps l'entrée en scène de phénomènes plus graves. Ceux-ci ne débutent qu'au moment où le cœur n'est plus en état de remplir le travail qui lui incombe et commence à se paralyser. Alors se dessinent tous les caractères de l'insuffisance cardiaque exactement de la même façon que dans les affections valvulaires et dans la myocardite chronique. Nous sommes dispensés par conséquent d'entrer de nouveau dans les détails qui concernent les troubles asystoliques. Toute la série des phénomènes de stase de même que les accès *d'angine de poitrine* et *d'asthme cardiaque* décrits dans le chapitre précédent, se rencontrent également dans les hypertrophies idiopathiques et les dilatations du cœur. Parmi les symptômes subjectifs signalons encore cette sensation particulière et parfois très angoissante de *trémulation fibrillaire du cœur*, c'est-à-dire un sentiment passager de trémulation des fibres cardiaques. Ce symptôme dénote probablement un état anormal des contractions du cœur, mais ne doit pas être confondu avec les nombreuses sensations anormales que les hypochondriaques et les neurasthéniques éprouvent souvent. Quand les contractions du cœur sont irrégulières, surtout en cas de dicrotisme à répétition, beaucoup de malades ressentent en outre à chaque phénomène de dicrotisme comme un choc ou un arrêt à la région cardiaque.

La marche de la maladie diffère considérablement suivant les cas. Parfois tout se borne pendant un certain temps à un peu de gêne respiratoire, surtout à l'occasion des moindres exercices corporels. Quelquefois les malades se plaignent d'une grande lassitude, d'irritabilité nerveuse, quelquefois aussi de vertiges, de tendances syncopales et de propension à la sueur. L'appétit est mauvais. Très souvent il y a de la constipation. A la suite de l'une ou de l'autre influence qui a remué plus fortement le malade, telle qu'une grande fatigue physique ou une excitation mentale, on voit fréquemment se produire une aggravation subite de l'état général. Dans d'autres cas on voit se produire tout à fait subitement un affaiblissement du cœur ou un accès d'angine de poitrine en pleine santé apparente, quelquefois sans aucune cause appréciable. *L'examen objectif* révèle tous les signes d'une hypertrophie cardiaque. Ordinairement et d'après les influences en cause, c'est le ventricule *gauche* qui s'hypertrophie le premier. La démonstration de cette hypertrophie réussit plus sûrement par la détermination précise du choc de la pointe qu'à l'aide de la percussion. Dans la suite le cœur droit se dilate à son tour; la matité cardiaque s'étend au delà de la partie inférieure du sternum, des pulsations épigastriques, des mouvements ondulatoires des veines du cou apparaissent. Les *bruits du cœur* sont purs, nettement frappés au début, plus tard parfois obscurs et faibles. Nous attachons une importance spéciale à l'état du premier bruit du cœur · lorsqu'il est sourd, indistinct, c'est le plus souvent un signe de dilatation considérable, tandis que lorsqu'il est net et bien frappé, cela indique que la systole cardiaque est encore énergique. En général il existe une *accélération* continue *du pouls*, tout au moins chez les malades, qui, à raison de malaises déjà existants, viennent consulter le médecin. *Le ralentissement du pouls* indique le plus ordinairement la coexistence d'une sclérose des artères coronaires (v.

plus haut). Le pouls ralenti peut demeurer longtemps régulier, tandis que dans d'autres cas il devient *irrégulier*. Tant que le ventricule gauche fonctionne bien, le pouls peut garder sa tension et le second bruit aortique est bien frappé. Mais dès qu'il se produit de l'insuffisance, le pouls devient petit, faible, irrégulier, les bruits du cœur s'affaiblissent, quelquefois survient ce dédoublement particulier du *premier* bruit qu'on désigne sous le nom de *bruit de galop* (1). Alors on perçoit à chaque battement du pouls trois bruits cardiaques. En même temps la dyspnée et l'oppression thoracique augmentent, l'urine devient plus rare et l'œdème se montre au niveau des extrémités inférieures. A ce moment on a devant soi l'image complète d'une maladie du cœur non compensée. Un traitement approprié peut faire disparaître ces symptômes, qui cependant ne tardent pas à se manifester de nouveau à une échéance plus ou moins prochaine. La mort survient enfin par hydropisie générale ou par l'une ou l'autre complication parmi lesquelles il faut signaler avant tout les embolies. La *mort subite* (apoplexie du cœur) par paralysie soudaine de l'activité cardiaque, a certainement lieu quelquefois, comme nous pouvons l'affirmer d'après plusieurs observations qui nous sont personnelles, dans les hypertrophies cardiaques, non accompagnées de myocardite chronique.

Quand les malades, grâce à une manière de vivre intelligente et sage, se mettent à l'abri de toute influence nocive, l'évolution de leur affection peut, pendant des années, rester relativement favorable. Il n'est même pas impossible qu'une série de cas bénins soient susceptibles de rétrocéder ou tout au moins de rester stationnaires.

Diagnostic. Le diagnostic positif de l'hypertrophie cardiaque « idiopathique » n'est généralement pas chose facile pour le médecin. Sollicité par les malaises qu'accuse le malade à examiner son cœur, on constate assez facilement, il est vrai, l'agrandissement de la matité cardiaque et le déplacement du choc de la pointe; mais dans d'autres cas, à raison de l'existence de l'emphysème, ou par suite d'un fort degré d'obésité et enfin à cause de l'hydropisie qui s'est déjà produite, l'exploration du cœur présente des difficultés réelles.

1. Il n'y a pas moyen de donner une explication pleinement satisfaisante de ce phénomène qu'on constate assez souvent dans l'hypertrophie cardiaque idiopathique, dans la myocardite et notamment dans l'hypertrophie secondaire, consécutive à la néphrite chronique. Vraisemblablement il s'agit d'un *bruit musculaire*, appréciable à l'oreille, de l'*oreillette*, peut-être aussi d'une irrégularité particulière des contractions du cœur. Souvent on peut déjà à la *palpation* de la pointe du cœur constater l'existence d'un rythme de galop; on perçoit nettement le dédoublement du choc de la pointe. Il est possible aussi qu'il s'agisse d'un défaut de simultanéité dans les contractions des deux cœurs.

L'hypertrophie du cœur une fois démontrée, il y a lieu d'éliminer tout d'abord les *lésions des valvules* (en particulier la sténose mitrale), en second lieu l'*hypertrophie secondaire* consécutive à la sclérose rénale, etc. Pour écarter cette dernière affection, on éprouve surtout de l'embarras quand les malades se présentent à l'observation déjà atteints de phénomènes de stase. On ne sait parfois pas en cette occurrence s'il faut rapporter l'albuminurie qu'on observe à une véritable maladie du rein ou si c'est simplement une albuminurie pas stase. Si l'on parvient encore à exclure l'affection rénale, il reste de plus à se demander si l'on a affaire à une hypertrophie simple ou à une myocardite scléreuse. Cette distinction, comme nous l'avons dit plus haut, est excessivement difficile. Il importe toujours d'attacher une assez grande valeur aux influences causales (abus de la bière, fatigues corporelles et ainsi de suite). Des accès fréquents d'angine de poitrine, l'arythmie et le ralentissement antécédent du pouls et tous les signes d'une artériosclérose généralisée plaident en faveur de la sclérose coronaire.

Thérapeutique. Les règles fondamentales du traitement des hypertrophies idiopathiques sont généralement les mêmes que celles qui s'appliquent aux maladies valvulaires et à la myocardite scléreuse. Nous pouvons en conséquence renvoyer sous ce rapport à l'exposé que nous avons fait dans les chapitres précédents; un seul point doit être relevé ici d'une façon spéciale, attendu qu'il joue précisément le plus grand rôle dans les affections musculaires du cœur, nous voulons parler du *traitement* dit *diétético-mécanique des troubles circulatoires.*

1° *Règles pour l'ingestion des liquides.* On sait que depuis plusieurs années Œrtel a préconisé l'emploi d'une nouvelle méthode pour le traitement de l'insuffisance du myocarde : dans cette méthode il a attaché une grande importance à la déshydratation de l'organisme et en particulier du sang. Œrtel pense qu'en soustrayant du liquide à l'économie, on diminue la masse du sang, que de cette manière le cœur fonctionne avec plus d'aisance et que par suite la circulation rentre dans ses conditions normales. C'est sur cette vue de l'esprit qu'il se base pour interdire les boissons trop abondantes et restreindre tous les aliments liquides, etc. (soupes). Il est acquis par de nombreuses expériences physiologiques que l'organisme contient une *quantité* déterminée *de sang*, et que par une multitude de moyens dont il dispose (sécrétion et diffusion des liquides du corps) il est en son pouvoir d'équilibrer promptement les fluctuations qui résultent des quantités variables d'eau absorbée. Il est d'ailleurs peu vraisemblable que la masse totale du sang soit accrue d'une manière durable chez les malades atteints de troubles circulatoires, et quand il y a un véritable excédent de liquide dans le corps (comme c'est certainement le cas dans l'hydropisie commençante), ce liquide ne s'accumule pas dans les vaisseaux, mais dans les fentes lymphatiques du tissu conjonctif, peut-être même dans les *cellules parenchymateuses*. Il faut certainement admettre que la masse totale d'eau que renferme le corps, est sujette à de grandes oscillations. Mais l'hypothèse d'une augmentation de la proportion d'eau dans le sang en cas de troubles circulatoires est directement réfutée par le dénombrement des globules sanguins, par la recherche du poids spécifique du sang, etc. Il ne saurait dès lors être question d'une augmentation d'énergie des contractions cardiaques que lorsque de grandes quantités de liquide sont introduites dans le sang en un temps relativement court, de manière à produire une pléthore hydrémique réelle, bien que de très *courte durée*. Si ce fait se renouvelle très fréquemment, il devient positivement l'origine d'une gêne permanente de la circulation. Cependant cette circonstance n'entre effectivement en ligne de compte que chez certains malades et notamment chez les *grands buveurs de bière*. Naturellement, en l'espèce, l'interdiction des liquides, qui équivaut à « prohiber la bière », est de la plus grande valeur et nous ne saurions assez insister, surtout en présence de légères difficultés de la respiration qui commencent à se déclarer chez les gros buveurs de bière, pour que cette prescription médicale soit rigoureusement observée. Seulement nous sommes d'avis de ne pas généraliser d'une façon trop systématique, comme cela a lieu souvent, cette proscription de la boisson. Les cardiaques maigres et vivant simplement ne doivent pas, au point de vue de l'ingestion des liquides, attirer l'attention spéciale des médecins. Chez les cardiaques atteints d'*hydropisie*, surtout lorsqu'il existe en même temps chez eux une insuffisance de l'activité des reins, les conditions d'intervention diététique deviennent beaucoup plus complexes. On a souvent l'impression dans ces cas que la limitation prononcée des boissons facilite notablement la résorption et l'élimination des liquides des œdèmes. C'est sur ce principe que se base la *cure lactée* de CARELL qui a été récemment remise en honneur par LONHAGZ et d'autres. Les malades hydropiques ne prennent pendant plusieurs jours aucun autre aliment et aucune autre boisson que du lait (200 ccm., 4 fois par 24 h. et à intervalles déterminés); tout au plus peut-on permettre en outre quelques gâteaux secs ou un œuf cru. On constate parfois au cours de ce régime un accroissement notable de l'excrétion urinaire, en même temps qu'une diminution rapide des œdèmes et des malaises qui leur sont attribuables. Précisément dans les cas d'insuffisance du myocarde chez les buveurs de bière et les alcooliques avec obésité concomitante, ce mode de traitement doit entrer en ligne de compte. Comme nous le verrons plus tard à l'occasion des affections des reins, il faut probablement tenir compte dans cette action du régime du lait de la faible teneur de ce liquide en chlorure de sodium. Rarement on doit prolonger au delà de 4 à 5 jours la cure lactée stricte. On augmente alors peu à peu la quantité des aliments, sauf à recommencer de temps à autre une ou plusieurs séries de périodes à régime lacté strict. Au reste on peut très bien associer au régime lacté l'emploi de médicaments internes (digitale, etc.).

2° *Fortifier le myocarde et favoriser par l'augmentation des exercices musculaires l'hypertrophie compensatrice qui tend à s'établir.* Œrtel et d'autres médecins se sont efforcés d'obtenir que grâce à des exercices corporels appropriés et particulièrement par l'*ascension méthodique des hauteurs*, le muscle cardiaque soit sollicité à se contracter plus énergiquement et par conséquent à s'hypertrophier aussi rapidement que possible. Cette idée semble parfaitement justifiée et rationnelle pour beaucoup de cas de *simple affaiblissement musculaire du cœur.* Mais du moment qu'on ramène à ce principe, des cas de troubles circulatoires auxquels président de véritables obstacles mécaniques au cours du sang (entre autres des affections valvulaires) et ceux où préexiste un surmenage fonctionnel préalable du cœur, d'ailleurs sain auparavant, les choses semblent se présenter dans des conditions tout à fait différentes. Nous sommes obligés de convenir que les notions courantes sur le fonctionnement et le développement des *muscles volontaires* ne sont pas applicables sans restriction au *muscle cardiaque.* Les mouvements du cœur sont réglés de la façon la plus délicate et indépendamment de la volonté par des dispositions « réflexes » particulières. Nous savons qu'à chaque appel plus considérable à l'activité du cœur répond immédiatement, dans la majorité des cas, un surcroît de travail de la part de celui-ci. Même l'hypertrophie la plus considérable s'établit dans certaines circonstances chez des *malades constamment couchés au lit.* Il n'est aucunement certain dès lors, que, dans des cas semblables, les sollicitations répétées qui s'adressent au cœur atteignent réellement un but utile et que par contre elles n'aboutissent pas à une fatigue prématurée du myocarde. Quoi qu'il en soit, il nous semble que l'augmentation du travail corporel (cure de terrain, gymnastique, etc.) doit être prescrite avec la plus grande prudence et en tenant compte des conditions individuelles, si l'on veut s'épargner des suites fâcheuses. Nous estimons pourtant, en ce qui nous concerne, que pour beaucoup de malades atteints de troubles de la circulation, les exercices corporels, peuvent dans une certaine mesure, être très avantageux, moins à raison de l'accroissement de force du muscle cardiaque qu'ils occasionnent, qu'à cause de l'accélération marquée qu'ils impriment au courant veineux par les mouvements des extrémités et par la plus grande amplitude des mouvements respiratoires ou, chez les obèses, par la combustion plus active de la graisse « résultant de l'augmentation de travail des muscles ». Disons que la prescription irréfléchie d'exercices corporels exagérés a déjà produit pas mal de désastres.

Lorsqu'il existe des signes déjà nets d'insuffisance du myocarde, un repos complet et général est d'ordinaire beaucoup plus utile pour les malades que les exercices musculaires. Dans les affections cardiaques compensées, des exercices méthodiques de gymnastique surveillée peuvent être conseillés quoique souvent on ne doive vraisemblablement ne leur attribuer qu'une influence purement psychique. Aussitôt que ces exercices produisent une sensation de gêne respiratoire on doit les suspendre. Pour les méthodes spéciales destinées à régler les mouvements, nous ne pouvons les indiquer ici. Le médecin sérieux saura trouver les limites qui séparent une thérapeutique agissante d'une thérapeutique illusoire.

Dans des cas appropriés l'emploi du *massage* a une réelle utilité pour activer la circulation; on peut, par son aide méthodique, faire disparaître les œdèmes légers, les troubles respiratoires peu prononcés, etc.

3° *Traitement balnéaire*. Les bases sur lesquelles repose le traitement des affections du myocarde par les bains sont les mêmes en général que celles exposées ci-dessus pour le traitement des affections valvulaires. Les bains d'acide carbonique et les bains électriques de diverses formes ainsi que l'hydrothérapie simple trouvent parfois leur emploi dans les affections du myocarde. Comme dans un grand nombre de cas, surtout chez les alcooliques, les obèses, les goutteux, etc., il est nécessaire d'instituer en même temps un *traitement diététique* soigneux, comme en outre l'*action psychique* à exercer sur les malades, a souvent une grande importance, il est désirable que ces moyens d'action soient combinés et ils ne peuvent l'être que dans un *sanatorium* bien installé. Le nombre des « *sanatoria* pour *affections cardiaques* » va sans cesse en augmentant. On y obtient d'excellents résultats lorsque les médecins accomplissent leur mission avec science et délicatesse. Dans un grand nombre de cas on peut aussi à domicile instituer un traitement systématique et strictement observé (régime, bains d'acide carbonique, gymnastique, etc.).

3. Hypertrophies cardiaques dues à l'étroitesse congénitale du système aortique.

Depuis longtemps déjà on a signalé certains cas dans lesquels, le plus souvent chez des individus encore jeunes, se déclarent les signes et toutes les apparences d'une insuffisance cardiaque et d'un trouble de la circulation. Les malades se plaignent de palpitations, de gêne de la respiration, de légers œdèmes, etc. A l'examen, on constate d'ordinaire qu'on est en présence d'un facies anémique et en même temps plus ou moins cyanique. La matité du cœur s'est élargie vers la gauche, le choc de la pointe a reculé dans le même sens : le ventricule droit, au début, n'est pas élargi d'une façon marquée, cette extension se montre dans les phases ultérieures de la maladie. Les bruits du cœur sont parfaitement normaux, sauf un souffle d'insuffisance mitrale *relative* qui se déclare parfois et qui est attribuable à une contraction insuffisante du myocarde — les mouvements du cœur sont le plus souvent réguliers, mais assez fortement accélérés, le pouls petit, les artères rétrécies mais quelquefois tendues. A la suite des symptômes ordinaires de troubles circulatoires croissants, la mort finit par avoir lieu. A l'autopsie on trouve un cœur hypertrophié et le plus souvent aussi dilaté. L'appareil valvulaire est intact. Mais l'aorte tout entière, et le plus fréquemment, toutes les autres grosses artères, sont généralement *étroites à l'excès* bien que pour le reste de structure normale. On désigne des cas semblables sous le nom *d'étroitesse congénitale du système aortique*, et on croit que celles-ci, à cause de l'augmentation de résistance qu'elles occasionnent, ont provoqué l'hypertrophie du cœur.

A notre avis cet état du système vasculaire mérite effectivement d'être pris en sérieuse considération quand il s'agit d'apprécier l'hypertrophie cardiaque idiopathique. Cependant en cette occurrence il y a lieu d'ordinaire de tenir compte d'autres circonstances encore. Car on rencontre parfois aussi cette étroitesse du système aortique à l'autopsie de personnes qui pendant la vie n'ont pas accusé de troubles marquants de la circulation et chez lesquelles au surplus le cœur est normal, voire même de petit volume. Virchow a particulièrement appelé l'attention sur ce fait que dans la chlorose ou, plus exactement, dans l'*anémie constitutionnelle*, on observe quelquefois une étroitesse analogue du système aortique. En ce cas en vérité la petitesse du réservoir entraîne une diminution de la masse de son contenu, mais pas de conséquences notables du côté du cœur, qui se trouve plutôt *déchargé* que surchargé, par cette quantité moindre de sang. Nous pensons en conséquence que dans les cas d'étroitesse congénitale du système aortique, accompagnée de troubles graves de la circulation, il s'agit ou bien d'une *petitesse simultanée et d'une faiblesse du cœur lui-même* (v. plus loin), ou bien que la sténose du système aortique ne vient *s'ajouter* qu'à titre d'élément causal important à d'autres influences nuisibles agissant sur le cœur. On a observé à diverses reprises déjà des hypertrophies cardiaques à la suite de grandes fatigues corporelles (chez les soldats entre autres), ou comme conséquence de libations trop copieuses et où l'autopsie est venue établir, indépendamment de l'hypertrophie, l'existence d'une sténose originelle du système aortique. Dans les cas que nous avons personnellement observés et qui ont été confirmés par l'autopsie, il existait presque toujours, en plus d'une étroitesse congénitale de l'appareil circulatoire, d'autres conditions capables d'exercer une action anormale sur le cœur. On se représente facilement d'ailleurs que les influences susdites retentissent plutôt et à un plus haut degré sur le cœur quand l'appareil vasculaire n'est pas normalement développé.

Constater l'étroitesse du système aortique pendant la vie est toujours chose difficile et rarement tout à fait certaine. Il faut avant tout attacher de l'importance à un état d'anémie datant de l'enfance, tendance à la dyspnée, palpitations, etc., et à la palpation des artères dont le calibre paraît excessivement étroit. Pour juger de l'état du cœur on se guidera d'après les méthodes en usage.

Le pronostic et le traitement doivent en tout cas se baser sur les règles suivies à l'égard des autres affections cardiaques.

4. Etats primitifs de faiblesse du muscle cardiaque.

(Faiblesse congénitale du cœur « weakened heart ». Surmenage aigu du cœur. Faiblesse du cœur par intoxication.)

Quand le cœur *s'hypertrophie* au cours d'une lésion du myocarde, cela indique qu'il s'est livré à un déploiement intense et prolongé de force motrice. En ce cas le muscle cardiaque non seulement ne peut pas être faible dès le début, mais il doit au contraire avoir été doué d'une énergie fonctionnelle particulière. Ce n'est que plus tard, quand l'énergie commence à faiblir, qu'il se produit une défaillance *relative* et finalement absolue du centre circulatoire. Dans un autre groupe d'affections du myocarde on trouve des cas où il y a dès le début un affaiblissement, c'est-à-dire une capacité contractile insuffisante du myocarde. Cette faiblesse certainement est très souvent *originelle*.

Elle peut se traduire *anatomiquement* par une petitesse anormale des dimensions du cœur et par la minceur de ses parois ou ne se révéler que par *l'impuissance physiologique* du muscle cardiaque en apparence parfaitement conformé. Dans l'un et l'autre cas l'organe pourra à peine accomplir sa besogne habituelle. Les malades de cette catégorie se plaignent conséquemment, à chaque effort corporel, de battements de cœur, ils sont vite hors d'haleine, éprouvent des sensations étranges de pesanteur précordiale, etc. Le pouls est d'ordinaire rapide ou tout au moins s'accélère très facilement. Il suffit d'une petite marche à pas rapides ou de quelques exercices gymnastiques pour qu'il monte immédiatement à 120 et 140 battements.

Dans beaucoup de cas des symptômes graves ne se produisent jamais. Les malades restent incapables de tout travail et « faibles de cœur » pendant toute leur vie, mais grâce à une façon de vivre bien ordonnée, leur énergie cardiaque suffit cependant pour maintenir la circulation en train. Dans d'autres cas les signes d'affaiblissement du myocarde n'apparaissent qu'à certaines époques. Au point de vue pratique il existe à cet égard une forme importante de cette lésion et que je désigne d'ordinaire sous le nom de *cardiopathie des adolescents*. Elle s'observe chez les personnes jeunes, de 14 à 17 ans environ, dont une croissance rapide de l'organisme coexiste avec un accroissement de l'activité du cœur et où cet organe ne paraît pas pouvoir se développer proportionnellement à l'accroissement de l'organisme. Les malades éprouvent souvent des palpitations, déjà sans causes suffisantes, le cœur bat très vite et fort et la respiration est courte. Dans ces cas l'examen objectif permet facilement de constater l'absence de toute lésion organique du cœur. Ce que l'on constate nettement c'est l'accroissement de la force et du nombre des contractions du cœur et souvent une dureté remarquable des artères qui sont en état de contraction tonique. Souvent ces phénomènes diminuent peu à peu d'intensité, parfois il persiste pendant un temps plus ou moins long un certain degré d'affaiblissement du myocarde. Cette faiblesse s'observe notamment quand une besogne plus lourde est imposée au cœur, comme par exemple dans le service militaire, par l'ascension des montagnes et par un genre de vie déréglé. Alors, promptement ou graduellement se manifestent des signes menaçants d'insuffisance — qui s'expriment anatomiquement sous forme de *dilatation (augmentation de volume) du cœur*. Dans certaines circonstances le cœur à la longue ne peut plus suffire à la mission qui lui incombe. Tous les symptômes du trouble de la circulation se déclarent, et l'autopsie vient démontrer que *le cœur est dilaté*, mais *sans hypertrophie notable de ses parois*. Ces cas ne sont pas très fréquents, mais leur existence est certaine. Il n'est pas facile de les reconnaître pendant la vie, attendu que naturellement il est malaisé de distinguer la dilatation commune du cœur de l'insuffisance cardiaque consécutive à l'hypertrophie. On diagnostiquera le plus souvent une maladie *musculaire* du cœur — en se basant sur l'élargissement de la matité cardiaque, la petitesse et l'accélération du pouls, les indices habituels du désordre circulatoire (dyspnée, palpitations, œdèmes, stase rénale). Mais c'est seulement par l'examen minutieux des commémoratifs, en tenant compte de l'absence ou de la présence d'éléments étiologiques particuliers, etc., qu'on arrivera à reconnaître du vivant du malade comme maladie la plus probable dont il est affecté, une dilatation simple du cœur, conséquence d'une défaillance musculaire de l'organe.

Il faut distinguer la *faiblesse musculaire acquise du cœur* de la faiblesse musculaire *congénitale*. Celle-ci se développe quand, sur un cœur originellement normal, agissent des influences qui exercent une action défavorable sur le muscle cardiaque de même que sur l'appareil d'innervation du cœur. Bien souvent nous avons vu des états passagers de faiblesse musculaire cardiaque dans l'*anémie*, à la suite de *maladies aiguës* graves, etc.

A la vérité ici également des différences individuelles indiquent qu'il y a des distinctions à faire entre les énergies originelles du cœur. L'état morbide observé dans ces conditions est toujours sous la dépendance des relations qui existent entre l'action pathogène et la capacité de résistance du myocarde. La même remarque s'applique au *surmenage aigu du cœur* à la suite d'une *forte fatigue corporelle*. Chez les soldats aux manœuvres, lors des ascensions alpestres, de tous les exercices sportifs (bicyclette, canot, football), tels qu'on les pratique si souvent à l'heure actuelle, d'une façon déraisonnable, et ainsi de suite, on signale ces accès aigus de défaillance cardiaque, le plus souvent accompagnés de *dilatation aiguë*. Le cœur ne peut plus suffire aux appels excessivement répétés faits brusquement à l'activité cardiaque (augmentation de la quantité de sang qui dans l'unité de temps doit passer à travers les muscles), il cède au surcroît de pression qui s'exerce dans l'intérieur de ses cavités et se dilate, le réseau pulmonaire se remplit outre mesure, la tension artérielle baisse et en même temps se déclarent tous les symptômes cliniques de l'insuffisance cardiaque (dyspnée, asthme cardiaque, parfois les phénomènes de l'angine de poitrine). Si, au moment opportun, l'effort cesse et si le secours intervient, la crise peut se dissiper et ne plus se reproduire comme nous en avons été témoin chez un jeune homme bien portant jusqu'alors, qui ne s'était sauvé de la mort par submersion qu'en faisant des efforts désespérés. Quelquefois cependant il persiste un état durable d'affaiblissement du cœur, soit que la distension exagérée du muscle ait, en une fois et pour toujours, rompu sa force de ressort, soit que le cœur auparavant déjà n'eût plus la plénitude de sa vigueur et ait, dès le premier effort auquel il a été contraint, refusé d'emblée ses services.

Parmi les causes qui conduisent à un *affaiblissement acquis* du muscle cardiaque et de ses nerfs, mentionnons aussi certaines *intoxications chroniques.* Une grande importance pratique revient à l'*alcoolisme* chronique dont l'action pernicieuse sur le cœur est généralement connue. Moins fréquente, mais au point de vue pratique non moins digne d'attention est l'intoxication nicotinique chronique, ou pour s'exprimer en termes plus généraux et peut-être plus corrects, l'influence de l'*abus du tabac à fumer.* Les troubles cardiaques à la suite des accès de tabac se voient surtout chez des personnes qui fument beaucoup de cigares importés de la Havane ou un très grand nombre de cigarettes. Les symptômes d'empoisonnement consistent en sensations subjectives désagréables dans la région du cœur (trémulation fibrillaire, sensation de pression, palpitations), en légers troubles de la respiration et objectivement avant tout dans l'apparition d'un *pouls* précipité et *irrégulier*, même *intermittent.* Il n'existe pas d'autres altérations objectives du cœur, du moins au début. Parfois on constate en même temps d'autres phénomènes dus à l'intoxication nicotinique chronique (scotome scintillant, troubles visuels, états dyspeptiques, etc.). Si on renonce à temps à fumer, ces phénomènes peuvent disparaître. Sinon, on voit se développer plus tard des troubles cardiaques plus graves, dans lesquels d'autres influences (alcoolisme, excès de travail intellectuel, etc.), ont le plus souvent leur part et sont associées à des lésions anatomiques étendues (avant tout à l'artériosclérose).

Il n'y a rien de particulier à ajouter concernant le *pronostic* et le *traitement.* En présence des signes d'une faiblesse congénitale du cœur, outre qu'on cherchera à fortifier autant que possible l'état général, il y a lieu d'une part de recourir à toutes les *précautions nécessaires*, de l'autre de tenter avec *prudence* et *mesure* d'*exercer* le muscle cardiaque (au moyen de la gymnastique rationnelle et des mouvements corporels méthodiques). — Pour le reste, et au point de vue prophylactique et thérapeutique, les prescriptions diététiques et hygiéniques générales occupent le premier rang. Les bains d'acide carbonique et les bains électriques, ont une action favorable. Le traitement médicamenteux de la faiblesse aiguë et chronique du cœur (excitants, digitale, etc.) ne s'écarte pas des règles généralement en usage.

Disons encore en passant que l'*adhérence des feuillets du péricarde* par péricardite chronique ou à la suite de la péricardite aiguë (voir plus loin), entraîne parfois une atrophie du myocarde avec faiblesse et dilatation. Ces cas peuvent facilement être confondus avec la dilatation primitive du cœur.

5. « Cœur » dit « graisseux. »

Etiologie et anatomie pathologique. Sous le nom de « cœur graisseux » on désigne encore aujourd'hui deux états très différents l'un de l'autre, le premier qui consiste dans une *accumulation* anormale *de graisse au niveau du cœur* lui-même, *dans le myocarde*, le second qui est constitué par la *dégénérescence graisseuse des fibres musculaires de l'organe.*

Le *cœur graisseux* et l'*infiltration de graisse dans le cœur même* n'est le plus souvent qu'un élément constitutif de l'obésité prononcée. On trouve fréquemment à l'autopsie de personnes très grasses le cœur complètement enveloppé d'une épaisse couche de tissu adipeux. Cette couche graisseuse recouvre notamment le feuillet externe du péricarde et se trouve sous le péricarde viscéral. Elle est surtout abondante d'ordinaire le long des gros vaisseaux, par conséquent dans les sillons du cœur. Cependant dans les cas les plus prononcés, la graisse infiltre également la substance musculaire de manière qu'entre les faisceaux de muscles s'accumulent une grande quantité de cellules adipeuses. Pour le reste le cœur lui-même est ou bien tout à fait normal ou en même temps hypertrophié ou dilaté. Dans quelques cas on rencontre simultanément de la sclérose des artères coronaires et des foyers de myocardite scléreuse.

Nous avons déjà fait mention de la *dégénérescence graisseuse du myocarde* comme étant souvent la conséquence des lésions valvulaires. La myocardite et l'hypertrophie idiopathique du cœur, de même que l'hypertrophie consécutive à la néphrite chronique et à l'emphysème pulmonaire, se compliquent également de dégénérescence graisseuse. En outre, on la rencontre souvent associée à la dégénérescence graisseuse d'autres organes, dans les maladies infectieuses aiguës graves, dans l'empoisonnement par le phosphore et dans toutes les anémies profondes, qu'elles soient primitives ou secondaires. Vues au microscope les fibres musculaires sont remplies de gouttelettes de graisse, parfois si nombreuses qu'elles cachent complètement les noyaux et la striation transversale des faisceaux. Dans tous les cas graves la dégénérescence graisseuse atteint les éléments propres, contractiles, du myocarde, toutefois sur ce point des recherches précises sont encore nécessaires. Lorsque l'adipose est très prononcée, on la reconnaît facilement à l'œil nu. Au-dessous de l'endocarde, surtout au niveau des colonnes charnues et des muscles papillaires on aperçoit de petits points et de fines stries jaunes élégamment disposées. Quand la dégénérescence est encore plus avancée (dans l'intoxication phosphorée, l'anémie pernicieuse) le muscle cardiaque tout entier présente une teinte jaune manifeste et est de plus flasque et mou. Il est à présumer qu'une dégénérescence graisseuse profonde prédispose à la rupture du cœur.

Dans la dégénérescence graisseuse du myocarde, la graisse résulte en partie de la désagrégation de l'albumine des fibres musculaires elles-mêmes. D'un autre côté il paraît probable, du moins d'après des recherches récentes, que l'infiltration graisseuse des faisceaux musculaires n'est que la conséquence visible de la *combustion insuffisante* des *graisses*, par suite d'un travail musculaire insuffisant. Dès lors la graisse provient non de l'albumine musculaire mais elle est apporté au myocarde et fournie par la graisse emmagasinée dans le tissu cellulaire sous-cutané.

Symptômes cliniques. La *dégénérescence graisseuse* du cœur ne s'affirme guère en clinique par des symptômes caractéristiques. On peut soupçonner son existence pendant la vie, en présence de ces différents états où l'expérience nous apprend qu'elle se rencontre quelquefois, mais cela ne suffit pas pour en porter le diagnostic. Il importe d'observer notamment que l'opinion communément admise, d'après laquelle la dégénérescence graisseuse serait la cause exclusive de l'affaiblissement général du cœur, n'est pas toujours exacte. Dans l'anémie pernicieuse, malgré l'adipose cardiaque la plus avancée, le pouls conserve parfois jusqu'à la fin une vigueur relative et une régularité parfaite. Nous devons également, à la suite de nombreuses recherches qui nous sont personnelles, formellement démentir l'opinion qui soutient que la dégénérescence graisseuse du muscle cardiaque doit être considérée comme la cause ordinaire de l'insuffisance de cet organe et du trouble de compensation qui en résulte. Dans nombre de cas examinés au microscope par nous-même, tout signe de dégénérescence adipeuse faisait défaut bien que, du vivant du malade, les troubles les plus prononcés de l'insuffisance cardiaque eussent existé. Au surplus, dans l'état actuel de nos connaissances, il nous semble impossible d'établir des rapports certains entre la structure histologique de la musculature du cœur et le degré d'activité cardiaque avant la mort.

En ce qui concerne les symptômes cliniques de la *surcharge graisseuse du cœur*, nous ne pouvons rien avancer de bien positif. En tout cas, « la graisse au niveau du cœur » joue de par le monde un rôle beaucoup plus grand que celui qui lui revient en réalité. Il est de fait toutefois que les gens obèses éprouvent très souvent de la gêne du côté du centre circulatoire et de la respiration. L'examen du cœur qui d'ailleurs est d'une difficulté réelle chez eux à cause de l'épaisseur du pannicule adipeux, permet quelquefois de constater l'élargissement de la matité, la petitesse, parfois l'irrégularité du pouls, l'affaiblissement des bruits cardiaques qui sont néanmoins demeurés purs. Ces malaises peuvent s'aggraver d'une façon considérable, des accès d'angine de poitrine et d'asthme cardiaque se déclarent et la mort arrive par les progrès de la dyspnée et de l'hydropisie générale.

Si l'on a l'occasion de faire l'autopsie dans ces circonstances, on ne découvre jamais, comme cause des malaises cardiaques, d'altération anatomique univoque, mais le plus souvent des *hypertrophies idiopathiques* (v. le chap. précédent), plus rarement des *lésions de myocardite* avec sclérose des artères coronaires, etc. Quelquefois (pas toujours) on trouve naturellement aussi au niveau du cœur même une forte accumulation de graisse. Cependant on peut se demander si cette graisse, en elle-même, peut réellement entraver le fonctionnement de l'organe. Il est de fait que nous avons souvent vu de ces « cœurs » fortement « graisseux » qui n'avaient pendant la vie donné lieu à *aucun* symptôme cardiaque particulier. Il faudrait plutôt songer à l'influence nocive résultant de l'*infiltration graisseuse* du muscle cardiaque. Seulement comme, dans ces conditions, il s'agit presque constamment d'*un état* atrophique simultané de ce muscle même, on peut se demander si cette infiltration de graisse doit être effectivement envisagée comme un processus morbide *primitif*. Quant à nous, nous inclinons beaucoup plus à croire qu'on a affaire dans ces circonstances à un état *primitivement atrophique du muscle cardiaque* auquel l'*infiltration graisseuse* ne vient s'ajouter *que secondairement* de la même façon que la lipomatose consécutive bien connue des muscles atrophiés du système musculaire général. Quoi qu'il en soit nous manquons aujourd'hui complètement de moyens de reconnaître pendant la vie ces états d'infiltration graisseuse du cœur. D'ailleurs ils sont certainement *beaucoup moins fréquents* que les autres altérations myopathiques.

En conséquence, le terme de « cœur graisseux » ne répond nullement pour nous à *un concept anatomo-pathologique et clinique exactement limité*. Nous préférerions beaucoup dire *cœur des personnes grasses*, voulant indiquer par là toute la série des malaises multiples auxquels le cœur des gens obèses est exposé. En effet les mêmes conditions qui produisent une obésité générale (alimentation surabondante, bière en excès) sont capables de produire à elles seules de telles lésions du cœur. Quant à la nature de l'affection du cœur dont souffre un individu obèse, il faut pratiquer un examen particulier de chaque cas. La forme certainement la plus fréquente c'est « l'hypertrophie idiopathique » simple (ce qu'on appelle le cœur de bière), l'artériosclérose du cœur intervient plus rarement; en tout cas dans la pratique et dans le diagnostic si souvent porté de « cœur gras » il faudrait tenir compte davantage des données fournies par l'anatomie.

Traitement. Une grande part des désordres respiratoires chez les personnes obèses revient, non pas à la faiblesse du cœur, mais à l'obésité en elle-même. La masse épaisse du corps et la difficulté que les muscles respiratoires éprouvent à fonctionner, sont des facteurs dont il faut grandement tenir compte. Par conséquent le traitement de la dyspnée doit tout d'abord et constamment s'adresser à l'*obésité elle-même;* de cette façon on facilite quelquefois en même temps le jeu du cœur. Nous traiterons en détail dans le chapitre consacré à l'obésité en général (tome II), des *cures diététiques* à suivre en ces cas.

Pour ce qui concerne le traitement des *symptômes cardiaques* en particulier, il ne s'écarte pas des règles et des indications applicables aux autres affections du cœur.

CHAPITRE QUATRIÈME.

NÉVROSES DU CŒUR.

1. **L'angine de poitrine (sténocardie).** L'expérience nous apprend qu'un grand nombre de personnes éprouvent souvent du côté du cœur des troubles et des malaises notables sans que l'examen objectif le plus minutieux découvre des lésions anatomiques de cet organe (lésions valvulaires, dilatation, hypertrophie). Souvent il s'agit de pures malaises subjectifs du malade (sensations de douleur, de pression, de resserrement au niveau du cœur), très souvent aussi il existe en même temps des troubles fonctionnels de l'activité cardiaque tels que accélération persistante ou passagère du pouls, irrégularités des contractions du cœur, etc.). On englobe d'ordinaire ces cas sous la dénomination générale de « névroses du cœur ». Le

développement de ces troubles doit être attribué à des causes variées. D'après mon expérience je peux établir les groupements suivants :

1° *Troubles cardiaques d'origine uniquement psychique*, c'est-à-dire *troubles subjectifs et objectifs* développés à la suite d'une impression émotive, primitive, d'origine variable. On peut dire sans hésitation que le nombre des « affections cardiaques purement imaginaires » est notablement plus important que celui des affections organiques proprement dites de cet organe. Le fait primitif c'est la *peur* de l'affection cardiaque et de ses suites. Les entretiens fréquents sur les maladies, la lecture des travaux et des journaux de médecine, souvent aussi la vue de parents ou de voisins atteints d'une affection grave du cœur provoquent chez de nombreuses personnes, à caractère impressionable, la crainte très vive d'être atteintes d'une affection du cœur. Ce premier trouble de la conscience provoque soit un certain nombre de malaises subjectifs par autosuggestion, dans la région du cœur, soit des troubles prononcés de l'activité cardiaque (tachycardie, quelques extrasystoles avec pouls intermittent, etc.). Comme les premières impressions angoissantes n'ont qu'une action passagère sur la conscience, les troubles cardiaques sont souvent eux aussi passagers. D'ordinaire ces troubles cardiaques apparaissent de préférence pendant la nuit soit parce que la direction de la volonté fait défaut ainsi que les diversions qu'apportent les occupations de la journée, soit de préférence le plus souvent par suite des représentations angoissantes déterminées par les rêves. Dans ce cas les malades se réveillent brusquement avec *sensation d'angoisse*, palpitations et oppression. — Le diagnostic des troubles cardiaques d'origine psychique est généralement facile. Déjà la nature des craintes exprimées et l'état général de nervosisme du malade font que le médecin expérimenté voit clairement ce dont il s'agit. Naturellement il est toujours nécessaire de pratiquer un examen objectif soigneux. Le traitement doit être d'abord et surtout *psychique*. Le point principal c'est de calmer le malade, de lui donner l'assurance certaine qu'il n'est atteint d'aucune maladie sérieuse. En pratique, de plus, il faut avoir recours en outre à des médications suggestives (préparations de valériane, bains de Co^2, hydrothérapie).

Il faut écarter tous les tonicardiaques actifs (digitale). Comme les névroses du cœur ne sont souvent que des manifestations partielles d'un état de neurasthénie générale on consultera à ce sujet le chapitre relatif à la neurasthénie dans le IIIe volume.

2° *Troubles cardiaques nerveux dus à une action toxique endogène.* Parmi les influences toxiques capables d'agir sur le cœur et les vaisseaux il faut attribuer une grande importance, selon toute vraisemblance, à certaines substances d'origine *endogène*, c'est-à-dire développées au cours des échanges nutritifs, quoique nos connaissances à ce sujet soient encore peu précises. L'influence du *corps thyroïde* est, à ce point de vue, surtout connue et depuis longtemps. Nous savons que dans la *maladie* de BASEDOW, provoquée par une activité anormale de la glande thyroïde, il existe des modifications très importantes de l'activité du cœur. A côté de la maladie de BASEDOW bien caractérisée, il y existe en outre un grand nombre d'autres troubles cardiaques qui vraisemblablement sont en relations avec des altérations du corps thyroïde (cœur chez les goîtreux). En tout cas il faut toujours tenir compte de cette éventualité et s'il y a une tuméfaction réelle du corps thyroïde on peut instituer le traitement en conséquence (sérum de MÖBIUS, électrothérapie, rayons X). Assurément à cause de notre ignorance sur l'intimité du processus il est très difficile de préciser les indications de ce traitement et le plus souvent on doit faire dans ce sens des essais prudents. On trouvera des indications plus précises au sujet de cette question importante dans le chapitre relatif à la maladie de BASEDOW. — Il me paraît nécessaire d'indiquer que probablement, outre la glande thyroïde, d'autres organes peuvent aussi, dans des conditions anormales, déterminer des troubles de l'activité cardiaque. En première ligne, à mon avis, il faut placer, à cet égard, les *organes sexuels de la femme*. Les troubles cardiaques nerveux si fréquents à l'époque de la *ménopause* agissent probablement dans ce sens, tout au moins dans certains cas, il en est de même des troubles cardiaques coexistant avec les *myomes utérins*, ou se produisant à la suite de l'*ablation des ovaires*, etc. Il existe un certain nombre de troubles des contractions du cœur avec arythmie que j'ai observé seulement chez les femmes. Je suis porté dès lors à établir une corrélation dans ces cas avec les troubles des sécrétions internes. Chez l'*homme*, on observe parfois des troubles cardiaques qui paraissent quelquefois en rapport avec les *affections de la prostate*. — Il est remarquable que dans tous les cas de cette catégorie, on observe très souvent des troubles nerveux généraux et psychiques, la maladie de BASEDOW en fournit la meilleure preuve. Enfin, il faut remarquer l'influence des *troubles de l'appareil digestif sur l'activité du cœur*. Dans quelques cas, d'ailleurs peu fréquents et à signification discutable, des excitations anormales parties de l'*estomac* ou de l'*intestin* agissent sur le cœur. Dans ces cas on peut attribuer un rôle à des actions soit toxiques soit réflexes. Parfois on peut peut-être attribuer cette action à des pressions *mécaniques* exercées sur le cœur par l'estomac ou par le gros intestin déplacés *(ptoses)*.

3° *Troubles nerveux consécutifs à des actions toxiques d'origine exogène*. Dans ce groupe nous comprenons les cas où la cause des troubles nerveux cliniquement constatés se développent sous l'action de poisons d'origine externe, surtout le tabac (névroses cardiaques chez les grands fumeurs), plus rarement le plomb, l'alcool, etc. A ce groupe appartiennent aussi les troubles cardiaques nerveux observés à la suite de *maladies infectieuses aiguës* (influenza, diphtérie, fièvre typhoïde, etc.). Il ne faut pas oublier toutefois que précisément dans ces cas la limite entre les troubles purement « nerveux » et les maladies organiques du cœur (myocardite, artériosclérose) est très difficile à établir. — Il ressort de l'exposé ci-dessus que souvent il est très difficile d'établir le diagnostic positif de maladies nerveuses du cœur. Il faut établir dans chaque cas particulier les conditions individuelles de son développement et les indications développées ci-dessus serviront tout au moins de points de repère essentiels.

4° *Des crises cardiaques d'origine nerveuse.* Dans presque toutes les formes de maladies du cœur on peut voir se développer dans certaines circonstances des troubles qui se présentent sous la forme de *crises.* Elles constituent alors des épisodes symptomatiques dans le cours général de la maladie. Toutefois il y a des cas où ces crises ont une sorte d'individualité, le cœur paraissant entre temps fonctionner normalement, elles constituent alors une forme spéciale de troubles nerveux cardiaques ou de névroses cardiaques. A cause de l'importance de ces crises au point de vue pratique nous intercalerons ici quelques remarques particulières.

a) Crises d'affaiblissement des contractions du cœur coexistant avec un pouls faible, petit, le plus souvent rapide et irrégulier, de faible tension, avec sensation d'oppression et de dyspnée (asthme cardiaque).

b) *Angine de poitrine* (crises sténocardiques). La caractéristique de ces crises c'est l'existence d'une *douleur* avec sensation d'angoisse et d'oppression, dont le siège est parfois dans la région du cœur mais d'ordinaire, en avant, au niveau de la paroi thoracique, en arrière du sternum. La douleur peut atteindre une intensité extrême. Très souvent elle s'irradie dans l'épaule et le bras gauches, et même plus bas jusqu'au coude et aux extrémités des doigts. Cette douleur peut aussi s'irradier dans le bras droit ou en même temps dans les deux bras, parfois aussi elle est ressentie plus haut sur les deux côtés du cou. Cette douleur coexiste avec profonde sensation de faiblesse générale, d'anéantissement complet (« sensation de mort imminente »). Les bras parfois retombent comme paralysés. Il n'y a pas toujours de dyspnée très apparente, mais souvent une sensation d'oppression et d'angoisse. D'ordinaire la face est pâle, non cyanosée. Le pouls, durant la crise, présente parfois peu de changements, dans d'autres cas il est rapide, irrégulier ou bien ralenti. La durée de ces crises est parfois de quelques minutes, mais elle peut atteindre 1/2 heure et plus.

Souvent d'autres phénomènes s'associent à la fin de la crise, par exemple des éructations, des vomissements, de la sueur, l'évacuation d'une urine abondante claire et de faible densité (urine nerveuse).

Nous savons peu de choses sur la pathogénie spéciale de ces phénomènes. Comme nous l'avons dit précédemment on peut, à notre avis, les interpréter le mieux en les attribuant à un *spasme vasculaire* et à une irritation des nerfs sensitifs des parois des vaisseaux. La douleur rétrosternale est d'origine aortique, les irradiations de la douleur dans le bras, le cou, etc., sont dus à la participation de l'artère humérale, de la carotide, etc., au spasme vasculaire. Les localisations variées de ce spasme expliquent les différences dans la symptomatologie des crises.

L'angine de poitrine vraie s'observe principalement dans l'*artériosclérose de l'aorte*, et aussi dans l'artériosclérose de ses branches (artères coronaires, etc.). J'ai observé des cas où le bras devenait pâle et froid, phénomène qui n'est explicable que par le spasme des artères du bras fortement atteintes par l'artériosclérose. On peut établir une comparaison entre l'angine de poitrine et les cas de claudication intermittente des membres par artériosclérose. Il faut aussi penser dans certains cas à une participation de l'aorte abdominale et de ses branches, à la crise (douleurs abdominales, tympanisme abdominal rapide, troubles intestinaux et rénaux, etc.). Il est possible, mais cela n'est pas démontré avec certitude, à mon avis, que l'angine de poitrine puisse se produire au cours d'autres maladies organiques du cœur sans artéciosclérose concomitante. Cependant certains auteurs (Nöthnagel) admettent l'existence d'une angine de poitrine *purement nerveuse*, par troubles vasomoteurs. Il n'est pas impossible que les crises d'angine de poitrine des grands fumeurs ne soient de nature nerveuse, cependant, précisément dans ces cas on ne peut jamais dans ces cas nier avec certitude l'existence d'une artériosclérose de l'aorte. Parmi les causes qui sont capables de provoquer l'angine de poitrine vraie il faut indiquer avant tout les efforts corporels, en outre les fortes émotions, les erreurs de régime, etc.

Le diagnostic d'angine de poitrine est en général facile si on s'en tient à la symptomatologie détaillée ci-dessus. Cependant il n'est pas douteux que souvent chez les cardiaques on observe des crises qui ne peuvent strictement être classées dans l'une ou l'autre des catégories établies. En particulier les limites entre l'angine de poitrine et l'asthme cardiaque sont souvent indécises. Il faut aussi prendre garde de confondre des troubles cardiaques organiques avec des crises hystériques. — Le pronostic de l'angine de poitrine vraie est toujours grave quoique certains malades aient pu présenter pendant plusieurs années des accès avant de succomber. Il y a d'ailleurs toujours danger de mort subite.

Dans le traitement des cas graves d'angine de poitrine, le moyen le plus actif c'est une injection sous-cutanée de morphine. Elle calme souvent rapidement les états les plus angoissants. L'administration interne de la morphine peut aussi être utilisée, mais l'action est moins prompte. A côté de la morphine la *nitroglycérine* peut être considérée comme un bon médicament. On la prescrit surtout sous la forme de gouttes (nitroglycérine 0,02, eau-de-vie et eau distillée, etc., etc., 10 gr.; donner 20 gouttes de ce mélange). A cette solution on peut ajouter 0,20 de morphine. Certains malades font volontiers des inhalations de nitrite d'amyle. Un autre médicament fort indiqué c'est la *diurétine*, mais son action est lente et dès lors elle n'est guère utilisable que pour prévenir les crises. Outre ces moyens on peut aussi employer avec avantage les sinapismes appliqués sur la poitrine, les bains de pieds et de mains chauds, les enveloppements chauds du thorax, etc.

c) Crises d'oppression, d'angoisse avec terreur chez les individus en état de sommeil. Un phénomène très caractéristique c'est la production subite d'une sensation d'angoisse prononcée chez certains cardiaques très malades aussitôt qu'ils se mettent à dormir. Règle générale il s'agit dans ces cas d'une sorte de phénomène de CHEYNE-STOKES avec pauses respiratoires se produisant jusqu'à ce que le malade succombe subitement au cours d'une crise de violente angoisse.

d) Crises d'*asthme* dit *humide* dans lesquelles les crises sont associées avec la production d'une exsudation séreuse ou sérosanguinolente, rapide et abondante, dans les bronches et s'accompagnent d'une forte dyspnée ainsi que d'une expectoration abondante, mousseuse, séreuse et parfois sanguinolente. Parfois la production de cette exsudation dans les bronches coïncide avec un processus analogue dans l'estomac et l'intestin, d'où l'apparition de vomissements et de *selles diarrhéiques* abondantes. Tous ces phénomènes sont en faveur d'une paralysie passagère des vaisseaux avec issue de sérosité à travers leurs parois devenues plus minces. La dilatation locale des vaisseaux produit une anémie du cerveau, d'où des troubles de l'intelligence allant parfois jusqu'à la perte de connaissance complète. Durant la crise le pouls devient tout à fait petit et faible. Ces crises s'observent dans les affections du cœur par artériosclérose et par myocardite, et aussi avant tout dans les affections du cœur des individus atteints de néphrite. Le traitement doit faire un appel énergique aux *excitants cardiaques* et vasculaires (injections sous-cutanées de camphre, digitale, caféine) et en outre aux sinapismes, aux enveloppements chauds, etc.

e) Crises de tachycardie (voir plus bas).

2. **Palpitations nerveuses.** Par *palpitations* on entend la *perception subjective* des mouvements du cœur. Le plus souvent, elles sont provoquées par le renforcement des battements du cœur. Il n'y a pourtant aucun rapport constant entre l'intensité des battements du cœur et la sensation subjective qu'ils éveillent. Nous voyons parfois des malades atteints d'insuffisance aortique n'avoir aucune conscience de l'énergie impulsive de leur cœur hypertrophié, tandis que d'autres se plaignent d'une sensation pénible de palpitation, quoique le cœur ne semble pas objectivement battre plus fortement que d'habitude.

Sous le nom de *palpitations nerveuses* on désigne les cas où les malades se plaignent de battements cardiaques, sans que l'examen objectif du cœur fasse découvrir une lésion anatomique quelconque. Le plus souvent alors il s'agit en réalité d'une contraction cardiaque provoquée par des influences nerveuses anormales. Quelquefois les palpitations se déclarent à la suite de causes occasionnelles insignifiantes qui, chez des personnes saines, n'y donnent pas lieu ou ne provoquent que de faibles battements, par exemple, après l'*émotion morale* la plus légère, le moindre *exercice corporel*, le plus simple *repas*, l'usage de certaines boissons (thé, café, vin, bière), certaines attitudes du corps (décubitus latéral gauche), etc. Il y a donc en jeu, dans ces cas, une susceptibilité maladive du cœur vis-à-vis des excitants externes. En même temps l'impulsion renforcée du cœur se combine avec une augmentation notable du nombre des battements. Nous avons souvent rencontré des malades atteints de battements nerveux du cœur chez lesquels des mouvements corporels relativement minimes suffisaient pour amener une vitesse du pouls de 140 à 160 pulsations par minute. — Dans d'autres cas, il est probable que les malades ont une sorte d'hyperesthésie à l'endroit des mouvements du cœur, de telle sorte que les mouvements de l'organe, quoique étant de force et de vitesse normales, occasionnent déjà une sensation incommode.

Il est rare que les malades accusent des palpitations continues; elles se montrent d'ordinaire sous forme d'accès séparés par des intervalles plus ou moins nettement distincts. Le plus souvent, quand il s'agit de battements purement nerveux, on a affaire à des névropathes qui sont en outre atteints d'autres malaises de nature nerveuse, hystérique et neurasthénique; ou bien ce sont des personnes anémiques, des filles chlorotiques, etc. Cependant, les battements nerveux se montrent aussi chez des individus très sanguins (pléthoriques). L'*hypochondrie* joue souvent un grand rôle. La peur d'être atteint d'une maladie du cœur et l'idée des conséquences possibles de celles-ci sont parfois l'origine première des palpitations qui alors confirment les malades dans leurs appréhensions (Voir plus haut, les troubles cardiaques d'origine psychique).

Le *diagnostic* des palpitations nerveuses ne peut s'établir que si, après une exploration attentive et plusieurs fois répétée du cœur, on n'y découvre aucune anomalie objective. Le jugement peut être très malaisé dans nombre de circonstances, par exemple, en cas de bruits anémiques du cœur. Il faut toujours tenir compte de l'ensemble de la constitution et de l'impression générale que font les malades. Des difficultés particulières se présentent souvent quand il faut établir la distinction entre les battements purement nerveux (le cœur ayant d'ailleurs conservé son énergie propre) et les états de réelle faiblesse cardiaque congénitale ou acquise (v. ci-dessus).

Le *pronostic* est favorable en ce sens que la maladie ne comporte aucun danger. Souvent on voit s'opérer des améliorations et la guérison finale. D'autres cas cependant résistent d'une façon opiniâtre à tous les moyens thérapeutiques.

Le *traitement* doit s'adresser d'abord à l'état général. Les anémiques sont justiciables du *fer*, de la *quinine*, des *aliments fortifiants*. Les personnes sanguines, au contraire, seront soumises à un régime sévère et on leur prescrira des eaux purgatives ou une cure balnéaire à *Marienbad*, *Kissingen*, etc. Quand il existe en même temps des signes d'hystérie ou de neurasthénie, il faut traiter ces maladies d'une manière spéciale. Dans les états hypochondriaques qui sont à la base de la plupart des troubles nerveux du cœur, la chose principale pour le médecin est naturellement de tranquilliser le moral du malade. Toutefois nous ne pouvons nous abstenir tout à fait de l'emploi d'autres traitements, quoique le plus souvent ce soit dans un but de suggestion, mais il vaut mieux ne pas employer les médicaments dit cardiaques (par exemple la digitale). Les moyens les plus indiqués sont l'hydrothérapie et les bains de Co^2, à l'intérieur la *valériane*, le *validol*, le bromure de sodium, etc.

Le repos est surtout recommandé, au point de vue symptomatique. Le froid sur la région du cœur (applications froides, vessie de glace) agit parfois avantageusement. D'autre part cependant il faut dire que la tendance aux palpitations qui accompagne les faiblesses du cœur, peut être corrigée par des exercices méthodiques et par le renforcement du muscle cardiaque qu'ils réalisent (v. le chapitre précédent).

3. **Tachycardie.** *Tachycardie paroxystique.* La *tachycardie* est une sorte de névrose du cœur très particulière et relativement fréquente, consistant en *une fréquence énorme du pouls qui survient sous forme de paroxysmes* et qui va jusqu'à deux cents battements et plus par minute. Nous avons déjà fait mention de ces accès comme d'un symptôme des maladies du cœur (des lésions mitrales et aortiques et des affections musculaires du cœur). Cependant des accès exactement semblables se montrent aussi à l'état de névrose pure, sans lésion anatomique appréciable du cœur, comme on l'observe notamment chez des personnes anémiques et nerveuses, ou même chez des individus corpulents. Nous en avons vu un cas très net chez une dame atteinte d'une mélancolie neurasthénique prononcée, ainsi que d'autres cas chez des individus atteints de maladies très différentes (cirrhose hépatique, sclérose en plaques, etc.). Nous ignorons quelle est la cause réelle de l'apparition brusque de l'accélération du pouls. Dans un certain nombre de cas la cause déterminante paraît être l'abus du tabac, dans d'autres cas l'abus des exercices physiques, les émotions, les maladies aiguës antérieures. Souvent on ne trouve aucune cause nette pour expliquer l'apparition de la tachycardie. L'accès commence ordinairement d'une manière tout à fait subite, le jour ou la nuit, parfois sans motif, quelquefois aussi provoqué, semble-t-il, par certaines causes occasionnelles (surtout par une surcharge de l'estomac). Les malades sentent que l'accès est imminent, ils sont en proie à de l'angoisse et à de l'agitation et ont le facies pâle; toutefois, une forte anxiété précordiale, la dyspnée, les tendances syncopales, etc., ne constituent pas la règle. Pendant la crise, la plupart des malades restent au repos, d'autres se promènent lentement. Au niveau du cœur lui-même on constate, principalement pendant l'accès, une *précipitation excessive des bruits cardiaques.* Les deux bruits du cœur deviennent tout à fait égaux en force et en intensité, le grand silence disparaît (embryocardie). Parfois on perçoit à l'auscultation un bruit surajouté, mal déterminé. Ordinairement l'impulsion du cœur est tout à fait régulière. Cependant pendant la crise il peut se produire de l'*arythmie* nette. Plusieurs fois on a constaté de l'*élargissement de la matité cardiaque.* Chez des cardiaques et notamment dans un cas de tachycardie paroystique chez un malade souffrant de cirrhose du foie, nous avons pu, à chaque accès, démontrer positivement l'existence d'une dilatation aiguë considérable du cœur, qui rétrocédait aussitôt l'accès terminé. Dans d'autres cas (en particulier dans la tachycardie purement nerveuse) on ne peut constater de dilatation du cœur pendant l'accès. La respiration n'est en général pas troublée pendant l'accès. La sécrétion urinaire est parfois diminuée,

toutefois on observe également dans certains cas de la polyurie pendant l'accès et surtout après. Il n'est pas rare d'observer des troubles gastriques (perte de l'appétit, nausées, vomissements).

La durée des crises est très variable : elle oscille outre quelques minutes et plusieurs heures. Si on a fréquemment l'occasion d'assister à la fin de la crise, on observe souvent soit par l'auscultation soit en tatant le pouls que la *tachycardie se supprime brusquement.* On remarque d'abord que d'ordinaire la fréquence du pouls diminue rapidement de moitié par rapport au nombre antérieur des pulsations et que par exemple le pouls tombe brusquement de 180 à 90. Ce fait est très intéressant théoriquement puisqu'il conduit à admettre que dans la crise même il a pu y avoir un dédoublement des contractions (choc) du cœur.

Le *pronostic* de la tachycardie dépend entièrement de la nature de la maladie fondamentale coexistante. Nous ignorons si les cas idiopathiques sont susceptibles d'une guérison durable. S'il n'existe aucun signe de lésions organiques du cœur il n'y a pas de danger pour la vie à l'occasion des crises. En tous cas il y a moyen d'améliorer la situation. Le *traitement* de l'accès consiste à ordonner le repos le plus complet et à appliquer de la glace sur le cœur. Les calmants (bromure de potassium, eau d'amandes amères, teinture de valériane, etc.) rendent évidemment de bons services dans les cas purement nerveux. Nous avons retiré de bons effets d'applications froides locales. La compression du pneumogastrique au cou a pu dans quelques cas provoquer la terminaison de l'excès de tachycardie. Au reste le traitement s'inspirera des conditions particulières du fait observé. Dans tous les cas associés à un état de neurasthénie générale et de nervosité il faut surtout instituer un traitement général (hydrothérapie, séjour à la campagne ou dans la montagne. D'après le tempérament et les habitudes du malade il faudra aussi instituer un *régime diététique* approprié.

Pour ce qui concerne la *bradycardie* se produisant parfois sous forme d'accès, voir plus haut.

DEUXIÈME PARTIE.

MALADIES DU PÉRICARDE.

CHAPITRE PREMIER.

PÉRICARDITE.

Etiologie. La péricardite en tant que *maladie idiopathique* et d'origine *primitive* est une maladie rare. Le plus souvent elle n'est qu'une conséquence ou une manifestation spéciale d'autres états morbides. C'est ainsi qu'on l'observe parfois au cours du *rhumatisme articulaire aigu* qu'elle complique soit seule soit concurremment avec l'encocardite aiguë. Il n'est pas impossible que quelques cas de *péricardite aiguë*, en apparence *primitive*, relèvent également du rhumatisme articulaire aigu, au point de vue étiologique, c'est-à-dire qu'ils soient produits par l'agent morbide du rhumatisme qui s'est porté exceptionnellement sur le péricarde seul, tout en respectant les articulations. Cette opinion acquiert de la probabilité par la marche ultérieure de beaucoup de ces cas (apparition ultérieure d'affections articulaires). Outre le rhumatisme articulaire, d'autres maladies infectieuses aiguës s'accompagnent quelquefois, quoique beaucoup moins souvent, de *péricardite secondaire*, telles sont la *scarlatine*, la *rougeole*, les *processus septiques* et *pyohémiques* (péricardite purulente dans ces derniers cas), le *scorbut*, le *purpura de* Werlhof (péricardite hémorragique). Parmi les maladies chroniques, c'est principalement pendant la *néphrite chronique* que se montre la péricardite. Nous avons rencontré la péricardite hémorragique dans la *leucémie*. Chez les cancéreux on l'a également signalée, mais alors elle dépend probablement d'une infection « septique » secondaire. Signalons encore pour terminer qu'on observe assez souvent chez les *alcooliques*, des péricardites en apparence primitives, graves, souvent hémorragiques. Parfois, mais non toujours, il s'agit de péricardites tuberculeuses et dans ces derniers cas en particulier nous sommes tentés d'admettre qu'il s'agit d'une *péricardite hémorragique primitive*, analogue à la pachyméningite hémorragique (hématome de la dure-mère).

Un grand nombre de péricardites naissent par *propagation d'une inflammation voisine.* C'est ainsi que la péricardite se déclare parfois *à la suite de la pleurésie* (surtout du côté gauche) et de la *pneumonie* compliquée de la pleurésie. En outre les néoplasmes et processus ulcéreux de l'œsophage, des vertèbres, des ganglions bronchiques, du poumon, etc., donnent parfois lieu à la perforation du péricarde et par suite à son inflammation. Il n'est pas encore établi si la péricardite qui apparaît souvent *au cours d'affections valvulaires chroniques* doit aussi être mise sur le compte d'une inflammation propagée. Nous avons songé à cette éventualité parce qu'il nous est arrivé de remarquer que la péricardite secondaire se déclare avec une fréquence particulière dans les affections valvulaires de l'aorte, et que cela permet de croire à une transmission directe des agents inflammatoires au péricarde à travers la paroi aortique. Toutefois il n'en faut pas moins admettre la possibilité d'un développement idiopathique de ce genre de péricardite (surtout dans les affections mitrales). La péricardite peut aussi se développer à la suite de la myocardite, des abcès cardiaques, etc.

La *tuberculose* joue un rôle très important dans l'étiologie de la péricardite. Un nombre assez considérable de péricardites qui semblent être primitives, révèlent à l'autopsie leur nature tuberculeuse. La péricardite tuberculeuse est tantôt complètement isolée, tantôt elle fait partie de cette forme particulière de localisation de la tuberculose, appelée *tuberculose des membranes séreuses.* Dans beaucoup de cas on peut démontrer que la péricardite tuberculeuse doit son existence à la propagation directe d'une pleurésie tuberculeuse. Quand il s'agit d'une péricardite prétendue primitive, on peut quelquefois constater que l'infection s'est produite par un ganglion lymphatique tuberculeux ouvert dans le péricarde.

La péricardite est surtout une maladie de la jeunesse et de l'*âge moyen*, mais elle se déclare aussi à un âge avancé.

Anatomie pathologique. La péricardite commune frappe d'une manière limitée ou diffuse les faces internes des deux feuillets du *péricarde.* On désigne sous le nom de *péricardite externe* (v. ci-dessous) l'inflammation de la face externe du sac péricardique. Les lésions anatomiques de la péricardite sont complètement analogues à celles de l'inflammation des membranes séreuses, principalement de celle de la plèvre.

On divise d'ordinaire la péricardite, d'après la nature de l'exsudat, en *fibrineuse*, *séro-fibrineuse*, *hémorragique* et *purulente* (ou putride). Les péricardites fibrineuse et séro-fibrineuse avec exsudat liquide abondant dans la cavité péricardique sont les formes les plus fréquentes de la péricardite, telles qu'elles se déclarent dans le rhumatisme articulaire, à la suite de lésions valvulaires du cœur, et dans les affections rénales, etc. Les deux feuillets du péricarde sont tapissés de masses fibrineuses qui présentent parfois une disposition réticulée ou tomenteuse *(cor villosum)*. En outre, il existe une quantité plus ou moins grande d'exsudat liquide qui distend la poche péricardique. Ce liquide est de nature séreuse, il renferme des flocons fibrineux plus ou moins abondants et offre un aspect louche par le mélange de cellules (globules de pus, et, en partie, de l'endothélium détaché). La *péricardite* exclusivement *purulente* est toujours l'expression d'une infection spécifique du péricarde. Elle se déclare au cours des maladies pyohémiques, à la suite de la pleurésie purulente, comme conséquence de la perforation dans la cavité du péricarde, d'abcès, de carcinomes œsophagiens, etc. C'est surtout dans la *péricardite tuberculeuse* que l'exsudat est de nature *hémorragique*. On y trouve, outre tous les caractères de l'inflammation, des tubercules miliaires et de petits foyers caséeux, au sein des produits inflammatoires. Souvent on reconnaît à l'œil nu les lésions tuberculeuses spécifiques, parfois il n'y a que l'examen microscopique qui les fasse découvrir. De plus la péricardite hémorragique se montre dans les diathèses hémorragiques généralisées *(scorbut)* et chez les personnes affaiblies et épuisées *(buveurs)*.

Quand la péricardite a duré longtemps, le *myocarde* lui-même présente presque toujours des lésions. Le cœur est d'ordinaire flasque, dilaté, et son parenchyme est souvent atteint de dégénérescence graisseuse. La persistance de la péricardite entraîne fréquemment une *atrophie* assez considérable *du myocarde*, qui est par endroits remplacé par du tissu adipeux. Nous avons déjà signalé la coïncidence de la péricardite avec les affections valvulaires et la dégénérescence du myocarde.

La péricardite à marche favorable est susceptible de guérison intégrale. *Des taches* dites *laiteuses* se voient parfois sur le péricarde comme trace d'anciennes péricardites circonscrites. Dans d'autres cas la péricardite se termine par la coalescence des deux feuillets du péricarde (*oblitération du sac péricardique*, v. ci-dessous). Enfin, la péricardite aiguë passe quelquefois à l'état *chronique*, à moins que la maladie dans son ensemble n'affecte de prime abord une marche chronique. Alors s'établissent des adhérences formées de tissu conjonctif et des épaississements considérables du péricarde, la quantité de l'exsudat restant le plus souvent minime. Parfois les péricardites chroniques sont le point de départ de poussées aiguës.

Symptômes cliniques. 1. *Symptômes subjectifs. Phénomènes généraux* et *fièvre*. Les formes légères de la péricardite peuvent se développer, comme par exemple au cours du rhumatisme articulaire aigu, sans provoquer de malaises subjectifs. On ne les découvre que par un examen objectif attentif du cœur. Dans les cas graves, au contraire, la péricardite donne lieu à des *symptômes subjectifs* très intenses qui n'ont pourtant en eux-mêmes rien de bien caractéristique.

La région du cœur, parfois aussi l'épigastre, quand on insiste beaucoup dans l'interrogatoire, est quelquefois le siège d'une *douleur*, qui par conséquent ne manque pas d'importance diagnostique. Il est vrai qu'elle peut faire complètement défaut. Dans tous les cas de grande intensité et à invasion brusque, il existe presque constamment une *sensation générale d'oppression et d'angoisse*, puis une *dyspnée* qui peut devenir très prononcée. Les malades se plaignent souvent de céphalalgie. Quand la situation s'aggrave, la tête se prend et le coma survient.

On conçoit aisément que dans toute péricardite un peu intense le jeu du cœur doit nécessairement être entravé. C'est surtout l'augmentation de pression dans le péricarde qui met obstacle à la *diastole* du ventricule, d'où il résulte que le cœur ne se remplit plus comme à l'état normal et que dès lors la circulation générale est troublée. Cependant les tractus fibrineux et les adhérences péricardiques, de même que les lésions musculaires qui finissent par se produire, peuvent aussi enrayer la systole. C'est ainsi que s'expliquent les signes qui ne tardent pas à se manifester. Ce sont l'affaiblissement de la circulation artérielle (pâleur et symptômes d'anémie cérébrale), la turgescence du système veineux général (cyanose), les troubles de la circulation pulmonaire (dyspnée). Quand l'épanchement péricardique est considérable, la dyspnée est augmentée en outre par la pression mécanique que le cœur augmenté de volume exerce sur le poumon gauche.

La péricardite aiguë est le plus souvent accompagnée de *fièvre*. Celle-ci n'a pas de type particulier et est d'ordinaire modérée (environ 39° à 39°,8), mais il existe parfois des oscillations considérables. En cas de guérison la fièvre tombe en lysis. La péricardite chronique peut évoluer sans aucune fièvre.

2. *Symptômes physiques. Inspection.* Le facies des malades atteints de péricardite grave est pâle, mais en même temps plus ou moins cyanosé. L'expression de la physionomie est anxieuse. Les malades sont couchés le tronc relevé, quelquefois assis dans leur lit. La respiration est d'ordinaire accélérée, pénible, un peu irrégulière. Au niveau du cou les veines *jugulaires* apparaissent turgescentes. Très souvent elles sont animées, en raison de la stase, de forts mouvements ondulatoires ou de battements. La *région cardiaque*, quand l'épanchement est abondant, présente une voussure manifeste et les espaces intercostaux s'effacent en cet endroit. Parfois on constate

que la paroi thoracique est un peu œdématiée au même niveau. Les mouvements cardiaques sont encore nettement perceptibles lorsque les contractions du cœur sont fortes et l'exsudat peu abondant; dans d'autres cas elles sont faibles et remarquablement diminuées d'intensité et comme diffuses. Lorsque l'exsudat est abondant ou qu'il existe des adhérences, ils peuvent disparaître complètement.

A la *palpation*, dans les cas légers, on constate que la *pointe* bat à l'endroit ordinaire et avec une force à peu près normale. Mais si l'exsudat péricardique augmente, il en résulte que le cœur s'éloigne de la paroi thoracique et que le battement de la pointe devient de plus en plus faible jusqu'à ce qu'il disparaisse complètement. En cette occurrence il redevient parfois perceptible quand le malade s'incline en avant ou se couche sur le côté gauche. Dans tout le reste de la région du cœur on constate également de légères ondulations cardiaques qui disparaissent totalement par l'accumulation de l'exsudat. Toutefois le contraste entre les mouvements cardiaques qui ne se perçoivent que d'une manière indistincte (absence du choc de la pointe nettement dessiné et d'une forte impulsion épigastrique) et la matité cardiaque considérablement augmentée (v. plus bas) a de la valeur au point de vue diagnostique. Parfois en appliquant la paume de la main on sent le *frottement* des feuillets rugueux du péricarde l'un sur l'autre.

Le *pouls* est d'ordinaire accéléré, dans les cas graves il devient quelquefois irrégulier. Tout épanchement quelque peu abondant, comme nous venons de le dire, a pour effet de diminuer la tension et l'amplitude du pouls. Dans les cas graves, le pouls devient souvent très petit et faible. Mais pourtant, quand par ailleurs le cœur a conservé sa vigueur normale, le pouls peut rester relativement fort, et c'est précisément *ce caractère du pouls mis en opposition avec l'affaiblissement notable du choc cardiaque*, qui constitue parfois un élément de diagnostic. Dans quelques cas d'épanchement considérable du péricarde, on a observé un *pouls paradoxal* manifeste, c'est-à-dire un affaissement et même une disparition complète du pouls radial à chaque inspiration.

La *percussion* révèle des changements très caractéristiques quand le péricarde est distendu par l'épanchement. Pour les grands exsudats péricarditiques, la « forme triangulaire » de la matité cardiaque passe pour particulièrement caractéristique. La pointe mousse de ce triangle est située en haut dans le 3me ou déjà même dans le 2me espace intercostal gauche, au voisinage du bord sternal gauche. Ses limites latérales s'étendent obliquement à droite et en bas jusque près de la ligne parasternale droite, à gauche et en bas jusqu'à la ligne mamelonnaire gauche ou plus loin encore. La percussion ne parvient pas à délimiter la large base de ce triangle, à cause du lobe hépatique gauche qui y confine. Les bords de la matité donnent souvent une résonance tympanique due à la rétraction du poumon avoisinant. En général, nous devons, d'après notre expérience personnelle, convenir qu'on ne doit pas établir trop schématiquement des *formes* particulières de matité cardiaque propres à la péricardite. L'agrandissement de cette matité elle-même, et sa forte résistance — sont des signes importants. Pour le reste, on observe des formes assez diverses de matité, quoique en général l'élargissement vers le *haut* et à *droite* s'observe de préférence. Selon les observations d'EBSTEIN, dans l'exsudation péricarditique commençante, ce serait le plus souvent à droite de la base du cœur (dans l'angle cardio-hépatique) que la matité est évidemment en rapport en premier lieu avec le volume de l'épanchement. Mais nous devons faire remarquer que cette relation n'est pas constante, pas même à ce point de vue particulier. Dans les péricardites anciennes, par exemple, on trouve souvent une matité cardiaque encore très étendue, alors qu'à l'autopsie on ne trouve que peu de liquide dans le péricarde. Cela s'explique en partie par la *dilatation* consécutive du cœur, en partie par la persistance de la rétraction du poumon.

Un signe diagnostique de la péricardite souvent signalé, mais peu utilisable en pratique, consiste en ce que dans beaucoup de cas le choc tangible de la pointe est situé en *dedans* de l'aire de la matité cardiaque, parce que l'épanchement péricardique s'étend plus vers la gauche que le cœur lui-même. Remarquons en outre que la matité péricardique *se modifie* souvent d'une manière considérable *par le changement d'attitude du malade.* Plus grande dans la position verticale que dans le décubitus horizontal, la matité subit parfois par le décubitus sur les flancs un déplacement latéral de plusieurs centimètres. Cependant des modifications analogues, quoique rarement aussi prononcées, se montrent également dans l'hypertrophie du cœur.

Le *signe d'auscultation* caractéristique et pathognomonique de la péricardite, c'est le *bruit de frottement péricardique.* Il naît, pendant les mouvements cardiaques, du glissement l'une sur l'autre des surfaces rugueuses du péricarde enflammé. Ce frottement *fait défaut* quand les surfaces rugueuses des deux feuillets péricardiques sont écartées l'une de l'autre par un *exsudat liquide* abondant, ou lorsque les deux feuillets fusionnés ne peuvent plus glisser l'un sur l'autre. D'ordinaire le bruit de frottement a son maximum d'intensité à la *base;* cependant on peut l'entendre aussi en tout autre endroit du cœur. En général les bruits péricardiques ne se propagent pas très loin. D'après son timbre on désigne le bruit péricardique sous le nom de bruit de rabot, de râpe ou de cuir neuf, etc. Le frottement coïncide tantôt avec la systole, tantôt avec la diastole. Parfois cependant il n'est pas rigoureusement isochrone avec les phases de la contraction cardiaque. Il arrive qu'il se décompose en plusieurs secousses et qu'il est comme saccadé. L'intensité du frottement varie quelquefois avec les phases de la respiration. D'ordinaire il est plus fort pendant l'inspiration, parfois il s'accentue pendant l'expiration. Le bruit peut se modifier encore par le changement de position du malade. Il est plus fort quand le malade est assis que quand il est couché, etc. Sous la pression du stéthoscope qui rapproche les feuillets du péricarde, le frottement acquiert une plus grande intensité.

Quand les valvules sont intactes, *les bruits du cœur* continuent parfois d'être perçus, indépendamment du bruit de frottement, à moins qu'ils ne soient, en tel ou tel endroit du cœur, complètement étouffés par la rudesse de ce bruit. En général ils sont affaiblis par le plus léger épanchement péricardique, puisque leur transmission à l'oreille est rendue plus difficile. Quand l'exsudat est abondant et que le frottement n'est plus perceptible, les bruits du cœur eux-mêmes, et surtout le premier, ne s'entendent que d'une manière très fugace et indécise. Ce fait mis en rapport avec l'agrandissement de la matité cardiaque a de l'importance au point de vue du diagnostic. Si la péricardite est compliquée d'une lésion valvulaire, les bruits endocardiques et péricardiques sont parfois difficiles à différencier les uns des autres. Cependant ces derniers prédominent le plus souvent.

3. *Phénomènes consécutifs à la péricardite.* Un vaste épanchement péricardique peut provoquer des symptômes particuliers par la compression des organes avoisinants. Nous avons fait observer déjà que la *compression du poumon gauche* peut augmenter la dyspnée. Dans beaucoup de cas cette compression du lobe inférieur gauche se traduit en outre par une légère matité, à gauche, en arrière et en bas. Souvent aussi on constate la coexistence de la péricardite et de la pleurite gauche avec épanchement. Rarement encore on a observé de la *dysphagie* par suite de la compression de l'œsophage et la *paralysie unilatérale des cordes vocales* par suite de la compression du nerf récurrent.

Dans les péricardites de longue durée, on voit se développer des conséquences identiques à celles de toute affection chronique du cœur. La diurèse baisse par suite de la diminution de la tension artérielle. La stase veineuse donne finalement lieu à l'hydropisie générale, à des congestions passives du foie, de la rate, des reins, etc. Disons encore que c'est surtout au cours de la péricardite que nous avons pu observer à diverses reprises des épanchements considérables occupant les cavités séreuses (surtout l'hydrothorax) *sans œdème cutané concomitant.* D'ailleurs tous ces phénomènes de stase sont beaucoup moins l'effet de la péricardite elle-même que de l'*atrophie* et de la *dilatation* du cœur qu'elle entraîne souvent après elle (v. plus haut).

Formes spéciales de péricardite.

1. **Péricardite externe et péricardite médiastine.** *(Pleuro-péricardite).* On entend par péricardite externe l'inflammation de la surface externe du péricarde, qui s'allie habituellement avec l'inflammation du tissu cellulaire du médiastin et de la plèvre avoisinante, surtout de celle qui revêt la languette du poumon gauche. Cette forme de péricardite peut subsister pour son propre compte ou être combinée avec la péricardite interne. C'est une maladie rare. On l'observe le plus souvent à la suite de la pleurésie tuberculeuse.

Les symptômes physiques de cette maladie doivent différer tellement d'après le siège et l'étendue du processus, qu'il n'y a pas moyen de donner à cet égard de règles absolues. Il n'y a que quelques signes particuliers qui peuvent être considérés comme caractérisant un certain nombre de cas. Au voisinage de la pointe ou à la limite gauche de matité cardiaque, on perçoit souvent un *frottement* dit *extra-péricardique (pleuro-péricardique).* Ce frottement est autant en rapport avec les mouvements du cœur qu'avec ceux du poumon. A l'inspiration le frottement est souvent renforcé, ou bien il n'est parfois perceptible qu'au plus fort de l'inspiration. Quand le malade retient son haleine on n'entend que le bruit dépendant de l'impulsion cardiaque, tandis qu'en faisant respirer profondément, on entend aussi le frottement respiratoire. Les différences sont tellement nombreuses d'après les cas qu'on ne peut les énumérer toutes. Un autre symptôme intéressant que GRIESINGER et KÜSSMAUL ont signalé les premiers comme relevant de la péricardite médiastine avec plaques de sclérose, c'est le *pouls* dit *paradoxal.* Il consiste en ce que, à chaque mouvement d'inspiration, le pouls devient plus petit. Ce phénomène se produit, au moins dans une partie des cas, parce que les brides fibreuses et les adhérences qui enveloppent l'origine de l'aorte l'incurvent mécaniquement et en rétrécissent la lumière chaque fois que le thorax s'amplifie dans l'inspiration. Cette explication n'est pourtant pas généralement admissible, puisque le pouls paradoxal se rencontre aussi dans d'autres circonstances (par exemple dans le cas d'un grand exsudat péricardique). Chez quelques malades, on observe à chaque inspiration, concurremment avec le pouls paradoxal, un *gonflement considérable des veines jugulaires*, provenant de ce que les gros troncs veineux subissent également, à chaque mouvement inspiratoire, une incurvation mécanique et un resserrement. Nous avons vu nous-même dans un cas compliqué d'adhérences extrapéricardiques, un *ralentissement* très marqué du pouls se déclarer à chaque inspiration (irritation du nerf vague?). Enfin Riegel a noté, dans un cas où il existait des bandes fibreuses rattachant le poumon à la surface externe du cœur, la *disparition du battement de la pointe cardiaque coïncidant avec le mouvement d'expiration.* A chaque expiration, ces brides se tendaient davantage et empêchaient par conséquent le jeu du cœur.

2. **Symphyse cardiaque. Péricardite adhésive.** *(Adhérence des feuillets du péricarde, calcification et synéchie du péricarde).* A la suite de la péricardite une fusion plus ou moins complète peut s'établir entre les deux feuillets du péricarde. Parfois on peut parfaitement observer au cours d'une péricardite que la symphyse cardiaque est en train de se développer. Par contre on constate quelquefois du vivant du malade ou à l'autopsie, la présence d'adhérences étendues entre les deux feuillets du péricarde, sans qu'il y ait eu apparence de péricardite aiguë. En ce cas la péricardite doit avoir évolué d'emblée d'une façon chronique et en l'absence de tous symptômes.

Une coalescence étendue des feuillets du péricarde peut ne se traduire par *aucun symptôme* et ne se révéler qu'accidentellement à l'autopsie. Dans d'autres cas au contraire, l'oblitération du sac péricardique se traduit par des symptômes physiques particuliers et par de graves conséquences cliniques.

Evidemment, dans la plupart des cas, les signes morbides ne dépendent pas seulement des adhérences des feuillets du péricarde, mais aussi des adhérences qui existent aussi entre la face externe du feuillet pariétal du péricarde avec les tissus du médiastin et avec les portions voisines de la plèvre, ils dépendent aussi en même temps des lésions concomitantes du myocarde. Enfin il faut rappeler que la péricardite chronique n'est souvent qu'une des manifestations faisant partie des lésions inflammatoires étendues à plusieurs membranes séreuses (péricardite, pleurite, péritonite).

Parmi les *signes physiques* que l'on constate, dans ces cas, au niveau du cœur, je signalerai d'abord l'élargissement général de la matité cardiaque, surtout en *largeur* et *vers le haut.* En outre la percussion démontre qu'il existe une *résistance* fortement prononcée sous le doigt qui percute, résistance que l'on ne rencontre même pas dans les cas d'hypertrophie du cœur. Lorsque les adhérences externes fixent le cœur, on ne constate plus le déplacement du bord antérieur du poumon à l'occasion des mouvements respiratoires ni le déplacement du cœur par les changements de position du malade. Il est très important d'examiner avec précision le *choc de la pointe du cœur*. Dans un grand nombre de cas, malgré l'agrandissement de la matité cardiaque, l'impulsion du cœur n'est appréciable ni à la vue ni au toucher. Dans d'autres cas on constate l'existence d'une *rétraction systolique* nette au niveau de la pointe du cœur ou bien (et cela a une plus grande importance diagnostique) une rétraction systolique sur une grande étendue de la région précordiale. Parfois au moment de la diastole le point de la paroi thoracique qui s'est déprimé à la systole subit une impulsion en retour à la *diastole*. Tous ces phénomènes ne peuvent être nettement interprétés que par la comparaison attentive de l'impulsion du cœur avec le pouls carotidien. L'*auscultation* fait constater des bruits nets, plus ou moins forts, dans les cas où il n'y a pas d'autres lésions associées. PRIESS a observé des bruits du cœur à caractère métallique à la suite de secousses imprimées à l'estomac. Il faut noter aussi l'existence fréquence d'un dédoublement d'un des bruits du cœur (rythme de galop). Enfin on observe souvent comme phénomène qui frappe les yeux, la dilatation des veines du cou.

FRIEDREICH le premier a noté que les veines du cou s'affaissaient tout à coup à chaque diastole cardiaque *(collapsus veineux diastolique)*, et se gonflaient de nouveau à la systole subséquente. Il explique ce phénomène en admettant que le dégorgement veineux est plus facile au moment de la diastole ventriculaire, grâce au relâchement subit de la paroi thoracique rétractée par la systole précédente. Cependant nous avons observé nous-mêmes dans un cas de symphyse péricardique constatée à l'autopsie un collapsus veineux diastolique manifeste, sans accompagnement de rétraction systolique dans la région cardiaque. Somme toute, convenons qu'en maintes circonstances le diagnostic d'une adhérence péricardique peut s'affirmer, mais que les signes sur lesquels on se base pour le faire, n'ont jamais qu'une valeur plus ou moins douteuse, puisqu'ils font parfois défaut quand l'oblitération péricardique existe et qu'en l'absence de celle-ci ils peuvent être le produit d'autres conditions morbides. Bref, le diagnostic positif des adhérences péricardiques est toujours difficile et sous ce rapport, tout au moins d'après notre expérience, les surprises sont loin d'être rares. Souvent l'examen aux rayons de RŒNTGEN permet d'obtenir des indications utiles (présence de bandes, etc.).

Le *tableau général* de la symphyse cardiaque présente également quelques variations. Dans certains cas l'affection évolue, comme nous l'avons déjà dit, absolument sans symptômes ou tout au moins sans phénomènes consécutifs graves. Dans d'autres cas, il existe

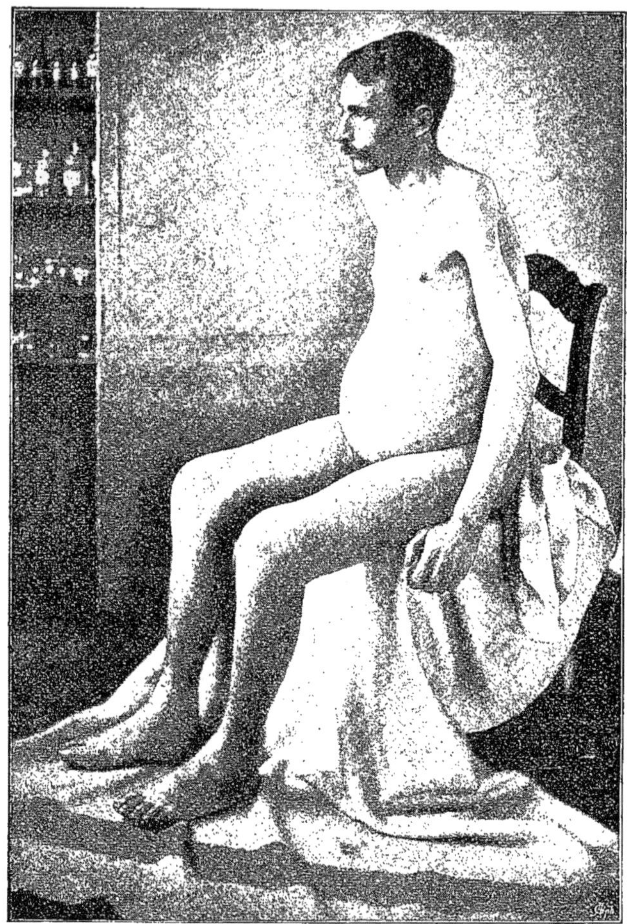

Fig. 66. Pseudo-cirrhose hépathique d'origine péricardique. (Observation personnelle.)

des troubles circulatoires nets. Ceux-ci dépendent souvent directement de l'obstacle mécanique apporté aux mouvements du cœur, mais beaucoup plus souvent encore de *lésions secondaires du myo-*

carde : atrophie, infiltration et dégénérescence graisseuse avec dilatation consécutive. Le pouls devient petit, il s'accélère, on observe les symptômes ordinaires d'une lésion cardiaque non compensée, c'est-à-dire, la dyspnée, l'œdème, des signes de stase au niveau du foie, des reins, etc. Dans ces cas le diagnostic est souvent très difficile. Il est très difficile alors d'éviter la confusion avec la myocardite chronique ou les hypertrophies du cœur « idiopathiques ».

Signalons encore ici d'une façon spéciale une affection à évolution un peu différente que nous connaissons depuis des années mais qui n'a attiré que récemment l'attention générale. Lorsqu'il existe des adhérences péricardiques il se développe parfois une affection si semblable à la cirrhose hépatique que Fr. Pick a proposé de la désigner sous le nom de *pseudo-cirrhose du foie d'origine péricardique*. Au milieu de troubles respiratoires croissants, il se développe une *ascite* abondante avec œdème consécutif des membres inférieurs, par conséquent un œdème de la moitié inférieure du corps, tandis que la partie supérieure reste complètement ou tout au moins presque complètement non œdématiée (v. fig. 66). *Pseudo-cirrhose hépatique d'origine péricardique. Observ. personnelle*). Les veines du cou sont le plus souvent très turgescentes, la face cyanosée, et il n'est pas rare de constater dans l'une ou dans les deux cavités pleurales un épanchement séreux. A l'autopsie on constate, au lieu de la cirrhose hépatique souvent supposée, une fusion complète des deux feuillets du péricarde, en même temps qu'un foie de stase prononcé, souvent aussi une *péritonite chronique* (épaississement fibreux du péritoine) parfois surtout prononcée à la surface du foie (c'est le foie dit glacé) et de la pleurite chronique. Ce tableau morbide se rapproche donc dans bien des cas de celui de « l'inflammation chronique des membranes séreuses ». Toutefois on observe également des symptômes analogues sans qu'il y ait d'inflammation coexistante du péritoine, et cela lorsque les troubles circulatoires qui surviennent à la suite de la péricardite adhésive se font sentir surtout dans le territoire de la veine porte. Nous avons observé également la coexistance d'une péricardite adhésive avec une vraie cirrhose du foie. D'ailleurs tous les cas ne peuvent s'expliquer de la même façon. Le diagnostic peut être fait sans trop de difficultés si l'on connaît cette maladie et si l'on porte surtout son attention sur l'état du cœur (matité élargie, absence de choc de la pointe ou retrait systolique au même niveau, etc.) ainsi que sur l'état des autres séreuses et sur les antécédents.

3. **Péricardite tuberculeuse.** La péricardite tuberculeuse est une maladie qui a une certaine importance clinique, puisque dans beaucoup de circonstances on la rencontre à titre d'affection pri-

mitive en apparence, revêtant tantôt des allures nettement aiguës et tantôt la forme chronique. Parfois elle débute assez brusquement, d'autres fois d'une façon plutôt insidieuse, par des douleurs thoraciques indécises, de la dyspnée, une faiblesse générale, une fièvre modérée, etc. Quand la maladie se prolonge, elle s'accompagne d'œdèmes plus ou moins prononcés. L'examen objectif fait-il découvrir les signes de la péricardite, on pourra en présumer la nature *tuberculeuse*, quand un « aspect phtisique » général, une tare héréditaire, et surtout la coïncidence d'affections d'autres membranes séreuses, particulièrement de la pleurésie (plus rarement de la péritonite chronique) font pencher le diagnostic de ce côté. Dans ces conditions, la péricardite tuberculeuse constitue une partie intégrante de ce qu'on appelle la *tuberculose des membranes séreuses*. Cependant, comme nous l'avons dit, il y a aussi des *péricardites tuberculeuses* qui semblent entièrement isolées et *primitives*. Nous avons vu plusieurs cas semblables, notamment chez des vieillards. Cette maladie n'est jamais facile à diagnostiquer. Les malades font l'effet d'être atteints d'une affection du cœur. Mais les symptômes physiques que présente cet organe, ont parfois un caractère excessivement vague. Les bruits de frottement peuvent faire complètement défaut par suite des adhérences, ou à raison de la grande abondance de l'exsudat épanché. C'est ainsi que la maladie a été confondue avec la myocardite, le rétrécissement mitral, etc. Dans d'autres cas cependant tous les signes physiques de la péricardite, mentionnés plus haut, sont évidents et permettent de poser un diagnostic exact.

Diagnostic. Des considérations qui précèdent, il résulte que le diagnostic de la péricardite est très facile dans beaucoup de cas, et, dans d'autres, très difficile, si pas impossible. Le signe le plus net, c'est le *frottement* caractéristique. Une oreille exercée en distingue immédiatement la *nuance* d'avec celle du souffle endocardique. Le bruit péricardique résonne comme une râpe, un bruit de raclement tout près de l'oreille; le bruit endocardique en soufflant et plus éloigné de l'oreille. Dans les cas douteux, les caractères suivants peuvent servir d'éléments complémentaires de diagnostic : 1. Les bruits péricardiques se perçoivent, dès le début comme dans la suite, principalement à la base du cœur et dans la région de l'artère pulmonaire; les bruits endocardiques ont leur maximum d'intensité à la pointe du cœur. 2. Les bruits péricardiques ne sont pas aussi étroitement que les bruits endocardiques liés aux deux phases de la révolution cardiaque, à la systole et à la diastole. 3. Les bruits péricardiques, comme l'expérience l'enseigne, ne se propagent pas au loin. En un point déterminé, on peut entendre un frottement rude qu'on n'entend déjà plus à quelques centimètres au delà. Les bruits endocardiques intenses sont au contraire perceptibles à peu près dans toute l'étendue du cœur. 4. Parfois on pourra utiliser, pour le diagnostic, la propriété des bruits péricardiques d'être plus sensibles à l'oreille quand les malades se redressent ou quand on appuie plus fortement le stéthoscope, etc. — Souvent aussi des souffles anémiques accidentels un peu intenses, perçus à la base du cœur, peuvent en imposer pour de la péricardite.

Au cas où les bruits péricardiques manqueraient pendant toute la durée de la maladie, le diagnostic ne pourra que rarement être posé avec une certitude. A cet égard, il faut convenir qu'il y a lieu d'excuser beaucoup d'erreurs de diagnostic. Il faut tenir surtout compte de l'ensemble de la marche de la maladie (acuité du début, douleur dans la région du cœur), puis de la configuration de la matité cardiaque (forme triangulaire) ainsi que des données fournies par le choc de la pointe, par le pouls et les bruits du cœur. Nous avons déjà fait remarquer combien il est facile de confondre la péricardite avec la dégénérescence du myocarde et avec le rétrécissement mitral non accompagné de souffle. Il n'y a pas moyen d'établir de règles généralement applicables pour distinguer ces divers états. Une pratique très recommandable et généralement exempte de danger, c'est, dans le doute, de faire une *ponction exploratrice* avec la seringue de Pravaz. Elle se fait au niveau du bord gauche du sternum ou aussi un peu en dedans du bord gauche de la matité cardiaque.

Nous avons analysé plus haut, en insistant sur leur valeur, les signes distinctifs des diverses formes de péricardite.

Marche et pronostic. Beaucoup de péricardites qui viennent compliquer le rhumatisme articulaire ou qui se déclarent consécutivement à la pneumonie et aux maladies du cœur, puis un grand nombre de cas rares de péricardite qui semblent être primitifs, sont susceptibles d'une *guérison* complète. La durée de la maladie dans les cas les plus légers n'est que d'une semaine environ; elle est beaucoup plus longue dans les cas graves.

Cependant la péricardite se termine fréquemment par la *mort*. La terminaison funeste dépend de la gravité de l'affection primitive ou de l'intensité et de la nature de la péricardite elle-même. Au cours d'une pneumonie fibrineuse étendue, de lésions valvulaires, de la néphrite chronique grave, la péricardite intercurrente constitue souvent un phénomène ultime, précurseur immédiat de la mort. Néanmoins, chez des personnes saines d'ailleurs, une péricardite grave à exsudat abondant peut par elle-même amener la mort en entravant le jeu du cœur. Cependant il ne faut pas désespérer complètement, surtout dans la péricardite rhumatismale, même en présence des cas les plus graves en apparence. Le pronostic est absolument défavorable dans toute péricardite tuberculeuse. Cette dernière peut, il est vrai, traîner assez longtemps, mais elle n'aboutit presque jamais à une guérison définitive. Le pronostic n'est pas plus favorable dans la péricardite pyohémique.

Dans une série de cas la péricardite présente de prime abord une marche chronique, à moins que l'*état chronique* ne soit qu'un conséquence de l'état aigu. Le pronostic n'en est pas moins funeste le plus souvent, parce que l'atrophie secondaire et la dilatation du cœur qui surviennent, entraînent à la longue des désordres irrémédiables de la circulation. Nous avons parlé plus haut de l'*oblitération du péricarde* comme terminaison de la péricardite.

Traitement. La péricardite quelle qu'elle soit étant toujours une affection grave, il importe avant tout que le malade observe un repos complet et qu'il s'entoure de toutes les précautions. C'est surtout quand les malaises subjectifs sont légers au début qu'il faut instamment engager les malades à être prudents. On les condamnera rigoureusement au lit et on ne leur permettra pas même de le quitter momentanément.

Les moyens usités contre la péricardite ont pour objectif, d'une part, de limiter l'inflammation, et de l'autre, de venir en aide à l'action du cœur. Quant au premier point, l'application permanente de la *glace* sur la région du cœur mérite surtout d'être recommandée, des *émissions sanguines locales* (huit à douze sangsues à la région du cœur), beaucoup plus en usage jadis que de nos jours, peuvent procurer un grand soulagement chez des personnes fortes d'ailleurs et saines, atteintes de malaises subjectifs considérables. Les badigeonnages à la teinture d'iode et les vésicatoires méritent peu de confiance. La *digitale* sert principalement à diminuer la fréquence du pouls et à renforcer l'action cardiaque. C'est le remède le plus employé et le plus efficace contre la péricardite, et qui est constamment indiqué quand le pouls devient fréquent et que sa tension diminue. Comme toujours, en prescrivant la digitale, il faut surveiller assidûment l'action du médicament. Indépendammment de la digitale, on emploie aussi avec avantage la *caféine* et la *teinture de strophantus*. Au point de vue symptomatique, la *morphine* rend parfois des services dont on ne peut se passer en présence de troubles subjectifs graves et quand le malade est en proie à une grande agitation. Les *remèdes diurétiques* s'emploient au même titre que dans la pleurésie avec épanchement.

Les symptômes devenant dangereux, on se demandera si la cause n'est pas dans l'abondance du *liquide* péricardique. En ce cas, l'*évacuation de l'épanchement* s'impose nécessairement comme une indication vitale. Mais cette indication n'est pas toujours facile à saisir dans la pratique, parce que, dans telle circonstance donnée, il est très malaisé, parfois même impossible, d'évaluer exactement l'abondance de l'exsudat. Avant tout, il faut considérer l'étendue de la matité cardiaque et l'affaiblissement des mouvements du cœur. Or, ces deux signes peuvent aisément prêter à des erreurs. C'est pourquoi il est toujours bon de faire au préalable une *ponction exploratrice* avec la seringue de Pravaz. D'après les récentes et minutieuses recherches de CURCHSMAN le lieu d'élection de la ponction se trouve sur la ligne mammaire gauche ou même, dans les cas d'exsudats abondants, sur un point un peu plus en dehors de cette ligne, en dedans de la limite la plus externe de la matité. Sur cette ligne on choisit le Ve espace intercostal, le diaphragme étant non contracté, ou le IVe lorsque le diaphragme est abaissé. L'évacuation de l'exsudat se fait le mieux à l'aide du siphon en se servant d'une aiguille de FIEDLER ou du troisquart de CURCHSMAN. On peut aussi, selon les cas, choisir d'autres aiguilles. Pour ce qui concerne le manuel opératoire, nous renvoyons à la description de la thoracenthèse. La ponction du péricarde se fait le plus souvent en la combinant avec l'aspiration. Elle est moins dangereuse qu'on ne serait tenté de le croire. Des piqûres du cœur n'ont même presque jamais eu de suites sérieuses, s'il faut en croire les expériences faites jusqu'à ce jour. Si la ponction réussit, le soulagement palliatif qu'en ressent le malade est d'ordinaire frappant. Mais les résultats durables de la ponction du péricarde sont beaucoup moins nets que ceux qui suivent la ponction de la plèvre, ce qui dépend surtout de la nature de la maladie fondamentale. Dans quelques cas de péricardite purulente, on a aussi déjà eu recours à l'incision du péricarde à l'instar de ce qui se pratique, dans l'opération de l'empyème. Dans les péricardites avec abondant exsudat séro-fibrineux on sera peut-être amené à faire même la ponction exploratrice par une incision. Mais sous ce rapport, l'expérience acquise ne s'appuie pas encore sur un nombre suffisant de faits.

Quand la *faiblesse du cœur* entre en scène, les excitants sont indiqués : du vin généreux, des injections sous-cutanées de caféine ou de camphre, le strophantus, etc. On cherchera autant que possible à maintenir les forces du malade par une bonne alimentation. Les conséquences qu'entraînent les troubles circulatoires en cas de péricardite chronique (œdème, etc.) seront traitées de la même manière que celles qui succèdent aux affections valvulaires. La digitale et les diurétiques constituent les principaux remèdes. Dans la symphyse cardiaque BRAUER a proposé une intervention chirurgicale consistant en la résection des côtes de la région précordiale afin de favoriser et de faciliter les contractions du cœur. L'opération a été déjà pratiquée à diverses reprises, avec des résultats quelquefois favorables, notamment, comme j'ai pu l'observer, dans les cas désignés sous le nom de pseudo cirrhose hépatique péricardique.

CHAPITRE DEUXIÈME.

HYDROPÉRICARDE, HÉMOPÉRICARDE ET PNEUMOPÉRICARDE.

1. **Hydropéricarde** *(hydropisie du péricarde).* On désigne sous le nom d'*hydropéricarde* l'accumulation d'un transudat séreux dans la cavité du péricarde, la séreuse restant indemne de toute lésion inflammatoire. L'hydropisie de la séreuse du cœur qui a joué un assez grand rôle dans l'ancienne pathologie, n'est jamais une maladie autonome, mais toujours un état consécutif. Elle peut se déclarer comme conséquence de l'hydrémie chez des personnes anémiques et cachectiques. Le plus souvent cependant elle dépend d'une stase veineuse dans le péricarde, d'ordre local ou général. Dans ce dernier cas, l'hydropéricarde fait partie de l'hydropisie générale et par suite se rencontre de préférence dans les maladies du cœur, les affections rénales, l'emphysème pulmonaire, etc.

Les *symptômes cliniques* de l'hydropéricarde ne prédominent qu'exceptionnellement dans le tableau morbide créé par la maladie fondamentale. De grandes quantités de liquide dans la cavité du péricarde (il peut s'en collecter jusqu'à un litre et davantage) doivent inévitablement entraver l'action du cœur, *affaiblir* objectivement l'*impulsion cardiaque* et donner lieu à un *agrandissement de la matité.* Au reste il est facile de méconnaître de volumineux épanchements péricardiques, notamment dans les cas de poumons emphysémateux. La distinction d'avec la péricardite se fait par l'absence de bruits de frottement mais surtout en tenant compte de la maladie primordiale. Les erreurs sont néanmoins possibles.

Le *pronostic* et le *traitement* se fondent entièrement sur la nature de la maladie première. C'est par exception seulement que l'épanchement, par son extrême abondance, nécessite l'évacuation par la ponction.

2. **Hémopéricarde** *(épanchement de sang dans le péricarde).* Il est rare que du sang s'amasse dans le péricarde. La source hémorragique proportionnellement la plus fréquente, c'est la rupture d'un

anévrysme de l'aorte dans le sac péricardique. Les anévrysmes de l'artère coronaire et la rupture du cœur constituent d'autres causes d'épanchements sanguins. Ce dernier cas a été observé après des causes traumatiques, puis comme conséquence d'anévrysmes du cœur résultant de foyers de myocardite scléreuse (v. myocardite). Enfin des plaies directes du cœur (surtout par armes à feu) peuvent aussi donner lieu à des collections sanguines dans le péricarde.

Le plus souvent l'hémopéricarde occasionne la mort en peu d'instants par compression du cœur. Dès lors la quantité de sang épanché dans la cavité du péricarde n'est d'habitude pas très considérable. Dans le cas seulement où le sang suinte avec lenteur, la cavité du péricarde peut graduellement acquérir un grand développement. — Le *diagnostic* n'est que rarement possible. Quant au *traitement*, il nous suffira de remarquer que parfois (en cas de traumatisme) on parvient à retirer le sang par aspiration.

3. **Pneumopéricarde** *(épanchement d'air dans le péricarde).* En dehors des plaies extérieures, on a observé, dans des cas insolites, la présence d'air ou de gaz dans la cavité du péricarde, à la suite de la perforation d'un pyopneumothorax ou de quelque autre foyer purulent des organes renfermant de l'air. C'est ainsi qu'on a vu la cavité péricardique ouverte du côté de l'œsophage (carcinome), du côté de l'estomac (carcinome, ulcère) ou du poumon (cavernes tuberculeuses et gangreneuses). Comme l'air en passant dans le péricarde entraîne avec lui des agents inflammatoires, outre le pneumopéricarde il se développe presque toujours une péricardite purulente, rarement une péricardite sérofibrineuse commune.

Le symptôme le plus caractéristique et le plus frappant du pneumopéricarde est représenté par *bruits métalliques en rapport avec les mouvements cardiaques*. Tantôt les bruits propres du cœur ou les bruits de frottement préexistants prennent, par résonance, un timbre métallique, tantôt l'air et le liquide qui s'entre-choquent produisent dans la cavité du péricarde un cliquetis métallique susceptible d'être entendu à distance. D'ailleurs il importe de savoir, au point de vue diagnostique, que des retentissements métalliques semblables peuvent également être perçus dans la région du cœur quand l'estomac est fortement dilaté et refoulé vers le haut.

La *percussion*, en cas de pneumopéricarde pur, fait constater la disparition plus ou moins complète de la matité cardiaque. En *percutant avec le marteau plessimétrique*, on produit quelquefois un son métallique dont le timbre varie légèrement avec les diverses phases de la révolution cardiaque. Si, outre l'air, il y a du liquide dans la cavité du péricarde, le niveau de la matité due à l'épanchement montera quand le malade se tient debout.

Les autres phénomènes morbides ainsi que le *traitement*, sont les mêmes que ceux de la péricardite grave. Toutefois le *pronostic*, eu égard à la maladie fondamentale, est le plus souvent entièrement défavorable.

TROISIÈME PARTIE.

MALADIES DES VAISSEAUX.

CHAPITRE PREMIER.

ARTÉRIOSCLÉROSE.

(Endartérite chronique déformante. Athérome des vaisseaux.)

Etiologie. La dégénérescence athéromateuse des artères dans la plupart des cas est, selon toute probabilité, l'expression de l'*usure des artères* à la suite des multiples influences nocives d'ordre chimique et mécanique auxquelles leur membrane interne est exposée. Il résulte de là que l'athérome artériel est avant tout une *altération dépendant de l'âge* et, comme telle, n'est souvent pas rangée parmi les maladies proprement dites.

Si au contraire l'artériosclérose se déclare à une époque moins avancée de la vie (déjà avant 40 ans) — en faisant abstraction peut-être d'une « prédisposition » particulière qu'on ne saurait définir davantage et qui parfois a les apparences d'une tare *héréditaire*, — il y a lieu surtout de rechercher les circonstances dans lesquelles les causes qui agissent d'ordinaire exercent une action beaucoup plus considérable que d'habitude. C'est ainsi incontestablement que les excitations *mécaniques* considérables qu'éprouvent les artères par suite de *fortes fatigues corporelles* longtemps prolongées constituent le motif pour lequel l'artériosclérose se montre si souvent et relativement de bonne heure dans la classe des travailleurs surmenés. De même, dans les états morbides qu'accompagne une augmentation persistante de la pression artérielle (hypertrophie du ventricule gauche, dans la sclérose rénale entre autres), il est probable que l'artériosclérose se développe souvent comme conséquence d'une tension sanguine forte et prolongée. A la vérité, il est d'ordinaire très difficile d'établir une distinction entre ces cas, puisque la lésion des artères peut être subordonnée à la maladie originelle, et qu'elle peut même quelquefois être considérée comme jouant le rôle de cause à son égard (rein contracté artério-scléreux). D'autre part, il ne faut pas oublier l'action des irritations *chimiques* intenses. Il y a un très grand intérêt théorique à savoir que des injections expérimentales d'adrénaline à des lapins ont pu provoquer des lésions artérielles très analogues à la sclérose (Josué, Erb jeune, etc.). L'expérience démontre que l'usage surabondant et continu d'aliments et de boissons (bons vivants), surtout l'alcoolisme chronique, puis certains états morbides constitutionnels (syphilis, goutte, néphrite chronique, etc.), probablement encore des poisons spéciaux (l'intoxication saturnine chronique), conduisent avec une facilité particulière à l'artériosclérose. Avec raison on a attribué récemment une action réelle à l'*abus prolongé du tabac* (action chronique de la nicotine et d'autres substances). D'après mon expérience j'ai pu constater l'apparition fréquente de l'artériosclérose précoce chez les grands fumeurs. Enfin il ne faut pas non plus entièrement écarter l'influence possible des *émotions morales* et des *fatigues intellectuelles*. Il est certain que les diverses causes que nous avons signalées unissent souvent leur action et agissent de concert. Toutes les conditions énumérées ci-dessus expliquent aisément pourquoi l'athérome prononcé se rencontre beaucoup plus fréquemment chez l'homme que chez la femme.

Anatomie pathologique. L'athérome s'attaque presque exclusivement aux artères. C'est par exception que des lésions similaires se rencontrent au niveau des veines. Parmi les artères, c'est l'aorte qui presque toujours en est le plus fortement et le plus largement atteinte; puis, les artères iliaques et crurales, les artères brachiales, radiales et cubitales, les artères coronaires du cœur et les artères cérébrales. Dans quelques autres, au contraire, par exemple, l'artère coronaire stomachique, l'artère hépatique et mésentérique, les lésions athéromateuses se rencontrent très rarement. Toujours est-il qu'on trouve, selon les cas, de grandes différences relativement aux localisations principales de l'*artériosclérose*. L'artériosclérose des artères périphériques n'est pas toujours associée à une forte artériosclérose de l'aorte et inversement. Parfois l'artériosclérose s'est surtout et fortement développée au niveau des artères cérébrales, etc.

Le processus athéromateux est facile à reconnaître rien qu'à l'*examen macroscopique*. Au lieu d'une surface polie, la tunique interne présente des inégalités et des épaississements plus ou moins nombreux, qui ont tantôt l'aspect d'une gelée transparente, tantôt celui de plaques fibreuses dures ou d'ossifications résultant de *dépôts calcaires* qui rendent les artères complètement dures au toucher. Dans beaucoup de circonstances on trouve la surface de ces saillies en voie de désagrégation *(ulcérations athéromateuses)* et couverte de dépôts de fibrine. La paroi artérielle dans son ensemble est le plus souvent épaissie et l'artère est perçue sous forme d'un tuyau induré et rigide. On y sent très fréquemment du dehors les plaques calcaires incrustées. Et comme l'artériosclérose est souvent combinée avec une augmentation de la tension artérielle, la paroi du vaisseau s'allonge peu à peu. C'est pas conséquent surtout au niveau des vaisseaux de moyen calibre (brachiales et radiales) que l'on observe d'ordinaire des saillies et des simosités.

L'examen *microscopique* fait voir que les lésions principales ont leur siège dans la tunique *interne* des artères. Celle-ci a acquis une épaisseur trois ou quatre fois plus considérable, en partie par l'augmentation de volume de ses éléments propres, en partie par la prolifération du tissu conjonctif et l'immigration de leucocytes. Les cellules conjonctives de la tunique interne et l'endothélium qui la revêt, subissent d'ordinaire à un très haut degré la *dégénérescence graisseuse et hyaline* d'où résulte la coloration jaunâtre de la surface de l'artère. En dernier lieu les couches plus profondes se dissocient complètement pour constituer une bouillie formée de graisse, de détritus et de tablettes de cholestérine, ce qui a fait donner à l'ensemble du processus le nom d'athérome. Si cette désagrégation s'étend jusqu'à la surface, on voit se former l'ulcération athéromateuse. Dans d'autres endroits, au contraire, le travail morbide ne va pas jusqu'à l'ulcération, mais les couches superficielles de la tunique interne se sclérosent, s'imprègnent de sels calcaires et finissent par constituer des lamelles d'une dureté complètement osseuse. — Parfois les portions athéromateux de la tunique interne des artères donnent lieu à la formation de grosses *thromboses pariétales.*

La *tunique moyenne* des artères et l'*adventice* présentent également des lésions dans les périodes plus *avancées* du processus. Ici encore il peut se produire des dégénérescences graisseuses et des dépôts calcaires. Dans d'autres cas, on remarque une *atrophie* considérable de la tunique moyenne.

La conséquence immédiate des lésions athéromateuses, c'est la *perte de l'élasticité des parois vasculaires.* La résistance qu'elles opposent à la pression du sang est amoindrie, et c'est ainsi qu'on explique comment l'artériosclérose produit si souvent les sinuosités serpentines dont nous venons de parler ainsi que des *dilatations (anévrysmales) diffuses ou circonscrites des vaisseaux* (v. le chapitre suivant).

Une autre conséquence de la transformation athéromateuse étendue des artères, c'est l'accroissement de la somme des résistances contre lesquelles le courant sanguin doit lutter et l'augmentation *de la tension artérielle* qui en résulte. Ajoutons à cela que par suite de la perte d'élasticité des artères de moyen et de petit calibre, une proportion notable de la force de propulsion du flot sanguin est perdue. Il s'ensuit que le *ventricule gauche*, à raison du surcroît de travail que lui impose une artériosclérose étendue, et pourvu que les conditions générales de nutrition y suffisent encore, est presque toujours hypertrophié. On voit de cette façon quelles relations intimes de réciprocité existent entre l'augmentation de la tension artérielle, l'hypertrophie du ventricule gauche et l'artériosclérose.

L'épaississement de la tunique interne des *petits vaisseaux* occasionne souvent une diminution de l'affux sanguin assez considérable pour que des modifications nutritives secondaires en résultent inévitablement dans l'intérieur des organes. Si des caillots viennent à se déposer sur des points frappés d'athérome, la lumière des vaisseaux peut se rétrécir plus encore et même s'oblitérer totalement. Les conséquences que cet état de choses entraîne inévitablement au sein des organes, ont été en partie décrites plus haut (foyers de cardiosclérose consécutifs à l'athérome des artères coronaires). Nous reviendrons dans la suite sur les lésions analogues qui se produisent dans quelques autres organes (ramollissement cérébral, certaines formes de sclérose rénale).

Symptômes cliniques. Pour pouvoir affirmer sur le vivant qu'on se trouve en présence d'une artériosclérose, on en est nécessairement réduit à explorer quelques artères périphériques accessibles à la palpation. Ce sont surtout les artères radiales, brachiales, crurales et temporales que nous devons examiner. En cas d'athérome, on sent que la paroi artérielle est indurée et en partie ossifiée. C'est principalement l'artère radiale qui, dans les degrés avancés, donne au toucher la sensation d'une plume d'oie. Les artères crurales présentent souvent une dilatation diffuse en même temps qu'une dureté spéciale de leurs parois. Un phénomène très remarquable qu'offrent les artères, consiste dans les *fortes sinuosités* visibles et palpables qui résultent directement, comme nous l'avons expliqué, de la perte de l'élasticité de leurs parois et de l'augmentation de la tension sanguine. Ces sinuosités s'observent surtout aux temporales, aux brachiales et aux radiales. Au point de vue pratique il importe avant tout d'explorer la brachiale, ses sinuosités et les pulsations anormalement fortes qu'on y constate doivent être considérées comme des signes sûrs d'artériosclérose. Au niveau de la radiale on ne doit pas confondre le pouls tendu et dur observé dans la néphrite chronique (déterminé par l'hypertonie et l'hypertrophie des artères à tunique musculaire développée) avec l'artériosclérose proprement dite. Je tiens à faire observer que très souvent les lésions athéromateuses des artères humérale et radiale chez les ouvriers sont beaucoup plus prononcées du *côté droit* que du côté gauche. Il ne me semble pas impossible que le fait soit dû à l'activité musculaire plus considérable du bras droit.

Bien qu'on puisse le plus souvent constater immédiatement et sûrement que ces artères sont athéromateuses, on ne peut qu'avec réserve conclure de là que les artères profondes sont également atteintes d'athérome. En effet il arrive fréquemment que les artères radiales sont excessivement rigides au toucher et que plus tard à l'autopsie on ne découvre qu'une légère ou presque aucune trace de lésions athéromateuses dans les artères de l'intérieur du corps. Inversement, on rencontre sur le cadavre des lésions athéromateuses considérables dans les artères du cerveau, des reins, du cœur, etc., alors que les artères périphériques pendant la vie n'ont donné au toucher qu'une sensation tout à fait normale. On voit par là combien le diagnostic positif de l'artériosclérose généralisée est difficile.

Il est impossible de tracer de l'artériosclérose un tableau morbide type, puisque les effets s'en font ressentir de préférence tantôt dans tel organe, tantôt dans tel autre, de façon à constituer des aspects cliniques tout à fait dissemblables. Nous allons donc nous borner à en esquisser les conséquences qui par leur importance réclament une mention spéciale.

Le *cœur*, à raison des obstacles accumulés dans la circulation artérielle, présente une *hypertrophie du ventricule gauche*. Elle se reconnaît quelquefois pendant la vie au renforcement du choc de la pointe et à son déplacement vers la gauche, de même qu'à l'élargissement transversal de la matité cardiaque vers le même côté. A l'auscultation, l'augmentation de la tension dans le système aortique se traduit par l'*accentuation du second bruit aortique*. Cependant l'examen du cœur offre parfois des difficultés à raison de l'emphysème pulmonaire concomitant. Dans certaines circonstances, il n'y a pas moyen de décider jusqu'à quel point l'hypertrophie du ventricule gauche doit être attribuée à l'artériosclérose plutôt qu'à d'autres processus simultanés, notamment la sclérose rénale. Outre l'hypertrophie ventriculaire gauche, on rencontre parfois d'autres lésions anatomiques du cœur. Nous avons déjà signalé les conséquences intéressantes et sérieuses qu'entraîne l'athérome des artères coronaires : la formation de *foyers de sclérose du myocarde*. En outre, par la propagation du processus athéromateux aux *valvules de l'aorte*, on voit parfois se produire une *insuffisance* de celles-ci, plus rarement un rétrécissement de l'orifice aortique. A cause de sa grande importance clinique il faut signaler l'*artériosclérose de l'aorte* qui s'accompagne soit d'une *dilatation diffuse* de ce vaisseau soit assez souvent de *dilatations circonscrites anévrysmales*. Ces lésions ainsi que les phénomènes cliniques concomitants seront spécialement étudiés dans un prochain chapitre.

Nous avons déjà décrit l'état des *artères périphériques*. Le *pouls radial* est dur et résistant, à ascension assez marquée, à moins qu'elle ne soit courte à cause de la sténose du conduit. Comme la paroi artérielle, par suite de sa moindre élasticité, ne revient que lentement sur elle-même, le pouls radial est le plus souvent ralenti; c'est le *pouls lent* que reproduit également le tracé sphygmographique (ascension lente, et surtout descente ralentie du tracé graphique, absence des ressauts élastiques qui interrompent la ligne de descente). La *fréquence du pouls* diffère beaucoup suivant les cas. On peut admettre comme règle que le pouls est *accéléré* d'une manière habituelle (100 à 120 pulsations environ), cependant on peut observer un pouls habituellement ralenti et cela de préférence probablement dans l'artériosclérose des coronaires. Très souvent le pouls est irrégulier par suite de lésions cardiaques. A raison de la vitesse moindre avec laquelle l'onde pulsatile se propage, on constate fréquemment que le pouls radial est en retard sur la pulsation du cœur ou sur le battement d'autres artères.

Après le cœur et les vaisseaux, c'est surtout le *cerveau* au niveau duquel se font sentir de préférence les conséquences de l'artériosclérose. La fragilité plus grande des parois artérielles athéromateuses et l'accroissement simultané de la pression sanguine rendent compte de la fréquence relative des *hémorragies cérébrales*. Ces hémorragies se produisent très souvent par la rupture de petits *anévrysmes miliaires* qui se sont formés *dans les artères cérébrales athéromateuses*. En outre, l'athérome est la cause la plus fréquente des *foyers de ramollissement* cérébral, puisque les lésions artérielles peuvent donner naissance à l'oblitération thrombosique ainsi qu'à l'occlusion embolique des artères encéphaliques. Enfin l'affection qu'on désigne sous le nom de *démence sénile* est due, au moins dans certains cas, à une *atrophie cérébrale*, consécutive à la nutrition défectueuse de l'encéphale par suite de la sclérose des artères.

D'autre part les *reins* qui reçoivent une moindre quantité de sang par le canal des artères rétrécies, deviennent parfois le siège de lésions atrophiques qui aboutissent à une forme spéciale de *sclérose*. La formation du *rein sénile* granuleux dépend en majeure partie de l'athérome des artères rénales. Parfois, mais plus rarement que dans les organes dont nous venons de parler, l'artériosclérose se manifeste d'une façon frappante au niveau des artères des membres, en particulier des *membres inférieurs*. CHARCOT, ERB et d'autres auteurs ont étudié avec soin, un syndrome morbide spécial qui s'y rattache et qu'on désigne sous le nom de *claudication intermittente* ou de *dysbasie intermittente par artériosclérose* (ERB). Cette affection dépend parfois de la maladie de l'une ou des deux artères fémorales ou iliaques, plus souvent encore d'une artérite oblitérante des artères distales de la jambe et du pied. L'affection débute le plus souvent par des troubles paresthésiques désagréables (démangeaisons, sensation de froid, au niveau des pieds et des mollets). Lorsque les malades ont marché pendant un certain temps, les troubles augmentent, les pieds deviennent froids et bleus, il survient de véritables douleurs et les malades sont absolument incapables de faire un pas de plus. Après une courte période de repos, ils peuvent recommencer à marcher, jusqu'à ce qu'ils en deviennent de nouveau complètement incapables. A l'examen objectif on constate que les pieds et les jambes sont froids; si l'on cherche à sentir la pulsation des artères (pédieuse, tibiale postérieure) on s'aperçoit *que le pouls fait complètement défaut*. C'est là le symptôme le plus important au point de vue diagnostique. L'évolution est chronique : toutefois on peut obtenir des améliorations manifestes grâce à un traitement approprié (v. plus bas). Un signe défavorable au point de vue pronostique, c'est la *gangrène des orteils* qui survient parfois dans la suite lorsque les lésions artérielles progressent. Au point de vue étiologique, la syphilis, l'abus du tabac, les agents thermiques, la glycosurie, etc., jouent un rôle très important dans l'apparition de la claudication intermittente.

Parfois, sans qu'il y ait auparavant des symptômes nets de « claudication intermittente », on voit survenir, par suite de lésions athéromateuses prononcées des artères, de la *gangrène* des membres inférieurs. La gangrène dite *spontanée*, la *gangrène sénile*, ainsi que la *gangrène diabétique*, dépendent probablement sans exception des lésions artérielles primitives et de l'apport sanguin insuffisant qui en résulte.

On voit par là combien le tableau morbide peut varier d'aspect, dans les divers cas. Parfois ce sont les symptômes relevant de l'appareil vasculaire qui prédominent. Le cœur atteint d'hypertrophie commune ou de dégénérescence scléreuse partielle se paralyse à la fin, et on voit se dérouler tous les symptômes d'une cardiopathie chronique, la dyspnée, les œdèmes, etc. S'il existe en même temps de l'albuminurie, il se développe un syndrome morbide qui a de la ressemblance avec celui de la sclérose rénale. Dans d'autres cas, au contraire, ce sont des manifestations *cérébrales* qui occupent le premier rang, soit seules, soit combinées avec les autres que nous avons mentionnées. Dans d'autres cas rares enfin ce sont les symptômes du côté des *membres inférieurs* que nous avons décrits plus haut qui prédominent.

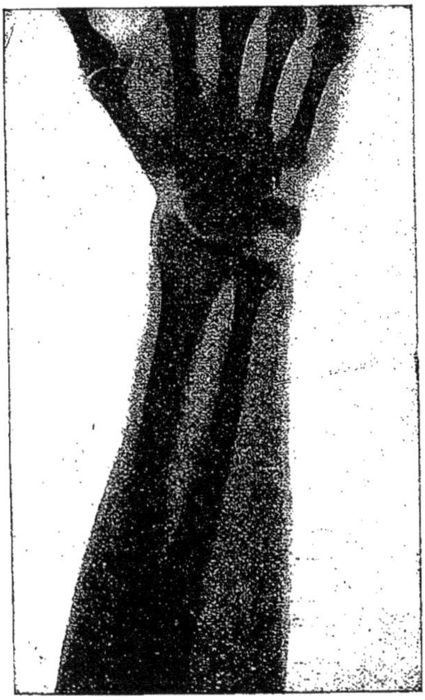

Reconnaissons en terminant que toutes ces différentes conséquences de l'artériosclérose peuvent néanmoins, pendant un temps considérable, faire complètement défaut. Beaucoup de personnes n'éprouvent presque aucun trouble du fait de leur artériosclérose et atteignent un âge avancé. Mais il n'en faut pas moins se tenir en garde contre la possibilité de l'apparition subite d'un accident grave et formuler le *pronostic* en conséquence.

Fig. 67. *a*) Artério-sclerose de l'artère cubitale. (Clinique médicale de *Breslau*.)

Traitement. Si nous nous rappelons ce que nous avons dit plus haut des conditions étiologiques qui favorisent le développement de l'artériosclérose, nous comprendrons la possibilité et l'importance du *traitement prophylactique*. De même il va de soi qu'il est nécessaire, lorsque les lésions artérielles existent déjà, de chercher à éloigner les mêmes influences nocives, afin d'empêcher autant que possible les lésions de progresser. Le traitement médical le plus important dans le cas d'artériosclérose consiste dans la prescription d'un régime diététique sévère : alimentation modérée, usage très restreint de la viande (il est peu important d'interdire l'une au l'autre viande, l'essentiel c'est d'en diminuer la quantité), défense ou, en tout cas, usage très restreint de l'alcool et du tabac, peu de travail soit physique soit intellectuel. Usage surveillé et modéré des bains, pratiques hydrothérapiques modérées, séjour dans les stations balnéaires et climatiques (ne pas dépasser 1000 mètres dans les cures d'altitudes), massage, avec précautions, de l'abdomen, tels sont les moyens thérapeutiques dont l'association peut amener de bons résultats. — Parmi les médicaments employés contre l'artériosclérose il faut signaler surtout les préparations iodées. On doit administrer l'iode à faibles doses, pendant longtemps avec intervalles réguliers de repos. On peut donner ce médicament pendant trois semaines, pendant un mois, et recommencer, en alternant, après un mois de repos ; à mon avis l'iodure de potassium et l'iodure de sodium sont les formes médécamenteuses les plus actives, on peut cependant donner avec avantage la saiodine, l'iodoglidine, etc. En outre on a recommandé l'emploi de divers sels inorganiques (soude, chaux, magnésie) sous la forme de tablettes d'*antisclérosine*, etc. Leur action est problématique. Pour le traitement des divers symptômes (constipation, somnolence, crises d'angine de poitrine, etc.). On trouvera des indications dans d'autres parties de l'ouvrage. Erb recommande surtout dans le syndrome désigné sous le nom de *claudication intermittente* l'emploi de l'iodure de potassium ou de sodium, des applications locales chaudes (enveloppements chauds, etc.), les bains de pieds électriques, les toniques du cœur (strophantus) et l'exercice musculaire régulier. Nous rappellerons que les rayons de Rœntgen permettent de révéler l'existence des lésions artérioscléreuses non seulement de l'aorte, mais aussi des artères périphériques. Il est évident que cet examen peut avoir une grande valeur diagnostique. La figure 67 montre l'aspect de l'artère cubitale, athéromateuse, à l'examen par les rayons X. Lorsque la gangrène est apparue, il est nécessaire de pratiquer à temps l'amputation de la partie nécrosée, car nous ne connaissons aucun moyen d'agir sur cette lésion. Dans chaque cas particulier, le traitement se base sur les indications fournies par les symptômes qui apparaissent.

CHAPITRE DEUXIÈME.

ANÉVRYSME DE L'AORTE THORACIQUE.

Etiologie et anatomie pathologique. On entend par *anévrysme* la dilatation circonscrite d'une artère. La cause de l'anévrysme est presque toujours une *lésion primitive de la paroi vasculaire* qui a pour effet de la faire céder anormalement sous l'influence de la pression sanguine. C'est l'*artériosclérose* qui est la principale origine des anévrysmes, comme nous l'avons indiqué dans le chapitre précédent. Dès lors les circonstances qui favorisent l'artériosclérose doivent être invoquées à propos de l'étiologie des anévrysmes. C'est ainsi qu'on explique que l'origine de l'aorte où l'artériosclérose est ordinairement le plus prononcée, est aussi le plus souvent le siège des anévrysmes, et que ceux-ci se déclarent de préférence dans un *âge avancé* et chez les *hommes*. Après l'artériosclérose comme cause de l'anévrysme de l'aorte c'est la *syphilis* qui en est sans aucun doute la cause la plus fréquente. Les anévrysmes que l'on observe chez des individus relativement jeunes sont, d'après mon expérience, presque exclusivement attribuables à une syphilis antérieure. — Comme cause favorisante nous devons aussi signaler les *traumatismes* graves de la paroi thoracique. Dans ces conditions il peut se produire une rupture très limitée de la paroi du vaisseau; celle-ci cède peu à peu en ce point et produit une dilatation circonscrite anévrysmale. Toutefois les anévrysmes d'origine traumatique sont rares.

La *dimension* des anévrysmes aortiques diffère naturellement suivant les cas. Le plus souvent ils atteignent la grosseur d'une pomme ou d'un poing, quoique dans des cas rares on en observe de beaucoup plus considérables. D'après leur *configuration* on distingue les dilatations diffuses ou en fuseau (*anévrysmes diffus ou cylindriques* et *anévrysme fusiforme*) et les anévrysmes en forme de poche (*anévrysme sacciforme*). Des nuances intermédiaires et des combinaisons de ces deux types se rencontrent sous des aspects divers et on s'explique ainsi qu'au point de vue clinique on puisse admettre l'existence d'un tableau morbide où prend place « l'artériosclérose de l'aorte thoracique », tableau dans lequel, et en seconde ligne seulement, on arrive à se poser la question à savoir si l'aorte est en même temps fortement dilatée sous forme d'anévrysme ou pas du tout.

Quant au mode de formation de l'anévrysme, la *paroi* de celui-ci n'est jamais constituée par la paroi vasculaire normale. La tunique interne présente presque toujours à un haut degré les lésions caractéristiques de l'artériosclérose, c'est-à-dire de l'*endartérite syphilitique*. La tunique moyenne également a subi des modifications, et ses éléments musculaires ont souvent subi la dégénérescence graisseuse. L'adventice est d'ordinaire épaissie par des produits d'inflammation chronique. La tunique moyenne et parfois l'interne sont le plus souvent tellement atrophiées que la paroi de l'anévrysme, au moins en partie, n'est plus formée que par l'adventice.

Le sang n'est plus fluide qu'en partie dans la *cavité* anévrysmale. D'ordinaire celle-ci est plus ou moins remplie de masses coagulées récentes et anciennes. Les thromboses de vieille date qui adhèrent à la paroi de l'anévrysme sont fermes, de teinte jaunâtre, confondues avec la paroi, parfois crétifiées. Dans d'autres endroits, les coagulums sont ramollis et dissociés. Les caillots les plus volumineux occupent les anévrysmes sacciformes à orifice étroit, parce que dans cette sorte de poche le cours du sang est presque complètement suspendu.

Les anévrysmes de l'aorte siègent de préférence à l'*aorte ascendante* ou à la *crosse de l'aorte*. Ceux de l'aorte descendante et de l'aorte abdominale sont beaucoup plus rares. La description qui suit se rapporte principalement aux anévrysmes de l'origine de l'aorte. Nous nous abstiendrons de parler séparément de l'anévrysme de l'aorte ascendante et de celui de la crosse, attendu qu'une distinction nette entre les deux tableaux morbides en question n'est pas possible. Les autres anévrysmes seront mentionnés plus loin.

Symptômes cliniques. Les sensations *subjectives* relevant directement de l'anévrysme ou de l'artériosclérose de l'aorte thoracique sont d'un caractère très incertain. Les *sensations douloureuses* les plus importantes s'observent au niveau de la partie antérieure du thorax, en arrière du sternum et elles s'associent à une certaine sensation d'oppression et de constriction. Les douleurs se produisent de préférence à l'occasion des mouvements. Très souvent les malades sont obligés de s'arrêter dans la rue quand ils ont marché un peu rapidement. Parfois les douleurs s'irradient dans le dos ou aussi dans les épaules et les bras, surtout du côté gauche. Ici et là les douleurs présentent un vrai caractère névralgique à la suite de la compression que l'anévrysme exerce sur les nerfs (nerfs intercostaux, plexus brachial). Si avec ces états douloureux on constate en même temps d'autres symptômes indicateurs (palpitations, dyspnée, toux, vertiges, céphalée, sensation de faiblesse générale, troubles dyspeptiqus, etc.), il devient encore plus urgent de faire une appréciation soigneuse des accidents observés et un examen objectif approfondi. — Pour ce qui concerne l'apparition de *crises* vraies d'*angine de poitrine* dans l'artériosclérose de l'aorte et des artères pulmonaires, voir ci-dessus.

Signes physiques de l'anévrysme. L'examen objectif doit commencer par l'*inspection* et la *palpation*. La dilatation simple diffuse de l'aorte due à l'artériosclérose provoque parfois des *battements* prononcés dans la fossette sous-sternale. Les battements diffus apparents au niveau de la paroi antérieure de la poitrine font penser à les dilatations anévrysmales de l'aorte. Dans les anévrysmes profondément situés, d'ailleurs fréquents, on ne constate pas de frottements anormaux tandis que dans d'autres cas les battements anormaux sont tellement nets que, dans une certaine mesure, le diagnostic d'anévrysme s'impose à première vue.

Le plus souvent le battement de l'anévrysme est constaté dans le *deuxième espace intercostal*, dans les anévrysmes de la portion ascendante de l'aorte ce battement est perçu d'ordinaire à droite, l'anévrysme de la crosse est perçu à gauche. Les anévrysmes de la crosse produisent un battement perceptible au toucher dans la fossette rétrosternale lorsqu'on déprime profondément cette fossette avec le doigt. Si on ne perçoit aucun battement le malade étant couché sur le dos, il faut faire cette recherche dans la position debout et le tronc incliné en avant. Parfois on perçoit aussi, avec la main appliquée à plat, un léger *frémissement* systolique. Dans les rares cas d'anévrysme de l'aorte descendante l'expansion pulsatile peut se dessiner en arrière, dans le dos, entre la colonne vertébrale et l'omoplate gauche. Si l'anévrysme a acquis une certaine dimension, l'endroit soulevé constitue une bosselure sous forme de *tumeur*. Cette bosselure est tantôt peu prononcée, tantôt elle a l'aspect d'une tuméfaction large et saillante. En ce cas, celle-ci est en outre animée d'une impulsion considérable, et cela non seulement de bas en haut, mais aussi dans le *sens transversal*, ce qui a une grande valeur au point de vue du diagnostic. D'un autre côté, c'est précisément dans les grands anévrysmes que la pulsation est faible et peu sensible au palper à cause de l'abondance des caillots.

Les grands anévrysmes ne peuvent devenir proéminents qu'après que les parties qui les recouvrent, non seulement les muscles et la peau, mais aussi les cartilages et les os (côtes et sternum) se sont lentement atrophiés et usés par le fait de la persistance de la pression. La peau qui revêt les grands anévrysmes s'amincit de plus en plus, jusqu'à ce qu'elle finisse par se gangréner.

Le *son* que fournit la *percussion* au niveau de tout anévrysme de quelque dimension, est toujours nécessairement plus ou moins mat. Cette matité occupe d'ordinaire les espaces intercostaux supérieurs *droits* ou les parties limitrophes du sternum. Parfois on la constate avant même que la pulsation se fasse sentir. Les anévrysmes de la crosse de l'aorte donnent de la matité dans le premier et le deuxième espace intercostal gauche. Souvent aussi par une percussion attentive on peut constater une dilatation diffuse de l'aorte. Pour constater cette matité il faut percuter, en plaçant le doigt parallèlement au sternum et de droite à gauche, toute la paroi thoracique antérieure et supérieure. Dans ce cas il faut aussi remarquer la présence d'une zone à sonorité tympanique peu étendue. J'ai à plusieurs reprises observé cette zone dans les anévrysmes à la périphérie de la zone de matité ou même en l'absence de cette matité. Elle peut être interprétée par la rétraction de la partie du poumon voisine de l'anévrysme.

L'*auscultation* donne des renseignements très variables. Dans le cas d'artériosclérose diffuse de l'aorte le premier bruit est presque normal ou bien il est sourd ou assez souvent il est remplacé par un bruit rude et bref. Le second bruit est renforcé, caractérisé par un bruit de claquement anormal (il est presque tympanique). Lorsqu'on entend un bruit diastolique, il faut admettre qu'il y a en même temps une insuffisance aortique. Parfois, lorsqu'il s'agit d'un anévrysme sacciforme proéminent (probablement quand les caillots sont abondants) on n'entend aucun bruit au niveau de l'anévrysme. Dans d'autres cas, on perçoit un ou deux bruits qui sont le plus souvent les bruits cardiaques propagés. Parfois aussi un souffle systolique peut être engendré par la vibration de la paroi anévrysmale elle-même. Quelquefois encore il existe un bruit à l'endroit de l'anévrysme. Un *bruit systolique* sourd, d'ordinaire peu prononcé, naît parfois des mouvements ondulatoires qui se passent dans le sac anévrysmal. Si l'on perçoit en même temps un souffle *diastolique*, celui-ci se rapporte presque constamment à une *insuffisance simultanée des valvules semi-lunaires* de l'aorte. Dans un assez grand nombre de cas où l'examen par les procédés physiques est négatif, nous possédons dans la radioscopie du thorax un moyen réellement très approprié pour arriver à connaître sûrement l'état de l'aorte. On peut dire sans exagération que c'est seulement depuis l'emploi des rayons de Rœntgen que nous pouvons apprécier la fréquence des anévrysmes. Les dilatations diffuses et fusiformes de l'aorte notamment ne peuvent souvent être reconnues que par l'emploi de ces rayons; mais aussi un grand nombre d'anévrysmes sacciformes peuvent être diagnostiqués avec certitude par l'emploi des rayons de Rœntgen. On constate nettement l'extension anormale de l'ombre de l'aorte ou bien on constate la présence d'une saillie proéminente au niveau de l'ombre de ce vaisseau et on aperçoit le battement de cette saillie (fig. 68).

L'anévrysme aortique par lui-même n'oppose probablement jamais au courant sanguin un obstacle assez considérable pour produire une *hypertrophie du ventricule gauche*. Dans beaucoup de cas d'anévrysme, surtout de la crosse, le cœur ne présente pas de modifications. Dans les cas assez nombreux où il existe une hypertrophie du ventricule gauche, il faut presque toujours l'attribuer à la *coïncidence d'une insuffisance des valvules aortiques*, parfois aussi à un athérome artériel très étendu. Pendant la vie, le refoulement du cœur à gauche par l'anévrysme peut simuler une hypertrophie cardiaque.

Les signes que présentent les *artères périphériques* ont fréquemment de l'importance (artères carotides, brachiales, radiales, fémorales, pédieuses, etc.). On a dans ce cas une appréciation de l'extension générale de la lésion des vaisseaux. Les lésions de la crosse de l'aorte sont en outre prédominantes au niveau de l'embouchure des grosses artères du cou et du bras et sur les parties de ces artères voisines de leur origine. Dans un grand nombre de cas on constate des signes au niveau des *artères périphériques*, par exemple un *défaut* marqué d'*isochronisme du pouls* sur les artères symétriques. L'anévrysme peut comprimer le tronc d'une artère qui naît dans

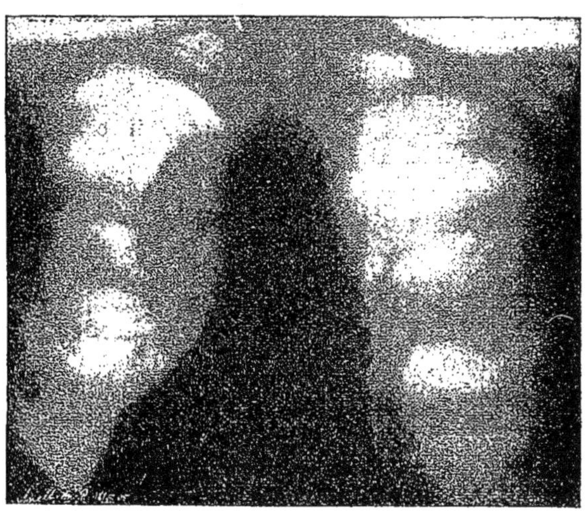

Fig. 68. Radiographie d'un cas d'anévrysme de la crosse de l'aorte. (Clinique médicale de *Breslau*.)

son voisinage, ou bien la lumière du vaisseau inférieur à l'anévrysme est elle-même attirée dans le sac, d'où il résulte que l'ouverture artérielle est tiraillée, rétrécie ou en partie oblitérée par des caillots. C'est ainsi qu'on s'explique que le tronc innominé étant envahi par un anévrysme de l'aorte ascendante, le pouls radial, parfois aussi le pouls carotidien, est manifestement plus faible à droite qu'à gauche, tandis que dans les anévrysmes de la crosse de l'aorte ou de l'origine de l'aorte descendante, c'est le contraire qui a lieu. Quelquefois encore il y a une différence notable dans la force du pouls entre les artères de la partie supérieure et ceux de la partie inférieure du corps.

Un symptôme qui se rencontre quelquefois, c'est un *retard manifeste du pouls* au niveau des artères qui naissent au-dessous de l'anévrysme. C'est ainsi que dans les anévrysmes de la crosse de l'aorte, le pouls radial gauche est en retard sur le droit, et que par contre dans les anévrysmes de l'aorte descendante le pouls des extrémités inférieures retarde sur le pouls radial.

3. *Phénomènes de compression.*

Par suite de leurs rapports anatomiques il est évident que les anévrysmes en arrivent, dans leur développement excentrique, à exercer une compression plus ou moins forte sur les organes et tissus du voisinage; il résulte de cette compression toute une série de phénomènes. Les veines voisines de l'anévrysme (les gros troncs veineux du thorax, la veine cave supérieure ou la veine inominée) peuvent être comprimées par l'anévrysme. D'après le siège de la compression, les veines deviennent turgescentes au niveau du cou, des extrémités supérieures ou des téguments du thorax. Des œdèmes locaux, (face, cou, bras), peuvent également être produits de cette manière.

Les *organes respiratoires* sont exposés de diverses manières à la compression des anévrysmes aortiques. Cette *compression des poumons* par de grands anévrysmes contribue évidemment dans beaucoup de cas à l'augmentation de la dyspnée. Celle-ci peut devenir encore plus pénible, quand c'est la *trachée* qui subit la compression. Des deux bronches principales, c'est surtout *la gauche*, située sous la crosse de l'aorte, qui est la plus exposée à être comprimée, d'où résultent les symptômes de la sténose bronchique unilatérale (v. plus haut). La compression prolongée d'une bronche s'accompagne dans la partie du poumon située en amont, de l'accumulation de produits de sécrétion, de bronchite chronique et enfin d'atélectasie et d'induration fibreuse. On s'explique ainsi les complications particulières observées du côté des poumons (pneumonie chronique interstitielle avec bronchite chronique et pleurite, etc.), ces complications ne sont pas rares et nous en avons observé toute une série. Certains cas de bronchite diffuse grave chez des vieillards artérioscléreux se révèlent à l'examen radioscopique (ou à l'autopsie) comme étant provoqués par une anévrysme de l'aorte. Lorsqu'un anévrysme de la concavité de la crosse de l'aorte transmet ses pulsations à la bronche gauche adjacente et par propagation à la trachée et au larynx, on constate un *ébranlement rythmé systolique du larynx* (c'est le signe d'Oliver-Cardarelli). La compression assez fréquente du nerf récurrent gauche qui provoque la paralysie de la corde vocale correspondante, a aussi une grande importance au point de vue du diagnostic. Ces paralysies récurrentielles unilatérales et le timbre de voix éraillé et rauque qu'elles provoquent sont souvent le premier symptôme qui fait penser à l'existence d'un anévrysme de l'aorte. Les paralysies du nerf récurrent gauche se produisent dans le cas d'anévrysme du tronc anonyme. La compression du *nerf vague* peut produire des modifications de la fréquence du pouls et peut-être aussi des *accès de dyspnée.* Dans la plupart des cas, ceux-ci seraient tout aussi bien attribués, quand ils revêtent le caractère d'attaques de sténocardie (angine de poitrine) ou d'asthme cardiaque, aux lésions concomitantes du cœur et des artères coronaires. Un tableau clinique très particulier apparaît lorsque l'anévrysme comprime la veine cave supérieure. On constate alors toutes les conséquences d'une stase veineuse dans la moitié supérieure du corps : cyanose prononcée du cou et de la face, saillie forte des veines du cou, œdème de la face et du bras.

La compression par l'anévrysme de *nerfs intercostaux* ou de certaines branches du *plexus brachial,* donne parfois lieu à des symptômes morbides qui occupent le premier plan. A la suite de cette compression on observe des *névralgies* excessivement intenses et pénibles dans les départements nerveux correspondants, et fréquemment aussi, dans le bras, des parésies de la motilité.

Enfin on voit souvent se produire de la *dysphagie* par la *compression de l'œsophage.* Cette dysphagie, quand elle est mal interprétée, peut conduire à l'usage périlleux de la sonde œsophagienne. On a signalé à diverses reprises la perforation de l'anévrysme par le cathétérisme de l'œsophage. Dans la pratique il importe de toujours songer à cette éventualité.

Marche et terminaison. Les anévrysmes peuvent demeurer latents sans occasionner la moindre gêne. Dans des cas pareils, une perforation subite venant à se produire, la mort s'ensuit foudroyante et imprévue.

Même dans les cas où, pendant longtemps, souvent pendant des années, ont existé à un degré plus ou moins considérable les symptômes mentionnés plus haut, la mort subite survient assez fréquemment encore par *rupture du sac anévrysmal et irruption du sang* dans un organe avoisinant. La perforation dans le péricarde tue presque instantanément par arrêt du cœur. La perforation dans l'œsophage donne lieu à une hémorragie mortelle. Par le passage du sang dans les voies aériennes (trachée, bronches) ou dans une cavité pleurale, les deux causes, l'hémorragie et l'asphyxie, se réunissent pour donner la mort. Parfois quelques petites hémorragies, méconnues ou auxquelles on n'a pas attaché d'importance, précèdent l'hémorragie mortelle. Les anévrysmes qui détruisent lentement la paroi thoracique antérieure, s'ouvrent fréquemment au dehors.

Cependant l'hémorragie en cette occurrence est rarement soudaine et mortelle sur le coup; le plus souvent on assiste à une anémie à marche progressive, par suite des petites pertes sanguines qui se répètent pendant des semaines. La mort arrive alors par une faiblesse de plus en plus croissante, ou par une grande hémorragie finale. Une terminaison plus rare consiste dans la perforation de l'anévrysme dans le cœur droit, dans l'artère pulmonaire, dans une veine cave. La mort n'est pas instantanée en ces cas, mais de graves désordres du côté de la circulation générale, l'hydropisie, etc., ne tardent pas à se produire. Dans plusieurs de ces circonstances insolites, on a noté en outre des symptômes physiques particuliers, le pouls veineux et de forts souffles systoliques à l'endroit de la perforation.

Si la perforation ne vient pas mettre un terme subit à l'existence des malades, le tableau général de la maladie présente ordinairement l'image d'une affection cardiaque chronique. D'ailleurs l'anévrysme est assez souvent associé, comme nous l'avons fait entendre, à une insuffisance aortique, ou à une artériosclérose des coronaires et à la myocardite scléreuse qui en est la conséquence. Le ventricule gauche se paralyse peu à peu, et on voit se produire les troubles connus de la rupture de compensation, la dyspnée croissante, l'œdème, etc. Enfin, dans d'autres cas, après des douleurs énervantes, de l'insomnie et des souffrances diverses, les malades déclinent de plus en plus et meurent avec tous les symptômes progressifs d'un affaiblissement général. — Les anévrysmes aortiques sont presque *incurables*.

Diagnostic. Le diagnostic est parfois très facile et ne fait aucun doute, tantôt au contraire il est très difficile et même impossible. Si les *symptômes physiques* directs sont évidents et surtout quand on sent les battements anormaux, l'erreur sera aisée à éviter. Mais le diagnostic présente de grandes difficultés quand l'anévrysme se dérobe ou n'est qu'à peine accessible à l'examen direct et s'il ne donne lieu qu'à des symptômes vagues, à des douleurs thoraciques, à des oppressions passagères, à des signes intermittents de compression des organes avoisinants, etc. Des névralgies intercostales rebelles à toute médication, peuvent, pendant un temps considérable, être le symptôme unique et parfois mal interprété d'un anévrysme latent. Souvent l'anévrysme de l'aorte évolue en prenant la symptomatologie d'une bronchite grave diffuse avec emphysème pulmonaire. Souvent le diagnostic est méconnu dans ces conditions, parce qu'on ne songe pas à la possibilité d'un anévrysme et qu'on néglige d'examiner attentivement le cœur, les artères, et de rechercher d'autres symptômes de compression (paralysie des cordes vocales, etc.), et parce qu'on oublie d'avoir recours à l'examen par les rayons de Rœntgen.

La distinction à faire entre les anévrysmes et d'autres tumeurs situées en dedans ou autour du thorax est également de nature à engendrer des doutes. Les sarcomes et abcès du médiastin, les empyèmes circonscrits, les tumeurs qui prennent leur origine au niveau du sternum, les néoplasmes du poumon et des ganglions bronchiques peuvent tous induire en erreur. Il n'y a pas à ce sujet de règles diagnostiques générales, puisque les circonstances varient dans presque tous les cas. Si l'on constate la présence d'une tumeur, le battement qui l'anime est le premier symptôme en faveur d'un anévrysme. Cependant il doit être bien établi que ce battement n'est pas communiqué, mais qu'en réalité il consiste en une expansion qui s'opère dans tous les sens au sein de la tumeur. En outre, il faut se guider principalement sur les symptômes d'auscultation, sur l'état du cœur et des artères et enfin sur les signes de compression qui peuvent exister. Malgré cela on ne parvient pas toujours à poser un diagnostic ferme.

Traitement. De nombreuses tentatives ont été faites pour provoquer l'oblitération et par conséquent la guérison des anévrysmes. Si les méthodes de traitement employées dans ce but pour les anévrysmes des artères périphériques ont donné des résultats remarquablees, leurs effets contre les anévrysmes de l'aorte sont encore très problématiques. Toutefois on est autorisé, dans certaines circonstances données, à essayer une des méthodes préconisées.

La *compression permanente* au moyen d'une pelote ne peut évidemment être employée qu'à condition que l'anévrysme fasse saillie en un point de la paroi thoracique. Mais d'ordinaire elle provoque de grandes douleurs et est mal supportée.

La *ligature* de la carotide, de la sous-clavière ou de ces deux vaisseaux à la fois, a été pratiquée plusieurs fois dans les anévrysmes de la crosse de l'aorte, parfois avec un succès apparent, plus souvent sans résultat aucun.

L'*acupuncture* (Velpeau) consiste dans l'introduction d'une aiguille ou d'un fil de fer dans le sac anévrysmal pour en coaguler le contenu. Les résultats obtenus par cette méthode en cas d'anévrysme de l'aorte ne sont pas très encourageants.

On obtient de meilleurs résultats avec la *galvanopuncture*. Deux aiguilles plongées dans l'anévrysme sont mises en communication avec les pôles d'une batterie galvanique, et puis on fait passer un faible courant à travers la tumeur. Dans ce cas, à côté de l'action mécanique des aiguilles, il y a à considérer les effets chimico-électrolytiques du courant. Cette méthode n'est presque plus employée.

Les *injections* de substances chimiques coagulantes dans le sac sont dangereuses, parce que les caillots qu'elles produisent peuvent donner lieu à des embolies. C'est pourquoi on a abandonné les essais faits avec la liqueur de sesquichlorure de fer et autres matières. Mieux vaudrait essayer les *injections d'ergotine* dans le voisinage du sac (tous les jours ou tous les deux jours 0,1 à 0,3 grammes d'extrait aqueux de seigle ergoté dissous dans de l'eau ou de la glycérine). Cette méthode a été employée avec succès tout d'abord par LANGENBECK dans les anévrysmes périphériques. Parmi les moyens les plus employés en France actuellement il faut citer les *injections de gélatine* (on injecte tous les 5 à 8 jours 200 gr. d'une solution à 1 ou 2 % de gélatine, sous la peau du thorax sans chercher à l'injecter au voisinage immédiat de l'anévrysme). Ces injections provoquent d'ordinaire la formation de caillots dans le sac anévrysmal. Nous avons obtenu quelques résultats satisfaisants par cette méthode, mais aussi des insuccès.

On a peu de chose à attendre des *médicaments internes* sur les anévrysmes. On recommande avant tout l'usage persévérant de l'*iodure de potassium* ou de *sodium*, médicament très recommandé dans toutes affections dues à l'artériosclérose et en particulier dans la syphilis des artères (voir l'étiologie des anévrysmes). Il ne faut pourtant pas fonder trop d'espérances sur les préparations d'iode. On observe parfois l'amélioration de certains symptômes (diminution de la douleur et de la sensation d'oppression) à la suite d'un traitement régulier par l'iode.

Le traitement *symptomatique* tendant à calmer les douleurs, et les mesures diététiques à prescrire, se basent sur les règles généralement applicables. Quand l'anévrysme fait saillie, au dehors, on retardera la catastrophe par le repos absolu, les applications de glace, l'ouate imbibée de perchlorure de fer, etc. Le traitement est impuissant contre les perforations internes.

CHAPITRE TROISIÈME.

ANÉVRYSMES DES AUTRES VAISSEAUX.

Anévrysme de l'aorte abdominale. Son siège de prédilection est la région du trépied de HALLER. Souvent on peut le sentir à travers la paroi abdominale sous forme d'une tumeur pulsatile, au niveau de laquelle on perçoit un souffle systolique ou un thrill. Les symptômes de compression qui se manifestent sont très divers. L'estomac, l'intestin, le foie (ictère) peuvent s'en ressentir. On a vu la compression de l'anévrysme s'exercer sur des branches nerveuses ou même sur la moelle épinière après l'usure lente des vertèbres, d'où résultent des névralgies graves, des paralysies, etc. La mort arrive le plus souvent par rupture du sac anévrysmal et hémorragique interne.

L'*anévrysme du tronc brachio-céphalique* est rare. Les symptômes sont très analogues à ceux d'un anévrysme de la crosse de l'aorte. Si l'on constate la présence d'une tumeur pulsatile, elle siège d'ordinaire un peu plus haut que les anévrysmes de l'aorte, dans le premier espace intercostal droit; ou bien elle s'étend jusqu'à la fosse sus-claviculaire et encore plus haut au niveau du cou. On a observé aussi, mais rarement, des anévrysmes de l'*artère sous-clavière* et de la *carotide*. Nous-même avons observé comme cause d'une névralgie du trijumeau excessivement violente et persistant depuis des années, un anévrysme de la carotide interne de la grosseur d'une cerise, qui comprimait le ganglion de Gasser.

L'*anévrysme de l'artère pulmonaire* peut se présenter dans le deuxième espace intercostal gauche à l'état de tumeur pulsatile. Il est le plus souvent impossible de le distinguer d'un anévrysme de l'aorte.

Nous avons déjà signalé à propos de la tuberculose pulmonaire la grande valeur qui s'attache aux petits *anévrysmes des branches de l'artère pulmonaire*, situés dans l'intérieur des cavernes et qui sont une cause fréquente d'hémorragies.

Les *anévrysmes des artères cérébrales* (de l'artère basilaire et des artères de la fosse sylvienne) peuvent provoquer de graves symptômes cérébraux et bulbaires (v. t. III). Les anévrysmes miliaires des artères cérébrales, dont il a été question, jouent un rôle important dans l'étiologie des hémorragies cérébrales (v. plus loin).

La symptomatologie et le traitement des anévrysmes des *artères périphériques* sont du domaine de la chirurgie.

CHAPITRE QUATRIÈME.

RUPTURE DE L'AORTE. ANÉVRYSME DISSÉQUANT.

Dans des circonstances tout à fait insolites et sous l'action de causes traumatiques puissantes; on a observé la déchirure avec hémorragie mortelle de la paroi aortique saine. En général, dans ce cas, le vaisseau est déjà atteint d'athérome. Quelquefois la rupture succède à une cause particulière qui dans d'autres circonstances fait défaut. Nous avons observé une mort foudroyante due à une rupture de l'aorte ascendante chez un homme de 25 ans environ qui avait tous les attributs d'une parfaite santé. Il n'y avait pas trace d'athérome, mais à l'endroit de la déchirure existait un léger évasement avec amincissement marqué de la paroi, qui étaient probablement d'origine congénitale. — L'*anévrysme* soi-disant *disséquant* signalé à diverses reprises sur le trajet de l'aorte, présente un certain intérêt anatomique. En ce cas, il n'y a que les tuniques interne et moyenne qui se déchirent. Le sang se fraie une route entre la tunique moyenne et l'adventice ou à travers les couches de la tunique moyenne. La cause de la déchirure de la tunique interne est probablement imputable à des *traumatismes* portant sur le thorax. La plupart des anévrysmes disséquants de l'aorte aboutissent à la *mort subite*, tout comme la rupture de l'aorte. Souvent la mort arrive aussi à la suite d'une rupture secondaire de l'anévrysme dans le péricarde. D'un autre côté une sorte de guérison de l'anévrysme disséquant peut s'opérer quand la perforation secondaire a lieu, par voie de retour, dans un autre endroit de l'aorte (Boström). Ce sont ces cas qui jadis ont été à tort qualifiés d'aorte dédoublée. Si la poche sanguine qui s'est formée persiste un certain temps, elle peut donner lieu à un tableau symptomatique semblable à celui de l'anévrysme commun de l'aorte.

CHAPITRE CINQUIÈME.

RÉTRÉCISSEMENT DE L'AORTE.

Le *rétrécissement congénital de l'aorte* et de ses branches est un état sur lequel Rokitansky et plus tard Virchow ont particulièrement attiré l'attention. Cette anomalie se rencontre surtout chez des individus (notamment des femmes) qui pendant la vie ont présenté les symptômes d'une chlorose de longue durée. Parfois ces personnes éprouvent un arrêt de développement et gardent un aspect extérieur puéril et des organes génitaux rudimentaires. Elles souffrent de palpitations, de syncopes et de tendances hémorragiques, etc. Le cœur dans beaucoup de cas est également de petite dimension, quelquefois en revanche il est dilaté et hypertrophié. Nous avons dit plus haut que l'étroitesse congénitale de l'aorte peut servir à expliquer certains cas d' « hypertrophie cardiaque idiopathique ». On a aussi constaté des lésions valvulaires comme complication de l'étroitesse générale du système artériel. Pendant la vie, cette anomalie du système vasculaire en question peut être supposée, mais ne saurait être affirmée positivement.

Le *rétrécissement de l'aorte à l'endroit de l'insertion du canal de Botal* est une affection qu'on a rarement observée, dont l'origine probable remonte toujours à l'époque qui suit immédiatement la naissance et à celle qui correspond à l'oblitération du conduit fœtal de Botal. Parfois elle est associée à d'autres anomalies congénitales du cœur. Si le rétrécissement aortique n'est pas très prononcé, il peut être totalement compensé par une hypertrophie du ventricule gauche et par le développement des voies collatérales. Celles-ci s'établissent grâce à l'élargissement considérable que subissent les anastomoses qui existent entre la première intercostale, la scapulaire dorsale, la sous-scapulaire, la transverse du cou d'une part et les artères intercostales inférieures d'autre part (celles qui naissent de l'aorte descendante au-dessous du rétrécissement). Entre la mammaire et l'épigastrique supérieure d'une part et les artères lombaires et crurales de l'autre, il peut également se former des anastomoses. Pendant la vie, ces artères élargies apparaissent par-ci par-là sous forme de gros cordons sinueux agités de pulsations sensibles au toucher; ce sont principalement les scapulaires, les sous-scapulaires, les mammaires, les épigastriques. Parfois on a entendu sur le trajet de quelques-uns de ces vaisseaux des souffles systoliques. Le pouls au niveau des artères des extrémités inférieures (crurales, poplitées) est très faible, à peine perceptible.

Dans nombre de cas, la circulation collatérale est si complète que les individus constitués de la sorte éprouvent à peine des troubles subjectifs et atteignent un âge avancé. Dans d'autres cas se déclarent tôt ou tard des troubles de la circulation et les malades finissent par succomber à l'hydropisie. On a observé aussi la mort subite par rupture du cœur ou de l'aorte.

FIN DU TOME PREMIER.

IMPRIMÉ PAR DESCLÉE, DE BROUWER ET Cie,

41, RUE DU METZ, LILLE. — 408 a.

www.ingramcontent.com/pod-product-compliance
Ingram Content Group UK Ltd.
Pitfield, Milton Keynes, MK11 3LW, UK
UKHW011959240726
13965UKWH00001B/44